非药物治疗内科病学

王和权　编著

中医古籍出版社

图书在版编目（CIP）数据

非药物治疗内科病学/王和权著. -北京：中医古籍出版社，2008.8

ISBN 978-7-80174-624-5

Ⅰ.非… Ⅱ.王… Ⅲ.内科-疾病-治疗 Ⅳ.R505

中国版本图书馆 CIP 数据核字（2008）第 041876 号

非药物治疗内科病学

王和权 编著

责任编辑 徐小鹏 李艳艳
封面设计 韩博玥
出版发行 中医古籍出版社
社　　址 北京东直门内南小街 16 号（100700）
印　　刷 北京金信诺印刷有限公司
开　　本 787mm×1092mm 1/16
印　　张 44.75
字　　数 1070 千字
版　　次 2008 年 10 月第 1 版 2008 年 10 月第 1 次印刷
印　　数 0001～1800 册
ISBN 978-7-80174-624-5
定　　价 72.00 元

序

中华文化的复兴，必然带动中医的进步和发展。王和权先生的一百二十万字的巨著——《非药物治疗内科病学》，主要论述非药物治疗内科疾病的方法与措施，调节和平衡机体内环境，从而达到治疗目的。无疑它的出版，对挖掘与发展中医特色疗法，起了促进作用。

20世纪70年代，王和权先生于海南中医班出道以来，便一直从医从教，迄今已三十余年。他的勤学精神和治学态度，十分令人敬佩。他先后修读于广州中医药大学、广东省医药学院，函授于张仲景国医大学，还自学日语、法语、世界语，受远程教育于美国世界传统学院而获医学博士学位（美国研究生再教育委员会认可）。并考取副研究员、副主任医师，双高级职称。他曾在县中医院任职，旋任县红十字会中西医结合门诊部主任。医者信达，病人至上，其医德医术名噪遐迩。多年来，王和权先生认真积累临床经验，敢于探索，勤奋笔耕，所著《防治胃肠疾病的中药药理与临床》，《防治心血管疾病的中药药理与临床》、《防治肾脏疾病的中药药理与临床》、《防治肺脏疾病的中药药理与临床》、《防治肝胆疾病的中药药理与临床》五部系列医学著作，均由国家级专业出版社（中医古籍出版社）出版发行。其编排形式出版，经考证，为目前国内公开发行的第一套此类系列丛书。与此同时，他还发表了有关医学学术论文与译著四十五篇。

中医药有它的文字记载，有临床经验，有理论研究，其历史源远流长。但是，有人认为非药物治疗内科疾病作为一门学科，很少有文字记载，即使有文字记载的也较为零碎。而大量流行于民间的，则很少有系统临床实践，得出科学结论的很少。做药做良心，做医讲科学。为真正揭开非药物治疗内科疾病的有效性、科学性、可行性，王和权多年以来，经常迈开双脚，深入民间进行访问和搜集材料。有时，甚至还跑到民族地区去寻访特色治疗方法，亲自体验和实验。运用自己长期积累的经验，去其糟粕，筛选出其中的科学性。王和权先生利用工作之余，博览群书，他博采众长，方成大医。他站在弘扬中医文化的高度上，精心谋篇布局。三更灯火五更鸡，孜孜不倦地著述，历二十余年而不辍，终于完成了洋洋一百二十万言的《非药物治疗内科病学》这部煌煌大著，将由中医古籍出版社付梓。

王和权所著例举疾病的非药物疗法，凡八十有八，有许多见于几千年来各类中医典籍，大量的是民间流传者。作者宵衣旰食，惨淡经营，长期付之临床而取得疗效，方能集此大成。敢问鼎于医道新领域，大医精诚，可见一斑。中国医学非药物治法不仅具有广泛的临床治疗作用，也是防病和保健康复的重要手段，谓之集“防病、治病、康复、保健”于一体的医学体系。

人类社会正步入新世纪，医药科学日益昌明发达，不少医学难题已经或者正在攻破，这是值得庆幸的。与此同时又出现了难以破解的新问题、新矛盾，诸如贵族医院、贵族药品随处可见，不是米贵如珠而是药贵如珠，以致国人十之七八望“医”兴叹，惊呼看病贵，求医难！

虽然党和人民政府大力推行合作医疗到农村进社区，但目前尚不能从根本上缓解这类矛盾。另外，药物疗法，特别是化学药物风靡的当今世界，由于药物的副作用和药源性疾病日益增多，已成为临床一大难题，严重威胁人类的健康。于此想到，《非药物治疗内科病学》一书的问世，大有利民利国之实用意义和科学价值，人们只要有防患于未然之念想，便可按图索骥，对症选用，调适自身，戒除邪嗜，从而达到身心健康之目的。非药物疗法，能够避开药物之有毒成分，既经济又方便，可以大量削减抗生素之类药物生产，节省大量社会财富，减轻民众疾苦和经济负担，对于构建和谐社会和环境保护大有裨益。我以为，非药物治疗内科疾病应该广为宣传和推广，少花钱甚至不花钱而获得体质增强，保持精力弃沛，容光焕发，实为民众之一大幸事。

读此书，我油然推想到另一个课题，那就是中医文化学。所谓中医文化学，乃是中国文化学之组成部分。中国文化学特征，一言以蔽之乃儒学、道学、佛学三学合流。从文化学角度观之，把中医仅仅称为儒医是不全面的，它还应该涵盖道医和佛医，是“三医”汇合之科学。自孔子始，读书人都称儒生，当上了中医生便是儒医了。“儒”和“医”在中国是同源的，如同“医”和“易”同源一样。孔子说过：“身体发肤，受之父母，不敢毁伤”。孟子有言：“吾善养吾浩然之气”。这不就是非药物疗法之养生疗法、气功疗法吗？儒学还有一说：“诗言志，歌咏言。言之不足故长言之，长言之不足故嗟叹之，嗟叹之不足，故不知手之舞之足之蹈之也”。这不就是非药物疗法之音乐疗法和运动疗法吗？而佛学中的打坐参禅，道学中的入山求道乃至面壁静坐之属，如果摒弃巫筮化的糟粕成分，就类似于非药物疗法了。历来道家法老，佛门高僧，往往设观建寺于名山大川之间，修身于林泉之下，从而得享高寿。羽化圆静之时还能容颜滋润，这与非药物养生大有关系。只要留心观察与感悟，就不难发现我们正置身于这种中医文化环境氛围之中。愚以为中医（包括非药物疗法）是儒医、道医、佛医三医汇合之说对王和权先生的著作给予了不少启示。

王和权先生的著作在“前言”中把气功疗法、心理疗法、时间疗法、音乐疗法、运动疗法等等称作“自我医学”模式，谓为医学创新，这是需要扎实的理论基础，丰富的临床经验，当然亦需要勇气和胆略的。也可能有人不会完全苟同，认为有病求药、对症施药加以救治，应是重中之重。但是，王和权先生并没有否认药物治疗，他也在重视并实践着药物治疗。所以，他所进行的非药物治疗的理论探索和推陈出新，不仅能够令人们深入思考并促进医学理论发展、繁荣，而且令人可敬可佩、可喜可贺。

我和王君是同窗好友，情谊真挚，至今不渝。他有大作问世，我白当由衷狂喜，为之称庆。于是便不畏学力微浅，乐为之序。

（作者系：主任医师教授、海南省中医院院长、海南省医学会秘书长、联合国医疗产业专业委员会主管专家、政协海南省委委员、国务院特殊津贴医学专家、海南省有突出贡献优秀医学专家、中华中医药学会常务理事、国家当代名老中医学术继承导师、广州中医药大学教授、海南医学院教授）

前　　言

非药物疗法，是几千年来中医学中的一种主要治疗手段，在防病治病过程中起着极其重要作用。其中针刺疗法、灸治疗法、推拿疗法、气功疗法、刮痧疗法等越来越受世界医学重视。例如针灸学科、推拿学科等受到西方不少国家立法，准予施行。考究中医发展史，非药物疗法是其中起源最早而发展亦最快的疗法。几千年前我们的祖先在生产与生活实践及繁衍后代过程中，总结了一系列不以药物为方法的防病治病手段，即现代所说的非药物疗法。《黄帝内经》中，就已记载针刺疗法、灸治疗法、推拿疗法、刮痧疗法、气功疗法、饮食疗法、导引疗法、环境疗法、音乐疗法、时间疗法、运动疗法等非药物治疗方法。20 世纪 80 年代出现“回归自然”、“平衡医学”、“替代医学”、“顺势自然疗法”的新概念。而药物疗法，特别是化学药物风靡的当今世界，由于药物的副作用和药源性疾病日益增多，已成为临床一大难题，严重威胁人类的健康。

据 WHO 公布的资料，在全球每年的患者死亡病例中，约有 33% 是因药物不良反应引起；我国每年 5 000 万住院病人中，约有 5% 是由药物不良反应引起；180 万聋哑儿童和 1 000 万聋哑人当中，有 60% ~80% 是由不合理用药和药物不良反应所致，这除了与盲目推崇“进口药”、滥用药物等原因直接相关外，亦是化学合成药物毒副作用所造成的日趋严重的后果。

最近，据美国卫生部的调查发现，在引起疾病和死亡的四大因素中，不良生活方式与行为占 48.9%，生物因素占 23.2%，环境因素占 17.6%，医疗保健因素占 10.3%。对不良生活方式与行为因素的矫治，高新技术对其毫无用武之地。高额的卫生资源开销，对付不到 25% 的生物学致病和死亡因素，这是“生物医学”模式的悲哀。而非药物疗法中的气功疗法、心理疗法、时间疗法、音乐疗法、运动疗法等“自我医学”模式（为本人最近提出的观点），对不良生活方式与行为的矫治颇为见效。

鉴于这样一种情况，根据本人三十多年教学与临床经验，并广泛收集、整理古今医学有关此方面资料，经 5 年编写，多次易稿，始编著成《非药物治疗内科病学》一本。在编写过程中，特别是临床治疗部分，为方便读者参阅，有些资料进行删减、规范，增加本人多年来教学经验与临床实践的一些观点。予以说明。

全书分为 8 篇，88 章，涉及 11 个系统，88 种疾病。每一疾病编写包括：概述、病因病理、临床诊断、临床治疗、调摄与护理、按语六部分。其中概述部分简述疾病的病名定义及所属的中医病证范畴；病因病理部分主要讨论西医的病因病理和中医的病因病机；临床诊断部分主要论述辨病、鉴别诊断、辨证、辨证要点四方面：其一论述临床表现（症状、体征、辅助检查）；其二论述西医疾病的鉴别诊断；其三论述中医的辨证分型临床表现；其四论述中医病证的病位、性质、虚实等。临床治疗是重点论述部分，主要论述针刺疗法、灸治疗法、推拿疗法、刮痧疗法、运动疗法、气功疗法、心理疗法、音乐疗法、外治疗法、饮食疗法、康复疗法、饮食预防等十二个方面。其中针刺疗法包括：毫针、水针、耳针、电针、三棱针、皮肤针、头皮针、梅花针等治疗方法；外治疗法包括：外敷、外薰、泉水浴、海水浴、日光浴等治疗方法。调摄与护理部分提出有关疾病活动、环境、生活等方面的注意事项及一般常规护理。按语部分简单概括疾病需要的治疗手段、疗效。

本书承蒙同窗好友林天东教授、主任医师在百忙中热情作序，并在多处给予斧正。挚友郑传统中医内科副主任医师、吴智谦主治医师，做了大量而细致的校对修正工作，在此表示万分感谢。

由于非药物疗法的治疗手段多样性；适用内科疾病范围广泛；取法自然而副作用极少；价廉、方便而有效；又集“防病、治疗、康复、保健”于一体。故本书适合基层广大医务人员阅读参考。然而成书时间仓促、水平有限，故书中不足和错误，恳请同道及读者批评指正。

王和权

2006年10月15日写于临高苓淮书房

目　录

第一篇 消化系统疾病

第1章 反流性食管炎

一、概述

反流性食管炎是由于食管下括约肌功能失调，或幽门括约肌关闭功能不全，不能阻止胃或十二指肠内容物反流入食管而引起的食管黏膜炎症。本病临床表现多样，轻重不一。常表现食管不适，疼痛或胸骨后烧灼痛、反胃、吐酸、恶心、吞咽障碍等，甚者出现食道黏膜糜烂而出血。反流性食管炎的好发部位是食管中下段，尤其是食管下段。据美国统计发病率约为4%~10%。近年上海统计，根据症状本病患病率可达7%左右，有内镜表现者约4%。本病的好发年龄是40~60岁；常与慢性胃炎、消化性溃疡或食管裂孔疝等病并存，但也可单独存在。

本病属中医学"反胃""吐酸""噎膈""胸痹""胃脘痛"等范畴。

二、病因病理

（一）西医的病因病理

1. 病因

（1）食管或胃手术后：胃切除、食管贲门切除、贲门成形术、迷走神经切断术后等，引起胃、食管下端括约肌（LES）功能障碍，使胃液中的盐酸、胃蛋白酶或十二指肠内容物、胰液反流入食管，刺激食管黏膜。

（2）呕吐物刺激：酸性呕吐物对食管黏膜的刺激性很大。十二指肠球部溃疡、十二指肠梗阻引起高酸性胃液反流、胆道疾病、慢性胃炎、功能性呕吐等，使胃酸、胃蛋白酶反流入食管，导致食管黏膜屏障和LES的功能受损。

（3）饮食失当：有些食物可直接对食管黏膜有刺激性，如大量烟酒、过于辛辣食物及过热食物等均易于灼伤食管黏膜。另巧克力、咖啡、可口可乐等，可使胃酸分泌增加，在高胃酸的情况下，当LES功能不全时，易产生反流性食管炎。

（4）药物不良反应作用：有些药物既对食管黏膜有刺激，又可使LES张力功能降低，如茶碱类、抗胆碱能药物、烟酸、黄体酮等，致使LES张力降低，胃内容物易于反流，易产生反流性食管炎。

（5）内在因素：某些胃肠道激素，如胰泌素、胰高血糖素、肠抑胃肽（GID）、血管活性肽（DIP）等，均可使LES的张力降低。此外妊娠，植物神经功能紊乱，成年人特发性LES功能不全，均可影响LES的正常关闭的张力，使胃内容物反流发生本病。

2. 病理　反流性食管炎主要发生于食管下段，也可能涉及中、上段。病变轻者表现为食管黏膜充血、水肿、黏膜血管网模糊不清，触之易出血或有渗出物。病变重者表现为糜烂、溃疡。慢性重度病变者因食管黏膜糜烂、溃疡和纤维化反复形成，可能发生食管狭窄。组织学所见为鳞状上皮基底细胞增生，乳突延伸至表面层，并有血管增生，在固有层中有中性粒细胞浸润等。

（二）中医的病因病机

1. 七情内伤　忧思伤脾，脾伤则气结，气结则津液不得输布，凝聚成痰，痰气交阻，逆而不降。郁怒伤肝，木旺则克土，土被木克，运化不力则聚津成痰，冲气上干，日久则气病及血，多呈痰凝瘀阻之象。

2. 饮食失节　嗜酒无度，或多食肥甘或恣食生冷之品，使湿热内生，酿成痰浊，饮食难入；或恣食生冷或恣食辛香燥热之品，易致津伤血燥，食管干涩，饮食难下，而成噎膈。

3. 寒温失宜　寒气上入胸膈，噎塞不通，或脏气寒冷，不能传化饮食，而致饮食格拒不入；热结脾胃，津亏血燥，纳化失常，久而格塞不通，食入反出。

4. 房劳伤肾　肾为化生之本，肾津亏损，影响脾胃，化源告竭，阴亏津涸，食管干涸，饮食难以下咽；如若阴损及阳，命门火衰，脾胃失于温煦，中气虚弱，运化无力，痰瘀互结，阻于食管，亦成噎膈。

三、临床诊断

（一）辨病

1. 症状

（1）烧心、返酸：是反流性食管炎的常见症状而且有诊断意义，多与平卧、弯腰、咳嗽、妊娠、头低位仰卧等姿势有关，并可诱发和加重烧心。还可由于进食过量，或摄入茶、酒、咖啡、果汁、阿司匹林等物质而诱发。个别病人伴有舌、唇、颊黏膜的灼热感或口腔溃疡。儿童常无烧心，主要表现为呕吐、反流、消瘦等严重证候。

（2）胸骨后心窝部疼痛：重者为剧烈刺痛，放射到后背、胸部甚至耳后，酷似心绞痛或胸膜炎。如果反流性食管炎病人出现持续性胸骨后痛，甚至放射到颈部提示有穿透性边界溃疡或同时伴有食管周围炎。当潴留的食物和反流的分泌物被吸入气管和肺时可出现夜间阵发性呛咳、喘息，甚至窒息。

（3）吞咽困难和呕吐：初期由于炎症造成食管局限性痉挛，可发生间歇性吞咽困难和呕吐。后期由于纤维瘢痕所致的狭窄，出现持续性吞咽困难和呕吐。

2. 体征　反流性食管炎一般无明显体征。有的病人仅在压胸骨后感到隐痛，或剑突下轻度压痛。

3. 辅助检查

（1）内镜检查：可直接观察病变程度，并可取活组织病理检查，是诊断反流性食管炎最有价值的方法。镜下可见红色条纹、红斑、糜烂、溃疡等变化。

（2）X线钡餐检查：观察 GER 导致食管损害的情况，如食管黏膜皱襞增粗，不光滑，食管蠕动减弱。并可见龛影，甚至狭窄等。头低位时可能显示胃内钡剂向食管反流，直立位时钡剂可自食管通过，但排空时间较正常人延缓。卧位时吞咽小量钡剂可显示食管及 LES 排钡延迟等现象。部分病人可显示食管裂孔疝表现。

（3）食管功能检查

①24 小时食管 pH 监测：24 小时 pH 监测是诊断反流性食管炎可靠且敏感的方法。既可发现反流，又可了解反流程度，如反流总时间、反流次数、反流持续时间，以及反流与体位、进餐的关系。酸反流的阈值 pH = 4，即 pH 降至 4 以下定为反流发生。

②食管内压力测定：正常人静息时 LES 压力为 2 ~ 4kPa（15 ~ 30mmHg），或 LES 压和胃腔内压力的比值 > 1，若静息时 LES 压 < 1.3kPa（10mmHg）或两者比值 < 1，提示 LES 功能不全。

③酸滴注试验：检测食管对酸的敏感度。受检者取坐位，经鼻孔插入胃管，深约 30 ~ 50cm，开始以 100 ~ 120 滴/分的速度向食管腔内滴注生理盐水 10 ~ 15 分钟。然后，在受检者不察觉的情况下，改注 HCl 0.1mmol/L，连续灌注 30 分钟，如无症状出现，则为阴性。如有症状出现，即中

止注酸,改用生理盐水,直至症状消失。多数反流性食管炎病人在20分钟内消除症状,也有部分人需更长时间,试验结束后,给服抑酸药。

④食管闪烁显像:用放射性核素技术检查GER。此法较少应用,但诊断正确率较高。

(二)鉴别诊断

1. 消化性溃疡　消化性溃疡有规律性上腹痛;十二指肠溃疡有夜间痛,空腹痛,进食后减轻;胃溃疡一般在餐后半小时到一小时出现腹痛。钡餐X线胃肠造影或纤维胃镜可确诊。

2. 心绞痛　心绞痛一般与劳累有关,每次约1~5分钟,服硝酸甘油或休息后可缓解。心肌梗死疼痛时间长,可放射到左上肢,心电图可鉴别。对于心电图,运动试验或者冠状动脉造影阴性的胸痛病人,应行24小时食管pH监测。

3. 食管癌　食管癌吞咽困难随病程延长而加重,早期有胸骨后不适,与进食有关者应及时行钡餐造影或纤维内窥镜检查。

(三)辨证

1. 肝胃不和　烧心,胸骨后或心窝疼痛;返酸,嗳气;两胁疼痛,胸闷脘堵;心烦易怒;或嗳气食少;胃脘胀满;舌苔薄白;脉弦。

2. 脾虚气滞　烧心,胸骨后或心窝部疼痛,返酸或吐清水,嗳气则舒,胃脘隐痛;或大便不调或便稀,食欲不振,舌质淡,舌苔薄白,脉弦细。

3. 脾虚胃热　烧心,胸骨后或心窝部疼痛;胃脘隐痛胀闷,胃中嘈杂;泛酸或吐清水;胸中烦闷。纳食不振,大便时干时稀,舌质淡红,苔薄黄,脉弦缓。

4. 肝郁化热　烧心,胸骨后或心窝部烧灼样疼痛;返酸、嗳气,甚则呕吐;性急易躁易怒,头面燥热,胁肋引痛。大便干结,口苦、口干、喜饮,舌质红,苔黄腻,脉弦稍数。

5. 气虚血瘀　略感烧心,胸骨后或心窝部有压痛;口干咽燥,吞咽困难,神疲乏力,气短懒言,大便不成形;食欲不振,形体消瘦,舌质淡黯,舌边有瘀点,脉沉涩。

(四)辨证要点

本病辨证,当分寒热虚实。如肝气犯胃,肝胃不和,肝郁化热,当属实证、热证,临床以烧心、返酸胸骨后或心窝处疼痛为主证;如脾虚气虚,当为虚证,临床以胸骨后胀痛、隐痛、烧灼感为主证;如脾虚胃热,气滞血瘀当为本虚标实,临床以胸骨后或心窝部刺痛、口干咽燥、神疲乏力、吞咽困难为主证;同时应注意局部辨证与全身辨证相结合。

四、临床治疗

(一)针刺疗法

1. 毫针疗法

毫针一

(1)主穴:膈俞、肺俞、胸4~6夹脊、公孙、内关、丰隆。

(2)配穴:前胸灼热疼痛加天突、照海;气短、胸闷刺行间、灸气海。

(3)操作:胸背部穴位平补平泻法,其中胸椎4~6夹脊得气后行针,使针感向前达前胸部为佳,针后拔罐。四肢穴可用泻法。留针30分钟,间歇运针,每日1次,10次为1疗程。此法适用于湿热蕴结型,或肝胃不和型。

毫针二

(1)取穴:内关、中脘、足三里、曲池、大椎、金津、玉液。

（2）操作：仰卧取内关、中脘、足三里、曲池，直刺待得气后施提插捻转泻法，不留针；俯坐位取大椎穴，向上斜刺施提插泻法，不留针；金津、玉液用三棱针点刺出血。此法适用于湿热蕴结型。

毫针三

（1）取穴：内关、上脘、足三里、阳陵泉、神门、太冲。

（2）操作：局部常规消毒后，针刺内关穴，针尖略向上斜，针感向上传导；针刺太冲时，向涌泉透刺。余穴均直刺，得气后施提插捻转泻法，不留针。本法适用于气机郁滞型。

毫针四

（1）主穴：天突、膻中、上脘、膈俞、肝俞、胃俞。

（2）配穴：痰气交阻者加足三里、丰隆；肝胃郁热者加阳陵泉、行间、内庭；脾胃虚弱者加脾俞、三阴交；气虚血瘀者加气海、血海。

（3）操作：每次选用3～5穴，实证用泻法，虚证用补法，针后加灸，留针20～30分钟。每日或隔日1次，10次为1个疗程。此法适宜于阴液亏虚型。

毫针五

（1）取穴：内关、中脘、足三里、三阴交、膈俞、少商。

（2）操作：局部常规消毒，膈俞针刺时，向脊柱方向斜刺，与皮肤呈65°，进针1～1.2寸；内关刺法同上；足三里、中脘、三阴交均直刺，待得气后施提插捻转补法，留针20分钟；少商点刺出血。此法适宜于阴液亏虚型。

2. 皮肤针疗法

（1）取穴：手厥阴经曲泽到大陵、足太阳膀胱经督俞至胃俞。疼痛相应前胸部俞穴。

（2）方法：自上而下沿经依次轻轻叩打，至皮肤潮红为度，叩后背部加拔火罐。隔日1次，10次为1疗程。适用于治疗反流性食管炎。

3. 穴位注射疗法

穴位注射一

（1）取穴：内关、足三里。

（2）药物：生理盐水、维生素B_6注射液。

（3）方法：所用药物为生理盐水、维生素B_6注射液。刺入得气后，回抽无血，每穴注入药液2ml。每日1次，10次为1疗程。适用于治疗反流性食管炎。

穴位注射二

（1）取穴：内关、巨阙。

（2）药物：生理盐水。

（3）方法：按穴位注射常规方法操作，每穴各注入1.5ml生理盐水。每日或隔日1次，10次为1疗程。适用于治疗反流性食管炎。

穴位注射三

（1）取穴：膻中、上脘、脾俞、胃俞、膈俞。

（2）药物：复方当归注射液或红花注射液。

（3）方法：每次选用4～6穴，用复方当归注射液或红花注射液，每次每穴2～3ml，隔日1次。适用于治疗反流性食管炎。

4. 耳穴疗法

耳针一

（1）取穴：食道、口、贲门、胃、肝、神门、交感。

(2)方法：根据症状选用4~5穴，耳针常规操作，中强刺激，留针30~60分钟，每日1次。亦可改用王不留行籽压迫以上耳穴，每10次为1疗程。适用于治疗反流性食管炎。

耳针二

(1)取穴：食道、膈、胃、脾、神门。

(2)操作：耳郭局部严格消毒，用0.5寸毫针直刺0.2~0.3cm，中等强度刺激，留针加分钟，每次选用一侧耳穴，两耳交替。每日或隔日1次，10次为1疗程。适用于治疗反流性食管炎。

耳针三

(1)主穴：胃、食道、口、贲门、交感、皮质下。

(2)配穴：肝、脾、三焦、咽喉。

(3)方法：每次取一侧耳穴之主穴，随症选加配穴，两耳交替使用。耳郭常规消毒后，用耳毫针对准所选穴位刺入，用强刺激，留针30分钟，时加捻转，用泻法。每日针治1次，5次为1个疗程。适用于治疗反流性食管炎。

耳针四

耳穴压迫疗法

(1)取穴：食道、口、交感、贲门、三焦、皮质下。

(2)操作：每次取一侧耳穴，两耳交替使用。耳郭常规消毒后，按操作常规，在所选穴位上贴压仁丹丸，边贴边按压。嘱患者每日自行按压4~5次。隔日换贴1次，5次为1个疗程。适用于治疗反流性食管炎。

耳针五

耳穴压迫疗法

(1)取穴：食道、尿道、胃、耳迷根、交感、神门。

(2)操作：每次取一侧耳穴，两耳交替使用。耳郭常规消毒后，按操作常规，每取王不留行籽1粒粘于一小方块胶布中心，再贴压于所取穴位上，边贴边按压，用泻法。嘱患者每日自行按压3~5次。隔日换贴1次，5次为1个疗程。适用于治疗反流性食管炎。

耳针六

耳穴放血疗法

(1)取穴：胃、食道、口、贲门、耳尖。

(2)方法：每取一侧耳穴，两耳交替使用。症重者则两耳全取。耳郭常规消毒后，用耳毫针对准所选穴位，用强刺激点刺挤压放血，或用三棱针点刺放血，每穴放血1~3滴。每日或隔日1次，中病即止。适用于治疗反流性食管炎。

耳针七

耳穴按摩疗法

(1)取穴：食道、口、交感、贲门、三焦、皮质下、尿道、大肠、胃、耳迷根、神门。

(2)操作：耳郭常规消毒后，按操作常规，对上述穴位，依次施以点按手法进行点按，每穴点按1~1.5分钟。然后进行黄蜂入洞法和摩耳轮法。每日1次，每次30分钟。适用于治疗反流性食管炎。

5. 割治疗法

(1)取穴：足底。

(2)操作：在足底选择适当之处，先常规消毒，施以局部麻醉后，以左手拇食两指舒张按压施术部位两旁，右手持手术刀纵行切开皮肤，切口长约0.3~1cm左右，用血管钳分离切口，使脂肪暴露，并摘除黄豆或蚕豆大的一块脂肪组织，再将血管钳深入切口皮下或探向周围，进行滑动摩，重刺激，以使局部产生酸、胀、麻向四周扩散。施术完毕，用消毒纱布覆盖包扎，5日后解除包扎。每日1次，5次为1疗程。适用于治疗反流性食管炎。

6. 穴位埋线法

(1)取穴：膈俞、胃俞、足三里、公孙。

(2)方法：局部皮肤常规消毒，以注射用8号针尖为套管，1.5寸毫针剪去针尖为针芯，刺入穴位后行提插捻转手法，待出现针感时，将羊肠线2cm送入针孔内并留于穴位内。每20日治疗1次，3~5次为1疗程。适用于治疗反流性食管炎。

7. 拔罐疗法

(1)取穴：膈俞、胃俞、厥阴俞、巨阙。

(2)方法：用闪罐法，留罐10分钟，每日1次，3~5次为1疗程。适用于治疗反流性食管炎。

8. 挑治疗法

(1)取穴：膈俞、巨阙。

(2)操作：用三棱针挑治。每周1~2次，3~5次为1疗程。适用于治疗反流性食管炎。

(二)灸治疗法

灸治一

(1)取穴：足三里、中脘、脾俞、胃俞。

(2)操作：用艾条熏灸以上穴位，每穴5~10分钟，使局部和胃脘部发热为佳，每日1次，10次为1疗程。适用于治疗反流性食管炎的脾胃虚弱者。

灸治二

(1)取穴：膻中、膈俞、大杼、大椎。

(2)操作：每次选2~4穴，其中双大杼和大椎为一组穴。穴上敷以凡士林，以蚕豆大艾炷置其上灸之，有烫感即更换艾炷，勿使烫伤。每穴10~15壮，隔日治疗1次，10次为1疗程。3~5次为1疗程

(三)推拿疗法

推拿一

1. 主穴：天突、膻中、中脘、期门、关元、足三里、公孙。

2. 配穴：热证加点肝俞、胃俞，擦大椎；寒证加点脾俞、胃俞，擦命门。

3. 主要手法：一指禅推法、点法、按法、擦法等。

4. 操作程序：患者仰卧位，用一指禅推法推天突、膻中、中脘、关元。天突、膻中重点治疗，约3~5分钟；其余穴位每穴推2分钟。再点按期门、足三里、公孙，力量可稍大，以患者能耐受为度，每穴约2分钟。最后用擦法，用小鱼际擦两胸胁。每日1次，10次为1疗程。适用于治疗反流性食管炎。

推拿二

1. 取穴：璇玑、中庭、上脘、中脘、下脘、梁门、关门、滑肉门、足三里、内关、公孙、膈俞、肝俞、胃俞、脾俞。

2. 主要手法：一指禅推法、摩法、擦法、按法等。

3. 操作程序

(1)嘱患者仰卧位，医者站其右侧，一指禅推璇玑、中庭、上脘、中脘、下脘等穴约5~10分

钟,后用掌根以摩法沿足阳明胃经自关门至滑肉门,反复按摩5~7遍。

(2)患者俯卧位,医者用擦法循胸椎段两侧膀胱经循行线往返操作,约10分钟,重点按压膈俞、肝俞、胃俞、脾俞穴约5分钟。

(3)患者取仰卧位,医者坐其身侧,按揉足三里、内关、公孙等穴,后用小鱼际肌沿小腿外侧擦患者的足阳明经,往返3~5遍,以透热为度。适用于治疗反流性食管炎。

(四)刮痧疗法

1. 取穴:膏肓、膈俞、心俞、肝俞、胃俞、华盖、紫宫、玉堂、膻中、梁门、关门、太乙、滑肉门、上脘、中脘、建里、下脘、足三里、三阴交。

2. 治法:用刮痧法。先刮背部的膏肓、心俞、膈俞、肝俞、胃俞,再刮胸部的华盖、紫宫、玉堂、膻中,然后刮腹部的上脘、中脘、建里、下脘,继刮梁门、关门、太乙、滑肉门,最后刮下肢部的足三里、三阴交。用泻法或平补平泻法,刮至出现痧痕为度。每日或隔日1次。适用于治疗反流性食管炎。

(五)气功疗法

如患者身体状态尚可,可练吐纳导引功:晨起服温开水7口,分小口咽下,行站吐纳21次,用拍击手法拍击胸、腹部,由轻到重,每日1~2次,每次20分钟。如患者体弱,可取坐式或卧式,先行全身放松,然后自然放松,用腹式呼吸2~3次后,意守丹田,放松中脘。每日2~3次,每次20分钟。适用于治疗反流性食管炎。

(六)体育疗法

坚持每日早晚各1次太极拳锻炼。可疏经活络,改善血液循环,从而升清降浊。

(七)音乐疗法

以幽雅、优美、动听的轻柔音乐可以使人消除疲劳,促进睡眠,有助于降逆顺气,减轻症状。

(八)外治疗法

1. 贴磁疗法

(1)取耳穴:取食管、幽门、贲门、神门、交感区,用磁珠贴敷按压。每次10分钟,每日5次。

(2)取穴:天突、中脘、内关、丰隆、足三里,用0.05~0.1特磁片贴敷,1周后改用耳穴贴敷,两者交替应用。

(3)取穴:天突、丰隆、内关,应用旋磁机或交变电磁仪。每日治疗30分钟,20次为1个疗程,疗程间休息7日。可起到顺气降逆的作用。

2. 外用疗法

(1)用吴茱萸、苏子、莱菔子、竹沥、半夏各20g,共打碎研细末,醋调,贴敷天突、膻中、大椎。有理气化痰作用。

(2)用半夏、天南星、白芥子、瓜蒌、贝母、枇杷叶、枳实、杏仁各10g,碾细末,用黄酒调成糊状,从两侧肺俞至胃俞大面积贴敷,再用上药贴敷天突、膻中。有清化痰热之功。以上隔日1次,15次为1个疗程,疗程间休息1个月。

(3)用贝母、瓜蒌、海藻、半夏、天南星、白芥子、枳实、香橼、青皮、薤白各10g,沉香3g,研末装入布袋,平贴胸前食管部位,用纱布包扎紧。1周1次,4次为1个疗程,疗程间休息1个月。有化痰祛瘀作用。

(4)用木香、橘皮、杏仁、苏子、枇杷叶、半夏、天南星、莱菔子、瓜蒌、贝母各30g,研末,加水煮至温度70~80℃,掺入有机淤泥中,拌成泥浆状,保持40℃左右,全身浸入,浸泡30分钟后,温水冲洗擦干，平躺休息30分钟，注意保暖，避免受凉。每周2次。有顺气化痰的功效。

(5)可选用矿泉水，浸泡30分钟后沐浴，同时也可结合饮服矿泉水。每日2次。有疏肝健脾，降逆消炎的作用。

(九)饮食疗法

1. 本病早期可少量服用蜂蜜水、橄榄油或麻油以保护食管黏膜。病变中期若有口干、便结显著者，可用梨汁、藕汁频饮，以滋阴润燥；若有吐血、便血者可用鲜茅根、鲜藕各100g煮汁，频频饮下，以凉血止血；若有胃阴不足，虚热内生者，可用猪肚一个，蒲公英60g，生地60g，麦冬60g，加水煮烂熟，再加少许作料，单吃猪肚，饮汤以清热养阴；若有脾胃虚寒者，可用干姜6g，胡椒10粒，山药粉30g，共研末，每次6g，每天2~3次，用开水冲服，以温中散寒。晚期多以气滞血瘀或气虚血瘀为多见，可用生黄芪30g，当归12g泡开水，代茶饮。

2. 生萝卜适量，每日分顿常食；或玫瑰花、苏子、竹茹各10g，水煎代茶频饮；或白萝卜500g，加水煎浓汤，加蜂蜜适量，1日分数次服。适用于治疗反流性食管炎的痰气阻滞型。

3. 青橄榄500g，另将贝母、瓜蒌、竹茹、黄芩各30g，布袋包，鲜竹沥50ml，水煎去渣，分次喝汤食橄榄；或银耳30g，水发洗净，蒸1小时，再加贝母、黄芩、海藻各10g，鲜竹沥20ml，稍煮即成，加蜂蜜，分顿服食。适于治疗反流性食管炎的痰热交结型。

4. 毛冬青、马鞭草、昆布各30g，布袋包，鲤鱼1条(刮鳞去内脏，洗净)，加鲜竹沥50ml、葱、姜、黄酒及水适量，同熬鱼汤，去药渣喝汤食鱼肉；或活蚯蚓10条(洗净，酒浸去腥)，毛冬青、川芎、贝母、连钱草、郁金、姜黄、苏子、白芥子、莱菔子各10g，加水煎，去药渣，再加绿豆、黄豆、白扁豆各200g，同煨炖至豆烂，常服食。适用于治疗反流性食管炎的痰瘀内阻型。

5. 荷蒂粥　取荷叶蒂1个，全瓜蒌5~10g，粳米50~100g，冰糖适量。将荷叶蒂和全瓜蒌榨汁后去渣，与粳米同煮，煮熟后放入冰糖适量。每日多次食用，每次少量。对于呕吐者有效。

6. 五汁安中饮　取梨汁、藕汁、蔗汁、韭菜汁、芦根汁共煮，缓炼成膏状，徐徐频服。反流性食管炎较重者，身体虚弱者可选用。

五、调摄护理

避免暴饮暴食、烟酒和浓茶等有刺激性食物。慎用对食管黏膜有刺激性的药物；大量脂肪油腻食品及酒、烟等易化湿生酸，燥热会刺激小肠缩胆囊素释放，降低LES压力，对病不利，应予禁忌；对肥胖的病人要减肥，穿宽松的内衣，以免增加腹内压；夜间睡眠时可将床头提高10~20cm，以减少夜间食物反流。

六、按语

1. 反流性食管炎虽然病变部位在食管，但其病因病理多和胃部病变结合在一起，因此治疗必须兼顾脾胃和肝胆。在发病早中期，病情较轻，LES调节紊乱不重，食管排空能力尚存，应用中医辨证施治，可以使病情缓解，甚至获得临床痊愈。

2. 针刺、灸治疗法不仅对食管炎引起的吞咽困难、食管热感、胸痛、胸闷治疗有效，而对食管炎引起的食管变窄也有一定疗效。

3. 颈部梅花针叩刺、耳针、手针等疗法也可迅速减轻或控制症状，是临床治疗本病方便、易行、有效的治疗方法。

4. 注意避免七情内伤，保持心情舒畅，劳逸结合，加强体育锻炼，打太极拳，作气功，使气血舒畅。

5. 推拿、气功、饮食疗法，对反流性食管炎的治疗有肯定疗效，应选择使用。

第2章　急性胃炎

一、概述

急性胃炎是由各种不同的因素引起的胃黏膜甚至胃壁的急性炎症，因常伴有肠炎，故后者又称胃肠炎。是一种短期的自限性疾病，一般2~3天即可恢复，病变可以恢复正常。本病多发生于夏、秋之季，如将轻度及未到门诊就诊的患者均统计在内，其发病率可能和伤风感冒相同，或仅次于伤风感冒。临床以腹痛、腹泻、呕吐为主要症状。

急性胃炎相当于中医学中“胃脘痛”“呕吐”等范畴。

二、西医病因

（一）西医的病因病理

1. 病因

（1）细菌和毒素感染：以沙门氏菌属和嗜盐菌（副溶血弧菌）感染常见；毒素以金黄色葡萄球菌毒素为常见；病毒感染也可见到。

（2）化学、物理性刺激：如烟草、烈酒、浓茶、咖啡，药物如水杨酸盐类、消炎痛等，过冷、过热、粗糙之食物等，均可引起胃炎。

（3）应激反应：大面积烧伤、休克、大手术、严重创伤所致之应激状态，也可引起急性胃炎，称之为应激性胃炎。

（4）全身疾病影响：尤其是消化系统疾病，如胃部分切除、胃溃疡、胆囊炎胆石症、门脉高压等，均可引起胃炎，部分病例呈急性胃炎之表现。

2. 病理　一般急性胃炎可不进行病理检查即可自愈，而腐蚀性胃炎及急性蜂窝织炎性胃炎又都是胃镜禁忌证。因此，病理均来自大体标本；一般胃炎仅表现黏膜急性炎症，重者可有糜烂、分泌物增多或炎性出血；腐蚀性胃炎则糜烂重，可发现溃疡、坏死、甚至穿孔；急性蜂窝织炎性胃炎则糜烂、坏死，镜下可见脓细胞浸润、细菌，并常有出血、栓塞和坏死；如细菌为产气夹膜杆菌等感染，也可形成气囊肿病变。

（二）中医的病因病机

1. 感受外邪　风、寒、暑、湿、秽浊之邪侵袭人体，犯于胃腑，气机郁滞，胃失和降，均可引起本病的发生。

2. 饮食不当　过食生冷，寒滞于中；偏食酒热辛辣，热结胃腑；嗜食甘肥厚味，或暴饮暴食，积滞难消；进食馊腐不洁，误吞有毒之物，损伤脾胃，以致中焦气机郁滞，脾胃升降失常，发为本病。

3. 情志失调　情志抑郁，忧思恼怒，肝失条达，横逆犯胃，胃气郁滞，甚则气郁化火，胃气不降，发为本病。

三、临床诊断

（一）辨病

1. 临床表现

（1）病程较短，发病较急。

(2)上腹部饱胀、隐痛、食欲减退、嗳气、返酸、恶心、呕吐。

(3)体征:中上腹部及脐周轻压痛,肠鸣音亢进。

2. 辅助检查

(1)白细胞总数及分类:沙门菌或金黄色葡萄球菌及其毒素致病者,外周血白细胞总数增加,中性粒细胞增多。

(2)X线检查:病变黏膜粗糙,局部压痛,有激惹现象。

(3)内镜检查:胃黏膜充血、水肿、渗出,可见斑点状出血或糜烂等病灶。上消化道出血者,在发病24~48小时内行急诊胃镜检查,可见胃黏膜多发性糜烂、出血灶或浅表溃疡,尤以高位胃体部多见。

(二)鉴别诊断

1. 急性胰腺炎　病人有剧烈的上腹痛、恶心、呕吐;血、尿淀粉酶显著升高;B超或CT显示胰腺肿大等。

2. 急性胆囊炎　胆石症常有右上腹绞痛发作史;疼痛往往牵涉至右肩;右上腹可有局限性腹膜炎体征、Murphy氏征阳性;发作时常有黄疸;B型超声波检查可见胆石和胆囊炎征象。

3. 急性阑尾炎　呈转移性右下腹痛;初时常有上腹部或脐周痛、恶心、呕吐,易误诊为急性胃炎,但随病变进展,右下腹麦氏点有固定压痛。

4. 胆道蛔虫症　有上腹痛、恶心、呕吐的表现。腹痛特点为突然发生的阵发性上腹部剧烈钻顶样痛,痛时患者辗转呻吟,全身出汗,有时吐出蛔虫。间歇期患者安静如常人。既往有排出蛔虫或吐蛔虫病史。

5. 消化性溃疡　其特点为慢性病程、周期性发作及节律性上腹痛,服制酸药可使症状缓解。胃镜检查可予鉴别。

6. 急性心肌梗死　血清酶学检查及心电图检查可予确诊。

(三)辨证

1. 饮食伤胃　胃脘胀满,疼痛拒按,嗳腐吞酸,严重者可见呕吐,吐出为不消化食物。舌质红、苔厚腻,脉滑。

2. 湿热中阻　胃脘疼痛,灼热满闷,恶心呕吐,便秘或溏垢不爽。口苦黏腻,舌质红,苔黄腻,脉滑数。

3. 外邪犯胃　胃脘及头身疼痛;突然呕吐,恶寒发热,时腹泻稀水便。苔白腻,脉濡缓。

4. 脾胃虚弱　胃脘隐痛,纳差便溏;恶心呕吐,脘腹痞闷,神疲乏力。舌质淡,苔薄白,脉细弱。

5. 毒物伤胃　胃脘拘急灼痛,恶心欲吐,烦躁不安,心胸烦闷,甚或神昏。舌质青紫肿胀,脉弦或结代。

(四)辨证要点

急性胃炎的证候是呕吐和胃痛,可伴恶心、厌食、脘腹胀满,也可见呕血、黑便、发热、泄泻等证。急性胃炎以起病急、病程短为特点,且都有明显的外因。即使素有脾胃虚弱,亦因感受外邪而诱发,但急性胃炎以实证居多。根据患者提供的病史大多可判断病因,临床上还可根据呕吐物的性状来审证求因。如呕吐胃内积食、酸腐难闻者,多为饮食不节;呕吐量多势猛或有酸苦味者,为湿热之邪,在长夏多为暑湿所伤;呕吐物清稀有白沫、无臭者,多为风寒伤胃;呕吐清水痰涎者,多为痰饮内停。

四、临床治疗

(一)针刺疗法

1. 毫针疗法

毫针一

(1)主穴:足三里、内关、上巨虚、中脘、天枢。

(2)配穴:寒湿犯胃,加阴陵泉、公孙;食滞伤胃者,加璇玑、梁门、下脘;肝气犯胃加阳陵;肝胃湿热加合谷、内庭。

(3)操作:根据症状的严重程度,每次可选用2~4对穴位,多以泻法为主,寒症加灸。亦可选上述穴位加接电针,以连续波,调至适当的频率和强度,留针30分钟,每日治疗1~2次,5次为1疗程。症状缓解后还宜继续治疗以巩固疗效。适用于治疗急性胃炎。

毫针二

(1)主穴:中脘、足三里、内关、公孙、行间。

(2)配穴:胃中郁热加太溪、少府;肝气犯胃加阳陵泉、太冲、梁丘、神门;宿食内停加上脘、璇玑、腹结;暑热夹湿,加孔最、合谷、支沟、阴陵泉。

(3)操作:寒邪客胃加灸;每次选用3~5穴,实证、热证者施以泻法,虚证、寒证可用温针灸,留针30~60分钟。每隔10分钟行针1次,每日1次或2次。适用于治疗急性胃炎。

毫针三

(1)主穴:天枢、中脘、上巨虚。

(2)配穴:湿热者加大椎、合谷、曲池;寒湿者加阴陵泉、关元;食滞气者加内关、公孙、内庭、足三里;伤阴者加三阴交、太溪;阳脱者加关元、气海。

(3)操作:每次选用3~5穴,实证、热证者施以泻法,虚证、寒证可用温针灸,留针30~60分钟。每隔10分钟行针1次,每日1次或2次。可配合拔罐法,以加强疗效。适用于治疗急性胃炎。

2. 穴位注射疗法

穴位注射一

(1)取穴:内关、中脘、足三里、脾俞、胃俞。

(2)药物:维生素B类加注射用水、庆大霉素2ml、654-2注射。

(3)方法:每次选2~4穴,以维生素B类加注射用水至5~10ml或以庆大霉素2ml、654-2注射。适用于治疗急性胃炎。

穴位注射二

(1)取穴:足三里、内关。

(2)药物:0.5%~1.0%的普鲁卡因或生理盐水、阿托品注射液。

(3)方法:用0.5%~1.0%的普鲁卡因或生理盐水,亦可用阿托品注射液,每次选取1对穴位,针刺入行针得气后,每穴注入药液3~5ml,每日1次,3次为1疗程。适用于治疗急性胃炎。

3. 耳针疗法

耳针一

(1)取穴:大肠、胃、脾、食道、神门、皮质下、交感。

(2)方法:每次选4穴左右,中强刺激,可加用电针,留针半小时以上,每日1次。亦可针后再加用王不留行籽按压以上耳穴,每日自行按压数次。适用于治疗急性胃炎。

耳针二

(1)取穴:脾、胃、交感、神门、腹、内分泌。

(2)方法:每次选取4~6穴,中等刺激,留针20分钟,每日1次,两耳交替针刺。若疼痛持续者,针刺后可用王不留行籽按压,随时按压刺激,2~3日后换取1次。适用于治疗急性胃炎。

4. 头针疗法

(1)取穴:双侧胃区。

(2)方法:按头针常规方法操作,针刺入后,行中强刺激,使胃痛能获一定程度的缓解,然后留针30分钟,每日1次,疼痛控制后结束疗程。适用于治疗急性胃炎。

(二)灸治疗法

灸治一

(1)取穴:内关、中脘、足三里。

(2)方法:食滞加公孙,痰多湿盛加丰隆、阴陵泉,艾灸隐白、脾俞、胃俞能健脾温胃、和中止呕。耳针可取:胃、交感、神门、皮质下、肝等。可用艾绒隔姜灸,灸1~2次。适用于治疗急性胃炎。

灸治二

(1)取穴:天枢、中脘、上巨虚、足三里、关元、脾俞、胃俞、大肠俞。

(2)灸治:每次选4~5穴,以艾条悬灸。每穴5~7分钟,使热力内透。亦可用艾绒隔姜灸1~2次。适用于本病属寒属虚者。适用于治疗急性胃炎。

(三)刮痧疗法

刮痧一

(1)取穴:脊柱两侧,胸至腰及其两侧,上腹部,脐侧区,下腹部,膝眼下。

(2)治法:从胸至腰,及其两侧重刮(由轻到重)5行,至出现痧痕为止(用嘲法)。然后刮上腹部、脐侧区、下腹部(正中线为主)及膝眼下。每日1次,待症状消失后改每日或隔日施术1或2次,适用于治疗急性胃肠炎。

刮痧二

(1)取穴:脾俞、大肠俞、中脘、天枢、合谷、内关、足三里。

(2)治法:用刮痧法。先用泻法刮脾俞、大肠俞和足三里,至出现痧痕为止。再点揉中脘、天枢、合谷和内关,每穴3~5分钟,以较强得气感为度,每日1次。适用于治疗急性胃肠炎。

(四)推拿疗法

1. 取穴:合谷、内关、足三里、神阙、胃俞、脾俞、膈俞、大肠俞、中脘、梁门、下脘等。

2. 主要手法:摩法、按法、揉法、点法、推法、提法等。

3. 操作程序

(1)患者取仰卧位,医者位于患者左侧,用腹部掌摩法沿顺时针方向运摩下腹部3~5分钟,并按揉中脘、神阙、关元穴各1分钟,然后用拇指按揉双侧合谷、内关、足三里、阳陵泉、上巨虚、丰隆诸穴,每穴持续施术1分钟,以得气为度。

(2)用掌根在上腹部按顺时针方向运摩3分钟,再移到下腹部运摩3分钟,最后点按天枢、梁门、下脘穴。

(3)沿着脊椎(第九胸椎到第四腰椎)及其两旁作擦法5~10分钟,然后点按膈俞、肝俞、胃俞、脾俞、大肠俞或下背部的压痛点,再沿着脊柱及其两侧做掌推法。

(4)挤推双侧腹部，拿提腹肌，揉足三里以健脾和胃止痛。适用于治疗急性胃肠炎。

（五）外治疗法

1. 川椒、公丁香、吴茱萸、细辛各等份，为末，纳入脐中，再取青盐250g炒烫，分装数袋，热熨脐周及疼痛处。

2. 高良姜、干姜各45g，荜茇25g，枳实12g，各为粗末，加酒炒，分装数袋，热熨中脘、气海、涌泉。可温中散寒，理气止痛。

（六）饮食疗法

1. 莱菔子30g，陈皮9g，水煎服。每日2次。用于宿食停滞、消化不良、嗳气。

2. 鲜嫩生姜3片，捣烂取汁，加入米汤内，频频服。用于呕吐者。

3. 核桃2个，生姜5片。先将生姜煎汤，核桃敲碎取肉捣烂，用姜汤服。用于胃寒疼痛、呕吐酸水。

4. 用红苋菜200g，大米100g。将红苋菜洗净，切丝；大米淘出备用。锅内加水适量，放入大米煮粥，八成熟时加入红苋菜，再煮2~3分钟即成。每日2~3次，连服3~5天。用于急性胃肠炎及急性细菌性痢疾。

5. 用鲜马齿苋120g，大米60g，蜂蜜30g。将马齿苋洗净，切碎，用干净纱布包好；大米淘洗干净，备用。锅内加水适量，放入马齿苋袋、大米煮粥，熟后拣出马齿苋袋，调入蜂蜜即成。每日2次，空腹服用，连服3~5天。用于急性肠胃炎。

6. 石榴皮（干品）15g，鲜荠菜50g（干品20g），大米100g，蜂蜜30g。将石榴皮用干净纱布包好；荠菜洗净，切成碎末；大米淘洗干净，备用。锅内加水适量，放入石榴皮袋、大米煮粥，八成熟时；加入荠菜末，再煮至粥熟，拣出石榴皮袋，调入蜂蜜即成。每日2次，连服3~5天。适用于治疗急性肠胃炎。

7. 用水芹菜根60g，生姜6g，大米60g，蜂蜜30g。将芹菜根洗净，切碎，用干净纱布包好；生姜洗净，切丝；大米淘洗干净，备用。锅内加水适量，放入芹菜根袋、大米、姜丝煮粥，熟后拣出芹菜根袋，调入蜂蜜即成。每日2~3次，空腹服用，连服3~5天。适用于治疗急性肠胃炎。

五、预防与康复

1. 注意饮食卫生，特别是夏季，食品易变质，应注意勿食易变质食品，瓜果要洗净。

2. 注意休息，必要时禁食，多饮开水。严重呕叶者，可输液。

3. 急性单纯性胃炎为常见病，应及时治疗，否则常可发生发热、失水、酸中毒，严重者可致急性上消化道出血，甚至导致休克等。平时应戒烟忌酒，饮食节制，忌生冷辛辣及暴饮暴食。调摄情志，注意保暖避风寒。

六、按语

本病对针刺、刮痧治疗疗效较好，可明显止吐止泻，缩短疗程。一般在3日内可以治愈。但本病应去除病因，在护理方面需停止一切对胃肠有刺激的饮食或药物，酌情暂时禁食或给流质饮食，多饮水。有剧烈呕吐或腹泻、明显失水时，必须静脉补液予以纠正。平时应注意饮食卫生，不吃腐败变质食物，不喝生水，养成饭前便后洗手的习惯。

第3章　慢性胃炎

一、概述

慢性胃炎系指不同病因引起的胃黏膜慢性炎症或萎缩性病变,近年研究证实幽门螺杆菌是慢性胃炎的主要致病因子。其发病率在各种胃病中居首位,约占门诊接受胃镜检查病人的80%~90%,男性多于女性。年龄越大,发病率越高。特别是40岁以上的患者更为多见。2000年全国慢性胃炎研讨会共识意见,将慢性胃炎分为慢性浅表性胃炎和慢性萎缩性胃炎。慢性胃炎缺乏特异性症状,且症状的轻重与胃镜所见的病变程度往往不一致。大多数病人有时毫无症状,若有症状发生,多数表现为消化不良的症状,如饭后饱胀、嗳气等,或伴有食欲减退、恶心、上腹部不适或疼痛。

本病属于祖国医学的"胃脘痛""腹胀""嘈杂""心下痞满"等范畴。

二、病因病理

(一)西医的病因病理

1. 病因

(1)急性胃炎的演变:急性胃炎持续不愈或反复发作,演变成慢性胃炎。

(2)刺激性食物和药物:不良饮食习惯,如进食过急,喜食过热,或长期食用辛辣食品、生冷粗硬食物、浓茶烈酒等;过度吸烟或长期服用水杨酸类等药物,反复刺激或损害胃黏膜所致。

(3)细菌感染:近年来研究表明幽门螺杆菌感染可能是慢性胃炎主要致病因素之一。抗菌治疗后幽门螺杆菌消失同时伴有胃黏膜组织学的改善。

(4)中枢神经功能失调:由于精神因素造成神经系统功能紊乱,通过植物神经可导致内脏血管平滑肌痉挛、胃肠道分泌和运动功能障碍及胃壁营养不良,引起胃黏膜炎症。

(5)胆汁反流:由于幽门括约肌功能失调或胃手术后,造成胆汁反流于胃,破坏胃黏膜屏障,从而使氢离子回渗至黏膜内,引起一系列病理反应,也可导致慢性胃炎。

(6)免疫因素:部分萎缩性胃炎的血清中,可测得壁细胞抗体(PCA)或内因子抗体(IFA),所以这种胃炎的发生,可能与自体免疫反应有关。

(7)遗传因素:根据有人调查,慢性萎缩性胃炎病人的第一代亲属间,其发病率明显增高,且恶性贫血的遗传倾向也很明显。有亲戚关系的发病率比对照组大20倍。人体的遗传性易感倾向是这部分慢性胃炎发病的重要的体质条件,这是由于一种常染色体显性遗传基因所起的作用。

(8)年龄因素和营养因素:慢性胃炎的发病率随年龄而增高,萎缩、肠化、不典型增生也随年龄而增多和加重。这可能是老年人小动脉硬化、胃黏膜退行性改变,使黏膜营养不良,分泌功能下降、胃黏膜屏障功能减低所致,成为老年人发生萎缩性胃炎的重要因素。

2. 病理

(1)慢性浅表性胃炎的病理:基本病变是上皮细胞变性,小凹上皮增生及固有膜炎细胞浸润。病变较浅,仅局限于黏膜浅表的1/3,但有时亦可累及全层。固有膜炎细胞浸润主要为淋巴细胞、浆细胞,有时也可有少数嗜酸性粒细胞散在,是为慢性炎症表现。根据病变程度不同,又可将慢性浅表性胃炎分为三级:轻度:炎细胞浸润较轻,范围限于黏膜浅表的1/3,其他病变也不甚明显。中度:病变程度介于轻重两者之间,炎细胞浸润及黏膜浅层的1/3~2/3。重度:炎细胞浸润较重，范围达黏膜的2/3以上，甚至达全层，上皮细胞变性明显，且有坏死及胃小弯扩张、变长、变深或伴有肠腺上皮化生。

(2)慢性萎缩性胃炎的病理：基本病变是上皮细胞变性，固有膜炎性反应和固有腺体萎缩，常伴有肠上皮化生及不典型增生。固有膜炎性反应主要是淋巴细胞、浆细胞及嗜酸性细胞浸润。此外，黏膜深层常有较多的淋巴滤泡形成：如上皮细胞间较多的中性粒细胞浸润或成堆地积聚于小凹中，形成小窝炎症，甚或形成脓肿，提示为急性活动性病变；如无或很少有上皮细胞的退行性变，炎细胞浸润程度也轻，而正常结构有紊乱或萎缩，表示活检时已转为静止期。胃黏膜固有腺体萎缩是确诊慢性萎缩性胃炎的必具的特征性病变。慢性萎缩性胃炎可分为三级：轻度：胃窦部浅层腺体呈局灶性萎缩、减少，而大小弯腺体正常。中度：胃窦部及小弯腺体均有萎缩、减少，且范围较广泛。重度：胃窦部大部分腺体萎缩消失或仅有残留，大小弯及体部腺体萎缩或黏膜显著变薄，原有腺体完全消失而代之以化生的腺体。

(二)中医的病因病机

1. 饮食伤胃　饮食不节，饥饱过度，损伤脾胃之气，以致胃失和降；或过食肥甘厚味，嗜食辛辣，损害脾胃，脾失运化，湿热中阻；或过食生冷，寒积于胃，损伤中阳，胃气不降，气血凝滞，不通则痛。

2. 情志所伤　肝为刚脏，性喜条达而主疏泄。若忧思恼怒，则气郁伤肝，肝失疏泄，横犯脾胃，气机阻滞，胃失和降而作痛。若气郁化火，则火热移胃，耗伤胃阴，胃失润降，而致胃脘灼痛，且缠绵难愈，气滞日久，既能化火伤阴，又能导致瘀血内结，瘀阻脉络，其痛剧烈，可见吐血、便血等。

3. 脾胃虚弱　素体脾胃虚弱，或劳倦伤脾，或久病重病脾胃受累，均可损伤脾阳和胃阴；脾阳受损，寒从内生，胃失温养，则为虚寒胃痛，常因感冒风寒或饮食生冷而发病或加重；胃阴被耗，则阴虚火旺，胃失润降，而致虚作痛。

4. 劳逸失度　过度劳逸也是导致慢性胃炎的因素之一。过劳则耗元气，脾胃虚而消化功能降低，且可因脾胃虚而发生气滞血瘀；而过度安逸不劳不动，也可因气滞而血瘀，导致胃肠运动功能障碍、微循环障碍和胃分泌功能紊乱，最终胃黏膜屏障功能减弱、抗病能力降低以致发病。其中过劳更为重要，因过劳则多饥饱不定，带有饮食不节的因素。

三、临床诊断

(一)辨病

1. 临床表现

(1)症状：最常见的是上腹痛、饱胀、嗳气和食欲不振，缺少特异性症状。与溃疡病相比，则空腹时比较舒适，饭后不适，进食虽不多已觉过饱，此与胃容受舒张功能障碍有关，因而症状常因冷食、硬食、辛辣或其他刺激性食物而引起或加重。

(2)出血：出血是慢性胃炎的症状之一，尤其是在合并胃黏膜糜烂时更易发生。可以是反复小量出血，亦可为大出血。出血以黑便为多见，一般持续3~4天后自动止血，数月或数年后可再发。

总之，慢性浅表性胃炎的症状以上腹痛多见，占85%左右，多为隐痛。其次为上腹部饱胀不适、嗳气、食欲不振、泛酸及恶心等。慢性萎缩性胃炎的症状以上腹部胀满较多见，伴有或无腹痛；如有出血、贫血和消瘦等症状或体征时，说明病情较重。症状的严重程度与病变的活动性和胃运动功能、泌酸功能有关。

③体征：上腹部可有压痛。少数病人表现消瘦、贫血。多数病人有黄、白厚腻舌苔。

2. 辅助检查

(1)胃镜检查：国内一般分为慢性浅表性胃炎和慢性萎缩性胃炎。

①慢性浅表性胃炎

胃镜下表现：胃黏膜充血，色泽较红，边界模糊；胃黏膜水肿，黏膜反光强，肿胀感，稍苍白，充血区和水肿区可共存，形成红白相间，以充血的红色为主；黏液增多，胃黏膜表面附有黏稠的灰白色或淡黄色黏液斑；胃黏膜有斑点状出血或糜烂，覆盖有白苔或灰黄色苔。

②慢性萎缩性胃炎

胃镜下表现：胃黏膜色泽改变：色泽变淡，呈淡红色、灰色、灰黄色或灰绿色，严重者呈灰白色，可为弥漫性，也可呈局限性斑块，亦可表现为红白相间，但以灰白色为主。血管透见：胃黏膜变薄，皱襞变细，黏膜下血管显露，静脉呈蓝色，形状如树枝，有时可见到小动脉或毛细血管，呈红色。有时在萎缩的胃黏膜上有上皮细胞增生或明显的肠上皮化生形成的细小颗粒，有时形成较大的结节。有时可见浅表糜烂或出血，黏膜肌层增厚；可有肠上皮化生或假幽门腺化生；固有膜炎症；可有淋巴滤泡形成。

(2)病理诊断

①慢性浅表性胃炎：胃黏膜固有层间质内炎性细胞 >100 个/HP 和(或)病理性淋巴滤泡形成，伴有中性粒细胞浸润者为急性活动期，细胞浸润不明显者为静止期；被覆上皮和(或)腺上皮变性坏死，严重者可伴有糜烂形成和(或)腺体崩解。

②慢性萎缩性胃炎：固有腺体萎缩，减少 1/3 以内者为轻度，减少 1/3 ~ 2/3 者为中度，减少 2/3 以上者为重度；黏膜肌层增厚；可有肠上皮化生或假幽门腺化生；固有膜炎症；可有淋巴滤泡形成。

(3)X 线钡餐检查：气钡双重对比造影能很好地显示胃黏膜相，如胃窦激惹，黏膜皱襞增粗、紊乱提示慢性胃窦炎，胃皱襞平坦和减少提示慢性萎缩性胃炎。

(4)幽门螺杆菌(Hp)检测：可见阳性。有组织学、尿素酶、PCR 等方法。

(5)胃液分析：胃酸分泌正常或呈低酸。如胃体部弥漫性萎缩，壁细胞消失则无胃酸分泌。

(6)血清胃泌素：萎缩性胃体炎时常中度升高，胃窦黏膜重度萎缩时降低。

(7)血清壁细胞抗体测定：在萎缩性胃体炎时常呈阳性，有助于 A、B 型胃炎的鉴别诊断。

应尽可能加以描述。例如：浅表性胃炎伴糜烂，胃窦为主，Hp 阳性。

(二)鉴别诊断

1. 消化性溃疡　消化性溃疡常表现为规律性上腹部疼痛，胃溃疡多于饭后发作，而十二指肠溃疡常于空腹发作，进食时缓解。X 线和胃镜检查可作出明确鉴别。

2. 假肿瘤胃窦炎和有胃癌样症状的胃体胃炎　临床上易误诊为胃癌，必须通过胃镜检查及活组织检查加以鉴别。

3. 慢性胆道疾病　与本病的消化道症状易相混淆，应着重十二指肠引流、胆道造影和胃镜检查可以鉴别。

4. 钩虫病　贫血与消化不良症状有时近似慢性胃炎，粪便虫卵检查和驱虫治疗后以鉴别。

5. 胃肠神经官能症　消化道症状有时近似慢性胃炎，在排除胃肠等器质性疾患后，应着重于了解有无其他神经官能症的表现。

(三)辨证

1. 肝胃不和　胃脘胀痛和痛窜两胁，嗳气频作，嘈杂泛酸，舌质淡苔薄白，脉弦或滑。

2. 脾胃虚弱　胃脘隐痛，喜按喜温，乏力，四肢酸软，食后胀闷，痞满，纳呆少食，便溏或腹泻，脉细弱，舌质淡苔薄白。

3. 脾胃湿热　胃脘灼热胀痛，脘腹痞闷，渴不欲饮，口苦、口臭，尿黄。舌质红，边尖深红。苔黄厚或腻，脉滑或紧。

4. 胃阴不足　胃脘灼热疼痛，口干舌燥，大便干燥，舌红少津或有裂纹，脉细或弦细。

5. 胃络瘀血　胃脘疼痛，痛有定处、拒按，日久不愈；大便时有呈柏油样，舌质暗红、或紫暗、或有瘀斑，脉弦滑。

（四）辨证要点

1. 辨虚实　胃痛而胀，大便闭结不通者多实；痛而不胀，大便不闭结者多虚；喜凉多实，喜温者多虚；拒按者多实，喜按者多虚；痛剧而坚，固定不移者多实，痛徐而缓，痛处不定者多虚。

2. 辨缓急　凡胃痛暴作，起病急者，多因外受寒邪，或恣食生冷，或暴饮暴食，以致寒伤中阳，或积滞不化，胃失通降，不通则痛。凡胃痛渐发，起病缓者，多因肝郁气滞，木旺乘土，或脾胃虚弱，土壅木郁，而致肝胃不和，气滞血瘀。

3. 辨寒热　若见疼痛较剧，伴脘腹胀满拒按，纳呆，苔白，脉弦紧者多为寒邪犯胃所致；若见隐隐作痛，喜暖喜按，遇冷加剧，四肢不温，舌淡苔薄，脉弱等症，多为脾胃阳虚之虚寒性胃痛；若疼痛剧烈，伴有烦渴思饮，恶热喜凉，溲赤，便结，苔黄少津，脉弦数等，多为热结火郁，胃失通降所致胃痛。

4. 辨气血　初病在气，久病在血。凡属气分，多见既胀且痛，以胀为主，痛无定处，时作时止，聚散无形。凡属血分，多见持续刺痛，痛有定处，舌质紫暗。

四、临床治疗

（一）针刺疗法

1. 毫针疗法

毫针一

（1）主穴：脾俞、胃俞、中脘、章门、气海、足三里。

（2）配穴：肝胃不和，加肝俞、太冲、行间；瘀血内阻者，加血海、膈俞、三阴交；胃热挟滞者，加下脘、天枢、内庭；胃阴不足，加三阴交、太溪；脾胃阳虚，加脾俞、气海、三阴交。

（3）操作：证候以实证为主者，用提插捻转泻法，而偏于虚证者，则用提插捻转补法。虚实夹杂者，用平补平泻法。以上穴每次选取 3～5 对穴，针刺得气后，留针 30 分钟。亦可加用电针，针刺后接 G－6805 电针治疗仪，调至适当的频率和波形，强度不必太强，亦可留针 30 分钟，每日 1 次，15 次为 1 疗程。休息 5 天左右，再作下 1 个疗程。适用于治疗慢性胃炎。

毫针二

（1）主穴：中脘、内关、足三里、6～12 胸椎夹脊。

（2）配穴：肝胃气滞型加太冲、期门、肝俞；脾虚胃热者加梁门、内庭；脾胃虚弱者加脾俞、胃俞；胃阴不足者加用太溪、三阴交。

（3）操作：每次选用 3～5 穴，上腹部穴位，直刺宜浅，斜刺可深。虚证刺激宜轻，证属虚寒者还可加用温针灸，实证可用中强刺激，留针 20～30 分钟。每日或隔日 1 次，10 次为 1 个疗程。适用于治疗慢性胃炎。

毫针三

（1）主穴：胃俞、中脘、足三里、内关。

(2)配穴：肝郁气滞配肝俞、期门、阳陵泉；脾胃虚寒配脾俞、气海；胃热阴虚配三阴交、太溪、内庭；呕血、黑便配膈俞、血海。

(3)操作：上方主穴行平补平泻手法；肝郁气滞者，肝俞、期门、阳陵泉、内关皆用泻；脾胃虚寒者，脾俞、胃俞、中脘、气海皆用补法加灸；胃热阴虚者，内关、三阴交、太溪用补法，内庭用泻法；均留针20～30分钟，每日1次。适用于治疗慢性胃炎。

毫针四

(1)主穴：中脘、足三里、脾俞、胃俞、章门、气海。

(2)配穴：肝胃不和，加肝俞、太冲、行间；瘀血内阻者，加血海、膈俞、三阴交；胃热挟滞者，加下脘、天枢、内庭；胃阴不足，加三阴交、太溪；脾胃阳虚，加脾俞、气海、三阴交。

(3)操作：证候以实证为主者，用提插捻转泻法；偏于虚证者，则用提插捻转补法；虚实夹杂者，用平补平泻法。上述穴位每次取3～5对穴，针刺得气后，留针30分钟。每日1次，15次为1疗程，休息5日，再作下一个疗程。适用于治疗慢性胃炎。

2. 穴位注射疗法

穴位注射一

(1)取穴：中脘、足三里。

(2)药物：10%当归注射液。

(3)方法：穴位局部常规消毒，用5ml注射器，将10%当归注射液4ml吸入、摇匀，而后在中脘、足三里直刺10～30mm，针下有胀感时，回抽无回血，即可注入药液，每穴各2ml。体质强壮者，强刺激，快推药液；体质虚弱者，轻刺激，慢推药液。每日或隔日1次，10次为1疗程，休息3日再行下一疗程。适用于治疗慢性胃炎。

穴位注射二

(1)取穴：脾俞、胃俞、中脘、足三里、内关。

(2)药物：5%当归注射液。

(3)方法：每次选用2～3穴，局部皮肤常规消毒，针头刺入穴位后小幅度提插，得气后回抽无回血，即将5%当归注射液注入，每穴注射1.5ml。适用于治疗慢性胃炎。

穴位注射三

(1)取穴：脾俞、胃俞、足三里、中脘。

(2)药液：当归注射液、黄芪注射液、维生素 B_1 100mg、维生素 B_{12} 250ug等。

(3)方法：每次选用2～3穴，常规消毒，进针得气后，回抽无血后再推药，每穴注射0.5ml，每日1次。适用于治疗慢性胃炎。

3. 穴位埋线疗法

(1)取穴：第一组：中脘透上脘、梁门，胃俞透脾俞；第二组：建里透中脘、足三里透上巨虚。

(2)方法：初诊用第一组穴，每次间隔30日，肠线若完全吸收，继用该组穴；若未完全吸收，选用第二组穴位。用2%普鲁卡因局部麻醉，再将0～1号铬制羊肠线穿入三角缝针上，自中脘进针至肌层，于上脘穴出针，剪断肠线埋于肌层。左右梁门透刺、胃俞透脾俞等同上法。适用于治疗慢性胃炎。

4. 穴位电热针法

(1)处方：主穴取双侧足三里、内关。配穴为双侧三阴交、合谷。

(2)方法：采用DR2－1型电热针仪和6号电热针。以电热针直刺足三里1～1.5寸，内关0.5～1寸，接通电热针仪，电流量为60～80mA，以病人有舒适的感觉及酸胀感为度。另以毫针直刺三阴交0.5～1寸、合谷0.5～0.8寸，施以提插补法。每隔10分钟行针1次，均留针40分钟。每日治疗1次，30次为1疗程，共3个疗程，疗程间休息3天。适用于治疗脾胃虚寒型慢性胃炎。

5. 耳针疗法

耳针一

(1)取穴：胃、脾、十二指肠、交感、神门、皮质下。

(2)方法：据证选用4～5穴，耳针常规操作，急性发作时较强刺激，留针30～60分钟，每日1次。缓解期可改用王不留行籽压迫以上耳穴，每10次为1疗程。适用于治疗慢性胃炎。

耳针二

(1)取穴：胃、肝、皮质下、内分泌、三焦、腹。

(2)方法：每次取一侧耳穴，双耳交替使用。或每次选用2～3个穴。耳郭常规消毒后，用耳毫针对准所选穴位刺入，中强度刺激，留针15～30分钟，间以捻转，用泻法。每日针1次，中病即止。适用于治疗慢性胃炎。

耳针三

(1)取穴：①脾、胃、交感、神门、十二指肠、皮质下，内分泌；②胃、脾、交感、神门、皮质下、内分泌；③肝、胃、交感、神门、皮质下；④胃、交感、神门、肝、皮质下、内分泌。

(2)方法：上列4方，可随证选用。每次取一侧耳穴，双耳交替使用。耳郭常规消毒后，用耳毫针对准所选穴位刺入，中强度刺激，留针15～30分钟，间以捻转，除脾胃虚寒型用平补平泻法外，余均用泻法。每日或隔日针1次，5次为1个疗程。适用于治疗慢性胃炎。

耳针四

(1)主穴：胃、脾、交感、肺。

(2)配穴：实证，加耳尖(放血)；虚证，加肾；气痛，加三焦；停食，加胰胆；血瘀，加耳中；肝气犯胃，加肝；口臭，加口、内分泌；疼痛，加神门、皮质下；腹胀，加胰胆、三焦。

(3)方法：每次取一侧耳穴，双耳交替使用。除取主穴外，随证加选配穴。耳郭常规消毒后，用耳毫针对准所选穴位刺入，实证用强刺激，虚证用弱刺激，留针30～60分钟，间以捻转，实证用泻法，虚证用补法。隔1～2天治疗1次，10次为1个疗程。休息10天，继续下一疗程。适用于治疗慢性胃炎。

耳针五

耳穴压迫法

(1)取穴：胃、脾、皮质下、耳迷根(位于耳背与乳突交界的根部，耳轮脚对应处)、交感、肝、神门。

(2)操作：每次取一侧耳穴，双耳交替使用。耳郭常规消毒后，按操作常规，将绿豆半截(或半瓣)或王不留行籽粘于一小方块胶布中心，每小块胶布粘1粒，贴压在所选穴位上，边贴边按压，直至出现胀痛感和耳郭灼热感时为止。贴后嘱患者每日自行按压3～5次。每日或隔日换贴1次，10次为1疗程。适用于治疗慢性胃炎。

6. 拔罐疗法

(1)取穴：肝胃不和取肝俞、胆俞、脾俞、胃俞、三焦俞、气海俞、大肠俞、关元俞；脾胃气虚取脾俞、胃俞、肺俞、大杼、三焦俞、气海俞；脾胃虚寒取脾俞、胃俞、三焦俞、肾俞、气海俞、关元俞；胃阴不足取肺俞、大杼、脾俞、胃俞、三焦俞。

(2)方法：每次选穴2～4对，最好使所取之穴在火罐的上下两端。每日1次，10次为1疗程。适用于治疗慢性胃炎。

7. 皮肤针疗法

(1)取穴:上腹部任脉、足阳明经、背部足太阳经膈俞至三焦俞。

(2)方法:先阳后阴,自上而下依次轻轻叩打,至皮肤潮红为度,叩后胸背部加拔火罐。隔日1次,10次为1疗程。

8. 火针疗法

(1)取穴:①肝俞、胃俞、中脘、下脘、足三里;②膈俞、脾俞、上脘、建里、足三里。

(2)方法:以上两组穴位交替使用。将细火针在酒精灯上烧红至白亮,速刺速出,随后用消毒干棉球按压针孔。隔日1次,3次为1疗程。适用于治疗慢性胃炎。

(二)灸治疗法

灸治一

1. 取穴:中脘、气海、关元、天枢、内关。

2. 操作:常用艾条悬灸,每穴灸5~10分钟;或用隔物灸法,每穴行隔附子片灸5~7壮;或用隔药饼灸(内含健脾温阳的中药粉末)。每日1次,10次为1疗程。此外,在腹部穴位行艾盒灸,此法热力颇足,艾灸范围大,灸后使腹内有明显的温热感,可每日施灸1次。适用于治疗脾胃虚寒型慢性胃炎。

灸治二

1. 取穴:足三里、中脘、脾俞、胃俞、梁门,可据证型依照针刺疗法中内关、气海、章门、肝俞、太冲、行间、三阴交、梁门、天枢等穴位进行加减。

2. 操作:用艾条熏灸以上穴位,每穴5~10分钟,使局部和胃脘部发热为佳;亦可用艾炷灸,每穴灸7~9壮;或用隔药饼灸(内含健脾温阳理气的中药粉末)。每日1次,10次为1疗程。适用于治疗脾胃虚寒型慢性胃炎。

(三)推拿疗法

推拿一

1. 取穴:中脘、下脘、梁门、足三里、内关、公孙、肝俞、胃俞、脾俞。

2. 主要手法:一指禅推法、揉法、摩法、滚法、点法、按法、擦法等。

3. 操作程序

(1)嘱患者仰卧位,医者站其右侧,在胃脘部先用揉摩法15分钟。后以一指禅推法轻推中脘、下脘穴各2~3分钟。

(2)患者俯卧位,医者用滚法循胸椎段两侧膀胱经循行线往返操作,约10分钟,重点按压肝俞、胃俞、脾俞穴约5分钟。

(3)患者取坐位,医者立其身后,用掌擦法同时擦患者的两胁肋部,以透热为度。擦热后,自上而下地搓两胁肋部,反复3~5遍。适用于治疗慢性胃炎。

推拿二

1. 取穴:中脘、足三里、胃俞。

2. 主要手法:按法、摩法、揉法等。

3. 操作程序:中脘穴环行按摩,节律中等,轻重适度,每次15分钟;足三里按揉约100次;双侧胃俞穴用两拇指按揉约100次。取少量凡士林膏涂于术者小鱼际部,紧贴患者背部从肩胛冈下缘至髂嵴,沿足太阳膀胱经,直线来回按摩1~2分钟,每日1~2次。适用于治疗慢性胃炎。

推拿三

1. 取穴:内关、足三里、公孙、太冲、背部俞穴及手部脾胃代表区。

2. 主要手法:按法、揉法、捏法、一指禅推法等。

3. 操作程序:按揉内关、足三里、公孙、太冲,达酸胀感为度。患者俯卧,术者用一指禅推法循胸6~胸12棘突旁开0.5寸、1.5寸、3寸处共6条线往返操作,约10分钟。术者用揉捏法在左侧手掌循大鱼际纹操作,此处为手部脾胃代表区,嘱患者意念集于胃脘部,揉捏至胃脘部有温热感。适用于治疗慢性胃炎。

推拿四

1. 取穴:上脘、中脘、气海、天枢、足三里、内关、肝俞、脾俞、胃俞。

2. 主要手法:一指禅推法、揉法、按法等。

3. 操作程序:患者仰卧位,术者用一指禅推法推上脘、中脘、天枢、气海,往返操作10分钟左右,使温热感深透于胃腑;以大鱼际部揉中脘、气海、天枢5分钟,掌振脘腹部,按揉内关、足三里。最后,患者改俯卧位,术者用一指禅推法推肝俞、胃俞、脾俞,约5分钟。疼痛剧烈的患者,先以止痛为主,按揉左侧脾俞、胃俞,逐渐加重力量,持续2~3分钟,待疼痛缓解后再按上法操作。适用于治疗慢性胃炎。

推拿五

1. 取穴:背部俞穴、夹脊穴、期门、章门、中脘、天枢、气海、足三里。

2. 主要手法:揉法、按法、摩法等。

3. 操作程序:患者俯卧位,术者先用掌根在背部两侧自上而下施揉法4遍;然后用双手拇指分别沿两侧膀胱经第一侧线向下按揉至三焦俞,重点按揉肝俞、脾俞、胃俞,约3~5分钟;最后用双手拇指分别同时按揉胸6~胸12脊椎两侧夹脊穴3分钟。嘱患者改仰卧位,术者先用双手拇指自剑突处沿肋弓下缘分推至章门穴6遍;接着以手掌按揉脘腹部2~3分钟;以中脘穴为中心作顺时针摩法3~5分钟。最后用拇指按揉期门、章门、中脘、天枢、气海、足三里各1~2分钟。每日1次,10次为1个疗程。适用于治疗慢性胃炎。

(四)刮痧疗法

刮痧一

1. 取穴:脊柱两侧和胸椎8~12及其两侧,上腹部及异常反应点,肘弯区或膝弯区。

2. 治法:用刮痧法。先在脊柱两侧轻刮3行,再重点刮胸椎8~12及其两侧,重刮5~7行及上腹部和背部异常反应点或压痛点,至皮肤出现痧痕为止,然后刮肘弯区或膝弯区。每日或隔日1次。手法力度视证情而定,依法施术,灵活掌握。适用于治疗慢性胃炎。

刮痧二

1. 取穴:脊柱两侧和胸椎8~12及其两侧膝眼下。

2. 治法:用刮痧法。先在脊柱两侧轻刮3行,再重点刮胸椎8~12及其两侧,重刮5行,至出现痧痕为止,然后刮膝眼下(诱导)。每日1次。适用于治疗慢性胃炎。

刮痧三

1. 取穴:大椎、大杼、膏肓俞、神堂。配穴:中脘、足三里、合谷、内庭、内关、公孙、脾俞、胃俞、肝俞。肝气犯胃加配太冲、阳陵泉、期门。

2. 治法:用刮痧法。先刮主穴至出现痧痕为止。再刮配穴(按证选用),每日1次,至愈为度。适用于治疗慢性胃炎。

刮痧四

1. 取穴:脾俞、胃俞、中脘、章门、气海、足三里。

2. 治法:用刮痧法配以点揉。先刮脾俞、胃俞,再点揉或刮中脘、章门、气海,然后刮足三里。至出现痧痕为止,每日1次。适用于治疗慢性胃炎。

刮痧五

1. 取穴:上脘至下脘连线及其相对应之背部脊椎及其两侧,膝眼下。

2. 治法:用刮痧法。先刮对应之脊椎及其两侧,再刮上腹连线,手法力度中等(痛剧则重刮),至出现痧痕为止,再刮膝眼下,每日1次。适用于治疗慢性胃炎。

(五)体育疗法

打太极拳,每日1~2次。做到循序渐进和持之以恒,能使阴阳调和,气血通畅,增强脾胃协调功能,有利于祛病保健。

(六)音乐疗法

优美动听的音乐对人体是一种良性刺激,可使血脉流通,又可促进胃肠蠕动,增加消化液分泌,有养生祛病的作用。多欣赏轻快柔和的乐曲,有助于缓解胃痛,减轻症状。

(七)气功

主要以内养功为主。上腹疼痛伴反酸者,可用吸气-停闭-呼气,并默念字句、舌体起落、气沉丹田等动作。以坐式为主,可有大脑静,脏腑动的特点,减少胃酸、胃液分泌。而食欲不振者,以卧式为主,采用吸气-呼气-停闭,并意守膻中或足趾,以加强胃肠蠕动,助消化。每天2~4次,每次30~60分钟。还可结合揉腹、太极拳等。

(八)外治疗法

1. 高良姜、干姜各45g,荜茇25g,枳实12g,研粗末,加酒拌炒,分装数袋,趁热熨脐周、中脘、气海、涌泉。可温胃理气止痛。

2. 鲜姜30g,香附15g,将生姜捣烂,香附研成细粉,装茶杯或保温杯中,冲入开水,竹筷搅匀,用毛巾蘸药在胃脘部轻轻摩擦20分钟,每日2次,3日为1疗程。适用于虚寒胃痛。

3. 巴豆壳(去仁不用)、烟叶、荷叶各适量,切细丝后拌匀,用薄纸卷成烟点着,轻轻大口深吸,吸后腹内可有辘辘样响声,继之肛门矢气,疼痛即缓解。适用于食积气滞型胃痛。

4. 青黛30g,雄黄15g,密佗僧30g,铅粉15g,共研细末,用鸭蛋清(2枚)调匀外敷胃部热痛处。适用于胃热作痛,胃部灼热如焚。

5. 连须葱头30g,生姜15g,共捣烂炒热布包,乘热敷胃部。适用于胃寒作痛。

6. 川椒、公丁香、吴茱萸、细辛各等份,为末,纳入脐中;再取青盐250g炒烫,分装若干布袋,热熨脐周及疼痛处,盐袋冷则更换,若疼痛剧烈、出冷汗者,加熨膻中、气海及背俞。适用于感寒受冷,或脾胃虚寒之胃脘痛。

7. 高良姜、干姜各45g,荜茇25g,枳实12g,为粗末,加酒适量拌炒,分装数袋,趁热熨脐周、中脘、气海、涌泉等穴。适用于寒性胃脘痛。

(九)饮食疗法

1. 曲米粥　用神曲10~15g,粳米适量同煮为稀粥而成。具有健脾胃,助消化,消食滞之功效,适用于慢性胃炎属脾胃虚弱致消化不良、食欲不振、脘闷腹胀症状。

2. 槟榔粥　用槟榔肉120g,大米100g,蜂蜜30g。将槟榔肉洗净,切成小块;大米淘洗干净,备用。锅内加水适量，放入大米煮粥，五成熟时加入槟榔块。再煮至粥熟，调入蜂蜜即成。每日2次，连服15～20天。用于慢性肠胃炎。

3. 益脾饼　用白术30g，干姜6g，熟枣肉50g，鸡内金20g，面粉250g，菜油、食盐等调味品各适量，加水适量和面，文火烙成薄饼。具有温中益气，消食开胃，健脾止泻。适用于慢性胃炎以及久病而致的脾胃虚寒、食积内停导致的食少难消、脘腹痞满、消化不良、贫血等症。

4. 楂梨膏　用鲜山楂、甜梨各5 000g，蜂蜜250g，将山楂、梨去核捣取汁，文火浓缩，加蜂蜜收膏而成。具有消食化痰、生津养胃之功效，适用于慢性萎缩性胃炎以胃阴不足为主要表现的患者。

5. 草果豆蔻乌骨鸡　用乌骨母鸡1只（约1 000g），草果20g，草豆蔻30g，生姜30g，食盐等调味品适量，将鸡宰杀去毛及内脏，洗净后，将草果、草豆蔻洗净后置于鸡腹内，用砂锅炖熟，调味至可口。具有补脾燥湿，温中健胃，行气止痛之功效，适用于慢性胃炎属脾胃虚寒，大便溏泄、食欲不振、苔腻而滑等症。

6. 三汁饮　用生黄精1 500g，大生地1 500g，鲜天冬1 500g，白茯苓300g，白蜂蜜2 000g。将黄精、生地、天冬榨取汁；将茯苓研细末，文火煮煎药汁减半，将前述药汁加入，再加蜂蜜搅匀，煎成羹状即可。具有滋养胃阴之功效。适用于慢性萎缩性胃炎证属胃阴虚者。

7. 香菇冬笋烧扁豆　用香菇、冬笋各50g，扁豆200g，豆油、姜丝、盐、味精、料酒、鲜汤各适量。制法：①将香菇用清水泡发，去杂洗净，对半切开；冬笋洗净切片；扁豆撕去筋，洗净，入沸水锅中焯一下，捞出过凉，沥干水分，备用。②炒锅上火，加油烧热，下姜丝煸香，放入香菇、冬笋、扁豆略炒，加入鲜汤、料酒、精盐，大火急炒，烧至熟。用于慢性肠胃炎。

8. 猴头烧鸡肉　水猴头菇200g，生鸡肉500g，葱片15g，姜片10g，八角少许，盐适量，料酒25g，味精少许，香油2g，清汤1 000g。将鸡切成3.3cm的方块。锅放火上添入清水，水开时放入鸡块，氽透捞出放入沙锅内。猴头菇片成大片，下开水锅内氽透捞出，挤去水分同放沙锅内。炒锅放火上，下入香油，油热时将葱、姜、八角下锅，炒出香味加入清汤和其他调料，汤沸时撇去浮沫倒入沙锅内，沙锅放火上，以大火烧开，再用小火炖烂，拣去葱、姜、八角不要，出锅即可食用。用于慢性胃炎。

9. 鱼肉土豆　土豆500g，鲳鱼1条（约500g），胡萝卜末25g，生芹菜末25g，洋葱末15g，花生油50g，料酒5g，精盐5g，姜末3g，胡椒粉少许。将鲳鱼收拾干净，整条放入锅中，煮熟，除去骨、刺，用匙压碎鱼肉，加料酒、姜末、胡萝卜末（焯过）、生芹菜末、洋葱末拌匀。将土豆洗净，放入锅内煮熟，捞出，剥皮，绞成细泥。油锅烧热，先放入鱼肉略煸炒，再放进土豆泥，加盐、水，缓缓炒匀即可。用于慢性胃炎、胃及十二指肠溃疡。

10. 用莱菔子30g，陈皮9g，水煎服，每日2次；生山楂、炒麦芽各100g，水煎服；鸡内金研细粉，1.5g吞服，每日3次。以上用于饮食停滞型。

11. 用粳米100g，煮粥后加入砂仁细末3～5g，煮沸后服食。玫瑰花30g，沸水泡饮代茶。用于慢性胃炎的肝胃不和型。

12. 酸奶50ml，烫温，加饴糖少许，空腹饮，每日2次；鲜山楂捣汁，加蜂蜜调匀，50ml分2次服；甘蔗取汁100ml，早晚2次分服。用于慢性胃炎的胃阴亏虚型。

五、调摄护理

患者应保持精神愉快，避免精神刺激，注意生活起居要有规律。避免食生冷辛辣之物，不酗酒，不暴饮暴食，多吃易消化有营养价值的软食，多吃新鲜蔬菜及水果。在慢性胃炎的患者中，尤其是慢性萎缩性胃炎的病人都有不同程度的焦虑和恐惧，认为该病与胃癌有关，故或忧心忡忡，精神压力非常大，多易出现焦虑、失眠、悲观、失望等。因此，心理治疗在慢性胃炎中显得格外重要，使病人从主观上树立治愈该病的信心，树立乐观态度。因本病往往有反复发作，迁延不愈，病程较长之特点，应劝告病人在治疗中有耐心，要持之以恒。既使治愈后，每年也要定期复查，以减少该病复发。

六、按语

1. 慢性胃炎为常见病、多发病，发病部位以胃窦部多见。慢性胃炎可引起反复出血；胃窦炎易并发溃疡；萎缩性胃炎伴有肠腺上皮化生等改变，容易恶变成胃癌，故应及时治疗。

2. 针刺、灸治、推拿、刮痧疗法对治疗慢性胃炎有明显止痛效果，坚持治疗，能取得远期疗效。

3. 音乐、气功、饮食等疗法，对本病的防治都取得较好的疗效。

第4章 消化性溃疡

一、概述

消化性溃疡主要是指发生在胃和十二指肠的慢性溃疡。溃疡的形成与胃液中胃酸和胃蛋白酶的消化作用有着非常密切的关系，故称为消化性溃疡。是一种常见病、多发病的慢性胃肠道疾病，简称溃疡病。通常指发生于胃或十二脂肠球部溃疡而言，也分别称之为胃溃疡和十二指肠溃疡。总发病率约占人口的10%～12%。可发生于任何年龄，但青壮年为多，男性多于女性。临床上十二指肠溃疡较胃溃疡多见，两者之比约为3∶1。十二指肠溃疡好发于青壮年，胃溃疡发病年龄较大。消化性溃疡以长期周期性发作并有节律性的上腹部疼痛，可伴有泛酸、流涎、恶心、呕吐、嗳气等。

本病属中医的"胃脘痛""胃痛"等范畴。

二、病因病理

（一）西医的病因病理

1. 病因

（1）胃酸和胃蛋白酶因素：胃酸和胃蛋白酶是消化性溃疡形成的必具条件，其中胃酸分泌的增多较胃蛋白酶分泌增多更为重要。在大多数十二指肠溃疡病患者，其胃酸分泌增多，而胃溃疡患者则多正常或偏低。

（2）精神神经因素：持续和过度的精神紧张、情绪激动等精神神经因素可通过神经通路和神经体液通路发生作用。受情绪性应激影响，迷走神经兴奋性增高，刺激壁细胞和G细胞，可使胃酸分泌过高；同时又可使交感神经兴奋增高，引起胃与十二指肠黏膜的血管收缩，造成局部缺血，抵抗力减弱。下丘脑－垂体－肾上腺轴调节肾上腺糖皮质激素的产生，后者具有兴奋胃酸、胃蛋白酶分泌和抑制胃黏液分泌的作用。因此，情绪性应激亦可通过神经体液通路使溃疡易于形成。

（3）胆汁反流：由于胃与十二指肠的动力障碍，十二指肠内容物反流入胃，反流的十二指肠内容物，特别是胆汁，可以破坏胃黏膜屏障，增加氢离子的反向弥散，从而有利于溃疡的形成。

（4）饮食因素：食物对黏膜可引起物理性和化学性的损害作用。如暴饮暴食或长期进食不规则，粗硬食物或辛辣食物、酗酒吸烟、饮用浓茶等刺激，不但能损伤黏膜，又可能破坏胃分泌的节律性。

（5）药物因素：影响某些药物可以引起胃和十二指肠溃疡。如保泰松、利血平、消炎痛、辛可芬、水杨酸类和糖皮质激素等，可通过损伤黏膜、降低黏膜抵抗力、刺激盐酸过度分泌等各种机理引起消化性溃疡。

（6）遗传因素：消化性溃疡与遗传有关已得到普遍共识。胃、十二指肠溃疡患者的嫡系亲属关系发病比其他人发病高3倍。十二指肠溃疡患者以O型血型的较多。

（7）疾病因素：如原发性甲状旁腺机能亢进症、肺气肿、肝硬化、肾功能不全等，消化性溃疡发病率增高。

（8）细菌感染因素：近年发现幽门螺杆菌在本病检出率较高（52%～85%），表明该菌很可能是本病的一个新病因，临床表明它与消化性溃疡的顽固不愈或复发有密切关系。

（9）地理环境因素：也有密切关系。

2. 病理

胃溃疡多发生在胃小弯和幽门部，以后壁为多；十二指肠溃疡多发生在十二指肠球部，以前壁为多。溃疡多为单发，但也有多发性溃疡。形态多呈圆形或椭圆形，其直径在胃部一般为5~25mm，十二指肠部一般为2~15mm。溃疡深达黏膜肌层，边缘整齐，具有炎性水肿、细胞浸润和纤维组织增生等病变，底部洁净，覆有灰白纤维渗出物。当溃疡侵及较大的血管时，能引起大量的出血。若溃疡穿透肌层及浆膜层，可引起穿孔。在溃疡的急性期，周围组织多有炎症、水肿，如病变在幽门附近，可因水肿及痉挛而致暂时性幽门梗阻。在愈合过程中，由于大量瘢痕组织的形成，胃或十二指肠可有畸形，特别当溃疡位于幽门及其附近时，可致持久性的幽门梗阻。

（二）中医的病因病机

1. 病因

（1）六淫所伤：因寒邪内犯；或冒雨涉水，或坐卧湿地，湿邪内侵；或外感暑热之邪，脾胃受困，皆可导致脾胃失和，气机阻滞，引起胃脘疼痛。

（2）饮食所伤：饥饱无常或暴饮暴食，损伤脾胃之气，脾失运化，胃气不降，中焦壅滞，则胃脘胀痛。或过食生冷，寒积胃脘，气血凝滞不通，而致胃寒作痛。或恣食肥甘辛辣，过饮烈酒，损伤脾胃。

（3）肝气犯胃：忧思恼怒，精神压抑，气郁伤肝，肝失疏泄，横逆犯胃，致气机阻滞，发生疼痛。

（4）脾胃虚弱：饥饱失常，或劳倦过度，或久病脾胃受伤，均能引起脾阳不足，中焦虚寒，或胃阴受损，失其濡养而发生疼痛。

2. 病机　素体脾胃虚弱，先天禀赋不足；或胃病经久不愈，反复发作，耗伤脾胃之气；或劳倦内伤，耗伤脾气；或用药不当，损伤脾胃，均可导致脾胃虚弱。偏于阳虚者，常因饮食不节，或过食生冷，或触冒风寒而诱发。偏于阴虚者，常因进食燥热辛辣之品，或情志郁结而诱发。若脾虚不能统血，血渗脉外，可致呕血、便血。

三、临床诊断

（一）辨病

1. 症状

（1）疼痛

①反复发作的慢性周期性节律性上腹部疼痛，周期性与季节有关，多发于秋冬季节。节律性与进食关系密切。十二指肠溃疡，多发于两餐之间，进食后缓解；胃溃疡多在进餐后1小时内发作，以后逐渐缓解，于下次进餐后再次出现。

②疼痛的性质：主要为灼痛、胀痛、隐痛、刺痛甚至绞痛。

（2）返酸：消化性溃疡病患者（尤其是十二指肠溃疡）由于胃酸分泌增加，返酸症状也很常见。

（3）消化不良：患者常伴有饥饿样不适感、上腹部饱胀感、嗳气、恶心、呕吐、唾液分泌增加等症状。

（4）全身症状：患者可出现失眠、多汗、缓脉等植物神经功能失调等症状。

2. 体征　发作期间常有上腹部局限性压痛，胃溃疡多在上腹部偏左，十二指肠溃疡多在上腹部偏右，与溃疡部位基本相符。

3. 辅助检查

（1）X线钡餐检查：良性溃疡的主要X线表现为四壁光滑、整齐的龛影，周围黏膜呈放射状纠集征象。由于溃疡周围组织的炎性病变与局部痉挛，钡餐检查可见局部压痛、激惹，溃疡对侧有痉挛性切迹等间接征象。

(2)纤维胃镜检查：纤维胃镜所见胃溃疡的形态多为圆形或椭圆形，有的呈不规则形，底部平整，覆有白色或灰白色苔，边缘整齐，无结节隆起。

(3)幽门螺杆菌检测：消化性溃疡多数患者呈阳性。

(4)胃液分析：胃溃疡患者胃液分泌正常或稍低，十二指肠溃疡患者多增加。

(5)便潜血检查：活动期便潜血检查常为阳性，经积极治疗1~2周内多可转阴。

(二)鉴别诊断

1. 功能性消化不良　有消化性溃疡症状而无溃疡或胆结石等其他器质性疾病的患者，诊断为功能性消化不良或非溃疡性消化不良。此综合征的病因不清，但多种原因能引起消化不良。有人估计约有20%~30%的“非溃疡性消化不良”患者最后发生消化性溃疡，因此有些患者实际上是因溃疡愈合很快而错过了检查时机，有些则是胃运动功能紊乱的患者。

2. 慢性胃炎　慢性胃炎与消化性溃疡均可出现上腹部疼痛及嗳气、吐酸、烧心等症状，二者容易混淆。但慢性胃炎的胃部症状无一定的规律性，消化性溃疡有一定的规律性，胃镜检查是鉴别胃炎与溃疡病的主要方法。

3. 胃癌　胃癌患者多数有消化不良症状。老年人出现伴有体重下降的消化不良、隐性胃肠道出血，放射线或内窥镜检查疑是胃溃疡有恶变时，应慎重考虑胃癌的诊断。

4. 慢性胆道疾病　慢性胆囊炎和胆石症可引起慢性、复发性上腹痛，易误诊为消化性溃疡。但其疼痛一般缺乏溃疡病的节律性，以中年女性较多，主要为右上腹不适或典型的胆绞痛，多因进食脂肪而发作，应用碱性药物不能缓解，墨非征阳性，B型超声与X线胆囊造影可明确诊断。

(三)辨证

1. 脾胃虚寒　胃脘隐隐作痛，绵绵不断，喜暖喜按，得食则减，时吐清水，大便溏薄，甚则便血，手足欠温，面色无华，神疲乏力，舌质淡苔白，脉细弱或沉缓。

2. 肝胃不和　胃脘胀痛，痛连两胁，胸闷嗳气，善太息，每因烦恼郁怒而痛作，舌苔薄白，脉弦；甚则痛势急迫，心烦易怒，口干口苦，舌红苔黄，脉弦数。

3. 瘀血阻络　胃脘痛如针刺或刀割，痛处固定不移，拒按，或见吐血、黑便，舌质紫暗或有瘀点瘀斑，脉涩。

4. 脾胃阴虚　胃脘隐隐灼痛，口燥咽干，食少纳呆，喜饮，大便干结，甚则干呕呃逆，舌红绛干，苔少，脉细数。

(四)辨证要点

1. 辨分期

(1)活动期特点：胃脘痞满，疼痛较重，嘈杂泛酸，胃脘有灼热感，恶心欲呕，食少纳呆，舌质偏红，苔多黄腻或薄黄，脉多弦数。胃镜下溃疡是活动期表现并伴有炎症。其病理特点以热瘀为主。

(2)愈合期特点：胃脘冷痛，喜暖喜按，得食痛减，纳差，泛吐清水，四肢乏力，舌质淡胖，苔薄白润，脉沉或缓。胃镜下溃疡呈愈合期表现，其炎症轻微。其病理特点为脾胃虚寒。

2. 辨疼痛　痛处喜按，隐隐作痛，病程长的多为虚证；痛处拒按，病程短的多为实证；痛处喜热熨喜热饮食的多为虚证；腹部喜凉爽，喜冷饮食者多为热证；病程短的病邪较浅，多影响气分；病程长的病邪较深，已影响到血分；胀多痛少的多为气滞、新病、气分病；痛多胀少的多为气滞血瘀；病程较长只痛不胀、痛处固定的多为久病、瘀血证。

3. 辨虚实　消化性溃疡临床症候往往随着病情不同阶段而有虚实之别。在发病初期和活动期以气滞证、郁热证为多见，属实证；在愈合期和病程后期以阴虚证、虚寒证为多见，属虚证；而瘀血可见于发病任何阶段，以中后期为主，属本虚标实证。

四、临床治疗

（一）针刺疗法

1. 毫针疗法

毫针一

（1）主穴：肝俞、胃俞、中脘、章门、足三里、内关。

（2）配穴：肝气犯胃者，加阳陵泉、太冲；肝胃郁热者，加行间、内庭；气滞血瘀者，加膈俞、三阴交、公孙；脾胃虚寒者，加关元、气海。

（3）操作：实证应施以较强刺激，施以提插捻转泻法，脾胃虚寒者，手法宜轻，施以提插捻转补法，并加用温针灸法，针后拔罐，留针 20～30 分钟，留针期间间歇行针，视病情轻重，可每日治疗 2～3 次，亦可隔日 1 次。6 周为 1 个疗程。疗程间隔 1 周左右。适用于治疗消化性溃疡病。

毫针二

（1）取穴：中脘、百会、脾俞、胃俞、内关、提胃（中脘旁开 4 寸）、胃下（下脘旁开 4 寸）。

（2）配穴：脾虚气陷，加关元、气海；肝胃不和，加期门、太冲、肝俞；脾虚痰阻，加水分、阴陵泉；胃阴亏虚，加三阴交、太溪。

（3）操作：每次选用 4～6 穴为 1 组，交替使用，针以中等刺激，证属虚寒者加用温针灸。针刺提胃穴时，向中脘透刺，针刺胃下穴时，向下脘方向斜刺，慢慢施以捻转针法，可行针 2～3 分钟，再针其他穴位。均留针 30 分钟，每日或隔日 1 次，20 次为 1 个疗程。适用于治疗消化性溃疡病。

毫针三

（1）取穴：脾俞、胃俞、中脘、内关、足三里、关元、公孙。

（2）操作：局部常规消毒，脾俞、胃俞向脊柱方向斜刺，其余穴位均直刺，得气后，用捻转补法，后用温针灸，留针 20 分钟，每日 1 次，10 次为 1 疗程。适用于治疗脾胃虚寒型溃疡病。

毫针四

（1）取穴：内关、足三里、中脘、梁门、天枢、阴陵泉。

（2）操作：局部常规消毒，针刺得气后，用提插泻法，中等刺激强度，留针 20 分钟，每日 1 次，10 次为 1 疗程。适用于治疗食滞胃肠型溃疡病。

毫针五

（1）取穴：脾俞、胃俞、中脘、章门、足三里、三阴交、照海。

（2）操作：局部常规消毒，脾俞、胃俞针刺方向向脊柱斜刺，其余穴位均直刺，针刺得气后，行捻转补法，留针 30 分钟，每日 1 次，10 次为 1 疗程。此法适宜于胃阴亏虚型溃疡。

毫针六

（1）取穴：内关、足三里、中脘、三阴交、膈俞、期门。痛甚加梁丘，便血加血海，呕血加郄门。

（2）操作：局部常规消毒，膈俞针刺方向向脊柱斜刺，其余穴位均直刺，针刺得气后，行捻转泻法，留针 30 分钟，每日 1 次，10 次为 1 疗程。适用于治疗瘀阻胃络型溃疡病理。

2. 耳针疗法

耳针一

（1）取穴：胃、交感、皮质下、十二指肠、神门、脾。

(2)方法:局部严格消毒,每次选 2~3 穴,用 0.5 寸毫针直刺 0.2~0.3 寸,留针 15~30 分钟。每日 1 次,7 次为 1 疗程。适用于治疗消化性溃疡病。

耳针二

(1)取穴:三焦、神门、肺、胃、腹、十二指肠。

(2)方法:每次取一侧耳穴,双耳交替使用。或每次选用 2 或 3 穴。耳郭常规消毒后,用耳毫针对准所选穴位刺入,用强刺激,留针 20~30 分钟,间以捻转,用泻法。每日针 1 次,10 次为 1 个疗程。适用于治疗溃疡病。

耳针三

(1)取穴:胃、十二指肠、腹、脾、肝、交感、皮质下、神门。

(2)方法:每次取一侧耳穴,双耳交替使用。耳郭常规消毒后,用耳毫针对准所选穴位,依次刺入,中度刺激,留针 15~30 分钟,间以捻转,痛剧用泻法,痛轻用平补平泻法。每日针 1 次,7~10 次为 1 个疗程。适用于治疗胃及十二指肠溃疡。

耳针四

(1)主穴:①主穴:胃、交感、神门、脾、肺。配穴:皮质下、十二指肠。②主穴:十二指肠、交感、神门。

(2)配穴:胃、肺。

(3)方法:上列 2 方,可随证选用。每次取一侧耳穴,双耳交替使用。除取主穴外,可随证选加 1 个配穴。耳郭常规消毒后,用耳毫针对准所选穴位,依次刺入,中刺激,留针 15~30 分钟,间以捻转,用平补平泻法。每日或隔日针 1 次,10 次为 1 个疗程。适用于治疗胃、十二指肠溃疡。

耳针五

(1)主穴:胃、十二指肠、皮质下、脾、交感、神门。

(2)配穴:肝胃不和型,加肝、三焦;胃阴不足型,加胰胆、内分泌。

(3)方法:每次取一侧耳穴,双耳交替使用。除取主穴外,可随证加用配穴。耳郭常规消毒后,用耳毫针对准所选穴位,依次刺入,中度刺激,留针 15~30 分钟,间以捻转,用平补平泻法。每日或隔日针 1 次,7 次为 1 个疗程。适用于治疗胃及十二指肠溃疡。

耳针六

耳穴压迫法

(1)主穴:胃、十二指肠、神门、交感、皮质下。

(2)配穴:肾上腺、内分泌。

(3)操作:每次取一侧耳穴(除取主穴外,可选用 1 个配穴),双耳交替使用。耳郭常规消毒后,按操作常规,用王不留行籽贴于所选各个穴位上,边贴边按摩,直至穴位上出现胀痛感和耳郭灼热感为止。每次按压 4 个穴位,其他穴位以后分别进行施压。贴后嘱患者每日自己按压 3~5 次,每次要出现上述反应为止。隔日换贴 1 次,10 次为 1 个疗程。适用于治疗胃及十二指肠溃疡。

耳针七

耳穴按摩法

(1)取穴:胃、十二指肠、脾、皮质下、神门、交感、口、三焦、肾上腺、内分泌。

(2)操作:耳郭常规消毒后,按操作常规进行全耳按摩法、全耳背按摩法,再重点按摩耳甲艇、耳甲腔。然后对上述穴位施行点按法,重点按揉胃、十二指肠、交感等穴。每日 1 次,每次 10~20分钟,适用于治疗胃及十二指肠溃疡。

3. 芒针疗法

(1)取穴:提胃透天枢、胃下透关元或提托(关元旁开4寸)。

(2)方法:用28号5~7寸之毫针,以30°左右夹角沿皮向下方向透刺,行捻转针法。得气后,将针反复多次单向捻转,至针下出现紧涩感(如同滞针)时为止。然后一手施行向上提拉手法,另一手在下腹部托住胃底,用力缓缓向上推移。留针30~40分钟,隔日治疗1次,20次为1疗程。适用于治疗胃及十二指肠溃疡。

4. 穴位敷贴疗法

(1)取穴:神阙穴。

(2)方法:以鲜石榴皮与升麻粉同捣,制成直径约1cm的圆饼状置于上穴,胶布固定,患者水平仰卧,用热水袋熨敷脐部,每次半小时以上,每日3次。适用于治疗胃及十二指肠溃疡。

5. 穴位注射疗法

穴位注射一

(1)取穴:脾俞、胃俞、胸椎8~12夹脊、中脘、内关、足三里。

(2)药物:0.5%~1.0%的普鲁卡因、0.5mg硫酸阿托品注射液、维生素B_1、复方当归注射液、10%葡萄糖注射液。

(3)方法:常用0.5%~1.0%的普鲁卡因、0.5mg硫酸阿托品注射液、维生素B_1 100mg、复方当归注射液以及10%葡萄糖注射液等,任取一种,每次选用1~2对穴位,针刺得气后,每穴注入药液3~5ml,每日或隔日治疗1次,10次为1疗程。适用于治疗胃及十二指肠溃疡。

穴位注射二

(1)主穴:脾俞、胃俞。

(2)配穴:肝气犯胃加肝俞,瘀血停滞加梁丘。

(3)药物:维生素B_1、维生素B_{12}。

(4)方法:取维生素B_1 100mg、维生素B_{12} 250mg混合液,每穴注入0.5ml,每日1次,10次为1疗程,疗程间间隔4日。适用于治疗胃及十二指肠溃疡。

穴位注射三

(1)主穴:足三里(双)、中脘、胃仓(右)、脾俞(右)。

(2)配穴:腹胀加阳陵泉;恶心加肩井;呕吐加内关。

(3)药物:维生素B_1、维生素B_{12}。

(4)方法:每次选3~5穴,取维生素B_1 100mg、维生素B_{12} 250mg混合液,每穴注入0.5ml,每日1次,10次为1疗程。适用于治疗胃及十二指肠溃疡。

穴位注射四

(1)取穴:第一组取脾俞、胃俞,第二组取梁门、中脘。

(2)药物:胎盘注射液、维生素B_1、当归注射液。

(3)方法:从胎盘注射液、维生素B_1、当归注射液中任取一种,每次取1组穴,每穴注入药液0.5ml,每日1次,两组穴位交替使用。疼痛严重者可用1%普鲁卡因或硫酸阿托品。适用于治疗胃及十二指肠溃疡。

6. 穴位埋线疗法

穴位埋线一

(1)取穴:胃俞透脾俞、中脘透上脘、梁门透承满、胃仓透意舍。

(2)方法:局部常规消毒,以注射用8号针头为套管,1.5寸毫针剪去针尖为针芯,刺入穴位后行提插捻转手法，待出现针感时，将羊肠线2cm送入针孔内并留于穴位内。每次选用1对或2对穴位，30日治疗1次，3～5次为1疗程。适用于治疗胃及十二指肠溃疡。

穴位埋线二

（1）取穴：脾俞、胃俞、足三里、中脘。

（2）方法：在上述穴位作切口，用纹孔钳分离肌肉组织至针刺要求的深度，埋羊肠线后缝合，一般只要求治疗1次即可。适用于治疗胃及十二指肠溃疡。

穴位埋线三

（1）取穴：上脘、中脘、下脘、肾俞、胃俞、脾俞。

（2）方法：嘱患者先仰卧，医者用左手捏其腹部皮肤，由下脘下0.1～0.2寸进针，在皮下组织与肌肉之间通过并透中脘至上脘穴上0.1～0.2寸出针，贴皮肤剪断两端，羊肠线自动退入皮下，压迫止血，敷料包扎。然后取俯卧位，以肾俞穴下0.1～0.2寸进针，透胃俞穴至脾俞穴上0.1～0.2寸出针，两侧同前操作。适用于治疗胃及十二指肠溃疡。

7. 皮肤针疗法

（1）取穴：背部第7～12胸椎两侧之夹脊穴、足太阳膀胱经的背俞穴、中脘、建里、足三里。

（2）方法：局部常规消毒，用皮肤针从上而下用中等刺激强度循序叩打4～5遍，以皮肤潮红为度。每日1次，7次为1疗程。适用于治疗胃及十二指肠溃疡。

8. 拔罐疗法

（1）取穴：中脘、梁门、幽门、脾俞、肝俞、三焦俞。

（2）操作：用中型火罐，闪火法吸于以上穴位上，留罐10～15分钟。每日1次，10次为1疗程。适用于治疗胃及十二指肠溃疡。

9. 足针疗法

（1）取穴：胃、大肠、小肠、里内庭、里陷谷。

（2）操作：局部常规消毒，选用1.5寸毫针针刺以上穴位，得气后，行平补平泻手法，中等刺激强度，留针20分钟，每日1次，7次为1疗程。适用于治疗胃及十二指肠溃疡。

（二）灸治疗法

灸治一

1. 取穴：中脘、足三里。

2. 操作：将5mm厚的牛姜片覆盖在穴位上，然后艾条悬灸，使灸处产牛灼痛或灼热感。每次灸10～15分钟，每日灸2次，连续治疗3个月。适用于治疗胃及十二指肠溃疡。

灸治二

1. 取穴：中脘、脾俞、胃俞、内关、足三里。

2. 操作：每穴艾炷灸3～5壮，或艾条悬灸15分钟，每日1次，10次为1疗程。适用于治疗虚寒型肠溃疡。

灸治三

1. 取穴：百会、气海、中脘、脾俞、胃俞、足三里。

2. 操作：每次选3～5穴，以艾盒灸，每穴灸治10分钟。百会可用艾条悬灸，热力要大，以局部皮肤发红灼热感为度，亦可用黄豆大小艾炷行无疤痕灸，每穴灸5～7壮。每日或隔日1次，20次为1疗程。适用于治疗虚寒型肠溃疡。

(三)推拿疗法

推拿一

1. 取穴:足三里、中脘、鸠尾、膻中、气海、关元、天枢、肝俞、脾俞、胃俞、气海俞、关元俞、背部等。

2. 主要手法:揉法、按法、拿法、一指禅推法、指振法、掌振法、插法等。

3. 操作程序

(1)患者取卧位,医者立于患者右侧,先用轻柔的一指禅推法、揉法在胸腹部按摩,以鸠尾、膻中、中脘为重点,然后循序向下到中下腹部,以脐周、气海、关元、天枢为重点,大约10分钟,以胃脘部温热为度。

(2)右手四指并拢,指面和小鱼际肌着力托住胃部,由下而上反复托、推8~10次。然后用指振法和掌振法在中脘穴和上腹部振动,用摩法在腹部按逆时针方向操作10分钟左右。

(3)患者取俯卧位,医者位于患者左侧。先用一指禅推法按摩背部两侧的膀胱经,然后用按揉法轻揉肝俞、脾俞、胃俞、气海俞、关元俞10~15分钟。

(4)病人取坐位,医者用插法(右手四指并拢,掌心向后向上,指尖由肩胛骨内下缘向斜上方插入肩胛骨和肋骨之间约2~3寸,手掌定住患者左肩部,两手呈合拢之势)持续4分钟,患者不时有胃部上提感觉,随后慢慢将右手收回,插2~3次,然后左手再用同样手法插入右肩胛内下缘。适用于治疗胃及十二指肠溃疡。

推拿二

1. 取穴:中脘、建里、关元、肝俞、胃俞、三焦俞、内关、足三里。

2. 主要手法:一指禅推法、摩法、振法、按法、点法等。

3. 操作程序:患者取仰卧位,用一指禅推法推中脘、建里、关元穴,每穴约2分钟。再用掌摩法在胃脘部治疗,以脐为中心,顺时针摩腹10分钟,使热量深透于胃腑,继而用指振法或掌振法在中脘穴施治,以局部透热为度。患者取俯卧位,用一指禅推法推肝俞、胃俞、三焦俞等穴,每穴约2分钟,再用小鱼际擦左侧背部膀胱经,以透热为度。最后按揉足三里、内关穴,每穴1分钟。若胃脘部疼痛剧烈,可先在脾俞、胃俞附近的压痛点上用较强的点法或按法连续刺激2~3分钟。适用于治疗胃及十二指肠溃疡。

推拿三

1. 取穴:天枢、中脘、气海、合谷、足三里、肩井、脾俞、胃俞、胃脘部、背部。

2. 主要手法:掌摩法、一指禅推法、掌振法、㨰法、按法、揉法等。

3. 操作程序:嘱患者仰卧,自膻中至脐下施掌摩法操作约2分钟;沿任脉循行线自膻中至中脘施一指禅推法,往返3~5遍;按揉上脘、中脘、天枢、气海、合谷、足三里约8~10分钟;顺时针方向摩腹5分钟;于腹部施掌振法。然后嘱患者俯卧,在背部自上而下施㨰法5~10遍;自上而下叠掌按揉膀胱经两侧线,点按脾俞、胃俞及胃脘痛处相对应的夹脊穴;拿肩井3分钟。每日1次,10次为1疗程。适用于治疗胃及十二指肠溃疡。

推拿四

1. 取穴:足三里、内关、神阙、脾俞、胃俞、下脘、承满、肝俞、大肠俞、胆俞、肾俞、三焦俞、天枢、血海、涌泉。

2. 主要手法:摩法、按法、揉法、捏法等。

3. 操作程序:按中脘、摩腹各5分钟,按揉足三里、内关各1分钟。寒邪客胃者,加按神阙5分钟,揉脾俞、胃俞各1分钟;食积伤胃者,加按下脘、承满各3分钟,揉肝俞、脾俞、胃俞、大肠俞各1分钟;肝气犯胃者,加擦胁肋3分钟,按揉期门2分钟,揉肝俞、胆俞、脾俞、胃俞各1分钟;瘀阻胃络者，加按天枢3分钟，按揉血海1分钟，揉肝俞、膈俞、胃俞各1分钟；阴虚胃燥者，加按揉三阴交1分钟，捏脊3～5遍，推涌泉2分钟；脾胃虚寒者，加揉脾俞、胃俞、三焦俞、肾俞各1分钟。适用于治疗胃及十二指肠溃疡。

（四）刮痧疗法

刮痧一

1. 取穴：分3组：一为肝俞、脾俞、胃俞、胃仓；二为中脘、气海、关元；三为内关、梁丘、阳陵泉。

2. 治法：用刮痧、点揉法。先刮第1组穴至出现痧痕为度，再点揉第2组穴，每穴3～5分钟，以有得气感为度，然后刮第3组穴，其中内关亦可用点揉法。每日1次。适用于治疗消化性溃疡。

刮痧二

1. 取穴：胸椎5～12及其两侧，上腹部，膝眼下，脐侧区，阳陵泉及足三里。呕吐配内关；腹泻或便秘配大肠俞；痛剧便黑或出血者配内庭、太冲、公孙。

2. 治法：用刮痧法。先在胸椎5～12及其两侧刮5行。手法力度中等，至出现痧痕为止，再刮上腹部、脐侧区和阳陵泉、足三里、膝眼下，然后刮配穴，其中内庭、太冲、公孙以三棱针点刺，并放血1或2滴。每日1次。适用于治疗胃及十二指肠溃疡。

刮痧三

1. 取穴：脾俞、胃俞、肝俞、大肠俞、中脘、天枢、内关、合谷、足三里。

2. 治法：用刮痧法。先刮背部的脾俞、胃俞、肝俞、大肠俞，再刮腹部的中脘、天枢，然后刮上肢部的内关、合谷，最后刮下肢部的足三里穴。用平补平泻法或补法，刮至微现痧痕为度。每日或隔日1次。适用于治疗胃与十二指肠溃疡。

（五）体育疗法

体育法以练太极拳为主，它可调整消化道功能，有利于溃疡修复，改善脏器功能，消除内脏瘀血，调节消化液分泌。

（六）心理治疗

1. 一般心理治疗　详细了解消化性溃疡发生的原因和经过，将该病的相关知识交给患者，解除其顾虑及紧张的情绪状态，使其对所患疾病有正确的认知，充分调动患者的积极性，增强其战胜疾病的信心。

2. 培养规律的生活节奏，调整生物节律　针对患者的情况进行生活指导和环境调整，培养规律的生活习惯和良好的行为模式，保持稳定的情绪状态，解除心理负担，重视劳逸结合、动静结合及正确的摄食方法，戒除不良嗜好，逐渐培养稳定而规律的生活节奏，不断增强体质，最后达到治疗溃疡病的目的。

3. 理智情绪疗法　该疗法是认知疗法中最重要、最常用的一种方法，是由Ellis在美国创立的。该疗法的治疗目的，就是用理智的说服、教育，帮助患者矫正不合理、不现实的非理性信念和想法，而代之以理智的、合乎逻辑的思维方式，就可减少或解除不良情绪的后果。

消化性溃疡患者多存在着焦虑、紧张、恐惧、沮丧等不良的情绪，大量的临床资料研究表明，负性情绪与消化性溃疡的发生密切相关。针对患者的不良情绪，如焦虑、紧张、恐惧、愤怒、烦躁、压抑等情绪反应，可采用理智情绪疗法进行治疗，以改变患者的消极认知，达到调整情绪、控制焦虑、缓解溃疡严重程度的目的。

4. 音乐疗法　对伴有严重焦虑情绪的消化性溃疡患者，可选用音乐疗法。当患者陷入极度的焦虑状态时，有选择地听一段音乐，往往能起到调整情绪的作用。音乐疗法对改善或调整人的情绪具有重要作用。对伴有焦虑情绪的消化性溃疡患者,可选用轻松静谧的音乐,使机体逐渐放松,最终消除焦虑紧张状态,起到积极的治疗作用。该疗法在专设的音乐治疗室进行,规模可据情况而定,一般可容纳20人以下,室内应安静舒适。治疗开始,先让患者就位静坐5分钟,然后播放音乐,每次40分钟左右,治疗结束后与患者面谈,让其对刚才所听的音乐作出评价,以观察音疗效果。

(七)气功疗法

在本病治疗和恢复过程中,可辅以自我气功治疗,如练习放松功和内养功。活动期出血者不宜做气功。

(八)外治疗法

1. 推擦疗法 用鲜姜30g,香附15g,将生姜捣烂,香附研成细粉,装茶杯或保温杯中,冲入开水,竹筷搅匀,用毛巾蘸药在胃脘部轻轻摩擦20分钟,每日2次,3日为1疗程。适用于虚寒胃痛。

2. 搽药疗法 用止痛灵100ml,用棉球蘸浸止痛灵液,涂擦胃痛局部,涂擦范围比痛区稍大,每日3~4次,疗程可据胃痛时间而定。适用于胃、十二指肠溃疡所致胃痛。

3. 敷贴疗法 用青黛30g,雄黄15g,密佗僧30g,铅粉15g,共研细末,用鸭蛋清(2枚)调匀外敷胃部热痛处。适用于胃热作痛,胃部灼热如焚。

4. 敷脐疗法 用艾叶1把,揉研成艾绒,连同碎末,用酒炒热,纱布包裹,敷脐,外加热水袋热熨蒸脐,直至痛缓为止。适用于寒凝气滞胃痛。

5. 药熨疗法

(1)用川椒、公丁香、吴茱萸、细辛各等份,为末,纳入脐中;再取青盐250g炒烫,分装若干布袋,热熨脐周及疼痛处,盐袋冷则更换,若疼痛剧烈,出冷汗者,加熨膻中、气海及背俞。适用于感寒受冷,或脾胃虚寒之胃脘痛。

(2)用高良姜、干姜各45g,荜茇25g,枳实12g,为粗末,加酒适量拌炒,分装数袋,趁热熨脐周、中脘、气海、涌泉等穴。适用于寒性胃脘痛。

(3)用连须葱头30g,生姜15g,共捣烂炒烫,装入布袋,热熨胃脘部,药袋冷即更换,每日2次,每次30分钟,或以疼痛缓解为度。适于寒性胃痛。

6. 烟熏疗法 用巴豆壳(去仁不用)、烟叶、荷叶各适量,切细丝后拌匀,用薄纸卷成烟点着,轻轻大口深吸,吸后腹内可有辘辘样响声,继之肛门矢气,疼痛即缓解。适用于食积气滞型胃痛。

7. 兜肚疗法 用三棱、良姜、莪术各15g,艾叶45g,肉桂、木香、草果、丁香各10g,水仙子、红花各15g,砂仁6g,共研细末,用柔软的棉布40cm,摺成20cm见方的布兜,内铺一薄层棉花,将药均匀撒上,外层加一块塑料薄膜,然后用线密密缝好,防止药末堆积和漏出,日夜兜在胃脘部,一般于胃痛季节立冬开始,至第二年春分除去,药末1~2个月换1次。适用于瘀血胃痛。

(九)饮食疗法

1. 梅花粥 白梅花5g,粳米50g。先煮粳米为粥,待粥成入白梅花,煮2~3沸即成。早晚空腹服,3~5天一疗程。适用于治疗消化性溃疡引起的肝胃气痛,胸闷不舒,嗳气吞酸等症。虚寒胃痛不宜服。

2. 木耳粥 黑木耳或银耳5g,粳米50g,大枣5枚,冰糖适量。先以武火煮沸,移文火炖木耳烂熟,入冰糖即成。早晚当饭服,可长期服至病愈。适用于治疗胃阴虚型的消化性溃疡。

3. 胡椒猪肚 胡椒15g,葱头15g,肉桂9g,白术15g,猪肚1个,食盐适量。将药料拌盐,填入洗净猪胃，放入砂锅，武火煮沸，移文火炖至猪肚烂熟。空腹吃猪肚，饮汤，每次1小碗，每日2~3次，5~7日1疗程。适用于治疗身体虚弱的消化性溃疡。

4. 丹参田七鸡　丹参30g，三七15g，老母鸡1只。将药料填入去毛及内脏之鸡腹内，用线缝合，放入砂锅，加适量水，先以武火煮沸，再移文火炖至鸡烂熟，捞出药渣，吃肉喝汤。每次1小碗，每日2次，不可多饮。适用于治疗气滞血瘀之胃痛、胁痛、腰痛等。胃痛呕吐鲜血者不宜服用。

5. 甘蓝鸡子粥　甘蓝（卷心菜）150g，鸡蛋1个，大米100g。制法：将甘蓝洗净，切成碎末；大米淘洗干净，备用。锅内加水适量，放入大米煮粥，八成熟时加入甘蓝末，再煮至粥熟，打入鸡蛋，搅匀即成。每日2次，空腹服用，可长期服食。适用于治疗胃、十二指肠溃疡。

6. 猪肚粥　猪肚120g，大米100g。制法：将猪肚用清水反复揉洗干净，切成细丝；大米淘洗干净，备用。锅内加水适量，放入猪肚、大米煮粥，熟后即成。每日2次，空腹服用，可长期服食。适用于治疗胃溃疡。

7. 荠菜豆腐粥　鲜荠菜120g，豆腐100g，大米120g，精盐2g，味精2g，香油2g。制法：将荠菜洗净，切成碎末；豆腐切成小块；大米淘洗干净，备用。锅内加水适量，放入大米、豆腐煮粥，八成熟时加入荠菜末，再煮至粥熟，调入精盐、味精、香油即成。每日2次，空腹服用，连服7~10天。适用于治疗胃、十二指肠溃疡及出血。

8. 墨鱼粥　墨鱼肉120g，大米100g。制法：将墨鱼肉洗净，切成小块；大米淘洗干净，备用。锅内加水适量，放入墨鱼块、大米煮粥，熟后即成。每日2次，空腹服用，可长期服食。治疗胃、十二指肠溃疡。

9. 土豆鸡子粥　土豆150g，鸡蛋1个，大米100g。制法：将土豆去皮，洗净，切成小块；大米淘洗干净，备用。锅内加水适量，放入大米煮粥，五成熟时加入土豆块。再煮至粥熟，打入鸡蛋，搅匀即成。每日2次，空腹服用，可长期服食。适用于治疗胃溃疡。

10. 鲜藕粥　鲜藕200g，大米100g，蜂蜜30g，精盐2g，味精2g，米醋10ml，香油2g，蒜泥6g。制法：将鲜藕洗净，去皮，一半切丝，一半切成小块；大米淘洗干净，备用。将藕丝放入碗内，加精盐、味精、米醋、香油、蒜泥拌匀，备用。锅内加水适量，放入大米煮粥，八成熟时加入藕块，再煮至粥熟，调入蜂蜜即成。食用时佐以凉拌藕丝。每日2次，空腹服下，可长期服食。适用于治疗胃、十二指肠溃疡及出血。

11. 甜菜鸡子粥　甜菜150g，鸡蛋1个，大米100g。制法：将甜菜洗净，切成碎末；大米淘洗干净，备用。锅内加水适量，放入大米煮粥，八成熟时加入甜菜末，再煮至粥熟，打入鸡蛋，搅匀即成。每日2次，空腹服食，连服5~7天。用于治疗胃、十二指肠溃疡及出血。

12. 姜韭牛奶汤　生姜25g，韭菜250g，生奶250ml。制法：将生姜与韭菜分别洗净，切碎，捣烂，用干净纱布绞取汁液，备用。将生姜汁、韭菜汁、牛奶共置锅内，加热煮沸即成。每日2剂，宜常服。用于胃寒型胃溃疡、慢性胃炎、胃寒作痛、呕吐等症。

13. 橘皮猪肚汤　橘皮25g，猪肚200g，姜丝、葱末、料酒、精盐、味精、香菜各适量。制法：将橘皮洗净，切丝，用干净纱布包好；猪肚入沸水中焯两三分钟，捞出切丝；生姜洗净，切丝；香菜洗净，切末，备用。锅内加水适量，放入橘皮袋、猪肚丝、姜丝、料酒。大火烧沸后，改用文火煮15分钟，拣出橘皮袋，调入精盐、味精、香菜末即成。每日1剂。适用于胃溃疡所致的疼痛、恶心、呕吐等。

14. 牛肉良姜汤　牛肉350g，高良姜、干姜各15g，精盐、味精、胡椒粉、香菜末各适量。制法：将牛肉洗净，去筋膜，切块；高良姜、干姜洗净，备用。锅内加水适量，放入牛肉块、高良姜、干姜，大火烧沸，改用文火煮1小时，调入精盐、味精、胡椒粉、香菜末即成。每日1剂，2次分服。用于虚寒型消化道溃疡引起的胃寒疼痛、口淡流涎、恶心欲吐、食欲不振等。

15. 脆炒南瓜丝　嫩南瓜750～1 000g,菜油50g,精盐、葱花各少许。制法:将嫩南瓜连皮洗净,切细丝,摊在太阳下晾晒半天。炒锅上火,放入菜油,烧热,倒入南瓜丝,用旺火速炒2～3分钟,撒上精盐,颠翻炒匀,放入葱花,再颠翻两下,出锅即成。适用于治疗胃、十二指肠溃疡病。

16. 椒麻肚丝　猪肚头2只,香油10g,白酱油8g,白糖5g,醋4g,精盐2g,味精1g,姜25g,葱白25g,葱叶75g,花椒2.5g。

制法:将猪肚头去掉油筋,洗净,放入沸水中稍煮一下,用刀刮去肚壁上的膜,再放入锅内,加入清水、葱、姜及少许精盐一起煮,至熟后即捞出。待凉后,切成长9cm、宽0.5cm的长条。将花椒去子,同葱叶一起剁细,盛入碗内,加入精盐、白酱油、香油、醋、白糖兑成味汁,与肚丝拌匀,盛盘即成。用于脾胃虚寒型胃、十二指肠溃疡。

17. 红烧猴头　猴头菇200g,蛋清2个,粉芡50g,水香菇片、冬笋片各50g,去皮荸荠25g,葱、姜汁50g,荤油100g,酱油50g,糖色少许,味精1.5g,料酒15g,盐适量,鲜汤3勺。

制法:将猴头菇放温水内洗净,再放开水煮透,捞在盆内对入开水,用盘扣住,放温暖处胀发4小时,见猴头菇胀起,用手一握暄软时捞出放菜墩上,用刀片成4.5cm长,0.33cm厚的坡刀片,放在汤锅内杀透捞出,滗去水分放在海碗内,加入葱段、姜片各10g,再加入味精、料酒、荤油、酱油各少许,将冒透的大肉方、鸡腿放在猴头菇上,上笼蒸约30分钟,蒸烂取出去掉肉块,鸡腿和葱姜,将多余汁倒出,用净布蘸干晾凉。蛋清、粉芡放碗内,加盐少许,用手搅上劲,将猴头菇放入用手搅匀。将锅放火上添清水2碗,八成开时,将猴头菇逐片下锅滑制,汤沸时点水一次,用漏勺将猴头菇捞出,滗去水分,用净布将猴头菇上的白沫蘸净。锅放火上打抹光,添入荤油,把猴头菇同配菜同时下锅煸炒,加入酱油、糖色、盐、味精、料酒、葱、姜汁、鲜汤在火上收汁烧制,见菜红黄浓汁时,勾入流水芡,上浇花椒油少许,将菜翻一下身,盛入盘内。可用于治疗神经衰弱、胃炎、胃及十二指肠溃疡、癌症等。

18. 鲦鱼陈皮汤　鲦鱼1条,胡椒1.5g,陈皮6g,干姜3片。

做法:先将鲦鱼去鳞、鳃及内脏,洗净,再与洗净的草果、陈皮、干姜、胡椒一同入锅,加水适量,用武火煮沸,再转用文火慢炖,至鱼肉熟烂即成。佐餐食用,饮汤吃鱼肉。适用于治疗胃、十二指肠溃疡出血、消化不良、慢性胃炎、慢性肠炎等症。

19. 牛肉良姜汤　牛肉750g,高良姜、干姜各30g,精盐适量。

做法:先将牛肉洗净,去筋膜,切成块,再将高良姜、干姜洗净,与牛肉一同放入砂锅内,加水适量,用武火煮沸,再转用文火炖2小时,加精盐调味即成。佐餐食用。适用于胃、十二指肠溃疡属胃寒者以及胃寒胃痛患者。

五、调摄与护理

本病初起,多与情感不遂、饮食不节、劳役过度等有关。因此,要重视精神与饮食的调摄。患者要愉快、开朗,饮食切忌暴饮暴食,或饥饱不匀;一般可少食多餐,以清淡易消化的食物为宜。舌苔黄腻、灰腻,久而不化者,应限制肥甘厚味,烈性酒尤当禁忌;舌质光红无苔或舌红苔。患者,要忌食辛辣刺激性食物。疼痛持续不已者,应在一定时间内进流质或半流质饮食。

六、按语

1. 针刺、灸治、推拿疗法治疗消化性溃疡,疗效肯定。尤其是急性发作期,有明显的解痉止痛作用,如能在缓解期坚持治疗,亦有远期疗效,但建议多种针灸选穴方案和刺激方法轮流使用,以防止穴位疲劳,影响针刺疗效。当合并出血、穿孔等并发症时,需配合中西药物综合治疗。

2. 心理、音乐、体育、气功、饮食等疗法,对防治消化性溃疡有一定的效果和重要的临床价值。

第5章 碱性反流性胃炎

一、概述

碱性反流性胃炎是因胃部分切除术后，幽门被切除或其功能受到破坏，或因消化性溃疡和慢性胃炎、十二指肠炎及胆道疾病所致幽门功能不全之非手术病人，出现胆汁、胰液和肠内碱性液体向胃内反流，引起胃黏膜充血、水肿等炎性病变，甚至发展为萎缩性胃炎。由于十二指肠内容有胆汁的反流，故又称之为胆汁反流性胃炎。几乎所有的经胃部分切除术的病人均存在碱性反流性胃炎。有调查表明，患慢性胆囊炎、胆结石症的病人胃镜检查结果80%合并碱性反流性胃炎；胆囊切除术后出现消化道症状者，检查结果40%伴有碱性反流性胃炎。胆囊疾病为发病率最高。

碱性反流性胃炎属中医学“胃脘痛”“嘈杂”“呕苦”等范畴。

二、病因病理

(一)西医的病因病理

1. 病因

(1)幽门功能不全：因胃大部切除术、胃肠吻合术及幽门成形术后，或各种胃炎、消化性溃疡、胆道疾患可致胆汁持续地流入十二指肠，继而通过功能失调的幽门反流入胃内。

(2)胃黏膜屏障损害：碱性反流液与胃黏膜接触后，其中的胆酸盐、溶血卵磷脂等可引起胃黏膜屏障的损害，结果使胃黏膜血管的通透性增加，引起胃黏膜充血、水肿、出血、糜烂等炎症改变。

(3)胃黏膜的基本状况：胃泌素具有加强胃黏膜营养的作用，防止逆向弥散，手术时胃窦部切除过多，则胃泌素的分泌随之减少，因之胃黏膜发生萎缩的情况就越重。

(4)胃排空迟缓：无论是特发性或继发性的胃排空迟缓，由于胃蠕动和幽门功能障碍使GD-BP降低而导致大量的十二指肠液反流，一旦DGR发生，又可进一步使胃排空缓慢，因此有人认为胃排空迟缓和DGR可互为因果。

(5)细菌因素：胃酸减低以及细菌的过度繁殖，也是诱发和加重本病的一些附加因素，胃排空延缓时，胃内容物停滞，pH值升高，需氧及厌氧菌更容易在残胃中生长，这些细菌可使胆盐游离，而引起胃黏膜炎症性改变，造成反流性胃炎。

(6)肝胆疾病：肝硬化门脉高压患者有较高的DGR发生率，许多胆道疾患(胆囊炎、胆结石、胆囊切除术后等)伴有明显的DGR现象。

(7)其他因素：自主神经功能紊乱，过度吸烟、饮酒、情绪波动、生活规律变化等这些情况可引起胃肠激素分泌紊乱，并引起胃窦、十二指肠的逆蠕动和幽门的张力下降，导致胃、十二指肠动力功能失衡，为反流物通过幽门提供了必需的压力梯度，促使DGR的发生。

2. 病理　认为本病的病理不同于一般浅表胃炎与萎缩性胃炎，而是以黏膜上皮及腺体的活跃增生为主，一般性炎症较轻为其特点；但腺体异型增加，腺体有丝核分裂，淋巴滤泡的形成及活动性病变等发生率也在17%～30%。其主要表现为：①上皮乳头状增生。②胃小凹延长，深可达黏膜肌层。③腺体萎缩和腺体囊性扩张。④胃底腺区“假幽门腺化生”甚或肠上皮化生。⑤慢性炎细胞(淋巴细胞、浆细胞、嗜酸细胞)呈点状、片状散在于固有膜层。⑥其他可见核丝分裂和淋巴滤泡形成。

(二)中医的病因病机

1. 胆病犯胃　胆火太盛,则胆汁、胆火横逆犯胃,灼伤胃之络脉,胃失和降。

2. 脾胃虚弱　素体脾胃虚弱,则胆不能受气而胆虚,不能内涵相火,从而虚火引胆犯胃致胆虚气逆。

3. 肝火犯胃、伤津耗阴　木能疏土,亦能侮土。忧思恼怒,气郁伤肝,肝胆失于疏泄,郁而化火,火灼胃津则胃阴亏虚或久病入络而成瘀。

三、临床诊断

(一)辨病

1. 临床表现

(1)上腹部灼热性疼痛:呈反复性或持续性,进食后加剧,呕吐后疼痛可缓解,和溃疡性灼痛的鉴别在于服用碱性药物不能缓解或有加重。

(2)呕吐:呕吐不甚严重,可伴有恶心,呕吐物可含有或不伴有胆汁,胆汁性呕吐为诊断本病的一重要症状。

(3)贫血:贫血的原因是多方面的,有的因隐匿性慢性失血所引起失血性贫血,有的因胃酸缺乏而导致铁剂吸收障碍而引起,另一种贫血的原因是胃切除术后,内因子缺乏而引起恶性贫血。

(4)体重减轻:病程较长的病人可因食欲不振、消化不良而导致体重减轻。

(5)出血:表现为黑便,甚或呕吐物带血或呕血;也有的不出现黑便而仅呈持续性大便潜血阳性,导致缺铁性贫血。出血是由于在胃黏膜反应的基础上发生急性糜烂而出血。

2. 辅助检查

(1)胃液分析:空腹胃液 pH > 7,胃液中有胆汁存在。

(2)空腹胃液检查:三羟胆酸测定高出正常(35g/ml)很多。

(3)X 线检查:一般钡餐检查对本病无大帮助,但如发现钡剂反流现象,即十二指肠降部的钡剂向球部反流,以及球部的钡剂又逆流入胃时,则对胆汁反流有诊断价值。

(4)内窥镜检查:内窥镜检查还是必做的诊断项目。除可观察反流现象,尚可观察胃炎的表现和鉴别其他疾病的存在,并可取活检作组织病理诊断。一般本病可见有胃黏膜炎症现象,或术后的吻合口炎症及残胃炎。病变之严重程度自幽门为界,部位越高病变越轻;反流越重,则炎症、糜烂、出血及细胞学之改变越重。

(二)鉴别诊断

1. 吻合口溃疡　为胃手术后较常见的远期并发症,常由胃窦黏膜残留或胃窦切除不够所引起,上腹疼痛的特点与术前疼痛相似,多位于左上腹,呈饥饿性疼痛,饮食、碱性药物及解痉药物均可缓解这一点有助于诊断,胃镜可确诊。

2. 慢性胆道疾病　慢性胆囊炎、胆石症及慢性胰腺炎等均可表现出上腹部隐痛、上腹胀满、食欲减退等症状,但上述症状无明显规律性,且女性多于男性,主要为在上腹部隐痛、钝痛或右肩胛区疼痛,右上腹不适或腹胀,进食油煎或多脂食物后加剧。慢性胆囊炎病人右上腹压痛及叩击痛为重要的体征,莫菲氏征呈阳性。B 型超声波检查与 X 线胆囊造影可明确诊断。

3. 胃黏膜脱垂　本病临床可出现中上腹部隐痛、烧灼痛,并可向后背部放射,右侧卧位时症状加重,左侧卧位较少发生或不发生,可有上腹部压痛,制酸药物有时可缓解症状,但效果远不如消化性溃疡显著,胃镜检查见有数条粗大的黏膜皱襞从胃窦部纵行伸入幽门,X 线钡餐检查可明确本病的诊断。

(三)辨证

1. 肝气犯胃　脘胁胀满,心烦胸闷,口苦咽干,恶嗳频频,苔薄或厚,脉弦。

2. 脾胃湿热　胃脘烧灼痛,呕苦,口气臭秽,痞满,纳呆,舌苔黄腻或厚浊,脉弦滑。

3. 脾胃虚弱　面色㿠白,食欲不振,多进则脘腹闷满,劳累加重,嗳气乏力,大便时溏,苔薄,脉濡缓。

4. 胃阴不足　胃脘疼痛,入夜加重,五心烦热,胃中嘈杂不宁,口干,舌质嫩红,苔光、净,脉沉细。

5. 气滞血瘀　胃脘持续灼痛,痛有定处,夜间疼剧,呃逆频作,久久不愈,脘痛处拒按或黑便呕血,苔薄白,舌边有瘀斑或质黯,脉沉涩弦。

(四)辨证要点

本病证候是胃脘灼痛和泛吐痰涎苦水,中焦痰湿,胃失和降等。在临床上首先应分清虚实缓急,若起病较急,病程短,胃脘痛而拒按,大便闭结不通者多为实证;起病较缓,病程长,痛而喜按,久病体衰者多为虚证。本病以热象为主,以实证为多。

四、临床治疗

(一)针刺治疗

1. 毫针疗法

毫针一

(1)取穴:内关、足三里、中脘、期门、日月、太冲。

(2)操作:毫针刺,用泻法,留针 30 分钟,每日 1 次,7 次为 1 疗程。适用于治疗肝气犯胃型碱性反流性胃炎。

毫针二

(1)取穴:内关、中脘、天枢、足三里、上巨虚、下巨虚。

(2)操作:毫针刺,用平补平泻法,留针 30 分钟,每日 1 次,10 次为 1 疗程。适用于治疗虫积胃伤型碱性反流性胃炎。

毫针三

(1)取穴:脾俞、胃俞、中脘、内关、足三里、关元、公孙。

(2)操作:毫针刺,用补法加灸,留针 20 分钟,每日 1 次,10 次为 1 疗程。适用于治疗脾胃虚寒型碱性反流性胃炎。

毫针四

(1)取穴:内关、足三里、中脘、梁门、天枢、阴陵泉。

(2)操作:毫针刺,用平补平泻法,留针 20 分钟,每日 1 次,10 次为 1 疗程。适用于饮食停滞型碱性反流性胃炎。

毫针五

(1)取穴:内关、足三里、中脘、三阴交、膈俞、期门。

(2)配穴:如痛甚者,加刺梁丘;便血者,加血海;呕血者,加郄门。

(3)操作:毫针刺,用泻法,留针 30 分钟,每日 1 次,10 次为 1 疗程。适用于治疗瘀血凝滞型碱性反流性胃炎。

2. 耳针疗法

(1)取穴:胃、脾、肝、神门、交感、皮质下。

(2)方法:每次选用2~3穴,局部消毒,用毫针刺之,疼痛剧烈时用强刺激,疼痛缓解时用轻刺激。镇痛效果较好。

3. 穴位注射疗法

(1)取穴:胃俞、脾俞、相应夹脊、中脘、内关、足三里。

(2)药物:红花注射液或当归注射液,或阿托品0.5mg,或2%普鲁卡因。

(3)方法:每次选1~3穴,用红花注射液或当归注射液,或阿托品0.5mg,或2%普鲁卡因2ml,每穴注入0.3~0.5ml,每日1次,10日为1疗程。适用于久病胃痛。

4. 埋线疗法

(1)取穴:足三里、胃俞、中脘、肝俞、脾俞。

(2)方法:在局麻下,切开皮及皮下组织1cm,分离肌层,在深部寻找敏感点。出现感传现象时,施用特定的诱导手法,扩大基底面,视病情及体质埋入适量的肠线(羊肠线置75%酒精中浸泡1小时),并与切口成一定角度。冲洗消毒,缝合1针,盖无菌纱布,7日拆线。勿损伤较粗血管和神经,6周内禁用消炎止痛药。

(二)灸治疗法

灸治一

1. 取穴:中脘、梁门、足三里。

2. 操作:每穴艾炷灸3~5壮,或艾条悬灸15分钟,每日1次,10次为1疗程。适用于寒凝胃痛。

灸治二

1. 取穴:中脘、脾俞、胃俞、内关、足三里。

2. 操作:每穴艾炷灸3~5壮,或艾条悬灸15分钟,每日1次,10次为1疗程。适用于虚寒胃痛。

(三)推拿疗法

推拿一

1. 取穴:足三里、内关、肝俞、脾俞、胃俞、大肠俞、胆俞、膈俞、三焦俞、三阴交、天枢、承满、神阙、期门、涌泉等。

2. 主要手法:按法、摩法、揉法、推法等。

3. 操作程序:按中脘、摩腹各5分钟,按揉足三里、内关各1分钟。寒邪客胃者,加按神阙5分钟,揉脾俞、胃俞各1分钟;食积伤胃者,加按下脘、承满各3分钟,揉肝俞、脾俞、胃俞、大肠俞各1分钟;肝气犯胃者,加擦胁肋3分钟,按揉期门2分钟,揉肝俞、胆俞、脾俞、胃俞各1分钟;瘀阻胃络者,加按天枢3分钟,按揉血海1分钟,揉肝俞、膈俞、胃俞各1分钟;阴虚胃燥者,加按揉三阴交1分钟,捏脊3~5遍,推涌泉2分钟;脾胃虚寒者,加揉脾俞、胃俞、三焦俞、肾俞各1分钟。适用于治疗胆汁反流性胃炎。

(四)刮痧疗法

刮痧一

1. 取穴:脾俞、胃俞、中脘、天枢、内关、足三里。

2. 操作:用刮痧法。先刮背部的脾俞、胃俞,再刮腹部的中脘、天枢,然后刮前臂内关,最后刮下肢部的足三里穴。用平补平泻法，刮至微现痧痕为度。每日或隔日1次。适用于治疗胆汁反流性胃炎。

刮痧二

1. 取穴：脾俞、胃俞、肝俞、胆俞、大肠俞、中脘、足三里。

2. 操作：用刮痧法。每取单侧穴位、双侧穴位交替使用。先刮背部的脾俞、胃俞、肝俞、胆俞、大肠俞，再刮腹部中脘，然后刮下肢部的足三里穴。用平补平泻法，刮至微现痧痕为度。每日或隔日1次。适用于治疗胆汁反流性胃炎。

（五）外治疗法

1. 推擦疗法　用鲜姜30g，香附15g，将生姜捣烂，香附研成细粉，装茶杯或保温杯中，冲入开水，竹筷搅匀，用毛巾蘸药在胃脘部轻轻摩擦20分钟，每日2次，3日为1疗程。适用于治疗虚寒型反流性胃炎。

2. 敷贴疗法

（1）用青黛30g，雄黄15g，密佗僧30g，铅粉15g，共研细末，用鸭蛋清（2枚）调匀外敷胃部热痛处。适用于治疗反流性胃炎引起胃热作痛，胃部灼热如焚。

（2）连须葱头30g，生姜15g，共捣烂炒热布包，乘热敷胃部。适用于胃寒作痛。

（3）大黄、玄明粉、栀子、郁金、香附各30g，滑石60g，黄芩、甘草各10g，共研细末，姜汁调成糊状，敷胃痛处。治气滞、食积化热之胃痛。

（4）青黛30g，雄黄15g，密陀僧30g，共研细末，鸭蛋清2个调匀，外敷胃部热痛处。适用于胃热作痛。

3. 敷脐疗法　艾叶1把，揉研成艾绒，连同碎末，用酒炒热，纱布包裹，敷脐，外加热水袋热熨蒸脐，直至痛缓为止。适用于寒凝气滞型的反流性胃炎。

4. 药熨疗法

（1）川椒、公丁香、吴茱萸、细辛各等份，为末，纳入脐中；再取青盐250g炒烫，分装若干布袋，热熨脐周及疼痛处，盐袋冷则更换，若疼痛剧烈，出冷汗者，加熨膻中、气海及背俞。适用于感寒受冷，或脾胃虚寒之胃脘痛。

（2）高良姜、干姜各45g，荜茇25g，枳实12g，为粗末，加酒适量拌炒，分装数袋，趁热熨脐周、中脘、气海、涌泉等穴。适用于寒性胃脘痛。

（3）连须葱头30g，生姜15g，共捣烂炒烫，装入布袋，热熨胃脘部，药袋冷即更换，每日2次，每次30分钟，或以疼痛缓解为度。适于寒性胃痛。

5. 烟熏疗法　巴豆壳（去仁不用）、烟叶、荷叶各适量，切细丝后拌匀，用薄纸卷成烟点着，轻轻大口深吸，吸后腹内可有辘辘样响声，继之肛门矢气，疼痛即缓解。适用于食积气滞型胃痛。

（六）饮食疗法

1. 二姜粥　干姜6g，高良姜6g，粳米60g。将干姜、高良姜洗净，用水煎去渣取汁，把粳米洗净，加入药汁中，文火煮成粥，随量食用。适用于治疗胃寒型的反流性胃炎。

2. 橘皮粥　陈皮10g，生姜4片，粳米60g。将陈皮、生姜洗净，水煎去渣取汁，再把粳米洗净，加入药汁中，文火煮成粥，随量食用。适用于治疗脾胃气滞的反流性胃炎。

3. 山楂粥　山楂30g，粳米60g，红糖10g。山楂洗净，水煎取汁去渣，然后加入粳米、红糖同煮成粥，空腹食，随量食用。适用于治疗食积引起胃脘不适的反流性胃炎。

4. 萝卜饼　白萝卜200g，面粉250g，瘦肉100g，姜、葱、食盐、食用油适量。瘦肉剁细，萝卜切丝炒至五成熟，与姜、葱、盐共调和为馅，将面粉加水适量，制成薄片，以面粉片为皮，萝卜与肉为馅，制成小饼，放入油锅中烙熟，空腹食用。适用于治疗消化不良，食欲不振，脘腹胀满的反流性胃炎。

5. 桃仁粥　桃仁 15g，粳米 60g，将桃仁捣烂如泥，加水研汁去渣，以汁煮粳米为稀粥，随量食用。适用于治疗血瘀胃型的反流性胃炎。

6. 参芪粥　党参 10g，黄芪 10g，红枣 4 枚，粳米 60g。将党参、黄芪、红枣、粳米洗净，以冷水泡透，把全部用料一齐放入锅内，加清水适量，文火煮成粥，随量食用。适用于治疗脾虚气郁型反流性胃炎。

7. 天花粉粥　天花粉 15g（鲜品 30g），粳米 60g。将鲜品洗净水煎取汁去渣，同粳米煮成粥，或粳米加水煮成粥，将熟时加入天花粉，再煮至粥熟。适用于治疗胃热及胃津不足型的反流性胃炎。

8. 木须肉片　黄花菜干品 20g，黑木耳干品 10g，瘦牛肉 60g，植物油、精盐、黄酒、姜、葱适量。黑木耳用温水浸泡发胀后，再用冷水浸没备用，黄花菜用温开水浸泡 1 小时，滤干，牛肉切薄片，用刀背打松，加精盐、黄酒拌匀。植物油二匙，中火烧热，倒入肉片炒 2～3 分钟，再倒入木耳、黄花菜同炒，加精盐、黄酒适量，炒出香味后，加清汤半小碗，烧 6 分钟，撒上姜葱半分钟即成。适用于治疗气滞及兼血瘀型的反流性胃炎。

9. 乌鸦汤　乌鸦 1 只，将其去毛，除净内脏杂物，切成小块，加水炖汤，至肉熟烂，加入葱、盐等调料，稍煮即可，用时服汤食肉。适用于治疗虚寒型的反流性胃炎。

10. 萝卜豆腐汤　萝卜 250g，豆腐 300g，先将萝卜切丝与豆腐一起煮汤，再加入味精、盐等调料即可食用。适用于治疗反流性胃炎。

11. 山药鱼汤　怀山药 500g，河鱼 1 条（约 250g，去杂，洗净），加适量的盐酒、姜等调料一起煮汤食。适用于治疗脾虚型反流性胃炎。

五、预防与护理

注意精神与饮食调摄，避免过度紧张和情绪不宁，必要时可短期使用安定和镇静剂。饮食要定时，避免过饥过饱和进粗糙、过冷过热和刺激性的饮食如辛辣食品、浓茶、咖啡等。戒烟酒。服中药时，寒者宜温服，并在疼痛发作前服药；虚热者，宜稍凉服。呕吐者，可多次分服，或在服药前用鲜生姜擦舌面。丸药质地较硬者，用温开水化服。溃疡病活动期宜少食多餐，给流食、半流食或软食。

第6章 胃下垂

一、概述

胃下垂是指因胃膈韧带与胃肝韧带松弛无力、胃张力减退，胃小弯角切迹低于髂嵴连线水平而言。本病多由腹壁紧张度减低，腹壁脂肪缺乏和肌肉松弛以及腹压下降所引起。根据其下垂程度临床分为三度（轻、中、重）。胃下垂多见于体质瘦弱或突然消瘦，胸廓狭长者，妇女多育也易罹患本病，其症状轻重表现与病人神经敏感性有明显关系。主要为消化不良症状，或有站立性昏厥、低血压、心悸等表现，长久直立后和餐后症状加重。

胃下垂可属中医的"胃缓"范畴。

二、病因病理

（一）西医的病因病理

1. 病因　正常腹腔内脏位置的固定主要依靠横膈的位置和膈肌的活动力、腹肌力量和腹壁脂肪厚度的作用，以及邻近脏器或某些相关韧带的固定作用来维持。根据人的体型及胃的张力，胃的形态大致分为4型。

（1）牛角型：多见于短胖体型，胃的位置高而横，张力强。

（2）鱼钩型：胃体垂直，胃的张力中等。

（3）无力型：多见于瘦长体型，胃体上部狭长，下部及胃窦松弛，胃呈囊袋状，张力低，甚至下入盆腔内。

（4）瀑布型：胃体较小，体长瘦弱者为主。

凡能影响造成膈肌位置下降的因素，如膈肌活动力降低，腹腔压力降低，腹肌收缩力减弱，胃膈韧带、胃肝韧带、胃脾韧带、胃结肠韧带过于松弛等，均可导致胃下垂。以往以生育过多的妇女和无力型的人多见。目前，患者以慢性消耗性疾病，卧床少动、体长瘦弱者为多见。

2. 病理　胃下垂的基本病理是横膈位置低，膈肌悬吊力不足，胃膈、胃肝、胃脾、胃结肠诸韧带的松弛，腹压下降和腹肌松弛。由于病因及原发性疾病和体质的不同，其肌力下降的程度，韧带松弛的程度存在一定的差异，其下垂的程度不同，临床表现也不同。如慢性消耗性疾病或久卧少动者，往往是腹肌张力下降，膈肌悬吊力不足和胃肝韧带松弛为主。

（二）中医的病因病机

1. 病因

（1）饮食失节：长期饮食失节，过饱过饥，亦可致使脾胃受损，运化不健，升降失司。

（2）素体虚弱：由于患者先天或后天不足，中焦脾胃无以充养，脾胃气虚，升降失和，中气下陷，致使胃体失养而垂下。

（3）情志不遂：经常情志不遂，或抑郁、或躁怒等，致使肝失条达，疏泄失常，横伐脾土，胃升降失和；气滞日久，可化火伤阴、生瘀等。

（4）劳倦内伤：长期劳倦过度、生育过多等，均可导致脏腑虚弱，尤其脾胃虚损尤为突出，脾胃滋养不足。脾虚不能运化水湿，肾虚不能温化，故而常致水饮内停之证。

2. 病机　综上所述，饮食、七情、劳累可以使机体肌肉瘦薄，加之脾胃功能失调，纳食减少，味不能归于形，更使形体瘦削，肌肉不坚，而形成胃缓。或原先天禀赋薄弱，分娩后的腹壁弛缓，均可使肌肉不坚,亦可形成胃缓。其所表现的脾胃脏腑功能失调的病机,本是虚证,但因运化受碍,亦可夹湿、夹饮、瘀血内停等,故多呈虚实夹杂,正虚邪实或本虚标实。

三、临床诊断

(一)辨病

1. 症状　轻度胃下垂多无症状,中度以上者或可见胃肠动力减退、消化不良的证候,如上腹不适、易饱胀、痞满、厌食、腹痛、恶心、呕吐等。腹胀可于餐后、久立后及劳累后加重,平卧时减轻,腹部疼痛呈隐痛或胀痛,无周期性及节律性,可无返酸。有时可觉乏力、心悸、头晕及昏厥等证候。

2. 体征　进餐后叩诊,胃下极可下移至盆腔,由于胃下垂和重力作用使食物下沉而胃上部较空虚,故站立时上腹部常可扪及强烈的主动脉搏动。双手托扶下腹部则上腹坠胀减轻。胃下垂,同时可能伴有肝、右肾及结肠下垂等其他脏器下移。

3. 辅助检查

(1)X线检查

①立位时可见胃体明显向下、向左移位,严重者几乎完全位于脊柱中线的左侧。

②胃小弯角切迹低于髂嵴连线水平。

③无力型胃其胃体呈垂直方向,体部较底部宽大,窦部低于幽门水平以下,胃蠕动无力或见有不规则的微弱蠕动收缩波,餐后6小时仍有1/4~1/3的胃残留物存在。

④十二指肠球部受牵引拉长,其上角尖锐,向左移位,第二部分常位于幽门管后。胃下垂的程度一般以小弯切迹低于髂嵴连线水平1~5cm为Ⅰ度,6~10cm为Ⅱ度,11cm以上为Ⅲ度。

(2)纤维胃镜检查:胃下垂时,胃镜插入深度明显比正常人为深,一般可超过65cm(距门齿距离),胃黏膜较松弛,蠕动波缓慢,多数伴有不同类型的各种胃炎。

(3)饮水超声波试验测知胃下缘移入盆腔内。

(二)鉴别诊断

1. 慢性胃炎　慢性胃炎临床表现与胃下垂极其相似,但X线钡餐检查慢性胃炎胃黏膜皱襞增粗;胃镜检查慢性胃炎有黏膜水肿、充血、糜烂等和萎缩性胃炎的特征性变化。

2. 消化性溃疡　消化性溃疡有长期性,周期性和节律性上腹疼痛典型症状;X线钡剂检查溃疡部可显示龛影;胃镜检查溃疡部有白色或灰白色苔,边缘似锯齿状,锐而光整,无结节状突出。周围黏膜轻度红肿。

3. 急性胃扩张　急性胃扩张常发生于术后数小时至1~2日内或饱餐后不久出现。患者感到上腹胀满或持续性胀痛,继而出现呕吐,主要为胃内容物,量小,但发作频繁,虽吐而腹胀不减,患者可迅速出现水与电解质紊乱甚至休克。X线腹部平片可看见扩大的胃泡和致密的食物残渣阴影,服少量的钡剂可见扩张的胃型。询问病史有助于鉴别。

4. 幽门梗阻　幽门梗阻常发生于十二指肠球部溃疡或胃窦部或近幽门部的良性或恶性肿瘤,以及胃或十二指肠溃疡引起的幽门痉挛、外界压迫等。主要表现为胃、上腹膨胀或反复呕吐,食欲减退、消瘦,但胃部蠕动亢进,上腹胀满可见胃型,肿瘤引起者可在上腹部触到肿块,胃管减压及X线钡餐检查可助诊断。

5. 功能性消化不良　以上腹痛、早饱、腹胀、嗳气、恶心为主要特征,排除胃的溃疡、糜烂、肿瘤及肝胆胰等器质性病变方可做出诊断。

（三）辨证

1. 肝胃不和　两胁胀而不适，脘腹胀满，嘈杂嗳酸，善太息，呃逆，呕吐、嗳气，苔薄腻，脉弦。

2. 虚寒夹饮　脘腹坠胀不适，食后尤甚，喜暖喜按，水走肠间辘辘有声，便溏，恶心，呕吐清水痰涎，舌淡苔白滑，脉象沉细滑。

3. 脾虚气陷　面色萎黄，精神倦怠，语言低微，气短，纳呆，胀满，嗳气，脘腹重坠，食后加重，肌肉瘦弱，舌淡苔白，脉象缓弱。

4. 胃阴不足　面色略红，唇红而干，口干口苦，脘腹胀满，灼热，口渴思饮，嗳气，恶心呕吐，大便干，舌红少津，脉象细数。

5. 胃络瘀滞　胸膈痞塞，脘腹胀坠，脐上刺痛，按之濡软，恶心，形体消瘦，面色晦黯，舌暗淡或有瘀斑，苔薄，脉象沉细或涩。

（四）辨证要点

本病多为禀赋薄弱，瘦削之体质，或长期饮食失节，七情内伤，劳逸过度，而致形体瘦弱。本病在辨证时主要辨虚实：胃下垂是因肌肉不坚所致，脾主肌肉，健运失司往往又是引起肌肉不坚的主因，故胃下垂之病其本为脾虚气陷，但临床上常见兼有标实者，可见气滞、血瘀、痰饮等；其次辨寒热：脾虚气陷多伴有寒象，阴液不足和气郁化热则可出现胃热之象。

四、临床治疗

（一）针刺治疗

1. 毫针疗法

毫针一

（1）取穴：提胃（脐上1寸，旁开3～4寸）或胃上（脐上2寸，旁开1寸）、中脘、梁门、关元、气海、足三里。

（2）配穴：嗳气，加内关；泛酸，加梁丘；腹胀，加气海；胃肠停饮，肠鸣有声者，加幽门、阴陵泉、肓俞。

（3）操作：先取3～8寸毫针，从提胃或胃上穴进针，向中脘透刺，慢慢施以捻转补法，再针中脘，深刺，慢慢施以捻转补法，行针3～5分钟后起针，接下来针补足三里，平卧留针20分钟，其他穴位均采用提插捻转的平补平泻手法，留针20分钟。以上穴位亦可加接电针，以加强刺激。每日或隔日1次，15次为1疗程，休息3～5天再行第2个疗程。适用于治疗胃下垂。

毫针二

（1）取穴：脾俞、胃俞、中脘、气海、足三里、百会、巨阙透肓俞。

（2）操作：脾俞、胃俞、中脘、气海、足三里均用补法，留针加灸；百会针用补法，以灸为主，每次艾灸15分钟。巨阙宜选用28号7寸长针，进针后沿皮下透刺至肓俞穴，行捻转补法，得气后将针向一个方向捻搓，待针下有紧涩感为止，留针30～40分钟，在饭后3小时进行，每日1次，12次为1疗程。适用于治疗中气下陷型的胃下垂。

毫针三

（1）取穴：脾俞、胃俞、中脘、气海、内关、三阴交、提胃（中脘旁开4寸）透天枢。

（2）操作：脾俞、胃俞、中脘、气海、内关、三阴交均用补法，留针20分钟。选28号7寸毫针从提胃穴进针，沿皮向天枢透刺，行捻转补法，得气后将针向一个方向捻搓，至针下有紧涩感时为止，留针30分钟。适用于治疗气阴两虚型的胃下垂。

毫针四

（1）主穴：中脘、内关、足三里、6～12胸椎夹脊。

(2)配穴：肝胃气滞型加太冲、期门、肝俞；脾虚胃热者加梁门、内庭；脾胃虚弱者加脾俞、胃俞；胃阴不足者加用太溪、三阴交。

(3)操作：每次选用3~5穴，上腹部穴位，直刺宜浅，斜刺可深。虚证刺激宜轻，证属虚寒者还可加用温针灸，实证可用中强刺激，留针20~30分钟。每日或隔日1次，10次为1个疗程。适用于治疗胃下垂。

毫针五

(1)主穴：中脘、气海、关元、梁门、脾俞、胃俞、肝俞、膈俞、足三里、三阴交、阳陵泉、太冲。

(2)配穴：头痛头晕者加风池、百会；伴有失眠心烦者加神门、内关。

(3)操作：每次选用3~5穴，可分两组交替针刺，中脘、梁门、气海、关元可运用3寸的毫针向下平刺，以刺在肌层为宜，背俞穴针刺时宜针尖刺向脊神经根方向，足三里、三阴交、阳陵泉、太冲等穴捻转提插得气后留针时间可达60分钟，每日1次。适用于治疗胃下垂。

毫针六

(1)主穴：胃俞、中脘、气海、足三里。

(2)配穴：气虚下陷配百会、提胃；脾胃虚寒配脾俞；气阴两虚配内关、三阴交；便泄配天枢；便秘配承山；呕吐配内关。

(3)操作：气海，斜刺向关元方向1~1.5寸，用补法；中脘向下脘方向透刺，反复提插捻转，使胃肠蠕动增强；胃俞、足三里用补法；气虚下陷者百会用艾条熏灸，或用补法；提胃透刺天枢；脾胃虚寒者诸穴均可加灸；气阴两虚者各穴可用补法；便泄者针补天枢并加灸；便秘者泻承山。适用于治疗胃下垂。

2. 穴位注射疗法

穴位注射一

(1)取穴：肝俞、脾俞、胃俞、中脘、足三里。

(2)药物：黄芪注射液或复方当归注射液、胎盘组织液、维生素B类注射液。

(3)方法：用黄芪注射液或复方当归注射液等份混合。或以胎盘组织液、维生素B类注射液，任取1种，每次选用3~5穴，针刺得气后，每次每穴注入药物1~3ml，隔日1次，20次为1疗程。适用于治疗胃下垂。

穴位注射二

(1)取穴：中脘、足三里、下脘。

(2)药物：加兰他敏0.5mg，或用ATP注射液。

(3)方法：每次选用2穴，以加兰他敏0.5mg，或用ATP注射液0.8ml作穴位注射。前者治疗每日1次，后者可每周治疗2次，20次为1疗程。适用于治疗胃下垂。

穴位注射三

(1)取穴：①脾俞、胃俞；②足三里、中脘。

(2)药物：加兰他敏、三磷酸腺苷或苯丙酸诺龙。

(3)方法：以上2组穴位交替使用，选用加兰他敏、三磷酸腺苷或苯丙酸诺龙注入穴位。加兰他敏每次用5mg，分注于4穴内，每日1次；三磷酸腺苷每次用40mg，分注于各穴内，每周2次；若选用苯丙酸诺龙，每次用25mg，分注于各穴内，每周2次。适用于治疗胃下垂。

3. 穴位埋线疗法

穴位埋线一

(1)取穴：①上脘透中脘；②脾俞透胃俞；③胃上(下脘旁开4寸)透神阙。

(2)方法:以上3组穴位轮流使用,按穴位埋线操作常规,依法植入羊肠线,每隔25天左右换一组穴位,3组用完为1疗程。适用于治疗胃下垂。

穴位埋线二

(1)取穴:梁门透关门、上脘透中脘、脾俞透胃俞、足三里、梁丘。

(2)方法:每次选1组加用1~2个穴位,埋入"0"号适当长度的羊肠线。15~30日埋1次,可连续埋藏多次。适用于治疗胃下垂。

4. 皮肤针疗法

皮肤针一

(1)取穴:上腹部任脉、足阳明经、背部足太阳经膈俞至三焦俞。

(2)方法:先阳后阴,自上而下依次轻轻叩打,至皮肤潮红为度,叩后胸背部加拔火罐。隔日1次,10次为1疗程。适用于治疗胃下垂。

皮肤针二

(1)取穴:夹脊穴。

(2)方法:自下而上叩打脊柱两侧,重点叩第6胸椎~第12胸椎。

5. 耳穴针刺疗法

耳针一

(1)取穴:胃、脾、肝、神门。

(2)方法:耳郭常规消毒后,用耳毫针对准所选穴位刺入,用中度刺激,留针30分钟,时加捻针,用补法或平补平泻法,每日或隔日1次,10次为1个疗程。适用于治疗胃下垂。

耳针二

(1)取穴:胃、交感、皮质下。配穴:肝。

(2)方法:耳郭常规消毒后,用耳毫针对准所选主穴(或随证加用配穴)刺入,用中轻度刺激,留针15~30分钟,时加捻针,用补法或平补平泻法。每日或隔日1次,10次为1个疗程。适用于治疗胃下垂。

耳针三

耳穴压迫法

(1)取穴:胃、脾、交感。配穴:肝、皮质下、神门。

(2)操作:每次取一侧耳穴之主穴,并随证选取配穴,两耳交替使用。耳郭常规消毒后,按操作常规,将王不留行籽粘于小方块胶布中心,再贴压于所选穴位上,边贴边按压,主穴操作轻按用补法,配穴重按用泻法。并嘱患者每日自行按压耳穴3~5次,每隔2~3天换贴1次,10次为1个疗程。适用于治疗胃下垂。

耳针四

耳穴压迫法

(1)取穴:胃、脾、十二指肠、交感、神门、皮质下。

(2)操作:据证选用4~5穴,耳针常规操作,急性发作时较强刺激,留针30~60分钟,每日1次。缓解期可改用王不留行籽压迫以上耳穴,每10次为1疗程。适用于治疗胃下垂。

6. 芒针疗法

(1)取穴:膈俞、肝俞、胆俞、脾俞、胃俞。

(2)方法:用28号8寸长芒针,从膈俞以15°角向膈俞、肝俞、胆俞、脾俞、胃俞透入,同时行震颤法行针。急性发作期每日1次,缓解期隔日1次或每周2次。5次为1疗程。适用于治疗胃下垂。

7. 粗长针疗法

(1)取穴:升胃主穴(剑突下1.5寸,右旁开5分)、升胃1穴(即肓俞穴)、升胃2、3、4穴(以上升胃四穴分别在脐左旁开5分,1寸、1.5寸、2寸)、升胃5穴(胃下极下1.5cm)。

(2)配穴:神经衰弱加内关、足三里;年老体弱加关元。

(3)方法:根据胃下垂的程度分别选用12寸、11寸、10寸、9寸等几种长度,直径在0.8~1.3mm粗的不锈钢针,常规消毒后,在升胃主穴进针,与腹壁呈35°角快速刺入皮下3分,然后针体沿皮下进针,通过中脘穴透向升胃1穴、或2、3、4穴,把针送到胃下极下1.5cm处,根据患者体质强弱或对针的耐受程度,施以轻、中、强刺激,然后留针30分钟,每日或隔日1次,10次为1疗程。适用于治疗胃下垂。

(二)灸治疗法

灸治一

1. 取穴:百会、足三里、关元、脾俞、胃俞、中脘。

2. 操作:每次选取3~5穴,多取俞募穴,以艾盒灸,每穴灸治10分钟。百会可用艾条悬灸,热力要大,以局部皮肤发红并有灼热感为度,亦可用桐籽大小艾炷行无疤痕灸,每穴灸7~9壮。以上治疗,隔1~2日1次,10次为1疗程。适用于治疗虚寒型胃下垂。

灸治二

1. 取穴:足三里、中脘、脾俞、胃俞、梁门,可据证型依照针刺疗法中内关、梁丘、气海、幽门、风池等穴位进行加减。

2. 操作:用艾条熏灸以上穴位,每穴5~10分钟,使局部和胃脘部发热为佳,亦可用艾炷灸,每穴灸7~9壮。或用隔药饼灸(内含健脾温阳理气的中药粉末),每日1次,10次为1疗程。适用于治疗虚寒型的胃下垂。

灸治三

1. 电药灸:将灸头置于中脘或脾俞、胃俞穴上,外覆盖以厚巾,以温热感为度,每次灸疗1小时。适用于治疗虚寒型的胃下垂。

(三)刮痧疗法

刮痧一

1. 配穴:脊柱两侧,肩上区,颈侧区,胸椎5~12及其两侧,上腹部,脐侧区,膝眼下。

2. 治法:用刮痧法。先刮脊柱两侧(3行),肩上区(1行),颈侧区各1行,再重点刮胸椎3~9及其两侧,中等力度刮5行,以出现痧痕为止。然后刮上腹部、脐侧区、膝眼下,均用补法。刮后再在神阙穴上拔火罐5~10分钟,温灸中脘、胃俞。每日1次。适用于治疗虚寒型的胃下垂。

刮痧二

1. 配穴:百会、脾俞、胃俞、中脘、大横、气海、关元、足三里。

2. 治法:用刮痧、点揉法。先点揉百会,再刮脾俞、胃俞,点揉中脘、大横、气海、关元,然后刮足三里。刮至出现痧痕为止,每穴点揉3~5分钟。用补法,每日1次。适用于治疗胃下垂。

刮痧三

1. 配穴:大椎、大杼、膏肓俞、神堂。配穴:肝俞、膈俞、脾俞、三焦俞、承满、梁门、足三里、上脘、中脘、关元、气海。

2. 治法:用刮痧法。先刮主穴至出现痧痕为止,再刮配穴(不必全用),并每日用补法刮配穴1次。适用于治疗胃下垂。

刮痧四

1. 配穴：天柱、大杼、膏肓、膈俞、脾俞、三焦俞、中脘、气海、足三里。

2. 治法：用刮痧法。用补法依次进行刨刮至出现痧痕为止，刮后并在神阙穴上拔罐 10 ~ 15 分钟，或在中脘、神阙、气海穴上施以温灸。每日 1 次。适用于治疗虚寒型胃下垂。

(四)推拿疗法

推拿一

1. 穴位及部位：除用毫针施术的穴位外，还有神阙、关元俞、气海俞、大肠俞、三焦俞、肾俞、胃部、腹部、足阳明胃经走行部位。

2. 主要手法：一指禅推法、按法、揉法、托法、㨰法、拿法、提法、捏脊法等。

3. 操作程序

(1)患者取仰卧位，医者先以拇指按揉中脘、神厥、气海、关元、足三里、阳陵泉、三阴交诸穴，每穴 1 ~ 2 分钟。继以右手四指并拢，指面和小鱼际着力托住胃部，由下向上反复托推 8 ~ 10 次，以腹部坠胀感减轻为度。然后，用掌揉法施于神阙穴，按逆时针方向揉 5 分钟。再以提拿法沿胸腹部足阳明胃经走行反复施术 5 ~ 10 次，以胃脘部温热感为度。

(2)患者取俯卧位，医者以一指禅推法及揉法施于脾俞、胃俞、关元俞、气海俞、大肠俞、三焦俞、肾俞诸穴，持续操作约 5 分钟。继以小鱼际肌用㨰法施术于背部俞穴，反复操作约 5 分钟。然后沿脊柱两侧自下而上用捏脊法捏拿背俞穴，并在以上背俞穴处施以重力按揉约 1 分钟。适用于治疗胃下垂。

推拿二

1. 取穴：中脘、下脘、梁门、足三里、内关、公孙、肝俞、胃俞、脾俞。

2. 主要手法：揉法、摩法、一指禅推法、㨰法、搓法、擦法等。

3. 操作程序

(1)嘱患者仰卧位，医者站其右侧，在胃脘部先用揉摩法 15 分钟。后以一指禅推法轻推中脘、下脘穴各 2 ~ 3 分钟。

(2)患者俯卧位，医者用㨰法循胸椎段两侧膀胱经循行线往返操作，约 10 分钟，重点按压肝俞、胃俞、脾俞穴约 5 分钟。

(3)患者取坐位，医者立其身后，用掌擦法同时擦患者的两胁肋部，以透热为度，擦热后，自上而下地搓两胁肋部，反复 3 ~ 5 遍。适用于治疗胃下垂。

推拿三

1. 取穴：鸠尾、中脘、气海、天枢。

2. 主要手法：一指禅推法、揉法、托法、指振法、摩法等。

3. 操作程序：患者取仰卧位。医者位于其右侧，先用轻柔的一指禅推法、揉法于腹部以鸠尾、中脘为重点，然后循序向下至腹部，以脐周及天枢、气海为重点治疗。并用托法，医者四指并拢，以罗纹面着力，自下向上托之，同时可用指振法在中脘穴和掌振法在上腹部振动。再用摩法以逆时针方向在腹部治疗，时间约 15 分钟。适用于治疗胃下垂。

推拿四

1. 取穴：中脘、气海、鸠尾、天枢、关元、膻中。

2. 主要手法：一指禅推法、摩法、揉法、托法、振法等。

3. 操作程序：病人屈膝仰卧位。术者坐于患者右侧，先用轻柔的一指禅推法、揉法于胸腹部，以膻中、鸠尾、中脘为重点，然后循序往下至腹部及少腹部，以脐周、气海、关元、天枢为重点，约10分钟。再用托法，根据胃下垂的不同程度，自下而上托之，同时可以用指振法在中脘穴和掌振法在上腹部振动。再用摩法在腹部以逆时针方向操作治疗，约15分钟，然后，病人改俯卧位进行背部治疗。适用于治疗胃下垂。

推拿五

1. 取穴：脾俞、胃俞、气海俞、关元俞、肝俞。

2. 主要手法：一指禅推法、按法、揉法、插法等。

3. 操作程序：先以一指禅推法施于背部两侧膀胱经，往返治疗约5分钟，然后按揉肝俞、胃俞、脾俞、气海俞、关元俞2~3分钟。接着病人改坐势，再以插法（右手四指并拢，掌心向后上指尖由左肩胛骨内下缘，向斜上方插入肩胛骨与肋骨间约2~3寸，同时左手掌顶住患者左肩部，两手呈合拢之势），持续1~2分钟，患者时有胃上提之感，随后缓缓将右手收回，插2~3次，然后再予同法左手插右肩胛内下缘。适用于治疗胃下垂。

推拿六

1. 取穴：中脘、气海、关元、天枢、膻中、脾俞、胃俞、气海俞、关元俞、肝俞、左肩胛骨。

2. 主要手法：一指禅推法、摩法、揉法、㨰法、振法、托法、插法等。

3. 操作程序

（1）患者屈膝仰卧位，医者坐于患者右侧，用轻柔的一指禅推法于中脘、气海、关元、天枢穴约1分钟。

（2）用托法，自下而上托左腹部。

（3）逆时针方向摩腹约1分钟。

（4）用振法于胃脘部约2分钟。

（5）患者俯卧位，医者用㨰法于背部膀胱经自肝俞至关元俞约5分钟。

（6）按揉肝俞、脾俞、胃俞、气海俞、关元俞约3分钟。

（7）患者坐位，以插法（右手四指并拢，掌心向后上指尖由左肩胛骨内下缘，向斜上方插入肩胛骨与肋骨间约2~3寸，同时左手掌顶住患者左肩部，两手呈合拢之势），持续1~2分钟，患者有胃上提之感，随后缓缓将右手收回，来回3~5次。

（8）患者仰卧位，臀部垫枕，静卧半小时。

4. 辨证加减

（1）胃脘胀满：消胀除痞。加按揉足三里、章门、期门，并以擦法使之透热。

（2）胃脘痛：理气和胃止痛。加按揉内关、足三里、脾俞、胃俞，按揉后加擦法，透热为度。

（3）腹泻：温阳止泻。揉摩气海、关元、天枢，并施擦法于肾俞、命门、八髎，以透热为度。适用于治疗胃下垂。

推拿七

自我推拿

（1）捏拉腹肌：取坐位或仰卧位，用两手的拇指和示指同时捏起上腹部的肌肉用力向上牵拉，然后松下，再改换牵拉部位，反复操作3~5次。

（2）点按中脘和天枢穴各1分钟，手法由轻到重。

（3）托左下腹：用左手小鱼际托起下垂的胃底，从左小腹开始，向上托至左肋下，反复操作20~30次。

（4）屈膝抬臀：仰卧屈膝，两足踏床面，将臀部抬起，然后再放下，抬时吸气，放时呼气，并收缩肛门，反复做30~50次。

(5)摇大腿：仰卧，把左大腿抬起，膝部伸直离开床面，然后以髋为轴，作下肢大幅度的旋转摇动，两下肢交替各做10~20次。

(6)仰卧起坐：仰卧，两手放在身体两侧，用腹肌收缩力使身体起坐，然后躺下。坐起时吸气，躺下时呼气，反复练习30~50次。

(7)注意事项：

①以上手法可以每日早晚各1次。

②精神不要过度紧张，情绪要稳定。饮食、起居要有规律，少食多餐，饭后少活动，不要吃生冷刺激及不易消化的食物。

③可以配合针灸、气功和药物治疗。胃下垂严重可用胃托帮助固定。

④无论是家人推拿，还是自我推拿过程中，都要适当加强自身腹肌的锻炼。锻炼的量可以由小到大，逐渐增加。

⑤平时尤其是饭后应少站，最好是饭后平卧半小时后再进行其他工作。适用于治疗胃下垂。

(五)运动疗法

运动一

1. 交叉抬腿　仰卧位，双下肢伸直，双上肢置于身体两侧。然后，膝伸直，缓慢抬起左腿（抬至自己能够的最大限度），再缓慢放下至左下肢与床面成5°~10°的角度，让左下肢不接触床面；接着抬起右下肢，放下右下肢要求同左下肢。如此反复。左腿抬起放下，再右腿抬起放下为一次，计10次。

2. 画圈踏车　仰卧位，双下肢伸直，双上肢置于身体两侧。然后，膝、髋稍屈曲，两下肢做划圈如踏自行车的动作。左下肢划一圈、右下肢划一圈为1次。先顺时针划圈15次，再逆时针划圈15次，共计30次。

3. 抱膝屈颈　仰卧位，两下肢并拢屈曲，两膝及大腿前侧尽量靠向腹部，两手手指交叉抱住膝部。然后，做前额向两膝靠的动作。当额部碰到膝部后，再慢慢回复仰卧位，但双手仍抱住膝部。如此反复，一上一下为1次，计30次。

4. 抱头弯腰　仰卧位，双手手指交叉置于枕部。然后，上半身慢慢向上成坐势，并继续将上半身尽量向下肢靠，即所称的“仰卧起坐”。起坐完，再慢慢躺下。一起坐一躺下为1次，计20次。在起坐时，腰部要保持直，两下肢也需伸直，不准弯曲。

5. 挺腹抬臀　仰卧屈膝，足掌平踩床面，双手掌贴附于腹部。然后，腹部向上慢慢抬起，臀部离开床面。腹部抬起时尽量抬高，最好能使背部也离开床面，此时以枕部和足掌作为支点。腹部抬起后，再慢慢放下。腹部的一抬一放为1次，计30次。适用于治疗胃下垂。

运动二

胃下垂的医疗体操方法，以卧位腹肌锻炼为主，辅以适量的腰背肌锻炼和腹式呼吸。

1. 平卧，休息片刻，作腹式呼吸，呼时收腹，吸时鼓腹，一呼一吸，使腹壁随呼吸而起伏，以助内脏上移。练习时可在臀部垫一软枕。

2. 平卧，手臂向上直伸，然后分别向该侧下方拉开，最后收回。

3. 平卧，屈起左下肢，使足跟紧靠臀部，然后伸直，以后右腿照样动作。左右腿交替进行。

4. 平卧，屈起两肘，用肘关节着床支持上身重量，使胸部挺起。

5. 平卧，抬起右腿，尽量使大腿和躯干成直角，再放下。然后换左腿，轮流进行。

6. 平卧，抬起双腿，使两足在空中作蹬自行车的动作，一腿伸直，一腿弯曲，交替进行。

7. 平卧，两手交叉置脑后，两腿不动，然后缓慢坐起，开始时如坐不起，可用手略加协助，以后逐渐训练不用手。

8. 平卧，屈起右腿，使大腿尽量贴近胸部和腹部放下，然后换左腿作同样动作。

9. 平卧，上肢外展 90°，扭转上身（臀部最好不动），先使左掌对准右掌心，回复原来位置，再以右手掌对准左掌心，轮流进行。

10. 平卧，屈起左腿，向空中踢出伸直再放下，然后换右腿，照样作。

以上各组动作，可按次序作，也可以选择其中几节锻炼。每组动作先作 4～5 遍，渐增至 6～10 遍左右，若能早晚备作一次，长期锻炼，可收到良好效果。适用于治疗胃下垂。

（六）体育疗法

坚持打太极拳，每日早晚各 1 次。可增进胃肠蠕动，有利于消化液的分泌。加速胃排空和食物的消化吸收，增强腹肌和胃壁肌肉张力，有利于胃下垂的康复。

（七）气功

1. 仰卧　两腿屈膝成 115°左右，两足轻抵床档，臀部垫高 5cm 左右，头枕高 10cm 左右，全身放松，双目轻闭。细缓地深吸气，稍停蓄气再慢慢地呼出，行腹式呼吸，并结合舌尖运动，即吸气时舌抵上腭，呼气时放下。意念丹田穴处。每日早晚和上下午共练功 4 次，每次 30～60 分钟，可逐步延长时间。

2. 仰卧于床　两足自然分开，两腿屈膝，足掌着床成弓形。左掌贴于中脘穴，（女性相反），右掌贴于左掌掌背；右手内劳宫穴与左手外劳宫相对；右手食指贴于左手神门穴，拇指扣于腕部；其余三指顺食指自然贴于小鱼际。片刻之后，两手从右腹部向下腹部再向左腹部贴腹划圆揉腹 36 圈，随之再反方向划圆揉腹 36 圈。此功法在睡觉前和起床前练习，效果较好。

3. 还可选内养功、真气运行法、太极内功　练功 3 个月，有较好效果。

（八）音乐疗法

音乐可调节大脑皮质，使体内有益于健康的激素、酶类、多肽、乙酰胆碱等数量增多。轻松优美的音乐能娱悦身心，宣调气血，养生治病，对缓解胃下垂的症状有辅助功效。有利于胃下垂的康复。

（九）饮食疗法

1. 黄芪粥　用生黄芪 60g，煎取浓汁，加入粳米 60g 和红糖同煮。具有健脾益气之功效，适用于治疗气虚不复之胃下垂患者。

2. 茯苓鸡肉馄饨　用茯苓 60g，鸡肉 120g，面粉适量，豆豉汁等调味品少许而成，具有健脾养胃，补中益气之功效，适用于治疗胃下垂中气不足，脾虚胃弱之患者。

3. 酿猪肚　用猪肚 1 个，党参 16g，陈皮 15g，猪脾 2 枚，葱白 10 茎，椒壳 1g，生姜 5g，粳米 50g 而成，具有健脾益气，补虚止泻。适用于胃下垂患者久病脾胃虚弱，中气不足，久泻脱肛，食少不化，反复发作等。

4. 鳇鱼黄芪粥　用场鳇鱼肉 200g，生黄芪 50g，大米 150g，姜丝 3g，葱末 5g，味精 2g，精盐 3g，胡椒粉 2g，料酒 10ml。

制法：将生黄芪洗净，用干净纱布包好；鳇鱼肉洗净；大米淘洗干净，备用。锅内加水适量，放入鳇鱼肉、黄芪袋、精盐、姜丝、葱花、料酒共煮粥，熟后拣出黄芪袋，调入味精、胡椒粉即成。每日 1 剂，分 2 次服完，连服 10～15 天。可治疗胃下垂、肾下垂等。

5. 胡椒猪肚粥　用白胡椒 8g，猪肚 150g，大米 100g，姜丝 3g，葱末 6g，精盐 2g，味精 2g，香油 2g，料酒 15ml。

制法：将猪肚洗净，放入开水锅中焯 2 分钟，捞出，过凉，切丝；大米淘洗干净，备用。锅内加水适量，放入猪肚丝、大米、姜丝、葱末、精盐、料酒共煮粥，熟后调入胡椒粉、味精、香油即成。每日 1 次，连服 7～10 天。用于治疗胃下垂。

6. 莲子香菇肚片　用猪肚300g，莲子50g，香菇20g，食用油、姜片、葱段、料酒、精盐、味精、湿淀粉、香油各适量。

制法：将香菇用清水泡发，去杂洗净；莲子用温水浸软，剥除莲芯；猪肚反复洗净，入沸水锅中焯一下，捞出过凉，挤干水分，切成4cm长、2cm宽的薄片，备用。炒锅上火，加油烧热，下姜片、葱段、肚片煸炒，放入莲子、香菇、精盐、料酒及清水适量，大火烧沸，撇去浮沫，改用文火炖烂，点入味精，用湿淀粉勾芡即成。用于治疗胃下垂。

7. 六味牛肚沙锅　用枳壳30g，白术、陈皮、茯苓、生姜各10g，牛肚500g，精盐、味精、香油各适量。

制法：将枳壳、白术、陈皮、茯苓、生姜用纱布包好，牛肚洗净，共置沙锅内，加水炖沸1小时，拣出药袋不用，取出牛肚切片，再置沙锅内，加精盐、味精、香油调匀即成。用于治疗胃下垂。

8. 猪脾枣米粥　用猪脾2具，大枣10枚，粳米100g。

做法：将猪脾洗净切片，锅中微炒，加入大枣、粳米添水煮粥，可酌加白糖调味。空腹服食，每日1次。半个月为一疗程。用于治疗胃下垂。

9. 莲子山药粥　用猪肚1只，莲子、山药各50g，糯米100g。

做法：将猪肚去除脂膜，洗净切碎，莲子、山药捣碎，和糯米同放锅内，加水文火煮粥。早晚2次食完，隔日1剂。10天为一疗程。

10. 用肥大乌雄鸡1只（去内脏），生黄芪30g放入鸡腔内，冬天可再塞入野鸡翅1双，缝肚，入砂锅，放清水，文武火炖极烂，空腹饮汤食肉，分日食尽。用于胃下垂脾虚气陷型。

11. 石斛20g，谷芽、麦芽各12g，水煎取汁，入白蜜30g，和匀饮服。用于胃下垂胃阴不足型。

12. 山药30g，生薏苡仁30g，共煮粥，空腹服食。用于胃下垂湿热者。

13. 佛手（洗净）入锅，水煎煮去渣，取汁。粳米100g，加水适量，先用武火烧沸，再用文火煮。半熟时加入佛手汁、冰糖，煮粥。用于胃下垂气滞者。

五、调摄护理

本病多见于体型比较瘦弱，腹壁松弛，肌肉不坚者，因此适当地进行体育煅炼，增加肌力，还是有所裨益的。要注意饮食营养，选择食物要富有营养，易消化、体积小，动物蛋白及脂肪的含量要多一些。蔬菜、米、面类食物可以少一些，少吃多餐，禁止暴饮暴食，进餐后要平卧一段时间，均有助于胃下垂的恢复。胃下垂的预后较好，但也可因患者的体质、慢性疾病等因素影响和治疗不及时而产生慢性扩张，胃扭转，直立时晕厥、心悸，低血压等病症。

六、按语

1. 胃下垂引起的原因主要是膈肌松弛，临床上以上腹部不适，多在餐后、站立及劳累后加重、易饱胀、厌食、嗳气，恶心与便秘等消化不良症状为多见。西医目前对本病尚缺乏有效的治疗方法，主要是饮食调整，以及助消化药物的运用。

2. 针刺、灸治、推拿治疗胃下垂对于改善症状、升胃提胃具有重要临床价值。灸治疗法和其他如埋线、穴位注射法，若能坚持，疗效理想而巩固。但针刺法，尤其是透穴、芒针法，需注意针行于肌层，不可刺入腹内，以防刺穿横结肠。推拿手法宜缓和从容，力量由轻渐重，逐渐加力。要注意解剖位置的变化，使手法治疗准确无误，否则会加重下垂程度。另外，本病的根本是脾胃功能虚弱，针灸上的提胃方法虽能改善症状，提升胃体，但仅是治标之法，需积极调整脾胃功能，才可保持疗效持久。

3. 运动、气功、音乐、饮食等疗法，对防治胃下垂疗效肯定。

第7章　功能性消化不良

一、概述

功能性消化不良又称非溃疡性消化不良，是消化不良症候群中的一类。是指病人有持续或反复发作性的上腹部不适、餐后饱胀、嗳气、早饱、厌食、恶心、呕吐、返酸、烧心以及胸骨后疼痛等消化不良症状。但内镜检查未发现溃疡、糜烂和肿瘤，亦无肝胰胆等器质性疾病的患者。并且排除了糖尿病、结缔组织病等全身性疾病所表现的一组症候群。其发病原因目前认为与胃肠动力障碍和精神、心理、应激等因素有关。本病发病率高，国内人群中患病率在10%～30%，占消化内科门诊就诊人数的40%左右。

本病多属中医学“胃痞”“胃痛”“胃胀”等病证范畴。

二、病因病理

（一）西医的病因病理

1. 胃与十二指肠炎症　有人发现本病患者100%有胃炎，其中22.2%同时有十二指肠球炎。

2. 胃运动功能失调　主要是胃窦功能异常，胃排空减慢，排空延缓与迷走神经张力低，迷走神经功能障碍，胃肠肌间神经丛异常有关。

3. 幽门螺旋杆菌（HP）感染　它与功能性消化不良关系尚未肯定，有人认为HP感染与腹胀、嗳气有关。

4. 情绪、心理因素　有的患者有不安、神经质、抑郁、生理性感觉过敏等，用安慰剂有效。

5. 性别　功能性消化不良以50岁以下绝经前女性多见，50岁以上男女发病率无显著性差异；提示可能与雌激素水平有关。

6. 药物因素　如红霉素、奎诺酮类抗生素等药可能损伤胃黏膜。

7. 遗传因素　尚未发现遗传与功能性消化不良发病有任何关系，但有研究发现功能性消化不良有家庭聚集现象。

（二）中医的病因病机

1. 情志失调　思虑伤脾，或郁怒伤肝，肝失调达，横逆犯胃；土虚木乘，中焦气机升降失职，脾不升清，胃不降浊，气机郁滞，故出现脘胀、泛恶。

2. 饮食不当　过食肥甘生冷，或嗜酒，饥饱无度，脾胃受损，运化失健，湿浊内生，郁久化热，湿热内蕴，阻滞气机，使中焦升降失司，清气不升，浊气不降，出现胃脘胀满、纳少、泛恶等症状。

总之，功能性消化不良病位在胃，涉及肝脾二脏，脾胃虚弱为本，气滞、痰湿、食积、血瘀等邪实为标，往往本虚标实，虚实夹杂。

三、临床诊断

（一）辨病

1. 病史　否认溃疡、糖尿病、结缔组织病等病史。

2. 症状　上腹部不适，餐后饱胀，腹部胀气，嗳气，易饱，厌食，恶心，呕吐，烧心，返酸，胸骨后疼痛，反胃等。

3. 体征　无明显阳性体征。

4. 辅助检查

(1)胃镜和钡餐造影检查:未见胃、十二指肠的溃疡、糜烂、肿瘤等,未发现食管炎。

(2)B 型超声检查:B 超(或结合 CT)可除外肝、胆、胰等器质性病变引起的消化不良。

(3)血、尿、粪及生化检查:经血、尿、粪三大常规,尿淀粉酶,尿胆红素,肝功能,甲胎蛋白,癌胚抗原等项检查,可除外因肝、胆、胰等疾病引起的消化不良。

(4)有关胃排空和运动的检查:

①X 线检查:用不透 X 线钡剂制成钡胶条,与一定量营养物混合餐后,在不同时间内进行拍片,了解钡条排空情况。

②实时 B 型超声:进食一定量营养物后,动态测定胃窦横截面面积,或同时测定胃窦纵切面,通过截面积或体积的变化来判断排空速度。本法主要适用于液体排空的检测。

③腔内压力测定:可通过末端开放导管灌注系统或微型压力传感器来检查胃腔内压力,还可检查食管末端压力,以观察胃、食管运动情况。同时食管压力测定也是食管 pH 值检查方法的基础。

④胃电图:在某些地区已经开展,在排除器质性病变的前提下,对功能性消化不良胃动力障碍的性质有一定诊断意义。

⑤其他检查方法:如吸收试验、胃窦壁运动记录,幽门压力测定,恒压器法,腔内电极胃肌电图等方法也在实验中应用。

(二)鉴别诊断

1. 胃和十二指肠溃疡　溃疡型功能性消化不良,以上腹痛为主要表现,可有夜间痛、饥饿痛,与消化性溃疡特别是十二指肠溃疡十分相似,因此必须进行内镜及(或)X 线钡餐检查以资鉴别。

2. 慢性胃炎　动力障碍型消化不良以上腹胀、早饱、嗳气为主要表现,与慢性胃炎相似,胃镜检查可以鉴别。

3. 胰胆疾病　胆石症可以出现餐后疼痛、腹胀,慢性胰腺炎和胰腺癌均可出现腹胀、食欲减退,B 超、CT、ERCP 等检查可资鉴别。

4. 胃癌　早期胃癌的表现多有食欲减退,极易误诊为功能性消化不良而延误诊断,要特别警惕,并及时内镜检查或活检。

(三)辨证

1. 邪热内结　心下痞满,按之软或痛而拒按,胸膈满闷,烦躁口渴,大便秘结,舌红、苔黄或腻,脉滑。

2. 饮食积滞　胸脘满闷,纳呆,恶心呕吐,嗳腐吞酸,舌淡红,舌苔厚腻,脉弦滑。

3. 痰湿内阻　胸脘满闷,头目眩晕,身重倦怠,恶心欲吐,痰多,咯出不爽,舌淡,舌苔浊腻。脉滑。

4. 肝郁气滞　胸脘痞满,两胁作胀,或时叹息,嗳气频作,心烦易怒,舌淡,舌苔薄白,脉弦。

5. 脾胃虚弱　心下痞满,腹胀,喜热,喜按,倦怠无力,大便溏稀,舌淡,舌苔薄白,脉沉细。

(四)辨证要点

一般来说,脾胃虚弱为本,气滞、食积、痰湿、血瘀等邪实为标,往往是本虚标实。病初以实证多见,病久则虚实夹杂。临床辨证,当分虚实。如邪在肌表,反攻其里,饮食伤胃,肝气犯胃,寒湿或湿热中阻等，多属实证，脾胃虚弱，中气亏虚，气滞不畅，为虚证。实证则胀闷不适，痛急而拒按，治疗较易收效；虚证则隐痛而喜按，病情缠绵难愈。

四、临床治疗

（一）针刺治疗

1. 毫针疗法

毫针一

（1）主穴：肝俞、脾俞、胃俞、膻中、章门、中脘、足三里、三阴交、太冲。

（2）配穴：头痛失眠者加风池、百会、神门；伴便秘或腹泻者加天枢、上巨虚。

（3）操作：每次选用4～6穴，肝气犯胃者用强刺激手法，脾失健运者用轻刺激手法，留针30～40分钟，每周5次，不拘疗程。适用于治疗功能性消化不良。

毫针二

（1）主穴：中脘、足三里、内关、胃俞、脾俞、肾俞。

（2）配穴与操作：肝胃不和，加肝俞、期门、膈门、梁门、梁丘、阳陵泉，用泻法。饮食积滞者，加梁门、下脘、天枢、脾俞、支沟，用泻法，强刺激。脾胃虚弱者，加章门，用补法，另外加灸脾俞、胃俞、下脘、气海、关元、天枢。胃阴不足者，加三阴交、太溪，用补法。胃热者，刺金津、玉液出血。胃寒者，主穴加灸。每日1次，10天为1疗程。适用于治疗功能性消化不良。

毫针三

（1）实证：取足厥阴肝经、足阳明胃经穴位为主，以毫针刺，采用泻法。常取足三里、天枢、气海、中脘、内关、期门、阳陵泉等。适用于治疗功能性消化不良。

（2）虚证：取背俞穴、任脉、足太阴脾经、足阳明胃经穴为主，毫针刺，采用补法。常取脾俞、胃俞、中脘、内关、足三里等。适用于治疗功能性消化不良。

2. 耳针疗法

耳针一

（1）取穴：脾、胃、肝、交感、大肠、小肠。

（2）方法：实证宜针刺法，一般刺入深度为2～3分，按顺时针方向中等幅度捻转，留针5～10分钟，1日1次。虚证宜采用埋针法，亦可用针刺法。埋针一般埋1～2穴，采用针刺法时同上法，应按逆时针方向小幅度捻转，留针10～20分钟，隔日1次，10次为1个疗程。适用于治疗功能性消化不良。

耳针二

（1）主穴：脾、胃。

（2）配穴与方法：以上腹痛、饥饿痛为主的（溃疡样型）加神门、十二指肠、交感、皮质下、口；以腹胀、脘痞为主的（运动障碍型）可选大肠、小肠、交感；以胃脘不适、烧心、返酸、胸骨后痛为主的（胃食管反流样），加配肝、胆、胰、三焦；以嗳气、反胃、恶心为主的（吞气型），可选配肝、膈、三焦、小肠。适用于治疗功能性消化不良。

（二）推拿疗法

推拿一

1. 取穴：中脘、气海、天枢，章门、足三里、阳陵泉、三阴交、公孙、肝俞、胃俞、三焦俞、曲池、手三里、内关、外关、合谷等。

2. 主要手法：按法、摩法、振动法、揉法、搓法、擦法等。

3. 操作程序

(1)患者仰卧位,双膝屈曲,医生立患者右侧,左手重叠在右手上,在胃脘中按顺时针、逆时针方向各按摩50~100次,再用振动法按上述顺序反复5次,然后按中脘、气海、天枢,擦章门,再按足三里、阳陵泉、三阴交、公孙。

(2)患者俯卧位,用按摩方法在脊柱两旁沿膀胱经顺序而下至三焦俞止,然后指按揉肝俞、胃俞、三焦俞,往返操作5~10遍。

(3)患者坐位,按肩井,循时而下,刺激曲池、手三里、内关、外关、合谷穴。最后以轻快的手法搓揉其两肋,由上而下,往返操作5~10次。对胃脘烧灼样痛、嗳气者,揉内庭、太冲。对胃脘隐隐作痛,神疲乏力者,擦内椎、肾俞。上法每日1次,15次为一疗程。适用于治疗功能性消化不良各种证型。

推拿二

1. 常用穴位及部位:肝俞、脾俞、膻中、中脘、气海、内关、足三里、太冲、背部、上腹部、肘以下的手厥阴经、膝以下足阳明经和足厥阴经的循行部。

2. 主要手法:一指禅推法、揉法、摩法、点压法和按法。

3. 操作程序

(1)患者俯卧,医者用掌根揉背部约5分钟,之后在肝俞、脾俞、胃俞等穴施以点按法各1分钟,再在背部用横擦法,以透热为度。

(2)患者仰卧,医者用按揉法或一指禅推法施于膻中、中脘、梁门、期门、气海等穴各1分钟,再以手掌团摩腹部5分钟,并点压或用拿法施于梁丘、足三里各1分钟。

(3)患者坐位,点压或拿内关、肩井,在背部用震荡法结束治疗。适用于治疗功能性消化不良各种证型。

推拿三

1. 取穴:中脘、气海、关元、天枢、肝俞、胆俞、脾俞、胃俞、三焦俞、肾俞、气海俞、大肠俞。

2. 主要手法:摩法、揉法、按法、㨰法、擦法、斜扳法。

3. 操作程序

(1)患者仰卧位,医者施摩法于中脘、天枢、气海、关元穴约8分钟。

(2)掌根揉中脘、气海、关元穴约5分钟。

(3)患者俯卧位,医者施㨰法于腰部,自肝俞到关元俞,来回3~5遍。

(4)按揉肝俞、胆俞、脾俞、胃俞、三焦俞、肾俞、气海俞、大肠俞、关元俞,每穴各半分钟。

(5)施擦法于两侧膀胱经及骶部,以透热为度。

(6)施腰椎斜扳法,对棘突偏歪且有压痛的节段,予以复位。

4. 辨证加减

(1)呕吐甚者:重点按揉脾俞、胃俞、肝俞、三焦俞、内关穴,再擦热以上俞穴,以温中止呕。

(2)嗳气甚者:加按揉膻中、膈俞、肝俞、胆俞、章门、期门穴,以理气和胃。

(3)胃病甚者:加点按脾俞、胃俞、足三里以和胃止痛。适用于治疗功能性消化不良各种证型。

推拿四

1. 腹部推摩法　患者仰卧。术者立于患者头后方,双手平掌并列,并以拇指掌面着力为主,自上腹鸠尾穴向下直推至关元穴,向两边分摩,当拇指达髂前上棘后,再回升至原位,作第二次推摩。反复30~50次。

2. 指分腹阴阳法　患者仰卧。术者位于患者侧方，以双拇指腹着力，自剑突下沿肋弓下缘分抹至腰旁。反复30~50次。

3. 双掌摩腹法　患者仰卧，暴露腹部或隔一层无纽内衣。术者坐于患者右侧，以两手平掌着力，作顺时针方向旋摩。左手始终贴于腹部环转不起手，右手从左手尺侧落下跟随左手环转近一圈时，再从左手桡侧起上来，又从左手尺侧落下去。如此周而复始50~80次，频率为40~70次/分。

4. 摩中脘法　患者仰卧。术者坐于患者右侧，以右手全掌或掌根或四指腹或大鱼际为着力点，在中脘穴作环形或摆动式摩动2~5分钟，频率为60~100次/分。

5. 肋弓下疏法　患者仰卧。术者坐于患者右侧，以双手四指腹着力，沿肋弓下缘自左向右交替作曲线摩动30~50次。手法要求轻柔缓和。适用于治疗功能性消化不良各种证型。

推拿五

1. 实证　患者取仰卧位，取中脘、天枢、气海、关元等穴。以一指禅法缓慢从中脘推至气海，往返5~6遍，每日1次。适用于治疗功能性消化不良。

2. 虚证　患者取俯卧位，取脾俞、胃俞、大肠俞、小肠俞、长强等穴，用㨰法。从上至下，往返3~4遍，至局部出现热胀感为宜。适用于治疗功能性消化不良。

推拿六

自我按摩：

患者双手掌心相搓至热，然后掌心置于剑突下，向顺时针和逆时针方向各揉30次，每日2~3次，能调理气机，清除痞满；取足三里穴，以右手拇指按摩足三里穴，力量逐渐加大，向顺时针和逆时针各揉50次，使局部有酸胀、困、麻感为宜，然后以左手拇指以同样的方法按摩左足三里穴，具有调理气机，减轻痞病之功。适用于治疗功能性消化不良。

推拿七

足底按摩：

按摩部位：脾、大小肠、太阳神经丛、横膈膜、胸腔反射Ⅰ区。严重者加按胃、胰脏、十二指肠、肝胆、泌尿系统。

1. 太阳神经丛　位于双脚脚底二三趾脚掌骨关节下方，肾脏上方，用手触摸时有一凹陷的感觉。按摩方向是由下往上扣按摩。

2. 胸腔　位双脚脚背二三四趾往下脚掌前半段为胸腔反射区。胸腔最主要可保护胸部内各器官。按摩时要由脚背末端往脚后跟方向按摩。

3. 横膈膜　位双脚脚背约中央处，有半圆弧的反射区。按摩方向是从小趾头方向划半圆至大脚趾的方向。

4. 胃　在双脚大脚趾下方第一骨头下方的凹陷处。请注意左脚按摩方向是由外往内，右脚按摩方向是由内往外。

5. 胰脏　在双脚脚底内侧胃的下方，触摸时有微凸颗粒的感觉。请注意左脚按摩方向是由外往内，右脚按摩方向是由内往外。

6. 十二指肠　位于双脚脚底内侧胰脏下方与膀胱反射区上方，用手触摸时会有凹陷的感觉。请注意左脚按摩方向是由内往外，右脚按摩方向是由外往内。

7. 肝胆　位右脚脚底一半上方与三四趾脚掌关节下方是肝反射区。另用手触摸时有一长条凹陷的沟是胆的反射区。按摩方向是由下往上方向按摩。适用于治疗功能性消化不良。

（三）心理疗法

对于部分功能性消化不良患者，可给予安慰剂或心理暗示等疗法，往往可取得较好疗效。

（四）饮食疗法

1. 橘皮土豆粥　橘皮10g，土豆120g，大米100g，白糖35g。将橘皮洗净，切丝，用干净纱布包好；土豆去皮，洗净，切成小块；大米淘洗干净，备用。锅内加水适量，放入橘皮袋、大米煮粥，五成熟时加入土豆块，再煮至粥熟，拣出橘皮袋，调入白糖即成。每日1~2次，空腹服用，连服1个月。适用于功能性消化不良的胃脘疼痛、消化不良之症。

2. 白萝卜粥　白萝卜150g，大米100g，精盐1g，味精2g。将白萝卜洗净，切成小块；大米淘洗干净，备用。锅内加水适量，放入大米煮粥，五成熟时加入白萝卜块，再煮至粥熟，调入精盐、味精即成。每日2次，连服3~5天。适用于治疗功能性消化不良之食积胸闷之症。

3. 益脾饼　白术30g，干姜6g，熟枣肉50g，内金20g，面粉250g，菜油、食盐等调味品适量。温中益气，消食开胃，健脾止泻作用。适用于治脾胃虚寒，食积内停，食少难消，脘腹痞胀之症。

4. 五香槟榔　槟榔200g，陈皮20g，丁香、豆蔻、砂仁各10g，食盐少许。有化湿消滞、理气健脾作用。适用于治疗湿滞肠胃，消化不良，脘闷饱胀之症。

5. 茼蒿鸡子粥　新鲜茼蒿150g，鸡蛋1个，大米100g，鸡汤250ml。将茼蒿洗净，切成碎末；大米淘洗干净，备用。锅内加水适量，放入大米、鸡汤煮粥，八成熟时加入茼蒿末，再煮至粥熟，打入鸡蛋，搅匀即成。每日1~2次，连服7~10天。适用于治疗上腹部满闷不适之症。

6. 芋头肉丝粥　鲜芋头120g，猪瘦肉60g，玉米糁100g。将芋头去皮，洗净，切成小块；猪瘦肉切丝，备用。锅内加水适量，水开后，撒入玉米糁（边撒边搅动，以防粘连），再加入肉丝共煮粥，五成熟时加入芋头块，再煮至粥熟即成。每日2次，可长期食用。用于脾胃虚弱所致的消化不良之症。

7. 山药大枣粥　山药150g，大枣9枚，大米100g。将山药洗净，去皮，切成小块；大枣、大米去杂，洗净，备用。锅内加水适量，放入大枣、大米煮粥，五成熟时加入山药块，再煮至粥熟即成。每日1~2次，可长期食用。适用于治疗脾胃虚弱所致的消化不良之症。

8. 小米鸡子粥　小米100g，鸡蛋1个，白糖30g。将小米淘洗干净，备用。锅内加水适量，放入小米煮粥，熟后打入鸡蛋，调入白糖，搅匀即成。每日2次，空腹食用，可长期服食。用于脾胃虚弱所致的消化不良之症。

9. 鸡内金粥　鸡内金30g，大米60g。将鸡内金洗净，切成小块；大米淘洗干净，备用。锅内加水适量，放入鸡内金块、大米煮粥，熟后即成。每日2次，连服15~20天。

功效：鸡内金性平，味甘，有健脾和胃、消食化滞、固精止泻等功效，可用于治疗脘腹胀满、食积不化、遗精、泻痢诸症。适用于治疗脾胃虚弱所致的上腹胀满、消化不良之症。

10. 洋葱鸡肉粥　洋葱150g，鸡脯肉60g，大米100g，精盐1g，味精2g。将洋葱洗净，切成小块；鸡脯肉切成细丝；大米淘洗干净，备用。锅内加水适量，放入大米煮粥，五成熟时加入洋葱块、鸡肉丝，再煮至粥熟，调入精盐、味精即成。每日1~2次，连服7~10天。适用于治脾胃不和所致的上腹冷痛、食积不化等症。

11. 菱粉鸡子粥　菱角粉30g，鸡蛋1个，大米100g，大枣6枚，红糖30g。将大枣、大米去杂，洗净。锅内加水适量，放入大米、大枣煮粥，熟后打入鸡蛋，投入菱角粉、红糖，搅匀即成。每日2次，连服7~10天。适用于治疗脾胃虚弱所致的纳食减少、营养不良之症。

12. 鲳鱼扁豆粥　鲳鱼1条（400g），鲜扁豆50g，大米200g，姜丝3g，葱末3g，精盐2g，味精

2g,料酒5g,胡椒粉2g。将鲳鱼去鳞,去鳃,去内脏,洗净,入沸水锅内氽一下捞出,沥干水分备用。扁豆、大米去杂,洗净,备用。锅内加水适量,放入大米、鲳鱼、扁豆、姜丝、葱末、精盐、料酒共煮粥,熟后调入味精、胡椒粉即成。食用时拣去骨、刺。每日1剂,当日分2次食完;隔日1剂。用于脾胃虚弱所致的消化不良、身体羸瘦之症。

13. 刺梨粥　鲜刺梨150g,大米100g,白糖30g。将刺梨洗净,去皮,去核,切成小块;大米淘洗干净,备用。锅内加水适量,放入大米煮粥,六七成熟时加入刺梨块,再煮至粥熟,调入白糖即成。每日2次,连服10~15天。用于消化不良所致的上腹胀满、疼痛等症。

14. 猕猴桃粥　猕猴桃120g,大米100g,白糖30g。将猕猴桃去皮,切成小块;大米淘洗干净,备用。锅内加水适量,放入大米煮粥,八成熟时加入猕猴桃块,再煮至粥熟,调入白糖即成。每日1~2次,连服7~10天。用于脾胃失和所致的消化不良之症。

五、调摄护理

加强饮食护理避免多食,少进刺激性食物,饮食宜清淡,少进脂肪等易使胃排空延缓的食物;勿急躁发怒,鼓励病人保持平和的心态,力争情绪处于稳定状态。合理安排生活要自我调节生活节奏,使精神放松,适当参加体育锻炼,有助于促进胃肠运动的协调。功能性消化不良与胃食道反流症、消化性溃疡、心肌缺血、胆石症等病在症状上有相似之处,应对病人进行长时间观察,以排除器质性疾病。

六、按语

1. 功能性消化不良当从痞满、胃痛等论治。其病机关键是中虚不运,肝郁气滞,病初实证为多见,久则见虚实夹杂,寒热错杂之证。临床治疗应以开其郁滞,调其升降,健脾和解为原则。

2. 针刺、灸治、推拿疗法治疗功能性消化不良疗效尚好。

3. 心理疗法、饮食疗法,对防治本病都有积极作用。

第 8 章　肠易激综合征

一、概述

肠易激综合征(IBS)是一种具有特殊生理病理基础的、独立的、肠功能紊乱性疾病。肠道无结构上的缺陷,但对刺激的生理反应过度或出现反常现象。是消化系最常见的功能紊乱,为消化道、精神状态及肠腔因素三者相互作用所致的综合征。临床出现腹痛、腹胀、排便习惯和大便性状异常、排便过程异常及排便不尽感等症状。常伴有心悸、气短、胸闷、手足多汗、多尿等植物神经功能紊乱表现。持续存在或间歇发作,而又缺乏形态学和生化学异常改变可以解释的症候群,其特征是肠道功能的激惹性。过去有“过敏性结肠炎”“神经性结肠炎”“痉挛性结肠炎”“结肠痉挛”“结肠敏感”“结肠功能紊乱”“激惹结肠”等之称。据统计,本病发病率约为 15%,发病患者占消化道疾病门诊量的 1/3。本病一般预后良好,经过适当的治疗,大部分病例可得到暂时缓解,少数可得到缓解,也有一部分变成其他疾病。

本病大致相当于祖国医学的“腹痛”“泄泻”“下痢”“便秘”等范畴。

二、病因病理

(一)西医的病因病理

1. 病因

(1)情绪因素:情绪与过敏结肠有密切关系。情绪是加剧过敏结肠的因素,但不是原发因素。如严重焦虑、抑郁、恐惧、激动及心理变异等因素可导致自主神经功能紊乱,引起结肠内分泌功能障碍。有报告 IBS 患者因情绪紧张等诱发者占 45%,有精神病史者占 54%,而有器质性疾病者仅占 12.5%。

(2)感染因素:有些患者是因为肠道感染如细菌性痢疾、沙门氏菌属感染等,感染治愈后遗留下 IBS 临床表现,持续不愈或反复发作,可能是因为肠道感染或直肠器质性病变后,使直肠对压力刺激的阈值改变,从而使结肠生理反射亢进减弱,反应性改变的原故。有一些 IBS 症状的患者发病前曾患细菌性痢疾,经针对细菌性痢疾治疗后,痢疾症状缓解,细菌学检查转阴,但随后逐渐发生 IBS 症状,而反复作细菌学检查和内镜检查未能发现细菌性痢疾复发或慢性细菌性痢疾的证据。

(3)饮食和药物因素:有些患者常因饮食粗硬、油腻、生冷和对某些食物“过敏”加重或诱发。近年,酒精对胃肠运动功能的影响日益受到重视,急慢性酒精中毒者可延长肠道通过时间。或患者对有损胃肠道黏膜的药剂、润肠剂或轻度泻剂耐受力差,往往易引起复发。

(4)遗传因素:很多人从童年开始就有症状,并常有家族史,说明与遗传有关。

(5)胃肠道激素:胃肠道激素可能与肠道功能性疾病的发病有关,主要是血管活性肽(VIP)和脑肠肽的释放增加,说明神经和内分泌的调节参与了应激反应。

(6)气候:有的患者对气候“过敏”,多因腹部受凉或吸入凉风寒气而发作,或对阴冷、雨湿敏感。

2. 病理　肠易激综合征除有病理生理上的改变,如肌电和结肠等运动改变,如某些内分泌或其反应性改变(如缩胆囊素增加结肠收缩、肾上腺髓质在“神经性腹泻”患者活动性增加)和对副交感神经药物之反应性增加外,纤维肠镜可见肠管痉挛、充气激惹性疼痛,黏液分泌可能增加或可有极轻度的充血、水肿，而活体组织检查并无明显的病理病变。需要进一步深入的研究。

（二）中医的病因病机

1. 感受外邪　感受外邪，内犯脾胃，运化失职，为泄泻；气机阻滞，不通则痛，发为腹痛。

2. 情志失调　忧思恼怒，情志不畅，肝失调达，疏泄失职，脾运失健，水谷不化，湿邪内生，气机阻滞，大肠传导失职，为泄泻。

3. 饮食不节　饮食过量，宿食内停；不节肥甘，呆胃滞脾，过食生冷，损伤中阳，嗜食辛辣，胃中郁热，凡此皆可使脾胃运化失司，水谷不化，气机阻滞，为腹痛泄泻。

4. 久病体虚　素体虚弱或久病体弱，脾阳不足，温运失职，或肾阳虚弱，火不暖土，运化无权，水谷精微混杂而下形成泄泻；脾肾阳虚，阴寒内生，寒凝气滞，不通则痛，而致腹痛；阳气虚衰，阴寒内盛，凝滞肠胃，阳气不运，津液不行，或脾肾阴虚，肠腑失濡，又可形成便秘。

三、临床诊断

（一）辨病

1. 症状

（1）腹痛：腹痛是 IBS 最常见的症状，常在餐后及便前呈阵发性左、中、右下腹或左上腹绞痛，或为胀痛、钝痛，一次持续数分钟或数小时，部分排便后缓解，范围局限或广而定位模糊。一般无放射痛，无睡眠中痛醒者。

（2）腹泻：最为常见，以小肠运动功能紊乱、蠕动过速所致的水泻、稀溏便为主。多无腹痛，常有肠鸣即稀溏泻，排便痛快，每日可 5～6 次或超过 10 次。情绪波动、进餐不适、受凉等诱因明显，过去称之为神经性腹泻。少数患者的粪便夹杂不消化的食物残渣，无脂肪泻，可持续数十年，但极少因腹泻而营养不良、脱水、电解质和酸碱平衡失调。

（3）便秘：是由于结肠痉挛，结肠排便运动失调引起，粪便常呈羊粪或栗子状干硬便。

（4）便秘与腹泻交替：因医源性、药源性及不同诱因所致，其交替频率及病程因人而异。

（5）黏液便：以结肠或回肠的肠管分泌功能亢进引起的黏液便为主要症状，多伴左下腹痛，排便次数增多，粪质多为糊状便，内中混有数量不等的黏白冻样黏液，有时还可有黏糊之管型排出。本型不多见。既往称之为“黏液性肠炎”。

（6）排便不尽感，直肠坠胀感，排便窘迫感，腹胀、嗳气，部分兼有失眠、焦虑、心悸、手心潮热，少数有轻度头痛或胸痛。

2. 体征　绝大多数 IBS 患者，一般状态和营养良好，无明显体征，少数人可有相应部位轻度压痛，但绝无反跳痛和肌紧张，或可触及腊肠样肠管，偶有肠鸣音亢进，但无病理性肠鸣音。

3. 辅助检查

（1）血、尿、便常规检查：均为正常。多次粪便检查无脓球、红细胞、白细胞、寄生虫卵、阿米巴原虫、滴虫、霉菌等，粪便培养阴性（至少 3 次以上），粪潜血试验阴性。

（2）X 线检查：可见钡餐迅速充盈小肠和结肠，小肠通过迅速，时间显著缩短，结肠肝、脾曲可有多量积气，在便秘型患者，可见结肠袋加深或有局限性痉挛，严重病例可见降结肠以下结肠袋消失，结肠腔变细呈直管样索条征，或变细或和轻度扩张交替出现。

（3）纤维结肠镜检查：有痉挛的患者，纤维结肠镜插入时困难；黏液便之患者可见某段局部肠腔分泌物多或有轻度水肿样反光增强，但黏膜无损伤，活检标本也正常。

（4）结肠测压：乙状结肠静止期，在腹泻患者压力下降，在腹痛和便秘患者压力增加。餐后或使用胆碱能药物后，乙状结肠压力超过正常。

(5)肠肌电图:IBS 病人尤其是便秘腹痛型,结肠每分钟 3 次的慢波频率(15 秒以上的不规则慢波)增加;腹泻型 HAPC 增加,白天 MMC 周期缩短,且次数增多;便秘型 HAPC 减少。IBS 患者空肠束状收缩波次数增加。

(二)鉴别诊断

1. 慢性胆道疾患　如慢性胆囊炎、胆石症,可使胆道运动功能障碍,引起发作性、痉挛性右上腹痛,与肠易激综合征结肠痉挛疼痛相似,但慢性胆系疾患疼痛多发生在饱餐之后(尤其脂肪餐)。B 超、X 线胆道造影检查可明确诊断。

2. 胰腺炎　表现为急性或反复发作性上腹痛,但常发生在进油腻食品之后,伴有束带样感觉(腹痛连及左侧胁背部),部分患者伴有发热、黄疸、恶心、呕吐等症状;上腹部压痛明显,甚则有反跳痛、肌紧张;化验血、尿淀粉酶增高,部分患者血常规白细胞总数及中性白细胞比例增高;B 超及 CT 检查可见胰腺肿大等征象以资鉴别。

3. 消化性溃疡　表现为上腹疼痛,有季节性、周期性及规律性发作,制酸剂可以缓解症状。上腹有局限性压痛。化验:粪潜血试验有时呈阳性。X 线钡剂造影:可见龛影。胃镜检查:胃或十二指肠有溃疡面等以资鉴别。

4. 慢性胃炎　临床常见上腹痛胀,发作无规律,或伴嗳气、吞酸等症状,胃镜检查可见到胃黏膜充血水肿、糜烂、疣状隆起及花斑样改变等以资鉴别。

5. 肠蛔虫症　表现为脐周疼痛,有进食不洁史,或有便蛔、吐蛔史,食多而体瘦,化验大便,有时见到虫卵以供鉴别。

6. 感染性腹泻及痢疾　表现为腹痛、腹泻,有进食不洁史,大便可见黏液及脓血,伴发热、里急后重等症状;化验粪便中可见脓细胞、红细胞及白细胞,粪便培养可见病原微生物等以资鉴别。

7. 慢性结肠炎　二者均具反复发作的腹痛、腹泻、黏液便。肠易激综合征病症虽反复发作,但一般不会影响全身情况;而慢性结肠炎往往伴有不同程度的消瘦、贫血等全身症状。结肠内窥镜检查,慢性结肠炎镜下可见结肠黏膜粗糙,接触易出血,有黏液血性分泌物附着,多发性糜烂、溃疡,或弥漫性黏膜充血、水肿,甚至形成息肉病;组织活检,以黏膜炎性反应为主,同时有糜烂、隐窝脓肿及腺体排列异常和上皮的变化;X 线钡剂灌肠,显示有肠管变窄及缩短改变。而肠易激综合征镜下黏膜仅有轻度水肿,但无出血糜烂及溃疡等改变;黏膜活检正常;X 线钡剂灌肠无阳性发现,或结肠有激惹征象。

8. 医源性便秘及药物不良反应性便秘　此病有不适当服药治疗史,停止原治疗方案即缓解。

(三)辨证

1. 肝郁脾虚　每因情志怫郁即腹痛肠鸣泄泻,泻后痛减,脘痞胸闷,心烦易怒,嗳气少食,舌边红,苔薄白,脉弦。

2. 寒热夹杂　腹中作痛或肠鸣腹泻,便下黏腻不畅,或腹泻与便秘交作,烦闷不欲食,脘腹喜暖,口干,舌红苔腻,脉弦滑。

3. 肠道津亏　顽固性便秘 3~4 日 1 行,大便为卵石状、羊屎状。部分患者可在左下腹触及条索状包块,少腹疼痛,伴失眠、头痛、心烦、手足汗出,舌红少苔或苔燥,脉弦。

4. 脾胃虚弱　大便时溏时泻,水谷不化,不思饮食,食后脘闷不舒,稍进油腻与刺激性食物大便次数明显增多,上腹部隐隐作痛,面色萎黄,精神疲惫。舌淡苔白,脉缓弱。

5. 食滞肠胃　腹痛肠鸣,泻下粪便臭如败卵,泻后痛减,伴有不消化之物,脘腹痞满,腐酸臭,不思饮食,舌苔垢浊或厚腻,脉滑。

(四)辨证要点

1. 腹痛　本病腹痛主要由于情志长期抑郁不舒,肝气郁结,不得疏泄,乘脾犯胃,脾胃功能受损,中气不足,胃失和降,以致肠道气机阻滞,升降失调,不通则痛。气滞者,则为腹部攻撑作痛,嗳气、矢气后痛减,得食遇寒加重,多为实;虚寒者,则腹部隐隐作痛,喜温喜按等。

2. 腹泻　本病腹泻多见腹痛即泻,且与情志变化有关;脾胃虚弱者,则大便时溏时泄,稍进油腻食物则大便次数增加;若致脾肾阳虚,则会出现五更泻。

3. 便秘　本病便秘可由气滞不行,燥热内结,阴津亏损所致。气滞不行者,多见大便秘结,数日一行;脾胃虚弱,中气不足也可出现此症;阴津亏损可见大便硬结难下如羊屎状或栗子状;肝郁痰结则见便秘夹有黏液。

4. 腹泻、便秘交替　出现本病基本病机为多种病因造成肝郁脾虚,气机不调。脾不健运,湿邪郁滞,寒热互结,升降失常,以致大肠传导失司。

四、临床治疗

(一)针刺疗法

1. 毫针疗法

毫针一

(1)主穴:中脘、天枢、章门、气海、关元、太溪、足三里、三阴交、脾俞、肝俞、大肠俞、肾俞、行间、命门。

(2)配穴:发热口渴者可加曲池、合谷、外关。伴有食少脘闷者加内关、公孙。

(3)操作:每次选用3~7穴,湿热者刺用泻法,肝不和者刺用平针法,余证均以毫针施以补法,并宜多灸,留针20~30分钟,每日治疗1次,10次为1个疗程。适用于治疗肠易激综合征。

毫针二

(1)主穴:下脘、天枢、下巨虚。

(2)配穴:肝郁脾虚,加肝俞、太冲、章门;脾胃虚弱,加脾俞、胃俞;大肠燥热,加大肠俞、大横;寒热错杂,加阳陵泉、行间、内庭。

(3)操作:每次选用3~5穴,毫针刺以中等强度,留针20~30分钟,中间间歇行针。每日或隔日1次,10次为1个疗程。适用于治疗肠易激综合征。

2. 耳针疗法

耳针一

(1)取穴:胃、神门。

(2)方法:耳郭常规消毒后,用耳毫针对准所选穴位刺入,用强刺激,留针20~30分钟,时加捻针,用泻法。隔日1次,5次为1个疗程。适用于治疗肠易激综合征。

耳针二

(1)主穴:胃、肝、交感、神门。

(2)配穴:十二指肠、枕小神经。

(3)方法:每次取一侧耳之主穴,随证选用配穴,两耳交替使用。耳郭常规消毒后,用耳毫针对准所选穴位刺入,用强刺激,留针15~30分钟,时加捻针,用泻法。每日或隔日1次,5次为1个疗程。适用于治疗肠易激综合征。

耳针三

(1)主穴:神门、交感、皮质下、心。

（2）配穴：肝、肾上腺、枕、胰胆、脾。

（3）方法：每次取一侧耳穴之主穴及随证配穴，两耳交替使用。耳郭常规消毒后，用耳毫针对准所选穴位刺入，用强刺激。进针时，一定要针刺压痛点（敏感点），然后再针刺其他穴位。留针60分钟，时加捻针，用泻法。隔日针治1次，10次为1个疗程，休息7天，继续下一疗程治疗。适用于治疗胃肠道功能紊乱。

3. 皮肤针疗法

（1）取穴：足太阳膀胱经肝俞至胃俞，手阳明经曲池至阳池，足阳明胃经足三里到解溪。

（2）方法：自上而下沿经依次轻轻叩打至皮肤潮红为度，叩后背部加拔火罐。隔日1次，10次为1疗程。适用于治疗肠易激综合征。

4. 穴位埋线疗法

（1）取穴：下脘、天枢、足三里、下巨虚。

（2）操作：每次选用4～6穴，用黄芪注射液或红花注射液，每次每穴2～3ml，隔日1次。适用于治疗肠易激综合征。

5. 火罐疗法

（1）取穴：便秘，取大肠俞、小肠俞、大横；腹泻，取神阙、天枢、大肠俞。

（2）操作：按以上穴位，用大号（直径6～8cm）的火罐，用闪火法拔罐15～20分钟，可每日1次或隔日1次。适用于治疗肠易激综合征。

（二）灸治疗法

1. 取穴：天枢、足三里、中脘、脾俞、胃俞。

2. 操作：用艾条熏灸以上穴位，每穴5～10分钟，使腹部发热为佳，每日1次，10次为1疗程。适用于肠易激综合征的脾胃虚弱者。

（三）刮痧疗法

刮痧一

1. 主穴：脊柱两侧，上腹部，脐侧区，膝眼下及脾俞、胃俞、足三里穴。

2. 配穴：呕吐配内关；腹泻或便秘配大肠俞；嗳气返酸配肝俞、期门。

3. 治法：用刮痧法。先刮脊柱两侧，手法力度中等，刮3行，再刮脾俞、胃俞，转刮上腹部、脐侧区、膝眼下，然后刮配穴，至出现痧痕为止。每日1次。适用于治疗肠易激综合征。

刮痧二

1. 主穴：脾俞、胃俞、肝俞、大肠俞。

2. 配穴：天枢、内关、合谷、阳陵泉、足三里、足临泣。

3. 治法：用刮痧法。先将主穴刮至出现痧痕为止。再刮配穴，每日1次，症状缓解后改为隔日1次。适用于治疗肠易激综合征。

刮痧三

1. 取穴：百会、四神聪、风池、天柱、脾俞、胃俞、缺盆、屋翳、期门、章门、梁门、滑肉门、足三里。

2. 治法：用刮痧法。先用刮板边缘刮头部的百会、四神聪、风池、天柱，再刮背部的脾俞、胃俞，然后刮胸腹部的缺盆、屋翳、期门、章门、梁门、滑肉门，最后刮下肢部的足三里穴。用平补平泻法或泻法，刮至出现痧痕为度。每日或隔日1次。适用于治疗肠易激综合征。

（四）推拿疗法

推拿一

1. 取穴：下脘、梁门、关门、滑肉门、足三里、阴陵泉、三阴交、公孙、肝俞、胃俞、脾俞等。

2. 主要手法：按法、揉法、按法、滚法、摩法等。

3. 操作程序

（1）嘱患者仰卧位，医者站其右侧，按揉下脘、梁门、关门、滑肉门、天枢等穴5~10分钟，后以掌根以摩法在脐周反复按摩5~7遍，以透热为度。

（2）患者俯卧位，医者用滚法循胸椎段两侧膀胱经循行路线往返操作，约10分钟，重点按压肝俞、胃俞、脾俞穴约5分钟。

（3）患者取仰卧位，医者坐其身侧，按揉足三里、阴陵泉、三阴交等穴，后用小鱼际肌沿小腿外侧擦患者的足阳明经，往返3~5遍，以透热为度。适用于治疗肠易激综合征。

推拿二

1. 常用穴位及部位：脾俞、胃俞、大肠俞、肾俞、命门、中脘、天枢、神阙、命门、足三里、三阴交、期门、行间、腹部等。

2. 主要手法：一指禅推法、揉法、擦法、摩法等。

3. 操作程序

（1）患者俯卧，医者以一指禅推法施于脾俞、胃俞、大肠俞、肾俞、命门等穴各2分钟，接着在脾俞穴以下的腰背部施以擦法，以透热为度。

（2）患者仰卧，医者在中脘、天枢、神阙、关元、气海、足三里、三阴交等穴施以一指禅推法，各2分钟，接着在腹部施以摩法约10分钟，再于膝以下足阳明和足三阴经循行部位施以擦法，以透热为度。适用于治疗肠易激综合征。

（五）体育疗法

太极拳锻炼，每日早晚各1次。可使阴阳调和，气血调畅，疏经活络，以达到强身保健，祛邪治病的效果。

（六）音乐疗法

优美旋律、轻柔动听的轻音乐，可陶冶性情，消除疲劳，促进睡眠，恢复健康，减轻症状。

（七）外治疗法

1. 用乌药、白术、白芍、防风、茯苓、厚朴、苍术、莲子、砂仁、补骨脂、熟附子、车前子各30g，加水煮达45℃，倒入缸内，患者平躺缸内，身体与药液持平，浸泡20分钟后沐浴。每日2次。有益肾健脾，理气化湿，涩肠止泻的作用。适用于治疗肠易激综合征。

2. 用石榴皮、乌梅、诃子肉、黄芪、车前子、肉豆蔻、槟榔、大黄、木香、枳实、川楝子、赤芍各30g，共碾细末，加水煮至70~80℃，掺入有机淤泥中，拌匀如泥浆状，保持40℃，身体浸泡泥浆中20分钟，温水冲洗干净、擦干，平躺休息30分钟，注意保暖以免着凉。隔日1次。有涩肠止泻的效果。适用于治疗肠易激综合征。

3. 用防风、白术、白芍、木香、枳壳、砂仁、乌药、炮姜、木香、茯苓、肉豆蔻、吴茱萸各20g，共碾细末，缝肚兜，兜于腹部。有温肾健脾，疏肝理气，化湿止泻的功效。

4. 用细辛、车前子、砂仁、吴茱萸、石榴皮、肉豆蔻、熟附子、生大黄各10g，共碾细末，加面粉适量，用黄酒、醋适量调成糊状，贴敷腹部，覆盖纱布扎紧。每日2小时，隔日1次，20次为1个疗程，疗程间隔1周。有温补脾肾，通便止痛，涩肠止泻的功效。适用于治疗肠易激综合征。

5. 矿泉水浸泡30分钟，然后沐浴。每日1次。有扶正补虚，强身保健的作用。适用于治疗肠易激综合征。

(八)饮食疗法

1. 用白术、防风、白芍、砂仁、薏苡仁、党参、茯苓、白扁豆各10g，水煎去药渣，将牛肉500g(洗净)加入药汁内，文火炖烂，常服食；或老母鸡1只(拔毛，去内脏杂物，洗净)，取党参、木香、枳壳、甘草、防风、白术、白芍、陈皮各10g，布袋装，纳入鸡肚内，缝合鸡肚，加葱、姜及水适量蒸煮，喝汤食鸡肉。适用于治疗肝强脾弱型的肠易激综合征。

2. 用车前子、山药、莲子、砂仁、香橼皮、茯苓各50g，共磨粉，每次10g拌入白米粥内，每3次服食；或取佛手、八月札各3个，车前草、河白草各10g，砂仁1.5g，水煎代茶频饮。适用于治疗气滞湿阻型。

3. 用党参、白扁豆、莲子、茯苓、薏苡仁、山药各10g，粳米500g(洗净)，加水煮粥，常服食；或黄芪、山药、莲子、茯苓、薏苡仁各等份，共磨粉，再加米粉适量，制成50g一块的糕，常服食。以上用于脾胃虚弱型的肠易激综合征。

4. 用补骨脂、诃子肉、肉豆蔻、吴茱萸、炮姜、仙茅、淫羊藿各10g，布袋装，再取鸽子2只(拔毛，去内脏杂物，洗净)，加葱、姜及水适量蒸煮，常服食；或选用附子、肉桂、干姜、巴戟天、九香虫、车前子各10g，加水煮，去渣取汁，加羊肉500g，葱、姜及清水，同煨炖，喝汤食羊肉。适用于治疗肾阳虚衰型的肠易激综合征。

5. 用火麻仁15g，皂荚5g，炒熟共碾，拌入粥内服食，有润肠通便的作用；将莲子去心及皮，碾粉，同米煮粥，服食，有健脾止泻的作用。适用于治疗肠易激综合征。

五、调摄护理

本病多在思想负担沉重，情绪紧张、焦急、愤怒、抑郁、恐惧等情况下发病，故避免精神刺激，消除紧张情绪，保持乐观态度十分重要。适当参加文体活动，积极锻炼身体，增强体质，有助于疾病的康复。腹泻患者应食少渣、易消化、低脂肪、高蛋白饮食；便秘患者可食多纤维蔬菜。

六、按语

1. 本病是一种心身疾病，针灸、推拿疗法可通过综合调整，获得比较明显的治疗效果，但须采用多种方法配合或交替治疗，以免穴位疲劳，影响治疗效果。

2. 体育、音乐、饮食、心理等疗法，对防治本病有其临床意义。

第9章　习惯性便秘

一、概述

习惯性便秘是指原发性持续性便秘，亦有泛称功能性便秘或单纯性便秘者。症状常表现为排便的间隔时间延长，比健康时便次减少，一般两天以上无排便，或每周排便3次以下，粪质坚硬难解，伴有不舒适的感觉。便秘是老年人的常见病，有资料表明，老年人患便秘的比中年人多1倍，老年期比老年前期排便间隔时间延长了29.7%，排便时间延长了39.8%。女性显著高于男性，并随年龄增加而增加。便秘指的是大便次数减少和(或)粪便干燥难解的一类病证。便秘分为器质性和功能性两大类，习惯性便秘是指原发性持续性便秘。临床上把它视为一个独立的疾病，亦泛指功能性便秘。

习惯性便秘中医学统称为“便秘”。

二、病因病理

(一)西医的病因病理

1. 不良的饮食习惯　如饮食过细、食量不足、进食油脂过少、进食含纤维的蔬菜过少、进食水分不足、经常食用方便食品及不规则的饮食生活等，使肠遭受刺激不足，反射蠕动减弱。

2. 不良的排便习惯　便意经常被忽视，排便场合和排便姿势不适当，以及经常服用强泻剂或洗肠等，均可造成直肠反射敏感性减弱。以致虽有粪块进入，而不足以引起有效的神经冲动，故排便反射无以产生，结果造成便秘。

3. 精神忧郁或过分激动或精神过分集中　高级精神中枢产生兴奋抑制灶，抑制副交感神经，使条件反射发生障碍，因而产生便秘。

4. 不良的生活习惯　起居不时，睡眠不足，久卧不动等，常可引起结肠蠕动失常或痉挛性收缩，造成便秘。

排便过程大致分为两个步骤：一是粪便向直肠推进。正常情况下肠道总蠕动每天发生3~4次，使粪便迅速进入直肠，扩张并刺激直肠黏膜，引起排便反射。二是直肠的排空。粪便充满直肠后即发生便意。排便动作受到大脑皮层和腰骶部脊髓内低级中枢的调节，通过直肠收缩、肛门括约肌松弛，腹肌及膈肌收缩而将粪便排出。肠的总蠕动常常由胃-结肠反射引起，故排便常发生于进食之后。习惯性便秘的原因常不单一。直接发病的原因可分为两种：结肠运动迟缓或痉挛引起的结肠便秘，以及直肠反射迟钝引起的直肠便秘。亦有分为紧张力减退性和紧张力亢进性。

(二)中医的病因病机

1. 热盛伤津　素体阳盛，或于热病之后，余热留恋，津亏液耗，或过食辛辣厚味，胃肠积热，热盛伤津，以致肠道失润，大便燥结，而成便秘。

2. 气机郁滞　情志郁闷恼怒，或忧思过度，或久卧少动，使气机郁滞，通降失调，大肠传导失司，发为便秘。

3. 气血虚衰　老人津液干枯，产妇气血亏虚，及久病之后，气虚则肠道无力推动，血少津亏则肠道失于濡润，故大便不行。

4. 阴寒凝结　常食寒凉生冷之物，或过用苦寒药物，伐伤阳气；或因素体阳虚，或年老及病后阳气衰弱，均可致阴寒内盛，阳气不通，津液不行，亦可致大便困难。

大肠者，传导之腑，以通为顺。或热，或寒凝，或气郁，或气血亏虚，均致传导失职，肠腑不通，而成便秘。肺热下移大肠，大肠津伤而成便秘；肝气不疏，气机壅滞，或气郁化火，火盛伤津，肠道失润；脾主运化，脾虚运化失常，糟粕内停，则大便难行；肾主五液、司二便，肾阴亏损，肠津涩少，肾阳不足，命门火衰则阴寒凝结，传导失职。

三、临床诊断

（一）辨病

1. 临床表现

（1）病史：如病人工作强度大、工作节奏快、工作压力大等，则可能由于精神高度紧张导致结肠传输功能失常所致。

（2）症状：大便干燥或秘结不通，常两三日以上方排便一次；或虽大便间歇时间如常，但排便艰涩，粪质坚硬；亦有少数患者，屡有便意，大便亦不干燥，但排出不尽。患者亦可有头昏头胀、纳差、腹胀，甚至腹痛、肠鸣、嗳气、反胃、恶心、矢气频繁等伴随症状。

2. 体征　多数患者体征不明显。常可在降结肠和乙状结肠部位触及粪块及痉挛的肠段。肛门指诊时触及到坚实粪块，排便后指诊发现因壶腹扩张，四处空旷而不易触到肠壁。

由于粪质干结、坚硬，用力排便，常造成肛裂或诱发痔疮和乳头炎，引起痔疮、肛裂。或长期便秘，大便积存日久，毒素不得及时排出，造成轻度毒血症症状。

3. 辅助检查

（1）胃肠X线检查：钡剂灌肠检查、全消化道钡餐造影，可了解肠道功能状态，排除肿瘤、结核、巨结肠症、梗阻等器质性病变造成的便秘。

（2）直肠镜、乙状结肠镜、纤维肠镜检查：习惯性便秘患者，结肠黏膜可有不同程度的炎性改变。挛缩性便秘除炎性改变外，有时可见肠管挛缩性收缩，肠镜推进困难，病人感到腹痛。必要时可做活检，进一步明确病变性质。

（3）排粪造影、肛管测压：对习惯性便秘的病因诊断及治疗有一定意义。

（4）粪便检查：观察粪便的性状、坚度等，便常规检查是常规检查内容。习惯性便秘一般无脓血、黏液等，继发肛裂等病时伴有新鲜拭血或滴血。

（二）鉴别诊断

1. 直肠和肛门病　直肠炎、痔疮、肛裂、肛周脓肿和溃疡引起肛门疼痛和痉挛，肿瘤瘢痕性狭窄亦可妨碍排便。

2. 结肠病变　良恶性肿瘤、肠梗阻、肠狭窄、结肠憩室炎、特异性（如肠结核、阿米巴肠病）与非特异性炎症（克隆病、溃疡性结肠炎）、肠粘连、先天性巨结肠症、硬皮病等，均引起排便困难。

3. 肌力减退　肠壁平滑肌、肛提肌、膈肌等肌无力，或长期慢性疾病营养不良、肠麻痹等，由于肌力减退造成排便困难。

4. 内分泌、代谢疾病　甲状旁腺功能亢进时，肠肌松弛，张力减低；甲状腺功能减退和垂体前叶功能减退时肠的动力减弱；尿崩症伴失水，糖尿病并发神经病变，均可出现便秘。

5. 神经系统疾病截瘫、多发性神经根炎等病，若累及支配肠的神经可发生便秘。

（三）辨证

1. 单纯习惯性便秘辨证表现多无明显寒热，而以气、阴之证表现突出。

（1）气滞便秘：腹胀胸满，气窜项胀，而腹痛无定处，欲便不得之感，便后腹胀满可缓解，或便后仍觉不爽，苔薄白，脉沉弦。

（2）气虚便秘：便秘头晕，体弱气短，肢体乏力，食少纳呆，舌苔白，脉虚沉微。

（3）津血不足：便秘干结如羊粪球，排便努挣，食香不敢多进，有时失眠心烦，舌质或嫩或红，苔或薄或净，脉细沉或数。

2. 杂证便秘多为症状性便秘。

（1）热秘：大便干结，小便短赤，身热而红，口臭口干，舌红苔黄，脉滑数。或兼腹胀腹痛。

（2）气秘：大便秘结，嗳气频作，胸胁痞满，腹胀痛窜，舌苔薄，脉弦。

（3）血瘀便秘：小腹拒按、大便秘结，粪硬色黑暗，甚则少腹结块，苔白舌质暗，脉沉涩或弦涩。

（4）气虚便秘：大便秘而不结，临厕努挣乏力，面㿠白、神疲、气怯，舌淡嫩，苔薄，脉虚。

（5）血虚便秘：大便秘结，面色无华，头晕目眩，心悸，心烦失眠，舌淡红，脉细涩。

（四）辨证要点

1. 辨证首先要分是伤寒热病便秘、杂证便秘，还是一般单纯便秘。发热恶风寒，苔多厚腻，脉弦滑者多属伤寒热病。腹痛、肠鸣、气滞、血瘀而无大寒大热者，脉多沉弦，多属杂证便秘。其便秘腹痛较轻或有或无，无寒热及他症之苦，并易自调者，多属一般单纯便秘。

2. 高热便秘多为热结于里，腑气不行，为气滞、热证、实证。发热后期便秘多为津液亏虚或气阴不足。产生便秘多为血虚。老人便秘多为气阴亏虚。

3. 便秘伴腹痛拒按、起包块、剧痛或伴呕吐等多是实邪气滞，最为紧要，或有血瘀。

4. 便秘初多在气，急证多实；迁延多及阴血虚损或虚中结实。

四、临床治疗

（一）针刺疗法

1. 毫针疗法

毫针一

（1）主穴：天枢、中脘、腹结、大横、支沟、阳陵泉、合谷、行间、血海、足三里、上巨虚、三阴交、大肠俞、脾俞、膈俞、胃俞等。

（2）配穴：头昏头痛者可加风池、百会、印堂；伴有心烦失眠者可加内关、神门、心俞。

（3）操作：每次选用4～6穴，可加用电针，实证用泻法，虚证用补法，留针20～30分钟，刺天枢时可透大横，腹部穴位进针后以捻转为主，行针以有肠鸣为度，每日1次或间日1次，10次为1个疗程。适用于治疗习惯性便秘。

毫针二

（1）取穴：取背俞穴和募穴及中脘穴为主。

（2）操作：实证宜泻，虚证宜补。寒证加灸，取大肠俞、天枢、支沟、丰隆；热秘加合谷、曲池；气滞加中脘、行间针用泻法；气血虚弱加脾俞；寒盛阳虚加灸神阙，气陷者针用补法。每日1次，留针15～20分钟，7天为1个疗程，疗程间隔2～3天。适用于治疗习惯性便秘。

毫针三

（1）取穴：合谷、曲池、腹结、上巨虚。

（2）操作：毫针刺，用泻法，留针20分钟，每日1次，7次为1疗程。适用于治疗热结便秘。

毫针四

（1）取穴：中脘、阳陵泉、气海、行间。

（2）操作：毫针刺，用泻法，留针20分钟，每日1次，7次为1疗程。适用于治疗气滞便秘。

毫针五

(1)取穴:脾俞、胃俞、大肠俞、三阴交、足三里、关元。

(2)操作:毫针刺,用补法,留针 20 分钟,可加灸,每日 1 次,10 次为 1 疗程。适用于治疗气虚、阳虚便秘。

毫针六

(1)取穴:气海、照海、石门、肾俞、关元俞,毫针刺,用补法,留针 20 分钟,可加灸,每日 1 次,10 次为 1 疗程。适用于治疗阳虚便秘。

2. 耳针疗法

耳针一

(1)取穴:脾、胃、大肠、直肠下段。

(2)方法:毫针刺,强刺激,留针 1~2 小时,间断捻针 2 次,每日 1 次,7 次为 1 疗程,亦可用耳穴压豆法。适用于治疗各型便秘。

耳针二

(1)取穴:脾、大肠、胃、直肠下段。

(2)方法:用探针或火柴头探寻耳穴敏感点。后用王不留行籽置于敏感点上,以手压揉 5 分钟,使患者耳穴局部有酸胀或疼痛感,再用胶布固定王不留行籽,嘱患者每日自行按压王不留行籽 5 分钟,每次保留 3 天,3 天后另择穴位更换王不留行籽,15 天为 1 个疗程。适用于治疗习惯性便秘。

耳针三

(1)取穴:大肠、胃、直肠下段、交感、便秘点、皮质下。

(2)方法:每次取 2~3 个穴位,实秘用短毫针强刺激,间歇行针,留针 30 分钟,或埋针 1~2 小时,每日 1 次,5 天轮换一次。虚秘可用王不留行籽或磁珠压丸治疗,每周换一次。适用于治疗习惯性便秘。

3. 电针疗法

(1)取穴:大横、下巨虚;石门、支沟。2 组穴交替使用。

(2)方法:毫针刺,得气后通电 10~20 分钟,选用疏密波,隔日 1 次,7 次为 1 疗程。适用于治疗各型便秘。

4. 足针疗法

(1)取穴:胃、大肠、小肠、里内庭、里陷谷。

(2)方法:毫针刺,用中强度刺激,得气后留针 15 分钟,每日 1 次,7 次为 1 疗程。适用于治疗各型便秘。

5. 穴位注射疗法

(1)取穴:大肠俞、脾俞、胃俞或上巨虚、足三里穴。

(2)药物:当归注射液 4ml、维生素 B_1 200mg。

(3)方法:用当归注射液 4ml、维生素 B_1 200mg 混合后注入大肠俞、脾俞、胃俞或上巨虚、足三里穴上,每日 1 次或每周 5 次。适用于治疗各型便秘。

6. 电针疗法

(1)取穴:大横、下巨虚、石门、支沟。

(2)方法:采用疏密波,通电 10~20 分钟,每日或隔日 1 次,四穴交替使用。适用于治疗各型便秘。

7. 拔火罐疗法

(1)取穴:大肠俞、小肠俞、足三里及阳性反应部位。

(2)方法:在腹、臀部、大腿后侧阳性反应部位拔火罐10~15分钟。适用于治疗各型便秘。

(二)灸治疗法

灸治一

1. 取穴:大肠俞、天枢、上巨虚、支沟。

2. 操作:每穴灸3~5壮,或用艾条悬灸15分钟,每日1~2次,10次为1疗程。适用于实证便秘。

灸治二

1. 取大肠俞、脾俞、天枢、足三里。

2. 操作:每穴灸3~5壮,或用艾条悬灸15分钟,每日1~2次,10次为1疗程。适用于虚证便秘。

灸治三

1. 取穴:大肠俞、天枢、支沟。

2. 配穴:实秘加灸上巨虚、丰隆;虚秘加灸脾俞、足三里;肠胃燥结者加灸曲池、合谷;肝郁气滞者加灸太冲、行间;气血两虚者加灸气海、胃俞;寒凝者加灸神阙、关元。

3. 操作:每次选3~4个穴位,每穴用艾炷灸3~5壮,或用艾条悬灸,每日1~2次,每次10~20分钟。适用于治疗各型习惯性便秘。

(三)推拿疗法

推拿一

1. 常用穴位及部位:中脘、天枢、大横、气海、关元、神阙、支沟、上巨虚、足三里、三阴交、大肠俞、关元俞、脾俞、胃俞、膈俞、腹部。

2. 主要手法:一指禅推法、按法、摩法、揉法、运法等。

3. 操作程序

(1)患者仰卧位,医者以掌按法施于中脘、天枢、大横、气海、关元、神阙等穴,每穴1~2分钟,继以拇指自上而下推运腹部,反复操作10次,再用腹部掌摩法,以顺时针方向摩腹部3分钟。

(2)继上,医者用拇指揉按支沟、上巨虚、足三里、三阴交等穴,每穴各1~2分钟。

(3)患者俯卧位,医者以一指禅推法施于脾俞、胃俞、膈俞、大肠俞、关元俞诸穴,每穴1~2分钟,继以擦法施于腰骶部3~5遍。对习惯性便秘者有良效。

推拿二

1. 取穴:中脘、天枢、大横、肝俞、脾俞、肾俞、大肠俞、八髎、长强等。

2. 主要手法:一指禅推法、按法、摩法、揉法、运法等。

3. 操作程序:用推拿法在中脘、天枢、大横用一指禅法,手法宜轻快,然后顺时针摩腹,再用一指禅推法或揉法沿脊柱两侧从肝俞、脾俞到八髎往返治疗,按揉肾俞、大肠俞、八髎、长强,手法宜轻柔,往返2~3遍。也可用摩腹疗法:以脐为中心,两手绕脐,由小到大,男子以顺时针螺旋式转摩36圈,最大一圈边缘上至肋弓,下至耻骨联合,最后一圈作S形转向,转至逆时针方向,再转摩36圈,女子则相反,全过程6~10分钟,对习惯性便秘者有良效。

推拿三

1. 取穴:中脘、大横、关元、肾俞、大肠俞、章门、期门、肝俞、膈俞、肺俞、内关、心俞、足三里、肾俞、命门等。

2. 主要手法：一指禅推法、摩法、按法、揉法、擦法等。

3. 操作程序：禅推中脘、大横、关元穴各2分钟，摩腹5分钟，禅推背部两侧膀胱经5分钟，按揉肾俞、大肠俞各1分钟，擦八髎与长强穴2分钟。热秘加按支沟、曲池穴各1分钟，点八髎、长强、大肠俞、胃俞各1分钟；气秘加按揉章门、期门、肝俞、膈俞各1分钟，摩气海1分钟，斜擦两胁5分钟；虚秘加揉肺俞、内关、心俞、足三里各1分钟，捏脊3遍；冷秘加横擦腰部肾俞、命门穴5分钟，直擦背部督脉以透热为度。适用于治疗习惯性便秘。

推拿四

1. 按摩腹部法：从右下腹沿结肠方向，向上、向左、向下循环按摩，反复多次，直至排便时停止。

2. 轻压会阴部法：会阴系诸阴之会，司二阴，助排便，或轻叩尾骶部，亦可促使排便。

推拿五

足部反射区按摩

1. 取穴：肾、输尿管、膀胱、甲状旁腺、胃肠、直肠、肛门反射区。手法：以平补平泻为主，直肠、肛门反射区可施以泻法。治疗习惯性便秘。

推拿六

自我推拿

1. 腹部运气平卧，全身放松，双目微闭，舌抵上腭，排除杂念，意守丹田，平静地腹式呼吸3分钟，每分钟6次。

2. 绕脐按摩：在运气基础上，继续进行腹式呼吸，按摩绕脐一周，呼吸1次约10秒钟，按摩5分钟后，再运气2分钟结束。每日3次，2周为一疗程。治疗习惯性便秘。

（四）气功疗法

气功一

1. 患者通过气功锻炼，可增强机体免疫力，调节气机升降出入，调整脏腑功能，从而达到通便的作用。常用功法如阴阳功、内养功等。

2. 患者仰卧床上，下肢微屈，头部垫高少许，双目微闭，下视鼻准处，舌抵上腭。一手按胸，一手按腹，意守尾闾，作腹式深呼吸。用鼻吸气，吸气深长，以顶起按腹之手为度；用口呼气，呼气缓慢，以按腹之手落下为度。操作时两手均不用力，待熟练后可以将手撤去。练功后，将口中的津液分3次咽下。每日练功1~2次，每次50~100息。时间以早晨或晚间为宜。适用于治疗习惯性便秘。

气功二

1. 基本功法

（1）放松功：三线放松功，每日2~3次，每次20~30分钟。

（2）延年九转法：每日2~3次。

（3）因式子静坐法：每日1次。

2. 随证选功

（1）胃肠积热：六字气诀，选择呵字诀、呼字诀、呬字诀，每日3~4次，每次12~36遍。

（2）气血亏虚：内养功，卧式或坐式，采用第2种呼吸法，意守丹田，每日4~6次，每次30~60分钟。适用于治疗习惯性便秘。

(五)运动疗法

每日晨起作轻便运动,如太极拳、慢跑等,有利于大肠蠕动的加快,改善症状。

(六)心理疗法

1. 宜选用说服开导法,使患者稳定情绪,克服紧张心理;运用行为疗法,使之养成定时排便习惯,适当运用惩罚疗法,以戒除烟、酒及辛辣厚味嗜好,同时重视老年人的心理疗法,以克服老年心理,保持精神舒畅,心情愉快。其次,应根据患者的体质状况进行适当的体育锻炼,如太极拳、气功等,均能流通气血,促进排便。

2. 便秘病人若善于自我调理,并施加合理的食疗,则往往可收到"药半功倍"之效。

(七)浴疗法

1. 泉水浴疗法　选用硫化氢泉或淡温泉,取坐浴或全身热水(39℃)浸浴,每日1次,15次为1疗程。适用于习惯性便秘。

2. 海水浴疗法　半身浸浴或坐浴,每日1次。适用于气虚或气血两虚致秘。

(八)外治疗法

1. 外敷疗法

(1)用大黄30g,皂角25g,黑丑20g,朴硝20g。上诸药混合共碾成细末,贮瓶备用。用时以蜂蜜调药末适量成膏状,敷于肚脐孔内,盖以纱布,胶布固定,每天换药1次。用于肠道实热便秘。

(2)用大黄、芒硝、枳实各等份,蓖麻仁适量。前3味药研为细末,取药粉6g,用蓖麻仁去壳捣烂同药粉混合成糊状,敷于肚脐,盖以纱布,胶布固定,每日1次。用于肠道实热便秘。

(3)用大黄、芒硝、生地、当归、枳实各30g,厚朴、陈皮各15g。上诸药共研细末,过筛,用蜂蜜水调成膏,压成饼状,敷肚脐,外用胶布固定,每日换药1次。用于肠道实热便秘。

(4)用枳实30g,青皮15g,槟榔15g,食盐30g。将4味药混合共碾成粗末,在锅内炒热,用布包裹,将药包放于患者脐部熨之,冷后再炒再烫,持续40分钟,每天2~3次。用于肠道气滞便秘。

(5)用淡豆豉、松子仁各9g,皂角刺12g,五倍子、火麻仁各6g,葱白适量。将前5味药混合共研细末,加入葱白共捣烂如膏状,将适量的药膏敷于患者肚脐上,盖以纱布,胶布固定,每天换药1次。用于脾虚气弱便秘。

(6)用白芍50g,当归50g,熟地50g,大黄10g,芒硝10g。将上诸药混合研成细末加水及少量蜂蜜煎熬成浓稠膏状备用。用时取药膏适量,摊布于蜡纸或纱布上,敷贴于患者肚脐上,胶布固定,一般24小时以内大便即通。用于阴血虚肠燥便秘。

(7)用附子15g,苦丁香、川乌、白芷各9g,胡椒3g,大蒜10g,蜂蜜适量。前5味共研细末,与大蒜同捣成饼,加蜂蜜适量调成膏状敷脐,用胶布固定,每日1次,外用热水瓶热敷30分钟。用于脾肾阳虚便秘。

2. 塞肛门疗法

(1)皂角1条,红砂糖60g,葱白60g。将红砂糖熬煎成浓缩液倒出冷却后搓成条状,皂角煨黑存性研末,葱白捣汁。再以糖条浸入葱白汁然后粘上皂角末,再纳入肛门内,不久可大便畅通。用于各种便秘。

(2)猪牙皂12g,细辛5g,共研细末,以热蜂蜜调匀制成栓剂。用时塞入肛门中。用于各种便秘。

(3)猪胆1只,菜籽油适量。将猪胆汁全部倾出,装入菜籽油,芦管相结,缚定夹,套入谷道,以手捻之,令病人提气忍大便状,油入内即通。用于各种便秘。

3. 熏洗疗法

(1)竹叶绿矾汤;烈火煮竹叶一锅,乘热倾桶内,撒绿矾一把,令病人坐上熏之。

(2)槐花30~50g,煎水淋洗肛门。治老人虚秘。通常用药2~3次即通。

4. 灌肠疗法　四季葱30g,蜂蜜50g。四季葱捣烂取汁,拌入蜂蜜中,采用灌肠器将药汁灌人肛门内。每日换药一次。

5. 热熨疗法

(1)大葱125g,捣烂做成饼状,外敷脐部,外面以热水袋熨葱饼上。适用于冷秘。

(2)大黄30g,巴豆15g共为细末,葱白10根捣烂,以酒曲和成饼,加麝香1g,贴脐上,布护火熨,觉肠中响甚去之。适用于热秘。

(3)生大黄30g,芒硝10g,皂角15g。水煎取汁,涂揉脐腹部(以神阙、关元为重点),然后将青盐250g炒热熨上述部位。适用于热秘。

(4)苦丁香、附子各25g,川乌、白芷、牙皂各15g,胡椒5g,细辛3g。共为粗末,再取独头蒜10g拍碎,共入锅炒热,装入药袋,置小腹部,以熨斗或热水袋温熨之。每日1~2次,每次30分钟。主治虚秘、冷秘。

(九)饮食疗法

1. 柏子仁粥　柏子仁15g,蜂蜜适量,粳米50~100g。将柏子仁去皮壳杂质,捣碎如粉,与粳米共煮,待粥将成放入蜂蜜,续煮10分钟即可食用。主治血虚便秘。

2. 菠菜粥　菠菜250g,粳米250g,食盐、味精适量。先将菠菜洗净,沸水烫后折碎。另将粳米淘净水煮,将熟时入菠菜、盐、味精,煮熟为止。

3. 竹笋肉丝粥　鲜嫩竹笋120g,猪瘦肉60g,大米100g,熟猪油20g,精盐2g,味精3g。将竹笋洗净,切丝;猪瘦肉切丝;大米淘洗干净,备用。锅内加水适量,放入大米、猪肉丝煮粥,熟后加入竹笋丝,再煮两三沸,调入熟猪油、精盐、味精即成。每日2次,连服5~7天。用于肠燥便秘。

4. 白菜玉米芝麻粥　大白菜150g,玉米糁100g,芝麻30g。将大白菜洗净,切成小块;芝麻淘净,备用。锅内加水适量,水开后撒入玉米糁(边撒边搅,以防粘连),加入芝麻,煮至七成熟,加入大白菜块,再煮至粥熟即成。每日2次,连服15~20天。主治热秘。

5. 香槟粥　木香5g,槟榔5g,粳米100g,冰糖适量。水煎木香、槟榔,去渣留汁,入粳米煮粥。将熟加冰糖适量,稍煎待溶即成。每日1剂,分2次服。主治气秘。

6. 茭白芹菜粥　新鲜茭白100g,芹菜50g,猪瘦肉60g,大米100g,精盐2g,味精3g,香油5g。将茭白洗净,切成碎末;芹菜洗净,剁成碎末;猪瘦肉切丝;大米淘洗干净,备用。锅内加水适量,放入大米、猪肉丝煮粥,七八成熟时加入茭白末、芹菜末,再煮至粥熟,调入精盐、味精、香油即成。每日2次,可长期食用。用于习惯性便秘。

7. 杏仁丝瓜粥　杏仁30g(罐头),丝瓜150g,大米120g。将丝瓜洗净,切丝;大米淘洗干净,备用。锅内加水适量,放入大米煮粥,八成熟时加入杏仁、丝瓜丝,再煮至粥熟即成。每日2次,可长期食用。用于肠燥便秘。

8. 红薯玉米粥　红薯200g,玉米糁120g。将红薯洗净,切成小块,备用。锅内加水适量,烧开后撒入玉米糁(边撒边搅拌,以防粘连),煮至六成熟时,加冬红薯块,再煮至粥熟即成。每日2次,连服5~7天。用于习惯性便秘。

9. 芋头芝麻玉米粥　鲜芋头150g,芝麻25g,玉米糁100g。将芋头去皮,洗净,切成小块;芝麻淘洗干净，备用。锅内加水适量，烧开后，撒入玉米糁（边撒边搅拌，以防粘连）、芝麻，煮至六成熟时加入芋头块，再煮至粥熟即成。每日2次，连服10~15天。用于习惯性便秘。

10. 鸭肉菠菜粥　鸭肉100g，菠菜100g，大米100g，精盐2g，味精3g，香油3g。将鸭肉切丝，菠菜洗净；放入沸水锅内焯2分钟。捞出过凉，切成碎末；大米淘洗干净，备用。锅内加水适量，放入鸭肉丝、大米煮粥，八成熟时撒入菠菜末，再煮至粥熟，调入精盐、味精、香油即成。每日1~2次，连服7~10天。用于习惯性便秘及肠燥便秘。

11. 芪香蜜膏　黄芪300g，木香45g，蜂蜜适量。将黄芪、木香洗净，加水适量煎煮。每30分钟取煎液一次，加水再煮，共取煎液2次，合并煎液，再以小火煎熬浓缩，至较稠黏时，加蜂蜜一倍，至沸停火，待凉装瓶备用。每次1汤匙，以沸水冲化，每日2次。本方有补气行气，润肠通便的功能。主治气虚便秘。

12. 何首乌煲鸡蛋　何首乌50g，鸡蛋2个。将何首乌与鸡蛋加水同煮，鸡蛋熟后，去壳取蛋再煮片刻，吃蛋饮汤。具有养血润燥通便的作用。主治血虚便秘。

13. 松仁海带汤　松子仁50g，水发海带120g，肉汤1小碗，精盐、味精各适量。将松子仁去杂洗净；海带洗净，切丝、备用。锅内加水适量，放入松子仁、海带丝、肉汤，大火浇沸，改用文火煮15~20分钟，调入精盐、味精即成。每日1~2剂，连服7~10天。用于体虚食少、肠燥便秘，老年便秘者尤为适宜。

14. 山楂萝卜汤　山楂10个，萝卜200g，精盐、食醋各少许。将山楂洗净，萝卜洗净，切片，备用。锅内加水适量，放入山楂、萝卜片、精盐、食醋，大火烧沸，改用文火煮15~20分钟即成。每日1~2剂，可同时生食山楂。用于习惯性便秘、食积腹胀等。

15. 菠菜鸡子汤　鲜嫩菠菜150g，鸡蛋1只，熟猪油15g，精盐、味精各适量。制法：①将菠菜择洗干净，入沸水中焯一下，捞出切碎；鸡蛋打入碗内，搅拌均匀，备用。锅内加水适量，放入菠菜末，大火烧沸，改用文火煮2~3分钟，调入鸡蛋汁、熟猪油、精盐、味精即可。每日2剂，连服7~10天。用于习惯性便秘及肠燥便秘等。

16. 猪肠核桃汤　猪大肠200g，核桃仁60g，熟地黄30g，大枣10枚，姜丝、葱末、料酒、精盐各适量。将猪大肠反复漂洗干净，入沸水中焯2~3分钟，捞出切块；核桃仁捣碎；熟地黄用干净纱布包好；大枣洗净，备用。锅内加水适量，放入猪大肠、核桃仁、药袋、大枣、姜丝、葱末、料酒，大火烧沸，改用文火煮40~50分钟，拣出药袋，调入精盐即成。每日1剂，分2~3次服下，宜常服。用于老年人或痛后津液不足、肠燥便秘，或素有阴虚之热结便秘，以及习惯性便秘属燥结者。

17. 芹菜豆腐汤　鲜芹菜120g，豆腐100g，姜丝、葱末、精盐、香油各适量。将芹菜洗净，切碎；豆腐切成小块，备用。锅内加水适量，放入芹菜、豆腐、姜丝、葱末，大火烧沸改用文火煮7~10分钟，调入精盐、味精、香油即成。每日1~2剂，连服5~7天。用于习惯性便秘及肠燥便秘。

五、调摄护理

1. 使患者保持乐观情绪，平衡的心态，避免情绪波动，这一点对肠道气滞引起的便秘尤其重要。

2. 肠道实热者，饮食宜清淡，忌食辛辣厚味，多食水果蔬菜，清晨饮凉开水一杯，平时多喝开水；肠道气滞者，饮食宜清淡，多食柑桔、萝卜、佛手、荔枝等调气之品；脾虚气弱者，以清淡饮食为宜，可食用山药粥、白薯粥、白扁豆粥等；阴虚肠燥者，饮食以清淡为宜，可用黑芝麻、柏子仁、核桃仁研粉以蜂蜜水调服，亦可食用杞子粥、山药粥；脾肾阳虚者，饮食忌生冷瓜果，多吃牛、羊、狗肉，做菜时多加葱、姜。

3. 生活有规律，起居有时，养成定时排便的良好习惯，老年体质虚弱者，排便时以坐式大便器为宜，勿使临厕久蹲，而致虚脱。经常锻炼身体，避免少动、久坐、久卧。

4. 多食含丰富纤维的粗粮或蔬菜、水果，避免过食辛辣厚味，或饮酒嗜茶无度，亦不可过食寒凉生冷食品。

六、按语

1. 便秘是一种常见症状，保持大便通畅是许多疾病整体治疗的一部分，有时甚至是一项重要措施，如脑卒中、重症高血压、心肌梗死、心力衰竭等。

2. 针刺、灸治、推拿、气功等疗法，治疗习惯性便秘疗效较好。但需要一定疗程，可配合其他疗法，方能提高疗效。

3. 外治、饮食疗法，防治习惯性便秘，疗效快，效果好。但病情反复，尤其饮食方面要坚持服用。

第10章　慢性结肠炎

一、概述

慢性结肠炎是结肠黏膜、黏膜下甚至肌层的病变，主要发生在降结肠、乙状结肠、直肠，也有累及全结肠的。广义的慢性结肠炎包括感染性结肠炎、炎症性肠病和非病原体感染所致的结肠炎症。本章讨论仅将慢性结肠炎定义在由急性食物中毒、沙门氏菌及其他细菌感染所致的急性肠炎迁延而致的，或细菌感染本身病程呈慢性进展而来，病程均在两个月以上的慢性腹泻范围内。临床以腹泻、黏液脓血便、腹痛为主症。病情轻重不等，多呈反复发作慢性病程。本病可发生于任何年龄，多见于20～40岁，男女发病率无明显差别。本病的发生与细菌感染及机体免疫功能低下有密切的关系。

慢性结肠炎属中医学“久泄”范畴。

二、病因病理

(一)西医的病因病理

1. 病因

(1)感染因素：认为病原微生物乃至食物抗原可能是本病的非特异性促发因素。

(2)遗传因素：本病发病率在种族间有明显差异，欧美文献统计患者直系亲属中有10%～20%的人发病，提示本病可能与遗传因素有关。

(3)免疫因素：一般认为本病亦为促发因素作用于易感者，激发肠黏膜亢进的免疫炎症反应。

(4)精神因素：精神因素可以是诱发本病发作的诱因，也可以是本病反复发作的继发性表现。

慢性结肠炎多起病缓慢，病程呈慢性经过，以腹泻、黏液脓血便为特征。病变局限在直肠者，鲜血附于粪便表面；病变扩展至直肠以上者，血混于粪便之中。腹痛则系左下腹或下腹的阵痛，亦可涉及全腹。

2. 病理　沙门氏菌、致病性大肠杆菌等病原菌侵袭结肠黏膜上皮细胞，并在此繁殖，进而侵入固有层，致黏膜炎性充血、渗出和细胞浸润，在肠黏膜上可产生溃疡、出血、分泌增加而腹泻，久病黏膜反复受侵害，形成增生、炎性息肉、纤维结缔组织增生，从而导致肠壁增厚、管腔狭窄等不同时期的改变。

(二)中医的病因病机

1. 病因

(1)脾胃虚弱：长期饮食不节(或不洁)，饥饱失调，中伤脾胃；或劳倦内伤；或久病体虚；或素体脾胃虚弱，不能受纳水谷、运化精微，聚水为湿，积谷为滞，湿滞内生，清浊不分，混杂而下。

(2)肾阳虚衰：先天肾气不足；或年老体弱，肾气亏损；或久病肾阳受损；或房事无度，命门火衰，脾失温煦，运化失职，水谷不化，均可发为泄泻。

(3)情志失调：烦恼郁怒，肝气不舒，横逆克伐脾土，脾失健运，升降失调，或素体脾虚肝郁，土虚木乘。

2. 病机

(1)发病：本病起病缓慢，反复发作，亦有因感受湿热之邪而急性发作者。

(2)病位:病在胃肠,与脾肝肾相关。

(3)病性:为虚实夹杂证,虚以脾肾虚为主,实以湿滞、气滞为主,也可见湿热内蕴。

(4)病势:本病初起多脾虚湿困,肝郁脾伤,寒热错杂。泄泻日久,多由脾及肾,命门火衰。

(5)病机转化:初起以饮食失节或不洁,脾胃受损,运化失司为主,或见肝郁气滞木旺克土,肠道传化失司,病变在肝脾胃肠。病变过程中多兼见气滞、湿停或血瘀等,以致虚实互见、寒热错杂。泄泻日久,伤肾损阳,病变可转化为脾肾阳虚、便溏肢冷,或五更泄泻。

三、临床诊断

(一)辨病

1. 症状

(1)腹泻:大便每日 2 次以上,呈稀水样便或大便夹黏液,或带少量脓血;或大便色灰白或微绿色粥样、带气泡样等。

(2)腹痛:以乙状结肠及降结肠病变为主,故疼痛多在左下腹及左腹,也有病变累及横结肠甚至全结肠者,表现为脐上疼痛或腹部多部位疼痛,呈胀痛、绞痛、里急后重或腹痛即泻、泻后疼痛缓解。

(3)其他伴随症状:疲乏无力,精神萎靡,或有低热,感染复发加重时可有明显发热。

2. 体征　体检对慢性结肠炎诊断无特异性。可有腹部局限性压痛,也可有腹部多部位压痛;肠鸣音亢进;可有体温轻度增高;可伴有消瘦、面色少华、萎黄等慢性营养不良的体征。

3. 辅助检查

(1)大便常规:可发现白细胞、红细胞及少量脓细胞。

(2)大便培养:可找到致病菌。此项对诊断具有重要意义。

(3)X 线钡剂检查:早期病变在黏膜,X 线显示黏膜显影不明显,当黏膜糜烂及溃疡时,X 线显示有钡点及龛影,长期慢性病变者则可见充盈缺损、肠管变细、结肠袋消失、肠管短缩;管壁边缘毛糙呈锯齿状或毛刺样。

(4)结肠镜检查及黏膜活检:早期病变结肠黏膜表面有黏液脓性渗出物,活检黏膜下层可有水肿、充血和急性炎症反应,也可有糜烂及溃疡,溃疡一般较浅,很少引起肠穿孔。由于失治误治,致结肠黏膜呈慢性炎性改变,可有黏膜增生、息肉形成、纤维结缔组织增生、肠壁增厚、管腔狭窄等不同改变。

(二)鉴别诊断

1. 慢性菌痢　有急性细菌性痢疾病史。临床表现:有反复发作性腹泻,肠道胀气,偶排黏液或黏液血便,有贫血和衰弱表现。大便培养可找到痢疾杆菌。内镜检查:黏膜粗糙、增厚,伴有散在的出血片状肉芽组织。

2. 阿米巴痢疾　有阿米巴原虫感染史。临床表现:反复发作腹泻,有时大便带血呈果酱样。腹痛、里急后重,腹痛以左下腹为主,可有脐周疼痛,营养不良及体力减退,久病者消瘦、贫血,营养不良及体力减退。内镜检查:黏膜面有黄色灶性坏死组织,可在其中找到阿米巴滋养体,并可看到口小底大之烧瓶状溃疡,溃疡常呈卵圆形,边缘模糊。

3. 克隆氏病　属自身免疫反应所致的疾病。临床表现:腹泻一般较轻,每日排便 3～6 次,可持续数天或数周,或有便秘。大便稀水样带黏液,肉眼见脓血少量;腹痛常为痉挛性,甚或剧烈绞痛,持续时间不等,多发生于右下腹及脐周围,易被误诊为阑尾炎,可伴呕吐。

4. 溃疡性结肠炎　目前认为本病属自身免疫性疾病。临床表现:反复发作腹泻伴脓血便,或黏液脓血便，伴里急后重，严重者常伴有脱水、电解质紊乱；腹痛呈痉挛性，部位多在左侧腹和下腹。

5. 伪膜性肠炎　本病亦称抗菌药物性结肠炎，由使用广谱抗生素而引起肠道菌群失调所致结肠急性化脓性炎症。本病多因滥用抗生素所致，根据病史不难鉴别。

6. 霍乱　剧烈频繁的呕吐、泄泻并见为特征，呕吐物呈稀黄水或米泔水样，无里急后重，有饮食不洁史或病人接触史，呈地区流行。剧烈吐泻后，迅速出现皮肤松弛，目眶凹陷，下肢痉挛转筋，可伴心烦口渴，精神萎靡，少尿或尿闭，吐泻物标本涂片可找到革兰氏阴性霍乱弧菌，快速培养或血清凝集试验阳性。泄泻一般无此凶险症状，实验室检查有助于鉴别。

(三)辨证

1. 湿热下注　多见于本病初起或发作时，症见发热，腹痛，腹泻，或里急后重，粪便夹有脓血、黏冻，苔黄腻，脉滑数。

2. 肝旺脾虚　多于情绪紧张或激动后发生腹泻，腹痛即泻，泻后痛减，胸胁胀痛，脘闷纳呆，苔薄白，脉细弦。

3. 脾胃虚弱　病情反复发作，肠鸣腹泻，粪便夹有不消化食物，纳呆胸闷，疲乏无力，舌淡，苔白，脉濡缓。

4. 脾肾虚寒　黎明之前腹痛肠鸣，随泄即安，腹冷喜暖，形寒肢冷，腰膝酸软，食少面黄，舌淡苔白，尺脉沉细。

5. 寒热错杂　大便稀溏夹黏液白冻，腹痛隐隐，肛门下坠，纳少胸痞，舌淡苔黄，脉滑弦数。

(四)辨证要点

1. 辨急性泄泻与慢性泄泻　急性泄泻又称暴泻，突然起病，腹泻如倾，次频量多，泻下多水，可伴津伤气脱，病程在3周以内。慢性泄泻又称久泻，起病缓慢，腹泻间歇发作，伴倦怠乏力，泄泻经久反复，并因情绪因素、饮食不当、劳倦过度而复发，病程超过3周。

2. 辨寒热虚实　粪质清稀如水样，完谷不化，腹痛畏寒，喜温者为寒。粪便色黄褐而臭秽，肛门灼热，泻下急迫，口渴喜冷饮者为热。病势急，脘腹胀满，腹痛拒按，泻后痛减者为实。病势缓，病程长，腹痛不甚喜按，不渴者为虚。

3. 辨泻下物　大便清稀，或如水样，秽腥者，多寒湿证。大便稀溏而臭，肛门灼热者，多为湿热证。大便溏垢，夹有不消化食物残渣者，多为伤食证。

四、临床治疗

(一)针刺疗法

1. 毫针疗法

毫针一

(1)主穴：上巨虚、下脘、天枢、足三里。

(2)配穴：湿热下注，加曲池、阴陵泉；肝旺脾虚，加阳陵泉、关冲；脾胃虚弱，加脾俞、胃俞、气海；肝气乘脾，加肝俞、章门、阳陵泉；肾阳衰弱，加肾俞、命门、关元。

(3)操作：每次选用4~6穴，除抑肝穴位可用平补平泻法外，余均以毫针施以补法，可加用温针灸。留针20~30分钟。每日或隔日1次，10次为1个疗程。适用于治疗慢性结肠炎。

毫针二

(1)主穴：中脘、天枢、章门、气海、关元、太溪、足三里、三阴交、脾俞、肝俞、大肠俞、肾俞、行间、命门。

(2)配穴:发热口渴者可加曲池、合谷、外关。伴有食少脘闷者加内关、公孙。

(3)操作:每次选用3~7穴,湿热者刺用泻法,肝不和者刺用平针法,余证均以毫针施以补法,并宜多灸,留针20~30分钟,每日治疗1次,10次为1个疗程。适用于治疗慢性结肠炎。

毫针三

(1)取穴:中脘、天枢、足三里、脾俞、阴陵泉、胃俞、大肠俞、梁门、章门、合谷。

(2)操作:每次选4~5穴,毫针刺,用泻法,留针20分钟,并可用艾条灸或隔姜灸,每日1次。适用于治疗慢性结肠炎的寒湿型。

2. 耳针疗法

耳针一

(1)主穴:大肠、小肠、胃、脾。

(2)配穴:交感、皮质下。湿泄,加三焦、脾;食泄,加胰胆;寒泄,加温针灸;热泄,加耳尖(放血);暑泄,加心、结节(放血);虚泄,加脾、肾;大便中带脓血,加肾上腺、肺、内分泌;胃肠蠕动加速性腹泻,加神门、交感。

(3)方法:每次除取主穴外,再随证选用配穴。耳郭常规消毒后,用耳毫针对准所选穴位刺入,实证、热证的腹泻,用强刺激泻法,胃、大肠穴可用一穴多针法,以加强刺激,脾、肾等配穴用平补平泻法。胃、大肠穴也可用电针,用密波或疏密波针30~60分钟。虚证、寒证的腹泻,胃、大肠穴用平补平泻法,其他穴位一律用轻刺激补的手法。急性腹泻每日针治1或2次,4天为1个疗程。慢性腹泻每日或隔日针治1次,7天为1个疗程。适用于治疗慢性结肠炎。

耳针二

(1)取穴:大肠、小肠、直肠下段、三焦、胃、脾、交感、皮质下、神门。

(2)方法:以上穴位每次选取5~7穴,行中等强度刺激,留针30~60分钟,每日1次,10次为1疗程。亦可用王不留行籽贴压,两耳交替。适用于治疗慢性结肠炎。

耳穴按摩一

(1)取穴:耳背、耳轮等部位。

(2)操作:耳郭常规消毒后,按操作常规进行全耳背按摩法、手摩耳轮法。急性腹泻可用猿猴摘果法。每日1~2次,每次15~30分钟。适用于治疗慢性结肠炎。

耳穴按摩二

(1)取穴:足穴:结肠区压痛点、肾、肾上腺、下淋巴腺。耳穴:大肠、直肠。腹痛、腹胀加体穴关元、足三里。

(2)操作:治疗部位常规消毒后,先在足穴结肠区寻找压痛点,按揉3~5分钟;再按揉肾、肾上腺、下淋巴腺各2分钟。然后按压耳穴大肠、直肠穴各2分钟。若伴腹痛、腹胀,加揉体穴关元、足三里穴各2分钟。每日1次,每次15~20分钟。适用于治疗慢性结肠炎。

3. 穴位激光疗法

(1)取穴:神阙、天枢、大肠俞。

(2)方法:用HNZSQ-2型氦氖激光照射器,直接照射神阙、天枢穴,各10分钟,再以特制空芯针针刺大肠俞,得气后将JG-10型氦氖激光针分别通过针芯导入大肠俞深部照射。每穴10分钟,每日1次,4次为1疗程。用于治疗慢性结肠炎。

4. 埋线疗法

(1)取穴:天枢、大肠俞、上巨虚、足三里。

(2)方法:每次选用2~4个穴位,按埋线法操作常规,穴内埋入“0”号羊肠线。15~30天埋

1次,10次为1疗程。用于治疗慢性结肠炎。

(二)灸治疗法

(1)取穴:足三里、中脘、脾俞、大肠俞、天枢。

(2)操作:以上穴位以黄豆大艾炷直接灸,或隔附子饼灸或隔姜灸,局部发烫即更换艾炷,每穴灸5~7壮,每日或隔日1次,10次为1疗程。亦可每次选3~5穴,用艾条悬灸,灸至局部皮肤潮红为度。适用于无热象者。用于治疗慢性结肠炎。

(三)推拿疗法

推拿一

1. 取穴:中脘、足三里、气海、胃俞、脾俞、章门、期门、太冲、八髎等。

2. 主要手法:摩腹法、一指禅推法、按法、揉法、搓法、横擦法等。

3. 操作程序

(1)患者仰卧,医生摩腹15分钟,摩腹过程中,用指尖重点刺激中脘、关元、气海诸穴,摩腹压力宜轻柔。

(2)患者俯卧,医生以一指禅推法循两侧膀胱经操作。自膈俞至大肠俞,重点刺激膈俞、脾俞、胃俞、肾俞、大肠俞。按揉八髎、足三里、阴陵泉,每穴1分钟。

(3)横擦脾俞、胃俞、肾俞、命门穴及八髎并擦督脉。按揉章门、期门、太冲各1分钟,搓胁肋。每日1次,30次为1疗程。适用于治疗慢性结肠炎。

推拿二

1. 取穴:脾俞、胃俞、大肠俞、肾俞、命门、中脘、天枢、神阙、命门、足三里、三阴交、期门、行间、腹部等。

2. 主要手法:一指禅推法、擦法、摩法等。

3. 操作程序

(1)患者俯卧,医者以一指禅推法施于脾俞、胃俞、大肠俞、肾俞、命门等穴各2分钟,接着在脾俞穴以下的腰背部施以擦法,以透热为度。

(2)患者仰卧,医者在中脘、天枢、神阙、关元、气海、足三里、三阴交等穴施以一指禅推法各2分钟,接着在腹部施以摩法约10分钟,再于膝以下足阳明和足三阴经循行部位施以擦法,以透热为度。适用于治疗慢性结肠炎。

推拿三

1. 取穴:中脘、天枢、气海、关元、脾俞、胃俞、大肠俞、长强、气海、关元、足三里、章门、期门、肝俞、胆俞等。

2. 主要手法:横擦法、摩腹法、按法、揉法、横擦法等。

3. 操作程序:禅推中脘、天枢、气海、关元各1分钟,摩腹5分钟,按揉脾俞、胃俞、大肠俞、长强各1分钟。脾胃虚弱者,在气海、关元、足三里用轻柔的按揉法治疗,每穴约2分钟;脾肾阳虚者,加直擦背部督脉,横擦腰部肾俞、命门及骶部八髎穴,均以透热为度,按揉章门、期门、肝俞、胆俞及太冲、行间等各1分钟;属伤食泄泻者,以摩腹治疗为主,且按顺时针方向进行。适用于治疗慢性结肠炎。

推拿四

足按摩疗法

1. 腹泻足疗保健法反射区:肛门定点按摩、升结肠、横结肠、降结肠、泌尿系统。

2. 腹泻足疗保健法加强按摩部位:降结肠。

3. 基本手法:重揉两足腹腔神经丛、胃、十二指肠反射区各3分钟,揉压足小肠、升结肠、横结肠、降结肠、直肠、淋巴(腹部)反射区各5分钟,需坚持天天做,治愈后也应每周做1~2次,以巩固疗效。

(1)肛门:在足底降结肠反射区往内按摩有一条横行、肌肉凸起的感觉为直肠反射区,末端有一凸起小颗粒是肛门反射区。肛门在踝关节骨缘边的点,双脚内侧直肠在肛门上方,小腿骨内侧约三分之一下凹陷处。

(2)降结肠:在左脚的横结肠末端相接点再往下按摩到脚后跟要再往上爬的地方终止,这段距离就叫降结肠。按摩方向要由上往下按摩。与横结肠、升结肠统称大肠。

(3)横结肠:左脚横结肠位于脚底在十二指肠反射区稍微上方一点点,用手触摸时有一长条形横向肌肉,要由内侧横向外侧按摩。右脚横结肠在脚底,约脚底四分之一,往内侧按摩,用手触摸时有一横条形肌肉,要由外侧横向内侧按摩。

(4)升结肠:位于右脚底的外侧,在脚后跟上方凹陷处再往上按摩约二分之一与右脚横结肠相交处是升结肠。按摩方向要由下往上按摩。与横结肠、降结肠统称大肠。适用于治疗慢性结肠炎。

(四)刮痧疗法

刮痧一

1. 配穴:脊柱(从长强至大椎旁)。

2. 治法:用撮痧法。医者用双掌从尾椎部交替轻轻拍打行至大椎旁,往返5分钟。待椎旁皮肤出现红润后即用双手拇指,从尾椎部(长强穴)开始把皮肌提捏起来(双手示指要横抵在脊椎骨处),捏到腰椎时,要适当加大力量向左右交替拨动,然后转缓渐渐捏到大椎旁,如此往返20分钟左右,待腰椎出现灼热和舒适感后即可。每日1次,中病即止。适用于治疗慢性结肠炎。

刮痧二

1. 配穴:脊柱两侧,胸椎10~12至腰骶椎及其两侧,上腹部,脐侧区,膝眼下。

2. 治法:用刮痧法。先在脊柱两侧(自大椎至长强穴)轻刮3行,至皮肤潮红为止,再于胸椎10至腰骶椎及其两侧刮5行(力度适中),至皮肤出现痧痕为止。然后刮上腹部,脐侧区及膝眼下。每日1次,5次为1个疗程。适用于治疗慢性结肠炎。

刮痧三

1. 配穴:脾俞、肾俞、大肠俞、中脘、天枢、足三里。

2. 治法:用刮痧法配以点揉法。先刮脾俞、肾俞、大肠俞,至出现痧痕为止,再点揉或刮中脘、天枢;然后刮足三里。每日1次。适用于治疗慢性结肠炎。

刮痧四

1. 主穴:大椎、大杼、膏肓俞、神堂。

2. 配穴:手三里、曲池、足三里、中脘、天枢、大巨、脾俞、三焦俞、大肠俞、小肠俞,中枢、命门。

3. 治法:用刮痧法。先将主穴刮至出现痧痕为止,再刮配穴(不必全用或先刮背部、上肢部穴,后刮腹部、下肢部穴位,交替使用)。每日1次。适用于治疗慢性结肠炎。

刮痧五

1. 配穴:脾俞、肾俞、三焦俞、气海俞、大肠俞、天枢、气海、足三里、三阴交。

2. 治法:用刮痧法。隔穴取穴,均取两侧。手法力度宜轻,操作范围宜广,刮至出现痧痕为止,刮后再用小艾柱各灸3~5壮。每日1次,5次为1个疗程。适用于治疗慢性结肠炎。

刮痧六

1. 配穴：脾俞、肾俞、命门、志室、大肠俞、中脘、关元、气海、天枢、章门、手三里、合谷。

2. 治法：用刮痧法。先刮腰背部的脾俞、背俞、命门、志室、大肠俞，刮胁部章门，再刮腹部的中脘、关元、气海、天枢，然后刮手三里、合谷穴。用平补平泻法或补法，刮至微现痧痕为度。每日或隔日1次。适用于治疗结肠炎。

（五）气功疗法

1. 内养功　坐式或平卧式，第一种呼吸方法，意守气海，每日3次，每次30分钟。适用于治疗慢性结肠炎的脾虚型。

2. 强壮功　坐式、站式均可，由自然呼吸逐渐过渡到深呼吸或逆呼吸，意守气海，日3次，每次30分钟。适用于治疗慢性结肠炎的脾虚型。

（六）矿泉疗法

1. 取单纯泉或食盐泉、氡泉进行全身浴法，水温可达40℃左右，行浴时间约1小时。适用于治疗慢性结肠炎的脾虚或肾虚型。

2. 取硫酸盐泉或食盐泉饮用，每次100～200ml，每日2～3次。用于慢性结肠炎的辅助治疗。

（七）外用疗法

1. 灌肠疗法

（1）用赤芍15g，丹参20g，益母草15g，川芎6g，牛膝10g，姜黄10g，乳香10g，没药10g，桃仁10g，红花10g，三七6g，水煎灌肠，每日1次。适用于治疗慢性结肠炎的脾虚型。

（2）用菊花15g，地榆30g，十大功劳叶15g，苦参30g，黄芩20g，大飞扬10g，水煎保留灌肠。适用于治疗慢性结肠炎的湿热型。

（3）用生地榆、老鹳草、五倍子、明矾各适量，水煎，灌肠，每日1次。适用于治疗慢性结肠炎的脾虚型。

（4）用白头翁、白花蛇舌草、救必应各30g，川连须、赤白芍各15g，水煎取汁200ml，每晚睡前保留灌肠。腹泻重，药液中可加藕粉15g；便秘者加大黄15g同煎。12～15日为1疗程，间隔5～7日，再做下一疗程治疗。适用于治疗慢性结肠炎的湿热型。

2. 推擦疗法　用生姜30g，葱白30g，生姜捣烂，葱白切段，加水300ml，煮沸30～40分钟，趁热用食指蘸药液在患者的拇指及小指根部的掌面向外推擦12次，再向内关、手臂方向推擦各12次，叫做“关二扇门”，每日1～2次，连用2～3日或病愈为止。适用于治疗慢性结肠炎的脾虚型。

3. 敷脐疗法

（1）胡椒粉填满脐眼，用纱布盖贴，胶布固定，隔日更换1次。适用于治疗慢性结肠炎的寒湿型。

（2）炮姜、附子、益智仁、丁香各等份，烘干共为细末，过筛，药末用水或鲜生姜汁调成糊状，敷满脐眼，外敷纱布，然后用热水袋熨于其上，冷后更换。每日1～2次，每次40分钟。适用于治疗慢性结肠炎的脾肾阳虚所致的五更泄泻。

4. 洗足疗法　无花果叶60g，洗净，加水2 000ml，煎至1 500ml，待温洗脚，早晚各1次，每次30分钟，15天为1疗程，疗程间隔5天。适用于治疗慢性结肠炎的湿热型。

（八）饮食疗法

1. 羊肉荔枝粥　羊肉100g，荔枝（去核）50g，大米120g。将羊肉洗净，切丝；大米淘洗干净，备用。锅内加水适量，放入羊肉丝、大米、荔枝煮粥，熟后即成。每日1次，连服7～10天。适用于治疗慢性结肠炎的五更泄泻及脾虚泄泻。

2. 荔枝山药大枣粥　荔枝7枚，怀山药30g，大枣6枚，大米60g。将荔枝去壳；大枣洗净；怀山药，洗净，切片；大米淘洗干净，备用。锅内加水适量，放入大米、荔枝、大枣共煮粥，六成熟时加入怀山药片，再煮至粥熟即成。每日 2 次，连服 10～15 天。适用于治疗慢性结肠炎的脾虚型。

3. 龙眼姜片粥　龙眼干 16 枚，生姜 3 片，大米 60g，红糖 20g。将大米淘洗干净，备用。锅内加水适量，放入龙眼干、姜片、大米煮粥，熟后调入红糖，再煮一二沸即成。每日 1～2 次，连服 7～10 天。适用于治疗慢性结肠炎的脾虚型。

4. 三豆白米粥　绿豆 50g，赤小豆 50g，白扁豆 30g，大米 120g，蜂蜜 60g。将绿豆、赤小豆、白扁豆去杂，洗净；大米淘洗干净，备用。锅内加水适量，放入绿豆、赤小豆、白扁豆煎煮 10 分钟，再加入大米同煮粥，熟后调入蜂蜜即成。每日 1 剂，分 2 次服完，连服 3～5 天。适用于治疗慢性结肠炎的暑湿腹泻。

5. 马齿苋粥　鲜马齿苋 250g，洗净切碎，水煮沸 30 分钟，滤去药渣加入大米适量，煮熟成粥食。适用于治疗慢性结肠炎的湿热腹泻。

6. 荔枝粥　干荔枝 50g，山药 10g，莲子 10g，上药水煎煮至熟烂时，加入大米适量，煮至米熟粥成食用。适用于治疗慢性结肠炎的肾阳虚弱之五更泻。

7. 山药粥　新鲜山药 100g，洗净切片，粳米 150g，共熬粥食。适用于治疗慢性结肠炎。

8. 猪肚莲子汤　猪肚 150g，莲子 30 粒，姜丝、葱末、精盐、味精、香油、香菜末各适量。将猪肚入沸水中焯 2～3 分钟，捞出切丝；莲子去心。用清水发透，备用。锅内加水适量，放入猪肚丝、莲子、姜丝、葱末，大火烧沸，改用文火煮 15～20 分钟，调入精盐、味精、香油、香菜末即成。每日 1 剂，连服 15～20 天。适用于治疗慢性结肠炎的脾胃虚弱所致的泄泻、食少、消瘦、水肿等。

9. 绿豆车前汤　绿豆 60g，鲜车前草 30g。将绿豆去杂洗净，用清水浸泡 2 小时；车前草洗净，备用。锅内加水适量，放入绿豆、车前草，大火烧沸，改用文火煮 15～20 分钟，拣出车前草，吃豆饮汤。每日 1～2 剂，连服 2～3 天。适用于治疗慢性结肠炎的暑湿泄泻、肛门灼热及防暑等。

10. 烩豌豆　鲜豌豆 250g，猪油 25g，精盐 2g，味精 1g，白糖 10g，高汤 500g，料酒 10g，水淀粉 25g。豌豆去荚，剥出的豆放入碗中，用清水洗净。锅架火上，放入猪油，旺火烧至七八成热时，加入豌豆煸炒，爆干水汽后，加入高汤，要没过豆面约一指左右，同时下料酒，盖上盖子，用旺火烩煮。烩至豆粒酥熟时，加入白糖、盐、味精，烧几滚后，淋入水淀粉，勾稀芡搅匀，即可起锅。适用于治疗慢性结肠炎。

五、护理与调摄

对本病患者应常规护理与辨证施护相结合。注意患者大便次数、颜色、形状、气味、有无黏液白冻脓血等，应特别注意饮食状况、便中便后有无脱肛。便后用柔软手纸轻擦肛门，并用温水清洗肛门，有肛门下坠或脱肛时，便后清洗并用纱布托回，患者宜卧床休息。

注意饮食卫生，不喝生水，生吃瓜果应洗净，饭前便后洗手。饮食有规律，定时定量，腹泻重时进流质饮食或半流质食物，必要时可暂时禁食。生活起居有规律，不过度疲劳，睡眠充足，注意保暖。另外，避免精神刺激，加强体育锻炼。

六、按语

本病的治疗多采用饮食治疗、灌肠、针灸及推拿等疗法，疗效较好，副作用小，易被患者接受，有较好的发展优势。特别是针刺、灸治、推拿治疗本病方法多，是目前治疗本病治愈率较高的疗法。研究显示，针刺、灸治、推拿可起到改善微循环状态，减轻炎症，增强免疫功能的作用。但其诊断必须明确，在慢性病症临床表现的基础上，严格肠镜判断标准，并注意溃疡的发病部位和病变特点。本病病程较长，病情常反复发作，必须坚持长期治疗，可将针灸合用或几种不同针法并施，以提高疗效。

第11章　溃疡性结肠炎

一、概述

溃疡性结肠炎又称慢性非特异性溃疡性结肠炎，是一种原因不明的，以局限于结肠的弥漫性黏膜炎症为特点的慢性疾病，多累及直肠和乙状结肠，也可遍及整个结肠，呈节段性和弥漫性分布，病变主要限于大肠黏膜与黏膜下层。主要症状有腹泻、脓血便、腹痛和里急后重。病情轻重不等，多有活动期与缓解期而呈反复发作慢性病程。本病可发生于任何年龄，但以青壮年为多见，男稍多于女。其病程长、病变范围广泛者被公认为是结肠癌的癌前病变，已被世界卫生组织列为现代难治病之一。但大部分病人的预后良好，尤其轻型病例经治疗后病情可长期缓解。

本病为中医的“泄泻”与“痢疾”的范畴。

二、病因病理

(一)西医的病因病理

1. 病因

(1)免疫因素：本病常伴有结节性红斑、虹膜炎、自身免疫性溶血性贫血、系统性红斑狼疮等免疫性疾病，且对肾上腺皮质激素获得疗效；患者的血清中存在特异性的抗结肠黏膜抗体；大肠组织内曾分离出用于肠黏膜上皮的抗体；血清中存在抗大肠杆菌抗体，与结肠上皮细胞抗原起交叉免疫反应。

(2)遗传因素：本病的发病率因种族不同而差异悬殊。常为家族性，单卵双胎可同患本病。

(3)感染因素：有人认为感染至多是继发性的。可能由痢疾杆菌或溶组织阿米巴感染引起，然而在本病中未能检出相同的细菌、病毒或真菌。但其炎性改变与许多感染性腹泻相似。

(4)精神神经因素：有人认为精神因素可致大脑皮层活动功能紊乱，通过植物神经系统而使肠道运动亢进、肠血管平滑肌痉挛收缩、组织缺血、毛细血管渗透性增加，从而形成结肠黏膜的炎症、糜烂及溃疡。

(5)溶菌酶：肠壁分泌过多的溶菌酶，破坏黏膜的保护作用，而导致细菌的侵入，发生肠黏膜坏死。这可能是刺激的后果而非病因。

(6)过敏因素：少数患者对某些食物过敏，如从食谱中予以排除或进行脱敏之后，病情得到好转或痊愈，其发病可能与过敏有关。

此外，新近提出吸烟者本病发生数显著减少，据估计，80%以上溃疡性结肠炎病人为非吸烟者。

2. 病理　病变主要在直肠、乙状结肠，约95%以上直肠受累，由此沿近侧结肠弥散，延伸到降结肠，甚至整个结肠。炎症主要位于黏膜层，亦可累及黏膜下层，较少深达肌层。病灶呈均匀和连续分布。活动期结肠黏膜充血、水肿、散在细小的表浅溃疡，同时有出血、黏膜颗粒状病变，黏膜很脆弱，触之易出血。病理活体组织检查发现最早的病变发生在肠腺基底部的隐窝上皮受损，大量的中性粒细胞浸润而形成小脓疡，进而相互联接形成溃疡，继之融合成广泛的大溃疡。溃疡边缘组织有细胞浸润，以淋巴细胞与浆细胞为主，在继发感染或急性活动期时可见大量中性粒细胞。病变肠壁的血管栓塞很常见，缓解期肠壁充血水肿消退，溃疡愈合后黏膜再生可致“假息肉”。结肠溃疡一般限于黏膜与黏膜下层，很少深达肌肉深层。

（二）中医的病因病机

1. 病因

（1）感受外邪：六淫之邪皆能致泻，其中以湿、暑、寒、热较为多见。湿邪每与暑、热、寒相合为患，扰乱脾胃，郁滞肠腑。

（2）饮食内伤：凡饮食过量，宿食内停；或恣食肥甘膏粱，呆胃滞脾；或偏啖生冷，误食不洁之物，而发炎泻痢。

（3）情志失调：忧思恼怒，过度精神紧张，或工作压力过大，以致肝气郁结，横逆乘脾，运化失常。

（4）脾胃虚弱：饮食失调，劳倦内伤，或后天耗损，或久病缠绵均可导致脾胃虚弱，纳运失司，水谷停滞，清浊不分，混杂而下。

2. 病机　因外受湿邪，其性重浊黏滞，故发病多缓慢，病程长，反复难愈。湿伤于下，故病位始于大肠，与脾胃关系密切，久病多及肝肾。初发时多为大肠湿热证，大肠为传道之官，气机阻滞也为常见伴发证，均系实证。大肠与胃同属阳明，病久则伤胃，胃与脾互为表里，继之困脾，由腑及脏，病情由实可渐转化为虚证。初病在气，久病入络，反复出血，瘀血留着，腹痛固定，腹部生块的络阻血瘀证也并见于病程后期。

三、临床诊断

（一）辨病

1. 临床表现

（1）大便性状异常、血便、腹痛、发热和消瘦等。体检或可发现腹部肿块、肠曲和腹部压痛。

（2）大便可由黏便、黏液便、血性黏液便、黏液血便到血便不同的表现，溏稀便及水样便也常见到，粪便量不增加但次数多者也可见到。

（3）腹痛多为轻度到中度痉挛性痛，多在左下腹部及左侧腹部痛。重度慢性病例常伴有持续性腹痛及局部压痛，有些病例可触到腹部病变处有肠曲或肿块，尤以左下腹部为然。活动性重度炎症患者，可伴有发热、心率加速、消瘦、衰弱、营养不良等全身症状和电解质失调。

（4）暴发型病例及严重病例可伴有中毒性巨结肠症约占重病病例的2%左右；并约有1%的巨结肠症发生穿孔、腹膜炎。急、重病例可有1.1%～4%左右并发大出血。

（5）肠道外伴随症和自身免疫性疾病常见者有关节痛、虹膜炎、虹膜睫状体炎，结节性红斑等。其他还可有肝、肾损害及心肌、血管炎症等。

2. 辅助检查

（1）血常规：贫血属于轻度或中度。白细胞计数活动期高，以中性白细胞增多为主。

（2）粪便镜检：有黏液及不同量的红、白细胞。急性发作期，粪便涂片常见大量多核的巨噬细胞，粪便培养阴性。

（3）血沉：慢性静止期正常，发作期则增高。

（4）血清蛋白慢性重症患者可见白蛋白减低，球蛋白升高。

（5）X线检查

①钡餐检查：有助于了解整个消化道情况，特别是小肠有无病变。

②钡灌肠检查：急性和慢性期的X线表现有：肠管边缘模糊、黏膜皱襞失去正常形态；结肠袋消失；铅管状结肠；结肠局部痉挛性狭窄和息肉；还可以见到溃疡引起的锯齿样影像。如用低张双重结肠造影和气钡灌肠检查则对黏膜病变显示更清楚，易于发现病变。

(6)纤维内窥镜检查:对本病诊断价值最大,除可对病变范围、分布情况、炎症情况和溃疡等进行直视观察外,还可以取活体组织进行病理鉴别诊断,并可做细胞化学、培养、生化测定和免疫学研究等项目。还可根据情况进行息肉摘除及药物治疗。

(二)鉴别诊断

1. 慢性菌痢　常有细菌性急性痢疾病史、粪便培养可分离出痢疾杆菌,抗生素治疗有效。

2. 慢性阿米巴痢疾　粪便中可找到包囊或滋养体,窥镜可见溃疡边缘模糊,溃疡间肠黏膜正常,活检可见阿米巴原虫组织。

3. 血吸虫病　有疫水接触史,粪便培养、孵化毛蚴阳性、内窥镜下黏膜有黄色颗粒典型病变,肠黏膜组织压片检查可见虫卵。

4. 缺血性结肠炎　多见于老人、动脉硬化患者,突发下腹痛伴呕吐,病变位于结肠脾曲居多,1~2天后出现血性腹泻、发热、白细胞增高,重症易肠穿孔,如能肠镜检查,可见黏膜下血色暗紫包块、黏膜剥脱及溃疡出血。

5. 克隆氏病　腹痛多位于右下腹部回肠末段病变区,粪便黏液及脓血少见,腹块、瘘管、肛周病灶较多,内窥镜检查可见节段性病变,黏膜呈卵石样隆起,有圆形、纵行溃疡,活检组织病理确诊,有非干酪样肉芽组织。

6. 肠易激综合征　反复发生的腹泻,一般少于5次,黏液便,里急后重,但绝无血便、脓血便,与情绪关系密切,各项理化检查正常,仅X线检查提示结肠痉挛激惹。本病预后良好,无险兆发生,不影响病人的一般健康。

7. 结肠癌、溃疡性结肠炎　反复发作或持续过程中可并发结肠癌。单纯的结肠癌起病隐匿,晚期出现血便,伴黏液或脓血,进行性消瘦,贫血,不规则发热等,肛门指检、X线钡剂灌肠及内窥镜可触及或发现肿块,并经活体组织病理检查证实。

8. 肠结核　有原发结核的病史或病灶,结核中毒性全身症状,好发于回盲部,病理具有结核特征。OT试验强阳性,血清结核抗体异常增高,正规短程化疗抗结核治疗有效。

(三)辨证

1. 湿热下注　证见腹痛,大便溏浊粘秽,下痢赤白黏冻,或有里急后重或发热,灼肛,尿黄赤,苔黄腻,脉滑、数或濡滑。

2. 寒热错杂　证见腹痛隐隐,腹泻黏液血便,遇冷痛泻加重,口苦少食,舌淡苔白腻,脉沉数。

3. 肝旺脾虚　证见情绪紧张或劳累易致发生,粪质多为溏软或溏稀,腹痛串鸣,腹痛欲泻,泻后痛减,伴有胸脘胀满,纳呆嗳气,苔白,脉弦兼细。

4. 脾胃虚弱　证见肠鸣腹泻溏软或溏稀或伴少许黏冻,或完谷不化,纳呆进少,疲乏无力,面皖白,舌淡,脉濡或沉缓。

5. 脾肾两虚　证见肠鸣泄利,或赤白痢下,或痢下白黏,畏寒、面皖白。腰酸、肢冷,苔薄或厚白,脉沉细或虚。

(四)辨证要点

1. 症状　以腹泻为主,每天数次或十数次,多为黏液带脓血的糊状便,常伴腹痛、里急后重;如属湿热、气滞、食积所致者,其腹痛、后重感常随痢减,是因气机稍畅,湿热及腐秽得下,通则痛缓之故。而肝旺脾气虚陷或瘀阻肠络者,痛与后重常不随痢减,或减不足言,是肝脾未和,瘀血未化之故。

2. 腹痛性质　疼痛游走不定，且为胀痛，系大肠气机不畅；疼痛固定拒按，为久病血瘀。暴痛多实，久痛为虚；喜热为寒痛，恶热为热痛。

四、临床治疗

（一）针刺治疗

1. 毫针疗法

毫针一

(1)取穴：肝俞、脾俞、中脘、天枢、期门、足三里、阳陵泉、太冲。

(2)操作：先针肝俞、脾俞，针尖斜向椎体或夹脊针刺1寸左右，得气后施捻转泻法2分钟，然后出针。继而针中脘、天枢、期门、足三里、阳陵泉、太冲，用提插捻转得气后，留针20分钟。每日1次，6次为1疗程。适用于治疗溃疡性结肠炎的肝郁脾虚型。

毫针二

(1)取穴：脾俞、胃俞、大肠俞、中脘、水分、天枢、足三里、三阴交。

(2)操作：先针脾俞、胃俞、大肠俞，夹脊直刺或针尖斜向脊柱，刺入1~1.5寸，提插捻转得气后，交替施术2分钟起针。然后灸中脘、水分、天枢，壮数酌情而定。最后针足三里、三阴交用补法，留针20分钟。每日1次，6次为1疗程。适用于治疗溃疡性结肠炎的脾胃虚弱型。

毫针三

(1)取穴：上巨虚、天枢、关元、气海、足三里。

(2)配穴：腹泻严重者，加长强、止泻（屈膝90°，穴在膝内侧胫骨小头凹陷处，曲泉上2.5cm）；乙状结肠炎，加气冲；降结肠炎，加天枢；升结肠炎，加关元、公孙；全结肠炎，加中脘、神阙。

(3)操作：根据临床特点，每次选用5~7穴，针刺得气后，适当行针，针尖朝向病变部位，使针感走窜腹内，趋向病所。长强穴直刺，沿骶骨前向上透刺直肠，产生较强的重胀感，然后留针。其他腹部取穴行中等强度刺激。留针30分钟，每日1次，15次为1疗程。适用于治疗溃疡性结肠炎。

2. 电针疗法

(1)取穴：大横、公孙、足三里、内关、大肠俞。

(2)方法：选用适当的毫针刺入以上穴位，在得气的基础上，实证用泻法，虚证用补法。然后针柄与G6805治疗仪输出导线相连。便秘为主者，用感应电流；腹泻为主者，用脉冲电流，强度以患者能耐受为度。隔日1次，每次30分钟，10次为1疗程。适用于治疗溃疡性结肠炎。

3. 耳针疗法

耳针一

(1)取穴：脾、胃、肝、肾、大肠、小肠、交感、神门、幽门。

(2)方法：每次取3~5穴，局部严格消毒后，用0.5寸毫针直刺，约0.2~0.3寸，得气后留针20~30分钟。隔日1次，10次为1疗程。适用于治疗溃疡性结肠炎。

耳针二

(1)取穴：直肠下段、内分泌、大肠、小肠、交感、神门、三焦、皮质下。

(2)方法：每次取3~5穴，局部严格消毒，用0.5寸毫针直刺，约0.2~0.3寸，得气后留针20~30分钟。隔日1次。适用于治疗溃疡性结肠炎。

耳针三

(1)取穴：大肠、小肠、直肠下段、三焦、胃、脾、交感、皮质下、神门。

(2)方法:以上穴位每次选取 5~7 穴,行中等强度刺激,留针 30 分钟,每日 1 次,15 次为 1 疗程。亦可用王不留行籽贴压。两耳交替。适用于治疗溃疡性结肠炎。

4. 穴位埋线疗法

(1)取穴:天枢、大肠俞。

(2)方法:穴位局部严格消毒,用2%利多卡因2ml 局部麻醉,然后埋入2cm 长的羊肠线。每埋1 次即为1 疗程,疗程间休息 1 个月,一般应治疗 2~3 次。适用于治疗溃疡性结肠炎。

5. 穴位注射疗法

穴位注射一

(1)取穴:中脘、气海、天枢、大肠俞、上巨虚、足三里。

(2)药物:胎盘注射液 2ml、当归注射液 4ml、黄芪注射液 4ml 和维生素 B_{12} 100mg。

(3)方法:所用药物为胎盘注射液 2ml、当归注射液 4ml、黄芪注射液 4ml 和维生素 B_{12} 100mg。将上述药物混和,每次 2~3 对穴,每穴注药 2ml,隔日治疗 1 次,10 次为 1 疗程。以上穴位交替应用,每疗程间休息 1 周。适用于治疗溃疡性结肠炎。

穴位注射二

(1)取穴:上巨虚。

(2)药物:654-2 注射液。

(3)方法:用 6 号针头吸取 654-2 注射液 1ml,在上巨虚穴作常规消毒后快速刺入,针尖微向上方,进针深度 1~1.5cm。待患者获得针感后,回抽无血,则快速推注 0.5ml(每侧),迅速出针,以 75%酒精棉球按压。隔日 1 次,6 次为 1 疗程。适用于治疗溃疡性结肠炎。

穴位注射三

(1)取穴:脾俞、足三里。

(2)药物:维生素 B_{12}注射液。

(3)方法:用 6 号针头吸取维生素 B_{12}注射液 2ml,在足三里穴作常规消毒后快速刺入,进针深度 1~1.5cm,针尖微向上方。以雀啄术候气,产生针感后,每侧快速推注 1ml。注射完毕后取 2 枚 1 寸毫针,常规消毒后,快速刺入脾俞穴。针尖向下斜刺,得气后行捻转补法,留针 30 分钟。每日针刺与穴位注射 1 次,7 次为 1 疗程。适用于治疗溃疡性结肠炎。

6. 皮肤针疗法

(1)取穴:肝俞、脾俞、胃俞、大肠俞、内关、足三里、天枢。

(2)方法:皮肤常规消毒,中等强度刺激,以局部皮肤潮红,微量渗血为度。每日 1 次,10 次为 1 疗程。适用于治疗溃疡性结肠炎。

7. 穴位挑治疗法

(1)取穴:大肠俞、足三里。

(2)方法:穴区常规消毒,将三棱针横向刺入穴位皮肤,挑破皮肤约 0.2~0.3cm,然后再深入皮下,挑断白色纤维组织,挑尽为止。术后碘酒消毒,敷上无菌纱布,胶布固定。适用于治疗溃疡性结肠炎。

8. 刺络拔罐疗法

(1)取穴:大椎、肝俞、脾俞、三焦俞、大肠俞、身柱。

(2)方法:前 3 穴为 1 组,后 3 穴为 2 组,两组交替。穴区常规消毒,用三棱针快速散刺,使之微出血,然后在叩刺部位拔罐 3~5 分钟。隔日 1 次,6 次为 1 疗程。适用于治疗溃疡性结肠炎。

（二）灸治疗法

灸治一

1. 取穴：天枢、足三里、脾俞、章门、命门。

2. 操作：选艾绒适量，加少量人工合成麝香，做成0.7cm×0.7cm艾炷。直接灸以上诸穴，每穴3～5壮，灸后用小膏药贴灸疤，使化脓直至灸疤愈合为止。适用于治疗溃疡性结肠炎。

灸治二

1. 取穴：足三里、上巨虚。

2. 操作：穴位局部消毒后，以红紫药水作好标记，以黄豆大艾炷直接灸，燃尽艾为止，灼痛时轻拍附近皮肤以减痛，灸完7～9壮后，艾穴贴敷小膏药，以发灸疮。适用于治疗溃疡性结肠炎。

灸治三

1. 取穴三：神阙、中脘、气海、天枢、大肠俞、上巨虚、足三里。

2. 操作：以蚕豆大艾炷，行直接灸，或隔药饼灸，局部发烫即更换艾炷，每穴灸5～7壮。治疗每日1次，10次为1疗程。适用于治疗溃疡性结肠炎。

（三）推拿疗法

推拿一

1. 常用穴位及部位：大肠俞、长强、神阙、天枢、气海、足三里、三阴交、腰骶部、腹部、足阳明经膝至踝部。

2. 主要手法：揉法、摩法、点压法、擦法、按法、一指禅推法等。

3. 操作程序

（1）患者取俯卧位，点按大肠俞2分钟，揉长强100次，然后用揉法或四指推法施于腰骶部5～10分钟。

（2）患者仰卧，在下腹部顺时针运摩10分钟，掌根揉神阙2～4分钟，一指禅推气海、关元、天枢各2分钟。

（3）继上，点按足三里、三阴交等穴2分钟，擦足阳明经膝到踝部，以透热为度。

（4）随症施治：湿热留滞者，加点按大椎、曲池、合谷、内庭各2分钟，擦足太阴经膝至踝部，以透热为度；脾肾阳虚者，加点按脾俞、肾俞各2分钟，一指禅推中脘穴2分钟，擦足太阴、足少阴经膝至踝部和涌泉穴，均以透热为度；泻血较多者点按承山穴2分钟；胸椎关节紊乱者应同时应用整复胸椎关节紊乱法。适用于治疗溃疡性结肠炎。

推拿二

1. 取穴：中脘、天枢、关元、足三里、上巨虚、下巨虚、膀胱经背部俞穴。

2. 主要手法：一指禅推法、摩腹法、按法、揉法、横擦法、点法等。

3. 操作程序：患者取仰卧位，术者位于右侧，以一指禅推法推中脘、天枢、关元，每穴约1分钟。然后以脐为中心作逆时针方向摩腹，时间约5～8分钟。按揉足三里、上巨虚、下巨虚，每穴约1分钟。患者取俯卧位，术者用㨰法沿脊柱两旁从脾俞到大肠俞治疗，约3分钟。然后按揉脾俞、胃俞、大肠俞，约3分钟。再横擦腰骶部，以透热为度，时间约5分钟。适用于治疗溃疡性结肠炎。

推拿三

1. 取穴：中脘、天枢、气海、膀胱经腧穴、夹脊、长强、风池、足三里。

2. 主要手法：一指禅推、按法、揉法、横擦法等。

3. 操作程序：患者仰卧，医者用柔和的一指禅推上脘至关元，往返3～5遍。按揉中脘、天枢、气海约5分钟。顺时针方向摩全腹，约5～10分钟，向下直推并振按腹部约3分钟。然后患者取俯卧位，滚两侧膀胱经5～10遍。按揉两侧膀胱经并点按脾俞、胃俞，按揉相关的夹脊穴和长强穴，约10分钟。推脊3～5遍，横擦、直擦腰骶部，以透热为度。点按风池、大椎、足三里等穴，以祛除余邪。适用于治疗溃疡性结肠炎的实证。

推拿四

1. 取穴：气海、关元、天枢、中脘、百会、涌泉、足三里、长强。

2. 主要手法：一指禅推法、振法、按法、揉法、点法等。

3. 操作程序：患者仰卧，医者用柔和的一指禅推上脘至关元，往返3～5遍。按揉气海、关元、天枢、中脘穴5分钟，按摩方向向上，并向上振按腹部3分钟。逆时针方向摩全腹10分钟。手掌按揉背部两侧膀胱经5分钟，点按脾俞、胃俞及对应的夹脊穴5分钟。从下向上推骶尾，按揉长强穴。点揉百会、涌泉、足三里以升举阳气。适用于治疗溃疡性结肠炎的虚证。

（四）体育疗法

太极拳锻炼，每日早晚各1次。可通经活络，调和阴阳气血，使脏腑升降功能平衡，起到强身治病的作用。

（五）音乐疗法

幽雅美妙的轻音乐可以陶冶心身，消除疲劳，促进睡眠，调节情绪，恢复体力，减轻症状。可用如下几种方法治疗。

1. 雨声催眠　沙沙的雨声，叮当的房檐水滴声，淅淅沥沥的春雨声，对于失眠患者，精神亢奋者，情绪烦燥者康复正常均有助益。

2. 鹦鹉乐志　鹦鹉模仿人说话，或模仿某种场面的声音，使人欢快，并有吸引力，对情志抑郁、注意力不集中、生活乐趣淡漠的人有益处。

3. 林鸟乐鸣令人振奋；山林中有些鸟其声欢快，有哨音者，有如排队走步时之哨声响，疲惫之人闻之往往会精神振奋，这对身心劳瘁的病人或劳累之人都有良好的鼓舞振奋作用。

（六）心理疗法

心理行为指导首先应据患者的情况，采用一般心理治疗，在认真了解病史、详细体格检查及必要功能检查的基础上，对患者作出正确的诊断，并立即对其进行耐心细致的解释。查明该症发生的原因、性质和转归，只要患者积极配合治疗，会取得较好的疗效。逐渐消除患者的顾虑，树立其战胜疾病的信心。其次，可据患者的不同情况，采用不同的心理治疗，如对患者焦虑紧张的情绪，可进行渐进松弛疗法、生物反馈疗法、理智情绪疗法、自律训练疗法，气功疗法等。重视患者生活节奏的培养，逐渐养成规律的生活模式，加强体育锻炼，增强体质，提高机体的抵抗能力。应注意调整饮食结构，以少纤维、易消化的饮食为重，避免生冷蔬菜、水果、冷饮、辣椒及有刺激性的调味品等。

（七）外治疗法

1. 用土大黄、苦参、白及、地榆炭、侧柏炭、黄连、栀子各10g，每剂浓煎100ml，温度37～39℃，每晚临睡前保留灌肠，15日为1个疗程，疗程间休息3日。适用于治疗溃疡性结肠炎。

2. 用明矾、苍术、苦参、槐花、马齿苋、半枝莲各10g，加水每剂煎液200ml，分早晚各1次灌肠，10日为1个疗程，有清利湿热，涩肠止泻的作用。适用于治疗溃疡性结肠炎。

3. 用黄芪、党参、白术、黄精、甘草、九香虫、十大功劳叶、高良姜、吴茱萸、茯苓各30g，加水适量，煮至40～45℃，倒入缸中，患者躺入缸内，身体与药水持平，浸泡20分钟后沐浴。每日2次。有健脾和胃的效果。适用于治疗溃疡性结肠炎。

4. 用仙茅、淫羊藿、桂枝、苍术、白术、附子、干姜、香附、九香虫、花椒、艾叶各30g，共碾粗末，加水适量，煮至70～80℃，掺入有机淤泥中，搅成泥浆状，保持45℃左右，患者全身浸入，浸泡30分钟，然后温水冲洗，擦干身体，注意保暖，避免着凉。隔日1次。有温补脾肾的功效。适用于治疗溃疡性结肠炎。

5. 用附子、肉桂、桂枝、干姜、吴茱萸、高良姜、香附、白术、九香虫、胡芦巴各30g，碾粗末，制成肚兜，兜在耻骨联合以上到中脘处。每日2小时，隔日1次。有健脾和胃，扶正补虚效果。适用于治疗溃疡性结肠炎。

6. 用白术、陈皮、吴茱萸、黄连、高良姜、香附、九香虫、炙猬皮、小茴香、藿香、扁豆花、砂仁各10g，共碾细末，用黄酒调成糊状，贴敷脐周腹部，纱布覆盖并扎紧。每日2小时，隔日1次。有健脾和胃，扶正补虚效果。适用于治疗溃疡性结肠炎。

7. 用柴胡、白芍、薄荷、陈皮、白术、防风、木香、茯苓、当归、煨姜各10g，共碾细末，加白及粉适量，用猪胆汁少量与黄酒调成糊状，贴敷两侧胁肋及腹部。每次2小时，1日1次，30日为1个疗程。有调和肝脾之功效。适用于治疗溃疡性结肠炎。

8. 用矿泉水浸泡30分钟，然后沐浴，结合服饮矿泉水。有健脾和胃，强身保健的作用。

（八）饮食疗法

1. 用鲜白头翁、鲜马齿苋、鲜荷叶、鲜车前草、鲜扁豆花各10g，水煎，代茶频饮，适用于治疗溃疡性结肠炎的湿热内蕴型。

2. 用赤豆、白扁豆、绿豆各30g，薏苡仁60g，粳米250g（洗净），加水煮熟，再加冬瓜片、葫芦片各60g煮粥，常服食。适用于治疗溃疡性结肠炎的湿热内蕴型。

3. 用白术、防风、白芍各30g，陈皮、甘草、茯苓各10g，水煎浓汁，将粳米500g（洗净）与浓汁同入锅，加清水适量煮饭，常服食，适用于治疗溃疡性结肠炎的肝脾不和型。

4. 用鸡肉250g（洗净，切成小块），栗子200g，糯米500g，薏苡仁、扁豆、山药、茯苓各50g（洗净），共入蒸钵内，加水适时，隔水蒸熟，常服食，适用于治疗脾胃气虚型。

5. 用山药、扁豆、黄芪、白术、茯苓各30g，加水煎浓汁，将猪肚500g（洗净切丝，加料酒后拌匀），粳米500g（洗净）与浓汁同入锅，加清水适量，拌匀后文火煮粥，常服食，适治疗用于脾胃气虚型。

6. 用巴戟天、仙茅、淫羊藿、吴茱萸、高良姜、玉柱各10g，加水煎浓汁，取核桃仁、莲子、白扁豆、栗子、薏苡仁各50g，糯米500g（洗净），与浓汁同入锅，加清水适量，文火煮粥，常服食，适用于治疗溃疡性结肠炎的脾肾阳虚型。

7. 用丹参、郁金、益母草、桃仁、川芎各10g，沉香2g，用布袋包，鲤鱼1条（刮鳞去内脏杂物，洗净），加水适量，文火煮汤，喝汤食鱼肉，适用于治疗溃疡性结肠炎的血瘀肠络型。

8. 用山药、茯苓、白扁豆、葛根、薏苡仁、粳米适量，煮粥，常服食。用于各种结肠炎者。

9. 白术膏　白术500g，山药100g，冰糖适量。先将山药烘干研成细粉备用，白术切成小片，加清水100ml，久煎（1～2）小时，取出药液，再加入清水续煎，共3次；将3次药液倒在一起，再煎蒸发水分，至黏稠时加入山药粉、冰糖煎熬成膏，冷却后贮于玻璃瓶中备用。脾胃双补、益气升阳，适用于脾胃虚弱型的慢性溃疡性结肠炎。

10. 乌梅蜂蜜膏　乌梅500g，蜂蜜100g。先将乌梅500g用冷水泡发去核，加适量水，煎煮至稠膏状，兑入蜂蜜1 000g，煮沸后停火，冷却后贮于玻璃瓶中备用。敛肠止泻。适用于治疗脾胃虚弱型溃疡型结肠炎。

11. 烤五香鹅　肥鹅肉750g切块，干姜6g，吴茱萸、肉豆蔻、肉桂各3g，丁香1g。将干姜、吴茱萸、肉豆蔻、肉桂、丁香共研细末，涂于鹅肉上，放入酱油、黄酒、白糖、味精等调味品浸泡2小时，然后将鹅肉放入烤箱内，小火烤15分钟左右，后翻过来再烤15分钟，然后即可食用。温补脾胃，涩肠止泻。适用于治疗脾肾阳虚型溃疡性结肠炎。

12. 马齿苋粥　马齿苋30g（鲜马齿苋60g），粳米100g。先将马齿苋洗净切碎备用；再将粳米淘净，放入锅内。加马齿苋、清水适量，用文火煮至米烂成粥。清热解毒，散血消肿。适用于治疗湿热内蕴型之溃疡性结肠炎。

五、护理与调摄

观察大便颜色、形状、潜血试验结果。对肝郁脾虚患者，更应加强精神护理，避免情绪紧张，使之怡情悦性。便泻较甚，应多卧床休息，因立位重力之故，粪流快速下行而泻甚，而平卧时则可减轻。若结肠袋变浅或消失，粪流更快下移可加剧腹泻。泻甚而血便多者，除注意神态和血压的变化外，还应注意保暖、补液支持治疗。腹痛喜按喜温者，可灸天枢、关元，足三里等穴，禁生冷饮食。

调摄的重点是避免致病因素再侵袭机体。对诱发本病的有关原因亦应重视。保持病室环境安静、整洁、舒适、空气清新。热甚者病室宜阴凉，阳虚者病室宜温暖防寒。饮食宜清淡，给易消化、富营养、少渣食物，流质饮食或半流质饮食，以达到“结肠休息”的目的。阳虚寒湿者，忌食冷饮，水果类多不宜，龟、鳖类滋腻养阴之品亦碍纳运。湿热者忌辛辣、煎炒，黏滞食物及奶制品。

六、按语

1. 针刺、灸治、推拿、刮痧疗法，治疗溃疡性结肠炎，取得较好临床效果，本病易于复发，需要坚持长时间治疗，方能取得理想疗效。

2. 体育、音乐、心理、外用、饮食等疗法，也能控制症状，可进行综合治疗。

第12章 急性胆囊炎

一、概述

急性胆囊炎是由于细菌的侵袭或胆囊管结石阻塞而引起的胆囊急性炎症。开始病变常限于胆囊黏膜层，出血、水肿，为急性单纯性胆囊炎；继而病变侵及胆囊全层，浆膜面有纤维性或脓性分泌物，为急性化脓性胆囊炎；病变严重者，因整个胆囊严重血循环障碍而出现壁层组织坏疽甚至穿孔，为急性坏疽性胆囊炎。临床表现，以发热、右上腹疼痛和压痛、恶心、呕吐、轻度黄疸及白细胞增多为主。其发病率仅次于急性阑尾炎，占炎症急腹症的第2位。以女性发病率高，男女之比约为1∶4。急性胆囊炎依有无结石可分为结石性与非结石性两类，约90%以上因胆囊结石阻塞胆囊管并继发感染而引起，其流行病学资料与特征基本与胆囊结石相同。

急性胆囊炎属中医"胁痛""黄疸""结胸""肝胃气痛"等范畴。

二、病因病理

（一）西医的病因病理

1. 病因

（1）胆囊出口梗阻：急性胆囊炎患者伴有胆石者占90%以上，无结石者少于5%。胆石梗阻于胆囊管或胆囊颈部后，使胆汁排泄不畅或不能排泄，发生淤积和浓缩，胆盐刺激囊壁的黏膜上皮，引起化学性炎症；胆汁积聚，而炎症刺激又使胆囊黏膜水肿和黏液分泌增加，胆囊膨胀，内压增高，囊壁的血管和淋巴管受压而致急性炎症、缺血性坏死和穿孔。

（2）细菌感染：多继发于胆囊壁缺血和损伤后，病原大多为肠道寄生菌群。细菌一般自门静脉进入肝脏，再经淋巴管或随胆汁进入胆囊；如伤寒、副伤寒及大肠杆菌等所致的全身性细菌感染，病原菌可随血流进入胆囊；细菌还可由蛔虫携带钻入胆道，引起胆道梗阻与胆囊炎症。

（3）胰酶反流：当胆总管和胰管的共同通道发生梗阻时，可导致胰酶反流，引起急性胆囊炎。

（4）妇女妊娠：因性激素的影响，可使胆囊排空延缓，胆汁淤积，易发生急性胆囊炎。

（5）胆囊创伤：如战伤、车祸等，细菌可从创伤部位侵犯胆囊，可导致急性胆囊炎。

（6）疼痛、恐惧、焦虑等精神因素的影响及迷走神经功能，也可使胆囊排空障碍，而导致胆汁淤积，囊壁受到化学性刺激引起胆囊炎。

2. 病理

（1）急性水肿型：胆囊壁黏膜炎性充血、水肿，上皮细胞变性、坏死、脱落，囊壁内有不同程度中性粒细胞浸润，黏膜腺体分泌亢进，使胆囊略膨胀。

（2）急性化脓型：随着病情的发展，胆囊壁各层都呈弥漫性白细胞浸润，浆膜面可被纤维素性脓性渗出物覆盖，囊壁内可有青紫色斑点状坏死区，可引起胆囊积脓。因水肿、梗阻等使胆囊壁的血液循环障碍，可造成出血、坏死甚至穿孔等。因胆囊内容物流入腹腔造成胆汁性腹膜炎者较少见，大多表现为穿孔的胆囊与周围组织粘连，而形成胆囊周围脓肿。

（3）急性坏疽型：约1/4患者可发展成此型。

（二）中医的病因病机

1. 病因

（1）肝气郁结　若情志抑郁或暴怒伤肝，肝失条达，疏泄不利，其气横逆于两胁，经脉为之壅遏而胁痛卒然而发。

(2)肝胆湿热　湿热外侵,郁结少阳,或过食肥甘厚腻,脾气壅滞,湿热内生。湿热郁结致肝胆气机壅滞,则发胁痛。

(3)瘀血停着　气滞日久,或湿热壅滞气机,致血行不畅,瘀血停着,阻塞胁络而作痛。

2. 病机　肝脉布于胁肋,肝与胆相表里,则胁痛之形成,与肝胆疾病关系密切。若情志郁结、湿热内郁或虫积等因素导致肝胆气机郁结,经气不利,则发胁痛。湿热熏蒸,胆汁不循常道而泛溢于肌肤或胆汁久经煎熬凝结成石,石阻胆道则发黄。

三、临床诊断

(一)辨病

1. 症状

(1)腹痛:2/3 以上患者发生于右上腹,也有发生于中上腹的。随着炎症过程的发展,胆囊脏层和壁层的腹膜先后受到炎症的刺激,腹痛常局限于右胁下胆囊区,而右肩胛下区亦可有放射性疼痛。疼痛常发生于夜间,其前可有饱餐及脂餐等诱因,是因睡眠仰卧时结石易于滑入胆囊管,形成嵌顿之故。腹痛常呈持续性、膨胀性疼痛,如有胆囊管梗阻,则可有间断性胆绞痛发作。

(2)恶心、呕吐:60% ~70% 的患者可有反射性恶心和呕吐,严重者可呕出胆汁,并可引起脱水和电解质紊乱。

(3)寒战、发热:多数体温在 38 ~39℃之间。热度和炎症范围及严重程度有关。当炎症波及胆总管或伴发胆道感染者,可出现寒战和高热。脉率增速,严重者可出现血压下降等休克现象。

(4)黄疸:约 15% 患者出现黄疸,说明炎症已波及肝脏,造成肝损害或累及胆总管造成奥狄氏括约肌痉挛和水肿,一般为轻、中度黄疸,如出现严重黄疸,则提示伴有胆总管或肝胆管结石性梗阻或胆管炎。

2. 体征

(1)压痛、腹肌紧张:右上腹胆囊区饱满、压痛、肌紧张。墨菲征阳性。腹肌强直扩延至腹部其他部位甚至全腹时,提示胆囊坏死或穿孔而引起急性腹膜炎。

(2)肿块:有时右上腹可以扪及肿大的胆囊。当炎症胆囊常为网膜和附近肠袢包围时,便形成压痛性肿块。

(3)病容:患者多呈现急性病容,呼吸表浅而不规则,严重者可有失水及虚脱征象。

3. 辅助检查

(1)血白细胞计数及分类:白细胞计数常轻度升高,在无失水情况下,血白细胞计数超过 $20 \times 10^9/L$,分类中有显著核左移者,常提示病情严重。

(2)血清学检查:胆石症或胆管炎患者可有血清胆红素、转氨酶、碱性磷酸酶、γ-谷氨酰转肽酶升高。当并发急性胰腺炎时,血清淀粉酶 >500 苏氏单位。

(3)血培养和血清内毒素检测:患者在未使用抗生素前,应先作血培养及药物敏感试验和血清内毒素的测定,以确定致病的细菌。

(4)B 型超声波检查:可测定胆囊大小和囊壁厚度,尤其对检测胆石正确可靠。

(5)放射线检查:①腹部 X 线平片:可见右胁下区阳性结石、增大的胆囊、囊壁钙化影;在气肿性胆囊炎时,于胆囊区可见积气和液平面。②胆系造影:一般选用静脉滴注胆道造影法。如胆囊不显影,可支持本病的诊断。③CT 检查:对胆囊增大、囊壁增厚及胆石存在等有很大的诊断价值。

（二）鉴别诊断

1. 胆道蛔虫症　胆道蛔虫症右上腹痛与急性胆囊炎右上腹痛相似，但胆道蛔虫症腹痛剧烈而腹部体征轻微，感染症状及黄疸少见，如有呕吐蛔虫则可诊断。十二指肠引流及 B 型超声检查较易鉴别。

2. 急性胰腺炎　病人常有饮酒、暴食等诱因，腹痛和压痛更甚且多在上腹正中或偏左侧，并向左腰背放射，腹痛常甚剧烈，但不持久。血清淀粉酶升高幅度较高，大于 500U；尿淀粉酶在发病后 24～48 小时内最高。B 超显示胰腺肿大、边界不清，CT 检查对诊断本病较 B 超更为准确。

3. 胃十二指肠溃疡穿孔　突然发生的上腹部剧烈疼痛，很快扩散到全腹部，肠鸣音消失，肝浊音界消失等，而急性胆囊炎之症状与体征不及溃疡穿孔。溃疡穿孔有溃疡病史，一般无黄疸。

4. 急性心肌梗死　部分急性心肌梗死病人可有上腹疼痛，但年龄偏大，有冠心病史，通过心电图、超声心动图和心肌酶的检查可以鉴别。

5. 右肾结石　肾绞痛可位于右上腹部，有可能误诊为胆绞痛。但肾结石多伴腰背痛，放射至会阴部，肾区有叩击痛。发热不多见。检查可见肉眼血尿和显微镜下血尿，X 线腹部平片可显示右肾阳性结石，B 超显示肾结石或伴有肾盂扩张。

6. 胸膜炎和大叶性肺炎　可出现右上腹痛，右上腹也可有压痛和肌紧张。但二者多有咳嗽、胸痛、呼吸困难等呼吸道症状。大叶性肺炎早期有高热、白细胞计数增高，铁锈色或脓性痰是其特点。胸部检查肺呼吸音减弱，有啰音或胸部摩擦音，叩诊浊音。X 线检查有助确诊。

7. 急性阑尾炎　高位阑尾炎有时可误诊为急性胆囊炎。但急性阑尾炎多发于青壮年；腹痛初期呈弥漫性，以后多局限于右下腹部，压痛部位偏低。约 60%～80% 患者出现阑尾点有压痛。B 超检查没有急性胆囊炎征象。

（三）辨证

1. 肝胆气滞　右胁或右上腹短暂绞痛、钝痛，轻度寒热，伴口苦咽干，嗳气，善太息，食欲不佳，恶心呕吐、舌红苔薄白，脉弦紧。

2. 肝胆湿热　右胁下持续性胀痛，或阵发加重，或高热畏寒，寒热往来，绞痛时作，口苦咽干，胸胁胀满，恶心呕吐，身目发黄，尿赤便结，舌苔黄腻，脉弦滑数。

3. 肝胆脓毒　右上腹绞痛，高热寒战，黄疸，腹部胀满，痛处拒按，便秘尿黄，甚昏迷谵语，或见出血倾向，神志淡漠，脉无力。舌红绛，苔黄糙，脉滑或洪数。

4. 气滞血瘀　胸胁胀痛，疼痛持续，固定不移，痛区可触及包块，入夜尤甚，黄疸持续，齿龈有瘀斑，尿黄便难，舌质紫暗，脉沉弦。

（四）辨证要点

胁痛病机为肝胆气机不畅，气郁、血瘀、湿热诸因所致。急性发作期正盛邪实，正邪相争剧烈，且实邪结聚，故胁腹疼痛、发热、黄疸、并常伴胃肠实结之证。如以胁肋胀痛为主，因情志变化而增减，嗳气，善太息，则属肝胆气滞证；若疼痛为钝痛或绞痛，持续不解，甚至寒战高热，伴恶心呕吐，身目发黄，为肝胆湿热证；若疼痛甚剧，压痛拒按，胁下触及包块，并具有湿热证征象，甚至神昏谵语，为气滞、血瘀、湿热搏击不散所致的脓毒证。本病临证以实证为主，有气滞、湿热、火毒之分，实证化火伤阴或虚证兼有气滞，又可虚实并见。

四、临床治疗

(一)针刺疗法

1. 毫针疗法

毫针一

(1)主穴:胆俞、阳陵泉、中脘、足三里。

(2)配穴:绞痛加郄门、期门;黄疸加至阳;发热加曲池;呕吐加内关。

(3)操作:每次从主穴中选取2~3穴,据症状加配穴。除期门不宜深刺,胆俞穴斜刺向脊柱外,余穴均宜直刺、深刺。在引发出强烈得气感应的基础上,施以泻法,持续运针3~5分钟,留针30~45分钟,每隔5分钟运针1~2分钟。每日可针刺2次。适用于治疗急性胆囊炎。

毫针二

(1)主穴:胆囊穴、三阴交、肝俞、胆俞、至阳。

(2)配穴:气郁,加行间;湿热内盛,加足三里、阴陵泉;发热,加大椎、曲池、合谷;胆绞痛,加期门、章门、阴陵泉;胸满,加膈俞、内关。

(3)操作:根据不同证候类型,每次选取3~5对穴位,针刺得气后,反复提插捻转,行强刺激,或加电针,以加强刺激,频率120~240次/分,强度宜由弱而强,以患者能耐受为度。留针30~40分钟,间歇行针,每隔5~10分钟行针1次。每日1~2次,7次为1疗程。适用于治疗急性胆囊炎。

毫针三

(1)主穴:胆囊穴、三阴交、肝俞、胆俞。

(2)配穴:发热者,加大椎、曲池、合谷;胆绞痛者,加期门、章门、阳陵泉;气郁者,加行间;胸满者,加隔俞、内关;湿热内盛者,加足三里、阴陵泉。

(3)操作:根据不同证候类型,每次选取3~5对穴位,针刺得气后,反复提插捻转,行强刺激。留针30~40分钟,间歇行针,每隔5~10分钟行针1次。每日1~2次,7次为1疗程。适用于治疗急性胆囊炎。

毫针四

(1)主穴:中脘、日月、太冲、胆囊穴。

(2)配穴:肝胆湿热,加阴陵泉、曲池、腓后点(腓骨小头后1寸);肝气郁结,加期门、阳陵泉;肝阴不足,加三阴交、蠡沟;瘀血停滞,加膈俞、肝俞。如急性期高热,可用大椎点刺出血;黄疸者加至阳;恶心呕吐加内庭、内关。

(3)操作:每次选4~6穴,急性期或实证宜中强刺激,只针不灸,留针时间要长,中间可间歇行针,每日1次或2次;病程长,反复发作者,以中度刺激,留针30分钟,每日或隔日1次。适用于治疗急性胆囊炎。

2. 耳针疗法

耳针一

(1)取穴:肝、胆、交感、神门、耳尖、耳迷根、三焦、十二指肠。

(2)方法:以上穴位每次选取5~7穴,急性者强刺激,或耳尖点刺出血,或加用电针,用连续波,频率150~180次/分钟,留针30~60分钟,每日1~2次。适用于治疗急性胆囊炎。

耳针二

(1)主穴:神门、胰胆、肝、肩。

(2)配穴:交感、内分泌、十二指肠、脾。

(3)方法:以主穴为主,再选择1~2个反应明显的备用穴。针刺并施以重刺激,留针30~60分钟,留针期间间断刺激。根据发作与否,每日1~3次,7~15日为1疗程。适用于治疗急性胆囊炎。

耳针三

耳压疗法

(1)取穴:交感、神门、心、肾、肝、胆、内分泌、皮质下,配脾、胃、十二指肠、眼、前耳迷根、后耳迷根。

(2)方法:每次选穴4~5个,将王不留行籽放置在0.6cm×0.6cm大小的氧化锌胶布中央备用,耳郭常规消毒,然后把它贴压在耳穴上。每次压3~4天,两耳交替,10次为1疗程。并嘱病人自己垂直按压穴位,每隔2小时按压1次。持续2分钟。适用于治疗急性胆囊炎。

耳针四

耳压疗法

(1)主穴:分两组。①肝、胰胆、腹、耳迷根;②肩、神门、交感。

(2)配穴:三焦、十二指肠。

(3)方法:急性发作时取主穴第1组针刺,如效果不明显,加配穴。采取病人能忍受的强刺激,持续捻转,或用电针。留针30~60分钟,直至症状有所缓解。取针后,再选第2组穴行压丸法。将王不留行籽粘附在0.7cm见方的小块胶布上。在所选耳穴穴区探得敏感点后,用镊子夹取这种胶布1块,对准敏感点贴敷好。各穴贴好后,按压数分钟,并嘱病人每日自行按压3~4次,每次持续5~10分钟。急性发作时,可增加按压次数,延长按压时间。适用于治疗急性胆囊炎。

3. 穴位注射疗法

穴位注射一

(1)取穴:胆俞、足三里、胆囊穴、中脘。

(2)药物:当归液、红花液、10%葡萄糖注射液、维生素B_1注射液。

(3)方法:当归液、红花液、10%葡萄糖注射液、维生素B_1,任取1种。主穴每次选2穴,以5号齿科注射针头深刺(胆俞穴须斜向脊柱深刺),得气后,略作提插使针感明显,推入药液。如用当归液或红花液,每穴注入5ml;如用10%葡萄糖注射液,每穴注入10ml。每日穴注1~2次。适用于治疗急性胆囊炎。

穴位注射二

(1)取穴:梁门、期门、内关、足三里。

(2)药物:0.5%~1%盐酸普鲁卡因5ml。

(3)方法:用0.5%~1%盐酸普鲁卡因5ml,取局部(右侧梁门或期门)和远端(内关或足三里)各1穴,每穴注射2.5ml,每日1~2次。疼痛剧烈者,可用小剂量杜冷丁(50mg左右)注射液加注射用水,分别注于两侧足三里。适用于治疗急性胆囊炎。

4. 电针疗法

(1)主穴:胆俞(右)、胆囊穴、中脘。胆囊穴位置:阳陵泉下1~2寸,压痛明显处。

(2)配穴:日月、期门、梁门、太冲。

(3)方法:以主穴为主。效不佳时,酌加配穴。寻准穴位后。进针深刺,出现强烈针感后即接通电针仪,胆俞、中脘接阴极,胆囊穴接阳极。采用可调波,强度由弱渐强,以能耐受为度。每次30分钟，每日1～3次。适用于治疗急性胆囊炎。

5. 穴位埋针疗法

(1)主穴：期门透章门、巨阙透上脘、九椎透十椎(夹脊右侧)、肝俞透胆俞。

(2)方法：选用28号0.5～3寸毫针，针刺得气后，用胶布将针柄固定于皮肤，埋藏2～3天。在埋藏期间，注意埋针部位有无刺痛，如有刺痛感，即将针拔出。适用于治疗急性胆囊炎。

(二)灸治疗法

灸治一

1. 取穴：神阙。

2. 操作：将食盐研细后经锅炒制，令患者仰卧露腹，取5～10g炒后的食盐均匀地铺于脐中，厚约0.3cm，直径2～3cm。上置艾炷1壮，点燃，待烧至刚有温热感时用汤匙压灭，脐部有明显的烧灼感向腹中扩散。艾灸数次，直至疼痛缓解或疼痛减轻。适用于治疗急性胆囊炎。

灸治二

1. 主穴：阳陵泉、期门、日月、肝俞、胆俞、太冲、足临泣。

2. 配穴：发热者加大椎、合谷、曲池；胆绞痛者加丘墟、足三里；胸满加膈俞、内关、丰隆。

3. 操作：用艾条在以上穴位处施以雀啄灸，以皮肤潮红为度，每穴灸10分钟。每日2次，7次为1疗程。适用于治疗急性胆囊炎。

灸治三

1. 主穴：阳陵泉、期门、日月、肝俞、胆俞、太冲、足临泣。

2. 配穴：发热加大椎、曲池、合谷；绞痛加丘墟、足三里；胸满加膈俞、内关、丰隆。

3. 操作：用艾条点燃后行雀啄灸，皮肤潮红为度，每穴10分钟，每日2次，7日为一疗程。适用于治疗急性胆囊炎。

(三)刮痧疗法

1. 取穴：中脘、天宗、阿是穴(压痛点)、胆俞、足三里。

2. 治法：用刮痧、点揉法。先强压点揉中脘穴3～5分钟，并寻找压痛点(多在背部，每取1或2个压痛点)。再刮天宗、阿是穴、胆俞、足三里，至出现痧痕为止。每日1次，痧痕未消失时，改用点揉，已消失仍用刮痧法。适用于治疗急性胆囊炎。

(四)推拿疗法

推拿一

1. 取穴：中脘、肝俞、胆俞。

2. 主要手法：一指禅推法、点法、按法、搓法、揉法、㨰法等。

3. 操作程序：患者取仰卧位，点按右侧日月穴约3分钟，再将两手置于胸胁部，自内向外搓揉约36次。在中脘穴上做一指禅推法3分钟，再用掌由上至下轻轻推揉腹部36次。患者取俯卧位，点按双侧肝俞、胆俞，每次约3分钟，再用㨰法沿膀胱经由上至下滚3遍。每日1次，7次为1疗程。适用于治疗急性胆囊炎。

推拿二

1. 取穴：胆囊穴、肝俞、胆俞、足三里、阳陵泉、胸胁部。

2. 主要手法：按法、推法、点法、一指禅推法、摩法等。

3. 操作程序：点按双侧胆囊穴，手法宜重。于背部第7～9胸椎右侧寻压痛点，施以重手法按1～2分钟，并细察有无局部棘突偏歪，以便及时扳正。点足三里、阴陵泉，以局部酸胀为度。

轻拍右胁部20～30次。两掌相对，从前后挟持胆囊部，从上向下推摩8～10遍。找到右胁下压痛点，用一指禅推5～8分钟。以顺时针方向摩腹5～8分钟，结束操作。适用于治疗急性胆囊炎。

推拿三

1. 取穴：双侧胆囊穴、肝俞、胆俞、脾俞、胃俞穴。

2. 主要手法：点法、按法、滚法、擦法等。

3. 操作程序：先在胆囊穴用点法、按法重刺激3～5分钟，然后沿背部两侧膀胱经用滚法治疗5～10分钟，再按肝俞、胆俞、脾俞、胃俞穴各1分钟，最后用擦法施于背部膀胱经，以透热为度，每日1次。适用于治疗急性胆囊炎。

推拿四

1. 取穴：肝俞、胆俞、三焦俞、背部阿是穴、章门、日月、足三里。

2. 主要手法：拿法、揉法、按法等。

3. 操作程序

（1）患者取左侧卧位，左腿伸直，右腿弯曲，医者立于患者后侧，以双手在右季肋处捉拿法数次，并做揉法数次，操作时间约1～2分钟。

（2）患者取俯卧位，医者居其右侧，以拇指分别按揉肝俞、胆俞、三焦俞、背部阿是穴，每穴1～2分钟，阿是穴可多按。

（3）患者取仰卧位，医者居其右侧，以拇指分别按揉章门、日月各1分钟，然后以单掌或双掌在右胁肋部快速推擦数次，叠掌按上腹部，作逆时针方向按揉，以右上腹为主，最后按压足三里、胆囊穴各1分钟。适用于治疗急性胆囊炎。

（五）外治疗法

1. 芒硝30g，生大黄60g，均研为细末，大蒜头1个，米醋适量。先用大黄、芒硝末各30g，与蒜共捣成糊状，外敷于胆囊区，10分钟后取下；继将大黄末与米醋调，外敷于胆囊区，可反复敷用。适用于治疗急性胆囊炎。

（六）饮食疗法

1. 芹菜玉米粥　芹菜60g，玉米糁50g。将芹菜洗净，切成碎末，备用。锅内加水适量，烧开后撒入玉米糁（边撒边搅拌，以防粘连），煮至五成熟时加入芹菜末，再煮至粥熟即成。每日2～3次，可长期食用。适用于治疗急性胆囊炎及便秘。

2. 鸡蛋黄瓜藤饮　黄瓜藤100g，新鲜鸡蛋1个。将黄瓜藤洗净后，用水煎至100ml，再取汁冲服鸡蛋。每日1次。适用于治疗急性胆囊炎。

3. 马齿苋芦根饮　马齿苋10g，芦根25g。用清水煮沸，或用开水冲泡，代茶饮。

4. 紫苏菊花粥　紫苏25g，菊花15g，粳米50g。先将粳米煮八成熟，再将紫苏、菊花共同放入煮沸即可食用。每日1次。适用于治疗急性胆囊炎。

5. 金桔山楂粥　金桔50g，山楂12g，粳米100g。先将粳米煮八成熟后，再放入金桔和山楂，煮熟同食用，每日1次。适用于治疗急性胆囊炎。

6. 白茅根炖肉　鲜白茅根50g，猪精肉500g。白茅根、猪肉洗净，肉切片，白茅根切成小段，一同入砂锅中，加葱、姜、清水适量，先用大火烧沸，再用小火炖至肉熟烂，除去葱、姜、白茅根，加入精盐、味精。适用于治疗急性胆囊炎。

7. 胆石通糖浆　郁金15g，广木香15g，黄芩15g，茵陈25g，川楝子9g，虎杖30g，玉米须20g，白糖适量。以上七味药物共入砂锅中，加清水煎，滤取药液，浓缩，白糖溶化倒入即成，时时服饮。适用于治疗急性胆囊炎。

8. 公英茵陈粥　鲜公英60g（或干品30g），茵陈15g，粳米100g。鲜公英切碎与茵陈加水煎后取汁，与粳米一起煮粥食用。适用于急性胆囊炎后期调养。

9. 藿香芦根饮　鲜芦根1尺，鲜藿香10g。水煎取汁，当茶饮。

10. 茯苓赤豆粥　白茯苓20g，赤豆50g，薏米100g，白糖适量。先将赤豆、薏米熬粥，再加入白茯苓（粉末）文火煮后加糖食用。适用于急性胆囊炎病后脾胃虚弱者的调养。

11. 山药桂圆粥　鲜山药100g，桂圆肉15g，荔枝肉3~5个，五味子3g，白糖适量。先将生山药去皮切片，与桂圆、荔枝肉、五味子同煮成粥，加入白糖食用。适用于急性胆囊炎病后阴伤，调补肝肾的调养。

12. 三汁饮　麦门冬10g，生地黄15g，藕200g。将三味药分别洗净切碎，一并入锅煎煮40分钟，取汁顿服。适于热病伤阴者的调养。

（七）体育锻炼疗法

适当体育锻炼，利于身体全面康复，提高抗病能力。可以散步、慢跑，可以做健身操、体操，可练太级拳、五禽戏或保健功等。

（八）精神养生疗法

肝胆病与情志关系密切，精神养生十分重要。可以做放松功、内养功等气功疗法，可以练书法、学绘画，听音乐、下棋、钓鱼等。经常保持乐观，消除悲观，避免忧伤郁怒等精神刺激。

五、预防

1. 食勿过饱，勿过食油腻食品，勿饮酒。

2. 及时根治胆结石、蛔虫病等疾病。

3. 适寒温，预防外邪侵袭诱发本病。

六、按语

1. 针刺、灸治对急性胆囊炎疗效较好，一般针后20~40分钟，腹痛可减轻，体温下降，经历3~5次治疗后，病情可明显好转。

2. 推拿、饮食疗法，对本病恢复期治疗，有其临床意义。

第13章 慢性胆囊炎

一、概述

慢性胆囊炎系胆囊的慢性炎症性病变，是临床常见病、多发病，发病率在10%左右。可分为结石性和非结石性两种，大多数为慢性胆石性胆囊炎，前者占85%～95%，仅少数为后者。其病因可能与细菌感染、胆石症、胆固醇代谢失常、饮食习惯及精神因素有关。凡造成胆固醇代谢失常、胆囊壁水肿、纤维变性钙化炎症性改变，即可引起慢性胆囊炎。也可由急性胆囊炎反复迁延发作而来的。慢性胆囊炎病程长、病情复杂，非药物治疗取得较好疗效。许多慢性胆囊炎可持续多年而毫无症状，如继发感染则可导致胆囊积脓、胆石梗阻，产生黄疸、胆石性肠梗阻，甚至可呈急性胆囊炎或胆绞痛等典型病症。

中医将慢性胆囊炎归入"结胸""胁痛""黄疸"范畴。

二、病因病理

（一）西医的病因病理

1. 病因

（1）感染因素：大约有1/3慢性胆囊炎患者胆汁培养有细菌生长。细菌来自肠道和胆道，上行至胆囊，也可来自肝脏。在发生败血症时，细菌可由血液或淋巴途径到达胆囊，引起胆囊发炎，多次反复发作可形成慢性胆囊炎。慢性胆囊炎也可由病毒感染引起，15%的慢性胆囊炎患者既往有肝病史。

（2）功能障碍：胆囊运动功能障碍或胆囊颈括约肌等痉挛，导致排空时间延长，胆囊增大，渐渐出现胆囊壁纤维化、增厚、伴慢性炎性细胞浸润，而形成慢性胆囊炎。

（3）代谢因素：胆结石或粘连梗阻，导致胆囊内胆汁潴留浓缩，胆汁成分的改变，对胆囊黏膜产生刺激，或由于胰液反流入胆道，胆汁激活胰消化酶侵蚀胆囊壁，引起化学性炎症。

（4）过敏因素：给家兔注射绵羊血清使之致敏，然后在胆囊内注入激发剂量，胆囊壁出现水肿，细胞浸润，继之出现慢性胆囊炎的病理改变。

（5）血管因素：胆囊壁的血管病变，可导致胆囊黏膜的损害。胆囊浓缩功能和弹力减低，出现纤维化，而发生慢性胆囊炎。

2. 病理　主要病理改变为囊壁水肿，纤维组织增生和钙化，而导致中度增厚，并与周围组织发生粘连。由于瘢痕组织的收缩，囊腔可变得非常狭窄，甚至完全闭合，即胆囊纤维化。如胆囊收缩无力，胆囊管被胆石嵌顿，胆汁潴留，甚至浓缩为胶状小块，形成"胆泥"；如胆囊管梗阻，而囊壁黏膜不断分泌白色黏液，胆囊可膨胀，囊壁可变薄，囊腔内充满稀薄液状胆汁；如继发感染则可导致胆囊积脓。如胆囊与周围脏器粘连，则可产生幽门梗阻或结肠梗阻等相应部位的症状。

（二）中医的病因病机

1. 病因

（1）情志因素：情志抑郁或暴怒伤肝，肝失条达，疏泄不利，胆汁不能正常排泄而瘀滞，肝胆气机阻滞不通而发胁痛。

（2）饮食因素：饮食不节，嗜食肥甘厚味，损伤脾胃，脾不能运化而酿生湿热，湿热又增脾困，土壅则木郁，气郁化热，病情迁延而成为慢性胆囊炎。

(3)外感因素:感受外邪,湿热上焦未清,脾胃湿热壅遏胆气,湿热稽留肝胆而成本病。或感受风寒之邪,郁遏化热,枢机不利,久失清解而成本病。

(4)形体因素:形体肥胖,为痰湿之体,痰湿易阻滞脾运,土壅则木郁,胆腑通降不利,气郁化热而生本病。

(5)砂石、蛔虫因素:因胆结石、胆道蛔虫致胆腑枢机不利,气郁化热而病。

(6)其他因素:久病或劳欲过度,精血亏损,肝中阴血不足,脉络失养,导致胁痛。或气郁日久,血流不畅,瘀血阻痹胁络,而致胁痛不适。

2. 病机　病机为胆腑输降不利,气郁化热。以气郁为主要病机者,临床表现为脘腹隐痛或窜痛为主;以气郁化热为主要病机者,临床为发热胁痛并见。胆郁必犯胃,胃失和降,故本病常伴嗳气、恶心呕吐。若胆汁外溢则可见黄疸。

三、临床诊断

(一)辨病

1. 症状

(1)反复发作性的上腹疼痛,或上腹部胀痛、钝痛、隐痛,发作数分钟或数小时后缓解。

(2)多有右上腹不适,腹胀、恶心、嗳气、返酸等消化道症状,进油腻食物后加重。上述症状时隐时现,顽固难愈。

(3)当慢性胆囊炎急性发作,可呈急性胆囊炎的典型症状,并伴恶心呕吐等症状。

(4)出现胆绞痛,当胆囊胆管发生结石嵌顿时,有胆绞痛发生。典型胆绞痛,疼痛颇剧,患者往往坐卧不宁或则翻滚,疼痛难忍,出现高热、黄疸等症状。

2. 体征　体格检查急性发作时,右上腹肌紧张、压痛,Murphy 征阳性,还可出现右膈神经压痛点(右侧胸锁乳突肌两下脚之间)或第 8~10 胸椎右旁有压痛点。当胆囊膨胀增大时,可于右上腹部扪及囊性包块。

3. 辅助检查

(1)B 超检查:慢性胆囊炎应首选 B 超检查。可探知胆囊的膨大或缩小、胆石的存在,以及胆囊收缩功能不良等情况。如胆囊壁增厚,超过 3.5mm,可考虑慢性胆囊炎。

(2)纤维腹腔镜检查:胆囊丧失光滑透亮和蓝色的外观,变为灰白色,并有胆囊缩小和明显的粘连。

(3)X 线检查:腹部平片可显示阳性结石及胆囊钙化、胆囊膨胀的征象;胆囊造影可发现胆石、胆囊缩小变形、收缩功能不良、显影淡薄等慢性胆囊炎征象。

(4)十二指肠引流收集胆汁进行检查:可发现胆汁内有胆固醇结晶、胆红素钙沉淀、被胆汁黄染的脓细胞、华支睾吸虫卵、肠梨形鞭毛虫滋养体等。胆汁细菌培养可发现致病菌。如不能得到浓缩胆液,提示胆囊收缩功能不良,或有胆囊管梗阻。

(5)胆囊造影:可发现结石、胆囊缩小变形、浓缩与收缩功能不良等慢性胆囊炎征象。

(二)鉴别诊断

1. 慢性胃炎　慢性胆囊炎的临床症状多不典型,与慢性胃炎症状相似,但通过纤维胃镜或 B 型超声波检查可以鉴别。值得注意的是慢性胆囊炎与慢性胃炎常合并存在,应引起重视。

2. 消化性溃疡　上腹疼痛呈节律性和周期性发作,其节律性疼痛与进食有密切关系,与慢性胆囊炎疼痛无规律性不同,通过胃肠 X 线钡餐检查、纤维胃镜检查或 B 型超声波检查可以鉴别。

3. 慢性胰腺炎　既往有急性胰腺炎病史，而无胆绞痛史。患者多有不同程度的间歇性或持续性腹痛，多位于剑突下及上腹，而左上腹疼痛更具有诊断意义。B 超及 X 线检查无胆道结石和胆囊炎症征象，可见胰腺钙化、胰管扩张等，十二指肠纤维内镜下胆总管、胰道管逆行造影可显示胰管系统形态改变，对诊断帮助甚大。

4. 慢性肝炎　可见肝区隐痛、腹胀、乏力等，多有肝肿大或伴脾肿大，肝区压痛和叩击痛，可见肝掌、蜘蛛痣等。实验室检查，可提示肝炎病毒标志物阳性、肝功能异常。

（三）辨证

1. 肝胆气滞　右胁腹隐痛或胀痛，时轻时重，时作时止，随情志变化而增减，脘腹胀满，口苦恶心，胃纳减少，嗳气频作，舌苔薄白，脉弦。

2. 肝胆湿热　胁肋疼痛，或钝痛或胀痛，口苦，胸闷腹胀纳呆，恶心呕吐，目赤或目黄身黄，小便黄赤，苔黄腻，脉弦滑数。

3. 气滞血瘀　右胁腹部时有刺痛，痛处固定不移，病程长，久痛不已。胁下或有积块，面色晦黯舌黯红或有瘀斑，脉沉或涩。

4. 肝阴不足　胁肋隐痛，悠悠不休，遇劳加重，口干咽燥，烦热、头晕目眩，舌红少苔，脉弦细而数。

（四）辨证要点

1. 辨气血胁痛　一般胀痛而病位游移不定者属气郁；刺痛而痛有定处者属血瘀。

2. 辨虚实胁痛　有虚实之分，虚者表现为隐痛，其痛绵绵，多为肝阴不足；实者疼痛较为剧烈，又有气滞、血瘀、湿热之分。

四、临床治疗

（一）针刺疗法

1. 毫针疗法

毫针一

（1）主穴：中脘、日月、太冲、胆囊穴。

（2）配穴：肝胆湿热，加阴陵泉、曲池、腓后点（腓骨小头后 1 寸）；肝气郁结，加期门、阳陵泉；肝阴不足，加三阴交；瘀血停滞，加膈俞、肝俞。如急性期高热，可用大椎点刺出血；黄疸者加至阳；恶心呕吐加内庭、内关。

（3）操作：每次选 4～6 穴，急性期或实证宜中强刺激，只针不灸，留针时间要长，中间可间歇行针，每日 1 次或 2 次；病程长，反复发作者，以中度刺激，留针 30 分钟，每日或隔日 1 次。适用于治疗慢性胆囊炎。

毫针二

（1）主穴：期门、日月、阳陵泉、胆囊穴、肝俞、胆俞。

（2）配穴：肝郁气滞配太冲；肝胆湿热配大椎、曲池、阳陵泉；热毒盛结配曲池、内庭、十宣；气滞血瘀配太冲、膈俞；恶心、呕吐配内关；便秘配支沟；黄疸加至阳。

（3）操作：以上诸穴均用泻法，留针 30～60 分钟，每日 1 次。热甚取大椎、十宣穴，可三棱针点刺出血。适用于治疗慢性胆囊炎。

毫针三

（1）主穴：胆囊穴、三阴交、肝俞、胆俞、至阳。

（2）配穴：气郁，加行间；湿热内盛，加足三里、阴陵泉；发热，加大椎、曲池、合谷；胆绞痛，加期门、章门、阴陵泉；胸满，加膈俞、内关。

(3)操作：慢性胆囊炎，根据不同证候类型，每次选取3~5对穴位，反复提插捻转，行强刺激，或加电针，以加强刺激，频率120~240次/分，强度宜由弱而强，以患者能耐受为度。留针30~40分钟，间歇行针，每隔5~10分钟行针1次。每日1~2次，7次为1疗程。慢性胆囊炎，一般先针远道穴位，再针腹部穴位，针刺得气后，行提插捻转补法，手法宜轻，隔日针灸1次，15次为1疗程。适用于治疗慢性胆囊炎。

2. 穴位注射疗法

穴位注射一

(1)取穴：胆俞、阳陵泉、胆囊穴。

(2)药物：当归注射液、红花注射液、七叶莲注射液。

(3)方法：当归注射液、红花注射液、七叶莲注射液，可任选一种。得气后每穴注射药液1ml，隔日1次。适用于治疗慢性胆囊炎。

穴位注射二

(1)取穴：日月、支沟、胆囊穴、相应节段的夹脊穴。

(2)药物：654-2注射液4ml加冬眠灵25mg；或用10%葡萄糖液10ml加维生素B_{12}注射液1ml。

(3)方法：取以上穴位2~4穴，用654-2注射液4ml加冬眠灵25mg；或用10%葡萄糖液10ml加维生素B_{12}注射液1ml，注射于以上穴位及相应节段的夹脊穴。刺夹脊穴时，取穴宜于与胁肋痛点位置相平处。针尖直刺达神经根附近，待有明显针感后，将针稍向上提再注入药液1~2ml。适用于治疗慢性胆囊炎。

3. 耳针疗法

耳针一

(1)取穴：耳尖(放血)、交感、神门、胆(或胆道)、肝、内分泌。

(2)方法：每次取一侧耳穴，双耳交替使用。耳郭常规消毒后，用耳毫针对准所选穴位刺入，用强刺激，留针15~30分钟，捻转3次，以增强刺激，用泻法。每日针1次，7次为1个疗程。痛剧者可日针2次。用于治疗慢性胆囊炎。

耳针二

(1)主穴：胆、肝、交感、肺。

(2)配穴：内分泌。

(3)方法：每次取一侧耳穴，双耳交替使用。主穴必取，或加配穴。耳郭常规消毒后，用耳毫针对准所选穴位刺入，用中强度刺激，留针10~20分钟，捻转2~3次，用泻法。每日针1次，7次为1个疗程。用于治疗慢性胆囊炎。

耳针三

(1)取穴：肝、胆、交感、神门、耳尖、耳迷根、三焦、十二指肠。

(2)方法：以上穴位每次选取5~7穴，急性者强刺激，或耳尖点刺出血，或加用电针，用连续波，频率150~180次/分钟，留针30~60分钟，每日1~2次；慢性者以耳针中等强度刺激或用王不留行籽压迫，每日1次，压籽者自行多次按压耳穴，两耳交替。3~5日更换1次，10次为1疗程。用于治疗慢性胆囊炎。

4. 穴位埋线疗法

(1)取穴：上巨虚、大肠俞、天枢、足三里、三阴交。

(2)方法：每次选用2～4个穴位，按埋线法操作常规，穴内埋入"0"号羊肠线2cm左右。15～30日埋1次，7次为1疗程。适用于治疗慢性胆囊炎患者。

5. 皮肤针疗法

(1)取穴：背部、天枢、足三里、解溪等。

(2)方法：由上而下沿背部第一腰椎至骶骨两侧，距中线旁开1.5寸的足太阳膀胱经，天枢直下至耻骨联合及足三里直下至解溪的足阳明胃经，叩击3～5遍，至皮肤潮红为度，每日或隔日1次，7次为1疗程。适用于治疗慢性胆囊炎患者。

(二)推拿疗法

推拿一

1. 取穴：肝俞、胆俞、三焦俞、背部阿是穴、章门、日月、足三里。

2. 主要手法：按法、揉法、提法、拿法等。

3. 操作程序

(1)患者取左侧卧位，左腿伸直，右腿弯曲，医者立于患者后侧，以双手在右季肋处提拿法数次，并做揉法数次，操作时间约1～2分钟。

(2)患者取俯卧位，医者居其右侧，以拇指分别按揉肝俞、胆俞、三焦俞、背部阿是穴，每穴1～2分钟，阿是穴可多按。

(3)患者取仰卧位，医者居其右侧，以拇指分别按揉章门、日月各1分钟，然后以单掌或双掌在右胁肋部快速推擦数次，叠掌按上腹部，作逆时针方向按揉，以右上腹为主，最后按压足三里、胆囊穴各1分钟。适用于治疗慢性胆囊炎。

推拿二

1. 部位与穴位：第7颈椎至第12胸椎两侧、膈关、胆俞、肝俞、期门、梁门、足三里、足临泣、胆囊等。

2. 主要手法：按法、揉法、点法、推法等。

3. 操作程序

(1)患者俯卧位，医者站其旁，从第7颈椎至第12胸椎两侧膀胱经路线，以手掌根部从上而下反复按揉，再用拇指拨揉数遍。然后在膈关、胆俞、肝俞及压痛处揉点，各穴约1分钟。最后从上到下推抚2～3遍，用力按压胆囊穴，直至腹痛缓解为宜。

(2)患者仰卧位，医者用手掌以逆时针方向轻揉上腹部。用两拇指由剑突下沿肋弓向两侧轻轻分推多次，点按期门、梁门。再以手掌从上腹部向上推抚数遍。最后用拇指揉点足三里和足临泣、胆囊穴。适用于治疗慢性胆囊炎。

推拿三

足按摩疗法

1. 部位：头、胃、十二指肠、胆囊、腹腔神经丛、肝、胆、下腹部反射区。

2. 胆囊反射区和肝脏反射区是按摩的重点，胃肠和肾脏反射区也是相关的反射区带。适用于治疗慢性胆囊炎。

(三)体育疗法

太极拳锻炼，每日早晚各1次。可使阴阳调和，气血流畅，改善血液循环，通经活络，疏肝利胆，从而缓解症状。

（四）气功疗法

1. 擦胁先将两手搓热，然后用手掌小鱼际部自身体侧方向内下方，沿着肋骨分擦两胁。用力宜均匀，轻重适宜，不要擦伤皮肤。一般可反复擦 3～5 分钟。

2. 卧功：身体仰卧于床上，两腿平伸，两脚分开与肩同宽，足趾向上，两手平放在身体两侧，全身自然放松毫不用力。吸气时，两脚掌向外翻向上翘，同时两手上提，手心向里经急脉、章门等穴上移至期门穴，腹部隆起，呼气时，两脚向里合下扣，两足大趾相接，同时两手由期门穴向下推按，经日月、京门、带脉、环跳到风市穴，以意领气直至第四趾尖端窍阴穴，收腹提肛。以上反复进行，10～15 分钟后静卧休息。适用于治疗慢性胆囊炎。

（五）外治疗法

1. 三棱、莪术、姜黄、郁金、桃仁、柴胡、茵陈、生大黄、芒硝各 10g，共研细末，再取大田螺肉 60g，同打烂拌匀，贴敷右胁肋上腹部，纱布覆盖。每次 2 小时，每日 1 次。有疏肝利胆，活血理气，清化湿热的功效。用于治疗慢性胆囊炎。

2. 川楝子、香附、木香、茵陈、虎杖、车前草、益母草、马鞭草、河白草、生大黄、白芍各 30g，加水适量，煮至 40～45℃，倒入缸内，患者平躺缸内，身体与药水持平，浸泡 30 分钟，然后沐浴。有疏肝利胆，理气活血的作用。用于治疗慢性胆囊炎。

3. 茵陈、金钱草、虎杖、香附、川芎、延胡索、蒲公英、栀子、白芍、金银花、芒硝、枳实各 20g，共研细，缝制肚兜，兜在右胁肋及右上腹部。有疏肝利胆。理气活血，清化湿热，消炎止痛的效果。用于治疗慢性胆囊炎。

4. 矿泉水浸泡 30 分钟后沐浴。有消炎止痛，强身保健的作用。用于治疗慢性胆囊炎。

（六）饮食疗法

1. 用佛手片 6 片，青皮 10g。泡水代茶频饮；香橼 3 个，白萝卜 60g，加水适量煮汤，常服食。以上用于慢性胆囊炎的肝胆气滞型。

2. 用田螺肉 500g，再将鸡骨草、河白草各 30g，用布袋包，加水适量，文武火炖煨，去药渣，分次饮服；或绿豆、黄豆、赤豆各 150g（洗净），冬瓜、葫芦各 30g（洗净，切片），加水同炖煮，加少量蜂蜜，常服食。以上用于慢性胆囊炎的肝胆湿热型。

3. 用丹参、马鞭草、三棱、莪术、郁金、黄柏、栀子各 10g，水煎，去渣取汁，以茭白丝 500g，瘦猪肉丝 250g，加清水、葱、姜、调料同煮，分顿少量当菜汤服食；或连钱草、泽兰、毛冬青、郁金、益母草、栀子、黄芩各 30g，水煎汁去药渣，再将泥鳅 500g（去杂物，洗净），黄豆 200g（洗净），同加药汁中，加少许盐、调料煨炖，分顿常服食。以上用于慢性胆囊炎的血瘀热结型。

4. 莲子大枣薏米粥　莲子 20g，大枣 10 枚，陈皮 10g，白扁豆 30g，薏米 40g，粳米 50g。按常法煮粥食用。每日 1 剂。用于治疗慢性胆囊炎。

5. 甘蓝绿豆粥　甘蓝（卷心菜）100g，绿豆 20g，大米 100g。将甘蓝洗净，切成碎末；绿豆、大米淘洗干净，备用。锅内加水适量，放入绿豆、大米煮粥，六成熟时加入甘蓝末，再煮至粥熟即成。每日 2 次，连服 7～10 天。用于治疗慢性胆囊炎。

6. 番茄双仁益　番茄 100g，砂仁末 3g，蔻仁末 3g，精制植物油、鲜汤、精盐、白糖、味精、湿淀粉等各适量。将番茄洗净，用沸水烫后去皮，切成小粒状，下油锅煸炒几下，加精盐、白糖，略炒片刻，放入鲜汤、砂仁末、蔻仁末，烧沸，待入味后，调入味精，用湿淀粉勾薄芡，出锅即成。用于治疗慢性胆囊炎，慢性胃炎等。

7. 玉米须茵陈汤　玉米须 50g，茵陈 30g，车前草 30g，白糖和水适量。将上药加水 500g，浓煎去渣，加适量白糖即成。每次服200g，每日3～5次。用于治疗慢性胆囊炎。

8. 鲤鱼赤豆汤　鲤鱼500g，陈皮6g，赤小豆120g，白糖适量。鲤鱼去鳞、内脏等，洗净后加陈皮、赤豆共煮烂为度，加适量白糖，吃肉喝汤。用于慢性胆囊炎的辅助治疗。

9. 多食新鲜蔬菜、水果、香菇、木耳、蜂蜜，可减轻炎症及复发率；或兔肉500g，水煮至七八分熟，加白萝卜300g，文火炖酥，少量多餐分次食，有利于慢性胆囊炎者恢复。

五、调摄与护理

1. 及早根治急性胆囊炎、胆石症和肝胆等感染性疾病。

2. 劳逸结合发作时以休息为主，缓解及稳定期则要动静结合，以慢走、散步为主。

3. 饮食宜清淡，禁动物内脏、海鲜、蛋黄、猪脑等高胆固醇食物，禁油炸、油煎物品，禁荤油等油腻偏重的食物。不可饮食过饱和大量饮酒。

4. 保证大便通畅，以每日一二次为宜。保持情绪乐观，戒怒解忧。

5. 加强锻炼，增强体质。发作期应注意休息。

六、按语

针刺、灸治、推拿、饮食等疗法，治疗慢性胆囊炎有较好临床效果。具有缓解疼痛，消除胆壁水肿的作用，临床尤其以耳穴贴压常用。而饮食疗法对本病的治疗和预防有很好疗效。

第14章 胆石症

一、概述

胆石症是指胆道系统(包括胆囊与胆管)的任何部位发生结石的疾病。为我国常见病、多发病。其临床表现取决于结石是否引起胆道感染、胆道梗阻以及梗阻的部位与程度。胆结石依其化学成分分为胆固醇与胆色素结石两大类,前者又可分为纯胆固醇结石与混合性胆固醇结石两种;后者分为黑色素性结石与胆色素钙两种,由于松软而不成形又称为"泥沙样"结石。城市以胆固醇结石为主,农村则以胆色素结石多见,这跟生活水平与饮食有关。胆固醇结石84%发于胆囊,胆色素为主的混合结石71%发生于肝胆管。以40岁左右的女性发病较为多见。

本病属于中医的"胁痛""胆胀"等范畴。

二、病因病理

(一)西医的病因病理

1. 胆汁理化性质的改变　如胆汁中胆固醇含量相对或绝对升高;或胆盐与磷脂含量降低,或两方面都存在时,胆固醇因饱和而析出结晶。

2. 胆固醇沉积　如胆汁中的炎性渗出物、脱落的上皮细胞、坏死组织、细菌集团、蛔虫卵等可成为胆石的核心,使胆固醇沉积,而网罗更多的胆固醇结晶。

3. 胆道感染　最常见的如胆道蛔虫致胆道感染,感染的细菌可产生外源性的葡萄糖醛酸酶,它能分解胆汁中结合胆红素成为游离胆红素,因此感染后可使胆汁中游离胆红素增高而析出。同时感染又能使胆管黏膜上皮细胞分泌糖蛋白增加,促使胆石形成。

4. 长期静脉高营养,胆道内异物、狭窄等均可发生胆汁淤滞。

5. 胆囊运动障碍、雌激素作用等,使胆汁在胆囊中淤积。

6. 高脂血症、糖尿病、糖脂代谢障碍等疾患也可引起胆汁成分的改变。

7. 精神紧张、抑郁者,影响自主神经调节,而发生胆道运动功能障碍,致胆汁排出受阻而淤滞。

8. 经常进食高胆固醇,可使胆汁中的胆固醇增加,直至呈过饱和状态而析出。

胆结石的类型按所含的成分可分为三类:

1. 胆色素结石　含胆色素为主,质软易碎,形状不规则。此种结石与胆道感染和胆道蛔虫有密切关系。胆色素结石是由于胆汁中非结合胆红素含量增高,并与钙离子结合产生胆红素钙颗粒沉淀。胆红素钙往往以蛔虫残体、虫卵或脱落的胆管上皮细胞为核心不断沉积而形成结石,胆色素结石在我国约占各种结石的37%。胆色素结石的75%,分布在胆管中。

2. 胆固醇结石　以胆固醇为主要成分,含量达70%~90%,质硬多面形或椭圆形,外观浅灰黄色,表面光滑,X线检查不显影。我国的各种结石中,胆固醇结石约占50%。胆固醇结石约有80%在胆囊中。这类结石与胆固醇代谢障碍有关,种种原因使胆固醇含量增多和(或)胆盐、卵磷脂减少使胆固醇浓度相对增多,则胆固醇就会从胆汁中析出而形成结石。

3. 黑色素结石　常发生于慢性溶血、肝硬化等疾病,而胆汁中一般无细菌。

(二)中医的病因病机

1. 病因

(1)饮食不节:嗜酒或肥甘油腻,湿热内生,郁蒸肝胆,煎熬胆之精汁而成石。

(2)蛔虫上扰:脾胃失和,寒热不调,肠道蛔虫妄动,窜入胆道,胆汁疏泄不利,沉积而成砂石。

(3)情志失调:忧郁恼怒伤肝,胆附于肝,二者互为表里,肝伤胆必受累,肝胆失疏,郁而化热;或肝木横逆犯脾,酿湿成热,而结成砂石。

(4)肥胖痰湿:本病好发于形体肥胖之中年女性。肥胖之体多痰停气阻,均可致肝胆疏泄不利,脾运失健,日积月累,胆汁淤积,结成砂石。

2. 病机　胆为中清之腑,以通降下行为顺,肝与胆互为表里,责司疏泄,且与脾胃关系密切。因饮食不节、蛔虫上扰、情志失调等因素,均能造成肝胆失疏,郁而化热,脾失健运,酿生湿热,致使胆腑通降失调。胆汁排泄不畅,终成砂石。如病情进一步发展,热蕴成毒,造成胆腑血败肉腐,蕴而成脓,乃成肝胆脓毒之证。

三、临床诊断

(一)辨病

1. 症状

(1)无症状:相当一部分胆囊结石病人可以无任何临床症状。有些是在作腹部B型超声波或X线检查腹部时,无意中发现;有些是在行腹部手术时发现。

(2)腹痛:腹痛是胆石症的主要临床表现之一。常因脂肪餐、情绪波动、剧烈运动及妇女停经、妊娠、分娩等原因诱发胆绞痛。发作时间常在餐后3~4小时及晚间8点至次日凌晨3点左右发作频繁。疼痛部位多在右上腹或剑突下,有时可放射至肩背部。开始时呈持续性钝痛,以后逐渐加重至难以忍受的剧痛。发作多较短暂,很少超过数小时。

(3)黄疸:一般在疼痛后不久出现短暂轻度黄疸。常为胆囊管以外梗阻的表现。如果黄疸严重且持续不退,可能有胆总管结石或胆石嵌入乏特壶腹。

(4)寒战发热:胆绞痛发作时常伴轻度寒战、发热。如伴胆囊炎或当胆总管梗阻引起急性阻塞性化脓性胆管炎时,则有严重寒战、高热。

(5)消化道症状:恶心、呕吐、上腹胀、嗳气等且餐后加重。

2. 体征　右季肋部胆囊区有深压痛,常伴右上腹压痛、反跳痛,且有轻度腹肌紧张,墨菲征阳性,伴有炎症及胆道阻塞时可触及肿大的胆囊,巩膜和皮肤可见黄染。

3. 辅助检查

(1)化验:在胆石症的发作间歇期,实验室检查多无阳性发现。发作期伴发胆道感染时,多有白细胞计数增加。胆道梗阻时,黄疸指数及血清胆红素增高,胆红素定性试验直接反应阳性,尿胆红素阳性,大便呈灰白色,血清碱性磷酸酶和GGT升高。

(2)B超检查:可作为胆石症的首选方法。除能发现胆石的光团和声影外,还能了解胆管扩张的程度,胆囊的大小和炎症的程度。

(3)X线检查:腹部平片可检出阳性结石。口服或静脉胆囊造影可显示阴性结石,胆囊收缩功能及胆总管和肝管情况。静脉胆管造影术可更清楚地显示胆管。但在明显肝功能损害,或高度梗阻性黄疸病例,静脉胆道造影术往往不能显影。

(4)皮肝穿胆道造影术(PTC):可清晰地显示各级胆管,有助于判定梗阻性黄疸特别是肝外梗阻的部位及原因，也是目前确诊肝内胆管结石的有效方法。

(5)纤维十二指肠镜逆行胰胆管造影术(ERCP)：可对一般X线检查无阳性发现的胆石症病例、肝外和肝内梗阻性黄疸、胆道癌、胰腺癌等，提供诊断和鉴别诊断依据。

(6)电子计算机X线体层扫描(CT)：通过静脉注射造影剂来显示胆道的形态，可排除空气、肋骨对影像的干扰，对肝内扩张的胆管能显示清晰。

(7)十二指肠引流术检查：可从胆汁及粪便中收集结石。

(二)鉴别诊断

1. 急性胰腺炎　多呈上腹部持续性剧痛，常伴束带状牵引痛，血、尿淀粉酶测定明显增高，具有诊断意义。

2. 胆道蛔虫症　突发剑突下剧烈绞痛，可有钻顶感，间歇期可完全不痛，有时伴吐蛔，腹软而压痛不明显。B超检查有助于诊断。

3. 肾绞痛　疼痛常从腰部或胁腹开始，向大腿内侧或外生殖器放射，伴有排尿困难及血尿等症状。尿常规及B超检查可确诊。

4. 胃、十二指肠溃疡穿孔　溃疡病穿孔疼痛程度较胆囊炎剧烈，压痛范围较广泛，且腹壁呈板状强直，肠蠕动音减弱或消失，肝浊音界消失。X线检查70%可见膈下游离气体，腹腔穿刺可抽得黄色混浊液体，镜检有脓细胞或食物残渣。

5. 急性阑尾炎　根据转移性腹痛，发热一般不超过39℃左右，没有反复发作的病史等可帮助诊断。

6. 冠心病心绞痛　本症疼痛多见于中老年人，有动脉硬化、冠心病史。临床症状严重，出冷汗、血压下降、脉搏细弱，有濒死感，发作时，如能作心电图检查，可资鉴别。

7. 传染性肝炎　本病发病急，有肝炎接触史，肝区有钝痛，可有发热畏寒，早期即有肝功受损，B超检查有助于鉴别。

(三)辨证

1. 肝郁气滞　每遇情志不舒、过食油腻或过劳发作；胁肋胀痛，走窜不定，甚则连及胸背部，常随情志波动而增减，不发热，或伴胃脘部痞满，口苦纳差，恶心欲吐，大便秘结。舌质淡红、苔白或微黄，脉弦细或弦紧。

2. 肝胆湿热　右上腹疼痛，阵发性加剧，甚则绞痛难忍，触痛明显而拒按，痛引肩背，伴沉重感。高热寒战，口苦咽干无味，恶心呕吐，腹胀。身黄目黄如橘黄，大便秘结，尿少色黄，舌红，苔黄腻，脉弦滑或滑数。

3. 热毒蕴结　右肋剧痛不已，腹胀而满，拒按，寒战高热，或寒热往来。口干舌燥，面红目赤，或全身深黄，大便燥结，小便黄赤，甚至神昏谵语，皮肤瘀斑，鼻血，舌苔黄干、灰黑或无苔，舌质红绛，有瘀斑，以及四肢厥冷，脉弱欲绝。

4. 气滞血瘀　胸肋胀疼，或刺痛不已，遇劳加重，口干咽燥，心中烦热，两目干涩，头晕目眩，亦有黄疸，日久不消，面色黯黄不泽，或兼见肝脾大或常有鼻衄血。妇女月经不调，量少色黯，多有血块。舌质暗或有瘀斑、苔白，脉弦涩。

5. 肝胆不足　右胸肋胀满不适或隐隐作痛，可牵及右肩背，遇劳加重，口干咽燥，心中烦热，两目干涩，头目眩晕，腰酸痛。食入作胀，午后可有潮热，大便干结。舌尖红起刺或有裂纹或见光剥，脉细弦。

(四)辨证要点

胆石症病在肝胆,但常可影响脾胃。肝气郁结见胁脘隐痛,可牵引肩背,肝气横逆影响脾胃伴恶心,呕吐食少腹胀;气郁则血瘀,见疼痛,且痛有定处,位于胁下,拒按;肝胆湿热,久之热盛化火,入营血则伴神昏谵语,皮肤瘀斑,黄疸,舌绛苔燥。毒热炽盛,热邪内陷,可致四肢厥冷,脉微欲绝,出现亡阴、亡阳之厥证。恢复期及慢性期病人,多伴有肝阴不足而出现午后可有潮热,大便干结。

四、临床治疗

(一)针刺治疗

1. 毫针治疗

毫针一

(1)主穴:日月、胆俞、阳陵泉、胆囊穴(阳陵泉下1寸)、中脘、丘墟、阿是穴。

(2)配穴:气郁者加支沟;湿热者加阴陵泉、曲池;气阴两伤者加三阴交、内关;肝内胆管结石加太冲;疼痛明显者加合谷。

(3)操作:主穴均取右侧,胆俞刺0.8寸,日月刺深1.5寸,使胆区有感传即可,避免刺伤内脏。阳陵泉用1.5~2寸毫针,提插捻转,使针感沿经上传至右少腹部或肝胆区为佳。余穴用泻法,留针20~30分钟,或电针刺激20~45分钟。适用于治疗胆石症。

毫针二

(1)主穴:期门、日月、阳陵泉、胆囊穴、肝俞、胆俞。

(2)配穴:肝郁气滞配太冲;肝胆湿热配大椎、曲池、阳陵泉;热毒盛结配曲池、内庭、十宣;气滞血瘀配太冲、膈俞;恶心、呕吐配内关;便秘配支沟;黄疸加至阳。

(3)操作:以上诸穴均用泻法,留针30~60分钟,每日1次。热甚取大椎、十宣穴,可三棱针点刺出血。适用于治疗胆石症。

毫针三

(1)主位:胆俞、肝俞、期门、日月、阳陵泉、胆囊穴、足三里、太冲。

(2)配穴:胁痛甚者加用支沟、阳陵泉;呕吐加内关、公孙、中脘;黄疸加阳纲、至阳、阳陵泉、三阴交;发热加大椎、曲池、合谷、内庭、行间;若病人出现感染性休克,还要加刺人中、素髎、十宣、百会、涌泉、内关、足临泣以期病情缓解。

(3)操作:将上述穴位分为2组,每次选用1组,交替进行。针刺一般均用连续提插的强刺激手法,可加电针,频率用疏密波,每日1次,留针30~60分钟。对于绞痛发作剧烈者,可结合捻转手法,每日针刺2~3次。适用于治疗胆石症。

2. 耳针疗法

耳针一

(1)主穴:胰胆、肝、三焦、胃、十二指肠、食道。

(2)配穴:痛剧加交感、神门,予以单调密波;黄疸加肾上腺、内分泌,予以疏密波;炎症期加内分泌、神门、耳尖,予以疏密波;排石困难加耳迷根、交感,予以疏波。

(3)方法:耳郭常规消毒后,用11201型中国经络诊疗器探头,在相应部位上探测耳穴,并在耳穴上进行电针治疗。电针治疗波型如上述。每日治疗1次,每次选用4个穴位,治疗10分钟。1个月为1个疗程。

(4)辅助治疗:治疗期,每晨服油煎鸡蛋2个,若有便秘时,服硫酸镁15g。适用于治疗胆石症。

耳针二

耳穴压迫疗法

（1）主穴：肝、胆、脾、皮质下、耳迷根、交感。配穴：神门、胃、便秘点。

（2）方法：每次取一侧耳穴，双耳交替使用。主穴必取，配穴随证选加。耳郭常规消毒后，以准备好的边长为0.20cm的橡皮胶布，中心粘1粒王不留行籽，贴于所取之耳穴部位，边贴边按压。隔日换贴1次，30天为1个疗程。嘱患者每日饭后20分钟自行按压5~8分钟。鼓励患者适当食用油脂（结石直径<1cm者），以便胆汁分泌增加，胆囊收缩，有利冲刷肝胆结石随胆汁排出，提高疗效。适用于治疗胆石症。

耳针三

耳穴压迫疗法

（1）主穴：胰、胆、胆总管、神门、交感。配穴：肝、脾、十二指肠、胃、三焦、皮质下、肾上腺。

（2）方法：主穴每次必用，配穴以电阻式经络仪探出敏感点时加用。耳郭常规消毒后，用小块胶布粘王不留行籽贴压在所选穴位上，边贴边按压，每日压3次，每次10分钟。隔2天换贴1次。12次为1个疗程。嘱以猪蹄做菜佐餐，每周2~3次。适用于治疗胆石症。

耳针四

耳穴压迫疗法

（1）取穴：神门、交感、肝、胆、胰区、十二指肠。

（2）方法：取反应敏感的耳穴2~3对，重刺激，留针30分钟，每日1~2次，也可在每个穴上放王不留行籽1粒，用胶布固定。患者自已用手指按压每个穴位3~5分钟，每天3~5次，每次3~4天，左右耳轮换1次耳穴按压，每次更换新的王不留行籽，换10次为1周期。适用于治疗胆石症。

3. 电针疗法

（1）主穴：日月、期门、右胆俞、中脘（均联阴极）。

（2）配穴：足三里、阳陵泉、胆囊穴、太冲、内关（均联阳极）。

（3）方法：取主穴和配穴1~2对，进针得气后，接G－6805治疗机，用疏密波，强度由弱渐强，以耐受为度，每次30~60分钟，每日1~2次（起针后服硫酸镁15g有助于排石）。10次为1周期。适用于治疗胆石症。

（二）磁化疗法

1. 磁化中药排石汤将中药排石汤经强力磁化处理，药物进入体内后与人体组织细胞产生同步共振，不仅有利于药力的发挥，还可增强人体生理代谢功能，扩张胆道加速胆汁排泄，有利结石排出。

2. 胆区旋磁将旋磁头置于患者胆囊体表投影区或阿是穴。旋磁时产生磁效应、生物电效应和机械效应。在磁场作用下，可以促进胆汁流动，加强对胆石的冲击、洗刷。试验证明，局部旋磁具有阻碍胆石成核和增大作用。因此，不仅可以治疗胆石症，还有预防作用。

3. 磁化水每天早晨空腹饮服磁化水1 000ml，晚上临睡服500ml，平时饮用不低于500ml，同时服用中药排石方则效果较好。实验表明，当水通过磁场时，由于磁力线的作用，使水分子间的结构形态发生变化，一般由容易沉淀生成坚硬水垢的结晶变成疏松容易被水带走的结晶。

（三）推拿疗法

推拿一

1. 穴位：双侧胆囊穴、肝俞、胆俞、脾俞、胃俞穴。

2. 手法：点法、按法、㨰法、擦法等。

3. 操作程序：先在胆囊穴用点法、按法重刺激3~5分钟，然后沿背部两侧膀胱经用㨰法治疗5~10分钟，再按肝俞、胆俞、脾俞、胃俞穴各1分钟，最后用擦法施于背部膀胱经，以透热为度，每日1次。适用于治疗胆石症。

推拿二

1. 部位与穴位：背部、胁肋部、肝俞、胆俞、右上腹、至阳、中脘、内关、大椎、合谷等。

2. 主要手法：揉法、㨰法、摩法、点法、推法等。

3. 操作程序

(1)患者俯卧，医者用手掌在背部做揉法，再用前臂做㨰法数遍，以右侧为主，并用拇指点按肝俞、胆俞。

(2)患者侧卧，右侧在上，医者用手掌在胁肋部做揉法，并向下做推法。

(3)患者仰卧，医者用手掌在右上腹做摩法、揉法，分推双肋弓，用拇指点期门、日月。

(4)患者侧位，右侧在上，医者用手掌自肋弓下由右向左做推法，反复数遍，并用拇指揉点阴陵泉、胆囊点、太冲。

(5)恶心呕吐者，自腹上部向下做推法，反复数遍，点至阳、中脘、内关；发热者，点大椎、掐揉合谷。适用于治疗胆石症。

(四)气功疗法

气功一

内养功：主要利用其腹式呼吸，对肝胆胰肠胃起到有节律性的"按摩"作用，促进胆肝疏泄流畅，肠胃蠕动，胰胆消化液分泌增加，减轻或消除腹腔脏器的气滞血瘀，改善消化和吸收功能，使失调的功能逐渐恢复正常。适用于防治胆石症。

气功二

(1)练功自疗先练放松功。重点放松背腰及胸胁部。然后练理肝功之摩胸嘘气法及疏肝导气法、摩胁降气法，六字诀功之嘘字诀。

(2)外气疗法先按揉脾俞、胃俞、肝俞、胆俞，发气各14息，再在前侧疼痛区发气28息；以平掌式，用拉颤手法在患者前侧胆区发气28息，并用拉引手法顺胆经、胃经向下肢导引经气。适用于防治胆石症。

(五)体育运动疗法

可根据病人不同的病情、年龄、体质适量进行。可在床上多次翻身，轻叩击肝区和右背部，原地跳跃，有条件的病人可坚持做广播体操、打拳(包括太极拳)、跑步以及打羽毛球、网球等。适用丁防治胆石症。

(六)饮食疗法

1. 菠菜生姜粥　菠菜100g，生姜9g，大米60g。将菠菜洗净，放入沸水锅中焯2分钟，捞出过凉后，控干水分，切成碎末；生姜洗净，切成碎末；大米淘洗干净，备用。锅内加水适量，放入生姜末、大米煮粥，八成熟时投入菠菜末，再煮至粥熟即成。每日2~3次，连服15~20天。适用于治疗胆石症。

2. 胡萝卜生姜粥　胡萝卜90g，生姜60g，大米60g。将胡萝卜洗净，切成小块；生姜洗净，切丝；大米淘洗干净，备用。锅内加水适量，放入生姜丝、大米煮粥，六成熟时加入胡萝卜块，再煮至粥熟即成。每日2~3次，连服10~15天。适用于治疗胆石症。

3. 金桔山楂粥　金桔 50g，山楂 12g，粳米 100g。先将粳米煮八成熟后，再放入金桔和山楂，煮熟软即可食用。每日 1 次。适用于胆囊炎与胆管炎，预防胆结石。

4. 四味饮　丝瓜子、炒萝卜子、荔枝核、橘子皮各 10g。将上述四味材料用水煎，取汁。每日 1 次，温热服。适用于治疗胆结石。

5. 白茅根炖肉汤　鲜白茅根 50g，猪精肉 500g。先将白茅根、猪肉洗净，肉切片，白茅根切成小段，一同入砂锅中，加葱、姜、清水适量，先用大火烧沸，再用小火炖至肉熟烂，除去葱、姜、白茅根，加入精盐、味精。吃肉喝汤。适用于治疗肝胆湿热的胆道结石。

6. 胆石通糖浆　郁金 15g，广木香 15g，黄芩 15g，茵陈 25g，川楝子 9g，虎杖 30g，玉米须 20g，白糖适量。以上七味药物共入砂锅中，加清水煎，滤取药液，浓缩，白糖溶化倒入即成。时时服饮。适用于治疗肝胆气滞的胆道结石。

7. 三味饮　赤小豆 50g，绿豆 30g，鲜芦根 100g，洗净芦根加水先煎 20 分钟，去渣加入赤小豆和绿豆煮熟。胆石症湿热未清者，宜每天食用三味饮，利于康复。

8. 酸梅汤　鲜梅子 100g（打碎），玉米须 50g，四川大金钱草 50g。水煎取汁，加适量蜂蜜，代茶饮。用于胆石症手术后康复期，湿热未净，或有泥沙状结石残留者，每天代茶饮能利胆消黄排石。

9. 油煎鸡蛋　在采用中药、针灸或耳压排石治疗时，食油煎鸡蛋，每天 2 个，配合治疗，能使胆囊收缩，排出胆汁，有利排石。

10. 鸡胆汁黄瓜藤饮　黄瓜藤 100g，新鲜鸡胆 1 个。将黄瓜藤用水洗净，煎水 100ml，然后取鲜鸡胆汁冲服。功能消炎抑菌、清热利胆，对胆囊炎、胆结石疗效好。因其性寒，虚证患者不宜服用。

11. 消炎利胆茶　玉米须 30g，蒲公英 30g，茵陈 30g，水 1 000ml，白糖适量。将玉米须、蒲公英、茵陈加水共煎去渣后加白糖调味。温服，每日 3 次，每服 250ml。对胆囊炎、胆结石发热疼痛期有显著疗效，但须大量饮用。

12. 矿泉水饮　适宜于胆石症病人饮用的矿泉水，以含有硫酸镁、硫酸钠以及重碳酸钠的泉水为最好。饮用硫酸镁或硫酸钠泉水可以使胆囊收缩，奥狄氏括约肌松弛，促进胆汁排出，有利于排石、消炎及防止结石再发。饮用重碳酸钠泉水后，有消炎及降低胆固醇的作用，并有促进瘀积的胆汁排出，有利胆功效。

五、预防与康复

1. 饮食有节，避免暴饮暴食，少食高脂肪、高胆固醇的食物。
2. 养成良好的大便习惯，保持胃肠道的正常活动。
3. 预防和治疗蛔虫病，减少胆道蛔虫病的发生。
4. 保持心情舒畅，精神愉快，避免忧郁恼怒。
5. 肥胖是本病的产生原因之一，故适当体育锻炼有助于避免肥胖。
6. 积极有效地预防及控制胆系感染，是防止发生结石的重要环节。

六、按语

1. 针刺、灸治治疗胆结石效果良好，尤其是耳针在急性发作时，可明显缓解胆绞痛。耳穴贴压后，在 B 超下可出现明显的胆囊收缩和胆总管扩张的效应，具有显著的消炎止痛、排石作用，如能配合脂餐，效果更好。一般以肝胆管结石，直径小于 1cm 者较好，胆囊结石或过大者则效果较差。对于合并感染的结石嵌顿，或伴有肝脓肿、胆囊穿孔等合并症者，则需综合治疗。

2. 推拿、气功、外用、饮食等疗法，对本病的治疗和预防。有一定的临床效果。

第15章 胆道蛔虫病

一、概述

胆道蛔虫病是肠道蛔虫的常见并发症之一。由蛔虫自小肠上窜钻入胆道，引起胆管和奥狄氏括约肌痉挛，以患者突然发作的上腹部疼痛为主要临床特征。蛔虫进入胆道后，多数停留在胆总管，因胆囊管与胆总管之间角度较大，蛔虫很少进入胆囊，但可钻入左右肝胆管之中。本病是最常见的急腹症之一，尤以农村多见，可见于各年龄组，但多见于5~10岁的儿童，约占25%~40%；其次为11~20岁的青少年，约占20%~30%；再其次为21~30岁的成年人，约占15%~25%。

胆道蛔虫病属中医学“蛔厥”范畴。

二、病因病理

（一）西医的病因病理

1. 病因　蛔虫成虫寄生于小肠，虫卵随粪便排出，成虫有喜碱厌酸、喜温怕热及有钻孔嗜好，当肠环境发生改变，如发热、饥饿、恶心呕吐、腹泻、胃酸分泌减少时，或女性妊娠期间，可刺激蛔虫蠢动，而进入十二指肠，经十二指肠乳头钻入胆道。蛔虫钻入胆道系统的原因，一般认为有以下几种：

（1）蛔虫有钻凿的习性，当其遭受某种刺激后即大肆骚乱，从而钻入各生理性狭窄部位。

（2）患者服用驱虫药物后蛔虫受药物刺激而乱窜，胆道内药物浓度较低，因而钻入胆道内。

（3）蛔虫嫌恶胃酸而喜碱性的胆汁，如果胃酸分泌亢进，肠内转变为酸性环境，蛔虫因而迁居于胆道内。

（4）肠管温度骤然下降，蛔虫窜入较暖的胆道内。

（5）女性妊娠期间，蛔虫易侵入胆道，是否因妊娠之解剖生理改变有利于蛔虫入侵胆道。

2. 病理　蛔虫头端插入Vater氏壶腹部后，穿凿向前挺进。首先引起奥狄氏括约肌强烈痉挛，蛔虫必须作强力的蠕动，以图克服奥狄氏括约肌的收缩作用，因而产生剧烈的胆绞痛。奥狄氏括约肌经持续较久的痉挛性收缩后，陷入疲劳性弛缓状态，蛔虫即趁虚而入。一般认为，胆道扩张及奥狄氏括约肌的非生理状态为蛔虫进入胆道的首要条件。

3. 变症　进入胆道的蛔虫若不能退出胆道，经过一段时间就会死亡，虫体腐烂破碎，可随胆汁排入十二指肠。部分虫体残骸、角皮或虫卵长时间停留在胆管内形成结石的核心，故胆道蛔虫病是胆道结石形成的一个原因。

（二）中医的病因病机

中医学认为本病和肠寒、胃热、寒热错杂、饮食不节、肝胆疏泄失常、肝胆气郁等因素有关。蛔虫性动好窜，善钻孔窍，又好团聚，阻塞肠道，形成虫瘕，使气血流通不利，升降悖逆，而发生上下不通之关格症。如蛔虫退出胆道，则肝气得以疏泄，气机得以调畅，机体得以恢复。致使蛔虫钻入胆道系统因素有如下几方面：

1. 胃热肠寒或胃肠寒热错杂　蛔虫性好窜动，善钻孔窍，喜温喜暖，畏寒怕热；如胃肠偏寒偏热，或寒热错杂，则蛔虫要避热畏寒，乱窜乱动，进入胆道，闭塞胆气，不通则痛而成蛔厥。

2. 饮食不洁　进食生冷不洁之物，虫卵误入人体内而生蛔；或因过食生冷肥甘，致脾胃受损，失于健运，湿热内生；或素有湿热，留滞肠胃，使蛔虫得以生存繁殖，活动增强，喜动乱窜，阻塞胆窍，内闭肝胆之气而成蛔厥。

3. 脏腑虚弱　或久病伤正，致脾胃俱虚，使蛔虫寄留胃肠。脏腑气实时，蛔虫得安，不会引起病变。当脏腑气弱，功能紊乱时，则虫体乱动乱窜，钻入胆腑形成蛔厥。

4. 驱虫不当　激惹蛔虫或驱虫药量不够，杀虫不死；或于虫躁动时驱虫，激惹蛔虫，致使蛔虫躁动乱窜，阻塞胆窍，而成蛔厥。

三、临床诊断

（一）辨病

1. 症状

（1）腹痛：是本病最主要表现，为剑突下或右上腹部的剧烈疼痛，呈钻顶样或剧烈绞痛，发作时患者屈膝弯腰，辗转不安，大汗淋漓，痛苦万分，甚至在床上打滚，大声喊叫。当蛔虫退出或进入胆道后疼痛很快缓解，患者症状消失如正常人，但可由于虫体的再度活动，而反复发作；一天发作数次不等。这种发作时的剧烈疼痛及缓解期的近无症状而且反复发作为胆道蛔虫病的一个重要临床特点。

（2）消化道症状：起病早期即有频发性剧烈恶心和呕吐。呕吐物先为胃内容物，后为胆汁，部分病人可呕吐出蛔虫，说明蛔虫已窜入上消化道，对诊断本病有帮助。

（3）全身中毒症状：胆道蛔虫病早期，多无全身症状。中、后期合并胆道感染、肝脓肿和败血症等时，常有畏寒、发热，严重者可出现血压下降、脉搏细弱、四肢冰凉和少尿等中毒性休克的表现。

（4）黄疸：一般无黄疸或仅有轻微黄疸，当进入胆道蛔虫较多，或继发感染伴有炎性水肿时可出现较为明显的黄疸，随着虫体退出、死亡或炎症消退后黄疸消失。

2. 体征　本病多无明显体征，部分患者于上腹部或右上腹部有轻微压痛，腹部柔软，无反跳痛、肌紧张。这种体征的轻微和剧烈的腹痛症状形成鲜明的对比，是胆道蛔虫病的另一个重要特点。肠鸣音大多亢进。当合并急性化脓性胆管炎、胆囊炎和肝脏感染时，右上腹部常有明显压痛、反跳痛和肌紧张。

3. 辅助检查

（1）血象：多属正常，或仅有轻度白细胞计数升高及嗜酸性白细胞计数增加。

（2）皮内试验：蛔虫原虫作抗原进行皮内试验或皮肤划痕试验，阳性符合率可达80%以上。

（3）虫卵检查：粪便可找到蛔虫卵，如粪便中找到蛔虫卵是本病的重要诊断依据，若从十二指肠引流液中找到虫卵可确诊本病。

（4）B超检查：方便快捷，准确性高，能清楚地显示在胆道中有条索状蛔虫影像，活虫体可见其蠕动，死虫体或钙化可见条索状强回声。

（5）钡餐检查：上消化道钡餐检查可见十二指肠内有蛔虫影，并见管状透明影指向十二指肠乳头处。

（二）鉴别诊断

1. 急性胰腺炎　该病多发生于青壮年，常于饱餐或饮酒后1～2小时内发生，多伴有中等度发热，发热可持续3～5天，呈阵发性加重的中上腹部持续性疼痛，有中上腹部压痛，实验室检查血白细胞和嗜中性粒细胞增高，血淀粉酶和尿淀粉酶增高。但需注意与胆道蛔虫病并发急性胰腺炎相鉴别。

2. 胆囊炎、胆石症　多见于年龄较大者，剧烈的腹部绞痛较胆道蛔虫病轻，腹痛多在右上腹季肋下，常伴有寒战、高热和黄疸。实验室检查白细胞和中性粒细胞可有升高，总胆红素定量值升高，凡登白试验直接反应阳性，尿胆红素质升高。X线胆囊造影可显示胆囊或胆管内结石，B型超声波检查，可见结石波型。

3. 机械性小肠梗阻　该病绞痛多位于中上腹部或脐周，呕吐早期为反射性，晚期是反流性呕吐。高位小肠梗阻，呕吐出现早而频繁，内容物为胃液、胆汁。低位小肠梗阻，呕吐出现晚，呈粪汁样。在梗阻早期和不全梗阻时，仍可以有少量气体和粪便排出。完全梗阻后期，完全停止排便和排气。腹痛发作时，可见局限性隆起和肠蠕动波，可闻及肠鸣音亢进和气过水声。X线腹部平片立位时可见多个阶梯形液平，平卧位可见肠袢胀气。肠绞痛和胆道蛔虫病B超检查可鉴别。

4. 胃十二指肠溃疡病急性穿孔　多数有溃疡病史，起病急。腹痛多在上腹部，很快扩散至全腹，呈持续性刀割样疼，剧烈难忍。查体可发现全腹明显压痛，板状腹，移动性浊音阳性；肝浊音界缩小或消失，肠鸣音减弱或消失。X线透视可见膈下游离气体。

5. 心绞痛　有高血压或动脉硬化病史，心前区憋痛或压榨样痛，放射至左肩或左上肢，心电图检查有缺血性改变。心绞痛和胆道蛔虫病B超检查可鉴别。

（三）辨证

1. 蛔滞证　突发的胃脘右胁钻顶痛，阵发性发作，恶心呕吐，吐出胆汁，甚或吐出蛔虫，疼痛与体征脱节，腹软，轻度压痛，间歇期间疼痛完全消失。腹胀纳少，大便不畅，舌红苔薄白或薄黄，脉弦。

2. 蛔寒证　突发的胃脘右胁绞痛，阵发性发作，呕吐清涎或吐虫，间歇期腹隐痛喜温喜按，疼痛和体征脱节，腹软，仅轻度压痛。便溏，舌淡红，苔白，脉紧。

3. 蛔逆证　突发性胃脘右胁阵发性剧痛，呕吐剧烈，甚或吐出蛔虫，间歇期疼痛消失，胃脘嘈杂，疼痛和体征脱节，腹软，轻度压痛。肠鸣，腹泻，舌淡红，苔或白或黄，脉紧弦。

4. 蛔热证　胃脘剧烈胀痛，阵发性加剧，剑突偏右明显压痛，发热或寒热往来，呕吐，甚至吐出蛔虫。口苦咽干引饮，尿黄便结，苔黄，脉滑数。

5. 蛔火证　胃脘右胁持续剧烈胀痛，阵发性加剧，局部痛剧，腹硬拒按，或有包块，高热，出血倾向。神志恍惚，四肢厥冷，口渴不饮，脉微而数。

（四）辨证要点

如上5种证候当中，蛔滞证多表现为胃脘钻顶痛，阵发性发作，疼痛连胁，间歇期如常人，及腹胀、心烦、头晕、纳少、大便不畅等肝胆郁阻不通的证候；蛔寒证多见胃脘部阵发性绞痛，间歇期喜温喜按、畏寒肢冷、口吐清涎等胃肠虚寒、虫扰气机的证候；蛔逆证则见胃脘右胁阵发性剧痛，间歇期疼痛消失，及恶心呕吐、腹泻、肠鸣等肠胃升降失司之证；蛔热证则见胃脘剧烈胀痛，阵发性加剧，右胁压痛，寒热往来，口苦咽干、纳呆、尿黄便结等胃肠郁热、胆气受阻的证候；蛔火证则见胃脘右胁持续胀痛，腹硬拒按，高热、神志恍惚，或吐血便血，甚则四肢厥冷等火毒内陷、动营伤血之证。

四、治疗

（一）针刺疗法

1. 毫针疗法

毫针一

（1）主穴：分4组。①中脘透梁门、大横；②胆俞、脾俞；③上胆蛔穴、下胆蛔穴；④内庭、退蛔穴。

(2)穴位位置:上胆蛔穴位置:右侧锁骨中线与肋弓下缘交界处。下胆蛔穴位置:足三里穴上1寸。退蛔穴位置:自鸠尾穴为准向右沿肋骨弓缘每隔1寸为1穴,共4穴。

(3)配穴:分2组。①迎香透四白、至阳、期门、太冲、足三里;②神门、交感、胰胆、胃、大肠。

(4)操作:主穴每次仅取1组,如效不佳,再酌选1组配穴。4组主穴和2组配穴可轮用,亦可单独配用。中脘透梁门,右侧腹痛明显透右梁门,左侧明显透左梁门;大横穴可深刺至2寸左右;胆俞、脾俞,亦宜以28号针略向脊柱斜刺至有酸、麻、胀强烈得气感。余穴均须激发明显的针感。然后大幅度捻转提插,施泻法强刺激。上胆蛔穴直刺1~1.5寸,下胆蛔穴直刺1.5~2寸,平补平泻法。内庭穴,刺至得气后,令病人作深呼吸慢吐气,反复3~5次,再针退蛔穴,得气后,行强刺激泻法。留针30~60分钟,每5分钟运针1次。每日1~2次。适用于治疗胆道蛔虫。

毫针二

(1)主穴:阿是穴1、阿是穴2。

(2)穴位位置:阿是穴1位置:位于足三里下,压痛感最明显处。阿是穴2位置:位于右侧臀部,在骶管裂孔与大转子高点连线以上外1/3处之敏感点。

(3)操作:任选1个主穴。阿是穴1,先于该穴上反复用力按压,当腹部剧痛出现明显减轻或消失倾向时,即在此点进针。得气后,宜采用“气至病所”手法,反复施行,使针感向腹部方向传导。留针时间据症情变化而定,在此期间可间断予以运针刺激。阿是穴2,用5寸长毫针垂直刺入2~3寸,持续捻转5分钟,当疼痛大减后,留针20~30分钟,中间行针2~3次,或据疼痛情况随时施针。

(4)其他:针刺治疗同时可服乌梅汤加味或食醋适量,每日3次;鼓励患者进高脂肪餐。在疼痛缓解24小时后,每日服驱蛔灵3.5g,连服两天。适用于治疗胆道蛔虫。

毫针三

(1)主穴:迎香透四白、阳陵泉、胆囊穴、至阳、胆俞、脾俞、胃俞。

(2)配穴:心窝部钻顶样疼痛,加鸠尾或巨阙;向右上腹钻顶疼痛者,加右侧不容透腹哀;呕吐加内关,发热加曲池、合谷;证候偏湿热者,加中脘、天枢,偏瘀滞者,加中脘、承山。

(3)操作:用毫针先后由左、右迎香进针,深约0.5cm,有针感后将针斜向外上方,刺向四白穴,使局部产生酸麻胀感或传至上唇。鸠尾和巨阙均向下斜刺。刺至阳穴时,患者坐位,身体前屈,针尖略向上刺,使针尖直达椎管内硬膜,然后稍退针,行小幅度提插捻转,使局部产生明显的麻胀感,同时,病人胸腹部有轻松感。其他穴位均按常规操作。适用于治疗胆道蛔虫。

2. 粗针疗法

(1)取穴:主穴。

(2)主穴位置:在第六胸椎棘突上缘。

(3)配穴:上合谷、胸椎7透胸椎9。上合谷位置:在第一、二掌骨之间基底部。

(4)方法:先取主穴,如不能即时止痛加取配穴。患者端坐低头,暴露背部,选直径1毫米粗、2寸长之特制粗针(赤医针),与皮肤成30°~40°角,对准主穴,向下斜刺至皮下,然后顺脊柱平刺1~2寸,留针;上合谷以28号3寸毫针先直刺进针1~1.5寸,得气后退至皮下沿第二掌骨向指掌关节透刺;另用同样粗细和长度的毫针,从第七胸椎棘突上缘沿皮下透向第九胸椎。留针时间亦可据症情变化而定。每日1次,3次后改为隔日1次。适用于治疗胆道蛔虫。

3. 穴位注射疗法

穴位注射一

(1)主穴:期门、阿是穴、胆俞、鸠尾。

(2)阿是穴位置:腹部压痛最显著处。

(3)配穴:中脘、阳陵泉。

(4)药物:维生素 K_3 注射液、维生素 C 注射液、当归注射液或注射用水。

(5)方法:以主穴为主,疗效不明显者改取配穴。每次取 1~3 穴,阿是穴必取。阿是穴须用皮内注射针头刺入,将注射用水 0.3~0.4ml 注入皮内,使局部成典型橘皮样变(不可注入皮下,以免影响效果)。余穴可注射其他 3 种药物中的任一种,针入得气后,缓缓推入。维生素 C 每穴 0.3~0.5g,维生素 K_3 每穴 0.5ml,当归液每穴 0.3~0.5ml。穴位注射,每日 1~2 次。适用于治疗胆道蛔虫。

穴位注射二

(1)取穴:阿是穴、胆俞、期门、中脘、阳陵泉。

(2)药物:注射用水、当归注射液或 10% 葡萄糖注射液。

(3)方法:阿是穴必取,用皮内注射针头刺入,将注射用水 0.3ml 注入皮内,使局部成典型橘皮样变。其他穴位可用当归注射液或 10% 葡萄糖注射液 0.3~0.5ml,针入得气后,缓缓推入,如痛不止,则更换其他选穴。每日治疗 1~2 次。适用于治疗胆道蛔虫。

穴位注射三

(1)取穴:足三里。

(2)药物:维生素 K_1。

(3)方法:取右侧足三里,将针头插入并反复提插和捻转,使之得气。上腹痛止后,将维生素 K_1 20mg 分 2 次在深 2.5cm 处及 1.5cm 处缓慢注入。痛止后可配服乌梅汤。适用于治疗胆道蛔虫。

穴位注射四

(1)主穴:胆俞、阳陵泉、足三里。

(2)配穴:呕吐者加内关,胁痛者加日月,发热者加合谷。

(3)药物:维生素 K_3。

(4)方法:针刺双侧主穴,采用强刺激手法,留针 10~30 分钟,每隔 5~10 分钟运针 1 次。取主穴作穴位注射,推入维生素 K_3 2~4ml(每 ml 含量为 1mg)。其中足三里、阳陵泉双侧交替使用,疼痛缓解后给予驱蛔剂。适用于治疗胆道蛔虫。

4. 电针疗法

电针一

(1)取穴:上脘、胆俞。

(2)方法:患者取侧卧位,针刺以上诸穴,得气后联接电针仪,电流强度以病人能忍受为限,每次通电 5~10 秒,中间间隔数分钟。第一次通电后,痛可大减,反复通电数次后症状消除,即可起针。适用于治疗胆道蛔虫。

电针二

(1)取穴:迎香透四白、内关、丘墟、公孙、梁丘、阳陵泉。

(2)方法:进针得气后,用提插捻转泻法,使患者有较强的针感。然后与 G6805 电针治疗仪联接,用断续波,强度以患者能耐受为度,治疗时间每次 20 分钟。适用于治疗胆道蛔虫。

电针三

(1)取穴:胰胆、迷根、肝、交感、十二指肠、神门。

(2)方法:每次选用 4~6 穴,捻转行针,强刺激,留针半个小时,每 5 分钟行针 1 次。先针刺右侧,疼痛不止再针左侧。每日 1 次,10 次为 1 疗程。亦可用 0.5% 普鲁卡因进行耳穴注射,每穴0.3ml,每日1~2次即可。适用于治疗胆道蛔虫。

5. 耳针疗法

耳针一

(1)主穴:胰胆、迷根。

(2)配穴:肝、十二指肠、神门、交感。

(3)方法:主穴为主,酌加配穴。先针刺右侧,疼痛未止再针左侧。捻转运针,刺激须强,留针30~60分钟,每5~10分钟行针1次;或以0.25%普鲁卡因在上述耳穴注射,每穴0.3ml。每日1~2次。适用于治疗胆道蛔虫。

耳针二

耳压疗法

(1)取穴:胰胆、肝、脾、胃、食道、肛门、直肠下段、痛穴(枕穴与额穴之间)。

(2)方法:将王不留行籽用胶布贴敷在上述穴位上,每4小时或早、中、晚饭后压迫15分钟,晚上睡前压迫30分钟,每次贴敷1耳,隔日轮换。适用于治疗胆道蛔虫。

(二)灸治疗法

运用艾条温和灸章门、不容、气海,或背俞穴,如肝俞、胆俞、脾俞、胃俞等10~30分钟。灸法适用于经针刺后患者疼痛不能缓解,又伴有恶寒者。适用于治疗胆道蛔虫。

(三)推拿疗法

推拿一

1. 常用穴位:胆囊穴、肝俞、胆俞、脾俞、胃俞等。

2. 主要手法:点法、按法、㨰法、擦法等。

3. 操作程序:先用点法或按法施于第7胸椎到第10胸椎右侧背部压痛点2~3分钟,然后在胆囊穴用点按法重刺激2~3分钟,在疼痛缓解后,再沿背部两侧膀胱经用㨰法治疗5分钟,再按肝俞、胆俞、脾俞、胃俞各1分钟,最后用擦法治疗膀胱经和两侧胁肋部以透热为度。适用于治疗胆道蛔虫。

推拿二

1. 穴位:中脘、气海、肝俞、脾俞、胃俞、大肠俞、八髎、承山。

2. 主要手法:点法、按法、振法、擦法等。

3. 操作程序:仰卧位,以手指顺时针方向摩腹,约3~4分钟,按揉腹部3分钟,再运用指振法,于痛点处施治,并分推以化虫积。按揉中脘,并旋推气海,各60~70次。然后患者取俯卧位,用推揉法从背部沿脊柱两侧自上而下,操作约8~10遍,重点点揉肝俞、脾俞、胃俞、厥阴俞、大肠俞、八髎,每穴30~40次。承山或胆囊穴用拿法操作2~3分钟,上肢手三里、手五里用点按之法。点按手法宜重。适用于治疗胆道蛔虫。

推拿四

1. 穴位:胆囊穴。

2. 主要手法:推法、按法、摩法、叩击法等。

3. 操作程序:单手拇指重压双侧胆囊穴3分钟。以右手拇指紧贴于右季肋下(胆囊区),沿肋缘下推压到剑突下,然后沿腹白线向下推压一寸许,连续按摩7~8次。适用于儿童,因腹肌软,效果较好。有止痛及促进排虫作用。还可让病人取坐位或左侧卧位,以右手掌根叩击右脊肋角,力量要均匀。有止痛作用。适用于治疗胆道蛔虫。

（四）饮食疗法

1. 取食醋60ml加入花椒少许，加热煮开后除掉花椒顿服。适用于治疗胆道蛔虫。

2. 乌梅醋浸疗法：乌梅50g，米醋100ml。将乌梅浸入醋内24小时，每服20ml，日服3次。适用于治疗胆道蛔虫。

3. 芹菜籽拌糖疗法：生芹菜籽30g，砂糖15g。将生芹菜籽研末和糖拌匀，一次服下。适用于治疗胆道蛔虫。

4. 老陈醋5ml，白糖30g，混匀后即服，每日3~4次。适用于治疗胆道蛔虫。

5. 万年蒿适量，烧成炭。取炭药1g拌白糖2g，水送服，1日3~6次。适用于治疗胆道蛔虫。

6. 木香15g，金钱草15g，郁金10g，苦楝皮15g，槟榔10g，枳壳10g，乌梅12g，黄芩10g，使君子15g，大黄10g。每日1剂，连服1~2周。适用于治疗胆道蛔虫。

五、调摄与护理

1. 胆道蛔虫病的病人在发作期要卧床休息，病室宜安静。

2. 耐心解释，消除病人的紧张情绪，调动主动积极因素，配合治疗。

3. 预防和积极治疗肠蛔虫病是预防胆道蛔虫病最有效的方法。措施主要有：大力进行卫生宣教工作，使大家了解蛔虫的危害性；讲究卫生，并养成良好的卫生习惯，饭前便后要洗手，以防止蛔虫的感染；对已感染蛔虫的病人，应及时进行积极驱蛔治疗。

六、按语

1. 胆道蛔虫症为急性痛证之一，针刺、灸治疗法操作简便、止痛效果好，可以作为治疗此病的首选方法之一。针灸疼痛缓解后，可配合口服酸性药物、以及高脂餐与有关的中西药物，以巩固疗效，防止复发。

2. 推拿、叩诊、饮食等疗法，对本病的治疗和防止复发有一定疗效。

第16章 脂肪肝

一、概述

脂肪肝是因脂质代谢紊乱,致使肝细胞内脂肪积聚过多的病变。正常肝内脂肪的含量占肝重的5%,其中主要为磷脂,其次为甘油三酯,还有少量的脂肪酸、胆固醇和胆固醇酯等。当肝内脂肪含量超过肝重的10%以上,有的可高达40%~50%,即为脂肪肝。

本病临床常见。据估计,人群中约有25%的人可发生脂肪肝。男性远多于女性,其比为2.13~7.95。上海市流行病学调查表明,机关和公司职员脂肪肝发病率达12.9%。深圳市调查4141人,发病率高达21.9%。肝活检的出现率为18.26%。脂肪肝主要与脂肪代谢异常、脂蛋白代谢紊乱及肝脏本身健康基础相关。常有右上腹不适或疼痛,肝脏肿大。脂肪肝常与饮酒、摄入脂肪过多,中毒、妊娠、糖尿病、营养不良等有关。

中医将脂肪肝归人"胁痛""积聚"范畴。

二、病因病理

(一)西医的病因病理

1. 营养因素　高脂饮食,可使乳糜粒或非脂化脂肪酸过多;高糖饮食,因糖刺激肝内脂肪酸合成,而致脂肪肝。肥胖病人,常有脂肪肝出现。蛋白质缺乏,使载脂蛋白合成减少,致脂肪转化障碍而发生脂肪肝。

2. 毒损因素　嗜酒可致酒精中毒,使肝内乙酰辅酶A合成脂肪酸增加,脂肪酸氧化减少,脂蛋白分泌减少,而甘油三酯聚积则呈脂肪肝。大量的糖皮质激素、四环素和生长激素、巴比妥、水杨酸制剂,以及四氯化碳、汞等,因能抑制肝内蛋白质合成,降低脂肪酸氧化率,使肝内脂蛋白减少而致脂肪肝。

3. 胰岛素因素　胰岛素能激活脂蛋白脂酶,促进脂肪的储存,也抑制激酶敏感性酯酶和增加脂肪酸重酯化为甘油三酯,致减少脂肪组织的动员。当胰岛素不足时,既可减少脂肪的储存,还可促进脂肪的动员,致血中和肝内脂肪酸增加而致脂肪肝。

4. 妊娠因素　妊娠的反复、严重呕吐,或饮食摄入不当,可导致营养不良而出现脂肪肝。还有在妊娠的后期,多由于体内性激素的影响,使肝细胞易受药物或毒素的损害,阻碍蛋白质的合成,致发急性脂肪肝。

5. 炎症因素　最常见是肝炎后脂肪肝,其原因有肝功能障碍,使脂蛋白的合成减少;长期使用皮质激素治疗;恢复期过分限制体力活动,高热量饮食,长期静滴葡萄糖、盲目护肝治疗等。结核、细菌性肝炎及败血症等感染,损及肝功能,使肝内脂肪代谢异常,也可出现脂肪肝。

6. 氧应激　乙醇、缺血再灌注、胆汁淤积等许多因素,均可通过氧应激作为重要的发病机制。反应性氧自由基可通过传递电子直接氧化细胞大分子物质,造成脂质、蛋白质、碳水化合物及核酸等氧化或再氧化损害,破坏肝细胞功能及完整性而形成脂肪肝。

7. 其他因素　免疫反应、游离脂肪酸的作用、缺氧及肝微循环障碍亦是造成肝细胞脂肪变的重要因素。

(二)中医的病因病机

1. 饮食失节　食常过饱,或喜膏粱厚味,或恣饮酒浆,使胃伤脾损,运化失常,肝失条达;或过饥失养，脾胃虚弱，肝气横侮，致使脘胁闷胀，纳呆欲呕，或发黄疸等症。

2. 恼怒常作　恼怒伤肝，肝气失畅，郁久血瘀，则胁痛积成。

3. 脾肾素虚　脾虚失运，痰湿聚生，气机失畅；或肾虚肝失所养，则气痰交阻，久而痰瘀内结，使痛胀积聚。

三、临床诊断

（一）辨病

1. 症状　轻、中度脂肪肝，一般无自觉症状。日益肥胖常是脂肪肝的前兆。部分患者可有右肋下压痛或胀满感，食欲减退，疲倦乏力、腹胀等。重度脂肪肝，右肋下疼痛，恶心、呕吐和轻度黄疸，也可出现腹水和双下肢水肿等。

2. 体征　肝肿大，边圆钝，质地中等。单纯性脂肪肝者脾不肿大，可出现蜘蛛痣和门静脉高压。

3. 辅助检查

（1）生化检查血胆固醇及甘油三酯增高；转氨酶、γ－谷氨酰转肽酶亦增高，溴磺酞钠潴留；糖耐量曲线表现为高峰上升后下降延迟。

（2）B超：在肝实质呈密集微波或小低落波。愈近前段的波愈密、愈高，其后为衰减性平段（深层回声衰减）。严重时肝内血管纹理走向不清。本检查可区别轻、中、重不同程度（轻度含脂肪5%～10%；中度含脂肪10%～25%；重度含脂肪25%～50%或>30%），又可判别属弥漫性或局限性。

（3）CT：示肝密度普遍降低，甚至低于脾及肝内血管的密度。

（4）MRI：可检出 T_2 时间与肝脂肪含量的关系。凡脂肪积聚量愈多，MRI的 T_1、T_2 时间愈长。

（5）肝活检：目前仍为最可靠的确诊方法，尤对局限性脂肪肝独具优势。镜见肝细胞内脂肪变为大脂滴或小脂滴。大脂滴常使肝细胞核移位，小脂滴则不使肝细胞核移位，而呈“泡沫样外观”。

（二）鉴别诊断

1. 肝硬化　常有慢性肝炎或酗酒病史。但在早期与脂肪肝不易鉴别，而中、晚期结合病史、肝功能减退、白/球蛋白倒置、透明质酸单胺氧化酶和胶原蛋白等的升高、门静脉高压的出现，以及B超或CT检查则不难鉴别。

2. 肝癌　AFP呈阳性，浓度达400～500mg/ml，结合B超显像或CT、MRI、核素扫描等可以鉴别，必要时做组织活检。

（三）辨证

1. 实证

（1）肝郁湿热：右肋下闷胀，心烦易怒，口苦，体胖困重，时有恶心，或目微黄，小便淡黄或黄，大便溏或黏，舌淡红或红，苔黄腻，脉弦滑。肝肿大，质软。

（2）肝瘀痰阻：右肋下刺痛，体胖，纳差脘胀，多痰，小便清，大便溏软。肝肿大，质硬，面色黯晦，身见血痣；舌黯有瘀斑，苔白腻；脉沉涩。

2. 虚证

（1）肝脾气虚：右肋下不舒或隐痛，头晕肢乏，食欲不振，小便清，大便溏泄，面色欠华。舌淡体胖，苔薄白少腻，脉细无力。肝肿大，质地中等。

(2)肝肾阴虚:右肋下疼痛,头晕目眩,腰酸膝软,口干心烦,小便淡黄或有夜尿,大便偏干,舌红而黯,少苔或薄黄干苔,脉细数。

四、临床治疗

(一)针刺疗法

1. 毫针疗法

(1)取穴:太冲、章门、期门、肝俞、阴陵泉。

(2)操作:用泻法后,留针30分钟。隔日1次,共10次。适用于治疗脂肪肝。

2. 刺络拔罐疗法

(1)部位与取穴:膀胱经及支沟、太冲、膈俞、肝俞。

(2)方法:沿背部胸的膀胱经两侧循行叩刺,并重点叩刺肝俞、膈俞、支沟、太冲,然后在肝俞、膈俞拔罐,5分钟后起罐。对缓解脂肪肝引起的胁肋疼痛,脘腹胀满有效。

3. 耳穴埋籽疗法

(1)取穴:口、食管、胃、饥点、耳中、神门。

(2)方法:用小橡皮胶布一块,粘贴1粒王不留行籽于耳穴上,在进食前和出现饥饿感时用手指按压。必要时,可加内分泌、皮质下。适用于治疗脂肪肝。

(二)按摩疗法

按摩一

经常以脐为中心,用手掌按摩,顺时针60次,逆时针60次,按摩到腹部发红,发热为止,每天2次。可反复用指压法按压阴陵泉、肝俞、脾俞等穴。适用于治疗脂肪肝。

按摩二

自我按摩疗法

每日早晚用手在腹部按顺时针方向或两侧胁肋按摩。每次20~30分钟。可缓解症状,或减轻症情。

(三)体育疗法

太极拳可练简易式,将炼身、练意、练气三者结合起来,促进气血和畅,阴阳调和,情绪稳定,起居有度。

(四)音乐疗法

轻松优美的音乐可使人心平气和,对缓解症状尤为有效。

(五)气功疗法

坐位,调整呼吸,一呼一吸为一次,共60次,意守丹田,每次20分钟,每天2次。配合跑步,太极拳等。

(六)行为矫正疗法

行为矫正疗法是通过发现和记录病者的不良生活行为和不健康饮食习惯,从而有针对性矫正的一种基础治疗方法。

临床所见,以摄入行为异常表现有:

1. 食量过大,喜欢进食脂肪含量高的食品。
2. 一日三餐之外,另加夜宵,喜欢吃零食。
3. 南方病者喜欢饮"肉类老火靓汤";北方病者多大量饮用酒精类饮品。

4. 进食时精神不集中，喜欢一边看电视，一边进食；在情绪不稳定时，以多饮多吃来解脱。

5. 懒于活动，多坐少动；习惯饭后睡觉；长时间坐着办公，活动量小等。以上这些不良行为都会诱发或加重脂肪肝。必须以行为矫正疗法，加以纠正。

行为矫正疗法是脂肪肝治疗的基础，也是疗效巩固的关键。本疗法必须争取病者积极的配合，让病者了解行为矫正的重要性，掌握简单营养知识，认识食物基本成分，能正确地选择一些低热量，高蛋白质，低脂肪和高纤维的食物。通过不断引导，使病者逐渐地修正不良生活习惯。鼓励积极地参加体育活动，保持良好精神状态。

（七）饮食疗法

1. 带皮冬瓜250g，水750ml，煮汤代茶。功能消脂利水。用于脂肪肝身体肥胖者。

2. 生萝卜200g，黄瓜200g，加调料拌食。功能清热降脂。用于脂肪肝伴内热，腹胀便秘者。

3. 鲜海带100g，绿豆50g，清水500～700ml 煮粥，早晚服。用于痰热蕴盛，血脂偏高者。

4. 麦芽30g，莱菔子30g，加水煎汁，取粳米250g（洗净），加山楂50g，山药50g，加水适量煮饭，经常服食。功能消食和中化积。用于脂肪肝伴有食积不化，脾胃虚弱，脘闷腹胀者。

5. 生山楂30g，用500ml 清水煎煮成300ml，分服代茶。消食化积祛脂。

6. 绿茶、龙井茶或乌龙茶，用沸水冲饮。祛脂减肥。

7. 鲜荷叶2个洗净，放水1 000ml，煮荷叶约20分钟，去渣留汁备用。将荷叶汁与粳米100g，同煮成粥，放入冰糖50g，每日食适量，有清利痰湿之功。用于高脂血症或肥胖者的脂肪肝。

8. 芹菜大枣汤　大枣10枚、芹菜根20g，煎汤成200ml 代茶顿服。补气消脂。

9. 金钱草砂仁鱼　金钱草、车前草各60g，砂仁10g，鲤鱼1尾，盐、姜各适量。将鲤鱼去鳞、鳃及内脏，同其他3味加水同煮，鱼熟后加盐、姜调味，佐餐食用。适用于脂肪肝患者。

10. 鱼脑粉　鱼脑（或鱼子）适量。将鱼脑或鱼子焙黄研细末。温开水冲服，每次服3～5g。适用于脂肪肝。

11. 脊骨海带汤　海带丝、动物脊骨各适量，调料少许。将海带丝洗净，先蒸一下；将动物脊骨炖汤，汤开后去浮沫，投入海带丝炖烂，加盐、醋、味精、胡椒粉等调料即可。食海带，饮汤。适用于脂肪肝患者。

12. 玉米须冬葵子赤豆汤　玉米须60g，冬葵子15g，赤小豆100g，白糖适量。将玉米须、冬葵子煎水取汁，入赤小豆煮成汤，加白糖调味。分2次饮服，吃豆，饮汤。适用于脂肪肝患者。

13. 白术枣　白术、车前草、郁金各12g，大枣120g。将白术、车前草、郁金纱布包好，加水与枣共煮，尽可能使枣吸干药液。去渣食枣。适用于脂肪肝患者。

14. 黄芝泽香饮　黄精、灵芝各15g，陈皮、香附子各10g，泽泻6g。将以上各味加水煎煮，取汁。分2～3次饮服。适用于脂肪肝患者。

15. 当归郁金楂橘饮　当归、郁金各12g，山楂、橘饼各25g。将上述4味同加水煎煮取汁。分2～3次饮服。适用于脂肪肝患者。

16. 红花山楂橘皮饮　红花10g，山楂50g，橘皮12g。将上述3味加水煎煮，取汁。分2～3次服。适用于脂肪肝患者。

17. 黄芪郁金灵芝饮　黄芪30g，灵芝、茯苓各15g，郁金10g，茶叶6g。将上述4味水煎取汁，煮沸后浸泡茶叶。适用于脂肪肝患者。

（八）饮食原则与宜忌

优先保证优质蛋白质食物及新鲜绿叶蔬菜；适量饮水，以促进机体代谢及代谢废物的排泄；

多食用含有甲硫氨基酸丰富的食物，如小米、莜麦面、芝麻、油菜、菠菜、菜花、甜菜头、海米、干贝、淡菜等食品，可促进体内磷脂合成，协助肝细胞内脂肪的转变。

控制食糖、各种甜食及高热能食物，如含糖量高的蔬菜、水果、胡萝卜、土豆、芋头、山药、粉条、巧克力、甜点心等；少吃或不吃煎炸等油类含量高的食品；胆固醇含量高的食品也宜限制；忌辛辣和刺激性食物，如洋葱、蒜、姜、辣椒、胡椒、咖喱和酒类等；少用肉汤、鸡汤、鱼汤等含氮浸出物高的食物。

依体质状况，安排体育运动，以主动方式消耗体能，促进脂肪代谢。但同时也需控制饮食，避免消耗大而补充过多的弊端。体育运动尤适宜于肥胖性脂肪肝患者。精神保持舒畅。

五、按语

随着生活水平的提高，人们饮食习惯的改变，脂肪肝的发病率正日趋增多，应及时治疗。饮食、针刺、推拿、气功等疗法，对本病治疗有较好的临床效果，特别是饮食疗法和气功疗法，对预防本病有重要的临床意义。

第17章 肝 硬 化

一、概述

肝硬化是一种常见的慢性、进行性、弥漫性肝病。是各种致病因子持久或反复地作用于肝脏组织,引起肝细胞变性、坏死、再生和纤维组织增生等一系列病理变化,其结果扰乱了肝组织正常结构,导致肝脏形体异常、质地变硬。如病毒性肝炎、慢性酒精中毒、化学毒物或药物中毒性肝炎、肝脏瘀胆、瘀血以及某些遗传性和代谢性疾病等均可引致肝硬化发生。在我国,以病毒性肝炎尤其是乙型病毒性肝炎所致的肝硬化最为常见。本病病理组织学表现为广泛肝细胞变性坏死、肝细胞结节性再生、结缔组织增生及纤维化,正常小叶结构的破坏和假小叶形成,肝变形、变硬。临床主要表现为由肝功能减退和门静脉高压等所引起的一系列症状和体征。肝硬化是世界性疾病,所有种族,不论国籍、年龄或性别,均可罹患。

本病多属于中医“胁痛”“腹胀”“瘕积”“臌胀”“单腹水”“单腹胀”“蜘蛛鼓”“水鼓”“肝水”等范畴。

二、病因病机

(一)西医的病因病理

1. 病因

(1)病毒性肝炎:主要为乙型及丙型病毒性肝炎,甲型病毒性肝炎一般不发展为肝硬化。肝炎后肝硬化多数表现为大结节性肝硬化;少数病例如病程缓慢迁延,炎性坏死病变较轻但较均匀,亦可表现为小结节性肝硬化。

(2)血吸虫病:血吸虫寄生在肠系膜静脉分支,虫卵随血流进入肝脏后主要沉积于汇管区,虫卵及其毒性产物的刺激,引起大量结缔组织增生,导致肝脏纤维化和门静脉高压。

(3)慢性乙醇中毒:长期大量饮酒,乙醇的中间代谢产物乙醛对肝脏的直接损害,经脂肪肝而发展为肝硬化,这是酒精性肝硬化的主要发病机制。

(4)药物及化学毒物:许多药物和化学毒物可损害肝脏,如长期服用甲氨蝶呤、异烟肼、四环素、双醋酚汀等,或长期反复接触某些化学毒物如四氯化碳、磷、砷、氯仿等,可引起药物性或中毒性肝炎及慢性活动性肝炎,进而发展为中毒性(药物性)大结节或小结节性肝硬化。

(5)营养不良:长期营养不良,特别是蛋白质、B族维生素、维生素E和抗脂因子如胆碱等缺乏时,能引起肝细胞坏死、脂肪肝,直至发展为营养不良性肝硬化。

(6)循环障碍:慢性充血性心力衰竭、缩窄性心包炎和各种病因引起的肝静脉阻塞综合征,可致肝脏长期淤血缺氧,小叶中心区肝细胞坏死,结缔组织增生而导致淤血性肝硬化,在形态上呈小结节性。

(7)胆汁淤积:肝内胆汁淤积或肝外胆管阻塞持续存在时,可导致肝细胞缺血、坏死、纤维组织增生而形成肝硬化。与自身免疫因素有关的肝内细小胆管炎症与梗阻所致者,称为原发性胆汁性肝硬化。

(8)代谢性疾病:由遗传性和代谢性疾病,致某些物质因代谢障碍而沉积于肝脏,引起肝细胞变性坏死、结缔组织增生而形成肝硬化。

(9)代谢障碍:由于遗传或先天性酶缺陷,某些特殊物质沉积于肝,引起肝细胞坏死和肝硬化，见于肝豆状核变性（铜沉积）、血色病（铁质沉着）。

2. 病理　肝脏呈慢性弥漫性损害，早期肝脏体积可稍大，晚期则因纤维化而缩小、质地变硬、重量减轻，表面满布棕黄色大小不等的结节，结节周围有灰白色的结缔组织包绕。显微镜下有以下特点。

（1）广泛的肝细胞变性坏死，再生的肝细胞形成不规则排列的肝细胞再生结节。再生的肝细胞大小不一，排列紊乱，因与胆道及门静脉系统的关系不正常，故其功能亦远较正常肝细胞为低。

（2）结缔组织增生，始于汇管区及包膜下，向肝小叶内延伸，与肝小叶内结缔组织联合成膜样结构，把肝小叶分隔而改变成假小叶。

（3）在假小叶内，中央静脉常偏居小叶的一侧，有的假小叶由几个不完整的肝小叶构成，可有两三个中央静脉，甚至没有中央静脉。门静脉、肝静脉与肝动脉小支间可发生直接交通而出现短路。在增生的结缔组织中有程度不等的炎细胞浸润，并可见到胆管样结构（假胆管）。

（二）中医的病因病机

1. 病因

（1）情志所伤：情志抑郁，肝气郁结，气滞，血液运行不畅，导致肝之脉络瘀阻；肝失疏泄，横逆而乘脾胃，运化失常，水湿停留，进而壅阻气机，水湿气血停瘀蕴结，日久不化，浸渐及肾，开阖不利，三脏俱病，而成臌胀。

（2）邪毒感染：遭受肝炎病毒、血吸虫感染，未及时治疗，迁延日久，内伤肝脾，气滞血瘀，脉络瘀阻。

（3）酒食不节：嗜酒过度，劫伤肝阴，脉络失养，血行不畅而瘀阻。饮食不节，脾胃受伤，湿浊内生，气机升降失常，血行受阻，开阖不利，气、血、水互结，乃成臌胀。

（4）劳欲过度：劳欲过度，伤及脾肾，脾失健运，水湿内生；肾脏受损气化不利，湿聚水生而成膨胀。

（5）黄疸：黄疸本由湿热或湿停聚中焦，久则肝脾俱伤，气血凝滞，脉络瘀阻，升降失常，终至肝脾肾三脏受病而成臌胀。

（6）积聚：由于气郁与痰瘀凝结，久则气血凝滞更甚，脾失健运，肾失开阖，遂成本病。

2. 病机　为正衰邪盛，气滞血瘀，湿热未尽。肝郁气滞，导致血瘀，脉络瘀阻，血不养肝，关键在于血瘀。血瘀表现在病理上就是肝纤维化的形成、纤维结缔组织的增生与变性。但病机实质是一个“瘀”字。

三、临床诊断

（一）辨病

1. 临床表现

（1）肝功能代偿期：症状较轻，缺乏特异性。可有乏力、食欲不振、恶心、腹胀不适、上腹隐痛及腹泻，其中食欲不振、腹胀和乏力出现较早。上述症状多呈间歇性，因劳累或伴发病而加重，经休息或治疗后可缓解。患者营养状况一般，肝脏轻度肿大，质地偏硬，无或有轻度压痛，脾脏轻、中度肿大。

（2）肝功能失代偿期：症状显著，主要为肝功能减退和门静脉高压所致的两大类临床表现，并可有全身多系统症状。

肝功能减退的临床表现：

①全身症状：消瘦乏力，精神不振，皮肤干枯粗糙，面色晦黯，常有贫血、舌炎、多发性神经炎

及浮肿等。

②消化道症状：厌食、恶心、呕吐、腹胀、腹泻。

③出血倾向及贫血：鼻衄、齿龈出血、皮肤淤斑和胃肠黏膜糜烂出血等。

④内分泌失调：男性患者性欲减退、睾丸萎缩、乳房发育等；女性患者有月经不调、不孕等。此外有些患者可在面部、颈、上胸及上肢等区域出现蜘蛛痣；在手掌大、小鱼际肌和指端部发红，称肝掌。

门脉高压征

①脾脏触诊：脾肿大、侧支循环的建立和开放、腹水，在临床上均有重要意义。尤其侧支循环的建立和开放对诊断具有特征性价值。大量腹水时腹部膨隆、腹壁绷紧发亮，部分患者可出现胸水，以右侧较为常见，多为腹水通过横膈淋巴管进入胸腔所致，称为肝性胸水。中等以上腹水出现移动性浊音，少量腹水时移动性浊音不明显，可借助超声波检出。

②肝脏触诊：肝脏大小、硬度与平滑程度，与肝内脂肪浸润的多少、肝细胞再生、纤维组织增生和收缩等情况有关。晚期肝脏缩小、坚硬，表面呈结节状。

2. 辅助检查

（1）血常规：代偿期多正常，失代偿期多有程度不等的贫血，脾功能亢进时白细胞和血小板计数减少。

（2）尿常规及尿三胆：有黄疸及腹水时，尿中尿胆原增加，也可出现胆红素。失代偿期可出现蛋白尿及管型。

（3）肝功能实验：血清转氨酶、转肽酶、血胆红素等升高，血清白蛋白降低，球蛋白增高，白/球蛋白比值降低或倒置，凝血酶原时间延长。总胆固醇降低。在肝功能代偿期，絮浊试验可正常或轻度异常；失代偿期均呈阳性。

（4）腹水检查：一般为漏出液；如并发自发性腹膜炎时可转变为渗出液，或介于漏出液及渗出液之间。

（5）B 型超声波检查：可显示肝脾大小的形态改变，门静脉及脾静脉管径有无增宽，如有腹水可出现液性暗区并可对腹水量做出估计。此外尚可发现有无癌变。

（6）内镜检查：胃镜能清楚显示上消化道曲张静脉的部位与程度，在并发上消化道出血时，对探明出血部位和病因有重大价值。腹腔镜检查可直接观察肝脏表面、色泽、边缘及脾脏情况，并可在直视下有选择性地穿刺活检，对鉴别肝硬化、慢性肝炎、原发性肝癌，以及明确肝硬化的病因都很有帮助。

（7）胃、食管 X 线钡餐检查：食管静脉曲张时，黏膜可呈现虫蚀样或蚯蚓样充盈缺损；胃底静脉曲张时，黏膜呈菊花样缺损。

（8）磁共振与 CT 检查：对本病的诊断并不高于 B 超，可观察肝脏各叶的大小比例失调及外形的改变。

（9）放射性核素检查：可显示肝脏摄取核素减少，核素分布不匀，脾脏核素浓集并增大，有脾功能亢进时。铬标记红细胞在脾内破坏增强。

（10）肝穿刺活组织检查：对疑难病例必要时可作经皮肝穿肝活组织检查，可确定诊断。

（11）肝组织活检对隐匿型患者，临床不能确诊的病例，可用肝穿刺检查。

（二）鉴别诊断

1. 慢性活动性肝炎　ALT 反复或持续升高伴有浊度长期异常。以及血清胆红素反复升高，血浆白蛋白降低、球白比例失常。肝脏质地中等，表面光滑，无腹水。超声波检查有鉴别诊断意义。

2. 其他原因所致腹水　结核性腹膜炎引起的腹水多为渗出液，腹水检查可查到抗酸杆菌，多伴有肺结核、肠结核等腹膜外结核病灶，常有午后发热、乏力、盗汗、消瘦等结核中毒症状。腹膜癌肿所致的腹水多为血性，腹水增长迅速、难治，病情进行性加重。明显消瘦，腹水检查可发现癌细胞。

3. 其他原因所致的脾肿大　何杰金氏病及恶性淋巴瘤均可导致脾肿大，但二者以淋巴结肿大为特征，伴恶病质。急性白血病除脾肿大外伴淋巴结肿大、发热、出血和进行性贫血，血象及骨髓象可明确诊断。

（三）辨证

1. 肝郁气滞　胸闷胀满，两胁胀痛或窜痛，心烦，苔白，脉弦等。

2. 肝胃不和　胁肋胀痛，脘痛胃满，呃逆泛酸，饮食不消，苔白，脉多弦滑。

3. 湿热内蕴　口苦口黏，口干而不思饮，胸腹满闷，纳呆恶心，肝区胀痛不适，面黄身黄，小便黄赤，大便黏滞不爽。舌质红暗或紫暗，苔黄厚腻或黄厚干；脉弦滑或弦滑数或细滑数。

4. 气滞血瘀　胁下刺痛，胸腹胀闷，食少纳呆，呕血，黑便，患者面色晦暗，面颈胸臂可见蜘蛛痣、肝掌、腹壁静脉曲张、肝脾肿大。舌质紫暗或有瘀斑、瘀点、瘀线，脉弦涩或弦细。

5. 水湿内停　腹膨如鼓，按之坚满，叩之有移动性浊音，脘闷纳呆，大便不畅，小便短少，下肢浮肿，或见腹壁静脉曲张。舌质暗淡或暗红，或见舌上瘀点，瘀斑，脉弦滑或弦细。

6. 肝肾阴虚　肝区隐痛，头晕目眩，口干，面色潮红，五心烦热，大便干燥，小便黄少，腰酸腿软，或伴齿衄。患者形体消瘦，腹大坚满，面色黧黑。舌质红绛或红暗，苔少或光净或剥脱，脉弦细或细数。

7. 脾肾阳虚　脘闷纳呆，腹胀坚满，形寒肢冷，腰酸便溏，神疲气短，口淡不渴，面色苍黄，或呈㿠白，脘闷纳呆，神倦怯寒，肢冷或下肢浮肿，尿短少不利，胁下痞块；苔白腻，或见舌边齿印，脉沉细或细滑无力。

（四）辨证要点

本病的舌诊比较重要且变化较多，一般为淡青色，为瘀血征象之一。舌体多胖嫩而被白润腻苔为脾虚湿盛；有的舌质青，舌面出现栗粒结节。严重者舌质绛青而光亮无苔为肾阴虚，或舌质绛青而干萎为肾阴枯竭盛大。在辨证方面，根据病程和病邪关系，一般发病初期多肝郁气滞、肝脾失调及血瘀型。早期腹水则见水湿困脾，肝炎活动者出现湿热蕴结表现。肝硬化晚期大量腹水，多有脾肾阳虚或肝肾阴虚征象。

四、临床治疗

（一）针刺疗法

1. 毫针疗法

毫针一

（1）主穴：期门、水分、肝俞、脾俞。

（2）配穴：肝郁脾虚，加阳陵泉、太冲、足三里；气滞血瘀，加膈俞、膻中；水湿内阻，加阴陵泉、水分；脾肾阳虚者，加肾俞、关元；肝肾阴虚，加筑宾、三阴交。

（3）操作：每次选用 4～6 穴，均以毫针施以轻或中等刺激，针后加用温针灸。留针 20～30 分钟。每日或隔日 1 次，10 次为 1 个疗程。适用于治疗肝硬化。

毫针二

（1）主穴：膻中、中脘、气海、肝俞、足三里、太冲。

(2)配穴:便秘加天枢;尿黄加阴陵泉。

(3)操作:局部常规消毒,膻中沿皮刺,约1.5~2寸,针尖向下,肝俞向脊柱方向斜刺,其余穴位均直刺,行捻转泻法,留针30分钟。每日1次,10次为1疗程。此法适用于治疗肝硬化的气滞型。

毫针三

(1)主穴:脾俞、肾俞、三焦俞、水分、复溜、公孙。

(2)配穴:大便溏薄加上巨虚、天枢;畏寒加命门。

(3)操作:局部常规消毒,先针背俞穴,针尖向脊柱方向斜刺,其余穴位均直刺,行捻转泻法,留针30分钟。每日1次,10次为1疗程。此法适宜于治疗肝硬化的水湿内停型。

毫针四

(1)主穴:期门、章门、石门、三阴交、合谷、膈俞。

(2)配穴:腹胀加梁门;潮热加太溪、膏肓。

(3)操作:局部常规消毒,期门、章门沿皮刺,膈俞向脊柱方向斜刺,其余穴位均直刺,得气后,行捻转泻法,留针30分钟。每日1次,10次为1疗程。此法适宜于血瘀型。

毫针五

(1)取穴:肝俞、肾俞、阴陵泉、三阴交、足三里。

(2)操作:先针肝俞、肾俞,针尖向脊柱方向斜刺,其余穴位均直刺,施捻转补法,留针30分钟。每日1次,10次为1疗程。此法适宜于治疗肝硬化的肝肾阴虚型。

2. 穴位注射疗法

穴位注射一

(1)取穴:体穴:天府(双)、足三里(双)。耳穴:三焦、肝阳、内分泌。

(2)药物:维生素B_1。

(2)方法:维生素$B_1$200mg/4ml。治疗部位常规消毒后,将上述药液注入,体穴每穴2ml,两穴交替使用,耳穴每穴0.1ml。每日1次,30天为1个疗程。用于肝硬化(早期)。

穴位注射二

(1)取穴:水分、气海、水道、肾俞、三焦俞、阴陵泉、足三里、三阴交、曲泉、阴郄。

(2)药物:丹参注射液或654-2、维生素B_1、维生素B_{12}。

(3)方法:每次选2~4穴,用丹参注射液或654-2、维生素B_1、维生素B_{12}等,进行穴位注射,可1种药单独注射或几种药交替注射,每穴2ml。每日1次,2~3周为1疗程。适用于治疗各型肝硬化的辅助治疗。

3. 耳针疗法

耳针一

(1)取穴:肝、脾、食道、贲门、角窝中、肾、屏间、三焦、肝阳、大肠、小肠。

(2)操作:每次选3~4穴,局部严格消毒,选用0.5寸毫针直刺0.2~0.3寸,得气后留针1小时,两耳交替使用。每日1次,10次为1疗程。此法适用于各型肝硬化的辅助治疗。

耳针二

耳穴压迫法

(1)取穴:肝、脾、食道、贲门、角窝中、肾、内分泌、三焦。

(2)治法:每次取一侧耳穴,双耳交替使用。耳郭常规消毒后,将绿豆半截或半瓣或王不留行籽1粒粘于一块小胶布中心,依次贴压在所选穴位上,边贴边按压,直至出现胀痛感、耳郭灼热感时为止。并嘱患者自己每日按压3~5次。每隔日换贴1次,10次为1个疗程。适用于治疗肝硬化。

耳针三

耳穴压迫法

(1)主穴:取肝、胆、脾。

(2)配穴:取腹、大肠、小肠。

(3)治法:取王不留行籽用胶布贴压耳穴,两耳交替,隔日1次。每日按压3~5次,以有酸胀感为度,餐后20分钟为最佳按压时间。此法适宜于治疗早期肝硬化腹部胀气。

耳针四

耳穴压迫法

(1)主穴:肝、胆、大肠、小肠、三焦、脾。

(2)治法:先用探棒找出敏感点,重压2~3分钟,同时询问腹痛变化情况,待疼痛减轻或缓解后,用3mm大的绿豆置0.8cm^2的胶布中央,贴压耳穴。此法适宜于治疗肝硬化并胆囊炎、胆结石偏热证者,但合并有上消化道出血者禁用。

(二)灸治疗法

灸治法一

1. 取穴:神阙、水分。

2. 操作:取食盐填满脐窝,放艾炷(黄豆大)于盐面上点燃灸之,并加灸水分,连续灸至小便通利为度。适用于治疗肝硬化。

灸治法二

1. 取穴:神阙。

2. 操作:取生葱1条截去一端,将麝香少量放入葱管中揉烂为泥,填入脐中,再把食盐填满脐窝,然后取黄豆大艾炷于盐上,点燃灸之,连续灸至小便通利为止。适用于治疗肝硬化。

灸治法三

1. 取穴:神阙。

2. 操作:将腥红枯矾适量研为粉末,用粗纹纸包卷药末,捻成药条1支。脐腹冷痛时,用暖脐膏贴于患者脐孔上,再用药条蘸油点燃熏脐,每日1次。适用于治疗肝硬化。

灸治法四

1. 取穴:至阳、肝俞、脾俞、章门、期门、水分、水道。

2. 操作:将桂枝、白芷、丁香、急性子、王不留行共研细末,拌入适量面粉,调成薄浆糊状,用纱布制成灸用衬布,晒干备用。灸治时,将艾条燃旺,对准经穴,中隔衬布压灸3~7次,灸治时防止烫伤。适用于治疗肝硬化。

灸治法五

1. 取穴:水分、关元、阴陵泉、脾俞、肝俞。

2. 操作:用艾条熏灸以上穴位,每穴5~10分钟,使局部和下腹部暖和为佳;亦可用艾炷灸,以黄豆大艾炷,每穴灸3~5壮。肾阳虚者可用隔附子饼灸或隔姜灸。每日或隔日1次,不拘疗程。适用于治疗肝硬化。但肝肾阴虚者不宜。

(三)推拿疗法

推拿一

1. 取穴:水分、气海、关元、足三里、阴陵泉、筑宾、胃俞、脾俞、肝俞、肾俞等。

2. 主要手法：一指禅推法、点法、揉法、摩法等。

3. 操作程序

(1)嘱患者仰卧位，医者立于患者右侧，在水分、气海、关元穴上施以一指禅推法或点揉手法各2分钟，接着在腹部脐的周围按顺时针方向转摩30次，以透热为度。

(2)患者俯卧位或侧卧位，以一指禅推法或点揉胃俞、脾俞、肝俞、肾俞各2分钟，接着在胁肋部施以摩法约10分钟，以透热为度。

(3)患者仰卧位，点按阴陵泉、筑宾等穴，同时摩擦足厥阴肝经和足少阴肾经往返5~7遍。每日1次，30次为1疗程。适用于治疗肝硬化。

推拿二

1. 取穴：命门、神阙、关元、足三里、涌泉。

2. 主要手法：按法、摩法等。

3. 操作程序：两手掌擦至发热，用手心劳宫穴对准命门、神阙、关元、足三里、涌泉穴位按摩，每次按摩64次。此法适用于治疗肝硬化的证久病体虚者。

推拿三

1. 取穴：中脘、水分、气海、关元、足三里、三阴交。

2. 主要手法：一指禅推法、揉法、摩法等。

3. 操作程序：患者取仰卧位，用一指禅推中脘、水分、气海、关元等穴，每穴各5分钟。再用掌心在脐的周围顺时针方向摩腹36次。最后按揉足三里、三阴交各2分钟。气臌者，加按揉章门、期门、公孙、中冲各1分钟。水臌者，加按揉脾俞、胃俞、大椎各1分钟。适用于治疗肝硬化。

推拿四

1. 取穴：印堂、太阳、膻中、中脘、足三里、内关、大包、肝俞、脾俞、膈俞。

2. 主要手法：一指禅推法、揉法、掌抹法、扫散法、提扯法、捻耳法、按法、拿法、点法等。

3. 操作程序：患者取仰卧位，医者依次开天门、分头阴阳3~5分钟；一指禅推太阳、印堂2~3分钟；用小鱼际揉额面部，并用掌抹法、扫散法；可提扯、捻耳。胸胁部，推膻中8~12遍，按胸骨体3~5次；摩胸胁部4~6分钟，点揉章门、期门、大包，至获嗳气、呃逆为佳。腹部，顺时针方向摩腹3~5分钟；分推腹阴阳8~12遍；双掌相叠揉按气海、神阙，以顺时针方向2圈和逆时针方向1圈交替操作3~5分钟；一指禅推中脘3分钟。点内关，按揉足三里。拿、揉、提肩背部3~5分钟，按肩井8次；一指禅推肝俞、脾俞2~3分钟。擦、拍打背部，以透热为度，结束操作。适用于治疗肝硬化。

(四)体育疗法

太极拳锻炼，每日早晚各1次。可疏经活络，调和阴阳气血，改善血液循环，从而起到疏肝理气，活血祛瘀的作用。

(五)音乐疗法

幽雅轻柔、美妙动听的轻音乐，可陶冶情操，舒心悦神，帮助消除疲劳，促进睡眠，调节情绪，有助于减轻症状。

(六)气功疗法

1. 强肝脾法，具体如下：

(1)起式：站式身法，三嘘吸，三开合。

(2)下功：第一步先出右脚，同时鼻吸气两次。第二步，迈右脚，鼻吸气两次。第三步，迈左脚,同时鼻吸气两次。第四步,右脚向前迈半步,脚尖大拇指点地,落地点与左脚内踝照海穴平行,两脚间隔约10cm,双手大拇指轻点四指根(胆经),同时鼻吸气一次。如此,四步为一组,循环往复,行走20分钟。每分钟行走速度40~50步。

(3)收式:三开合、三嘘吸。站式身法。本功法适用于治疗肝硬化的肝瘀脾虚者。

2. 腹水疏导功:开脚站立,站式及要求同上。两眼平远视,两臂侧平上起45°,意念想拇指食指分开,以中指为轴,拇指食指向右翻转至最大限度。然后放松,两掌自然返回,连续翻转20分钟。本功法适用于治疗肝硬化的肝郁气滞湿阻者。

(七)外治疗法

1. 鲜大田螺肉10只,加甘遂末5g,打烂搅匀后,贴敷胁肋下至脐下3寸。有利水消肿的功效。

2. 鲜葫芦2个,鲜佛手2个。鲜车前草30g,共打烂,再取水蛭、䗪虫各5只,研粉加入拌匀,贴敷右胁至脐部。隔日1次。15次为1个疗程,疗程间休息10日。有理气活血的功效。

3. 川椒100g,炙鳖甲、三棱、莪术、阿魏、白术、黑丑、白丑各15g,桂心10g,共碾细末,白酒调匀,涂抹于剑突下、胁肋部至脐中,然后覆盖纱布,用熨斗或热水袋温熨。每次30~60分钟,每日1次。有活血祛瘀的作用。隔日1次,15日为1个疗程。

4. 水红花子30g,大黄、甘遂、甘草、阿魏各15g,急性子、炮山甲各10g,独头蒜60g,硫黄3g,麝香0.06g,共为细末和匀,拌白酒适量,装入猪脬内,扎紧其口,再用布包,蒸20分钟,趁热熨贴右肋下及脐上。隔日1次,20次为1个疗程。有理气活血,清利湿热的功效。

(八)饮食疗法

1. 鲤鱼赤豆粥　鲤鱼1条(400g),赤小豆100g,大米150g。将鲤鱼剖杀,去鳞、鳃、内脏,洗净,斩成大块;赤小豆、大米均去杂,洗净,备用。锅内加水适量,放入鲤鱼块、赤小豆、大米煮粥,熟后即成。食时不加任何佐料。每日1剂,分2次服完,连服5~7天。可用于治疗肝硬化腹水。

2. 黑鱼冬瓜粥　黑鱼1条(300g),冬瓜200g,赤小豆50g,大米200g。将黑鱼剖杀,去鳞、鳃、内脏,洗净;冬瓜洗净,连皮切成小块,备用。锅内加水适量,放入黑鱼块、赤小豆、大米、冬瓜块共煮粥,熟后即成。食时不加任何佐料。每日1剂,分2~3次服完,连服5~7天。可用于治疗肝硬化腹水及慢性肝炎。

3. 芦笋豆腐蘑菇粥　芦笋120g,豆腐150g,鲜蘑菇60g,大米150g,精盐2g,香油5g,味精3g。将芦笋洗净,切片,放入沸水锅中焯一下捞出,投入清水中浸泡10分钟,捞出备用。豆腐切成小块;鲜蘑菇去杂,洗净,切成小块;大米淘洗干净,备用。锅内加水适量,放入大米煮粥,五成熟时加入芦笋片、豆腐块、蘑菇块,再煮至粥熟,调入精盐、味精、香油即成。每日1~2次,连服7~10天。用于治疗肝硬化。

4. 茄子肉丝粥　茄子250g,猪瘦肉150g,大米200g,精盐2g,味精3g,香油3g。将茄子洗净,切成小块;猪瘦肉切成细丝;大米淘洗干净,备用。锅内加水适量,放入大米煮粥,五成熟时加入茄子块、猪肉丝,再煮至粥熟,调入精盐、味精、香油即成。每日1剂,分2次服完,连服10~15天。用于治疗肝硬化。

5. 鲫鱼火腿粥　鲫鱼1条(300g),火腿50g,大米150g,青豆30g,姜丝2g,葱末2g,蒜片2g,精盐3g,味精3g,香油3g。将鲫鱼剖杀,去鳞、鳃、内脏,洗净,斩成大块;青豆洗净;大米淘洗干净;火腿切成小块,备用。锅内加水适量,放入鲫鱼块、火腿块、青豆、大米、姜丝、葱末、蒜片、精盐共煮粥,熟后调入味精、香油即成。每日1剂,分2次服完,可长期食用。用于治疗肝硬化。

6. 紫草猪骨汤　紫草30g，猪骨200g，鸡蛋2只，姜丝、葱末、精盐、味精各适量，肉汤500ml。将猪骨敲碎，放入锅内，加水与紫草同煮1小时，去渣留汁，备用。将肉汤、姜丝、葱末、紫草猪骨汤同放锅内，烧沸5分钟后，打入鸡蛋搅匀，调入精盐、味精即成。每日1~2剂，连服10~15天。用于治疗肝硬化之腹胀、乏力、贫血、营养不良、腹水等。

7. 竹笋丝200g，马兰头300g，入水共煮，加盐，饮汤吐渣；或青头老鸭1只（拔毛，去内脏杂物，洗净），将赤小豆、绿豆、车前子各30g，装入布袋，塞入鸭肚内缝合，加草果6个及水适量，文武火炖烂，分顿服食。以上用于治疗肝硬化的湿热内蕴型。

8. 丹参、益母草、郁金、香橼皮、马鞭草、生鸡肫皮各10g，加水适量，文武火煮，去药渣，与新鲜山楂、新鲜李子、新鲜红枣各50枚入锅共煮，常服食；香橼、佛手各3个，橘皮、枳实各5g，连钱草、泽兰、丹参、桃仁各10g，加水煮20分钟去渣，再取大鲤鱼1条（刮鳞，去内脏杂物，洗净，抽去脊上两条筋），加调料同入药汁，文火煨熬鱼汤，喝汤食鱼肉。以上用于气滞血瘀型。

9. 黄雌草鸡肉500g（切块），附子、桂枝、杜仲、菟丝子、车前子、巴戟天、黄芪各10g，装布袋，加调料及水煮汤去药渣，喝汤食鸡肉；或取小茴香、肉桂、高良姜、鹿衔草、花椒、陈皮各10g，鸡蛋10个，加水共煮，10分钟后敲碎蛋壳，继续文火焖炖30分钟，每次食鸡蛋1个，每日2次。以上用于治疗肝硬化的脾肾阳虚型。

10. 老雄鸭1只（拔毛，去内脏杂物，洗净），冬虫夏草、枸杞子、百合、沙参各10g，塞入鸭肚内，用线缝合，加调料及水适量，文武火炖煮，喝汤食鸭肉；或活鳖1只（去内脏杂物，洗净），加入冬虫夏草、枸杞子、龙眼肉、何首乌、石斛、百合、山茱萸、天冬各10g，加调料及水适量，共煨炖，常服食。以上用于治疗肝硬化的肝肾阴虚型。

五、预防与康复

1. 注意饮食卫生，合理营养，节制饮酒。

2. 避免大量或长期使用对肝脏有损害的药物。

3. 避免各种化学物品中毒；定期体格检查，尤其是对卫生人员和饮食行业人员。

4. 给予卫生人员乙肝病毒灭活疫苗预防注射；早期发现并及时隔离病毒肝炎病人和无症状病毒携带者。

5. 严格执行器械的消毒规定；严格选择献血员，要做各项肝功能以及乙、丙、丁等型肝炎的病毒血清标志物（如乙肝两对半、抗HCV、抗HDV等）的检测工作。

6. 积极治疗病毒性肝炎，加强抗肝纤维化的研究和治疗工作，尽量减少和阻断其向慢性肝炎和肝硬化发展。

7. 对于肝功能正常、病情稳定者亦应注意休息，勿过度劳累，注意营养，禁酒，并可做内养功与太极拳等气功锻炼，以利于康复和保健。

六、按语

本病患者在肝功能代偿期可参加轻微工作，但在失代偿期伴有并发症时，应卧床休息。针刺、灸治、推拿等疗法治疗本病都能改善症状，气功、饮食疗法，对控制病程发展有一定效果。但本病为疑难重症，应进行中西医治疗，方能取得预期效果。

第18章 急性胰腺炎

一、概述

急性胰腺炎是由各种原因引起的胰腺消化酶对胰腺自身消化所致的急性炎症，是非细菌性炎症。主要是由于胰液分泌异常亢进或胰酶在胰管内被激活引起胰腺组织自体消化所造成。近年来，本病发病有逐年递增趋势，占急腹症的第4位。急性胰腺炎的发病原因有地域的差别，在我国近70%的病人有胆结石，而女性占多数；40%的病人有短期饥饿后暴饮暴食，以男性青壮年为多。临床特征是突然发作的上腹部疼痛。常常是疼痛剧烈而伴有恶心、呕吐，胰腺炎发病数小时之后即可伴有血、尿胰腺酶升高。一般临床经过良好，但严重病例可有休克、呼吸衰竭、腹膜炎、肠麻痹、电解质紊乱和败血症等。更有暴发性或猝死性胰腺炎（戏剧胰）的报告，病人可在发病后突然或数分钟内死亡，临床上很难得到确诊，更难于得到及时抢救。

急性胰腺炎轻症属中医学“胃脘痛”“腹痛”“胁痛”“呕吐”；重症属“结胸”“厥逆”范畴。

二、病因病理

（一）西医的病因病理

1. 病因

（1）胆道系疾病：胆道结石、感染或蛔虫，导致壶腹阻塞或狭窄，胆汁进入胰管，或感染的胆汁通过淋巴引流蔓延到胰腺。其中最常见的发病因素为胆道结石。

（2）十二指肠炎性病变：十二指肠炎性收缩，或肿瘤，使十二指肠狭窄，压力增高，肠液进入胰管。

（3）饮食因素：暴饮暴食，进食大量脂肪、蛋白、酒，使胰腺分泌增加，胰管压力增高，或乳头水肿，括约肌痉挛，胆汁反流。

（4）酒精刺激：酒精使胃酸分泌增加，出现恶心呕吐，导致胆汁反流。

（5）内镜检查：在内镜逆行性胆胰管造影（ERCP）检查之后，经常出现一过性无症状的血淀粉酶升高，这显然与注射造影剂时胰管内压增高有关，此类胰腺炎称之为注射性胰腺炎。

（6）妊娠因素：妊娠期由于内分泌变化易并发胆石症导致胰腺炎；妊娠期常伴有高脂血症，可使胰血管脂肪栓塞或胰实质脂肪变而导致胰腺炎；妊娠期特别是妊娠三个月到产后六周内，体内多种内分泌腺和代谢的变化，尤其是胰腺分泌增多，胰管内压力增高，胰组织损伤而导致胰腺炎。

（7）高血钙：甲状旁腺机能亢进，使血钙增高，进入胰管内遇到碱性则沉淀，形成结石，梗塞胰管，或激活胰管内胰酶，引起炎症。

（8）高血脂：胰腺毛细管内脂酶增高，继而脂肪溶解，局部缺血，毛细管扩张，进一步释放胰脂酶引起。

（9）创伤手术：多见于胆道手术和胃手术时干扰胰腺供血，组织损伤，局部水肿，胰管梗阻。

（10）药物使用：肾上腺皮质激素引起高脂血症、高淀粉酶血症，胰腺周围脂肪坏死和胰腺细胞损伤。

（11）感染：细菌感染引起严重败血症，可引起急性化脓性胰腺炎；病毒感染如急性腮腺炎患者约15%伴有急性胰腺炎；病毒性肝炎也可并发急性胰腺炎。

2. 病理

(1)急性水肿型(间质型):此型最常见,病情较轻。胰腺外观肿大、颜色苍白、质地坚硬,显微镜下可见间质水肿、充血和炎性细胞浸润,胰腺实质细胞变化不大。可有胰腺周围脂肪组织坏死,一般无出血和实质性坏死。

(2)急性坏死型(出血坏死型):此型病情严重,但少见。胰腺肿大、变硬,腺泡及脂肪组织坏死,血管出血坏死等,是本型的主要病变特点。

(二)中医的病因病机

1. 病因

(1)饮食不节:暴饮暴食,或过食肥甘,损伤脾胃,饮食积滞中焦,化湿生热,邪热与湿食互结,导致阳明腑实;或水热互结,形成实热结胸;并可蕴蒸肝胆,身目悉黄,均可引发本病。

(2)饮酒过度:酒醇辛热走窜,停于胃肠,腐肠烂胃,生痰助火,损胃伤阴;或饮酒辛辣过度,助热伤阴,胃肠燥热内结而发病。

(3)蛔虫干扰:素有蛔虫,上扰胆胰之道,胆液和肝气蕴结,胰腑受阻,中焦宣泄失常,升降失职,通道阻塞,清津逆行,浊液内滞发为本病。

(4)外感六淫:外感六淫,邪盛入里,内伤脾胃,胰腑受阻,脾胃升降失常发为本病。

(5)七情所伤:精神抑郁,或烦恼暴怒,肝气郁结,郁而化热;或横逆犯胃,胃失和降,热郁与气滞互结;或气滞血瘀,热入血分。

2. 病机　以上诸因都可发生脾胃受损,气机升降失常,升清降浊障碍;或肝胆主疏泄,肝胆气机郁滞,木郁犯土,脾胃功能紊乱;或肝胆脾胃受病,导致气机壅塞,瘀血凝滞,郁久化热,湿热互结蕴毒,最终导致热、毒、湿、瘀,热毒炽盛,损伤血络,以致胰腺周围组织出血,甚至伤阴损阳,正虚邪陷发生虚脱或猝死。早期正盛邪轻,多见脏腑气血郁结;中期正盛邪实,常以实邪结聚,湿热或实热内蕴,血行郁滞相互间夹、互相转化为主;晚期正虚邪实,多见瘀热内陷或瘀血内结,耗阴伤阳之候。

三、临床诊断

(一)辨病

1. 临床表现

(1)起病突然:常于饱餐和饮酒后发病,或有其他上述发病因素引起。

(2)腹痛:常为首发症状,突然起病,逐渐加重至持续性剧痛。腹痛主要在中上腹或左右上腹,少数表现下腹或全腹。疼痛向腰背部放射。性质有钝痛、钻痛、刀割样疼痛。前倾坐位或屈膝侧位可部分缓解。轻症腹痛可于3~5天内缓解,重症腹痛则持续时间较长,并有时全腹疼痛。少数患者疼痛轻微或无腹痛而突然休克或昏迷。

(3)呕吐:呕吐及恶心多于进食后发生。呕吐食物或胆汁,少数吐蛔,或有时伴有血液,呕吐频繁。

(4)发热:多为中等度发热,轻者数天随病情缓解而自退;持续高热怀疑有继发感染,如胰腺脓肿、胆道感染、腹膜炎。

(5)黄疸:一般较轻,多在病后1~2天出现,数日内消退;数日不退或黄疸发现较晚,多有胆道疾病引起。

(6)重症常伴有低血压休克、肠麻痹、腹水、电解质紊乱、皮下瘀斑、急性呼吸衰竭等病症。

2. 体征

(1)水肿型:有上腹部压痛、肌紧张和反跳痛。

(2)出血坏死型:常有急性腹膜炎体征,腹膜刺激征,可伴麻痹性肠梗阻而出现腹胀、肠鸣音减弱甚至消失。这是由于胰腺周围出血进入皮下组织所致。出现胰腺假囊肿或胰腺及周围脓肿时上腹部可触及包块。

3. 辅助检查

(1)血白细胞:早期出现白细胞计数增高,在10 000~20 000之间,中性粒细胞明显增多,重者超过20 000。

(2)血清淀粉酶:多于起病后6~8小时开始升高。>500u/dl(正常为40~180u/dl,Somogyi法)即有诊断价值。一般持续数日逐渐下降,重病患者持续时间略长。有时重症急性出血坏死型,因腺泡破坏过多,反不见增高,甚至下降。

(3)尿淀粉酶:多于起病后8~10小时开始升高,但维持时间较长,有时可达1~2周,故适用于起病后就诊较晚的患者。急性胰腺炎患者常超过256u(正常为8~32U,Winslow法)、或>300U(正常为80~300U,Somogyi法)。

(4)血清胰蛋白酶:因血中胰蛋白酶只来自胰腺,故特异性高。急性胰腺炎患者较正常人可增高10倍以上(免疫法测定正常值平均为400ng/ml)。但不似淀粉酶能快迅得到结果。

(5)血清脂肪酶正常值为0.7~1.5u,急性胰腺炎时>1.7u。本酶升高较晚,但持续时间较长,能持续7~10天,对较晚就诊之病例具有诊断价值。

(6)血清脱氧核糖核酸酶I(DNase I)在急性出血坏死型胰腺炎时显著升高,且能持续1~3周之久,水肿型急性胰腺炎只一过性或轻度升高。

(7)淀粉酶肌酐清除率:(Cam/Ccr)比率正常范围是1%~4%,急性胰腺炎时,肾对血清淀粉酶清除率增加,而对肌酐清除率没变,因此淀粉酶肌酐清除率比率升高。

(8)血糖、尿糖:暂时性升高。可能与胰岛素释放减少和胰高血糖素释放增加有关。持续空腹血糖升高反映广泛的胰腺坏死。预后不良。

(9)血清正铁白蛋白:呈阳性。胰腺内和周围的血红蛋白被破坏,产生正铁血红素,进入血液与白蛋白结合生成。有助于判断预后。

(10)血钙:暂时性降低,低血钙程度与临床严重程度平行。<2mmol/L以下常提示坏死性胰腺炎。

(11)X线检查为急性胰腺炎主要诊断方法,腹部平片可见哨兵襻或肠麻痹表现,弥漫性模糊影提示存在腹水,腹膜后气泡影提示胰腺脓肿。

(12)超声波B型或灰阶超声对急性胰腺炎检查很有帮助,对胰腺肿大和假性囊肿的诊断最有帮助,胰腺内外积液在早期如超过3cm者,检出率达96%。胰腺坏死、出血和感染,B超图像可突然变化。能满意地显示胆石。

(13)CT可以显示出胰腺及其周围组织从轻度水肿、出血到坏死和化脓的各种病理变化。CT也能发现胰腺周围的液体积聚和小网膜、肾周围间隙的水肿,有助于早期发现及观察胰腺假性囊肿。

(二)鉴别诊断

1. 胆囊炎、胆石症　常有绞痛发作史,疼痛多在右上腹,发作时常有黄疸,Murphy征阳性,可有上腹紧张与反跳痛;血清淀粉酶可以升高,但一般不超过500U(苏氏法)。超声检查有助于诊断;本病与胰腺炎在病因上密切相关,故有时两者同时存在。

2. 胆道蛔症　疼痛多在右上腹，可有上腹紧张与反跳痛；超声检查有助于诊断；本病与胰腺炎在病因上密切相关，故有时两者同时存在。

3. 消化性溃疡急性穿孔　有慢性溃疡病史。突然发病，腹痛剧烈，腹壁肌肉呈板样僵硬，肝浊音界缩小或消失。X 线检查可见膈下游离气体。血清淀粉酶不超过 500U(苏氏法)。

4. 急性肠梗阻　腹痛剧烈，主要为阵发性绞痛，以脐周为主，在麻痹性肠梗阻发生之前有肠鸣音亢进，可有缓解间歇期。有时可见肠蠕动波、失水和休克。腹部 X 线检查可见扩张的肠段和液平面。血清淀粉酶亦可轻度增高。

5. 心肌梗死　部分心肌梗死者可表现为上腹痛，但这些患者的年龄相对较大，过去有冠心病史，常突然发病，心前区有压迫感或疼痛，心电图检查呈心肌梗死的图型，而血清淀粉酶与脂肪酶测定无明显升高。

(三)辨证

1. 气滞食积　热郁脘胃，胀痛不解，阵痛加重，嗳逆干呕，吐不爽利，腹泻，吞酸噫腐，甚则腹胀结痛，矢气可缓，苔薄腻或厚黄，脉弦兼滑。

2. 脾胃实热　脘腹满痛拒按，痞胀燥实，腹坚气便不通，口干渴、尿短赤，身热，下痢，舌红苔黄厚腻或燥，脉滑数。

3. 肝胆湿热　脘胁胀疼，胸脘阻满，恶逆发热，身黄倦怠，舌苔黄腻，脉弦滑数。

4. 气血暴脱　面色苍白，口唇无华，汗出肢冷，呼吸微弱，苔薄舌淡，脉沉微细。

5. 热深厥深　面色晦滞，神志昏沉，口渴喜冷饮，腹胀满，肢冷不恶寒，舌红苔黄而干，脉沉而不扬。

6. 热实结胸　胸腹痛，胁痛心下满硬，痛不可近，发热畏寒，口苦纳呆，气息短促，苔薄黄，脉弦数或滑数

(四)辨证要点

1. 腹痛　首辨气血：腹胀腹痛为气，腹胀腹痛或左或右，引胁窜背，得嗳似减。血瘀则腹痛固定不移，痛如刀割，胁下压痛，左胁腹可触及肿块，舌质暗。本病多为气滞血瘀证，早期气滞为主，进则可见血瘀。本病腹痛多突然卒病，伴有呕逆发热，吐后痛缓一时，脉多弦数，是中焦湿热，腑气不通，不通则痛之实证。

2. 恶心呕吐　病初多有暴食暴饮，胃纳过分，运化不及，肝胃气滞，胃腑食热蕴结，气失和降；多伴有脘胀满、口干、发热等症，是为热证、实证。

3. 发热或黄疸　由于湿热内阻胃肠，以致腑气淫蒸，阳明发热，口干呕逆，脉滑而弦。进则浸渍肝胆，迫胆液肠道瘀阻，汁液盈溢，身见阳黄如橘汁色。

四、临床治疗

(一)针刺治疗

1. 毫针治疗

毫针一

(1)主穴：足三里、下巨虚、地机、内关、支沟、天枢。

(2)配穴：中脘、梁门、府舍、脾俞、胃俞、内庭、期门、上脘。

(3)操作：每次选主穴 2~3 穴，配穴 1~2 穴。除针背俞穴外，病人均取仰卧位。针下巨虚、地机时，尽可能先在其周围找到压痛明显的点。针体垂直刺入，大幅度捻转提插以加强刺激，均用泻法。得气后留针 1 小时，每隔 5~10 分钟运针 1 次。有缓解腹部胀痛及查血、尿淀粉酶明显

下降的作用。适用于治疗急性胰腺炎。

毫针二

(1)取穴:肝俞、期门、气海、天枢、足三里、阳陵泉、太冲。

(2)操作:先针肝俞,针尖斜向脊柱或夹脊斜刺,针入1寸,得气后捻转或刮针柄2分钟后起针。后针期门,斜刺或平刺0.5~0.8寸。气海、足三里、阳陵泉和太冲皆直刺,得气后留针20分钟。此法适宜于治疗急性胰腺炎的气滞型。

毫针三

(1)取穴:大肠俞、天枢、合谷、支沟、曲池、上巨虚、内庭。

(2)操作:先针大肠俞,针尖斜向椎体或夹脊直刺,针入1寸,得气后捻转或刮针柄2分钟后取针。再针天枢、合谷、支沟、曲池、上巨虚、内庭,皆用泻法,得气后留针20分钟。此法适宜于治疗急性胰腺炎的湿热型。

毫针四

(1)取穴:期门、天枢、肝俞、膈俞、血海、三阴交、行间。

(2)操作:先针肝俞、膈俞,针尖斜向脊柱或夹脊直刺,刺入1寸,得气后捻转或刮针柄2分钟后起针,再针天枢、期门、血海、三阴交、行间,均用泻法,得气后留针10~20分钟。此法适宜于治疗急性胰腺炎的血瘀型。

毫针五

(1)取穴:中脘、气海、天枢、璇玑、足三里、内庭。

(2)操作:先针中脘、天枢、气海,直刺得气后行提插捻转泻法,再针足三里、内庭、璇玑,皆用泻法,得气后留针10~20分钟。起针后,用艾条灸中脘、天枢、气海10分钟。此法适宜于治疗急性胰腺炎的饮食积滞型。

毫针六

(1)主穴:中脘、梁门、内关、支沟、足三里、下巨虚、阳陵泉、肝俞、胆俞、脾俞、胃俞。

(2)配穴:发热者加合谷、曲池、外关;湿重者加建里、阴陵泉;疼痛剧烈者加金津、玉液放血。

(3)操作:每次选用4~6穴,急性胰腺炎或慢性胰腺炎发作时,宜用泻法,可加用电针,留针30~40分钟,留针时可间歇运针,可以1日针刺数次,不计疗程。慢性胰腺炎在非发作期内,宜运用补法,并酌情加灸,留针30~40分钟,每日1次,连续7日为1个疗程。

2. 耳穴疗法

耳针一

(1)取穴:胰胆点、交感、神门、耳尖、大肠、小肠、屏尖。

(2)方法:以上穴位每次选取5~7穴,急性者或急性发作期用强刺激,耳尖点刺出血,留针30~60分钟。慢性者以耳针中等强度刺激或用王不留行籽压迫,每日1次,压籽者自行多次按压耳穴,两耳交替。适宜于治疗急性胰腺炎。

耳针二

(1)取穴:胰、胆、神门、交感。

(2)方法:局部严格消毒,用0.5寸毫针直刺,得气后行强刺激手法,留针1小时。每日2次,6次为1疗程。适宜于治疗急性胰腺炎。

3. 电针疗法

电针一

(1)取穴:足三里、天枢。

(2)方法:局部常规消毒,选用适当的毫针针刺。得气后,再接通G6805型电针仪,用疏密波连续刺激约20~30分钟,强度以患者能耐受为度。每日2次,6次为1疗程。适宜于治疗急性胰腺炎。

4. 穴位注射疗法

穴位注射一

(1)取穴:足三里、下巨虚。

(2)配穴:腹痛加地机、日月;呕吐加内关、中脘。

(3)药物:10%葡萄糖注射液、阿托品注射液。

(4)方法:每次仅取1主穴,据症加1配穴。一般每穴注入5~10ml 10%葡萄糖注射液。均于注射针头深刺得气后,加速推入药液,务使感应强烈。如腹痛剧烈,则于地机或日月,注射0.25mg阿托品。每日治疗2次。适宜于治疗急性胰腺炎。

穴位注射二

(1)取穴:足三里、下巨虚。

(2)药物:10%葡萄糖注射液、阿托品注射液。

(3)方法:局部常规消毒,选用10%葡萄糖注射液,每穴注射5~10ml,或选用阿托品注射液,每穴注入0.25mg。每日1次,3次为1疗程。适宜于治疗急性胰腺炎。

5. 三棱针疗法

三棱针一

(1)取穴:天枢、下脘、足三里、厉兑。

(2)方法:局部常规消毒,用三棱针点刺穴位,每穴挤出8~10滴血。每日1次,5次为1疗程。适宜于治疗急性胰腺炎。

三棱针二

(1)取穴:金津、玉液。

(2)方法:针刺舌下金津、玉液放血,可立即止痛。同时配合针刺内关、足三里、阳陵泉。留针1小时,每日1~3次。适宜于治疗急性胰腺炎。

6. 拔罐疗法

(1)取穴:脾俞、胃俞、上脘。

(2)操作:病人取侧卧位,选用中号火罐,用闪火法拔于穴位上,留罐20分钟。每日2次,6次为1疗程。适宜于治疗急性胰腺炎。

(二)灸治疗法

灸治一

1. 取穴:内关、阴陵泉。

2. 操作:用清艾条行雀啄灸,每穴灸15分钟,灸至皮肤潮红为度。每日2次,6次为1疗程。适宜于治疗急性胰腺炎。

灸治二

1. 取穴:神阙。

2. 操作:令患者仰卧露腹,取5~10g炒后的食盐均匀地铺于脐中,厚约0.3cm,直径2~3cm。上置艾炷1壮,点燃,待烧至刚有温热感时用汤匙压灭艾炷数次,直至疼痛缓解或压痛减轻。适宜于治疗急性胰腺炎。

(三)推拿疗法

推拿一

1. 取穴:膻中、中脘、梁门、章门、内关、足三里、肝俞、胃俞。

2. 主要手法:揉法、按法、推法等。

3. 操作程序:患者取仰卧位,先用掌轻揉腹部,重点在中脘穴按揉约5分钟。再用拇指按揉膻中、梁门、章门、内关、足三里,每穴约2分钟。最后患者取俯卧位,用掌推背部膀胱经,以潮红为度,掌揉肝俞、胃俞,力量可稍大,以患者能耐受为度,每穴约2分钟。适宜于治疗急性胰腺炎。

推拿二

1. 部位与穴位:梁门、章门、足三里、肾俞至心俞的背部两侧胸腰段俞穴。

2. 主要手法:按法、揉法等。

3. 操作程序:取腹部梁门及章门穴为主,并取小腿内侧穴(由踝至膝),施以按揉法。重压足三里,按揉肾俞至心俞的背部两侧胸腰段俞穴。急性期每2~4小时按摩1次,每次5~15分钟。适宜于治疗急性胰腺炎。

推拿三

1. 取穴:内关、中脘、足三里、天枢、气海、脾俞、胃俞、肩井、压痛点。

2. 主要手法:摩法、按法、揉法、横擦法、叩法等。

3. 操作程序:患者仰卧,轻快手法摩全腹5~10分钟,然后按揉中脘、气海、天枢、足三里及压痛点;掌振腹10~20次。并横擦腹部;患者俯卧,滚背部两侧膀胱经,往返4~5次,然后重手法按揉肝俞、脾俞、胃俞、三焦俞治疗约5分钟;患者坐位,拿肩井循臂肘而下,在手三里、内关、合谷作较强按揉,并搓抖肩臂使经络畅通;直推背部4~5遍。虚寒型,多直擦督脉,以透热为度;气滞型,加按揉期门、章门、太冲,并斜擦两胁与搓摩两胁;寒积型,按揉百会,拿揉风池,横擦胰腺区,以透热为度;食滞型,加顺时针摩腹10分钟,按揉八髎穴,并空拳叩骶尾部。适宜于治疗急性胰腺炎。

(四)外治疗法

用生大黄12g,芒硝15g,黄连3g,虎杖15g,栀子15g,黄芩12g,生甘草5g,煎取药汁100~150ml左右作保留灌肠,以便泄、热减为效。适宜于治疗急性胰腺炎。

五、预防与康复

1. 预防　积极治疗胆道疾病,避免暴饮暴食及过度进食脂肪蛋白餐。

2. 急性胰腺炎发作时应禁食3~5天,待症状基本消失后从少量流食开始,逐渐恢复正常饮食。

3. 饮食原则　流食应不含脂肪,以碳水化合物为主,如米汤、果汁、蕃茄汁、藕粉、杏仁茶、炒米粉、山药粉、蛋白汤等。禁用含脂肪的食物,如肉汤、牛奶、豆浆、蛋黄等。待病情好转后改用低脂肪流质或低脂肪半流质饮食。胰腺的修复需用蛋白质,症状缓解后,要选用含必需氨基酸多的蛋白质,每日供给量为25g左右,宜少量多餐,每日5~6次。忌刺激性食物,如咖啡、浓茶、香料及酒。病愈出院后,仍需在相当时期内,避免进食含脂肪及刺激性食物,并禁酒,以防止复发。

六、按语

1. 针刺、灸治、推拿治疗本病止痛明显,但以病程短,无并发症者效果较好;病程长、胰腺广泛纤维化及钙化,并发症多者,疗程长、疗效差或者无效。对于急性出血性胰腺炎等病情严重者,需中西药物综合治疗。因较大胆道结石等合并胆道感染引起胰腺炎反复发作而导致的慢性胰腺炎,应以治疗原发病为主。

2. 为减少急性胰腺炎的发生,平时应切实做到饮食有节制,勿暴饮暴食。急性期过后,为减少防止复发,应绝对禁止饮酒。对胆道疾患需加强治疗,尤其是胆石症。保持情志轻松愉快,避免过度紧张及情绪激动,有助于疾病康复。

第19章　慢性胰腺炎

一、概述

慢性胰腺炎是一种胰腺实质的慢性炎症性疾病。临床上分慢性复发性胰腺炎和慢性无痛性胰腺炎。前者较多见，临床上虽反复发作，但组织病变永久性损害较少，范围也较小；后者虽无腹痛，临床上少见，但永久性损伤病变明显，范围广泛，导致胰腺内外分泌功能不足。本病主要表现为腹痛、腹泻、消化不良、消瘦等，易被误诊为慢性胃炎、消化不良、慢性胃肠功能紊乱等。

据统计，国内病人发病原因大多与胆道疾病有关，如胆囊炎、胆石症、胆系感染、胆石症术后等。在国外发达国家和地区，60%～70%的慢性胰腺炎病人与饮酒有密切关系，慢性酒精中毒诱发的慢性胰腺炎具有明显的男性易患倾向，其发病高峰年龄为35～45岁。

慢性胰腺炎属中医学“腹痛”“胁痛”“胃脘痛”“结胸”等病证范畴。

二、病因病理

（一）西医的病因病理

1. 病因

（1）慢性胆道疾病：胆道疾患与急性胰腺炎的关系已得公认，但与慢性胰腺炎的关系尚有争论。据统计，约75%慢性胰腺炎伴胆石症，25%胆道疾患合并慢性胰腺炎。

（2）慢性酒精中毒：在国外，慢性酒精中毒则是慢性胰腺炎的最重要的病因。据统计，酒精性慢性胰腺炎发病前酗酒史多在10年以上。

（3）其他：如甲状旁腺功能亢进等所致高钙血症、高脂血症（Ⅰ、Ⅳ、Ⅴ型），遗传、药物、胰腺手术或外伤等因素长期作用皆可能引起慢性胰腺炎。但部分病人原因不明。

2. 病理　慢性胰腺炎的基本病理倾向是腺泡破坏代之以纤维化组织，胰管扩张，偶有管内结石。胰腺实质坏死、脱落等。随病因、病期的不同及有无急性发作等，其病变范围和程度有所不同。慢性胰腺炎病理的特点是胰腺实质发生硬化和萎缩性病变。这种病变不可逆转，致被破坏的外分泌组织永远丧失其功能。与外分泌实质之破坏相比，胰岛破坏轻微或相对长期完好，外分泌腺破坏较重。当外分泌组织被破坏90%时，即可出现胰腺外分泌功能不足的临床表现。

慢性胰腺炎时胰腺血管常有改变，如静脉扩张及血栓形成，动脉壁肥厚可致供血不足，有时形成微动脉瘤或动脉瘤等。

（二）病因病机

1. 饮食不节　暴饮暴食，饥饱无度，恣饮酒浆，过食肥腻、辛辣，湿热蕴结中焦；或偏嗜生冷瓜果，贪凉饮冷，寒湿内生，损伤脾胃，运化失常，气机失和。

2. 肝郁气滞　情志抑郁，或暴怒伤肝，肝失条达，疏泄不利，胆腑不通，气机阻滞。

3. 脾胃实热　素体阳盛，饮酒过多，过食辛辣厚味，实热内生，热结于内，腑气不通，腹痛拒按，热邪耗津，大便秘结。

4. 气滞血瘀　内伤饮食或情志不舒，可导致气机阻滞，气滞则血瘀，气血凝滞不通故痛，凝滞日久可见瘕积肿块。

5. 脾胃虚弱　饥饱无度，贪凉饮冷，劳倦内伤，均可导致脾胃虚弱，受纳运化功能失职，水谷停滞，清浊不分，混杂而下出现泄泻。

综上所述，由于肝脾气机郁滞，导致热、湿、瘀蕴结中焦。在饮食、虫扰、情志等诱因的作用下，出现肝胆脾胃功能失调，肝失条达，疏泄不利，脾失健运，而致气机不畅，继而气滞血瘀，生湿蕴热，邪热壅塞，表现为肝郁气滞，脾胃湿热蕴结为主的证候，出现疼痛、泄泻等症。久病必虚，最后出现脾胃虚弱症状。

三、临床诊断

（一）辨病

1. 临床表现

（1）腹痛：60% ~100% 的慢性胰腺炎患者有腹痛症状，多呈反复发作。初期间隔期较长，数月甚至数年不等，以后逐渐缩短，而发作持续时间则逐渐延长，最后呈持续性疼痛。常有夜间痛。疼痛多由饮酒、饱餐、行路或乘车等诱发。疼痛部位多位于中上腹，可偏左或偏右，常放射至背部、季肋部、肩部。发作期半数以上疼痛甚剧，多为钻痛或钝痛，少数呈痉挛性疼痛。

（2）腹泻腹胀：为胰腺外分泌不足引起，约占患者 27% ~42%。其表现为食后上腹饱胀不适、腹泻、不欲食、厌油腻食物、营养不良等。每日大便 3 ~5 次，粪便量多，色淡而发油光，有恶臭，多气，呈酸性反应，显微镜下发现脂肪球，称为脂肪泻。

（3）营养不良症状：由于吸收不良进而导致营养不良、消瘦、乏力、抵抗力下降等。伴随脂肪吸收不良也可导致脂溶性维生素缺乏，如维生素 A、维生素 D、维生素 K 等。

2. 体征　慢性胰腺炎病人剑突下及上腹部出现压痛，有假性囊肿形成时，左上腹或脐上可触及肿块，呈圆形或椭圆形，表面光滑而有压痛。胰腺囊肿可大可小，当累及总胆管时，可产生胆管梗阻，出现梗阻性黄疸征象。肝脏常因脂肪浸润而肿大。

3. 辅助检查

（1）体液胰酶测定：血清及尿淀粉酶及其同工酶，血清胰脂肪酶，血清胰蛋白酶等在慢性胰腺炎急性发作时可以增高，非发作期则恢复正常或减低。胸水、腹水淀粉酶测定有益于鉴别其与胰腺炎的关系。

（2）粪便糜蛋白酶测定：留 24 小时粪便测定糜蛋白酶，慢性胰腺炎常减低。假阳性率 29%，用于筛选实验。

（3）胰泌素试验：在胰泌素刺激下，胰腺的反应直接与胰腺组织的功能量有关。在标准量的胰泌素的作用下，测定单位时间内胰液量及其所含重碳酸盐量，从而估计胰腺的功能状态，是诊断慢性胰腺炎的较精确方法之一，假阴性率较低。

（4）胰泌素促胰泌素试验：胰泌素能使胰腺细胞和胰管上皮细胞分泌液体和重碳酸盐，而促胰泌素可使胰腺细胞分泌胰酶和促胆囊收缩。联合实验可刺激胰腺分泌胰液、重碳酸盐和胰酶等物质，在慢性胰腺炎患者中为阴性反应，故可提高诊断率等。

（5）腹部 X 线平片：可出现钙化斑或胰管内结石影。弥漫性钙化斑为晚期慢性胰腺炎，钙化斑沉积于胰实质和胰管系统内提示病变很难逆转。有时胃肠道 X 线检查显示十二指肠或胃小弯受到肿大的胰腺头部或假囊肿压迫的征象。

（6）逆行胰胆管造影（ERCP）：慢性胰腺炎常可发现主胰管不规整，局限性狭窄或扩张，呈串珠状，结石或囊肿样扩张，并可显示胰管分支异常。

（7）超声检查：本病在 B 超下可显示胰腺外形和大小不规则，纤维化萎缩则回声增强，局限性结节，结石、钙化或假性囊肿液性暗区等。

（8）CT 扫描：可显示腺体肿大或萎缩情况，对胰管扩张、结石或钙化、胰腺囊肿均可助诊。

与 B 超结合应用，更能提高其准确性。

（二）鉴别诊断

1. 急性胃肠炎　胃肠炎上腹呈阵发性疼痛，恶心、呕吐较剧烈，伴腹泻，肠鸣音亢进，有不洁饮食史，血液中白细胞及淀粉酶基本正常。

2. 胃、十二指肠急性穿孔　上腹剧痛，淀粉酶稍增高，但有溃疡病史，突发上腹刀割样痛，腹肌呈板样强直，肝浊音区消失，X 线见膈下游离气体，血清淀粉酶轻度升高，但不超过 500U（苏氏法）。

3. 溃疡病　尤其十二指肠球部后壁穿透性溃疡，与胰腺粘连，可引起顽固性疼痛，制酸剂不易控制。可结合 X 线、内窥镜、B 超、CT 等检查加以鉴别。

4. 胆囊炎、胆石症　可有慢性、复发性右上腹痛，并向右肩放射，可出现黄疸，墨非征阳性，X 线及超声波显示胆囊肿大、毛糙或有胆结石，血、尿淀粉酶一般不升高，升高时也不超过正常值 2 倍，无胰腺外分泌功能损害。胆源性胰腺炎先有胆管疾病，继发胰腺炎，淀粉酶明显升高，有胰腺外分泌功能损害，B 超、X 线造影可明确诊断。

5. 心肌梗死　有冠心病史，突发心前区疼痛，若下壁梗死可出现上腹痛，肌酸激酶、天冬氨酸转氨酶升高，心电图异常，淀粉酶正常。

6. 急性肠梗阻　脐周围阵发性绞痛，肠鸣音亢进，不排便不排气，X 线显示气液平面，胰淀粉酶轻度升高。出血性胰腺炎呈麻痹性肠梗阻，腹胀，肠鸣音减弱，淀粉酶明显升高。

（三）辨证

1. 脾胃虚弱　胃脘隐痛，便溏或稀，体虚消瘦乏力，嗳逆不舒，食欲减退，舌淡红，苔薄白，脉沉细。

2. 积滞不化证　胃脘胀痛，腹满便溏或稀，粪多油腻或食不化，一日数行，胃脘上腹痛拒按，食后胀痛加重，嗳逆不舒，苔滞腻，脉多沉弦。

3. 寒实结滞　脘腹复发剧痛，胀满难消，拒按汗出，呕逆不食，面色滞垢少华，舌苔薄或厚滞腻，脉多弦紧或兼数。

4. 实热结滞　脘腹复发剧痛，胀满难消，脘腹拒按，或痛串胁背，恶心呕逆，心烦胸闷，口苦咽干，寒热并作，面色乍红，苔多厚腻黄，脉多弦滑数。

5. 气血结实　脘腹胀满疼痛，痛定不移，腹块拒按，气善太息，肌肤不泽，腹块坚或不移，舌质暗瘀紫，脉弦细。

（四）辨证要点

慢性胰腺炎是一个本虚为基础的本虚邪实疾病，在疾病的不同阶段则常有变化。因此，证的虚实兼有，或时虚时实，或实多虚少，或虚多实少；一般于缓解期间多表现寒证，或寒热兼有，或寒多热少，而慢性发作期间，病多表现热证，雷同急性胰腺炎。辨证之要点在于对腹痛、泻痢分清虚实寒热；其有癥积腹块者更有血瘀，辨证时必须参合估量，以便治疗。

四、临床病疗

（一）针刺疗法

1. 毫针疗法

毫针一

（1）取穴：中脘、梁门、内关、支沟、足三里、下巨虚、阳陵泉、肝俞、胆俞、脾俞、胃俞。

(2)配穴:发热者加合谷、曲池、外关;湿重者加建里、阴陵泉;疼痛剧烈者加金津、玉液放血。

(3)操作:每次选用4~6穴,急性胰腺炎或慢性胰腺炎发作时,宜用泻法,可加用电针,留针30~40分钟,留针时可间歇运针,可以1日针刺数次,不计疗程。慢性胰腺炎在非发作期内,宜运用补法,并酌情加灸,留针30~40分钟,每日1次,连续7日为1个疗程。适用于治疗慢性胰腺炎。

毫针二

(1)取穴:肝俞、胆俞、胰俞、梁门、下巨虚、阳陵泉。

(2)配穴:气滞食阻,加大横、支沟、内庭;脾胃实热,加曲池、合谷、大椎;肝胆湿热,加阴陵泉、至阳、日月。

(3)操作:每次选4~6穴,急性胰腺炎或慢性胰腺炎急性发作时,均用毫针强刺激,只针不灸。留针时间要长,中间可间歇行针,可一日数次。大椎、曲池可点刺出血。慢性胰腺炎在非发作期,可选用上穴,毫针刺以中等刺激,留针30分钟。或针后加用温针灸。每日或隔日1次。适用于治疗慢性胰腺炎。

2. 电针疗法

(1)取穴:上穴加用胸第7~10夹脊穴。

(2)方法:每次选4~6穴,针后加用电针,急性者用连续波,较强刺激40~60分钟,每日1~2次。慢性者中等刺激,留针30分钟,每日或隔日1次。

3. 耳穴疗法

(1)取穴:胰胆点、交感、神门、耳尖、大肠、小肠、屏尖。

(2)方法:以上穴位每次选取5~7穴,急性者或急性发作期用强刺激,耳尖点刺出血,留针30~60分钟。慢性者以耳针中等强度刺激或用王不留行籽压迫,每日1次,压籽者自行多次按压耳穴,两耳交替。适用于治疗慢性胰腺炎。

(二)推拿疗法

推拿一

1. 穴位与部位:脾俞、三焦俞、气海俞、大肠俞、血海、阴陵泉、阳陵泉、足三里、解溪、中脘、梁门以及季胁部、背部膀胱经俞穴。

2. 主要手法:摩法、按法、揉法、捏法、拿法等。

3. 操作程序

(1)患者取俯卧位,医者以两手四指并置于背部大椎穴平高处,向下沿脊柱两侧至腰部反复直摩5分钟;继以肘尖按压两侧膀胱经内侧线,重取脾俞、三焦俞、气海俞、大肠俞诸穴。反复操作3~5遍,再以掌揉法施于背部夹脊穴。

(2)患者取仰卧位:医者以一手四指置季胁下,另一手四指置其相对之背部,两手同时向腋中线处合摩2~3分钟;以拇指揉法施于血海、阴陵泉、足三里、解溪诸穴,每穴各1分钟,再以一手四指置小腿外侧,自阳陵泉向下捏拿至悬钟止,反复操作1~2分钟。本法适用于治疗慢性胰腺炎。

推拿二

1. 取穴:脾俞、胃俞、三焦俞、气海俞、大肠俞、血海、阴陵泉、阳陵泉等。

2. 主要手法:摩法、按法、揉法等。

3. 操作程序

(1)患者取俯卧位,医者居其右侧,以两手四指并置于大椎穴平高处,向下沿脊柱两侧至腰部反复直摩 5 分钟，以皮肤微红微热为度，继以肘尖按压两侧膀胱经第 1 侧线，重点取脾俞、胃俞、三焦俞、气海俞、大肠俞诸穴，反复 3～5 次，再以掌揉法施于背部夹脊穴。

(2)患者取仰卧位，医者居其右侧，以拇指分别按揉章门、日月各 1 分钟，然后以单掌或双掌在右腹部做顺时针方向按揉 5～10 分钟，后以两掌沿腋中线反复摩擦 3～5 分钟。

(3)按揉阴陵泉、阳陵泉、小腿外侧 5～10 分钟。本法适用于治疗慢性胰腺炎。

(三)外治疗法

1. 生大黄、八月札、佛手、生山楂各 50g，共碾细末，加冰片少许，用蜂蜜调匀，外敷右胁下及双侧肝俞、胆俞。隔日 1 次，15 次为一个疗程。有疏肝利胆，通腑止痛的功效。

2. 番泻叶 15g，加沸水 200ml 泡后冷却，再加硫酸镁 5g，保留灌肠；或用生大黄、芒硝、枳实、厚朴等量，煎液 200ml 作高位灌肠，每日 1 次，30 日为 1 个疗程。有通腑泻热的作用。

3. 稀盐汤口服，再用压舌板触咽催吐，吐后给予生姜擦舌止吐。有升清降浊，理气祛瘀的作用。

4. 磁场贴敷法　主穴取肝俞、胆俞、脾俞、胃俞、三焦俞，配穴取阴陵泉、阳陵泉、悬钟、三阴交，用磁场强度为 0.06～0.2 特的磁场片贴敷穴位。有疏肝利胆，理气活血的作用。

(四)体育疗法

太极拳锻炼，每日早晚各 1 次。可疏经活络，改善血液循环，调和阴阳气血，保持脏腑运行正常。

(五)饮食疗法

1. 用新鲜佛手 3 个(切片)，猪胰 500g(洗净，切片)，无须加调料及盐，加水适量共煮烂，取汁饮服，每小时 30ml，每日 150～210ml；或茄子 50g，新鲜山楂 5 个，新鲜香橼 2 个(切片)，粳米 100g(洗净)，加水适量，共煮粥，常服食。以上用于治疗慢性胰腺炎的肝郁气滞型。

2. 用生大黄 10g，石膏 30g，番泻叶 2g，加水适量，煎液去药渣；将老丝瓜 1 500g，洗净捣汁，用绿豆 500g，薏苡仁 50g，共煮汤，常饮服；或生大黄粉 5g，芒硝 5g，用布袋包，豆腐 500g，同煨炖熟，去药渣，加蜂蜜适量，常服食。以上用于治疗慢性胰腺炎的脾胃实热型。

3. 用赤豆、绿豆各 60g，生薏苡仁 50g，加水适量，煎汤饮服，每 2 小时 100ml，昼夜 1 200～1 500ml 为宜；或新鲜马齿苋、新鲜败酱草、新鲜车前草、新鲜河白草各 30g，加水适量煎，代茶频饮。以上用于治疗慢性胰腺炎的肝胆湿热型。

4. 用活鳖 1 只(去杂物，洗净)，将桃仁、红花、丹参、郁金、马鞭草各 5g，用布袋包，加盐少许，葱、姜、调料及水适量，共煨炖，去药渣，分次服食；用泥鳅 500g(去杂物，洗净)，黄豆 100g(洗净)，再取益母草、姜黄、郁金、三棱、莪术各 5g，用布袋包，加少许盐、葱、姜、调料及水适量，共煮熬汤，去药渣，常服食。以上用于治疗慢性胰腺炎的瘀血内阻型。

5. 五香槟榔　槟榔 200g，陈皮 20g，丁香 10g，豆蔻 10g，砂仁 10g，盐 100g。把槟榔、陈皮、丁香、砂仁放入锅内，再放盐、清水适量，用武火烧沸后，转用文火煎煮，至药液干涸，停火待冷。将槟榔取出，用刀剁成黄豆大小的碎块即成。饭后口含少许槟榔即可。适用于对慢性胰腺炎患者的辅助治疗。

6. 山楂麦芽饮　山楂 10g，炒麦芽 10g。将山楂洗净，切成薄片。将山楂片、炒麦芽放入杯内，加开水，盖上杯盖 30 分钟即成。代茶饮。适用于对慢性胰腺炎患者的辅助治疗。

7. 陈皮丁香粥　陈皮 10g，丁香 5g，粳米 50g。将陈皮切碎与丁香共同煮沸，再放入粳米煮熟即可。早晚服食，每日 1 次。适用于对慢性胰腺炎患者的辅助治疗。

8. 砂仁冬瓜汤　砂仁 10g,冬瓜 300g。先将砂仁煮沸后,再入切成片的冬瓜,待冬瓜熟后加入适量调味品即可。可用于餐后汤饮,也可当作菜肴。适用于对慢性胰腺炎患者的辅助治疗。

五、调摄与预防

1. 饮食要有节制,合理搭配。

2. 适当限制高脂肪饮食及刺激性食物,勿暴饮暴食,忌酒,戒烟。

3. 对胆道及上消化道疾病早诊断、早治疗,如发现机械性梗阻,要及时治疗。

4. 日常生活应保持心情舒畅,精神愉快,生活规律,避免精神刺激。

六、按语

针刺、灸治、推拿治疗本病止痛明显,但以病程短、无并发症者效果较好;病程长、胰腺广泛纤维化及钙化、并发症多者,疗程长、疗效差或者无效。对于急性出血性胰腺炎等病情严重者,需中西药物综合治疗。因较大胆道结石等合并胆道感染引起胰腺炎反复发作而导致的慢性胰腺炎,应以治疗原发病为主。外用、饮食疗法,对本病的治疗和防止复发,有一定效果。

第二篇 呼吸系统疾病

第1章 急性上呼吸道感染

一、概述

急性上呼吸道感染(简称上感),系指自鼻腔至喉部之间的感染,是最常见的感染性疾病。一般病势不重,但常继发支气管炎、肺炎、副鼻窦炎、心肌炎、风湿病等合并症,也可能引起原有疾病的急性发作,如慢性支气管炎、肺心病急性发作等。临床上以发热不适、畏寒、头痛、流泪、鼻塞、流涕、喷嚏、咽痛声嘶、呼吸不畅、咳嗽等症为特征。该病为常见多发病,其发病之广,个体重复发病率之高,是其他任何疾病都无法与之相比的。一般成人每年患2~3次,由于属于自限性疾病,一般均可自愈。但婴幼儿、老年患者及素有宿疾的病人,其病情兼挟复杂,易出现合并症。

本病属中医的"感冒"范畴。

二、病因病理

(一)西医的病因病理

1. 病因　约80%以上为病毒所致,约有15%~20%与细菌混合感染。病毒与细菌常寄生于人体的鼻咽部,一旦因受寒,劳累、雨淋、过量饮酒,局部微生物便可繁殖孳生而感染本病。主要有鼻病毒、黏液病毒、流感病毒、副流感病毒、腺病毒、合胞病毒、柯萨奇病毒以及冠状病毒等。引起上呼吸道感染及成人感冒的病毒种类就有160余种。感染病毒之后,部分患者因抵抗力弱而继发细菌感染,引起咽炎、咽喉炎和急性扁桃腺炎或其他并发症等。

2. 病理　感冒病理机制尚不清楚,在急性病毒性鼻炎急性期,鼻黏膜增厚、水肿,由于充血的程度不同,鼻黏膜可由灰色至红色,上覆盖一层水样分泌物。组织学发现黏膜极度水肿,有少量中性细胞、淋巴细胞、浆细胞和嗜伊红细胞浸润,黏膜下层黏液腺分泌亢进,黏膜肿胀,阻塞了副鼻窦口而引起副鼻窦炎。细菌二重感染可造成严重后果,如骨髓炎、硬膜上或硬膜下脓肿、脑膜炎或脑脓肿,但这种合并症极为少见。

(二)中医的病因病机

中医认为感冒是由于六淫之邪趁人体抵抗外邪能力下降时,袭于肌表而犯肺卫所致。风邪为六淫之首,但由于不同的季节、不同区域,往往也挟杂着四时不正之气。人体常由于劳累、精神刺激、雨淋使正气不足,腠理疏松,卫外不固,外邪则乘虚而入,亦即《素问》说"邪之所凑,其气必虚"。内外因也往往互为因果。此外中医认为人的体质不同,其对感受外邪的反映有别,如阳虚之体易感受风寒;阴虚之体易感受风热、燥热;痰湿偏盛之体易感受湿邪。外邪袭表,肺卫失和,邪正相争,故可见发热恶寒或恶风、咳嗽、鼻塞、喷嚏、咽痛、流涕等临床表现。

三、临床诊断

(一)辨病

1. 症状　主要是上呼吸道卡他症状。潜伏期为数日或仅1~3日。自然被感染或试验性感染者,临床所表现为鼻腔黏膜充血、流鼻涕,或仅有低热、不适、轻度畏寒和头痛。鼻病毒感染者有2/3病例流鼻涕、打喷嚏,其次常见有一半病例主诉有咽痛,约1/2病例有音哑,咳嗽、咽痛、咽痒等,体温升高者并不很常见,大约除头痛外,非呼吸道症状是不常见的。冠状病毒引起的感冒也与前者大致相似,如无合并症者,大约5~7天内全部症状自行消退而获痊愈。

2. 体征　除少数人体温有低热、咽红外,基本无异常体征。

3. 辅助检查

(1)首先要分清是病毒感染或有细菌混合感染。病毒感染者白细胞一般正常或偏低,咽拭子无重要细菌生长;若有细菌混合感染者白细胞增多,咽拭子培养有致病菌。

(2)血清反应主要用患者血清与标准抗原,或用从患者分离出的新病毒作抗原进行试验。其主要试用方法有:①补体结合试验。②血凝抑制试验。③中和试验。④间接(被动)血凝试验。

(二)鉴别诊断

1. 急性病毒性支气管炎、肺炎　多由呼吸道合胞病毒、流感病毒、冠状病毒、副流感病毒、鼻病毒、腺病毒等引起。临床特征为咳嗽、无痰或痰呈黏液性,伴有发热和乏力。其他症状常有声嘶、非胸膜性胸骨下疼痛。查体可闻及干性或湿性啰音。胸片可见有局部炎症表现。

2. 过敏性鼻炎　发病与环境或气温突变有关,有时接触异常气味亦可发作。急骤起病、鼻腔发痒、喷嚏频繁,鼻涕呈清水样,无全身症状。检查:鼻黏膜苍白、水肿,鼻分泌物涂片可发现嗜酸性粒细胞增多。

3. 流行性感冒　常有明显的流行。起病急,全身症状较重,高热、全身酸痛、眼结膜炎明显。但鼻咽部症状较轻。取患者鼻洗液中黏膜上皮细胞的涂片标本,用荧光标记的流感病毒疫血清染色,置荧光显微镜下检查,有助于早期诊断,或病毒分离或血清学诊断可供鉴别。

4. 急性传染病前驱期症状　如麻疹、脊髓灰质炎、脑炎等在患病初期常有上呼吸道症状,在这些病的流行季节或流行区应密切观察并进行必要的实验室检查,进行区别。

(三)辨证

1. 实证

(1)风寒感冒:症见恶寒发热,无汗,咽痛咽痒,流清涕,鼻塞,咳嗽,痰少清稀,舌苔薄白,脉浮紧。如夹湿邪则身热不畅,头重如裹,有胸闷、泛恶、舌淡、苔腻等里证,脉多浮弦。

(2)风热感冒:症见身热恶风,头痛而胀,咳嗽黄痰,口渴欲饮,舌苔薄白微黄,脉浮数。夏令感冒,多挟当令暑湿之邪,故又见汗出,心烦口渴,舌苔黄腻,脉濡数;或兼有燥邪,烦热、口干、欲饮,唇鼻干燥,干嗽无痰,舌红少津,脉弦细。

2. 虚证

(1)气虚感冒:症见恶寒发热,但一般热势不盛,时觉形寒自汗,咳嗽,头痛,鼻塞,痰白清稀,语声低怯,气短乏力,舌淡苔白,脉浮无力。

(2)阳虚感冒:症见恶寒重,发热轻,自汗多,阳气耗散,则恶寒蜷缩,全身骨节酸痛,面色㿠白,舌淡胖、苔薄白,脉不浮而多为沉细。

(3)血虚感冒:症见血虚证之外,兼有外感表证:身热,恶风,头痛,无汗或少汗,心悸,头晕,耳鸣,面色无华,指甲苍白,舌淡,脉细,或浮而无力。

(4)阴虚感冒:症见发热恶风,口干咽燥,五心烦热或手足心热,干嗽少痰或无痰,热伤血络则常见痰中带血或咳血,舌质红,脉细数。

(四)辨证要点

辨寒热、虚实是本病的辨证要点。因风寒、风热病性不同,其治法有别。特别应注意辨认其病性的转化。如风寒表证，发病数日后可因寒邪郁而化热，转为风热证，则应按风热论治。辨感冒虚实也很重要，一般发热、恶风、自汗出、脉浮缓者为表虚；发热、无汗、恶寒、身痛、脉浮紧者为表实。但虚实也是可以相互转化的。感冒时除辨明寒热、虚实外，还要根据时令和不同年龄及体质特点等，详细辨明是否有夹湿、夹燥、夹暑以及夹痰、夹食等兼证。

四、临床治疗

（一）针刺疗法

1. 毫针疗法

（1）主穴：分2组，①液门；②大椎、曲池、足三里。

（2）配穴：风热型加印堂、合谷、少商；风寒型加外关、风池。

（3）操作：主穴任取1组。配穴多与第2组主穴相配。液门穴，毫针顺掌骨入0.5～1寸，注意避开浅静脉，左右捻转数次。一般取单侧，10分钟后才刺对侧，留针15～30分钟。第2组穴，均于针刺得气施泻法，印堂、少商点刺风寒者，取针后在大椎穴施雀啄灸。留针15分钟，灸5分钟。适用于治疗上呼吸道感染。

2. 挑治疗法

（1）主穴：太阳、风池、风府、曲池、手三里、八邪、犊鼻、足三里。

（2）配穴：头痛甚加百会；胸闷欲吐加内关、天突；咳甚或鼻塞流涕加列缺、迎香；发热甚加十二井。

（3）治法：主穴为主，据症酌加配穴。患者取坐位，医者先用手重刮任脉、督脉、胃经、膀胱经，至皮肤发红，用三棱针自上而下循经挑刺头部及四肢穴位，挑刺宜轻快，深度约1分。一般仅治1次，若效不佳，休息2天再挑1次。适用于治疗上呼吸道感染。

3. 拔罐疗法

（1）主穴：分2组，①督脉经线（大椎－至阳）；②膀胱经线（大杼－大肠俞）。

（2）治法：上述2组任取1组，症状轻者也可仅取第1组。患者取坐位，头前倾，在所选经脉穴区涂以薄薄一层液状石蜡。用闪火法，先吸拔大椎穴区，之后手扶罐体慢慢下移至至阳区，再上推至大椎，如是往返6～8次，使局部皮肤潮红或出现瘀血，再留罐于大椎。如所有经线均拔，则先不留罐，用同样方法在背部两侧之4条膀胱经线往返吸拔推移，最后留罐于大椎，5分钟后去罐。每日或隔日1次。适用于治疗上呼吸道感染。

4. 穴位注射疗法

（1）主穴：大椎、曲池。

（2）配穴：咳嗽加天突，发热加尺泽，体虚加足三里。

（3）药物：胎盘组织液、安痛定合柴胡注射液。

（4）方法：每次一般仅取1个主穴，据症酌加配穴。药液多选胎盘组织液，如伴有发热或症状明显者，可改用或加用其他药液。以5号针头，大椎穴和天突穴成45°角向下斜刺，分别进针1.5寸和0.5寸；其他穴位直刺。得气后，每穴注入1.5～2ml。作为治疗每日注射1次，作为预防每周注射1次。适用于治疗上呼吸道感染。

（二）灸治疗法

1. 取穴分2组：①大椎、风门、肺俞；②外关。

2. 防治法：预防选①组穴。每次取1～2穴，交替使用，以艾卷作雀啄灸，由距皮肤2.5cm处灸，以觉灼痛为度，此为1壮，共灸10壮。每周1次。

3. 治疗选②组穴。取优质细艾绒，搓制成麦粒大小之艾炷备用，另外备若干火柴、创可贴及干净的瓶盖。治疗时，嘱患者取坐位，将一手平放于桌上，手心向下。医者以点灸笔点取外关穴，然后局部消毒，在外关穴上涂以经消毒的凡士林膏。用镊子将制好的小艾炷粘在外关穴并点燃，当艾炷燃至患者出现灼痛时，医者以指轻叩穴位四周皮肤，转移患者注意力，以减轻疼痛，待艾炷将燃尽时，用干净之瓶盖将艾火压灭。稍待片刻后，去净艾灰，用同法施灸，每次灸3~5壮，以灸穴处皮肤潮红，轻度烧伤为度，最后1壮保留艾灰，然后用创可贴外敷灸处。第2天灸处皮肤出现水泡者为佳，水泡大者可用毫针透刺放净，再以创可贴外敷。治疗期间，患者饮食宜清淡，忌食辛辣肥腻生冷鱼腥烟酒等，适量饮水，无需服用任何药物，保持施灸处干燥，防止弄破水泡而感染。1周左右灸处结痂脱落，不留瘢痕。一般1次即效，亦可在皮痂脱落后重复施灸。适用于治疗上呼吸道感染。

（三）推拿疗法

推拿一

1. 主要手法：揉法、点法、击打法、捏法等。

2. 操作程序

（1）患者取坐位，分别揉印堂、太阳、风池、风府，各穴施术1~3分钟，并指推眉寻、耳后、迎香等穴，擦大椎至热。

（2）术者双手五指叉开，用小指尺侧击打前额，从里往外，依次击打2~4遍，形同击鼓。

3. 辨证加减：风寒型加点揉内关、手三里、足三里、中府、云门、太渊等穴。风热型加点揉曲池、劳宫、鱼际、云门、太渊等穴。气虚型不用前额击打法，加点揉百会、内关、手三里、足三里等穴，并加捏脊法。适用于治疗各型感冒。

推拿二

1. 主要手法：点压法、按揉法、推摩法、运力振颤法等。

2. 操作程序：患者取坐位或仰卧位，双目微闭，全身放松。医生先运力于双手掌，按揉、推摩患者的印堂、双侧太阳穴，再点压、捏拿双侧风池、曲池、合谷等穴，以开通穴道，疏通气机。然后以虎掌式发力于患者的百会、印堂，并用意将气机导引至两足，使风寒或风热之邪气顺经下行，自足而出，排出体外。接着再运气按揉患者的大椎、风府、风门、肺俞等穴，并以内力外运法使患者体内的病气自上而下导引，使气机平衡。适用于治疗各型感冒。

推拿三

1. 主要手法：拿法、按法、推法等。

2. 操作程序：拿风池，按风府、风门穴，推风池、肩井、肺俞穴，时间约8分钟。推印堂、太阳、头维、迎香穴，时间约6分钟。然后抹额部。若鼻塞较甚者，再按迎香；继之拿合谷、手三里穴。从脊柱的大椎到命门穴及其两侧的背部用平推法治之。最后用单手拿颈部，按脊柱两侧及双手拿肩井穴结束。每日1次。适用于治疗各型感冒。

推拿四

1. 主要手法：点压法、按揉法、推摩法、运力振颤法等。

2. 操作程序：从印堂穴开始，沿眉弓上缘以两手大拇指指腹分别推至太阳穴，并稍加揉压，推10~15次。揉印堂穴，并沿眉弓上缘分别向外揉攒竹、丝竹空、头维直至太阳穴，反复揉2~3遍。从攒竹穴开始，分别在攒竹、鱼腰、瞳子髎穴上以压法。从印堂穴开始，沿督脉经线向上压至头顶百会穴，然后再从阳白穴开始，沿膀胱经压至络却穴，对百会、印堂、阳白穴宜加刺激，反复施术3~5遍。拿项后大筋之皮肤、肌肉、筋脉，拿力须先轻后逐步增加。用力勾点风池穴，以病人有酸胀感为度，两侧分别施术。最后抹前额，抹眼球，抹揉迎香、人中、太阳，然后用力从耳前到耳上，推至耳后，沿颈项大筋，推至肩井部，连续提拿揉肩井部3次而结束。风热感冒可配合拔火罐，从大椎穴推至膈俞穴，沿足太阳膀胱经，来回拖动约3分钟，使走罐部位皮肤发红或瘀紫即可起罐。适用于治疗各型感冒。

（四）足按摩疗法

1. 主要手法：揉法、按法、推法、擦法等。

2. 操作程序

（1）揉按两足头、小脑、喉、扁桃体、鼻反射区各2～3分钟，揉压脾脏、肺、肾脏、淋巴（上身）、淋巴（腹部）反射区各1～3分钟，每日1～2次。

（2）点揉足肺、头（脑）反射区各2～5分钟，推擦足底心3分钟。每日1～3次。适用于治疗各型感冒。

（五）刮痧疗法

刮痧一

1. 取穴：分2组：一为风池、大椎、风门、肺俞、肩胛部、中府、前胸、足三里；二为大椎、少商、曲池、尺泽、外关、合谷、风池、风门、肺俞及肩胛部。

2. 治法：用刮痧法或配以放痧、点揉法。第1组穴，先刮治风池、大椎、风门、肺俞、肩胛部，均由上向下刮，各由轻到重，反复刮至皮肤出现痧痕为止。再刮中府及前胸、足三里，至出现痧痕为度。第2组穴，先用三棱针点刺大椎、少商放痧（血），再刮曲池、尺泽，至出现痧痕为止，然后点揉外关、合谷，每穴3～5分钟。最后刮风池、风门、肺俞、肩胛部，刮至出现痧痕为度。适用于治疗各型感冒。

刮痧二

1. 取穴：脊柱两侧，肩上区颈椎6、7和胸椎1～4及其两侧，肩胛区、枕区、前额区、鼻区、颞区、前肋间区和肘弯区。

2. 治法：用刮痧法。先在脊柱（自颈椎至胸椎）中线及两侧旁开0.5寸的肩上区作常规刮治，自上到下，先中后外（肩上从内到外），刮至皮肤微红为度。再重点刮颈椎6、7和胸椎1～4及其两侧，自上到下，先刮正中线再刮两侧旁开0.5寸、脊椎旁开1.5寸、脊椎旁开3寸，然后刮肩胛部。寒证不用泻法，热证用泻法。均刮至皮肤出现痧痕为度。然后局部轻刮额区（横刮）、鼻区（直刮）、颞区（弧形刮），重刮枕区（由上到下或由内到外）、前肋区（由内向外斜刮）、肘弯区（自上到下），均刮至皮肤出现痧痕为度。前额区、鼻区、颞区也可用间接刮法，或点揉太阳、头维、印堂、额中、迎香穴，每穴3～5分钟。病情严重者，刮后再在大椎、肺俞（双）点刺放血，再加少商穴刺血。适用于治疗各型感冒。

刮痧三

1. 主穴：风池（双）、大椎、大杼（双）、风门（双）、肺俞（双）及肘弯区。

2. 配穴：热甚配十宣，头痛甚配百会、太阳（双）、印堂。

3. 治法：用刮痧法或配合刺血、指针法。依主穴顺序自上到下刮拭，由轻到重，刮至皮肤出现痧痕为止。若热甚者，点刺十宣放血少许；头痛甚者施以中强度按压百会、太阳、印堂，每穴3～5分钟。或用梅花针叩刺。适用于治疗风热感冒和流行性感冒。

刮痧四

1. 主穴：分2组：一为大椎、大杼、膏肓俞、神堂；二为风池、合谷、百会、曲池、列缺。

2. 配穴：鼻塞不通者配迎香；头痛配太阳；咽痛、高热配尺泽。

3. 治法：用刮痧法。先刮大椎、大杼、膏肓俞、神堂，再刮风池、合谷、百会、曲池、列缺，均刮至皮肤出现痧痕为止。兼证加刮配穴，至现痧痕为止。均用泻法。适用于治疗风热感冒和流行性感冒。

（六）气功疗法

1. 停闭吐纳功

（1）侧卧：屈膝握拳，舒适自然。用鼻深吸气后，停闭呼吸，当感到胀闷时，用口细缓吐出。重复20次。然后向另一方向侧卧，姿势同前，行吸气－闭气－吐气，重复20次。

（2）仰卧：两手四指紧握拇指，同时尽力卷屈脚趾，两眼轻闭。用鼻吸气，停闭呼吸片刻，再从口中细缓吐出，重复20次。

2. 感冒导引功：取站式，两脚分开与肩同宽。

（1）振摇：两臂屈肘，两手叉腰，拇指朝后，尽力相合托腰间，两臂前后振摇，操练14次。两掌贴于腰背部，用掌根上下用力擦摩，操练14次。

（2）托天：吸气时，两手十指在腹前交叉，沿身体中线徐徐上举至头顶上方，两臂伸直，掌心朝上，同时两腿伸直，脚跟提起，头后仰，眼视手背；呼气时，两手经体侧下落至腹前交叉，脚跟着地，眼视前方，操练7次。

（3）提按：两脚并拢直立，两臂垂于体侧。吸气时，两臂经体侧上提至平举，掌心朝下，同时左腿屈膝上提，右腿伸直站立；呼气时，两臂经体侧下按至腹前，掌心相对，同时左脚下落着地，两腿屈膝；再提右膝，动作同前，唯左右相反。再吸气时，两手在腹前交叉上提至头顶，掌心朝前，同时左腿屈膝上提，右腿伸直站立；呼气时，两手左右分开，经体侧下按至腹前交叉，左脚下落着地，两腿屈膝；再提右膝，动作同前，唯左右相反，操练7次。

上两功法适用于治疗各型感冒，尤适于虚证感冒。

（七）自我保健法

患者端坐，自然放松，排除杂念，两目微闭，自然呼吸，然后意领阳光之气经百会沿人体正中线至下腹部（丹田、气海），分行两大腿内侧至双足底涌泉穴入地与自然地气接通，以平衡阴阳之气。此法每次练习3～5分钟。再用双手按摩双侧太阳穴及耳后部，搓至发热，运力推拿前额部3～5分钟。经常练此保健法预防感冒。

（八）饮食疗法

1. 治风寒感冒方

（1）姜葱粥：糯米60g，生姜5g，连须葱白5茎。粥熟时，加入姜葱，再煮数沸，并加白糖少许。食后可出汗。

（2）葱白7根，豆豉9g，鲜生姜5g，陈皮6g，煎后加红糖30g调服。

2. 治风热感冒方

（1）黄豆香菜汤：黄豆20g，干香菜3g，水煎服，连服3日。

（2）薄荷芦根饮：芦根30g，薄荷3～5g，水煎饮用。

3. 治暑湿感冒方

（1）荷叶粥：粳米60g，鲜荷叶1张。以常法煮熟，加白糖适量，将荷叶盖于粥上，再将荷叶切碎，另用水煎，调入粥内，加白糖适量。

（2）二豆羹：豆腐250g，淡豆豉15g，葱白15g，糖适量。先将豆腐切成小块，放在锅中略煮，后将淡豆豉加入，放水一大碗，煎取小半碗，再放入葱白，煎滚后取出，趁热内服，盖被取微汗，每日1剂。

4. 治时行感冒方

（1）绿豆饮：绿豆50g，熬汤，加菊花5g，煎服。

（2）冬瓜粥：粳米30g，小块冬瓜适量与米同煮，粥熟即可食用。

（3）气虚感冒方：党参30g，茯苓15g，生姜6g，水煎去渣取汁，入粳米煮粥。

（4）生姜红糖茶：用生姜1片，红糖适量。开水冲泡，代茶饮之。适用于感冒初起。用开水冲泡，代茶饮之。适用于感冒初起。

（5）白菜姜葱汤：用白菜120g，生姜、葱白各10g。将白菜连根茎洗净，切碎，与生姜、葱白一同加水煎煮后，去渣即成。一日饮2次，连服2～3日。适用于感冒初起或预防感冒。

（6）苹果蜂蜜水：5个苹果、少许柠檬汁、适量蜂蜜。将苹果去皮，切成小块，加水1升，煮沸5分钟，再冷却到40℃，加少许柠檬汁和适量蜂蜜搅拌均匀。每天多次少量饮用。连服三四天即可治愈。

（7）橘皮冰糖饮：鲜橘皮50g，冰糖适量。将鲜桔皮和适量冰糖用开水冲泡服，代茶饮用。连服三日即可见效。

（8）葱蒜粥：葱白10根、大蒜3瓣、大米50g。取干净的葱白10根，切碎，大蒜3瓣，大米50g，加水煮成粥。每次150ml，每日2次。连用两天即可见效。

（9）青椒炒豆饮：青椒250g，淡豆豉50g，嫩生姜100g，盐、油适量。将青椒、生姜洗净，切成细丝，备用，淡豆豉用温水浸泡。把锅烧热，放入适量油，待热时，加入淡豆豉煸炒。炒出香味后，加入青椒、生姜丝，翻炒至熟。功能辛温解表，健脾开胃。适用于风寒感冒。

（10）葱姜绿豆芽：绿豆芽500g，葱、姜、蒜各10g，花椒适量。将豆芽放盆内，用手淘净，漂去根皮，捞出后沥净水分备用。锅放旺火上，放清油，油热后先将花椒炸黄捞出，再入葱、姜、蒜片，然后将豆芽煸炒至熟，出锅前加盐及滴醋。功能清热解表。适用于风热感冒。

（11）绿豆粥：绿豆50g，粳米100g，冰糖适量。将绿豆、粳米洗净，如常法煮粥，临熟时加入冰糖，搅拌均匀，热服、凉服均可。功能清热解暑。适用于暑湿感冒。

（12）荆芥粥：荆芥、淡豆豉各10g，粳米100g。先将荆芥、淡豆豉煎煮10分钟，去渣取汁，再放入粳米煮粥，趁热食用。功能辛温解表，健脾益气。适用于风寒感冒。

（13）银翘粥：双花50g，连翘30g，芦根、粳米各100g。先将前3味药用水煎煮取汁去渣，再用药汁煮粥，温凉时服食。功能辛凉解表，疏风退热。适用于风热感冒。

（六）醋熏蒸

用醋适量。关闭门窗，每立方米空间用醋20～40ml，以1～2倍的水稀释后用文火加热熏蒸。隔日1次，每次1小时，熏蒸3～6日。用于预防感冒。

（七）环境与生活调理

1. 中医认为外界自然环境对病人的健康有很大的影响，患病之后，要保持室内外环境卫生和个人卫生，室内应经常开窗通风，使空气新鲜，有充足的阳光照射。被褥应勤洗晒，因感冒病毒及细菌可被自然紫外线和化学消毒剂所杀灭，使病人有一个良好的康复环境。

2. 患感冒之后，身体消耗较大，机体抵抗力下降，容易继发呼吸系统和其他系统的疾病，因此要重视和积极地进行治疗，注意尽量充分休息，以减少身体的消耗，提高机体的抗病能力。外感发热时，热量及水分消耗较大，且易产生厌食，消化不良等，为了增强体质，使身体早日康复，应设法提高食欲，给予易消化、高热量的流质或半流饮食，如稀粥、牛奶、豆浆、菜汤、青菜汁、水果汁等，同时应多饮水，补充热量及足够的水分，防热病伤津。

3. 感冒病人身体消耗较大，需要补充较多的营养和水分，但是由于疾病的影响，病人的脾胃功能一般较差，故而食物以水分充足、清淡可口、容易消化、营养丰富之品为主，又可食用生大蒜。因为清淡的饮食容易消化，生大蒜又有杀菌抗病毒的功能。油腻、辛辣食物及烟酒等食物均应避免。

4. 发热时要多饮开水，防止热病伤津。食盐纳入不宜过多，因感冒期间，水分消耗大，尿量少，易于产生钠盐的积蓄，此外，糖类高热量的碳水化合物，亦可适当补充，不要过多，尤其合并消化不良的病者，以免产生胃肠胀气。

5. 要适量补充蛋白质、注意饮食低脂肪。感冒时体质减弱，影响食欲，消化功能降低，应选用含丰富蛋白质而又易消化的食物，如牛奶、豆腐、豆浆、鱼类，尽量避免食用难消化而油腻的食品，切忌贪食肥腻的鸡、鹅、鸭、油炸食品等，否则影响消化，变生他证，出现外感传里或合并其他病证，于治疗不利。

（八）精神调理

年老体弱者要认识到积极防治上呼吸道感染的重要性。生活规律，避免过劳，特别是晚上不要工作过度。上呼吸道感染患者首先要保证有足够的休息时间，积极治疗，不要掉以轻心，以免病情迁延难愈，变生他证。平素坚持适当有规律的身体锻炼，提高机体的抗病能力，避免诱发因素。患病后最好在医生指导下合理用药，切勿自己滥服感冒药或抗生素。

五、调摄与护理

1. 加强锻炼，适当进行室外活动，以利增强体质，提高抗病能力。

2. 注意防寒保暖，在气候冷热变化时，及时增减衣被，避免淋雨受凉及过度疲劳。

3. 在感冒流行季节，劝阻患者去公共场所活动，防止交叉感染。

4. 吃热稀饭、米汤以冀其汗出，以遍体微汗为宜。汗出后避风保暖，以防复感，并注意休息，饮食进流质或半流质为好。

六、按语

1. 上感乃临床上常见的外感疾病，四季皆有，人人可患。虽然本病为轻浅之疾，但多可影响到其他疾病的发展和变化。临床表现常呈多样化，主症以鼻塞、流涕、喷嚏、头痛、恶寒、发热、全身不适为特征。在辨证时，有风寒、风热、暑湿之区别；有普通感冒、时行感冒之不同。治疗原则是解表发汗，疏风宣肺，时行感冒则多偏重于清热解毒。至于体虚感冒，应在疏散祛邪的基础上，注意扶正。一般来说，感冒的预后良好，病程短，不传变。时行感冒，流行快，症状重，尤其对于有传变者，应提高警惕，密切观察。感冒的预防也很重要，凡具有感冒之前驱症状者，愈早治疗，愈易奏效。

2. 针灸、推拿、刮痧、饮食疗法等治疗，均取得较好疗效，特别是刮痧简单易行，疗效可靠。进行积极、适当、有效锻炼，施行气功疗法，提高抗病能力，达到预防目的。

第2章　急性气管炎-支气管炎

一、概述

急性气管炎-支气管炎是气管-支气管黏膜的急性炎症病变。它是由病毒、细菌、真菌、支原体、衣原体等致病微生物感染，物理、化学性刺激或过敏反应等对气管、支气管壁黏膜的损害所造成的。临床主要症状有咳嗽和咳痰。常见于寒冷季节或气候突变时节。也可由急性上呼吸道感染迁延而来。受凉、过劳和吸烟，体质衰弱，均可削弱上呼吸道黏膜的防御功能，故其发病多见于寒冷季节，且吸烟者好发本病。若是年老体弱者或原有心肺疾病者，罹患本病后易致原发病加重。其临床表现，一般先有鼻塞、喷嚏、咽干痛或声嘶等上呼吸道感染症状，其全身症状较轻，可有轻度发热、恶寒、头痛、全身酸痛等，且2~3天即缓解。其咳嗽往往先是刺激性干咳或有少许黏痰，偶尔带有血丝。如出现脓痰时，则为细菌感染征象。多伴有胸骨后发闷或钝痛感。有的可发生哮鸣和气急。有的咳嗽可迁延数周不愈。有的感染没有及时控制，可发展为支气管肺炎。病愈后支气管黏膜结构可完全恢复正常。

急性气管-支气管炎属于中医学的"咳嗽"范畴。

二、病因病理

(一)西医的病因病理

1. 病因

(1)感染因素：病毒性引起的上呼吸道感染常向下蔓延，引起急性气管炎和支气管炎。常见病毒有呼吸道合胞病毒、副流感病毒、流感病毒和腺病毒，在病毒感染基础上可继发细菌感染，通常感染的病原菌有肺炎球菌、流感嗜血杆菌、化脓性葡萄球菌和链球菌等。

(2)物理、化学因素：寒冷空气、粉尘、烟雾或某些刺激性气体的吸入，均可引起发病。

(3)过敏因素：如细菌蛋白质或寒冷的过敏，寄生虫如钩虫、蛔虫的幼虫在肺脏移行时，也可引起急性支气管炎发生。对少数儿童有反复急性支气管炎发作者，应排除囊性纤维肺或低丙种球蛋白血症。

2. 病理　急性感染所致的气管-支气管炎，早期为黏膜充血、肿胀，继而浅层纤毛上皮细胞毁坏脱落，黏膜下层有白细胞浸润等变化。黏膜在开始是干的，其后开始分泌浆液性、黏液性和脓性渗出物。如系浅在卡他性支气管炎，则炎症痊愈后，支气管黏膜形态可完全恢复正常。较严重的病例，支气管各层均受损害，发展成支气管周围炎或所谓"全支气管炎"，黏膜病变不能恢复。

(二)中医的病因病机

1. 病因

(1)外感风寒燥热之邪：风为六淫之首，外感咳嗽病邪常以风为先导，挟有寒、热、燥等邪，有风寒，风热，风燥等不同。

(2)肺卫气虚：肺主气属卫，外合皮毛，肺气虚弱则表卫不固，外邪乘虚由皮毛、鼻窍而入。

2. 病机

(1)发病：本病以外受风邪为先导，风为阳邪，善行而数变，故发病多急。

(2)病位：本病病位在肺卫。

(3)病性:本病的性质是以外感风寒燥热所致的表实证为主,亦可出现外寒里热或虚实夹杂证。

(4)病势:本病初起,邪多在表,失治、误治或邪气太盛则入里化热。

(5)病机转化:本病初起以风寒犯肺为多见,若寒邪郁而化热入里,表证仍在者则可出现表寒里热证;若反复感受风寒之邪,亦可损伤肺气而导致表卫不固;体虚感受风寒,又可导致正虚邪恋;久咳不愈损及脾胃,可发为痰饮、哮喘。部分病人因痰瘀互结,阻气道和肺络,则发生肺气壅塞、敛降失职,邪气进而耗伤肺肾之阳气和阴精,可发展为肺痿或肺胀。

三、临床诊断

(一)辨病

1. 症状　起病往往先有上呼吸道感染的症状,如鼻塞、喷嚏、咽痛、声嘶等。全身症状轻微,仅有轻度畏寒、发热、头痛及全身酸痛等。咳嗽开始为刺激性干咳,1~2天后始有少量黏液性痰,偶见痰中带血,胸骨后灼痛,数日后痰量增多。病情较重者,咳嗽加剧呈阵发性,甚至终日咳嗽,伴有胸腹部肌肉疼痛,痰呈黏稠脓性。如发生支气管痉挛,则出现胸闷、喘憋、呼吸困难等症。一般全身症状较轻,多在数日内消退;咳嗽、咯痰有时延续数周才逐渐消失。部分患者可闻及干湿啰音。

2. 体征　炎症局限于气管时,肺部可无异常体征。当感染蔓延至支气管,黏液分泌物存在于较大的支气管时,两肺呼吸音粗,可有散在干性啰音;如水样分泌物积留于小支气管内,肺底部可听到湿性啰音;伴有支气管痉挛时,可有哮鸣音。啰音部位不固定,随着咳嗽、咯痰,啰音可减少或消失。

3. 辅助检查

(1)血象:病毒性急性支气管炎患者的外周血白细胞总数不增高,淋巴细胞百分比轻度上升。合并细菌感染后可见白细胞总数和中性粒细胞轻度升高。

(2)X线检查:胸部X线检查一般无异常,有时可见肺纹理增粗。

(二)鉴别诊断

1. 流行性感冒　起病急骤,发热较高,全身中毒症状明显,如全身酸痛、头痛、乏力等。常有流行病史,并依据病毒分离和血清学检查,可供鉴别。

2. 急性上呼吸道感染　鼻咽部症状明显,一般无咳嗽、咳痰,肺部无异常体征。

3. 肺结核　临床表现特点为午后低热、乏力、盗汗、咳嗽、咯血等;胸部X线检查肺部浸润、干酪样病变或空洞形成等;结核菌素试验阳性,痰结核菌检查阳性;纤维支气管镜检查也有助于明确诊断。

4. 原发性支气管癌　多见于40岁以上吸烟的男性。典型病例可出现阻塞性咳嗽、持续性痰中带血、胸痛、声嘶等症状;胸部X线、CT、磁共振等可提高阳性率;痰液细胞学检查、纤维支气管镜检查等可协助明确诊断。

5. 支原体肺炎　痰、鼻和喉拭子培养可获得支原体。血清冷凝集试验阳性。肺部X线检查可见浸润片状、斑点状阴影。

6. 肺脓肿　多有高热、畏寒、咳嗽、胸痛,两肺病变部位叩诊呈浊音或实音,周围常可听到湿啰音;胸部X线检查可出现大片浓密模糊浸润阴影,边缘不清,呈肺段性分布等改变;实验室检查白细胞总数及中性粒细胞显著升高。

（三）辨证

1. 外感咳嗽　咽痒咳嗽声重，气急，咯痰稀薄色白，常伴鼻塞、流清涕、头痛、肢体酸楚、恶寒发热、无汗等表证，舌苔薄白，脉浮或浮紧。

2. 风热犯肺　咳嗽频剧，气粗或咳声嘎哑，喉燥咽痛，咯痰不爽，痰黏稠或稠黄，咳时汗出，常见鼻流黄涕、口渴、头痛、肢体酸楚、恶风、身热等表证，舌苔薄黄，脉浮数或浮滑。

3. 风燥伤肺　喉痒干咳，连声作呛，咽喉干痛，唇鼻干燥，无痰或痰少而粘连成丝，不易咯出，或痰中带有血丝，口干，初起或伴鼻塞、头痛、微寒、身热等表证，舌质红干而少津，苔薄，脉浮数或小数。

4. 痰热郁肺　咳嗽气息粗促，或喉中有痰声，痰多质黏厚或稠黄，咯吐不爽，或腥味，或吐血痰，胸胁胀满，咳时引痛，面赤，或有身热，欲饮水，舌质红、苔薄黄腻，脉滑数。

5. 肝火犯肺　上气咳逆阵作，咳时面赤，咽干口苦，常感痰滞咽喉而咯之难出，量少质黏，或如絮条，胸胁胀痛，咳时引痛，舌红或舌边红，舌苔薄黄少津，脉弦数。症状随情绪波动而增减。

6. 肺阴亏耗　干咳，咳声短促，或痰中带血丝，低热，午后颧红，盗汗，口干，舌质红，少苔，脉细数。

（四）辨证要点

1. 辨外感内伤　外感咳嗽，多为新病，起病急，病程短，常伴肺卫表证。内伤咳嗽，多为久病，常反复发作，病程长，可伴见他证。

2. 辨证候虚实　外感咳嗽以风寒、风热、风燥为主均属实，而内伤咳嗽中的痰湿、痰热、肝火多为邪实正虚。阴津亏耗咳嗽则属虚，或虚中夹实。

四、临床治疗

（一）针刺疗法

1. 毫针疗法

毫针一

（1）主穴：大椎、风门、肺俞、足三里。

（2）配穴：风寒袭肺者，加风池、尺泽、合谷；风热犯肺取鱼际、曲池、丰隆；风燥伤肺用孔最、阴陵泉、照海。

（3）操作：主穴每次取 1～2 个，结合辨证选穴，每日 1 次，治疗 5 次后，改为隔日 1 次。以上诸穴，均用强刺激，留针。风寒束肺者，风门、肺俞二穴可加隔姜片灸或艾条灸，取寒则留之，寒则温之之意。四肢腧穴宜泻，背部腧穴宜平补平泻。适用于治疗急性支气管炎。

毫针二

（1）主穴：风门、肺俞、天突、尺泽、合谷、列缺。

（2）配穴：发热加大椎，咽痛加刺少商出血，痰多加风池。

（3）操作：每次选 3～5 穴，用泻法，留针 30～40 分钟，可配合使用电针中强刺激或中刺激，每日 1～2 次，不拘疗程。适用于治疗急性支气管炎。

毫针三

（1）主穴：丰隆。

（2）配穴：肺俞、列缺。

（3）操作方法：治法嘱患者正坐，面迎阳光。先针肺俞穴，进针 1 寸，局部有胀、重、沉感后起针，用开合泻法不留针。列缺穴，进针 1.5 寸，至前臂有麻胀感，留针；丰隆穴，进针 1.5～2 寸，至小腿有麻胀感传导至足，留针。一般可留2小时左右，每隔20分钟施徐疾捻转的泻法1～2分钟。在行针间隔时间，可嘱患者上下屈曲足趾，以保持较强的得气感。每日1次，3次为一疗程，疗程间隔1天。适用于治疗急性支气管炎。

2. 耳针疗法

(1)取穴：肺、气管、神门、平喘、肾上腺。

(2)配穴：高热者，可在耳尖放血。

(3)方法：可用半寸毫针针刺，或用王不留行籽耳穴按压。适用于治疗急性支气管炎。

3. 头皮针疗法

(1)取穴：双侧胸腔区

(2)方法：按头针常规方法操作，每次留针30分钟，急性支气管炎留针时间可相对延长。隔日1次，5次为1疗程。适用于治疗急性支气管炎。

4. 梅花针疗法

(1)取穴：后颈胸背腰脊部气管两侧。

(2)方法：重点叩刺颈椎1～7两侧，气管两侧；发热，痰多咳嗽，可重刺胸椎1～5两侧。适用于治疗急性支气管炎。

5. 拔罐加穴位注射疗法

(1)取穴：大椎、肺俞、肾俞。

(2)方法：3穴均取。先以火法拔罐，留罐10～15分钟。取罐后，以10ml注射器及5号齿科针头，抽入核酪注射液4ml。肺俞、肾俞每次取一侧穴，两侧交替。刺入得气后注入药液，每侧穴2ml。隔日1次，10次为一疗程。适用于治疗急性支气管炎。

(二)灸治疗法

1. 艾条灸　不发热或发热不甚者，可灸大椎、风门、肺俞、中府、膻中等穴，每日1～2次。

2. 电药灸　将灸头置于中府、膺窗、膻中或风门、肺俞等穴部，以温而不烫为度，每次灸30～60分钟，每日1次。适用于治疗慢性支气管炎。

(三)推拿疗法

推拿一

1. 常用穴位与部位：大椎、肺俞、附分、中府、膺窗、彧中、俞府、天突、膻中、合谷、胸前部、颈项部、胸背部、手太阴经。

2. 主要手法：㨰法、揉按法、拿法、擦法等。

3. 操作方法

(1)患者俯卧：用㨰法施于颈和胸背旁之太阳经循行部位5分钟，再分别点按大椎、肺俞、附分等穴各1分钟，使穴部有酸感为度。

(2)继上，用小鱼际或大鱼际直擦颈和胸部的督脉和足太阳经约3分钟，用力由轻到重，再由重到轻，再在大椎、大杼、附分、肺俞等穴作掌根揉法各1分钟。接着胸背部作横擦法，以透热为度。

(3)患者仰卧：用拇指按揉天突、膻中、彧中、膺窗、中府等穴每穴约1分钟。再用手掌横擦胸部，从锁骨下开始至第10肋(男医生治女患者时避开乳部)，以微热为度。

(4)患者坐位：捏拿肩井1～2分钟，拿尺泽、孔最、合谷各1分钟。在肘关节以下的手太阴肺经部施以擦法3～5遍结束治疗。

4. 随症施治　发热者加拿曲池；头痛者加分推眉弓、揉太阳、拿风池；痰多者加揉按中脘、按压足三里、丰降。

按摩穴位与部位：擦大椎；按揉肺俞；揉膻中；擦上胸；摩中脘；拿合谷；拿按内关、外关；按揉足三里。

5. 随证加穴

（1）起病急，咳嗽痰白，发热恶寒者加：按揉风门、风池和尺泽，点按风府。

（2）咳嗽痰黄，口干咽痛，发热恶风者加：按揉脾俞，拿按曲池和尺泽，按揉丰隆。

（3）咳嗽痰多，痰白而黏，胸脘胀闷，食少易困者加：按揉脾俞和丰隆，揉按三阴交，摩中脘，揉、擦章门。

（4）老年或久病体弱，咳嗽反复发作，怕冷自汗、劳累后或夜间加重，少气或气喘者加：按揉肺俞和脾俞，揉擦肾俞和志室，揉气海，揉按三阴交和太溪。适用于治疗支气管炎。

推拿二

1. 主要手法：运力点压法、运力按揉法、运力推摩法、运力振颤法等。

2. 操作程序

（1）患者取坐或仰卧位，医生以点穴手法治疗患者颈背胸部的大椎、风池、肺俞、中府、云门、风门等穴，使肺内病浊之气排出体外。

（2）以虎掌式手法点压法治疗患者胸腹部、重点在膻中、中府、中脘、气海等穴位，以调理脾胃之气。

（3）辨证施治：采用运力点穴、外治手法等，配合穴位治疗。如外感咳嗽者，以运力点压分推按揉太阳、风池等穴；如肝火犯肺、肘失肃降者，可选择运力点压、运力振颤手法向肝俞、章门、期门穴。点穴治疗，以调节肝经气机平衡。适用于治疗支气管炎。

推拿三

1. 取穴：膻中、涌泉。

2. 主要手法：推擦法、按法等。

3. 操作程序：患者取仰卧位，医者以双手大小鱼际及手掌贴附于胸胁，往返推擦，动作宜快，至皮肤发热为止。然后患者俯卧，暴露足心，医者先用大拇指重按涌泉穴，约2～3分钟后，以双手掌推擦足心，至足心发热，鼻息畅通为佳。每日早晚各1次。10日为1疗程。适用于治疗气管炎。

（四）刮痧疗法

刮痧一

1. 取穴：脊柱两侧（从颈椎7至骶4），肩上区，胸锁骨上下区，胸骨柄区，肘弯区，并重点在颈椎7至胸椎1～3或胸椎8至腰椎2及其两侧和异常反应点。

2. 治法：用刮痧法。先刮脊柱两侧（从颈7至骶4）正中线（督脉），再刮脊柱旁开0.5寸，共3行，自上到下，刮至皮肤微红为度，然后刮肩上区，从内到外，刮至皮肤微红为止，再重点刮治。急性咳嗽在颈椎至胸椎及其两侧和异常反应部位；慢性咳嗽在胸椎至腰椎及其两侧和异常反应部位。在上述3行脊柱旁1.5寸，共5行，自上到下，自内到外，从左到右，均刮至皮肤出现痧痕为止。急性用泻法，慢性用平泻平补法，由轻到重进行操作，急性重刮，慢性适中。最后刮胸骨柄区、胸锁骨上下区、肘弯区，以出现痧痕为止。适用于治疗急、慢性支气管炎。

刮痧二

1. 取穴：分2组，一为大椎、风门、肺俞、身柱、膻中、中府；二为大椎、风门、肺俞、身柱、膻中、中府、尺泽、太渊、肾俞。

2. 治法：用刮痧法。急性取第1组穴，慢性取第2组穴。第1组穴以大椎用挤痧法或刮痧法至出现痧痕为止，再刮风门、肺俞、身柱，然后刮膻中、中府，用泻法均以皮肤出现痧痕为止。第2组穴先刮大椎、风门、肺俞、身柱，再刮膻中、中府、尺泽、太渊，然后刮肾俞，初用平补、平泻法，后用补法，均以出现痧痕为止。适用治疗急、慢性支气管炎。

刮痧三

1. 主穴：大椎、大杼、膏肓俞、神堂。

2. 配穴：一般均配风池、身柱、曲池、天突、定喘、列缺。外感或发热者配合谷；胸闷配内关；痰多配丰隆、足三里。

3. 治法：用刮痧法。先刮主穴，用泻法刮至出现密集紫红色疙瘩为止。再刮配穴（可分次交叉配用），次日再刮未刮或已刮配穴，每日1次，至愈为度。适用于治疗支气管炎。

刮痧四

1. 主穴：肺俞、曲池、膻中。

2. 配穴：风寒袭肺型配中府、列缺、合谷、鱼际、风府、外关；风热犯肺型配尺泽、大椎；痰湿壅肺型配脾俞、太渊、丰隆、中脘、足三里；肝火犯肺型配尺泽、阳陵泉、内关；肺阴虚型配膏肓俞、太溪、足三里、三阴交。

3. 治法：用刮痧法配放痧法。先刮主穴，至出现痧痕止，每日1次。再刮配穴：风寒袭肺型的手法力度较重，操作范围宜广泛，风热犯肺型的手法力度较重，操作范围较广泛，刮后以三棱针点刺大椎穴，放血1或2滴；痰湿壅肺型的手法力度中等，操作范围较广泛；肝火犯肺型的手法力度较重，操作范围较广泛，并以三棱针点刺太冲穴；肺阴亏虚型的手法力度较轻，操作范围较局限。适用于治疗支气管炎。

刮痧五

1. 主穴：胸椎1~7及其两侧（正中线、旁开0.5寸、旁开1.5寸、旁开3寸，共7行）及中府、天突、膻中。

2. 配穴：胸闷配内关；痰多配丰隆；外感或发热配大椎、尺泽。

3. 治法：用刮痧法。先刮胸椎1~7及其两侧7行，自上到下，从内到外，刮至皮肤出现痧痕为止。再刮中府、天突、膻中，再刮配穴。热甚者在刮后以三棱针在大椎、尺泽穴上点刺放血各1或2滴。急性用泻法，慢性用平泻法或补法。适用于治疗急、慢性支气管炎。

（五）自我保健法

患者取自然端坐式站立姿势，全身放松排除紧张情绪及杂念，双目微闭或微睁，自然呼吸。然后选择练吐纳健身法，或练习中华天元养生法中的“太极合气”练法。可起到降肺内浊气，及清肺火的作用。以上两法适用于外感咳嗽，每日练习2或3次。适用于防治急、慢性支气管炎。

（六）自我疗法

自我疗法以自我按摩、艾灸为主。

1. 拍胸：两手自两侧肺尖开始向下沿胸廓拍打各10次。

2. 灸足三里穴：用艾条灸足三里穴（双侧），每次10分钟，每日两次。

3. 揉风池、血海穴：取两侧风池、血海穴，揉摩各10分钟，每日两次。适用于防治急、慢性支气管炎。

(七)饮食疗法

1. 五汁蜜膏　鸭梨(或雪花梨)1 000g,白萝卜1 000g,鲜姜250g,炼乳250g,蜂蜜250g。先将梨去核,萝卜、生姜洗净,分别用洁净纱布绞挤取汁。取梨汁、萝卜汁置锅中,先武后文用火煎熬,浓缩至膏状时,加入姜汁、炼乳、蜂蜜,急搅令匀,继续,至沸,停火待冷装瓶备用。每次取1汤匙,沸水冲调,每日2次。具有养阴清热止咳之效。适用于治疗支气管炎的阴虚有热者。

2. 糖渍陈皮　鲜橘皮、白糖。将鲜橘皮或洗净的干橘皮泡软,切丝,放锅中,入大约橘皮重量一半的白糖,加水使之没过橘皮,加热煮沸后,改微火慢煮,至余液将尽将橘皮取出,放置盘内,将冷时再撒入约橘皮重量一半的白糖,拌匀即可。每日饭前或饭后不拘量食用。具有开胃理气、止咳化痰、增进食欲之功,适用于治疗支气管炎的咳嗽、食欲不佳者。

3. 枇杷叶粥　枇杷叶10~15g,粳米50g,冰糖适量。先将枇杷叶用布包水煎取浓汁,或将鲜枇杷叶30~60g刷尽毛绒,切丝水煎,去渣取汁,加入粳米煮粥。粥将熟加入冰糖,稍煮供用。每日早、晚佐餐用。具有清肺化痰、止咳降气之功,适用于治疗支气管炎。

4. 五味子汤　五味子净肉500g,紫苏叶200g,人参(去芦)125g,砂糖1g。取五味子剥净肉500g,其核水泡洗至无酸味,以泡洗五味子核之水液熬煮五味子、紫苏叶、人参去渣澄清,以此汤代茶饮,不拘时、量,随意饮用。具有生津止渴、暖精之功,适用于治疗支气管炎的肺肾两虚者。

5. 紫苏粥　白术30g,粳米100g,紫苏叶10~15g。如常法煮粥,趁热时加紫苏叶,热服。适用于风寒束肺型急性支气管炎患者。

6. 醋豆腐方　醋50ml,豆腐300g,植物油30g,葱花少许。做法:将油烧熟后倒入葱花,加少许盐,而后倒入豆腐,将豆腐压成泥状后翻炒,加醋,再加少许水继续翻炒。起锅趁热当菜吃。适用于治疗风寒束肺型急性支气管炎患者。

7. 鸡蛋生姜方　鸡蛋1枚,生姜12g。做法:将鸡蛋打碎,生姜切碎,然后两味搅匀,炒熟吃。每日2次。适用于治疗风寒束肺型急性支气管炎患者。

8. 橄榄煲萝卜　青橄榄250g,白萝卜500~1 000g。做法:煎汤代茶。用法:分多次饮用。适用于治疗风热犯肺型急性支气管炎患者。

9. 鸡蛋鱼腥草　鸡蛋1枚,鱼腥草30g。做法:将鱼腥草浓煎取汁,用滚沸的药汁冲鸡蛋1枚。温服,每日1次。适用于治疗风热犯肺型急性支气管炎患者。

10. 苡仁芦根粥　生苡仁60g,鲜芦根30g,白米60g。做法:煮粥服食。热服。适用于治疗风热犯肺型急性支气管炎患者。

11. 罗汉果猪肺汤　罗汉果1个,猪肺200g。做法:猪肺洗净切块,煮汤。用法:调味服食。适用于治疗燥热伤肺型急性支气管炎患者。

12. 冰糖炖雪梨　雪梨1个(或香蕉2只),冰糖(或蜜糖)适量。做法:将雪梨去皮,加冰糖(或蜜糖)适量,炖服。热服。适用于治疗燥热伤肺型急性支气管炎患者。

13. 西洋菜蜜枣生鱼汤　西洋菜250g,蜜枣5个,生鱼500g,猪瘦肉50g。将生鱼去鳞,去肠脏,洗净,干水,生油起锅,稍煎;猪瘦肉洗净;西洋菜洗净。把上料放入开水锅内,武火煮沸后,文火煲2小时,调味食。每日1~2次。适用于治疗燥热伤肺型急性支气管炎患者。

14. 菜干鸭肾蜜枣汤　腊鸭肾4个,猪瘦肉100g,白菜干150g,蜜枣5个。蜜枣,洗净并切细块;白菜干切段;腊鸭肾洗净,用温水稍浸,切块;猪瘦肉洗净并切细块。把全部用料放入锅内,加清水适量,武火煮沸后,文火煲2小时,调味食用。每日1次。适用于治疗燥热伤肺型急性支气管炎患者。

15. 人参鸭汤　人参10g,老母鸭1只(约重1500g),精盐、黄酒适量。将全鸭放入大盆内,背朝下，腹朝上，再将人参片、鸭内脏先后放入鸭子腹内，淋上黄酒，并将鸭头弯入腹腔，用白棉线扎牢。然后加冷水大半碗，细盐半匙，黄酒半匙于盆中。盆加盖，不让水蒸气进入。最后用旺火水蒸四小时，至全鸭已酥烂，离火。分顿食用，每日 2 次，连服 3 天。本方功能健脾益肺，强壮身体，对于治疗支气管炎的肺脾气虚者最为适宜。

16. 冬菜煲粥　干冬菜 30g，粳米 50g。粳米如常法煮粥，加入切碎的冬菜末继续煮半小时即成。养阴清热、健胃化痰下气，适用于治疗支气管炎的肺热咳嗽，咽炎声哑，病后纳食不香等症。

17. 柿饼粥　柿饼、粳米各 50g。柿饼切碎，与粳米放入锅内，如常法煮粥，至粥稠熟烂时可食，每日 1 次。柿饼性味甘凉。功能清热、润肺、止咳，主要用于治疗肺阴亏虚所致的咽干、咳嗽。

18. 款冬茶　款冬花、冰糖各 10g，绿茶 20g。款冬花、冰糖、绿茶放入茶壶内，以沸水冲泡，温浸 15 分钟后代茶饮。功能润肺下气，止咳化痰，用于阴虚燥热咳嗽。

19. 枇杷叶茶　枇杷叶 10g，绿茶 15g。将枇杷叶、绿茶放入茶壶内，以沸水冲泡，温浸 15 分钟后可代茶饮。功能润肺止咳，和胃降逆。适用于风热燥火引起的多种气逆咳喘症。

20. 杏梨糖茶　杏仁 10g，鸭梨 1 个，冰糖适量。将杏仁去皮尖打碎，鸭梨去核，切成块，放入沙锅内，加水 500ml，煎煮 10 分钟，再加入冰糖，溶化后，取汁倒入茶杯，代茶饮用。每日 2 剂，连服 5～8 日可获明显疗效。功能止咳、润肺；主治支气管炎的燥热型咳嗽。

21. 萝卜盐茶　白萝卜 80g，茶叶 5g，食盐适量。将白萝卜洗净切片，放入沙锅内煎沸煮烂，加入食盐调味，再将茶叶放入杯内，冲入开水，加盖焖泡 10 分钟后，将萝卜汁加入茶汁内，代茶饮用，每日 2 剂，频频饮服，服 5～10 日可获佳效。功能清热化痰，理气开胃，适用于治疗支气管炎的痰湿蕴肺所引起的咳嗽多痰、饮食不香。

22. 川贝莱菔子茶　川贝母、莱菔子各 15g。将上药研成粗末，用布包裹，放入茶杯内，冲入开水，加盖焖泡 15 分钟，代茶饮用。每日 1 剂，可频频冲泡饮服，连服 8～12 日可获明显疗效。功能润肺化痰，降气止咳，平喘，适用于治疗支气管炎的痰热蕴肺所引起的咳嗽、痰多等症。

23. 姜糖苏叶茶　生姜 15g，苏叶、红糖各 10g。将生姜洗净切片，与苏叶同时放入茶杯，冲入开水，加盖焖泡 10 分钟，再加入红糖搅匀，代茶饮用。每日 1 剂，可频频冲泡饮服，连服 8～10 日可获理想疗效。功能发汗解表，温肺止咳，适用于治疗支气管炎的风寒咳嗽。

24. 桑菊枇杷茶　霜桑叶、菊花、枇杷叶各 6g，陈皮、黄芩各 3g，生地、枳壳各 4.5g，芦根 20g。将芦根切碎，其他药研成粗末，放入沙锅内，加入清水 1 000ml，煎沸 10 分钟，取汁饮服，每日 1 剂，连服 5～10 日可获明显疗效。功能清热利咽，止咳化痰，适用于治疗支气管炎的风热咳嗽。

（八）自然浴疗法

（1）日光浴：慢性咳嗽以照射肩背部为主，被照射部应有暖热的感觉，并注意保温，防止受凉感冒，以免加重病情。一般可从夏季气温较高时开始照射，循序渐进，逐步过渡到秋季或初冬。也可用治肺胀及哮喘（缓解期）。

（2）空气浴：慢性咳嗽、哮喘（非发作期）先从凉爽空气浴开始，行浴时应行深呼吸运动。在寒冷气温下，一般不宜裸体行浴，而且应适当增加活动量，进行动式空气浴，总之，应以缓和性冷刺激为原则。

（3）矿泉浴：选用淡温泉，全身热水浸浴。每日 1 次。或选用中、低浓度硫磺泉，全身温水浸浴。配泉水蒸汽吸入，水温 37℃左右，隔日 1 次，5 次为 1 疗程。用于慢性咳嗽。

（九）生活调理

1. 避免食用辛辣刺激性食物，不宜过酸过咸，有过敏史者，忌食海腥发物及致敏性食物。急性支气管炎及慢性支气管炎发作期阶段，饮食宜清淡，富营养，并多饮水；或食牛奶、蛋汤、馄饨、蛋羹等流质、半流质饮食。

2. 保持居室空气清新，忌烟戒酒，避免烟尘、异味及油烟等理化因素刺激。预防感冒，逐渐加强耐寒锻炼，秋冬季节要注意保暖御寒，及时加衣被，防止忽冷忽热，外出时应戴口罩；缓解期要注意劳逸适度，适当锻炼身体以增强体质。常自汗出者，必要时可予玉屏风散服用。

（十）饮食调理

饮食宜清淡，给予营养丰富易消化吸收的食物，如软饭、烂饭、米粥、面包、鲜奶，但进食要有规律，有节制，宜少食多餐，忌暴饮暴食，避免进食生冷、寒冷、肥腻及辛辣燥热之品，配合中药食疗，更能调脾健胃，扶正固本，提高机体抗病能力。可以作为食疗的药材有百合、白果、杏仁、罗汉果、川贝母、核桃、陈皮、佛手、丁香、人参、茯苓、山药、芡实、当归、黄芪、麦门冬、沙参、莲子、雪耳、冬虫夏草，配合猪瘦肉、鸡、龟鳖、鱼胶、燕窝等食物。

五、调摄与护理

1. 生活要规律，使正气不虚，邪不能侵。有感冒流行时，更应注意按时作息，注意隔离；尽量避免到人群聚集的地方去。更不可劳累汗出过多，招致外邪乘虚而入。

2. 每日早晚用凉水洗脸、洗鼻、擦胸背等，最好从夏季开始，长年坚持，以增强适应自然气候变化的能力。

3. 凡有本病发作史者，或脾气虚弱易感冒者，可酌选玉屏风散、保元汤、桂枝汤等服用。

4. 气温突变或有本病流行时，可用艾叶、苍术粉碎点燃薰屋；亦可用食醋（每立方米空间用5ml，加水5ml）放在砂锅或铝锅内置火上薰蒸，在室内薰半小时以上，薰时关闭门窗。

5. 调摄的重点是避免致病因素再次侵袭人体，增强机体抗病能力，以利早愈。发热要卧床休息，室内空气要清新，但应避免直接吹风，室温要适宜，以免再受风寒。饮食宜清淡，如面条、米粥、青菜、水果等，忌食海腥发物、辛辣油腻煎炒食物及过热过凉饮食等。

六、按语

1. 急性支气管炎为气管、支气管的急性炎症，往往在受凉或机体免疫力低下时发病，其前驱症状往往为咽炎或咽喉炎。在中医属咳嗽病证，其病理为肺气不清，失于宣肃，发为咳嗽。外感咳嗽，多属邪实，当以祛邪宣肺为主，肺气宣通，其咳自止。临床应祛邪宣肺、因势利导、消除致咳因素。

2. 针灸、刮痧、推拿治疗本病，具有止咳化痰、抗菌、消炎、抗病毒、抗过敏和提高机体免疫力的作用，可缩短疗程，控制发作和防止并发症。对急性者，毫针、耳针、穴位注射可达到缓解咳嗽、化痰症状。其次，外用、饮食治疗也有较好疗效，应有效地选择治疗方法。

第3章 慢性支气管炎

一、概述

慢性支气管炎是由物理的、化学的、微生物的、过敏的因素引起的气管、支气管黏膜炎性变化及黏液分泌增多的慢性非特异性炎症。是一种常见病，患病人数较多，病死率高，近年对我国北部及中部地区102 230成年人调查，慢性支气管炎患病率为4%，北方较南方高，40岁以上患病率更高，老年人可达15%～30%，临床可见咳嗽、咯痰、气喘、哮鸣等症状。早期症状轻微，多在秋冬发作，春夏缓解。晚期炎症加重，症状长年存在，不分季节。病久不愈多并发肺气肿、肺心病。

慢性支气管炎属于中医学的"咳嗽""喘证"范畴。

二、病因病理

（一）西医的病因病理

1. 病因

（1）吸烟：长期吸烟与慢支的发生有密切关系。吸烟时间愈长，吸烟量愈大，患病率也愈高。戒烟后可使病情减轻。实验证明，吸烟使支气管痉挛，呼吸道黏膜上皮细胞纤毛运动减低，支气管杯状细胞增生，黏液分泌增多，呼吸道净化功能减弱，为感染创造条件。

（2）感染：是慢支发生、发展的重要因素，主要为细菌和病毒感染。病毒感染使呼吸道黏膜上皮细胞发生代谢改变，降低防御能力，引起细菌感染。

（3）理化因素：刺激性烟雾、粉尘、大气污染（如二氧化硫、二氧化氮、氯气等）的慢性刺激，均可使支气管黏膜发生慢性炎症，削弱了呼吸道的防御功能，为细菌的入侵提供了有利条件，促使本病的发生。

（4）气候寒冷：常为慢支发作的重要原因和诱因。慢支发病及急性加重常见于冬季。患病率在高山区比平原为高，北方较南方高，可能与气候寒冷有关。

（5）过敏因素：喘息型慢支患者有过敏史者较多。许多抗原性物质，如尘埃、尘螨、细菌、真菌、寄生虫、花粉以及化学气体等，都可成为过敏因素而致病。

（6）免疫功能减弱：老年人呼吸道免疫功能减弱，防御功能退化，患病率增加。

（7）副交感神经功能亢进，气道反应较正常人高，微弱的刺激可引起支气管收缩、分泌物增多。

（8）营养状态：对慢支的发病有一定的关系，如维生素A与维生素C的缺乏，使支气管黏膜上皮修复受影响，易患慢支。

2. 病理

慢支早期主要累及管径的小气道，表现为不同程度的杯状细胞增生，黏膜及黏膜下层炎症细胞浸润，管壁黏膜水肿，分泌物增加，管壁有不同程度的炎性改变，此阶段病变基本上是可逆的。病变继续发展，气管、支气管腺体由正常人浆液腺泡占多数，逐渐发展成黏液腺泡占多数，甚至全为黏液腺泡所占有，浆液腺泡及混合腺泡所占比例甚少；支气管黏膜上皮表面的纤毛被炎症反复刺激受到破坏，纤毛变短，其修复功能下降，失去了正常的清除功能，从而痰液不易排出；支气管壁被炎症细胞反复浸润，导致充血、水肿、纤维组织及肉芽组织增生，支气管平滑肌增厚，弹力纤维遭破坏，管腔狭窄，支气管软骨萎缩变性，部分被结缔组织所取代。由于终末细支气管腔内黏液和炎性渗出物的阻塞，管壁增厚以及伴行动脉的炎性狭窄改变，可引起肺气肿。

（二）中医的病因病机

1. 病因

（1）外感因素：为风、寒、暑、湿、燥、火六淫之邪所致。外邪侵袭人体肌表，或从口鼻而入，或从皮毛而入。表卫受邪，肺失肃降，肺气不宣，痰浊滋生。痰浊阻塞胸肺，故可引起咳喘、咯痰。由于外邪的性质不同，故有寒痰、热痰的差异。

（2）内伤因素：肺脏久咳致虚或其他脏腑病变累及于肺，均可引起咳喘。

2. 病机

（1）肺虚咳喘：久咳肺气受损，肺失宣降而咳嗽。肺气不足，清肃失职，故而咳嗽气短，甚者不能平卧。肺气虚，气不能化津，积液成痰，伏饮久恋胸膈，致使咳嗽缠绵不愈。

（2）脾虚生痰：久咳伤脾，脾阳不足，脾失健运，饮食不能化为精微，痰湿内生。痰湿上渍于肺，气逆而喘咳，痰多。

（3）肾虚咳喘：肾气不足，吸入之气不能经肺下纳于肾，故临床可见呼吸促迫、气短气喘，严重者呼吸不能衔接、动则愈甚。久病必伤及阴，肾阴亏耗，津液不能上润肺金，亦常导致肺燥咳喘。

（4）肝火犯肺：由情志不遂，肝气郁而化火，逆乘于肺，煎熬痰湿，故咯黄色黏稠痰液，气逆咳喘；肝火犯肺，肺失清肃，肺络灼伤而见痰中带血或咯鲜血。

三、临床诊断

（一）辨病

1. 病史：临床上以咳嗽、咯痰为主要症状，伴有或不伴有喘息，每年发病持续 3 个月，连续两年或两年以上，并排除其他心肺疾患。

2. 症状

（1）咳嗽：分泌物积聚于支气管腔内或支气管黏膜充血、水肿均可引起咳嗽。早晨咳嗽较重，白天较轻，晚间睡前有阵咳或排痰。

（2）咳痰：痰液多呈白色黏液或浆液泡沫性，偶可带血，伴有细菌感染时，变为黏液脓性，咳嗽和痰量亦随之增加。

（3）喘息或气促：由于支气管痉挛引起喘息，当并发阻塞性肺气肿时，可伴有不同程度气促。

3. 体征　本病早期多无异常体征，无并发症的单纯性慢支 X 线检查亦可能阴性或仅两肺下部纹理增粗。感染时可在肺基底部听到湿性或干性啰音。喘息性支气管炎在咳嗽或深吸气后可闻到哮鸣音，严重感染时可闻及广泛的哮鸣音。长期发作或病程长的病例多合并肺气肿，并兼有肺气肿。

4. 辅助检查

（1）血白细胞计数及分类均正常，痰涂片可示不同数量的白细胞及一些混合菌落。

（2）肺功能检查：肺通气功能，在本病初期，大气道通气功能在正常范围，仅在小气道功能检查时见到异常。随着病情加重，通气测定也有了改变，慢性喘息型支气管炎即使早期也常见肺通气功能异常，甚至两次发作之间亦可见通气功能异常。

（3）X 线检查：早期多无异常。随着病情的加重，多在肺野中纹理增多、变粗、扭曲或纹理粗乱，肺间质可见网状阴影。并发肺气肿时可兼见肺气肿征。

(4)痰液检查:在发作期涂片或培养可见到病原微生物,大量中性粒细胞或嗜酸性粒细胞。

(二)鉴别诊断

1. 支气管扩张　有咳嗽、咳痰反复发作的特点,常有较多的反复咯血,合并感染时有多量脓痰。X线检查常见下肺野纹理粗乱或呈卷发状。

2. 肺癌　有多年吸烟史,刺激性咳嗽,咳少量脓痰,常有痰中带血或慢性咳嗽有性质改变者,反复阻塞性肺炎,经抗生素治疗未能完全消散,应警惕肺癌的可能。脱落细胞及纤维支气管镜等检查,可明确诊断。

3. 肺间质纤维化　慢性肺部间质纤维化开始阶段只是咳嗽、咯痰,偶感气短。仔细听诊在胸部下后侧可闻爆裂音。血液气体检查:动脉血氧分压降低。且可逐渐发生杵状指。

4. 肺结核　有发热、乏力、盗汗及消瘦等症状。痰结核菌及胸部X线检查,可以明确诊断。

5. 支气管哮喘　以发作性哮喘为特征,发作时两肺满布哮鸣音,缓解后可毫无症状,常有个人或家族过敏性疾病史。以咳嗽为主要症状的支气管哮喘病例,在一个时期中可无喘息或哮鸣音。

(三)辨证

1. 风寒袭肺　咳嗽,痰稀薄色白,咽痒,常伴有鼻塞、流清涕,喷嚏,头痛,恶寒,发热,舌苔薄白,脉浮。

2. 风热犯肺　咳嗽,痰稠或黄黏,口干咽痛,鼻流黄涕,发热,恶风,头痛,汗出,舌苔薄黄,脉浮数。

3. 风燥伤肺　连声作呛,无痰或痰少而黏,不易咯出,咽干咽痛,唇鼻干燥,初起有恶寒、发热等表证,舌苔薄白或薄黄,舌质红,舌干而少津,脉浮数。

4. 痰湿蕴肺　咳嗽多痰,痰白而黏,咳声重浊,胸脘作闷,纳少,四肢乏力,大便时溏,舌苔白腻,脉象濡滑。

5. 痰热郁肺　咳嗽,痰多,痰色黄稠而难排出,或有热腥味,或痰中带血,胸胁胀满,或有身热,口苦,舌苔黄腻,脉滑数。

6. 肝火犯肺　咳嗽气逆,咳则连声阵作,甚则咳吐鲜血,或痰中带血,胸胁疼痛,性急易怒,口苦咽干,舌苔薄黄少津,脉象弦数。

7. 肺脾气虚　咳嗽声低无力,痰多清稀,神疲乏力,畏风自汗,易于感冒,面色苍白,气少倦怠,便溏脘胀,苔薄白或白腻,舌质胖边有齿痕,脉细弱。

8. 肺肾阴虚　喘促气短,动则加重,口咽干燥,潮热盗汗,干咳无痰,面赤心烦,手足心热,腰酸耳鸣,舌红少苔,脉沉细。

(四)辨证要点

1. 咳嗽、咯痰的辨别　急性发作期,痰白而稀或呈泡黏,属寒;痰黄或白黏而稠难咯者,属热;痰少或无痰,兼有鼻咽干燥者,属燥。慢性迁延期,症见咳声清朗、单声或间歇呛咳、日重夜轻、咯痰稀白、其量较少者,多属肺虚咳痰证;咳声重浊、多为连声咳、清晨较重、咯痰黏稠或厚浊、痰量较多,伴有纳差、腹胀、便溏等症者,多属脾虚痰湿证;咳声低沉或咳声嘎涩、劳则加剧、夜多于昼、咯痰黏稠或咯稀白痰而量多,伴见动则喘、腰酸、尿频等证者,多属肾虚喘促证。

2. 息气的辨别　喘息气粗、深长有余者属实;喘息气弱、短促难续者属虚;喘息气急,兼有恶寒、发热、头痛、身痛者,多为复感风寒之邪;喘急面红、咯痰黄稠者,多为痰热壅肺;喘息气短、劳则加重、面色㿠白、自汗者,多为肺气不足;喘息气促、动则尤甚,兼面白肢冷、腰膝酸软或五心烦热、潮热盗汗者，多为肾阳虚衰或肾阴不足；喘息夜间哮鸣不得平卧者，多属痰饮壅肺。

四、临床治疗

(一)针刺疗法

1. 毫针疗法

(1)主穴：膻中、肺俞、膏肓俞。

(2)配穴：痰湿犯肺，加中府、丰隆、阴陵泉、公孙；痰热郁肺，加鱼际、三阴交、太溪；脾肾阳虚者加大椎、脾俞、肾俞。此外，咳引胸痛加膻中；痰中带血配尺泽；呼吸气短灸气海、膏肓俞；胸闷心悸、唇甲紫绀加心俞、内关。

(3)操作：以上诸穴施以平补平泻手法，证候偏实者，泻多于补，偏虚者则补多泻少。痰湿阻肺者，泻丰隆，补肺俞，其他诸穴针灸并施；痰热郁肺者，宜用泻法，强刺激，间歇留针15~20分钟。脾肾阳虚者宜把穴位分组交替使用，诸穴均用补法，并酌加用灸法。适用于治疗慢性支气管炎。

2. 穴位注射疗法

穴位注射一

(1)主穴：肺俞、天突。

(2)配穴：气喘者加定喘穴。

(3)药物：青霉素、链霉素、洁霉素、庆大霉素、板蓝根注射液、胎盘注射液或0.5%的普鲁卡因注射液、654－2注射液。

(4)方法：急性发作者可选用供肌注的抗生素，如青霉素、链霉素、洁霉素、庆大霉素等，小剂量应用。或用中草药制剂如板蓝根注射液等，慢性支气管炎可用胎盘注射液或0.5%的普鲁卡因注射液、654－2注射液等。选用5ml注射器，皮试针头，按常规皮肤消毒后，将针刺入穴内，肺俞直刺，天突针尖向下斜刺作小幅提插，得气后，抽无回血，再将药物注入，每穴0.5m。适用于治疗慢性支气管炎急性发作。

穴位注射二

(1)取穴：肺俞、心俞、脾俞。

(2)药物：痰热型用大青根注射液；肺虚型用核酪注射液，2%利多卡因。

(3)方法：局部消毒后，用5ml注射器抽吸大青根注射液(或核酪注射液)2ml，2%利多卡因1ml。将针斜向脊柱刺入1寸，得气后缓慢推入药液，每穴3ml，隔日1次，10次为1疗程。适用于治疗慢性支气管炎。

穴位注射三

(1)取穴：膻中、肺俞、风门。

(2)药物：核酪注射液。喘息型慢性支气管炎加入地塞米松注射液5mg。

(3)方法：局部消毒后，用注射器吸入药液4ml，刺入穴位。膻中平刺0.3寸；风门、肺俞斜刺入0.5~0.8寸。每穴注入1ml药液，隔5日1次，6次为1疗程。适用于治疗慢性支气管炎。

穴位注射四

(1)主穴；膻中。

(2)配穴：喘息症状较重配定喘；久喘配肾俞。

(3)药物：核酪注射液、维生素K_3注射液、当归寄生注射液。

(4)方法：局部消毒后，用5号针头吸取核酪注射液2ml刺入膻中穴，得气后注入药液；定喘、肾俞分别注入维生素K_3 4mg，当归寄生注射液2ml。隔日1次，10次为1疗程，共治疗3个疗程。适用于治疗慢性支气管炎。

3. 电针疗法

(1)取穴：肺热(三、四胸椎旁开5分)、内关或丰隆。

(2)方法院：针刺得气后，接电疗机，正极放在双侧内关或丰隆，负极放在双侧肺热穴。用疏密波，刺激强度以感到舒适为度。每天治疗1次，每次10~20分钟，6次为一疗程。主治老年慢性支气管炎。

4. 刺血治疗法

(1)主穴：太阳。

(2)配穴：单纯型配丰隆；喘息型配尺泽。

(3)方法：患者取坐位，常规消毒后，以三棱针分别点刺两太阳穴(或周围之最明显血络)，使每侧出血约3~5ml，出血不畅者以小号玻璃火罐拔罐，术后以干棉球擦尽血迹，涂以2%的碘酊，再用三棱针斜刺两丰隆(或尺泽)穴位(或周围最明显之血络)，使每侧出血25~60ml(根据患者体质强弱决定出血量多少，出血量不足者予拔火罐)，术后以干棉球擦尽血迹，涂以2%的碘酊。每周治疗1次，3次为1疗程。治疗期间患者宜禁烟。主治慢性支气管炎急性发作。

5. 耳针疗法

耳针一

(1)取穴：肺、气管、神门、平喘、大肠、脾、肾。

(2)方法：每次选3~4穴，可用揿针留针2天，或用王不留行籽压贴一侧耳穴，嘱患者不时用手按压所贴穴位以加强刺激，3天后除去，改贴另一侧耳穴。适用于治疗慢性支气管炎。

耳针二

(1)主穴：耳尖(放血)、气管、神门、肺。

(2)配穴：枕、内分泌、脾、大肠。

(3)方法：每次主穴取一侧耳穴，双耳交替施治，配穴亦取一侧耳穴，并随证取穴。耳郭常规消毒后，操作手法用毫针刺入，先针主穴，再针配穴。急性用强刺激，留针15~30分钟，5~10分钟运针1次，用泻法。慢性用中轻度刺激，留针10~15分钟，并不时运针，用平补平泻法。每日或隔日针1次，5~10次为1个疗程。适用于治疗急、慢性支气管炎。

耳针三

(1)主穴：神门、肺、肾上腺、平喘。

(2)配穴：咳喘症状明显者加喘点或交感；痰多者加脾；老年患者或体质较差者加肾。长期使用耳针治疗，可以用皮质下代替神门，内分泌代替肾上腺，气管代替肺，咽喉代替平喘。上述穴位的交替使用可以提高疗效。

(3)方法：用75%乙醇溶液在针刺部位做常规消毒后，使用5分毫针在所选穴位上进行针刺，针刺不宜过深，以不刺入耳郭软骨为度。留针30分钟，每10分钟捻转1次，每次捻转半分钟，捻转幅度不宜过大，刺激不宜过强，以耳郭有烘热感为度。隔日针1次，10次为1个疗程。适用于治疗慢性支气管炎。

耳针四

(1)主穴：肾、肺、气管、对屏尖、肾上腺。

(2)配穴：交感、神门、内分泌、大肠。

(3)方法：每次选一侧耳穴，双耳交替使用。耳郭常规消毒后，将绿豆半截或半瓣按操作常规贴压在所选穴位上。嘱患者每日自行按压 3~5 次。每隔 2~3 天换贴 1 次，10 次为 1 个疗程。配穴随证选用。适用于治疗慢性气管炎。

耳针五

耳穴按摩法

（1）取穴：对耳屏、耳甲腔。

（2）方法：耳郭常规消毒后，按操作常规进行双凤展翅法、黄蜂入洞法、全耳按摩法，再重点用示指点按所选穴位进行按摩。每日 1 次，每次 20~30 分钟。适用于治疗急、慢性气管炎。

耳针六

耳穴按摩法

（1）取穴：肺、气管、肾、肾上腺、耳甲腔及耳背肺、肾、脾。

（2）方法：耳郭常规消毒后，按操作常规进行双凤展翅法、黄蜂入洞法、全耳按摩法。反复进行，至耳郭发热、发红。再重点用手指在所选穴位上进行点按，每穴 1~2 分钟。每次 30 分钟，每日 1 或 2 次，10 次为 1 个疗程。适用于治疗急、慢性支气管炎。

6. 穴位敷贴疗法

常用冬病夏治消喘膏：白芥子、玄胡各 21g，甘遂、细辛各 12g，共研末（此为 1 人 1 年的用量），于夏季三伏天开始使用。每次以三分之一药末，加生姜汁调成稠膏状，分摊于 6 块直径约 5cm 的油纸或塑料布上，贴于背部肺俞、心俞、膈俞（均为双侧）穴上，后用胶布固定，贴 4~6 小时。每隔 10 天贴 1 次，于初伏、中伏、末伏各 1 次，共 3 次，连贴 3~5 年，宜晴天中午前后贴，阴雨天贴效果欠佳。贴药后不宜过多活动。本法对喘息型慢支、支气管哮喘有良好的防发作用，疗效随贴药年限的延长而逐渐提高。

（二）灸治疗法

1. 艾灸法

（1）取穴：大椎、身柱、肺俞、肾俞、膏肓俞。

（2）方法：可用艾条行温和灸，每次灸 20 分钟，以局部潮红为度。亦可用艾炷灸或隔药灸（如生姜、白芥子泥等），每次每穴可灸 7 壮，火到去艾，不使艾火灼伤皮肤，每周 3 次，每 10 次为 1 疗程。亦可用神阙隔药灸（白芥子、半夏、公丁香、麻黄、细辛、麝香少许，诸药成粉），取药粉填满肚脐，将鲜姜 1 片盖于药粉上，上置大艾炷施灸。每日灸 1 次，每次灸 3~5 壮，每 10 次为 1 疗程。适用于治疗慢性支气管炎。

2. 化脓灸法

（1）药物：将麻黄、桂枝、麝香（20：20：1）研制成粉与陈艾绒拌匀装瓶备用。

（2）穴位加减：痰多者加丰隆；脾虚者加脾俞；喘甚者加定喘。

（3）方法：将药艾用手工做成直径 0.6~0.8cm、高 1~1.2cm 的较紧圆锥体，每燃烧 1 炷为 1 壮。灸治穴位第 1 组：肺俞（双，9 壮）、大杼（双，9 壮）、天突（5 壮）；第 2 组：中府（5 壮）、灵台（9 壮）、膏肓（双，9 壮）；第 3 组：气海（5 壮）、风门（双，9 壮）、大椎（9 壮）、肾俞（双，9 壮）、足三里（双，9 壮）。先将灸治穴位按照常规消毒，然后用 1% 普鲁卡因 0.5~1ml 局麻，再用大蒜汁涂拭麻醉的穴位上，施灸，完成所需壮数后，在穴位上贴上药膏，3 日后换药，每日 2 次，上述穴位在 30 天内灸完，每隔 10 天灸 1 组，灸完 3 次为 1 疗程。灸治期间禁用一切药物。主治慢性支气管炎。

3. 蜡烛灸法

（1）取穴：风门、肺俞、定喘、膻中、中脘、脾俞、肾俞、丰隆。

（2）方法：将蜡烛点燃后，待到熔化，倾斜蜡烛对着所施治的穴位，让熔蜡滴于穴位上，每个穴位可滴3～5滴，待蜡凉凝后即揭去，每日1次，10次为1疗程，一般为1～3个疗程，每疗程间休息3天。主治慢性支气管炎。

（三）推拿疗法

推拿一

1. 取穴：天突、肺俞、风门、列缺、止咳、尺泽、曲泽、列缺、太渊。

2. 主要手法：按法、揉法、点法、一指禅推法等。

3. 操作程序：患者取俯卧位，医生先于肺俞、风门穴处施以按揉手法约5分钟，然后于二穴处施以点按法，每穴3分钟。术毕，令患者正坐，于上述各穴处按、揉、点及一指禅推法各2～3分钟。每周治疗1次，治疗6次为1疗程。适用于治疗慢性支气管炎。

推拿二

1. 取穴：膏肓、中府、云门、背部膀胱经循行线。

2. 主要手法：按法、揉法、擦法等。

3. 操作程序：患者取俯卧位，医者用右手中指指腹按揉膏肓俞穴共5分钟，然后按揉风门、中府、云门，共5分钟。然后捏脊20遍。再施以擦法：先在患者背部的膀胱经的第一线上涂抹冬青油，然后用手掌鱼际擦背，至发热发红为止。每周治疗1次，治疗6次为1疗程。适用于治疗慢性支气管炎。

（四）气功疗法

（1）可选用八段锦、易筋经。（2）选用咽气法、调息法、胎息法。（3）选用意气功。（4）选用周天功、真气运行法。可提高免疫机能，防治慢性支气管炎。

（五）运动疗法

1. 保健呼吸操

（1）由胸式呼吸改为腹式呼吸。

（2）凡吸气动作，必须紧闭口，单用鼻腔吸气；凡呼气动作，均张口呼气。

（3）可因时、因地制宜地逐步增加肺部活动量。

（4）要经常坚持锻炼。可提高免疫机能，防治慢性支气管炎。

2. 摩鼻

（1）用两手食指上下按摩鼻翼两旁的“迎香”穴及鼻梁两侧约10～20次。

（2）以右手掌心按摩鼻尖“素髎”穴，方向从右向左，约10～20次，再从相反方向按摩10～20次。可提高免疫机能，防治慢性支气管炎。

3. 扩胸

（1）左脚向左跨出半步（与肩同宽），两臂向上举起，同时用力吸气。

（2）臂回收至胸前，同时用力呼气，左脚收回原处仍成立正姿势。

（3）先左后右，左右交替重复以上动作，连做4次。可防治慢性支气管炎。

4. 按腹

（1）左脚向左跨出半步，两臂侧举，掌心向上，头略后仰，同时用力吸气。

（2）两臂迅速收回按腹（以右手覆盖左手），上身略前屈，同时用力呼气。

（3）左脚收回，两手放下仍成立正姿势。

（4）先左后右，左右交替重复以上动作，连做4次。可防治慢性支气管炎。

5. 握拳

（1）两手握拳屈臂置于胸前（拳心向内），两臂同时向上后方摆动连续3次，随着两臂摆动同时用力吸气。

(2)按以上动作,两臂向相反方向摆动,连续3次,同时用力呼气。

(3)两臂放下恢复立正姿势。

(4)依照上述次序再做3遍。可防治慢性支气管炎。

6. 下蹲

(1)左脚向左跨出半步(与肩同宽),两臂从前至侧上举,同时用力吸气。

(2)两臂徐徐从前放下(掌心向下)并下蹲,同时用力呼气。

(3)徐徐起立,左脚收回仍成立正姿势。

(4)依照上述次序再做3遍,先左后右交替。可防治慢性支气管炎。

(六)食疗疗法

1. 百合荸荠粥　鲜百合30g,荸荠100g,大米100g,蜂蜜50g。将百合去杂洗净,撕成小片;荸荠洗净去皮,切成小块;大米淘洗干净,备用。锅内加水适量,放入大米煮粥,八成熟时加入百合、荸荠,再煮至粥熟,用蜂蜜调服。每日1次,连服10~15天。适用于治疗慢性支气管炎,症见咳嗽痰多。

2. 白菜豆腐皮粥　大白菜120g,豆腐皮50g,大枣6~10枚,大米100g,精盐1g,味精1g。将大白菜、豆腐皮分别洗净,切丝;大枣洗净;大米淘洗干净,备用。锅内加水适量,放入大米、大枣煮粥,六成熟时加入大白菜、豆腐皮,再煮至粥熟,调入精盐、味精即成。每日1~2次,可长期食用。适用于治疗慢性支气管炎。

3. 菠萝粥　菠萝120g,大米100g,精盐3g,蜂蜜30g。将菠萝洗净,切成小块,放入淡盐水中浸泡10分钟,捞出备用;大米淘洗干净,备用。锅内加水适量,放入大米煮粥,八成熟时加入菠萝,再煮至粥熟,调入蜂蜜即成。每日1次,连服15~20天。适用于治疗慢性支气管炎、大便秘结等。

4. 南瓜大枣汤　南瓜200g,大枣9枚,白糖30g。将南瓜洗净,切成小块;大枣洗净,去核,备用。锅内加水适量,放入南瓜块、大枣,大火烧沸,改用文火煎15分钟,调入白糖即成。每日1剂,连服15~20天。适用于治疗慢性支气管炎之咳嗽痰多。

5. 白菜豆腐汤　大白菜150g,豆腐120g,姜丝、葱末、精盐、味精、香菜末、香油各适量。将大白菜洗净,切丁;豆腐洗净,切成小块,备用。锅内加水适量,放入白菜、豆腐、姜丝、葱末共煮汤,熟后调入精盐、味精、香菜末、香油即成。每日1剂,连服1个月。适用于治疗慢性支气管炎之咳嗽痰多。

6. 枸杞炖猪心　枸杞子10g,鲜猪心1个,将猪心洗净,晾干和枸杞子一起文火煮1小时左右,加少许盐调味。适用于治疗慢性支气管炎的肾气亏虚者。

7. 鲫鱼杏仁红糖汤　鲫鱼1条,甜杏仁9g,红糖适量,将鲫鱼去鳞、鳃及内脏,洗干净后同甜杏仁共入锅中,加水适量煮熟,调入红糖稍煮即成。适用于治疗慢性支气管炎痰浊内阻患者,出现咳嗽、多痰气促、形体消瘦等症。

8. 杏仁猪肺汤　猪肺250g,杏仁10g,将猪肺切块洗干净,与杏仁加清水适量煲汤,将好时冲入姜汁1~2汤匙,用食盐调味即成。饮汤食猪肺,每日2次,随量食。适用于慢性支气管炎的肺气亏虚之证。

9. 人参蛤蚧散　吉林参0.25g,蛤蚧1对,紫河车1.75g,按此比例研细末,装瓶备用,每日服1~3次,每次1.5~3g。适用于治疗慢性支气管炎缓解期的肺肾阴虚,症见气促,动则加剧,盗汗,腰酸膝软者。

10. 冬虫夏草炖鹌鹑　冬夏虫草5g，鹌鹑2只，生姜3片，蜜枣3枚，水200ml，加盐油调味，文火炖2小时，饮汤食肉。适用于治疗慢性支气管炎缓解期的肺阴不足，出现气促不足以息，气短咳嗽不多，无痰，舌红少苔患者。

11. 灵芝羊肉汤　灵芝15g，羊肉120g，生姜3片，水适量煲汤，油盐调味，饮汤食肉。适用于治疗慢性支气管炎缓解期的肺肾阳虚患者。

12. 剑花煲猪肺　剑花20g，猪肺250g，水适量煲汤，盐油调味，饮汤食肉。适用于治疗慢性支气管炎缓解期的肺热咳嗽，口干，咳痰白稠难出患者。

13. 山药故纸炖紫河车　山药30g，补骨脂15g，红枣5枚，生姜3片，新鲜紫河车1副。紫河车洗净，盐擦，入开水中烫煮片刻，再用冷水漂洗多次，切成块，入锅加白酒，姜汁炒透，再移至锅内，加水适量，隔水炖熟食，分两次服。适用于治疗慢性支气管炎缓解期的肺脾肾虚者。

（七）生活调理

饮食宜清淡，给予营养丰富易消化吸收的食物，如软饭、烂饭、米粥、面条、面包、鲜奶，但增加营养应注意不要急于求成，要循序渐进，进食要有规律，有节制，宜少食多餐，忌暴饮暴食，避免进食生冷、寒冷、肥腻及辛辣燥热之品，配合中药食疗，更能调脾肺肾，扶正固本，提高机体抗病能力。

五、调摄与护理

1. 注意气候变化，重视防寒保暖，避免感冒。平素易于感冒者，配合防感冒保健操，面部迎香穴按摩，晚间足三里艾熏。

2. 慢性久咳肺气虚弱者，可配合气功或呼吸操，提高肺的通气功能，增强抗病能力。

3. 还应注意饮食、情感方面的摄生。忌食生冷、肥厚、辛辣、过咸食物，戒除烟、酒等刺激品，避免接触刺激性气体。

六、按语

1. 慢性支气管炎是肺脏疾病的主要病证，多属中医内伤咳嗽、喘证等范畴。内伤为脏腑功能失调，病理基础为肺气不清，失于宣肃，治疗当辨其虚实标本，注意治虚勿忘实，祛邪当顾虚。内伤咳嗽每易感受外邪使发作加重，治疗应权衡标本的主次缓急，或先后分治，或标本兼顾。缓解期，应恪守“缓则治其本”的原则，拟补虚固本法以图根治。

2. 针刺、灸治、气功疗法对防治慢性支气管炎有其独特作用与疗效。推拿、饮食疗法对咳嗽、痰多等症状治疗有很好消除作用。

第4章　支气管哮喘

一、概述

支气管哮喘是由嗜酸性粒细胞、肥大细胞和T淋巴细胞等多种炎性细胞参与的气道慢性症，这种炎症使易感者对各种激发因子具有气道高反应性，并可引起气管缩窄，表现为反复发作性的喘息、呼吸困难、胸闷或咳嗽等症状，常在夜间和（或）清晨发作加剧，常常出现广泛多变的可逆性气流受限，多数患者可自行缓解或经治疗缓解。可发生于任何年龄，但大多数于12岁以前起病，男孩多于女孩（约2～3∶1）。好发于秋冬季节，寒冷地带高于温暖地区。

支气管哮喘属于中医学的“哮证”范畴。

二、病因病理

（一）西医的病因病理

1. 病因

（1）过敏因素（外源性哮喘）：致敏原主要是吸入花粉、屋尘、真菌孢子、工业粉尘、动物毛屑等；进食鱼虾、蟹等；或接触油漆、染料等亦可致敏。发病者多为儿童及青年。往往有荨麻疹、湿疹、过敏性鼻炎等过敏史。外源性致敏因素进入体内，可产生大量的特异性抗体IgE（免疫球蛋白E），附着在支气管黏膜的肥大细胞及血液嗜碱粒细胞上。若患者再次接触同一抗原，抗原即与附着在肥大细胞表面的IgE结合，发生过敏反应，使肥大细胞破坏，释放多种生物活性物质，如组织胺、5－羟色胺、缓激肽等，引起支气管平滑肌痉挛，黏膜充血水肿，黏液腺分泌增加，细支气管管腔狭窄，肺的通气不畅而发生呼吸困难，导致哮喘发作。

（2）气候和精神因素：当气温、湿度、气压等改变时可诱发哮喘，在寒冷季节或秋冬气候改变时较多发病。病人情绪激动、紧张、怨怒等也会促使哮喘发作。

（3）感染因素（内源性哮喘）：致敏原来自体内，为细菌或病毒的代谢产物，故与鼻、咽、扁桃体、肺或其他感染病灶未及时清除有密切关系。

（4）遗传因素：临床上常见本病患者有家族过敏史，如哮喘、荨麻疹、湿疹、过敏性鼻炎，调查发现“支气管哮喘”患者近亲中哮喘、血管收缩性鼻炎和神经性皮炎比对照组高。发现“支气管哮喘”患者中50%近亲中有过敏史，由此可见遗传因素在支气管哮喘发病机理中的作用。

（5）免疫因素：近年来免疫学研究取得飞速进展，从而提高了对本病的发病原理的认识。临床实验证明哮喘患者支气管反应性增高，主要表现支气管平滑肌收缩增强和黏液分泌亢进，其原因本质上是支气管抗原产生的一系列过敏反应。

（6）运动：约70%～80%的患者在剧烈运动后诱发，故称为运动诱发性哮喘，多见于青少年。

（7）药物：普萘洛尔（心得安）、阿司匹林、其他解热镇痛药物及非甾体抗炎药等，可能引起哮喘发作。

2. 病理　早期少见器质性改变，随病情进展，病变逐渐明显。肉眼可见肺膨大及肺气肿较为突出，肺柔软疏松有弹性，支气管及细支气管内含有黏稠痰液及黏液栓，支气管壁增厚，黏膜充血肿胀形成皱襞。黏液栓塞局部可发现肺不张，肺实质可见纤维化。

（二）中医病因病机

1. 病因

（1）脏气亏虚：素体不强或病后体弱，如幼年患麻疹、百日咳、湿疹等，或反复感冒，咳嗽日久，以致肺脾气虚，津液不化，痰饮内生；或阴虚火旺，热蒸液聚，痰热胶固。素体不强者，以肝肾不足为主；而病后导致者以肺脾两虚、痰浊内蕴为主。

（2）外邪侵袭：外感风寒或风热暑湿之邪，失于表散，邪蕴于肺，壅阻肺气，气不布津，或吸入花粉、烟尘、异味气体等，影响肺气宣降，津液停聚，痰浊内蕴。此外，尚有某些体质禀赋特异者，吸入花粉、烟尘等即影响肺气的宣降，使津液凝聚、痰浊内蕴、气道涩窄而发哮喘。

（3）饮食不当：过食生冷，脾阳受损，寒饮内停；或嗜食酸咸肥甘，积痰蒸热，或因进食海腥发物，而致脾失健运，痰浊内生，壅阻肺气，成为哮喘的发病原因。

（4）其他：某些患者在月经期前剧烈运动后哮喘发作，亦有因情志抑郁或惊恐恼怒而发病者。

2. 病机　为内伏之痰，因气候、饮食、情志、劳累等因素所引动，以致痰气交阻为患。发时痰随气升，气因痰阻，痰气搏结，壅塞气道，肺气升降失常。同时，肺气的呼吸出入又能触发停积之痰，以致痰鸣哮吼，气急喘促。发作期以邪实为主，因痰阻气闭，以邪实为主。哮喘反复发作，寒痰伤及肺、脾、肾之阳气，痰热耗灼肺肾之阴，病可由实转虚。大发作期正虚与邪实并见。因平时正气虚弱较著，可见肺肾两虚而痰浊壅盛，正虚与邪实并见，表现为哮证大发作，势急而持续不解，严重者由于肺不能治理调节心血的运行，命门之火不能上济于心，或痰饮凌心，蒙蔽心神，导致心气或心阳受累，发生“喘脱”危候。

三、临床诊断

（一）辨病

1. 症状　临床分型各家有不同的主张。为了便于临床工作的方便，按其临床表现与起病情况分以下三型：

（1）吸入型（外源性）：发病与吸入某些外界过敏抗原（如花粉、螨尘等）有密切关系，多有明显的季节性，以春秋为多，发作前有鼻痒、咽痒、连续喷嚏、流稀鼻涕及咳嗽等过敏性表现。大都在儿童或青年时起病，多有家族过敏史及个人过敏史。发病较快，喘前无痰，喘发后有白色黏痰，缓解前可咯出白色痰。发作时肺部有哮鸣音，缓解后哮鸣音消失。血和痰中嗜伊红细胞增多，血清 IgE 含量较正常为高，甚者可增加数倍。

（2）感染型（内源性）：诱发因素多与上呼吸道感染或肺部感染有关，多在成年时起病。家族及个人过敏史较少有，多在冬季或气候多变时发作。逐渐发病，痰黏稠，内有脓球，有时色黄。肺部经常有哮鸣音。痰中或血中嗜伊红细胞正常或稍多，但 IgE 在血清中不见增多。

（3）混合型：兼有以上两型的特点，病史长、哮喘终年发作，尤其在上呼吸道感染后易发。

（4）支气管哮喘典型发作：患者突然感到胸闷，气促，迅速发生呼吸困难，呼气延长，两肺出现哮鸣音，患者被迫坐起双手撑床，张口抬肩，所有辅助呼吸肌均参加呼吸活动，出现三凹征，精神紧张，烦躁，汗出，发作可持续数分钟、几小时或数天。一旦在用药后或自发缓解时，可咯出大量黏液泡沫样痰。呼吸逐渐通畅，哮喘完全停止。X 线胸透，肺透明度增加。长期发作者可合并慢性支气管炎及肺气肿，即使发作缓解后 X 线检查亦显现肺气肿征。两肺时现干湿啰音。

（5）哮喘持续状态：严重的哮喘已持续 24 小时以上，或严重发作经 12 小时以上的救治，仍未能控制其发作，称之为哮喘持续状态。患者除有典型哮喘发作的体征外，其哮喘程度更为剧烈，面色苍白，大汗淋漓，四肢厥冷，甚至出现指趾面部紫绀征。危重患者可引起低氧血症、高碳酸血症而致呼吸衰竭。

2. 体征　哮喘发作时，胸部膨胀饱满，叩诊有过度回响，听诊两肺布满哮鸣音，呼气延长。长期哮喘并发慢性支气管炎时，则在缓解后可闻及干湿啰音。并发肺气肿时显现肺气肿体征。

3. 辅助检查

(1)痰中嗜酸红细胞增加，外源性者尤甚，并发感染者白细胞增多，痰中镜下可见 Charcot - Leyden 结晶及 Curschman 螺旋体，弯曲菌病并发者，痰镜下可见白色或棕色丝片。

(2)血中可见嗜酸红细胞增高。

(3)皮肤试验：此即特异性过敏原检查，过敏抗体 IgE 对皮肤及黏膜下组织的肥大细胞有极强的亲和力。

(二)鉴别诊断

1. 心源性哮喘　心源性哮喘常见于左心心力衰竭，发作时的症状与哮喘相似，但心原性哮喘多有高血压、冠状动脉粥样硬化性心脏病、风心病二尖瓣狭窄病史和体征。阵阵咳嗽，常咳出粉红色泡沫痰，两肺可闻及广泛的水泡音和哮鸣音，左心界扩大，心率增快，心尖部可闻奔马律。病情许可作胸部 X 线检查时，可见心脏增大，肺瘀血征，有助于鉴别，若一时难以鉴别可注射氨茶碱缓解症状后进一步检查，忌用肾上腺素或吗啡，以免造成危险。

2. 喘息型慢性支气管炎　多见于中老年人，有慢性咳嗽，喘息长年存在，有加重期。有肺气肿体征，两肺可闻及水泡音。

3. 支气管肺癌　中央型肺癌导致支气管狭窄或伴有感染时或类癌综合征，可出现喘鸣或类似哮喘样呼吸困难，肺部可闻及哮鸣音。但肺癌的呼吸困难及哮鸣症状进行性加重，常无诱因，咳嗽可有血痰，痰中可找到癌细胞，胸部 X 线摄片、CT 或 MRI 检查或纤维支气管镜检查常可明确诊断。

4. 变态反应性肺浸润　见于热带嗜酸粒细胞增多症、肺嗜酸粒细胞增多性浸润、外源性变态反应性肺泡炎等。致病原因为寄生虫、原虫、花粉、化学药品、职业粉尘等，多有接触史，症状较轻，病人常有发热，胸部 X 线检查可见多发性，此起彼伏的淡薄斑片浸润阴影，可自行消失。

5. 肺曲菌病　临床表现常以反复哮喘为特征，咳嗽，痰呈黏稠团块。X 线检查可见肺段性不张和手指状黏液嵌塞征。周围血白细胞数和 IgE 增高。曲菌抗原皮肤试验可见速发型、迟发型或双相反应。皮质激素治疗有效。

(三)辨证

1. 发作期

(1)寒哮：呼吸急促，喉中哮鸣有声，胸膈满闷如塞，咳不甚，痰少咯吐不爽，面色晦暗带青，口不渴，或形寒怕冷，天冷或受寒易发，舌苔白滑，脉弦。

(2)热哮：气粗息涌，喉中哮鸣，胸高胁胀，咳呛阵作，咯痰色黄或白，黏浊稠厚，排吐不利，烦闷不安，汗出，口渴喜饮，舌质红，舌苔黄腻，脉弦滑。

2. 缓解期

(1)肺虚：气短声低，咯痰清稀色白，面色㿠白，自汗，怕风，常易感冒，每因气候变化而诱发，发前喷嚏频作，鼻塞流清涕，舌淡苔白，脉细弱。

(2)脾虚：平素痰多，倦怠无力，食少便溏，或食油腻易腹泻，面色萎黄不华，舌质淡，苔薄腻或白滑，脉象细软。

(3)肾虚:平素短气息促,动则为甚,吸气不利,腰酸腿软,脑转耳鸣,劳累后喘哮易发,面色苍白,舌淡苔白、质胖嫩,脉象沉细。

(四)辨证要点

1. 辨实证　新病,喘哮气粗声高,呼吸深长,呼出为快,脉象有力,体质不虚。

2. 辨虚证　久病,喘哮气怯声低,呼吸短促难续,吸气不利,脉沉细或细数,体质虚弱。

在分清虚实的基础上,实证需分寒痰、热痰以及有无表证的不同;虚证应审其阴阳之偏虚、脏腑之所属。

四、临床治疗

(一)针刺疗法

1. 毫针疗法

发作期:

(1)主穴:定喘、肺俞、尺泽、列缺、丰隆、天突。

(2)配穴:风寒犯肺者,配大椎、风门;流涕用巨髎;痰热壅肺加鱼际、合谷;鼻塞、喷嚏用攒竹。

(3)操作:以上诸穴均用泻法留针,于风寒者,胸背部腧穴可酌加隔姜灸或艾条灸;风门、肺俞两穴针灸后,再加拔火罐。针天突时,病人采用平卧位,头向后仰,在天突穴处先进针2分,然后针柄靠喉结,针尖紧沿胸骨柄后面刺入1寸。于风热者,强刺激间歇留针,每隔5分钟行针1次,约30分钟左右,待喘促稍平后再出针。

缓解期:

(1)主穴:定喘、膏肓俞、肺俞、太渊、关元。

(2)配穴:脾肺气虚加脾俞、足三里;脾肾阳虚加肾俞、太溪。

(3)操作:以上诸穴针用补法,刺激宜轻,取穴宜少,以上取穴选穴较多者可采用分组交替轮用的方法。可久留针,还可在背部腧穴上拔火罐。脾肾阳虚者应配合灸法。

2. 穴位注射疗法

穴位注射一

(1)取穴:定喘、肺俞。

(2)药物:静脉血、维生素C注射液。

(3)方法:取患者本人静脉血3ml,加入维生素C 100mg(2ml)混匀后穴位注射,每次取1穴(双侧),每穴注入2.5ml。每周注射2次,两穴交替使用。本法一般无不良反应,定喘穴可深1寸,肺俞穴深度相近,但应向脊柱方向斜刺。适用于治疗支气管哮喘缓解期。

穴位注射二

(1)取穴:定喘、肺俞、天突、膻中、中府、孔最、丰隆、身柱。

(2)药物:扑尔敏注射液、注射用水。

(2)方法:用扑尔敏注射液2ml加注射用水至5ml,取背部1穴配孔最,或取胸部1穴配丰隆,两组交替。每穴1ml,每日1次,10次为1疗程。适用于治疗支气管哮喘发作期。

穴位注射三

(1)取穴:足三里、定喘、肺俞。

(2)药物:斯奇康注射液(卡介苗多糖核酸注射液)。

(3)方法:局部消毒后,吸取药液2ml快速刺入穴位,得气无回血后每穴注入0.5~1ml。穴位左右交替选用。每年小暑后至秋分前,可略提前或延后数天,初伏2针,中伏2针,末伏2针。适用于治疗支气管哮喘缓解期。

穴位注射四

(1)取穴:身柱、肺俞、定喘。

(2)药物:可的松5mg,氨茶碱0.5g,蒸馏水2ml。

(3)方法;可的松注射身柱、肺俞,每穴0.5mg;氨茶碱0.5g注射定喘、肺俞,每穴0.12g;蒸馏水2ml注射身柱、定喘穴。每日1次,7次为1疗程。各种药物注射交替进行。适用于治疗支气管哮喘发作期。

3. 电针疗法

电针一

(1)取穴:胸腔区。

(2)方法:用2寸毫针分别斜刺入双侧胸腔区皮下,针体刺入帽状腱膜下层,达到所需深度时接通G6805电针仪,调至最大频率,电流强度增加至病人能耐受为止。每次30分钟,每日2次,7日为一疗程。适用于治疗哮喘持续状态。

电针二

(1)取穴:天突、膻中、中府(双)。

(2)方法:天突穴针尖向胸骨柄后缓刺入1~2寸,膻中向上斜刺1~2寸,中府向膻中斜刺1~2寸,得气后接G6805电针仪,阳极接天突、膻中;阴极接中府。用间断波型,频率18次/分,输电量至胸部肌肉明显跳动而能耐受为止。患者断电时吸气,输电时呼气,留针30分钟。每日1次,15次为一疗程。疗程间隔3天。适用于治疗哮喘持续状态。

4. 激光针疗法

(1)取穴:定喘、肺俞、膻中、肾俞、丰隆、足三里。

(2)方法:应用小功率的He-Ne激光针照射,也可用光导纤维对准穴位照射。照射距离一般为30~50cm,可根据具体情况选择。每日照射1次,每次取2~4穴,每穴照射2~5分钟,10~15次为1疗程,每疗程间隔7~10天。也可在耳穴照射,取穴平喘、肺、内分泌、肾上腺等。适用于治疗哮喘发作期。

5. 穴位埋线疗法

(1)取穴:大椎、肺俞、膻中。

(2)方法:在选定穴上,皮肤作常规消毒,局部麻醉后,用缝皮针将"0"号羊肠线埋于穴位下肌肉层内,一般选用3~4穴,大部分用胸背部穴位,适用于哮喘的缓解期。

6. 梅花针疗法

(1)取穴:发作期治标,以胸腰部、前后肋间为主,配肘窝、大鱼际、小鱼际、剑突下、气管两侧、大椎、内关、足三里、孔最。缓解期治本,以肺经症状为主者,刺激胸部、前后肋间、中府、俞府、太渊、膻中为主,配刺气管两侧、后颈、胸腰部及上腹部;以脾经症状为主者,刺激胸腰上腹部为主,叩刺气管两侧及颈、骶部、胸椎,俞府、气海、膻中、中府。除上述外,凡有阳性反应物发现处(条索、结节囊肿等)及异常反应区亦为重点刺激部位。

(2)方法:发作期,每日治疗2~3次,用重刺激。缓解期,每日治疗1次,7次为1小疗程。以后隔日1次,21次为1大疗程,均用中等刺激。

7. 耳针疗法

耳针一

(1)主穴:肺、肾、脾、肾上腺、对屏尖、交感、气管。

(2)配穴:外源性加风溪、神门、肝;内源性加枕、内分泌、大肠。

(3)方法:每次主穴必用,配穴可根据症状选配。每次取一侧耳穴,双耳交替使用。耳郭常规消毒后,用耳毫针在所选穴位上刺入,用强刺激,留针15~30分钟。并捻转3~5次,以增强刺激。症状重时,每日针1或2次,随症状减轻可隔1或2天针1次,10次为1个疗程。症状缓解后,仍须治疗2或3次,以巩固疗效。适用于治疗支气管哮喘发作期。

耳针二

(1)主穴:肺、气管、交感、肾上腺、风溪、内分泌。

(2)配穴:神门、枕、肾。

(3)方法:主穴必取,配穴随证选用(发作期选神门、枕;缓解期选肾)。每次取一侧耳穴,双耳交替使用。耳郭常规消毒后,用耳毫针对准所选穴位刺入,留针15~30分钟,并捻转3~5次。发作期用重刺激,用泻法,每日针1次,缓解期用中刺激,用平补平泻法,隔日针1次。10次为1个疗程。适用于治疗支气管哮喘(发作期和缓解期)。

耳针三

耳穴按摩法

(1)取穴:①肺、气管、角窝中、肾上腺、对屏尖;②风溪、脾、肾、神门。

(2)方法:耳郭常规消毒后,按操作常规对双耳进行双凤展翅法、黄蜂入洞法和全耳背按摩。再选择上述2组穴位施以点按法。

(3)操作:患者坐位,术者用按摩棒或示指、拇指在第1组穴位依次施术,左右交替使用。以右耳为例,右手持按摩棒,对准所选穴位,左手示指掌侧置于上述穴位耳背的相应位置,抵住按摩棒,两手配合一压一松,每穴点按1~2分钟,每日1或2次。

按揉②组穴,右手持按摩棒或用拇指指腹对准上述穴位,示指指腹置于上述穴位耳背相应位置,两手指配合,顺时针揉按,每穴2分钟,每日1或2次。适用于治疗支气管哮喘。

耳针四

耳穴按摩法

(1)取穴:肺、气管、对屏尖、肾、脾、肾上腺、风溪、神门、肝、角窝中、内分泌。

(2)方法:耳郭常规消毒后,按操作常规进行按摩,一般预备按摩同上。再右手持按摩棒抵住耳背相应位置,先左耳后右耳,依次对准上述穴位进行点揉按摩,每穴1~2分钟,每日早、晚各1次,10次为1个疗程。适用于治疗支气管哮喘。

8. 拔罐疗法

(1)主穴:定喘、风门、肺俞。

(2)配穴:膻中、中脘、肾俞、膏肓。

(3)方法:一般仅取主穴,病程久或疗效欠好者,酌加备用之穴。先针刺,将针速刺至皮下,轻轻捻转进针。成人背俞穴进针5~7分,少儿2~3分。刺定喘穴时,针尖可向脊柱方向斜刺。待获得针感后,可用架火法拔罐,即在针尾上缚一含95%酒精之棉球,点燃后将罐扣上,或用真空拔罐器吸拔,留罐15分钟。亦可先留针20分钟,中间行针1~2次,以捻转手法平补平泻。取针后再以闪火法,在风门穴与肺俞穴之间拔罐,留罐10~15分钟。注意,少儿不可留针拔罐,一般仅采取点刺不留针,再拔以中号或小号罐。留罐时间,以局部皮肤潮红为度。上述治法,每日1次,穴位可轮换。10次为一疗程。拔罐法,一般选用大椎、风门、肺俞、心俞、膏肓和肾俞等穴,酌情轮流使用,可同时在2~4个穴位上拔罐,每次20分钟,每日1~3次。适用于治疗支气管哮喘。

（二）灸治疗法

1. 取穴：大椎、肺俞、风门、膏肓俞、天突。

2. 方法：艾炷如枣核大，可直接灸5～7壮，也可用隔药饼灸每穴3～5壮，以皮肤微红为度。化脓灸，传统上在小暑至白露施治。用细艾绒经压碾制成艾炷，直接置于穴位上灸治，每穴5～9壮，灸后敷以膏药，保持疮口清洁，并有20～30天的化脓期，间日灸治1穴，每疗程取3～4穴。每夏作1个疗程。也可用天灸法，取穴同上，以斑蝥、全虫去翅足，捣烂敷于穴位上，约12小时，使局部发泡，待自然愈合，保持局部清洁。适用于治疗支气管哮喘。

（三）推拿疗法

推拿一

1. 部位与穴位：背部、肺俞、心俞、膈俞、尺泽、孔最、内关、经渠、足三里、丰隆。

2. 主要手法：一指禅推法、按法、擦法、揉法等。

3. 操作程序：常以内功推拿常规手法辨证加减。风寒束肺者，配合直擦背部膀胱经，以透蒸为度，并以一指禅推法或按揉法在两侧肺俞、心俞、膈俞施术，每穴2分钟；风热犯肺者，配合直擦背部膀胱经，以温热为度，并用三指推拿及按揉颈椎两侧，往返5～6遍；痰湿蕴肺者，配合横擦左侧背部，以透热为度，并按拿两侧尺泽、孔最、内关、经渠、足三里、丰隆等穴，以酸胀为度，每穴约1分钟；肺虚者，重点横擦前胸上部及背部心俞、肺俞区；肾虚者，宜温补肾阳，直擦背部督脉及横擦腰部肾俞、命门，均以透热为度，并按双侧肺俞。适用于治疗支气管哮喘。

推拿二

1. 部位：桥弓、头部胆经循行区域、上肢内外侧、锁骨下缘至十二肋、肩背至腰骶、枕项部。

2. 主要手法：推法、拿法、横擦法、搓法、抖法、擦法等。

3. 操作程序：先推一侧桥弓穴，自上而下20～30次，再推另一侧桥弓穴。自额及下颌用分推法向左右两侧操作，往返2～3遍。在一侧头部胆经循行区域自前上方向后下方扫散10余次，然后再在另一侧治疗。从头顶部至枕部用五指拿法，自枕部到项部转为三指拿法，重复3～4遍。沿锁骨下缘开始到十二肋施横擦法2～3遍，再从肩背部开始到腰骶部施横擦法往返2～3遍。交换方向后再横擦前胸，然后再横擦肩、背、腰部。从大椎到腰骶部督脉部位施直擦法。直擦上肢内外侧，再在上肢自肩部至腕部施以拿法。理手指，最后搓、抖上肢。总共时间约15分钟，擦法以透热为度。适用于治疗支气管哮喘。

推拿三

1. 部位与穴位：阑门、建里、气海、带脉、左章门、右梁门、右石关、巨阙、百劳、肩井、膏肓、脾俞、肾俞。

2. 主要手法：点法、按法、拨法、推法、拿法、揉法、按法等。

3. 操作程序：先施治腹部及任脉各穴。令患儿仰卧，两手平伸放于肢体两侧，医生位于病儿右侧操作。推拿采用补法、调法。腹部及任脉点穴治疗后，扶病儿坐起，医者以双手在其背部及督脉各穴施以扣、按、拨法。每穴推拿1～2分钟。然后施以补脾经和二马推拿法。补脾经即医者在患儿拇指上节外侧向心直推，推时每分钟150～200次，每次推10分钟。二马推拿采用揉法，即医者在病儿无名指根与小指根间微下空处，用拇指外侧缘旋转揉按，左右同数，每分钟按揉150～200次，每次20分钟。每日1次，6日为1疗程。适于幼儿哮喘缓解期。

（四）刮痧疗法

刮痧一

1. 取穴：发作期取大椎、定喘、肺俞、天突、膻中、中府、尺泽及上肢内侧；缓解期取定喘、风门、肺俞、肾俞、志室、足三里。

2. 治法：用刮痧法。发作期宜先刮大椎和两侧定喘、肺俞，再刮天突、膻中、中府及前胸，然后刮尺泽及上肢内侧，由轻到重，至皮出现痧痕为度；缓解期宜先刮定喘、风门、肺俞，再刮肾俞、志室及腰部，然后刮太渊及前臂内侧，最后刮足三里。轻刮的力度适中，以有痧痕止。适用于治疗支气管哮喘。

刮痧二

1. 主穴：大椎、大杼、膏肓俞、神堂。

2. 配穴：太渊、天突、内关、膻中、丰隆、足三里、关元、三阴交。

3. 治法：用刮痧法。先刮主穴，由轻到重，刮至出现痧痕为度。再加刮配穴（可随症选用），每日1次，10次为1个疗程。3～7天后可再刮主穴。适用于治疗支气管哮喘。

刮痧三

1. 主穴：分2组：一为大椎、定喘、大杼、风门、肺俞、中府、天突、膻中、尺泽、太渊；二为脾俞、肾俞、中脘、气海、肺俞、喘息。

2. 配穴：胸闷配内关；痰多配丰隆、足三里。

3. 治法：用刮痧法。发作期取第1组穴，每次选3或4个穴位，缓解期取第2组穴，每次选2或3个穴位。随病症加配穴。发作期施以重刮，力度由轻到重，以出现痧痕为止，每日1次，交替使用。缓解期施以轻刮，力度适中，以有痧痕止，隔日1次，10次为1个疗程，上述交替使用。适用于治疗支气管哮喘。

刮痧四

1. 主穴：肺俞、膻中、气海。

2. 配穴：寒饮伏肺型配风门、尺泽、太渊；痰热遏肺型配大椎、合谷、孔最、丰隆、少商、内庭；脾肺气虚型配心俞、肾俞、关元、内关、神阙。

3. 治法：用刮痧法。先刮主穴至出现痧痕止，每日1次。再随证加刮配穴。寒饮伏肺型的手法力度较重，操作范围较广泛；痰热遏肺型加刮前4穴，并以三棱针点刺大椎和后两穴（少商、内庭），各放血少许，手法力度宜重，操作范围宜广；脾肺气虚型的手法力度宜轻，操作范围较局限。适用于治疗支气管哮喘。

刮痧五

1. 取穴：分2组：一为大椎、定喘、肺俞、天突、膻中、中府及前胸、尺泽、曲池及上肢内侧、列缺；二为定喘、风门、肺俞、脾俞、肾俞、志室及腰部、太渊及前臂内侧、足三里。

2. 治法：用刮痧法。第1组先刮颈部大椎，再刮背部的定喘、肺俞，然后刮天突、中府、膻中及前胸，再刮上肢内侧，重刮尺泽、曲池，最后重刮列缺。用泻法，以刮至出现痧斑为度。每日1次。

第2组先刮背部的定喘、风门、肺俞、脾俞、肾俞、志室及腰部，再刮前臂内侧，重刮太渊，最后刮下肢足三里穴。用补法或平补平泻法，以微现痧痕即可。隔日1次。适用于治疗支气管哮喘（第1组主发作期，第2组主缓解期）。

刮痧六

1. 取穴：大椎、定喘、肺俞、肾俞、脾俞及胸部、曲池、尺泽、列缺。

2. 治法：用刮痧法。先刮背部的大椎、定喘、肺俞、脾俞、肾俞；再刮胸部，从天突至膻中穴，再沿肋间隙由里向外刮，然后刮上肢部的曲池、尺泽、列缺穴。发作期加点刺大椎、肺俞、曲池穴放血少许。发作期用泻法，刮至出现痧斑为度。每日1次。缓解期用补法，刮至出现热感即可，同时加灸肾俞穴5壮。3日或7日1次。适用于治疗支气管哮喘。

（五）气功疗法

根据实践体验，气功疗法对预防哮喘的复发和发展具有一定的现实意义。气功修养静内含动，有疏通经络，调和气血的作用。中医学认为肺为气之主而司呼吸，如气机逆乱，升降和呼吸失常，就会发生哮喘。进行气功锻炼，可以调整呼吸，改善肺功能，所以气功可防治哮喘。现介绍气功立、坐、卧、行的一般功法：

1. 立功　站功多在早晨太阳刚出时，选择安静地点，两目半睁，面对阳光而站立。其姿势是两足放平，与肩同宽，上肢下垂，掌心向身。自然呼吸，吸进新鲜空气，排出体内浊气，意守丹田。在初练时一般20分钟，待练至适应时，可逐渐延长时间。

2. 坐功　坐功有双盘膝、单盘膝、平盘膝和自由式。自由式为自然平坐，双足踏地，两手平伸放在膝盖以上，或双手拱抱放在小腹丹田，双眼合而不闭，目视鼻尖，守神调息，呼吸自然，若有若无。待神宁意静后，闭口舌抵上腭，使任督二脉相接，口中唾液即生，唾液咽下随任脉至丹田。待丹田处产生热感，这是坐功效应的标志。双盘膝即双膝弯曲，左右两足分别放在左右两膝以上，足心向上；单盘膝是两膝弯曲，将一足放在另一小腿之上，足心向上。这两种盘膝坐位对年老患者不甚适宜。一般多采用平盘坐式，即两膝弯曲，自然平放，然后进行守神调息。

3. 卧功　即躺在床上练功，这种卧功舒适耐久，宜于年老体弱患者。其方式一般是在睡眠之前或黎明起床之前进行，除神经衰弱失眠患者外，卧功不是让睡觉，而仍须按坐功调息守神。

4. 行功　类似医疗体育的行走体育锻炼方法。在黎明时到花草林木茂盛、空气新鲜的场所，散步行走，领略大自然美景，可使心旷神怡，改善意志。呼吸新鲜空气，改善肺部功能，促进血液循环。行动要注意调和气息，以舒适自然为度，切忌过度疲劳锻炼。

（六）体育疗法

坚持打太极拳，每日1次，可使呼吸平和，脏腑经络之气和顺。有祛痰平喘作用。

（七）矿泉疗法

1. 取单纯泉、碳酸泉、食盐泉、碱泉进行浴疗；或取碳酸泉饮用。适用于哮证缓解期。
2. 取重碳酸钠泉、硫黄泉做喷雾吸入治疗，每次5分钟，每日2次。适用于哮证发作期。

（八）空气浴疗法

先从凉爽空气浴开始，做深呼吸运动。在寒冷气温下，一般不宜裸体行浴，而应进行动式空气浴。适用于哮证缓解期。

（九）磁疗法

取天突、膻中、定喘、丰隆，用钐钴合金磁片，以胶布固定于穴位上，第1周治疗2次，无特殊反应者，以后每周1次，4个月为1疗程，必要时可连续2～3个疗程。适用于年纪轻，病程短之哮证。

（十）砭木疗法

1. 患者取坐位。先用砭木在第1胸椎至第5胸椎背部两侧施常规叩击手法，后用砭木着重按揉肺俞、脾俞、膏肓等穴，杭风池、风府、迎香等穴。适用于哮证属实者。

2. 患者取坐位，先用砭木在第1胸椎至第5胸椎两侧施推揉基本手法，后用砭木着重按揉肺俞、脾俞、膏肓、足三里、三阴交等穴，轻揉膻中、中脘等穴，最后梳风池、风府、天柱、肩井等穴。适用于哮证属虚者。

(十一)割治疗法

取定喘、膻中，穴位常规消毒局麻后，用小尖头手术刀切开长0.5~1cm，深0.5~0.6cm切口，挑去皮下少量脂肪组织，并用止血钳略加按摩刺激，然后压迫止血，涂上龙胆紫或红汞，将切口创面对齐挤合，敷以消毒纱布固定，经1周愈合，如有效可重复1~2次。适用于各型哮证。

(十二)埋线疗法

取第7颈椎棘突至第7胸椎棘突间背正中线旁开1寸，定出等距离8个点为埋线穴位，用缝皮针顺序将0号羊肠线埋于穴内。适用于各型哮证。

(十三)穴位敷贴

刘炳权选用白芥子、延胡索、细辛、甘遂等为末，以适量姜汁调匀再加入麝香，在三伏天治疗220例哮喘，有效率达77.3%，认为药物穴位敷贴可达到辛温逐痰，祛散内伏寒邪而使肺气升降恢复正常，为冬病夏治一个较好的治疗方法。

(十四)饮食疗法

1. 山药粥　山药150g，大米100g，白糖50g。将山药去皮，洗净，切成小块；大米淘洗干净，备用。锅内加水适量，加入大米煮粥，五成熟时放入山药块。再煮至粥熟，调入白糖即成。每日1~2次，可长期食用。适用于治疗慢性支气管哮喘。

2. 银杏糯米粥　银杏15g，糯米60g，蜂蜜25g。将银杏去壳，文火炒熟；糯米淘洗干净，备用。锅内加水适量，放入银杏、糯米煮粥，熟后调入蜂蜜即成。每日1~2次，连服5~7天。适用于治疗慢性支气管哮喘。

3. 杏仁豆腐粥　杏仁(罐头)25g，豆腐120g，大米100g，精盐1g，味精1g。将豆腐洗净，切成小块；大米淘洗干净，备用。锅内加水适量，放入大米煮粥，五成熟时放入杏仁、豆腐，再煮至粥熟，调入精盐、味精即成。每日1次，连服7~10天。适用于治疗慢性支气管哮喘。

4. 木耳南瓜粥　黑木耳10g，南瓜150g，糯米100g，白糖30g。将黑木耳用温水泡发，去杂，洗净，撕成小片；南瓜洗净，切成小块；糯米淘洗干净，备用。锅内加水适量，放入糯米煮粥，五成熟时放入南瓜块，再煮至粥熟，投入木耳、白糖，稍煮一二沸即成。每日1~2次，可长期食用。适用治疗慢性支气管哮喘。

5. 银耳大枣糯米粥　银耳15g，大枣12枚，糯米60g，白糖30g。将银耳用温水泡发，去杂，洗净，撕成小片；大枣洗净，去核；糯米淘洗干净，备用。锅内加水适量，放入糯米、大枣煮粥，熟后加入银耳、白糖，再煮一二沸即成。每日1~2次，可长期食用。适用于治疗慢性支气管哮喘。

6. 橘皮百合粥　鲜橘皮15g，鲜百合30g，糯米100g，白糖30g。将橘皮洗净，切丝，用干净纱布包好；百合掰瓣洗净；糯米淘洗干净，备用。锅内加水适量，放入糯米、橘皮袋煮粥，快熟时加入百合，再煮二三沸，拣出橘皮袋，调入白糖即成。每日1次，连服7~10天。适用于治疗慢性支气管哮喘。

7. 罗汉银杏猪肉汤　猪瘦肉90g，银杏6枚，罗汉果1枚，甜杏仁9枚，桑白皮24g。将银杏去壳，用清水浸泡2小时；猪瘦肉洗净，切成小块；罗汉果切碎；桑白皮用干净纱布包好，备用。将全部药料一同放入锅内，加水适量，大火烧沸，改用文火煎1小时(不加盐)，拣出桑白皮袋，即可饮服。每日1剂，连服10~15g。适用于治疗支气管哮喘、咳嗽等。

8. 虾仁芹菜汤　虾仁30g，鲜嫩芹菜150g，熟猪油25g，姜丝、葱末、精盐、味精、料酒各适量。将虾仁用清水泡软，切碎；芹菜洗净，切成小块，备用。炒锅上火，放入猪油烧热，烹入姜丝、葱末煸香，加水适量，放入虾仁、芹菜、料酒，大火烧沸，改用文火煎煮10分钟，点入精盐、味精即成。每日1剂，连服15～20天。适用于治疗支气管哮喘、阳痿、性冷淡、带下等。

9. 鹌鹑汤　活鹌鹑2只，姜丝、葱末、食用油、料酒、精盐、味精、香菜末各适量。将鹌鹑宰杀，去毛，去内脏，洗净，剁成大块，备用。炒锅上火，放入食用油烧热，投入姜丝、葱末煸香，再下鹌鹑块、料酒略炒，加水适量，大火烧沸，改用文火煎煮30～40分钟，调入精盐、味精、香菜末即成。每日1剂，连服1个月。适用于治疗支气管哮喘、小儿疳积等。

五、预防与康复

1. 明确哮喘的诱发因素，注意或避免接触这些因素，还可用相应的过敏原作浸出液脱敏治疗，或用免疫增强剂以增强机体的免疫功能。

2. 注意气候变化，加强锻炼，增强体质，增强机体防寒、耐寒、抗寒能力，预防感冒以防止诱发哮喘。

3. 注意起居有节，保持心情舒畅，戒烟、戒酒、避免过度劳累。

4. 急性发作时，应安慰患者保持情绪稳定，不急不躁，适当休息，保持气道通畅，注意排痰；饮食宜清淡，忌肥甘厚腻、生冷之品，勿过饱。注意纠正缺氧；缺氧严重时可以引起烦躁，但不宜用镇静剂。

5. 某些药物可引起哮喘发作，如阿司匹林、消炎痛、布洛芬、青霉素、链霉素、磺胺等，应注意避免使用。

6. 室内必须空气流通，保持空气新鲜、无灰尘、无烟雾及油漆等一切刺激物质。

六、按语

1. 支气管哮喘是呼吸系统中一种常见病和多发病，由于又具有反复发作和迅速出现严重呼吸困难，因而给患者带来很大的痛苦。近年来哮喘的发病机制的研究取得重大的进展，从过去单纯变态反应到现在认为支气管哮喘是由多种细胞参与的慢性气道炎症，并具有气道高反应性的临床特征。认为单独使用支气管舒张药进行治疗是不够全面的，仅仅靠支气管舒张剂是有害的，因其没有抗炎作用，单纯对症治疗会掩盖炎症的发展，使气道高反应性加重，因而必须联合使用抗炎药物。糖皮质激素是目前治疗哮喘最有效的抗炎药物，但是糖皮质激素使用不当亦会带来不少问题，如大量糖皮质激素与广谱抗生素同时较长时间使用可出现二重感染。

2. 在临床治疗方面，针灸、穴注、穴位敷贴等研究报道较多，效果较好。特别是敷贴治疗的药物和穴位各家大致相仿，说明疗效稳定，重复性强。但有些研究对纳入标准和排除标准的掌握欠严格，疗效标准缺乏严格的客观指标，特别是肺功能测定、免疫和生化等相关指标。

3. 另外，气功与体育疗法，能提高机体免疫能力，控制疗程，解除症状。防止复发有较好效。

第5章　支气管扩张

一、概述

支气管扩张系慢性支气管化脓性疾病。是指因支气管及其周围肺组织慢性炎症，损伤支气管壁而引起的支气管扩张和变形，造成痰液潴留、反复感染、毛细血管扩张或支气管动脉与肺动脉终末支扩张与吻合而形成血管瘤等。临床以慢性咳嗽伴大量脓痰或反复咯血为特征。支气管扩张的诊断依据是：患者长期咳嗽、咯大量脓痰、反复咯血，肺局部病变处可听到湿性啰音，常见杵状指，X线胸部检查有肺纹理粗乱或多个环状透亮区，甚至有液平面；支气管造影术可以确定诊断。

本病属中医的"咯血""咳嗽""肺痈""痰证"等范畴。

二、病因病理

(一)西医的病因病理

1. 病因

支气管扩张病因可分为后天继发性及先天性两类。

(1)后天继发性病因为后天获得性疾病，如异物吸入、肿瘤、结核、麻疹、百日咳、丙种球蛋白缺乏和低蛋白血症、变态反应性曲菌病等。刺激气体如氯、芥子气等也能引起气管炎和管腔阻塞。

(2)先天性支气管扩张在我国非常少见。为先天性支气管缺陷或遗传性疾病，如囊性纤维化。

2. 病理　由支气管壁组织破坏造成的管腔扩大，管壁上皮成急性及慢性的炎症与溃疡，柱状上皮被鳞状上皮所替代，支气管周围呈炎症改变、纤维化及肺气肿。支气管动脉和肺动脉的终末支常有扩张吻合，有的毛细血管扩张形成血管瘤，以至病人时常有咯血。由于支气管黏膜的纤毛柱状上皮破坏，分泌物潴留于支气管腔内，不易排出，炎症进一步加重，气道呈高反应性，出现支气管痉挛。加之该病肺血管与支气管血管吻合支增多，交通支开放，肺的解剖分流亦增加，常有低氧血症，导致呼吸衰竭。病变进一步发展，加重右心负荷，发展为肺心病。

(二)中医的病因病机

1. 病因

(1)肺脾素虚：先天禀赋不足、肺脾两虚是发生本病的根源。肺脾两虚之体，既易感邪，感邪后又祛邪无力，遂致外邪反复入侵，迁延日久而成本病。

(2)外邪袭肺：外邪的侵袭是导致本病的外因。外邪以风寒、风热、疫毒之邪为主，邪蕴积于肺，化热生火，灼伤肺络，煎熬肺津，出现咯血、脓痰的症状。

(3)情志不遂：以郁怒伤肝为主。暴怒伤肝，逆气化火，肝火上逆犯肺，灼伤肺络而成咳逆、咯血。

(4)虚火伤肺：久病伤阴，或瘵虫侵袭肺系，耗伤肺阴，酿成虚火，虚火内炽，灼伤肺络而成本病。

(5)瘀血阻肺：在本病整个过程中，无论肺气壅遏致血行瘀滞，还是痰热壅盛、熬炼津液致血凝稠黏，或因肝郁化火、气结不畅致血行滞涩，或因阴津亏耗、血失滑利，或因出血不止、败血凝积等等，均可阻塞肺气，加重病情。

2. 病机

（1）发病：热邪、疫毒反复犯肺，自邪热盘踞肺脏到形成肺络损伤，是一渐进过程，故发病缓慢。

（2）病位：本病病位在肺络，主脏属肺，与肝脾相关。

（3）病性：本病为本虚标实、虚实兼夹。肺脾两虚为本，风寒、风热、疫毒屡犯为标，肺脏本虚贯穿疾病始末。

（4）病势：本病由本虚引起，外邪屡犯，肺先受之，渐可累及肝脾，甚而心肾。肺络损伤是本病发生的主要机理，他脏之邪火又可再度伤络，致使肺络损伤贯穿本病始末，从而形成内外夹击、反复发作、迁延难愈的病变趋势。

（5）病机转化：本病初起总为肺脾素虚、热伤肺络。进而肺热及肝或肝郁化火，可转化为肝火犯肺。肺热蕴久，又可耗伤肺阴而成阴虚肺热。如治疗不当或治不及时，晚期本已不足之正气更加耗损，至虚象毕露，进而转化为气虚失摄、血液妄行。总之，病由虚起，初期以标实为主导，渐转为虚实夹杂，晚期以正虚为主。

三、临床诊断

（一）辨病

1. 症状

（1）初起多发生在儿童及青年时期，80%为10岁前多在麻疹、百日咳、流感之后发病，咯大量脓痰，反复咯血，反复罹患肺炎，临床特征：咳嗽、咯脓性痰；反复咯血；反复肺部感染；常见杵状指（趾）；削瘦、贫血。

（2）痰放置数小时后，可见玻璃杯痰液分为三层，上层泡沫、中层黏液、下层为脓性物质及坏死组织。如有绿脓杆菌感染时，痰呈绿色。有厌氧菌感染时，味腥臭。支气管扩张进一步发展可引起周围肺组织化脓性炎症和纤维化，并发肺气肿，晚期甚至发展为肺原性心脏病，呼吸衰竭而死亡。

（3）若有反复继发感染，可引起周身中毒症状，如发热、盗汗、食欲减退、消瘦、贫血等。

2. 体征　早期于轻度支气管扩张患者可无异常体征，或仅在背部相应的病变部位可闻及少许局限性湿啰音。若病变反复感染后，肺部可闻及位置固定、性质不变的湿啰音；病变范围广泛者，有时可闻及哮鸣音，出现发绀、杵状指（趾）。随着并发症如支气管肺炎、肺纤维化、胸膜增厚与肺气肿的发生，可有相应的体征。慢性化脓性支气管扩张患者呼出的气息发臭，且有杵状指（趾），全身营养情况也较差。

3. 辅助检查

（1）血常规：有继发感染时，白细胞计数增多，中性粒细胞增多。反复多量咯血者，可有不同程度的贫血。

（2）痰液检查：痰静置后分为三层已如前述。镜检可见痰中有弹性纤维、脓细胞及大量细胞碎片。痰培养多见流感嗜血杆菌、金黄色葡萄球菌、奈瑟球菌、变形杆菌、大肠杆菌、绿脓单胞菌、产气杆菌等。

（3）X线检查：一般后前位X线片常无特殊发现，或仅有患侧肺纹理增粗。疾病后期，X线片显示不规则环状透光阴影或呈蜂窝状（所谓卷发影），甚至有液平面，说明囊状支气管扩张的存在。有时可见肺段或肺叶不张。

(4)支气管碘油造影：是一种较为痛苦的检查手段，但它是确定支气管扩张诊断的重要依据。明确病变范围、程度，是胸外科手术前不可缺少的检查步骤。

(5)支气管镜检查：纤维支气管镜仅能观察到支气管亚段，对支气管诊断价值不大，但它可帮助医生除外支气管肿瘤或其他异物等病因。

(6)胸部CT：支气管扩张的CT表现为支气管逐渐变细的征象消失，管壁增厚，正常不显示支气管的周边也可见支气管；增宽的支气管横径超过与之伴行的肺动脉，呈囊状、柱状或串珠样扩张。当扩张的支气管内有黏液栓堵塞，CT表现为非特异性结节或类似浸润影，CT检查，可使部分病人免除支气管造影检查，特别是对造影剂过敏患者能接受此项检查。

(二)鉴别诊断

1. 慢性支气管炎　本病多发生于中年以上患者，咳嗽、咯痰于寒冷季节明显，无大量脓痰，偶可痰中带血。肺部干性啰音、湿性啰音呈散在性，部位不固定，罕见杵状指。本病可继发支气管扩张，但这种病变呈双侧弥漫性发生，其扩张程度一般较轻，可资鉴别。

2. 肺结核　本病有结核病全身毒血症状，病灶大多数位于肺上部。胸部X线检查和痰结核菌检查可明确诊断。

3. 肺脓肿　起病急，患者有高热，大量脓痰，咯血。胸部X线检查可见浓密炎症征象，有空洞伴液平。有效的抗菌治疗，炎症可消失。

4. 肺癌　本病多见于40岁以上中年人。近期有不明原因的刺激性咳嗽，血痰，乏力和消瘦，胸部X线检查可见有肺门淋巴结肿大或肺内有占位性病变。对可疑者应及时作痰脱落细胞及纤维支气管镜等检查，或测定血清唾液酸(SA)、癌胚抗原(CEA)等肿瘤标记物，可及早明确诊断。

5. 肺囊肿继发感染　本病与支气管扩张相似，有咳嗽、咳痰等特征，但X线检查显示圆形空腔伴液面，周围无炎症反应，常无明显毒性症状。液体排空后成气性囊肿，囊壁薄，周围无突变。

(三)辨证

1. 痰湿蕴肺　咳嗽反复发作，稠厚成块，痰多易咯，或咳声重浊，痰黏腻，早晨或食后咳甚痰多，进油腻甘甜物后加重，大便时溏，脘痞呕恶，舌苔白腻，脉濡滑。

2. 痰热郁肺　咳嗽气息粗促，或有腥味，咯吐血痰，或喉中有痰声，痰多，质黏稠或黄，胸胁胀满，咳时引痛，舌苔薄黄腻，舌质红，脉滑数。

3. 燥热伤肺　喉痒咳嗽，痰中带血，口干鼻燥，或有身热，大便秘结，尿黄，舌红少津，苔薄黄，脉数。

4. 肝火犯肺　咳嗽阵作，痰中带血或纯血鲜红，胁肋胀痛，口苦，烦躁易怒，失眠，舌质红，苔薄黄，脉弦数。

5. 阴虚火旺　咳嗽，痰少，痰中带血或反复咯血，口干咽燥，潮红，颧红，盗汗，虚烦易怒，舌红，脉细数。

(四)辨证要点

1. 区别外感与内伤　若病程较短，由风、热、燥等外邪犯肺引起咯血属外感；若由饮食、情志、劳倦等引起的咯血多属内伤范畴。

2. 注意痰的色、质、量、味　咳而少痰的多属燥热、气火、阴虚；痰多的常属湿痰、痰热、虚寒；痰白而稀薄的属寒；痰白而稠厚易出的属湿；痰黄而稠者属热；痰白黏者属阴虚、燥热；痰白清稀透明呈泡沫样的属虚、属寒；咯吐血痰，多为肺热或阴虚；痰有热腥味或腥臭气的为痰热，味甜者属痰湿，味咸者属肾虚。

四、临床治疗

（一）针刺疗法

1. 毫针疗法

（1）主穴：尺泽、鱼际、肺俞、孔最。

（2）配穴：痰热郁肺者，加少商、曲池、丰隆；阴虚肺热者加太渊、太溪；肝火犯肺者加行间、肝俞。

（3）操作：每次选取2～3对穴，针刺得气后，行提插捻转泻法，用中强刺激，留针20～30分钟，留针期间每隔5分钟行针1次。每日或隔日治疗1次，10次为1疗程。如出现急性咯血，则取孔最，施以泻法，强刺激，根据病情需要，每日可酌行2～3次针刺治疗。适用于治疗支气管扩张。

2. 穴位注射疗法

穴位注射一

（1）取穴：孔最、尺泽。

（2）药物：脑垂体后叶素注射液。

（3）方法：以脑垂体后叶素注射液1～2单位，取上穴，每穴注入0.2ml，每日注射1次。或以维生素K_3注射液，每穴0.1ml，每日1次，用于治疗支气管扩张的反复咳血者。

穴位注射二

（1）主穴：孔最、肺俞、血海。

（2）配穴：丰隆、风门、足三里。

（3）药物：核酪、阿托品。

（4）方法：核酪、阿托品（阿托品0.5mg加生理盐水至3ml），每次选用1种。咯血期用阿托品，缓解期可用核酪。主穴取1对，据症轮流取配穴。上述药液，每穴注入1ml，阿托品每次只注射肺俞穴，每穴1.5ml；余穴每次每穴注入2ml。得气后缓缓推入，以取针后患者胀酸感明显为佳。足三里穴，宜于缓解期用艾条灸，每次灸15分钟，局部出现潮红为度。咯血期，穴位注射每日1～2次，不计疗程，至病情改善为止。平时隔日1次或每周2次，15次为一疗程。疗程间隔7天。适用于治疗支气管扩张。

3. 耳针疗法

耳针一

（1）取穴：肺气管、肾上腺皮质下。

（2）方法：每次取2～3穴，留针10～20分钟，每日1次，10次为1疗程。或用王不留行籽耳穴贴压。适用于治疗支气管扩张。

耳针二

耳穴压迫法

（1）取穴：肺、大肠、肾上腺、肾、神门、平喘、脾、缘中。

（2）方法：每次取一侧耳穴，双耳交替使用。耳郭常规消毒后，按操作常规将绿豆或王不留行籽粘贴在胶布中心，依次贴压在所选穴位上，边贴边按压，直至出现有胀痛感、耳郭灼热感为止。嘱患者每日自行按压3～5次。每日1次，10次为1个疗程。适用于治疗支气管扩张。

（二）推拿疗法

1. 穴位与部位　肺俞、膏肓、大椎、天突、中府、乳根、尺泽、太渊、胸背部、手太阴经肘以下部。

2. 主要手法　揉法、拿法、点法、一指禅推法、擦法等。

3. 操作程序

(1)患者俯卧,先在背部第11胸椎以上(包括肩胛部)部位施以柔和的揉法5~10分钟,后在大椎、肺俞、膏肓、魄户、天宗等穴施以点压法各约1分钟,施以擦法,以透热为度。

(2)患者仰卧位,先在胸背部施以柔和的揉法5~10分钟,后以一指禅推法施于天突、中府、乳根、膺窗、天溪等穴约1分钟,再以横擦法施于胸部,以透热为度,最后点压丰隆穴1~2分钟。

(3)患者坐位,予拿肩井1分钟,点按曲泽、太渊各1分钟,在肘以下手太阴循行部,施以擦法,以透热为度。

(4)随症施治:咯血者加点按膈俞、孔最、血海;发热加点按曲池、合谷;盗汗低热加点按复溜、太溪、三阴交、涌泉,并擦膝至踝足三阴经循行部和足底部;久病体弱,加点按脾俞、肾俞、擦膝至踝的足三阴和足阳明经的循行部与足底。适用于治疗支气管扩张。

(三)刮痧疗法

刮痧一

1. 取穴:肺俞、膏肓、天突、膻中、中脘、尺泽、曲池、列缺。

2. 治法:用刮痧法。先刮背部的肺俞、膏肓,再刮胸部的天突、膻中及腹部的中脘,然后刮上肢部的尺泽、曲池、列缺,刮至出现痧点痧斑为度,依据患者体质、病情选用补泻手法。每日或隔数日1次。适用于治疗支气管扩张。

刮痧二

1. 肺俞、大椎、肾俞、孔最、鱼际、天突、膻中、曲池。

2. 治法:用刮痧法。先刮背部的大椎、肺俞、肾俞,再刮胸部的天突、膻中,然后刮上肢部的曲池、孔最、鱼际,刮至出现痧痕为度,依据患者体质、病情选用补泻手法。每日或隔日1次。适用于治疗支气管扩张。

(四)饮食疗法

1. 生地粥　生地黄25g,薏米75g。将生地黄(鲜品)切细后,加适量清水熬煮约半小时,滤出汁,再熬1次,浓缩至约100ml,备用,将米煮成白米粥后,趁热掺入生地汁搅匀,食时可加少许白糖调味。适用于治疗支气管扩张的阴虚火炎者。

2. 补虚正气粥　人参3~5g(或党参15~30g),粳米100g,怀山药30g,白糖少许。先将人参或党参切成碎片,取冷水浸泡半小时,与怀山药入砂锅煎煮沸,后改用小火煎成浓汁,每日早晚同粳米加水适量煮粥,粥成后调入白糖少许。亦可将人参制成参粉,调入怀山药粳米粥中煮食用。功可益气补虚,适用于治疗支气管扩张的气虚不摄者。

3. 枇杷叶粥　枇杷叶10~20g(鲜者30~60g),粳米30~60g,冰糖少许。枇杷叶布包入煎,取浓汁,去渣(鲜枇杷叶须刷净叶背绒毛,切细煎取汁液),加入粳米煮稀粥,待粥成时入冰糖,稍煮待溶即成。每日2次分服。清热润肺、降气止血,适用于治疗支气管扩张的肺燥咳血者。

4. 南杏桑白煲猪肺　南杏仁15~20g,桑白皮15g,猪肺250g。先将猪肺切片,洗净气管中泡沫,再与南杏仁、桑白皮同放入瓦煲内,加水煲煮1~2小时,去药渣,服食汤与猪肺。清热润肺,止咳止血。适用于治疗支气管扩张的阴虚肺燥之咳血者。

5. 鲜地粥　鲜生地50g(干者10g),粳米适量。将生地洗净,加水适量煎煮1小时,去渣留汁,入淘净大米,煮烂成粥。1日分顿服完。养阴清热,凉血止血。适用于治疗支气管扩张的肝火犯肺之咳血者。

6. 燕窝白及汤　燕窝 6g,白及 6g,冰糖适量。燕窝用水泡发,择洗干净,加水与白及煮沸。去浮沫,改文火炖至燕窝极烂,入冰糖再炖沸即可,早晚分服。养阴补肺止血。适用于治疗支气管扩张的阴虚肺热之咳血。

7. 荷叶粥　鲜荷叶 1 张,粳米 60g,冰糖少许。鲜荷叶洗净煎汤,用该汤同粳米、冰糖煮粥,服食。清热润肺,凉血止血。适用于治疗支气管扩张的瘀热郁滞之咳血轻症。

8. 苏子粥　取苏子 10g,捣为泥,粳米 100g,红糖适量,同入沙锅内,加水 800ml,煮至米汤稠糊为度,早晚温热食用。适用于治疗支气管扩张。

9. 瓜蒌白及乌鸦汤　乌鸦 1 只,瓜蒌实 15g,白及 12g,加清水适量,武火煮沸后,文火煮 1～2 小时,调味即可,随量饮用。适用于治疗支气管扩张之咯血属阴亏有热者。

10. 桃仁人参炖鹧鸪　鹧鸪 1 只,胡桃仁 24g,人参 6g。全部用料一齐放入炖盅内,加水适量,炖盅加盖,文火隔开水炖 2～3 小时,调味即可,随量饮用。适用于治疗支气管扩张之肺脾两虚型。

11. 蜜百合　取干净新鲜百合,加炼熟的蜂蜜(百合 100g,蜂蜜 300～500g)与开水适量拌匀,稍于锅内焖之,再以微火烧至不黏手,取出放凉,即成蜜百合,每天食 3～5 次。百合清肺养脾,清心安神。适用于治疗支气管扩张的阴虚痰中带血者适宜。

12. 百合粥　取百合 60g,大米 250g,白糖 100g,洗净大米、百合,加水适量,先置武火上烧沸,再改以文火煨熬,等熟烂时加入白糖或盐即成,每天食 3～5 次,食百合喝粥。润肺止咳,清心安神。适用于治疗支气管扩张的肺痨久咳,咳痰唾血。

13. 红烧龟肉　取龟 1 只(250～500g),洗净切块,去头、足及内脏,用菜油反复翻炒,再加生姜、酱油、冰糖等调料及适量清水,以文火煨炖至龟肉炖烂即成。滋阴补血,适用于治疗支气管扩张的阴虚或血虚患者所出现的咯血。

五、调摄护理

1. 饮食应以清淡甘凉为主,多食蔬菜、水果。痰量多者,应给予高蛋白,低脂肪饮食。戒烟酒,忌辛辣等刺激性较强的食物。避免暴饮暴食,以免导致痰湿内生。

2. 居住处要经常通风换气,以增加新鲜空气。在寒冷时要注意保暖,避免呼吸道受寒冷空气的直接刺激。患者要劳逸结合,应进行适当的体育锻炼,以增强呼吸道防御能力及减少感染的机会。

3. 保持心情愉快,切忌过于激动,以免情志变化导致肝气郁结化火而加重病情。

4. 积极预防儿童期百日咳、麻疹等呼吸道感染。

六、按语

1. 在大咯血时治疗以西医治疗为主,对症治疗,对症处理,防止疾病进展,保护生命安全,预防窒息的发生;对于中小量咯血的支气管扩张患者,中医药的辨证治疗既可避免西药的一些副作用,亦可收到较好的疗效。

2. 缓解期治疗以中医为主,预防复发和巩固疗效是本病治疗的重要原则,采用中药固本是预防复发的有效手段。在对症治疗中,针灸、饮食都有很好的化痰作用。中药化痰有其特色,口服药化痰作用强且无副作用。

3. 支气管扩张经常反复顽固性感染是其临床特点,以针灸疗法、推拿疗法提高机体抗病能力。当然,也可经常服用一些提高机体免疫能力的中药,对于减少感染发作有很好的预防作用。

第6章 肺气肿

一、概述

肺气肿系指肺脏充气过度，终末细支气管远端的部分，包括呼吸细支气管、肺泡管、肺泡囊和肺泡膨胀或破裂的一种病理状态。

诊断肺气肿，宜结合病史、症状、肺功能检查资料等综合考虑。凡有多年的慢性咳嗽、咯痰史；肺功能测验示残气及残气/肺总量增加，后者超过35%；第一秒肺活量/肺活量比值低于60%，或最大通气量占预计值80%以下；气体分布不均，肺泡氮浓度高于2.5%；经应用支气管扩张剂治疗，残气及残气/肺总量比值无明显改变，诊断即能成立。

本病属于中医的“喘证”等范畴。

二、病因病理

（一）西医的病因病理

1. 病因

（1）吸烟：吸烟已被公认为肺气肿的主要致病因素。关于吸烟引起肺气肿的发病机制，目前认为主要是与蛋白酶/抗蛋白酶系统失衡有关。

（2）大气污染：流行病学调查资料显示，空气污染是引起肺气肿的重要危险因素。矿物燃料的废气（二氧化硫、二氧化氮、煤烟、臭氧等）、烟雾中的有害气体、职业性粉尘（硅、镉等）等长期吸入。

（3）感染：流行病学调查资料显示，下呼吸道细菌感染在肺气肿的发病和发展中起一定作用。

（4）气道高反应性：近年的流行病学调查发现，气道高反应性也是肺气肿发病的危险因素。

（5）儿童期下呼吸道感染：许多调查报道表明，儿童时期下呼吸道感染与成年后肺气肿的发病有关，如果这些患病的儿童以后吸烟则肺气肿的发病率显著增加，如果不吸烟则对肺气肿的发生无明显影响。

（6）其他因素：如遗传因素、体质因素等。

2. 病理　肺气肿的发生与支气管的不完全性阻塞有关。由于细支气管黏膜肿胀，黏液腺增大，黏液潴留于管腔内，缺氧和过敏可使支气管发生痉挛，支气管管腔部分阻塞，导致细支气管狭窄及产生活瓣作用，气体吸入肺泡较易而呼出困难，继而肺泡压力增大，肺泡过度膨胀而形成肺气肿。肺部感染、炎症直接侵袭破坏肺组织，纤维组织增生，使肺泡供血减少、弹性减弱，致肺泡壁破裂，融合成大泡而形成肺气肿。慢性支气管炎形成的肺气肿，以小叶中心型多见，也可累及整个小叶，当两型并存时也以小叶中心型肺气肿为主。而 α_1 抗胰蛋白酶缺乏症引起的肺气肿属于全小叶型肺气肿。肺泡壁的毛细血管受压，血液供应减少，肺组织营养障碍，也引起肺泡壁弹力减退，更易促成肺气肿发生。肺气肿的肺脏容积增大，可达正常的2倍。呈灰白色，弹性丧失，开胸时肺脏不萎缩，表面常有大小不等的大疱。

镜检：常可见到慢性支气管炎的病理变化，弹力纤维和肌纤维遭破坏，重症患者全小叶型和小叶中心型肺气肿病变可同时兼有。

（二）中医的病因病机

1. 久病肺虚　如内伤久咳、喘哮等肺系慢性疾患日久伤正，导致肺虚，成为发病的基础。

2. 感受外邪　外邪犯肺，宣降失司，气逆为咳，升降失常则为喘，因此，外邪六淫每易乘袭，诱使本病反复发作，病情日益加重。

3. 水停气滞　病初由肺气郁滞，脾失健运，津液不归正化，肺虚不能化津，脾虚不能转输，肾虚不能蒸化，痰浊愈益潴留，喘咳持续难已。若晚期气虚及阳，阳虚阴盛，痰从阴化为饮为水，迫肺凌心则喘促心悸，饮溢肌肤则水肿尿少。

4. 气虚滞逆　咳嗽日久，积年不愈，必伤肺气，肺伤及肾，肺肾两虚。肺失主气，肾失纳气，气机升降失司，肺肾之气不能交相贯通，以致清气难入，浊气难出，滞于胸中，壅塞于肺而为胸闷胀满。

5. 痰瘀互结　痰浊蕴肺，病久势深，肺气郁滞，导致心血瘀阻，痰浊与瘀血互结，临床可见咳喘痰壅，唇黯甲紫，舌质紫黯或见瘀斑等症。

综上所述，本病由肺系疾患日久或迁延失治，不仅正气受损而且引起脏腑气血功能紊乱，形成气滞、痰浊、水饮、瘀血等病理产物。诸病理因素之间互有影响和转化，但一般以痰浊、气滞为主，渐而痰瘀并见。终至痰浊、血瘀、水饮错杂为患。本病病理性质总属本虚标实，但有偏实、偏虚的不同，且多以标实为急。感邪则偏于邪实，平时偏于本虚。

三、临床诊断

（一）辨病

1. 症状　长期反复咳嗽、咯痰或喘息的病史。早期肺气肿可无明显不适，随着病情发展逐渐出现气短，劳累后加重，以后逐年加重甚至轻度活动也感气促、胸闷，并可感到疲乏无力，体重减轻，纳差。寒冷季节或感冒、呼吸道感染时，咳嗽、咯痰和气急加重，乃至休息时也感呼吸困难，并可出现紫绀及肺动脉高压症。病情逐年加重出现低氧血症并高碳酸血症，最后导致呼吸衰竭和右心衰竭。

2. 体征　轻度肺气肿体检无异常发现。肺气肿较重者，胸廓前后径增大，肩和锁骨上抬，呼吸动度减弱，语音震颤减弱，叩诊过度反响，心浊音界缩小，肝浊音界下移，呼吸音低，呼气延长，有时可出现啰音，心率增快，肺动脉第二音亢进，可出现紫绀；合并肺心衰竭时，可见颈静脉怒张、肝肿大，下肢可凹性水肿等。

3. 辅助检查

（1）X线检查：轻度肺气肿无明显异常，重度肺气肿可见肺容积增大，肋间隙增宽，侧位见胸廓前后径增大，胸柱后凸，胸骨后间隙增宽，膈肌下降，活动度减弱，肋膈角增大，肺透明度增强，血管纹埋纤细稀疏和变直，肺门和空间肺血管阴影变粗，心影缩小狭长呈垂柳状。也有肺透明度增高不甚明显，而以肺纹理增多表现为主。

（2）肺功能检查：轻度肺气肿常规肺功能检查无异常发现。中重度肺气肿出现异常肺功能对其诊断以及估计病变程度有重要价值。

（二）鉴别诊断

1. 慢性支气管炎　本病多为阻塞性肺气肿的基础疾病，二者关系密切。慢性支气管炎未并发肺气肿时病变主要限于支气管，呼吸功能的损害也不严重。如并发肺气肿，则病变扩展到肺实质，肺功能损害较严重，此时二者在病理及功能的变化互相重叠，不易截然分开。

2. 支气管哮喘　本病与阻塞性肺气肿同样有肺脏充气过度，但前者在支气管痉挛缓解，气道阻塞解除后，充气过度可以恢复；后者则为持续，不可逆性。

（三）辨证

1. 外寒内饮　气喘，咳嗽，痰多稀薄，恶寒发热，背冷无汗，渴不多饮或渴喜热饮，面色青晦，舌苔白滑，脉弦紧。

2. 痰浊壅肺　咳嗽痰多，色白黏腻，或呈泡沫，气短，喘息，怕风，易汗，脘痞，舌质淡，苔薄腻，脉细滑。

3. 痰热蕴肺　喘息面红，胸闷炽热，痰黄而稠，咯出不爽，口干且苦，舌质红，苔黄腻而干，脉滑数。

4. 肺脾两虚　咳嗽痰多，色白黏腻或呈泡沫状，短气喘息，活动加甚，怕风，纳少，倦怠乏力，舌质偏淡，苔薄腻或浊腻，脉细滑。

5. 肺肾气虚　呼吸浅短，声低气怯，甚则张口抬肩，倚息不能平卧，浮肿，舌淡或黯紫，脉沉细虚数或有结代。

（四）辨证要点

1. 气短气喘的辨别　肺喘吸长呼短，出气不爽；脾喘痰多，痰鸣辘辘，可见面黄、食少、便溏；肾喘气从脐冲上，呼长吸短，入气有音，吸音颇促，动则喘加；气短不足以息，气急而短促，呼吸频数不相接续，呼吸虽急而无痰声，为肺肾气虚。

2. 咯痰的辨别　稠浊的为痰，清稀的为饮；痰黄黏稠者为热痰；痰白清稀者为寒痰；痰起风泡，嗓痒者为风痰；痰多易出者为湿痰；痰少难出者为燥痰；脾痰味甜而量多；肾痰味咸而涎长；肺痰味辛而稀白者属外感，痰白如米粒涩而难出者属内伤。

3. 咳嗽的辨别　有声无痰病在肺；有痰无声病在脾；外感咳则声盛而浊，先缓后急，内伤咳则声怯而槁，先急后缓；喉痒作咳如是火热上冲，则喉中火辣似烟呛，得冷饮减轻；气上冲而咳者，是肝肾虚所致；肺虚咳者多气紧背冷而汗出易感冒；脾虚咳者多痰涎而纳差便溏；肾虚咳者多喘促而遗尿。

4. 浮肿的辨别　浮肿腰以下为甚，脘闷腹胀纳减便溏者，此脾阳不运；而腰以下浮肿甚，阴下湿冷、腰酸膝软者，肾阳衰惫所致；浮肿、心悸、肢凉、失眠、面唇发绀者，乃心阳虚。

四、临床治疗

（一）针刺疗法

1. 毫针疗法

（1）穴位：风门、肺俞、膏肓、脾俞、肾俞、天突、尺泽、孔最、列缺、太溪。

（2）配穴：痰多加丰隆，喘甚加定喘，胸闷加膻中，唇紫者加内关、公孙，水肿者加水分、气海、阴陵泉。迁延日久，宜加关元、气海、足三里、三阴交。

（3）操作：每次选用3～4穴，刺用补法，配合电针则用中弱刺激，留针30分钟，每周5次或间天1次。适用于治疗肺气肿。

2. 穴位注射疗法

（1）主穴：肺俞、定喘穴。

（2）配穴：肾俞、丰隆、曲池。脾虚甚者加脾俞，喘甚者加天突、肾俞。气血两虚者加足三里。

（3）药物：核酪。

（4）方法：每次每穴位注射核酪2ml，每次需要药量4ml，可以调气血，扶正固本。每周2次，5～7次为1疗程，适用于治疗肺气肿。

3. 耳针疗法

耳针一

耳穴压迫法

(1)取穴:肺、肾、枕、交感、皮质下、心、神门、脾、肾上腺。

(2)方法:每次取一侧耳穴,双耳交替使用。耳郭常规消毒后,按操作常规,将粘有绿豆或王不留行籽的胶布依次贴压在所选穴位上,边贴边按压,直至穴位出现胀痛感、耳郭灼热感为止,并嘱患者每日自行按压3~5次。每隔2~3天换贴1次,10次为1疗程。适用于治疗肺气肿。

耳针二

耳穴按摩法

(1)取穴:上列"压迫法"之穴位及对耳屏、耳甲腔。

(2)方法:耳郭常规消毒后,按操作常规进行双凤展翅法、猿猴摘果法和全耳按摩法,再用示指重点点、压、揉、按上述穴位及对耳屏、耳甲腔。每次30分钟,每日1次。适用于治疗肺气肿。

(二)灸治疗法

1. 隔姜灸 选肺俞、脾俞、肾俞、膏肓、膻中、气海等穴,每次灸5~7壮,每日1次。

2. 电药灸 选穴如上,并加气海、关元,每次灸1~2小时,每日1次或每周5次。

3. 肺脾肾心虚证,可灸足三里穴15分钟,每日1次。亦可自我按摩肾俞、涌泉穴各15分钟,每日2次。以上适用于治疗肺气肿。

(三)推拿疗法

1. 常用穴位与部位 除用毫针施术的穴位外,还可选用颈夹脊、命门、气海、缺盆、肩井、中府、云门与颈部、背部、胸部、手足太阴经、足少阴经等。

2. 主要手法 点按法、一指禅推法、揉法、擦法等。

3. 操作程序

(1)患者俯卧或坐位,先在颈部颈椎两侧相当于夹脊穴部自上而下施以一指禅推法2分钟,再点按大椎、定喘、肺俞、膏肓、心包、脾俞和肾俞等穴各1分钟,然后单掌由颈向下至胸背部作揉按法5~10分钟。

(2)患者坐位,从头顶到枕部用五指拿法,自枕部到项部改为三指拿法,重复行3~5遍,推桥弓20次;轻轻拍打背部足太阳,经循行部位3~5分钟;提拿肩井1分钟;再用双掌在胸背部施以横擦法,以透热为度。

(3)患者仰卧或坐位,在天突、中府、俞府、彧中、膺窗、膻中、气海等穴施以点揉法或一指禅推法各1分钟;双手搓摩胁肋3分钟。

(4)继上,以手指轻叩前胸3~5分钟;再在该部作横擦法,以透热为度。

(5)患者仰卧,点拨尺泽、孔最、足三里、太溪穴各1分钟;在手太阴经肘以下部和足三阴经膝以下部施以擦法,以透热为度。最后理手关节,搓抖上肢结束治疗。适用于治疗肺气肿。

(四)刮痧疗法

刮痧一

1. 部位:脊柱两侧,颈前区,前后肋间区,胸骨柄区,肩胛区,胸椎1~5及其两侧。

2. 治法:用刮痧法。先自上到下刮脊柱两侧,轻刮3行,再重点刮胸1~5。及其两侧(脊中督脉、脊中旁开0.5寸、脊中旁开1.5寸、脊中旁开3寸),力度稍重适中,刮7行。然后轻刮肩胛区,以夹、扯法在颈前区撮痧,再刮胸骨柄区、前后肋间区,由内向外斜刮,均用补法,以有痧痕为止。每日1次,10次为1个疗程。适用于治疗肺气肿。

刮痧二

1. 取穴:定喘、肺俞、魄户、膏肓、神堂、肾俞、志室、脾俞、足三里、三阴交。

2. 治法:用刮痧法。上穴均取两侧,待症状缓解后,每取3或4穴,交替使用。用补法,症重用平泻法。先刮定喘、肺俞,再刮魄户、膏肓、神堂、脾俞、肾俞、志室,然后刮足三里、三阴交。均以有痧痕止。刮后再在各穴上以小艾炷各灸4或5壮,或再在定喘、肺俞、膏肓穴上拔火罐10分钟。每日1次,10次为1个疗程。适用于治疗肺气肿。

刮痧三

1. 取穴:大椎、定喘、肺俞、肾俞、膻中、气海、关元、尺泽、太渊和上肢前部及足三里。

2. 治法:用刮痧法配点揉法。先刮大椎、定喘、肺俞、肾俞,再刮膻中,点揉气海、关元,每穴3~5分钟,然后刮尺泽、太渊及上肢前部、足三里。用补法,以有痧痕为止。每日1次,10次为1个疗程。适用于治疗肺气肿。

刮痧四

1. 取穴:大椎、肺俞、膻中、足三里。

治法:用刮痧法。先刮拭背部的大椎、肺俞,再刮胸部的膻中,然后刮下肢部的足三里。用补法或平补平泻法。每日或隔日1次。适用于治疗肺气肿。

刮痧五

1. 取穴:大椎、肺俞、定喘、肾俞、脾俞、膻中、足三里。

2. 治法:用刮痧法。先刮背部的大椎、定喘、肺俞、脾俞、肾俞,再刮胸部膻中,然后刮下肢部的足三里。用补法或平补平泻法,以出现痧痕为度。缓解期加灸肾俞、足三里各5~7壮。每日或3日1次。适用于治疗肺气肿。

(五)气功疗法

1. 功法选择放松功、呼吸操、保肺功为主。配合保健功、内养功、真气运行法等调理五脏气机,增强内脏功能。

2. 辨证应用

(1)姿势:体质较差者,选卧式练功,以内养功等静功为主,待体质好转再改坐式或立式。体质较好者,早晨练动功,午、晚练静功。

(2)放松锻炼:放松功,意守丹田。

(3)呼吸锻炼:口呼鼻吸,腹式呼吸,呼松吸静,呼长吸短,先呼后吸,细呼深吸,自然深长。也可配合动作,适合于体质尚好者。

(4)常规功法:选用保健功、内养功、真气运行法等培补真元之气,每日1~2次。适用于治疗肺气肿。

(六)体育法

坚持打太极拳,做柔软体操,步行锻炼等,可改善呼吸循环功能,提高神经、肌肉的活动效能。可提高治疗肺气肿疗效。

(七)呼吸肌功能锻炼

1. 膈肌呼吸锻炼　作腹式呼吸,加强膈肌活动,作深缓呼吸,增加肺泡通气量,使通气/血流比率失调得到纠正,缓解缺氧。

2. 缩唇呼气　用鼻吸气,用口呼气。呼气时嘴收拢,作吹口哨样。呼吸须按节律进行,吸气与呼气时间之比为1：2或1：3，尽量将气呼出，以改善通气。可提高治疗肺气肿疗效。

（八）康复治疗

视病情制订康复方案，如动脉血氧分压的情况、肺血流动力学的变化，经有经验的护理人员提出方案，由训练有素的物理治疗师指导治疗。可用气功、太极拳、呼吸操、定量行走或登梯练习。可提高治疗肺气肿疗效。

（九）家庭氧疗

对有明显缺氧者可采用长期家庭输氧疗法，或随身携带轻便氧气筒，每天10～15小时（1～2L/min）持续地给氧，能延长寿命，改善生活质量。在日常活动或锻炼时，用鼻导管或鼻塞吸入，可防止动脉血氧分压的急剧变化，从而减轻心脏负担，改善体质，提高运动耐量。

（十）饮食疗法

1. 地黄粥　熟地黄12g，山萸肉、五味子、补骨脂、杜仲各10g，水煎2次，取汁再入粳米100g，煮成粥，加调味剂后食之。有补肾纳气之作用。适用于治疗肺气肿的肾虚不复证者。

2. 黄芪粥　蜜炙黄芪、党参各20g，炙款冬花15g，防风6g，炙甘草6g，水煎2次，去渣留汁，再入粳米200g，煮成粥，加调料常食。功能益气润肺，适用于治疗肺气肿的肺虚不复证者。

3. 香砂粥　党参20g，白术、茯苓各15g，法半夏12g，陈皮10g，炙甘草、木香各6g，砂仁9g，水煎2次，取汁入粳米100g，煮成粥，加调料食用。有健脾化温之效。适用于治疗肺气肿的脾虚不复证。

4. 黄芪丹参粥　黄芪15g，丹参20g，川芎12g，赤芍20g，水煎2次取汁，再入粳米100g，煮成粥，加调料即可食用。有益气活血之功能。适用于治疗肺气肿。

5. 杏仁粥　杏仁21枚，枣（去核）7枚，粳米30g，桑根白皮（锉）60g，生姜（切）3g。以水200ml，先煎桑根白皮、枣、姜等，取汁140ml，将米煮粥，待临熟，入杏仁汁，煮5～7沸，粥成。适用于治疗肺气肿。

6. 紫河车粉　取胎盘2～3具，洗净，置温箱烤干，研粉，装入胶囊。每次3～4粒，每日2次，临冬前早晚以米汤或温开水送服。胎盘所含胎盘脂多糖等，有调节和增强人体免疫力及兴奋肾上腺皮质等作用，经常服用对本病有较好的疗效。

7. 灵芝汤　取灵芝10g，加瘦猪肉适量，炖汤食之。每周1～2次。适用于治疗肺气肿。

8. 冬虫夏草汤　冬虫夏草20g，鸭1只，或胎盘1具，炖食之。每周1～2次。适用于治疗肺气肿。

9. 当归芝麻散　当归、三七各100g，糯米250g，核桃肉、黑芝麻各150g。烘干，共研末，每次10～15g，每日2次，加糖冲服。适用于治疗肺气肿。

10. 蜂蜜核桃膏　核桃仁（研末）、蜂蜜各等份，置锅内文火熬成膏，装玻璃器皿内，早晚各服20g。具有补肾纳气、止咳平喘及提高免疫功能的作用，对控制本病的复发有良好的效果。

11. 蜜梨粥　鸭梨1个，去核，纳入蜂蜜适量，蒸20分钟后，捣碎成粥食用，每日1次。以利清热化痰。

12. 萝卜子杏仁饮　萝卜子12g炒热，杏仁12g除去两端及表皮，与1杯水共放进锅中，煮至半杯的浓度，取出汁液饮用。此为1日量。适用于治疗肺气肿。

五、调摄

1. 树立信心　患者精神上要乐观，勿恼怒、急躁、消沉，保持良好的情绪和心理状态，树立战胜疾病的信心。

2. 慎生活起居　要适寒温，随季节气候的变化而增减衣被，避受凉感冒。在感冒流行季节，少去或不去公共场所，如去则要带口罩，室内可用食醋熏蒸法消毒。喘促者要长年坚持缩口呼气以及缓、慢、深、长的腹式呼吸，锻炼膈肌，增加肺活量。饮食要清淡富营养。勿过劳。

3. 保护精气神　患者要节房事以保精，少言语以保气，勿操心以护神。

六、按语

1. 肺气肿是因久病咳喘而引起。多属进行性加重，晚期可合并肺源性心脏病、心力衰竭及呼吸衰竭，危及生命。

2. 针灸、气功、推拿等疗法，能帮助提高机体免疫能力、控制症状，防止病程发展，而没有副作用。

3. 饮食疗法为方便可行，没有副作用又能提高抗病能力、控制症状的最好疗法。

第7章 肺 炎

一、概述

肺炎系肺实质的急性炎症。临床可根据病因将其分为病毒性肺炎、细菌性肺炎、立克次体肺炎、衣原体肺炎、支原体肺炎、真菌性肺炎和原虫性肺炎等不同类型;也可根据解剖部位分为大叶性肺炎、小叶性肺炎、肺段性肺炎和间质性肺炎。一般而言,诊断本病宜采用两种分类法相结合的方式,以便于治疗。

多数肺炎患者起病急骤,有发热、咳嗽、咯痰、胸痛等临床表现以及相应的肺部体征,结合X线检查和痰培养或血培养,即可诊断。

本病在中医学"风温""冬温""咳嗽""胸痛""咳血"等病证范围内有相应的描述。

二、病因病理

(一)西医的病因病理

1. 病因　有细菌、病毒、支原体、真菌、衣原体、立克次体、寄生虫等引起。在各种病因中细菌为最常见。在院内感染的肺炎中,肺炎球菌约占30.9%,葡萄球菌占10%,而革兰染色阴性杆菌约50%,且病死率高。而院外感染仍以肺炎球菌为主(约40%)。机体免疫力低下者容易伴发卡氏肺孢子虫、军团菌、鸟型分枝杆菌、结核菌、弓形虫、巨细胞病毒等感染。

2. 病理

(1)大叶性肺炎:病原菌先在肺泡引起炎症,以后蔓延至其他肺泡以致部分肺段或整个肺段、肺叶发生炎变。典型表现为肺实变,病理改变有充血期、红色肝变期、灰色肝变期和消散期。肺组织充血水肿,肺泡内浆液渗出和红细胞、白细胞浸润吞噬细菌,继而纤维蛋白渗出物溶解、吸收,肺泡重新充气。致病菌多为肺炎球菌、葡萄球菌及一些革兰染色阴性杆菌。

(2)小叶性(支气管性)肺炎:病原体经支气管侵入,引起细支气管、终末细支气管和肺泡的炎症。常继发于支气管炎、支气管扩张、上呼吸道病毒感染及长期卧床的危重病人。可由肺炎球菌、葡萄球菌、腺病毒、流感病毒以及肺炎支原体引起。

(3)间质性肺炎:以肺间质炎症为主。多并发于小儿麻疹和成人慢性支气管炎,可由细菌或病毒引起。支气管壁和支气管周围组织受累,有肺泡壁增生和间质水肿。

(二)中医的病因病机

1. 病因

(1)外邪侵袭:是导致本病的主要致病因素。风热之邪,"首先犯肺",痰热蕴结,肺失清肃;或风寒之邪,外束于表,内舍于肺,肺气不宣,肃降失司,均可导致本病。

(2)正气不足:或劳倦伤气,或长期卧床,正气不足,卫表不固,再遇气候骤变,则是导致本病的诱发因素。

2. 病机

(1)发病:本病多兼风邪,起病急骤,恶寒、发热多为首发症状,必见咳嗽、胸痛。若为久病之体,复感外邪,亦可发病缓慢。

(2)病位:主要在肺与胃,可累及肝与心包。

(3)病性:以风、寒、湿、热及痰热所致的实证为主。

(4)病势:风热之邪轻扬炎上,病势传变迅速,初起易犯卫表,继之热势渐盛,炼津成痰,壅结于肺,甚则蒙闭心包。

(5)病机转化:主要体现在病邪性质和体质虚实的转化,其取决于感受病邪与机体正气间的相互抗争及双方力量的消长变化。在初期,起病急骤者多表现在肺卫之气对风、寒、湿、热邪气的抵抗,若素体正虚,病发初期即可邪入于里;当邪热炽盛由表入里,此时邪正抗争剧烈,若病邪仍不得外解,继续深入,则会导致邪盛正衰,可出现邪热伤阴或阴竭阳脱等证。

三、临床诊断

(一)辨病

1. 症状

(1)发热:一般有突然高热,体温在数小时内升至39~40℃。大多呈持续高热。在应用抗生素的情况下,有的起病稍缓,体温在38~39℃之间。

(2)恶寒:寒战发热前多有恶寒或寒战。寒战为一次性,而非一日数次或连续数日,可持续2~20分钟。

(3)多汗:高热、寒战往往同时见到大量汗出,汗出之后热势不减或稍减复升。

(4)头痛、周身酸痛与高热、寒战同时,伴有头痛、周身肌肉酸痛。

(5)胸痛、咳嗽:因感染延及胸膜引起胸部刺痛,随呼吸和咳嗽胸痛加剧。亦可因胸痛使呼吸变浅速。咳嗽频繁,为刺激性咳嗽。开始有少量黏痰,逐渐呈黏液脓痰,痰中可带血或呈铁锈色。

(6)气急、发绀:病变广泛的,可因缺氧引起气急和发绀。

(7)消化道症状:部分患者可见到消化道症状,如恶心、呕吐、腹胀、腹泻、黄疸等。如果病变延及横膈,疼痛可放射至上腹部,呈类似急腹症的表现,并可伴肌紧张。

2. 体征　随着体温升高,心率、脉搏也增快。呼吸粗糙、气急、颜面潮红。有些患者可见到口唇泡疹。肺部听诊,早期呼吸音正常或有呼吸音减弱。如有大片实变时,语颤增强、叩诊呈浊音,有支气管肺泡呼吸音或细小湿性啰音。病变延及胸膜时,可引起局部胸壁压痛,或闻及胸膜摩擦音。若并发胸腔积液,浊音范围扩大,呼吸音减弱或消失。

3. 辅助检查

(1)血象:细菌性感染时,白细胞计数及中性粒细胞均显著增加,总数可达$(20\sim30)\times10^9/L$。中性粒细胞达80%以上,并有核左移现象。老年或体弱患者可不增加或反而降低,但中性粒细胞数量增加。病毒性感染时,多不增加或稍下降。

(2)X线检查:病变初期,X线可无异常改变或局限在一个肺段的淡薄、均匀阴影,在透视下容易忽略。病变逐渐发展的实变期,可见到大片均匀致密的阴影,分布限于肺叶、肺段,大多呈片状。病变消散时阴影逐渐减低,变为散在的不规则阴影。

(3)痰培养或涂片:常可找到致病菌。

(二)鉴别诊断

1. 肺结核　浸润性肺结核与肺段性肺炎容易混淆,尤其是病原菌尚不清楚时诊断较为困难,但肺结核多发病缓慢,一般有轻度毒血症状,可有血痰或咯血,X线表现病灶新旧不一,好发在肺的上叶后段及下叶背段。干酪性肺炎多先有长期发热、乏力、消瘦等症状,X线呈大片密度增高阴影,并可见支气管扩散灶。结核菌素试验为强阳性,痰内找结核菌可明确诊断。

2. 支气管肺癌　常以阻塞性肺炎的形式出现,其早期X线征象类似于灶性肺炎,但患者年龄较大,常有吸烟史,中毒症状不明显,有刺激性咳嗽、咯血等症状,明显消瘦。其引起的阻塞性肺炎常呈叶、段分布,往往伴有肺门淋巴结肿大或肺不张,痰脱落细胞、CT、支气管纤维镜检查有助于诊断。

3. 渗出性胸膜炎　本病发热症状不如肺炎明显,无血痰,血常规检查白细胞多正常或稍增加,大量胸腔积液时可发生纵隔移位,叩诊浊音,听诊呼吸音减弱或消失,胸部 X 线检查可见外高内低弧形积液阴影,胸腔穿刺可抽出积液。

4. 传染性非典型肺炎　在流行病学方面,与发病者有密切接触史,发病前 2 周内曾到过或居住于报告有传染性非典型肺炎疫情的地区。临床表现起病急,以发热为首发症状,体温一般超过 38℃,偶有畏寒;可伴有头痛、关节酸痛、乏力、腹泻;可有咳嗽,多为干咳、少痰,偶有血丝痰;可有胸闷,严重者出现呼吸加速、气促,或明显呼吸窘迫。外周血白细胞计数一般不升高,或降低;常有淋巴细胞计数减少。胸部 X 线检查可见肺部有不同程度的片状、斑片状浸润性阴影或呈网状改变,部分患者进展迅速,呈大片状阴影;常为多叶或双侧改变,阴影吸收消散较慢。使用抗生素无明显疗效。

(三)辨证

1. 邪犯肺卫　起病急骤,发热、微恶寒,头痛,全身酸痛,无汗或少汗,咳嗽,胸痛,口干,舌边尖红,苔薄白或黄,脉浮数。

2. 邪热壅肺　高热,不恶寒,咳嗽,胸痛,气促鼻扇动,咳痰黄稠,咽干唇燥,口渴思饮,汗出,面红或青紫,也可见寒战高热,胸痛,痰中带血或咯铁锈色痰,舌红苔黄,脉洪大或滑数。

3. 热入营血　高热咳嗽,烦躁不安,神昏谵语,口唇发绀,面色青紫,或衄血,舌质红或绛,舌苔黄厚,或少苔而干,脉细数。

4. 正气虚脱　病程中高热突然下降,颜面苍白,汗出淋漓,或冷汗出,四肢厥冷,精神淡漠,或昏聩不语,呼吸急促,喉间痰鸣,舌质暗淡,脉微欲绝。

5. 温邪伤阴　病邪留恋,日久不愈,低热,或午后潮热,手足心热,咳嗽气促,痰少而黏,唇舌干燥,口渴欲饮,动则乏力汗出,舌红,少苔,脉细。

(四)辨证要点

1. 病邪性质的辨别　恶寒重,发热轻,咯痰清稀易出,苔薄白,为风寒犯肺;发热重,恶寒轻,咯痰黏稠或黄而难出,口渴欲饮,苔薄黄,舌边尖红,为风热犯肺;但热不恶寒,咳痰黄稠夹血,口渴饮多喜冷,苔黄腻,为痰热壅肺;高热,口渴引饮喜冷,大便秘结,苔黄燥或舌干灰黑,为肺热腑实。

2. 胸痛性质的辨别　心、肺两脏的病变皆可引起胸痛。胸痛之因于肺炎者,其特点多为持续不解,于咳嗽或深呼吸时出现或加重,并伴有发热和咯痰等;胸痛之因于心病者,多有心悸气短史,疼痛常出现于活动,情绪激动后,且持续时间短,一般在休息或服药后数分钟内缓解。

四、临床治疗

(一)针刺疗法

1. 毫针疗法

毫针一

(1)主穴:大椎、身柱、肺俞、心俞、膻中。

(2)配穴:风邪犯肺加鱼际、曲池、内庭;痰热壅肺加尺泽、合谷、丰隆;热入心包加内关、后溪、中冲刺出血;正虚欲脱,神阙隔盐灸、人中、素髎、内关。

(3)操作:本病属实证,一般施以提插捻转泻法或透天凉手法,强刺激间歇行针,留针 20~30 分钟。根据情况,1 日可针刺 1~2 次。适用于治疗肺炎。

毫针二

(1)取穴:曲池、大椎、肺俞、鱼际、外关、合谷、尺泽、行间。

(2)操作:每次选用 5 穴,针用泻法,强刺激。留针 30 分钟,每 10 分钟行针 1 次。适用于治疗风温犯肺型的肺炎。

毫针三

(1)取穴:肺俞、尺泽、内关、支沟、合谷、曲池、委中。

(2)操作:每次选用 5 穴,进针得气后,强刺激,用泻法。每日 1 次,每次 30 分钟。适用于治疗痰热蕴肺型的肺炎。

毫针四

(1)取穴:肺俞、膈俞、曲池、鱼际、内关、支沟、水沟、尺泽。

(2)操作:尺泽、曲池用三棱针点刺出血。余穴采用泻法,强刺激,间歇留针 20 分钟。本法适宜于热毒内陷型的肺炎。

毫针五

(1)取穴:肺俞、膏肓、关元、足三里、三阴交、中脘。

(2)操作:穴位常规消毒,进针得气后,采用平补平泻手法,中等刺激。每日 1 次,每次留针 30 分钟。适用于治疗本虚邪恋型的肺炎。

毫针六

(1)取穴:百会、大椎、水沟、气海、膻中、关元、内关、合谷、涌泉。

(2)操作:百会、大椎、气海、膻中、关元用大艾炷灸,水沟、内关、合谷针用补法,点刺涌泉。适用于治疗正气暴脱型的肺炎。

2. 穴位注射疗法

穴位注射一

(1)主穴:肺俞、风门。

(2)配穴:大椎、肺热、曲池。肺热穴位置:第三胸椎棘突旁开 0.5 寸。

(3)药物:青霉素注射液、注射用水。

(4)方法:以青霉素注射液、注射用水,任选其中 1 种。如用青霉素应先作过敏试验,皮试是阴性者。治时先取主穴,每次选 1 穴。以 5 号齿科注射针头刺入穴位,得气后(肺俞、风门背部穴位切忌过深)两侧各注入 0.5ml 青霉素水剂(内含青霉素 2 万~4 万单位)。过 1 小时后,再选 1 备用穴,两侧各注入与上述同等量的青霉素水剂或 2ml 注射用水(如为大椎穴,则注入 1ml 注射用水)。每日 2 次,连续治疗。待体温正常,症状改善后,改为每日 1 次,直至痊愈。适用于治疗肺炎。

穴位注射二

(1)取穴:定喘、大椎、肺俞、列缺。

(2)药物:穿心莲注射液。

(3)方法:穴位皮肤常规消毒,将药液 4ml 分别注入双侧定喘穴,并配合针刺大椎、肺俞、列缺。每日 1 次,直至痊愈。适用于治疗肺炎。

3. 耳针疗法

耳针一

(1)主穴:肾上腺、肺、皮质下。

(2)配穴:为支气管、交感、平喘、内分泌、胸。

(3)方法:每次选4~6穴,中等刺激,留针30分钟,每日1次,两耳交替针刺,如高热不退,还可在耳尖放血。适用于治疗肺炎。

耳针二

(1)主穴:肺、胸、肾上腺、内分泌。

(2)配穴:皮质下。

(3)方法:耳郭常规消毒后,用耳毫针依次针刺上述穴位,用强刺激,留针15~30分钟,捻转3次,以增强刺激,用泻法。每次取一侧耳,双耳交替应用。主穴必取,配穴酌定。证重者上穴全取。每日针1次,5次为1个疗程。适用于治疗肺炎。

耳针三

(1)主穴:支气管、交感、平喘、肾上腺。

(2)配穴:枕、内分泌。

(3)方法:每次取一侧耳穴,双耳交替使用。主穴必取,配穴随证加入。耳郭常规消毒后,用耳毫针依次针刺上述穴位,用强刺激,留针15~30分钟,捻转3次,以增强刺激,用泻法。每日针1次,5次为1个疗程。适用于治疗支气管肺炎。

耳针四

(1)主穴:支气管、交感、平喘、肾上腺。

(2)配穴:枕、内分泌。

(3)治法:每次取一侧耳穴,双耳交替使用。主穴必取,配穴随证加入。耳郭常规消毒后,用耳毫针依次针刺上述穴位,用强刺激,留针15~30分钟,捻转3次,以增强刺激,用泻法。每日针1次,5次为1个疗程。适用于治疗肺炎。

耳针五

耳穴压迫法

(1)取穴:肺、枕、肾上腺、神门、胸。

(2)方法:耳郭常规消毒后,按操作常规,将六神丸或仁丹等药物1粒粘贴在胶布中心,依次贴压在所选穴位上,边贴边按压,至出现胀痛感为止,并嘱患者每日自行按压3~5次,以增强刺激。隔2~3天换贴1次,5次为1个疗程。适用于治疗肺炎。

耳针六

耳穴按摩法

(1)取穴:肺、枕、肾上腺、神门、胸。

(2)方法:耳郭常规消毒后,用左手拇指抵件耳背相应部位,右手示指对上述穴位依次点按按摩,每穴1~2分钟。再进行猿猴摘果法、黄蜂入洞法按摩5~10分钟,每日1次。适用于治疗肺炎。

(二)推拿疗法

1. 主要穴位与部位:大椎、大杼、肺俞、中府、神封、期门、胸部、背部等。

2. 主要手法:揉法、一指禅推法、拿法、横擦法、拍法等。

3. 操作程序:常用掌根揉背后上部5~10分钟,以一指禅推法施于大椎、大杼、肺俞、中府、神封、期门、食窦等穴各1~2分钟,在肩井、曲池、尺泽、孔最、合谷等穴施以拿法各3~5次,在胸、背部施以横擦法,以透热为度,在背上部施以拍法3分钟结束治疗,每日1次。适用于治疗肺炎。

(三)刮痧疗法

刮痧一

1. 穴位与部位:脊柱两侧,肩上区,肩胛区,胸骨柄区,胸锁骨上下区,前肋间区,肘弯区,重点刺激颈6至胸5及其两侧和异常反应区。

2. 治法:用刮痧法。先将脊柱两侧刮3行,肩上区刮1行,均以中等力度刮拭,以出现轻中度痧痕为止,再重刮颈椎6、7与胸椎1~5及其两侧,共刮5~7行。刮异常反应区,再刮肩胛区、胸骨柄区、胸锁骨上下区、前肋间区,最后刮肘弯区,均用泻法重刮,以出现痧痕为度。每日1次。治疗部位在治疗2次时可间取或改其他部位。适用于治疗各型肺炎。

刮痧二

1. 主穴:大椎、肺俞、身柱、大杼、心俞、膻中、曲池、尺泽。

2. 配穴:少商、中冲或十宣。

3. 治法:用刮痧法,依次先刮背部穴位,再刮前胸部穴位,然后刮上肢穴位。用泻法,以皮肤出现痧痕为止,操作范围宜较广。最后以三棱针点刺少商、中冲穴,各放血1或2滴,或点刺十宣(出血)。适用于治疗各型肺炎。

刮痧三

1. 主穴:大椎、大杼至心俞线、尺泽、外关。

2. 配穴:热甚配十宣;咳喘甚配定喘、天突。

3. 治法:用刮痧法先刮大椎,再刮两侧大杼至心俞线,然后刮尺泽、外关。用泻法,手法力度宜重,操作范围宜广,以出现痧痕为止。咳嗽甚加刮配穴,热甚用三棱针点刺十宣放血,各出血1或2滴。适用于治疗肺炎。

刮痧四

1. 主穴:肺俞、膈俞、心俞、风门。

2. 配穴:丰隆、定喘。

3. 治法:用刮痧法先刮风门、肺俞,再刮膈俞、心俞;痰多加刮丰隆;喘甚加刮定喘。用泻法,以皮肤出现痧痕为止。每日1次。适用于治疗肺炎。

(四)饮食疗法

1. 百合瘦肉粥　鲜百合30g,猪瘦肉100g,大米100g,精盐1g,味精1g。将百合掰瓣,洗净;猪瘦肉切丝;大米淘洗干净,备用。锅内加水适量,放入大米、猪肉丝煮粥,快熟时加入百合,再煮两三沸,点入精盐、味精即成。每日1~2次,可长期食用。适用于治疗急、慢性肺炎。

2. 茼蒿鸡子粥　新鲜茼蒿150g,鸡蛋2只,大米100g,精盐1g,味精1g,香油2g。将茼蒿洗净,切成碎末;大米淘洗干净,备用。锅内加水适量,放入大米煮熟,八成熟时加入茼蒿。再煮至粥熟,打入鸡蛋搅匀,调入精盐、味精、香油即成。每日1~2次,可长期食用。适用于治疗急、慢性肺炎。

3. 芹菜豆腐粥　鲜芹菜100g,豆腐100g,大米100g,精盐、味精各2g,香油1g。将芹菜洗净,切成碎末;豆腐切成小块;大米淘洗干净,备用。锅内加水适量,放入大米煮粥,六成熟时加入芹菜、豆腐,再煮至粥熟,调入精盐、味精、香油即成。每日1~2次,可长期食用。适用于治疗急、慢性肺炎。

4. 鲤鱼粥　净鲤鱼肉250g,大米150g,精盐3g,味精2g,香油2g,料酒5g,姜丝2g。将大米淘洗干净,备用。锅内加水适量,放入鲤鱼肉、大米、料酒、姜丝共煮粥,熟后调入精盐、味精、香油即成。每日1剂,分2次服完,可长期服用。适用于治疗急、慢性肺炎。

5. 蘑菇兔肉粥　鲜蘑菇60g,兔肉120g,大米100g,姜丝2g,精盐2g,味精1g,香油2g。将蘑菇去杂,洗净,切成小块;兔肉洗净,切丝;大米淘洗干净,备用。锅内加水适量,放入大米、生姜丝煮粥,五成熟时加入兔肉、蘑菇,再煮至粥熟,调入精盐、味精、香油即成。每日1次,可长期食用。适用于治疗急、慢性肺炎。

6. 鹌鹑胡萝卜粥　鹌鹑2只,胡萝卜150g,大米200g,姜丝3g,味精2g,精盐3g,香油2g。将鹌鹑活杀,去毛,去脚爪,去内脏,洗净,放入开水中焯一下,捞出切成大块。将胡萝卜洗净,切成小块;大米淘洗干净,备用。锅内加水适量,放入大米、鹌鹑、姜丝、料酒共煮粥,五成熟时放入胡萝卜,再煮至粥熟,调入精盐、味精、香油即成。每日1剂,分1~2次服下,可长期食用。适用于治疗急、慢性肺炎。

7. 冬瓜肉丝粥　冬瓜150g,猪瘦肉60g,大米100g,姜丝2g,精盐2g,味精1g,香油1g。将冬瓜洗净,去皮,切成小块;猪肉洗净,切丝;大米淘洗干净,备用。锅内加水适量,放入肉丝、大米煮粥。八成熟时放入冬瓜块、生姜丝,再煮至粥熟,调入精盐、味精、香油即成。适用于治疗肺炎。

8. 鱼腥草茶　鱼腥草30g,蒲公英30g。用水煎。分2次口服。有助于消炎、杀菌。此茶可以预防和治疗肺炎。

9. 百蕊草茶　百蕊草20~60g。将药用文火煮10~20分钟。夏季每天喝一杯,秋季可以煎浓一些,每天喝1~2杯。此茶可以预防和治疗肺炎。

10. 雪梨羹　大雪梨1个,冰糖和少许水。洗净,连皮切碎,加冰糖和少许水,炖熟服用。常服可以止咳化痰。

11. 萝卜汁　红皮萝卜1个,麦芽糖2~3匙。洗净切碎后,加入麦芽糖搁置1夜,所得萝卜糖水饮服,常服。有止咳化痰作用。

12. 罗汉柿饼汤　罗汉果1个,柿饼3个,冰糖30g。前二味加水煮,入冰糖调服。每天分2次饮完,可清肺止咳。

13. 百合甘蔗汤　甘蔗汁、萝卜汁各半杯,百合100g,先煮烂百合,再和入两汁。睡前服食,每天1次。用于治肺炎恢复期,促进早日康复。

14. 蜂蜜蛋花羹　蜂蜜适量,鸭蛋1个。鸭蛋打散,将适量水烧开,待沸后冲入鸭蛋,再放蜂蜜即成,每日早晚空腹各服1次。补虚润肺,在肺炎恢复期服用,可早日痊愈。

五、精神调理

1. 医生及护理人员要关心体贴病人,耐心解释病情,进行身心两方面的健康教育。
2. 护理人员在仪表上应保持服装整洁。
3. 务必让患者保持心情舒畅,避免七情内伤。

六、按语

1. 肺炎是临床一种常见病和多发病,且发病率高,虽然抗生素不断更新,对肺炎治疗起了巨大的作用,但也由于抗生素的滥用等因素,耐药菌株也不断出现,给肺炎治疗带来了很大的困难。中医中药治疗肺炎,虽其抗菌消炎力不及抗生素,但其除抗菌消炎外,尚能提高人体免疫力、拮抗病原微生物毒素对人体的损害,通过多途径而取效。

2. 针灸对本病有一定疗效,可起到消炎、止咳、降热的作用,有时可即刻缓解症状。

3. 推拿、刮痧、饮食疗法可达到控制病程、改善症状的疗效。

第8章　肺 脓 肿

一、概述

肺脓肿为肺化脓性感染，伴有肺组织炎性坏死、空洞形成和脓液积聚。因感染途径不同，可分为吸入性、血源性和继发性三种。病程在3个月以内者为急性肺脓肿；若病情未能控制，病程迁延至3个月以上者则为慢性肺脓肿。本病多发生于青壮年，男多于女。临床主要表现为高热、咳嗽、胸痛及咯大量脓臭痰。X线显示含气液平线的空腔。自抗生素广泛应用以来，发病率有明显降低。

本病属于中医“肺痈”范畴。

二、病因病理

（一）西医的病因病理

1. 病因

（1）吸入性肺脓肿：病原体经口、鼻咽腔吸入为肺脓肿发病的最主要原因。当有意识障碍如麻醉、醉酒、脑血管意外或受寒、极度疲劳等诱因，全身免疫功能及气道防御清除功能下降，可使吸入的病原致病。

（2）继发性肺脓肿：某些细菌性肺炎、支气管扩张、肺结核空洞等继发感染引致肺脓肿；肺部邻近器官化脓性病变感染穿破至肺所形成肺脓肿。

（3）血源性肺脓肿：因皮肤外伤感染、痈疖、骨髓炎所致的败血症，脓毒菌栓经血行播散到肺，引起小血管栓塞、炎症、坏死而形成脓肿。常为两肺外周部的多发性病变。

2. 病理　细支气管受感染物阻塞、小血管炎性栓塞、肺组织化脓性炎症、坏死，形成肺脓肿，继而坏死组织液化破溃到支气管，脓液部分排出，形成有液平面的脓腔，空洞壁表面常见残留坏死组织。由于肺脓肿的形成多靠近胸膜，在发展过程中可产生局限性纤维素性胸膜炎而引起胸膜粘连。有时肺脓肿发展迅速，脓腔压力较高，脓液可破溃到胸腔形成脓气胸和支气管胸膜瘘。

（二）中医的病因病机

1. 病因

（1）感受外邪：外感风热之邪，侵袭肺卫，或感受风寒之邪，日久不愈，郁而化热，热壅遏阻肺，肺络瘀滞，热瘀互结而成肺痈。

（2）痰热蕴肺：由于饮食不节，嗜食肥甘辛辣之品，或嗜酒成癖，滋生湿热成痰；或肺金素有痰热蕴结，加之外邪侵袭，内外合邪，引发为肺痈。

2. 病机

（1）发病：一般发病较急骤，突然恶寒壮热，咳痰，痰色渐见黄稠。部分患者发病亦可较为缓慢。

（2）病位：在肺。

（3）病性：属实热证。温热之邪蕴肺为本病之特点，并贯穿于病程的始终。但热邪亦可耗及气阴，出现邪实正虚或正虚邪恋之证。

（4）病势：总的趋势是初期病在肺卫，逐渐邪热由表入里，壅积于肺，邪实日盛。后期多正虚邪衰，逐渐向愈；亦可正虚邪恋，迁延难愈。

(5)病机转化:初期为风热袭肺,或风寒外袭,日久化热。继则邪热壅肺,瘀热内结而成痈。热毒鸱张,肉腐血败,致使痈脓溃破,咳吐大量腥臭脓痰,亦可热伤肺络,咳吐脓血。后期,随着腐败腥臭脓痰之排出,邪毒渐趋缓和,以致消尽,同时气阴亦见耗伤,但终致病情逐渐向愈。亦可出现气阴日渐受损,而邪毒留恋不去之虚实夹杂证,以致病情缠绵,迁延难愈。

三、临床诊断

(一)辨病

1. 症状　起病急剧,畏寒,高热,咳嗽,胸痛,咯吐黏痰,初期痰量不多,随着病情发展,痰量增多,于发病的第 10~14 天,突然咳出大量脓臭痰及坏死组织。约有 30% 的病人有不同程度的咯血,偶有中、大量咯血而突然窒息致死。一般在咯出大量脓痰后,体温明显下降,全身毒性症状随之减轻,数周内一般情况逐渐恢复正常。肺脓肿破溃到胸膜腔,有突发性的胸痛、气急,出现脓气胸。血源性肺脓肿多先有原发病灶引起的畏寒、高热等全身脓毒血症的表现,经数日或数周后才出现咳嗽、咯痰,痰量不多,极少咯血。慢性肺脓肿有经常咳嗽,咯脓痰,不规则发热,反复咯血,贫血,消瘦。

2. 体征　本病早期病变范围小,且病变多在肺深部,因此查体多无异常体征。病变继续发展,脓肿周围炎症浸润范围增大,听诊呼吸音减弱,或可闻及干湿啰音。叩诊可在病变相应的胸部出现半浊音、浊音及实音。当脓肿引流不畅,发展成慢性肺脓肿时,常见患者面色苍白削瘦,有轻度贫血外观。血源性肺脓肿,体征多无异常。

3. 辅助检查

(1)血象:急性肺脓肿白细胞总数达(20~30)$\times 10^9$/L,白细胞分类中中性粒细胞在 90% 以上,核明显左移,常有中毒颗粒。典型者咳出的痰呈脓性,黄绿色,留置分层。慢性患者的白细胞可稍升高或正常,红细胞和血红蛋白减少。

(2)细菌学检查:痰培养可检出多种致病菌,臭痰中可检出厌氧菌;环甲膜穿刺吸取痰液培养,可避免口腔污染,提高培养的准确率。并发脓胸时,胸脓液的需氧菌、厌氧菌培养较痰液更为可靠;伴菌血症的血源性肺脓肿患者的血培养可发现致病菌。

(3)X 线检查

①急性期胸片呈大片浓密模糊致密阴影,边缘不清,或为团片状浓密影。脓肿形成后,脓液经支气管排出,出现圆形透亮区及液平面,其四周被浓密炎症浸润环绕。恢复期,脓腔逐渐缩小至消失,最后仅残留纤维条索状影。

②慢性肺脓肿脓腔壁增厚,内壁不规则,周围有纤维组织增生及邻近胸膜增厚,肺叶收缩,纵隔可向患侧移位。

③并发脓胸时,患侧胸部呈大片浓密阴影;若伴发气胸则可见液平面。

④支气管造影术通常用于慢性肺脓肿疑有支气管扩张者。

⑤血源性肺脓肿病灶呈局限炎症块,或边缘整齐的球形,中央有小脓腔及液平面。

(4)纤维支气管镜检查:可鉴别单纯肺脓肿、肺结核、支气管癌并发肺脓肿等,并可以直观病灶,取得培养标本。

(5)磁共振成像、CT 可辅助定位,明确病灶部位,发现小的脓肿。

(二)鉴别诊断

1. 肺囊肿继发感染　肺囊肿是由于先天性发育异常所致,为单发或多发,患者无明显的毒性症状和咳嗽。X 线显示圆形空腔,周围一般没有炎性浸润。继发感染时,要综合分析病情,做前后胸片对照。

2. 支气管扩张继发感染　支气管扩张患者因继发感染，肺内可发生多发性的小脓肿，症状与肺脓肿也几乎完全一样。应注意结合病史分析，支气管扩张带有多年的咳嗽、咯痰，反复咯血，一侧或双侧肺底湿性啰音。胸片或CT可协助确诊。

3. 空洞性肺结核　多有结核病史，继发化脓性感染者少见。X线胸片一般少见空洞周围炎症，痰可发现结核菌。

4. 细菌性肺炎　早期肺脓肿与细菌性肺炎在症状和X线胸片表现上很相似，但常见的细菌性肺炎如肺炎链球菌肺炎多伴有口唇疱疹，咯铁锈痰，不会咯大量脓性或脓臭痰；X线胸片示肺叶或肺段实变，或呈片状淡薄炎性病变，边缘模糊不清，但没有脓腔形成。

（三）辨证

1. 初期（风热犯肺）　起病急，恶寒，发热，咳嗽，胸痛，咳重胸痛亦甚，咳黏液痰，由少渐多，呼吸不利，口鼻咽干，舌苔薄白而干或为薄黄，舌质淡红，脉浮数而滑。

2. 成痈期（热壅血瘀）　身热转甚，壮热不退，时有恶寒，咳嗽气急，咳吐黄稠脓痰，喉部带有腥味，胸胁疼痛，转侧不利，口燥咽干，烦躁出汗，舌红，舌苔黄腻，脉滑数或洪数。

3. 溃脓期（瘀毒成脓）　咳吐大量脓臭痰，形状如米粥，或痰血相兼，异常腥臭，胸中烦满而痛，甚则气喘不能平卧，身热而赤，烦渴喜饮，舌质红或绛，舌苔黄腻，脉滑数或数。

4. 恢复期　身热渐退，咳嗽减轻，咳吐脓血渐少，臭味亦减，痰液转为清稀，精神渐振，食欲改善，或见胸胁隐痛，难以久卧，气短乏力，自汗，盗汗，低热，午后潮热，心烦，口干咽燥，面色不华，形瘦神疲，舌质红或淡红，苔薄，脉细或细数无力。

（四）辨证要点

1. 掌握病性　本病为热毒瘀结于肺，成痈酿脓，故发病急、病程短，属于邪盛证实。临床以实热证为主要表现。

2. 辨别病期　根据病程的先后不同阶段和临床表现，辨证可分为初期、成痈期、溃脓期，恢复期。

四、临床治疗

（一）针刺疗法

1. 毫针疗法

毫针一

（1）主穴：肺俞、膈俞、尺泽、太渊、内关。

（2）配穴：若恶寒发热者，加大椎、曲池；壮热者，加合谷、委中，点刺出血；胸痛者，加支沟；咳吐黄稠浊痰者，加丰隆、合谷；咳吐脓血痰者，点刺委中、尺泽。

（3）操作：中、强度刺激用泻法，留针30分钟，每日1次。适用于治疗肺脓肿。

毫针二

（1）取穴：初期选大椎、肺俞、列缺、合谷、丰隆；中期选肺俞、中府、尺泽、膻中、支沟、大陵。恢复期选中府、膻中、曲池、足三里、太溪。

（2）操作：初期及中期以毫针泻法为主，恢复期则补泻兼施。适用于治疗肺脓肿。

2. 拔罐疗法

（1）取穴：肺俞、膏肓俞、肺部湿啰音处。

（2）方法：以闪火或在以上部位各拔1罐，每日1次。适用于治疗肺痈成痈期。

（二）推拿疗法

推拿一

1. 主要穴位与部位：肺俞、膈俞、内关、太渊、尺泽、支沟、胸部、背部等。

2. 主要手法：梳摩背肋法、压法、捏法、按法等。

3. 操作程序：以梳摩背肋法自上而下依次摩动 3～5 分钟，指压肺俞、膈俞、内关、太渊穴各 1～2分钟。肺痈初期，恶寒发热者，加捏合谷穴；成痈期及溃脓期，加点按侧胸法，指压尺泽、支沟；恢复期加点按背肋法。适用于治疗肺脓肿各期。

推拿二

1. 主要穴位与部位：肺俞、大椎、尺泽、曲池、合谷、天突、中脘、背部等。

2. 主要手法：揉法、推法、擦法、拿法、按法、提法、摩法等。

3. 操作程序

（1）肺脓肿初期：治宜清热宣肺，消炎解毒。患者坐位，医者一手置于头部，另一手置于项背部，以掌指于患者项背施以揉推，并按揉膀胱经俞穴，重按肺俞、大椎。用擦法推擦背部膀胱经，以皮肤微热发红为度。患者仰卧位，医者以一手握者腕，另一手置患者手三阴经施以揉拿手法，重点按揉尺泽、曲池、合谷、少商穴，取后点按天突穴。

（2）成痈期：治宜清热解毒，托毒排脓。患者坐位，医者一手扶于头部，另手于患者项背部提拿肩井，并按摩背部膀胱经穴，重点肺俞、膈俞。患者仰卧位，医者一手握患者腕，另一手置手阴经，着重点按少商、列缺、曲池、太渊。并点按腹部中脘，下肢丰隆穴，最后捏拿足三阳经。

（3）脓疡期：治宜排脓解毒，此期以药物治疗为主。

（三）体位引流法

每晨患者取不同体位（仰卧、俯卧、左右侧位、头低位等）促使痰液排出；如脓肿部位处于高峰期，在患部轻拍。每次 10～15 分钟，每日 2～3 次。以利痰液的引流。

（四）超声雾化法

1. 热吸法　金银花 25g，桔梗 20g，半夏、麻黄、黄芩 15g，杏仁 10g，入有嘴水壶内煎沸，壶嘴近口鼻，吸入药蒸气。适用于肺痈初期，风热袭肺，热壅肺络者。

2. 雾化吸入法　将竹沥水 20ml，10% 苦参液 20ml 放入超声雾化器内吸入，每次 20 分钟，每日 2 次。适用于肺痈痰稠量多者。

（五）敷贴疗法

将大蒜 100g，芒硝 50g 混合，捣如泥，敷药时，下垫油纱布 2～4 层，外敷肺俞穴及胸背部阿是区（湿啰音区），1 次 2 小时，胸背交替，敷毕，去掉蒜屑糊，用温开水洗净蒜汁，再将大黄粉 200g，醋调成糊，敷于阿是区，8 小时去掉，1 日 1 次。适用于肺痈成痈期及溃脓期，直至脓痰排净。

（六）食疗方法

1. 桃仁粥　桃仁 15g，粳米 60g，将桃仁捣烂加水研汁，以汁煮粳米为稀粥，一日内分两次服用。活血化瘀，消肿散结，止嗽通便。适用于治疗肺脓肿。

2. 木耳粥　黑木耳 5g，大枣 5g，粳米 150g，冰糖适量。温水发泡木耳，洗净，与粳米大枣同入锅中，加水适量，文火煮烂，粳米成粥后，加入冰糖即成。可当饭食用。润肺补中，除烦止渴。适用于治疗肺脓肿。

3. 蒜醋粥　紫皮蒜头 30g，醋 60g。蒜头去皮捣烂，加醋煮熟，饭后服。每日 1 次。用于肺脓肿初期。

4. 银米粥　金银花30g,秫米50g。金银花加水煎浓汁去渣,加秫米再加水,煮稀粥。用于肺脓肿初期,发热胸痛者。

5. 用鲜薏苡仁根适量捣汁,炖热服,或加红枣煨服。每日3次。能下臭痰浊脓。

6. 用白及200g,浙贝母50g,百合50g,共研细末。早晚各服6g。用于肺脓肿恢复期。

7. 薏苡仁粥　薏苡仁50g,加糯米若干,煮粥食用。适用于肺脓肿。

8. 沙参麦冬粥　南北沙参各15g,麦门冬15g,加糯米若干,煮粥食用。适用于肺脓肿。

9. 百合粥　百合50~100g,加少量糯米煮粥食用。每日以黄豆磨浆,兑冷开水成豆汁,以汁代茶,频频饮之,有解毒排脓之效。适用于肺脓肿。

10. 双花杏蜜饮　银花10g,菊花10g,杏仁10g,蜂蜜30g,前药煎成药汁,去渣,分次兑入蜂蜜,代茶频饮。清热解毒,宣肺止咳。适用于治疗肺脓肿初期。

11. 薏米白果茶　薏苡仁100g,白果50g,生姜30g。白果去壳,加水同煮,取汁代茶饮。适用于治疗肺脓肿初期或成痈期。

五、调摄护理

1. 凡患有慢性疾患或体质较弱者,应当注意季节与气候的变化,起居有节,避免过度劳累,防止感受致病邪气而发病。

2. 一旦发病,应及早诊治,力求在脓肿形成以前(化脓性炎症阶段)得到消散,或在形成脓肿初期减轻病情。

3. 患病期间,应卧床休息。发热者给予半流质饮食,忌油腻厚味,多食蔬菜。

4. 可多进食一些水果,如枇杷、梨、橘子、菠萝、香蕉等。这些水果均有润肺生津化痰的作用。

5. 禁食一切辛辣刺激及海腥发物。如辣椒、葱、韭菜、姜、黄鱼、虾蟹、鸡鸭等。吸烟饮酒者也必须一律戒除。

六、按语

肺脓肿是多种病原菌引起的肺部感染。如能早期确诊,及时治疗,在未成脓前能使痈肿得到部分消散,则病情减轻,疗程缩短。老年人、儿童和饮酒成癖者须防其病情迁延生变。

第9章 肺原性心脏病

一、概述

慢性肺原性心脏病(简称肺心病)是慢性支气管炎、肺气肿、其他肺胸疾病或肺血管病变引起的心脏病。导致肺动脉高压和右心室肥大,或有右心衰竭的一类心脏病。临床上以反复咳喘、咳痰、水肿、发绀等为主要特征。早期心肺功能尚能代偿,晚期出现呼吸循环衰竭,并伴有多种并发症。农村较城市发病率为高。年龄在40岁以上人群较40岁以下人群发病率为高。过去认为风湿性心瓣膜病占器质性心脏病的首位,但近年来风湿性心瓣膜病的患病率已明显降低,许多地区如东北、西南等地肺心病已由占器质性心脏病的第2位上升到首位。

本病一般属于中医“肺胀”“喘证”“痰饮”等病范畴。

二、病因病理

(一)西医的病因病理

1. 病因

(1)支气管、肺疾病:本类最常见,约占80%~90%。可分为阻塞性和限制性两大类,前者如慢性支气管炎、阻塞性肺气肿等;后者如重症肺结核、弥漫性肺间质纤维化、矽肺、支气管扩张等。

(2)胸廓运动障碍性疾病:如脊柱后凸、侧凸;类风湿性脊柱炎;广泛胸膜粘连;胸廓畸形等。

(3)肺血管疾病:少见,如原发性肺动脉高压、多发性结节性动脉炎等,并发展成慢性肺心病。

(4)神经肌肉疾病:较罕见,如脑炎、脊髓灰质炎、格林-巴利综合征等,由于呼吸中枢的兴奋性降低或神经肌肉疾患,导致肺泡通气不足。

(5)其他:如高原性低氧血症引起的慢性肺心病等。

2. 病理

(1)肺部基础疾病的病理:慢性支气管炎主要表现为支气管黏膜上皮细胞变性、坏死,甚至脱落形成溃疡。纤毛变短、参差不齐,倒伏黏连,部分完全脱失。杯状细胞数目增多肥大,分泌亢进。基膜变厚或变性坏死。阻塞性肺气肿病理表现为终末细支气管远端气囊腔膨胀,间隔变窄,弹力纤维变细或断裂。肺泡壁变薄,肺泡孔扩大,肺泡破裂或形成大泡。

(2)肺动脉的病理:内膜弹力纤维增多,呈网状或多层状或出现断裂或消失。中膜平滑肌水肿、变性和坏死,管腔狭窄甚至闭塞肺小动脉因缺氧而发生持续痉挛;肺血管的毁损:因肺泡破裂和炎症的侵蚀破坏,肺毛细血管床数量及横断面积均减少,从而导致肺动脉高压;肺广泛纤维化,瘢痕组织收缩,严重肺气肿等均可压迫肺血管使其变形、扭曲,使血流阻力增加,引起肺动脉高压。

(3)心脏的病变主要表现为心脏重量的增加,右心肥大,右心室肌壁增厚,心腔扩大,肺动脉圆锥膨隆,心尖圆钝。镜检见心肌纤维呈不同程度肥大。

(二)中医的病因病机

1. 本病多因慢性咳喘反复发作、迁延不愈逐渐发展而形成。故发病缓慢,病程长,其病因有脏腑虚损和外感时邪两方面。本病的发生和发展与内外各种不良因素都有一定关系,长期反复发作致使脏腑受损,主要病位在肺、心、脾、肾四脏。

2. 肺主气，司呼吸，外合皮毛，肺为娇脏，不耐寒热，易受外邪侵袭而致宣肃失常。肺气上逆，则咳喘。咳嗽日久，痰饮内蕴，渐致肺气虚。肺气虚，则出现短气、喘促。肺病及脾，子耗母气，脾失健运，水不化津，聚而成痰，上渍于肺。所以有脾为生痰之源，肺为贮痰之器之说。肾主水而肺为水之上源，肺失肃降也可导致肾阳不升，肺久病则波及脾肾，肺不主气、肾不纳气，气喘日益加重。

3. 肺伤日久，必及于心。肺气虚，气道不利则气虚气滞，心肺同居上焦，肺主气，朝百脉，辅心而行血脉，肺气虚、气滞，不能治理调节心血的运行，则心气虚衰。无力推动血脉，血流不畅而导致血瘀，出现心悸、唇甲紫绀等血瘀之证。

4. 肺脾肾虚损，卫外功能低下，常易招致外邪侵袭，外邪与伏饮相搏结，咳喘复发，邪盛壅塞于肺，肺之升降失常，气道不利，则喘促，痰涎壅盛，郁久化热，痰热壅肺为主要特征。

5. 本病在缓解期属虚证，但因疗程长，病情复杂多变。肺心病的病程是正邪斗争的过程，临床表现为本虚标实之证，急性期以虚中有实，痰热壅肺为其特点，而血瘀见证在急发期和缓解期都普遍存在。

三、临床诊断

（一）辨病

1. 症状

（1）心肺功能代偿期：患者多有长期咳嗽、咯痰病史，反复发作甚至终年不止，冬季感冒易引起急性发作、咳嗽加剧，痰量增多变为脓性。逐渐出现气短，开始只在劳累或上楼时气短，以后发展为经常性，甚至休息时也感气短。

（2）肺心功能失代偿期：

①呼吸衰竭：主要表现为缺氧和二氧化碳潴留的症状。如胸闷、气短、心悸、食欲不振、乏力等。呼吸困难，一般在血氧饱和程度 $<80\%$ 时，出现紫绀，以舌、口唇或口腔黏膜较明显。重度缺氧则头痛、烦躁不安、定向力差、神志恍惚、谵妄和抽搐。肺心病伴有缺氧和二氧化碳潴留，出现意识障碍和神经精神症状。

②心力衰竭：以右心衰竭为主，少数有左心衰竭。表现为呼吸困难、心悸、尿少、恶心、呕吐、右上腹胀痛。

2. 体征　有明显肺气肿征，听诊多有呼吸音减弱，偶有干、湿性啰音，心音遥远，肺动脉瓣区可有第二心音亢进，三间瓣区出现收缩期杂音或剑突下出现心脏搏动，可见颈静脉怒张，肝肿大伴压痛，下肢浮肿甚至全身皮下水肿，少数伴有腹水征。由于右心室扩张，可在三尖瓣区听到收缩期吹风样杂音及舒张期奔马律，心率增快，可出现各种心律失常。

3. 辅助检查

（1）血常规：一般认为肺心病患者长期缺氧，引起继发性红细胞增多。白细胞计数，急发期部分患者白细胞总数增高，但根据临床观察，中性多形核白细胞增多要比白细胞总数增高更为敏感。

（2）尿常规：心力衰竭时，由于肾脏充血和缺氧，尿中可出现少量蛋白及红、白细胞和管型，病情缓解后，一般可恢复正常。

（3）痰培养：以卡他球菌、甲链球菌最多，分别占 35.8% 和 31.9%，绿脓杆菌为 7.4%，其他依次为大肠杆菌、肺炎双球菌，金黄色葡萄球菌等。

（4）X 线检查：肺心病 X 线表现，在慢性肺胸疾病的基础上，出现肺动脉高压和右心室增大或右心衰竭的征象。所以肺心病X线可见到心脏和肺部两方面的征象。

（二）鉴别诊断

1. 冠状动脉粥样硬化性心脏病（冠心病） 肺心病与冠心病均多见于老年人，有许多相似之处，而且常有两病共存。冠心病有典型的心绞痛、心肌梗塞的病史或心电图表现，若有左心衰竭的发作史、高血压病、高脂血症、糖尿病史更有助鉴别，体检、X线及心电图检查呈左心室肥厚为主的征象，可资鉴别。肺心病合并冠心病时鉴别有较多的困难，应详细询问病史，进行体格检查和有关的心、肺功能检查加以鉴别。

2. 风湿性心瓣膜病 往往有风湿性关节炎的病史，其瓣膜如二尖瓣、主动脉瓣常有病变，X线、心电图、超声心动图有特殊表现。

3. 原发性心肌病 本病多为全心增大，有心律失常和充血性心力衰竭，超声心动图证实有心室腔扩大与心脏弥漫性搏动，无慢性呼吸道疾病史，无肺动脉高压的X线表现等。

（三）辨证

1. 外寒内饮 咳逆喘满不得卧，气短气急，咯痰白稀，呈泡沫状，胸部膨满，口干不欲饮，周身酸楚，恶寒，面色青黯，舌体胖大，舌质暗淡，舌苔白滑，脉浮紧。

2. 痰热郁肺 咳逆喘息气粗，胸满烦躁，目睛胀突，痰黄或白，黏稠难咯，或发热微恶寒，溲黄便干，口渴欲饮，舌质暗红，苔黄或黄腻，脉滑数。

3. 痰瘀阻肺 咳嗽痰多，色白或呈泡沫，喉间痰鸣，喘息不能平卧，胸部膨满，憋闷如塞，面色灰白而暗，唇甲紫绀，舌质暗或暗紫，舌下瘀筋增粗，苔腻或浊腻，脉弦滑。

4. 痰蒙神窍 意识朦胧，谵妄，烦躁不安，撮空理线，表情淡漠，嗜睡，昏迷，或肢体颤动、抽搐，咳逆喘促，苔白腻或淡黄腻，脉细滑数。

5. 肺肾气虚 呼吸浅短难续，咳声低怯，胸满短气，甚则张口抬肩，倚息不能平卧，咳嗽，痰白如沫，心慌，形寒汗出，面色晦暗，舌淡或黯紫，苔白润，脉沉细无力，或有结代。

6. 阳虚水泛 面浮，下肢肿，甚则一身悉肿，腹部胀满有水，尿少，心悸，喘咳不能平卧，咯痰清稀，怕冷，面唇青紫，舌胖质黯，苔白滑，脉沉虚数或结代。

（四）辨证要点

1. 主要症状表现 为咳逆上气，痰多胸闷，喘息，动则加剧，甚则鼻煽气促，张口抬肩，目胀如脱，烦躁不安。病程缠绵，轻重不一。每因感受外邪而发作加重，并伴有寒热表证，危重者可见心慌动悸，面唇紫绀，肢体浮肿，吐血，便血，谵妄，嗜睡，昏迷，抽搐，厥脱等。

2. 辨别虚实的主次 本病总属本虚标实，但因外邪的控制与否，正气虚衰的程度不一，而有偏实偏虚的不同。发作期偏实，缓解期偏虚。病程较短偏实，病程较长偏虚。

3. 偏实者辨别 病邪性质辨别是属风寒、风热，还是痰浊、水饮、痰热、血瘀。

4. 偏虚者辨别 病理性质与脏腑病位病理性质：早期多气虚、阴虚或气阴两虚；晚期阳气衰微或阴阳两虚。病位：分辨肺、脾、肾、心病变主次所在；早期多在肺、脾，晚期累及心、肾。

四、临床治疗

（一）针刺疗法

1. 毫针疗法

毫针一

（1）主穴：心俞、肺俞、大椎、风池。

(2)配穴:加重期:肺虚外感加天突、膻中、尺泽、太渊。脾肾阳虚水泛加脾俞、肾俞、气海、足三里。痰浊蒙窍加膻中、丰隆、列缺。元阳欲脱加人中、涌泉、内关、关元。缓解期:肺肾气虚加肾俞、气海、关元。肺肾阴虚加肾俞、气海、太溪、三阴交。

(3)操作:按毫针常规操作法进针,急性期每日1次,10次为1疗程。缓解期隔日1次,10次为1疗程。适用于治疗肺原性心脏病。

毫针二

(1)穴位:天突、膻中、心俞、肺俞、脾俞、肾俞、命门、定喘、内关、丰隆、足三里、三阴交等。

(2)配穴:伴有呕血、咯血者加孔最、郄门。伴有恶寒发热者加曲池、外关、大椎。伴神志恍惚者加印堂、劳宫。

(3)操作:每次选用4~6穴,并加用电针,发作期用泻法,缓解期用补法,并重用灸法。针刺天突穴应向下斜刺,针刺背俞穴应向脊柱缘斜刺,留针20~30分钟,每日或间日1次,10次为1个疗程。适用于治疗肺原性心脏病。

毫针三

(1)取穴:素髎、十二井、丰隆、合谷、太冲。

(2)操作:素髎从鼻尖斜向上刺0.5~1寸,间歇行针,十二井穴用三棱点刺出血,其余诸穴,均施行针刺泻法。适用于治疗痰浊闭窍的肺原性心脏病。

毫针四

(1)取穴:大椎、曲泽、委中、阳陵泉,太冲。

(2)操作:诸穴均施行针刺泻法,其中大椎、曲泽、委中用三棱针刺血,刺血后并加拔火罐。适用于治疗风痰壅盛的肺原性心脏病。

2. 三棱针疗法

(1)处方:大椎、肺俞、孔最、丰隆。

(2)方法:点刺出血,每日1次,开始6日1疗程,疗程间隔3天,以后14日1疗程。适用于治疗肺原性心脏病。

3. 穴位注射法

(1)处方:肺俞(双)。

(2)药物:核糖核酸。

(3)方法:穴位常规消毒后,用5号针头抽取同源核糖核酸2ml,斜刺0.5~0.8寸,缓慢提插待酸胀感后,回抽无血,即可各穴注入药液1ml。每周2次,四周为1疗程。适用于治疗肺原性心脏病。

4. 耳针疗法

(1)取穴:肺、脾、肾、心、神门、皮质下等穴,

(2)方法:毫针刺入后采用中弱刺激强度,留针30~40分钟,每日或间日1次,不拘疗程。适用于治疗肺原性心脏病。

(二)推拿疗法

推拿一

1. 穴位及部位:大椎、定喘、天突、膻中、中脘、心俞、肺俞、脾俞、肾俞、命门、气海、关元、内关、丰隆、足三里、三阴交,胸背部。

2. 主要手法:点压法、一指禅推法、揉法、擦法、擦法、拿法、梳法等。

3. 操作程序

(1)患者俯伏坐位,医者以一指禅推法或按揉法于大椎、定喘、心俞、肺俞、脾俞、肾俞、命门

等穴；然后以右手食指关节和拇指指腹提捏咽喉部50次，将皮肤揪起后迅速复原，反复施术至颈部发红、发热为度；再以滚法施于胸背部3～5分钟。

(2)患者取仰卧位或半坐位，医者用右手中指勾揉天突穴5分钟，继以梳法沿胸骨正中，自上而下向左右腋中线分梳3～5遍，重点按揉膻中、中府、鸠尾、气海、关元等穴，每穴持续1～2分钟，按揉内关、丰隆、足三里、三阴交，每穴持续约1分钟，最后用腹部掌揉法揉推中腹部3～5分钟。适用于治疗肺原性心脏病。

推拿二

1. 穴位及部位：天突、中脘、膻中、丰隆、中府、血海、三阴交、肺俞、三焦俞、定喘、鸠尾、神门、足三里、合谷、百会、胸胁部、上背部。

2. 主要手法：点压法、一指禅推法、揉法、滚法、擦法、拿法、梳法、按法、提法、捏法等。

3. 操作程序

(1)患者取仰卧或半坐位，医者位于患者左侧。用右手中指勾揉天突穴5分钟，以呼吸通畅为度；继以梳法沿胸骨正中，自上而下向左右腋中线分梳3～5遍，重点按揉膻中、中府、鸠尾诸穴，每穴持续按压3分钟，以局部酸胀感并向心前区放射为度；然后，用拇指点按百会穴5分钟，按揉双侧血海、三阴交、丰隆、足三里、神门、合谷诸穴，每穴持续按压1分钟，以得气为度；最后用腹部掌揉法揉推中脘部3～5分钟，使局部产生温热的感觉，并深透胃腑。

(2)患者取坐位，医者位于患者背后。用拇指按、揉或一指禅推法于上背部、肺俞、三焦俞两穴；重点刺激定喘穴5分钟；再以右手食指关节和拇指指腹提捏咽喉部50次，将皮肤揪起后迅速复原，反复施术至颈部发红、发热为度。适用于治疗痰瘀互结的肺原性心脏病。

推拿三

1. 穴位与部位：百会、水沟、天突、印堂、太阳、膻中、中府、中脘、三阴交、丰隆、神阙、合谷、神门、胸部、全腹部。

2. 主要手法：点压法、一指禅推法、揉法、擦法、拿法、梳法、按法等。

3. 操作程序

(1)患者取仰卧位，医者位于患者左侧。用拇指或中指点按百会、水沟各3分钟，以患者口中发出呻吟、目欲流泪为佳；神志清醒者以百会穴为主；昏迷者重点按压水沟穴；然后双手拇指同时按揉合谷、神门、三阴交、丰隆诸穴，每穴持续按压1分钟，以得气为度；继以胸部分梳法沿胸骨正中向下向左右腋中线梳理3～5遍，并按揉中府、膻中两穴1分钟；手掌继续向下以中脘及神阙穴为中心顺时针方向揉、运全腹部约5分钟，使温热感觉深透胃腑。

(2)患者取仰卧位，医者位于患者身前。用拇指自印堂穴分别向两侧太阳穴推、抹10次，同时按揉印堂、太阳两穴各1分钟，以得气为度。适用于治疗痰蒙心窍的肺原性心脏病。

推拿四

1. 穴位与部位：百会、水沟、印堂、中脘、神阙、关元、气海、劳宫、涌泉、合谷、肺俞、定喘、肾俞、关元俞、太阳、腹部、背部。

2. 主要手法：点压法、掌摩法、揉法、擦法、拿法、梳法、按法等。

3. 操作程序

(1)患者取仰卧位，医者位于患者头部顶前。用双手拇指及食指按揉印堂、太阳两穴，然后用抹法自印堂向太阳穴抹10遍，反复施术1～2分钟。

(2)患者取仰卧位，医者位于患者左侧。先以拇指点按百会、水沟穴各3分钟，以患者口中发出呻吟、目欲流泪为佳；继以腹部掌摩法，以中脘、神阙、关元穴为中线，顺时针方向揉、运、摩动

5 分钟，自上而下至热感直达丹田为度；然后用拇指按、揉中脘、关元、气海、合谷诸穴，每穴按压 1 分钟；然后用掌根或小鱼际肌迅速搓劳宫、涌泉穴，每穴 3~5 分钟，以手足温热为度。

(3)患者取侧卧位，医者位于患者背后。以拇指按揉定喘穴及足太阳膀胱经的肺俞、肾俞、关元俞诸穴，每穴持续 1 分钟；最后用手掌自下而上用中等强度的力量拍击患者背部两侧，反复施术 5~10 遍，以患者咳嗽，吐出黏稠痰液为度，或以喘息减轻，呼吸平稳为宜。适用于治疗元气亏虚的肺原性心脏病。

(三)刮痧疗法

刮痧一

1. 穴位与部位：脊柱两侧，胸 1 至腰 1、2 及其两侧，胸骨柄区，锁骨上下区和上、下腹正中线及两侧，肘弯及内侧区，膝弯及小腿外侧区。

2. 治法：用刮痧法。先在脊柱两侧（从颈至长强穴）轻刮 3 行，再重点在胸椎 1~5 与胸椎 11、12 和腰椎 1、2 及其两侧，中等力度刮 5~7 行，至出现痧痕为止，然后刮胸骨柄区（加刮天突、膻中），锁骨上下区和上、下腹部，肘弯及内侧区，膝弯及小腿外侧区。手法力度视证情而定。每日 1 次。适用于治疗肺原性心脏病。

刮痧二

1. 穴位与部位：肺俞、厥阴俞、心俞、肾俞、膻中、巨阙、气海、关元、曲泽、内关及前臂内侧、足三里、三阴交。

2. 治法：用刮痧、点揉法。依次按上述穴位皮区进行刮拭，至出现痧痕为止，其中气海、关元可用点揉法。手法力度视证情而定。每日 1 次。适用于治疗肺原性心脏病。

(四)外敷疗法

用洋金花 100g，白芥子 150g，香附 50g，生石膏 50g，黄绒 30g，冰片 30g，共研细末过筛，每次以药粉 5g，加足量甘油、酒调成糊状，贴敷双侧肺俞、喘息及中府穴。适用于治疗肺原性心脏病。

(五)体育疗法

适当的体育活动，可以加强腹式呼吸，改善肺的呼吸功能，对本病有益，尤以晨间体操、太极拳为宜。其活动量大小，应根据病人体质病情而定，循序渐进，一般以活动后感到舒适、轻松为度。同时注意避免清晨寒风刺激，以免诱发或加重本病。对肺心病心功能不全或有心衰体征当列为禁忌。

(六)气功疗法

常用内养功、自强功，重在练气、养气和逼气。采取一呼一停方式呼吸，每次 30~60 分钟，每日 4~6 次，引气入患病部位，意想改造病肺，然后拍胸吐气，意想病气呼出体外。此法能缓解症状，改善呼吸功能。

(七)饮食疗法

1. 新鲜脐带 30g（洗净），大枣 30g，同煮至烂，加黄酒少许，冰糖 15g，分 2 日服食。用于气急喘促，动则尤甚，形寒痰白的肺原性心脏病。

2. 胡桃肉 250g（炒熟，研粉），糯米粉 300g，炒熟，以不焦为度，加人参粉 50g，和匀。每次 2 匙，每日 2 次。用于老年久咳，气急喘促的肺原性心脏病。

3. 蛤蚧 1 对（研粉），胎盘 1 个（焙干研粉），加人参粉 50g，和匀，装空心胶囊。每次 4 粒，每日 3 次。用于肺肾阳虚，气急喘促，动辄尤甚的肺原性心脏病。

4. 冬瓜连皮250g，黑鱼1条，加水煮汤，加生姜、葱、黄酒，不加盐。用于心悸胸闷、浮肿尿少的肺原性心脏病。

5. 山药120g，赤豆30g，糯米30g，如常法煮粥。用于喘促便溏、浮肿尿少的肺原性心脏病。

6. 冬虫夏草粉5g，人参粉5g，糯米50g。糯米煮粥，加冬虫夏草粉、人参粉、冰糖，服食。用于久喘阴虚的肺原性心脏病。

五、调摄与护理

肺原性心脏病由多种慢性肺脏疾病的后期转归而成。因此在预防方面应重视原发病的治疗，防治足以引起本病的支气管、肺和肺血管等疾病。积极采取各种措施提倡戒烟；积极防治原发病的诱发因素，如呼吸道感染，各种过敏原、有害气体的吸入，粉尘作业等；开展多种形式的群众性体育活动和卫生宣传，提高人群的卫生知识，增强抗病能力，平素宜适寒温，节饮食，调情志，戒烟酒，远房事，加强体育锻炼。

六、按语

1. 肺原性心脏病病因以久病肺虚为主，由于反复感邪，而使病情进行性加重。病位在肺肾心，与脾有密切关系。病理性质多为气虚、气阴两虚，发展为阳虚。病程中可形成痰、饮、瘀等病理产物。标本虚实，常相兼夹，或互为影响。在本虚的基础上，痰浊与瘀血交阻，是其主要的病机特点。气虚血阻则贯穿于该病之始终。治疗当根据感邪时则偏于实，平时偏于正虚的不同，有侧重地分别选用扶正与祛邪的不同治法。但急则治标，缓则治本则应贯穿于本病治疗的全过程。

2. 充分发挥中医药辨证论治的优势，调节导致慢性肺心病反复发生感染之本，通过对缓解期患者进行培本固元，急性加重期的扶正达邪；减少机体病理产物（痰、瘀、毒等）的生成和及时清除已生成的病理产物（痰、瘀、毒等）产生；促进炎症吸收、受损脏器的修复等措施。从而有助于减少感染的发生次数、减轻感染的严重性、缩短病程，最终提高疗效。

3. 针灸、推拿、气功等疗法，可改善微循环，促进炎症吸收，增强肺内吞噬细胞的吞噬功能，降低血黏度和痰黏度，缓解支气管痉挛，降低肺动脉高压、促进某些病理因素逆转，较西药扩血管、抗凝等药物，作用机制更广泛，副作用更小。在改变血液流变学异常方面，是目前西药所无法取代的。

4. 气功、饮食疗法能增强抗病能力，对消除症状有肯定疗效。

第三篇　循环系统疾病

第1章　心　绞　痛

一、概述

心绞痛是因心肌暂时的缺血、缺氧引起的以发作性胸痛为主要表现的一组临床综合征，95%由冠状动脉粥样硬化性心脏病所致。可进一步发展为心肌梗死、猝死、心功能不全。以阵发胸前压迫性或紧迫性疼痛，可放射至左肩及上肢内侧等部位，持续数分钟，每于活动或情绪波动等诱因下发作，休息或含服硝酸类药物可缓解为特征。本病多发生在40岁以上的人群，男性多于女性，以脑力劳动者为多。在欧美国家，本病为最常见的一种心脏病，50岁男性心绞痛年发病率为0.2%，女性为0.08%。我国心绞痛发病率远低于此数，但近年来有增加的趋势。

心绞痛属于中医学的“胸痹”“心痛”“厥心痛”等范畴。

二、病因病理

(一)西医的病因病理

1. 病因　心绞痛主要由冠状动脉粥样硬化引起，约占95%，少数由冠状动脉口狭窄的其他病变如主动脉瓣狭窄或关闭不全、梅毒性主动脉炎、冠状动脉炎、冠状动脉起源畸形、冠状动脉痉挛引起。此外，严重贫血、甲状腺功能亢进、高血压及其他原因引起的心肌肥厚扩张、阵发性心动过速等，均可造成冠脉相对供血不足而发作心绞痛。本篇主要阐述由冠状动脉粥样硬化引起者。

2. 危险因素　心绞痛发病的危险因素有高脂血症、高血压、吸烟、糖尿病、低密度脂蛋白和高密度脂蛋白水平、性格类型、体力活动水平及肥胖等。

3. 诱因　常见的诱发因素为劳累和情绪激动；饮食和冷空气及气候因素也可促发。

4. 病理

(1)生化改变：缺血、缺氧时，心肌糖代谢只能以无氧酵解方式进行。ATP产生减少。局部乳酸积聚，并可影响心肌细胞膜的Na^+、K^+泵，使心肌细胞内释出钾增加。当乳酸、钾、激肽等物质积聚到一定程度，就可刺激心肌内神经末稍而引起疼痛。

(2)电生理改变：轻度缺氧即可使局部复极时间延长（延长动作电位3相），改变复极向量，因而放置于缺血部位的电极记录出现倒置的T波。进一步的心肌缺血，使细胞膜不能有效地阻止细胞内钾透出细胞外，因而极化程度低于健康部位心肌而产生损伤电流，导致心电图上ST段的偏移。

(3)心肌收缩力改变：心肌缺氧时，细胞膜Na^+、K^+泵功能受损，细胞内钠、氢离子浓度增加，妨碍细胞浆释出钙离子，兴奋-收缩耦联不能正常进行，使心肌收缩力下降，由于血管分布的原因，缺血只限于心肌的一部分，故出现心肌局部收缩不能协同，出现收缩功能减退，无收缩运动甚至运动障碍；缺血的心肌顺应性下降，若范围较大，即可影响心室排血而致舒张末期压力增高，可导致左心衰竭；如影响乳头肌则可使心室收缩期二尖瓣不能有效关闭而增加左心室负担。

(二)中医的病因病机

1. 情志失调　终日伏案，思虑劳心，气机失畅，可致胸阳不展；或思虑伤脾而致痰浊内生，痹阻胸阳;或郁怒伤肝,致肝失条达,疏泄失常,气滞血瘀,心脉痹阻,皆可不通,不通则痛,从而出现心痛、胸闷等症。

2. 饮食失调　饮食不节,恣食膏粱厚味,损伤脾胃,运化失司,饮食不归正化而为痰浊。痰浊阻脉,气结血凝,胸阳不振．则发为胸闷心痛。

3. 寒邪内侵　素体阳虚,胸阳不振,阴寒之邪乘虚侵袭,寒凝气滞,血行不畅,不通则痛。

4. 年老体衰　年过半百,肾气渐衰,肾阳不足则不能鼓舞五脏之阳,可致心阳不振,心气不足,血脉运行不利而发病。肾阴不足则不能滋养五脏之阴,肾水不能上济于心,则阴伤气耗,心脉失于充养而运行滞涩,或阴虚火旺,灼津为痰,痰瘀痹阻,皆可致胸阳不运,心脉阻滞而发为本病。

心绞痛的发病,往往是上述诸因素综合作用的结果,这些因素一方面可以耗损人体之正气,伤及脏腑;另可产生一些瘀血、痰浊等病理产物及气滞寒凝等病理现象。五脏虚损,又可产生、加重心绞痛。

总之,本病病位主要在心,涉及肝、脾、肾等脏腑,其基本病机是本虚标实。本虚以脏气亏虚为主,部分兼有阴虚;标实以血瘀痰阻多见,部分可见气滞、寒凝等证。

三、临床诊断

一、辨病

(一)症状

1. 典型的心绞痛症状是发作性胸骨后疼痛。有以下特点:

(1)疼痛发作诱因:情绪激动(发怒、兴奋、焦虑等)、体力劳动、登山、登楼、饱餐、寒冷、跑步、逆风行走、吸烟等。

(2)发作突然:很少在发作前有先兆。在发作间歇期感觉可完全正常。

(3)疼痛部位:典型的部位为胸骨上、中段,胸骨后,稍偏左,有时可波及心前区。少数病例发生在胸骨下段或上腹部。疼痛常放射到左肩、左臂前内侧到无名指、小指。有时放射到颈、咽、下颏、牙齿、左肩胛、上腹部。

(4)疼痛性质:呈压榨性、憋闷性或窒息性疼痛,迫使患者停止一切活动,痛重时伴出汗。

(5)疼痛持续时间:约1~5分钟,很少超过15分钟,休息可逐渐缓解,舌下含化硝酸甘油片或硝酸甘油气雾剂喷雾后常在1~2分钟内缓解。

2. 其他症状　心绞痛发作时常见患者有面色苍白、出冷汗、极度疲乏、心悸、胸闷、头晕甚至晕厥、呼吸困难等。

(二)体征

1. 暂时性血压升高。

2. 窦性心动过速。

3. 心尖部出现第四心音(房性奔马律),在左侧卧位时容易听到。

4. 乳头肌功能失调所引起的体征:心尖区第一心音亢进,心尖区收缩期杂音及收缩中、晚期喀喇音。

这些异常体征于心绞痛缓解或休息后可变为不明显,偶可消失。

(三)辅助检查

1. 心电图　发作时可有心肌缺血性改变,在R波为主的导联上,ST段压低,T波平坦或倒置。

2. 运动试验　心电图出现ST段水平或下斜型压低≥0.1毫伏。

3. 二维超声检查　可发现冠脉及其分支管腔可能变窄、心肌顺应性降低等。

4. 放射性核素检查　可呈现不显像的缺血区。

5. 冠状动脉造影　可发生冠状动脉狭窄性病变。

6. 动态心电图　24小时连续记录心电图，观察到发作时的缺血表现。

7. 血脂检查　胆固醇及低密度脂蛋白增高，高密度脂蛋白水平降低，载脂蛋白ApoA水平低而ApoB水平高于健康人。血液黏滞性增高，红细胞变形能力降低。

8. X线检查　心影增大，尤其合并高血压或心功能不全时明显。主动脉屈曲延长，有时有肺淤血等表现。

（二）鉴别诊断

1. 心脏神经官能症　病人常诉胸痛，但为短暂（几秒钟）的刺痛或持久（几小时）的隐痛，病人常喜欢不时地深吸一大口气或作叹息性呼吸。胸痛部位多在左胸乳房下心尖部附近，或经常变动。症状多在疲劳之后出现，而不在疲劳的当时，作轻度体力活动反觉舒适，有时可耐受较重的体力活动而不发生胸痛或胸闷。含用硝酸甘油无效或在10多分钟后才“见效”，常伴有心悸、疲乏及其他神经衰弱的症状。

2. 急性心肌梗死　本病疼痛部位与心绞痛相仿，但性质更剧烈，持续时间可达数小时，常伴有休克、心律失常及心力衰竭，并有发热，含用硝酸甘油多不能使之缓解。心电图中面向梗死部位的导联ST段抬高，并有异常Q波。实验室检查示白细胞计数及血清酶（肌酸磷酸激酶、谷草转氨酶和乳酸脱氢酶等）增高，红细胞沉降率增快。

3. 肋间神经痛　本病疼痛常累及1～2个肋间，但并不一定局限在前胸，为刺痛或灼痛，多为持续性而非发作性，咳嗽、用力呼吸和身体转动可使疼痛加剧，沿神经行径处有压痛，手臂上举活动时局部有牵拉疼痛，故与心绞痛不同。

4. 植物神经功能失调　心电图可有S－T段压低和T波倒置。患者多表现为精神紧张和心率增快。用心得安试验，即服心得安10～20mg后2小时，心率减慢后再作心电图检查，可见ST－T恢复正常，有助于鉴别。

5. 心肌炎、心肌病、心包病、电解质紊乱、内分泌病和药物作用等情况亦可引起ST－T改变，但多无典型心绞痛。根据其临床表现不难作出鉴别。

（三）辨证

1. 心气虚损证　心前区隐隐作痛，气短乏力，心悸心慌，神疲自汗，兼见面色无华，纳差胃胀，苔薄白，舌质淡，舌体胖有齿痕，脉沉细或代促。

2. 心阴不足证　隐痛忧思，五心烦热，心悸盗汗，口干梦多。兼见腰酸、眩晕耳鸣，惊惕潮热。苔净或少苔，或苔薄黄，舌质红，脉细数或代促。

3. 心阳不足证　心胸闷痛时作，形寒心悸，面色㿠白，自汗，肢凉。兼有精神倦怠，汗多肿胀，苔薄白，舌质淡胖，脉沉细弱或沉迟或结代，甚则脉微欲绝。

4. 阴虚阳亢证　胸闷心痛，烦躁易怒，面红目赤，头晕头胀，失眠多梦。苔薄黄，舌质红或正常，脉弦细或数。

5. 阴寒凝滞证　胸痛彻背，感寒痛甚，胸闷气短，心悸，重则喘息，不能平卧，面色苍白，四肢厥冷，舌苔白，脉沉。

6. 心血瘀阻证　刺痛有定处，面晦唇青，心悸怔忡，兼有爪甲青紫，发枯肤糙，舌质紫暗或有瘀斑或舌下脉络紫胀，脉涩或结代。

7. 寒凝气滞证　遇寒则痛，彻背掣肩，四肢厥冷。兼有胁胀急躁，畏寒口淡，苔白质淡，脉沉迟或弦紧或代。

（四）辨证要点

心绞痛，临床表现复杂多变，但万变不离其宗，虽然为临床应用方便分为七个类型，但基本上是本虚、标实两大类。本病以虚为本，尤以气虚为主，常兼有阳虚；病久阳损及阴，多有气阴两虚。寒凝，血瘀，痰湿为标，血瘀临床上最为多见。心痛者不通则痛，是血瘀造成的结果，在各型中常兼见之。因此辨证上要抓住主证及兼证，审证求因，临床治疗才能得心应手。

四、临床治疗

（一）针刺疗法

1. 毫针疗法

毫针一

（1）主穴：分2组。①心俞（或第五胸椎棘突旁开的夹脊穴）、内关；②厥阴俞（或第四胸椎棘突旁开的夹脊穴）、膻中。

（2）配穴：通里、间使、足三里、神门、巨阙。

（3）操作：2组交替；配穴，据症选1～2穴。背部穴，斜向脊柱椎体深刺，提插捻转至有酸麻感窜至前胸，刮针柄2分钟；内关、间使等穴，以“气至病所”手法激发针感向上传导，能达侧胸或前胸最佳，然后施平补平泻法2分钟。余穴用泻法。均留针15～20分钟，每隔5分钟运针1次，亦为2分钟。每日1次，发作频繁者日可2～3次。适用于治疗心绞痛。

毫针二

（1）主穴：神门、劳宫、后溪。

（2）配穴：心俞、通里、郄门、内关、大陵、厥阴俞、膻中、至阳、涌泉、素髎。

（3）操作：主穴必取，根据病情酌选3～5个配穴。用毫针，以平补平泻法为主，急性期施泻法。每日1次，15次为一疗程。治疗期间，一般停服扩血管药。适用于治疗心绞痛。

毫针三

（1）主穴：内关、心俞、膻中、通里、厥阴俞、巨阙、足三里。

（2）配穴：心血瘀阻，加膈俞、阴郄；气阴不足，加阴郄、太溪、三阴交；心阳不振，命门（灸）、巨阙；肝气郁结，加太冲、蠡沟；痰浊壅盛，加中脘、丰隆；阳气暴脱，加关元（灸）、气海（灸）。

（3）操作：每次选4～5穴，轮流使用。内关穴应用1.5寸毫针向上斜刺，使针感上达前胸，再针心俞或厥阴俞，最好找出最敏感的一点，针刺行针，使针感向前胸，巨阙穴宜沿皮刺。心绞痛缓解后，再针其他穴位，留针30分钟，或接电针，以连续波，频率100次/分，并施以较温和的刺激强度。隔日1次，10～15次为1疗程。疗程间休息5～7天。适用于治疗心绞痛。

毫针四

（1）主穴：心俞、巨阙、膻中、内关、郄门。

（2）配穴：寒凝心脉者可配关元、气海；痰浊痹阻者可配丰隆、太渊；瘀血阻络者可配膈俞、血海；心肾阳虚者可配肾俞、足三里；阳衰气脱者可配人中、素髎、百会；心脾两虚者可配脾俞、三阴交；惊恐不安者可配神门；恶心呕吐者可配中脘、公孙；尿少浮肿者可配阴陵泉；胸闷气急者可配天突。

（3）操作：针巨阙穴用1～1.5寸毫针，向下斜刺入0.5～1寸。针膻中穴用1～1.5寸毫针，向左乳根方向斜刺入1寸左右。留针30分钟,每隔5~10分钟行针1次。病情严重者适当延长留针时间达一至数小时。发作期每日针刺两次或数次,10次为1疗程;缓解期每隔1~2日针刺1次,30次为1疗程。适用于治疗心绞痛。

毫针五

(1)取穴:内关、巨阙、膻中、厥阴俞、太冲、郄门、期门。

(2)操作:内关穴直刺1寸,施捻转法得气为度,针感向肘中放散;膻中平刺,令有轻柔之麻胀感,并向两胁放散;巨阙仰卧双手举过头取之,深刺1寸;厥阴俞针尖宜斜向脊柱,待有针感后,刮针1~2分钟后退针;期门平刺或斜刺0.5寸;太冲直刺0.5~1寸,郄门直刺0.5~1寸,均用泻法,留针15~20分钟。10次为1疗程,休息2~3日,再行下一个疗程。适用于治疗心绞痛。

毫针六

(1)主穴:心俞、内关、厥阴俞。

(2)配穴:膻中、通里、间使、足三里。

(3)操作:痰瘀闭阻者加膻中、丰隆、肺俞;气滞血瘀者加郄门、少海;心阳虚加气海、关元;心阴虚加三阴交、神门、太溪;实证多配间使、巨阙、郄门;虚证常配足三里、肾俞、命门、三阴交。内关用1.5寸毫针向上斜刺,使针感上达前胸,再针心俞,使针感向前,留针。一般留针30分钟,隔日1次,10~15次为1个疗程。适用于治疗心绞痛。

2. 穴位注射疗法

穴位注射一

(1)取穴:心俞、膈俞、厥阴俞、三阴交。

(2)药物:复方丹参注射液或复方当归注射液。

(3)方法:用复方丹参注射液或复方当归注射液,每次注射2穴,每穴注入0.5~1ml,隔日1次,20次为1疗程。适用于心绞痛缓解期。

穴位注射二

(1)取穴:心俞、厥阴俞、郄门、内关。

(2)药物:丹参注射液与毛冬青注射液。

(3)方法:丹参注射液与毛冬青注射液交替使用,每次选1~2穴,每穴按穴位注射方法注入0.5~1ml,每日或隔日1次,10次为1疗程。用于治疗初发型劳力型心绞痛。

穴位注射三

(1)取穴:郄门、内关。

(2)药物:罂粟碱。

(3)方法:选用罂粟碱30mg,取左郄门、右内关,针刺得气后,各注入药液15mg,观察5分钟,无效者上两穴左右交换,再注射同样的剂量。7~10日为1疗程。用于治疗心绞痛发作期。

穴位注射四

(1)取穴:至阳。

(2)操作:取东莨菪碱10mg,穴位常规消毒后,快速刺入1~1.5寸,得气后注入上药1ml,每日1次,10次为1疗程。适用于心绞痛发作期。

3. 皮肤针疗法

皮肤针一

(1)取穴:颈项两侧至肩上面、胸椎1~7及其两侧、前臂内侧正中线。

(2)方法:采用轻刺法或正刺法。在上述皮区,以距离0.5寸叩刺3下为定则。每日叩刺1

次。主治心绞痛。

皮肤针二

(1)取穴:脊柱两侧、上腹部、前肋间区、压痛点,重点刺激胸椎1~8及其两侧与异常发现部。

(2)方法:采用轻刺法或正刺法。先叩刺脊柱两侧3行2遍,再重点刺激胸椎1~8及其两侧5行3~5遍,与异常发现的部位,次对上腹部前肋间区(左侧)、压痛点作局部刺激。每日叩打1次。主治心绞痛。

皮肤针三

(1)取穴:①玉堂、心俞、灵道、神门;②膻中、心俞、少海、少府。

(2)方法:采用轻刺法或正刺法。两组穴轮换使用。每取1组穴,用梅花针在上述穴位皮区各叩刺20~30下。每日叩打1次。主治心绞痛。

4. 穴位敷贴疗法

穴位敷贴一

(1)取穴:膻中、内关。

(2)方法:将川芎3g,冰片1g,硝酸甘油1片,共研细末,制成黄豆大丸剂,备用。贴敷时在两穴上各贴敷1粒药丸,用胶布固定即可。每日1次,5次为1疗程。适用于治疗心绞痛。

穴位敷贴二

(1)取穴:心俞、内关、膻中、天池、鸠尾(心俞、内关两侧各贴1张),必要时可于反射区痛点穴位加敷。

(2)方法:将徐长卿、当归、丹参、王不留行、五灵脂、鸡血藤、葛根、元胡、红花、川芎、桃仁、姜黄、郁金、参三七、血竭、桔皮、穿山甲、透骨草、乳香、没药、樟脑、冰片、木香、人工麝香、硫酸镁、三硅酸镁,制成小贴膏剂,每张药重5分。在贴敷前先将穴位处用酒精棉球涂擦,再将此膏加热,使药油达到稀软程度后,贴敷于穴位,每周贴2次,2个月为1疗程。适用于治疗心绞痛。

穴位敷贴三

(1)取穴:左心俞、心前区。

(2)方法:将丹参12g,参三七12g,檀香6g,广郁金9g,冰片2瓢,桃仁6g,红花6g,王不留行6g,蓬莪术9g,血竭6g,共研细末,和入溶解的膏药250kg内,搅匀后用绒布制成4cm×3cm大小的膏药备用。贴敷时用酒精棉球涂擦后,将膏药贴上,4天后将膏药撕下,在钢精锅上重新烊化后,再贴在原处,一星期后调换1张,一般贴3~4张,10次为1疗程。适用于治疗心绞痛。

5. 耳穴针刺疗法

耳针一

(1)主穴:心、交感、小肠。

(2)配穴:神门、内分泌、皮质下、肺。

(3)操作:每次选3~5穴,心穴可用双针,余穴交替使用。耳郭常规消毒后,用耳毫针对准所选穴位刺入,发作期用强刺激,留针30分钟,间以捻转3次,用泻法,每日针1或2次。缓解期用中度刺激,留针10分钟,用平补平泻法,每2~3天针1次。10次为1个疗程。用于治疗冠状动脉粥样硬化性心脏病,预防心绞痛。

耳针二

(1)取穴:心、胸、皮质下、交感、小肠、肝、脑。

(2)方法:每次取一侧耳穴,双耳交替使用。耳郭常规消毒后,用耳毫针对准所选穴位刺入,用中度刺激,留针20~30分钟,间以捻转,用泻法或平补平泻法。每日针1次,5次为1个疗程。

用于治疗冠状动脉粥样硬化性心脏病，预防心绞痛。

耳针三

(1)取穴：①心、神门、交感、肺、胸、肾；②心、小肠、神门、交感、胸、皮质下；③心、神门、交感、皮质下、胸、肺。

(2)方法：随证取穴。每次取一侧耳穴，双耳交替使用。耳郭常规消毒后，用耳毫针对准所选穴位刺入，用中强度刺激。留针20~30分钟，间以捻转，实证用泻法，虚证用补法。每日或隔日针1次，10次为1个疗程。用于治疗冠状动脉粥样硬化性心脏病，预防心绞痛。

耳针四

(1)主穴：心、交感、内分泌、肾上腺。

(2)配穴：小肠、肾、皮质下。

(3)方法：每次取一侧耳穴，双耳交替使用。每次主穴必取，配穴1~2个。耳郭常规消毒后，用耳毫针对准所选穴位，依次刺入，用中度刺激，留针20分钟，间以捻转，用平补平泻法。每日或隔日针1次，10次为1个疗程。用于治疗冠状动脉粥样硬化性心脏病，预防心绞痛。

6. 耳穴压迫疗法

耳穴压迫一

(1)取穴：心、小肠。

(2)方法：耳郭常规消毒后，按操作常规，用王不留行籽置于小块胶布中心，每块粘1粒，贴压于所选穴位上，边贴边按压，贴后嘱患者每日自行按压4次，每次每穴按压40下，5天更换1次，10次为1个疗程。用于治疗冠状动脉粥样硬化性心脏病、心绞痛。

耳穴压迫二

(1)取穴：神门、交感、心、肾、枕、额、耳背心、皮质下。

(2)方法：每次取一侧耳穴，双耳交替使用。耳郭常规消毒后，按操作常规，用火柴头探查最佳敏感点，取直径0.5cm×0.5cm胶布，每块胶布中心粘1粒王不留行籽或萝卜籽，贴压在所选穴位上，边贴边按压，每次每穴按压1~2分钟。贴后嘱患者每日自行按压3~5次。隔日换贴1次，7次为1个疗程。用于治疗冠状动脉粥样硬化性心脏病。

耳穴压迫三

(1)取穴：心、小肠、皮质下、肝、胸、交感、脾。

(2)方法：每次取一侧耳穴，双耳交替施治。耳郭常规消毒后，按操作常规，将速效救心丹或活心丹(均为中成药)粘于小方块胶布中心，每块胶布粘1粒，依次贴压在所选穴位上，边贴边按摩。贴后嘱患者每日自己按压耳贴3~5次。隔2天换贴1次，10次为1个疗程。用于治疗冠状动脉粥样硬化性心脏病。

耳穴压迫四

(1)取穴：主穴：心、交感、神门、内分泌、皮质下、枕。

(2)配穴：小肠。

(3)方法：每次取一侧耳穴，双耳交替使用。每次主穴必取，或加配穴。耳郭常规消毒后，按操作常规，将王不留行籽贴压在所选穴位上，边贴边按摩，直至出现胀痛感和耳郭灼热感时为止。贴后嘱患者每日自行按压3~5次。隔2~3天换贴1次，10次为1个疗程。用于治疗冠状动脉粥样硬化性心脏病。

7. 耳穴按摩疗法

(1)取穴：心、小肠、胸、皮质下、内分泌、肝、脾、肺、交感、神门。

(2)方法：耳郭常规消毒后，按操作常规进行全耳按摩法，重点按揉耳甲腔。然后对上述穴位，依次进行按揉，每次每穴1～2分钟。每日按摩1次，10次为1个疗程。用于治疗冠状动脉粥样硬化性心脏病。

(二)灸治疗法

灸治一

1. 取穴：膻中、天井、足三里、内关。

2. 操作：用艾条悬灸上穴，每穴10分钟左右，灸至局部皮肤微红为度。每日治疗1次，10次为1疗程。本法对心绞痛的预防具有较好的疗效。

灸治二

1. 主穴：心俞、厥阴俞(或至阳)、膻中、内关。

2. 配穴：心气虚加足三里；气阴两虚加三阴交、太溪；气滞血瘀加膈俞、三阴交。

3. 操作：主穴每次取2～3穴，配穴据症而取。胸背部穴可用温灸盒或固定式艾条温灸器灸，四肢穴可用圆锥式温灸器灸疗。一般用补法，本虚标实者，施泻法。具体治法为：补法，将燃着的艾条置于灸器内，使艾条与穴位的距离约3～5cm，任其慢慢燃烧(如为温盒灸，将盖盖上)，火力和缓，温灸20～30分钟，以局部皮肤出现红晕为度，停灸后，再用手指按压施灸的穴位，至患者感觉酸胀。泻法，施灸时，使艾条与穴位距离保持在2～3cm，温盒灸，宜揭开盒盖，并用气吹火，促其燃烧火力较猛，灸5～10分钟，使局部皮肤出现红润潮湿并稍感灼烫，停灸后，不按其穴。每日或隔日1次，10次为一疗程。本法对心绞痛的预防具有较好的疗效。

灸治三

1. 取穴：心俞、膏肓、厥阴俞、巨阙、膻中、关元、气海、脾俞、肾俞、足三里。

2. 操作：每次选用3～5穴，用大艾炷施无瘢痕灸，每穴5～7壮，亦可用艾条灸或温针灸。每日1次，10次为1疗程。心阳亏虚者还可用巨阙穴和神阙穴，用大艾炷隔盐灸，可灸5～7壮，至阳气复为止。本法对心绞痛的预防具有较好的疗效。

灸治五

1. 主穴：内关、膻中、心俞、厥阴俞、足三里、关元、郄门。

2. 配穴：膈俞、肝俞、脾俞、肾俞、巨阙、神阙、通里、丰隆、太溪。

3. 操作：选用艾条温和灸法，每次选用2～4个穴，每穴每次灸15～30分钟，每日灸治1次，10次为1疗程。本法对心绞痛的预防具有较好的疗效。

(三)穴位敷贴疗法

1. 主穴：分3组。①心俞、巨阙、内关、上巨虚；②厥阴俞、中脘、间使、足三里；③神阙、至阳。

2. 配穴：气滞加肺俞、气海；血瘀加膻中、膈俞；痰浊加丰隆、太白；寒凝加关元、命门。

3. 操作：以主穴为主，前两组交替使用，酌加配穴。将丹参等药物制成粟粒大小之药丸置于7mm见方之胶布上，再贴于穴位上。要求选穴准确，贴压时以局部有酸、胀、麻、痛感，或向上向下传导为度。每次贴敷6～12个穴位。第3组用宁心膏(丹参、当归、川芎、红花、羌活各10份，丁香5份，苏合香0.5份，氮酮1份，蜂蜜适量。制成稠膏)5g，涂于穴位，涂药直径2～4cm，厚3～5mm，每次敷贴1个穴位。或用硝石雄黄散(硝石、雄黄、冰片，按5：1：1的比例配合，均研末和匀，加入基质黄蜡、蜂蜜制成膏剂)，每次取10mg贴敷至阳穴，间隔2小时换药1次。3组主穴亦可均用以下药贴敷：瓜蒌、薤白、白芷、赤芍、川芎、陈皮、青木香、檀香各2份，桃仁、红花、乳香、没药、附子、朱砂、冰片各1份。上药均研细末，除冰片外，和匀贮瓶备用。每次取适量加冰片，用生姜汁调成稠糊状,每取蚕豆大药糊,用膏药贴敷穴区。上述贴敷法除已有说明的外,均隔日换贴1次,每次贴4~5小时。30次为一疗程。适用于治疗心绞痛的各证型。

(四)推拿疗法

推拿一

1. 主穴:内关、膻中、大杼、肺俞、心俞、屋翳。

2. 配穴:百会、中府、膈俞、分腹阴阳、脾俞、足三里、丰隆等。

3. 主要手法:一指禅推法、按法、揉法、振法、点法、横擦法、滚法等。

4. 操作程序:患者先取仰卧位,医者在患者右侧,用一指禅推法推中府、膻中、云门等穴,后在上述穴位上施按揉法;再用较快速的擦法擦左胸前部,以屋翳穴为重点;按揉内关穴,亦可配合指振法。再令患者取坐位或仰卧位,医者用双手拇指点按患者背部穴位,如大杼、肺俞、心俞、膈俞、脾俞等;直擦背部督脉经,横擦左肩胛内侧;以掌轻拍患者背部。亦可在背部俞穴施以滚法;若心绞痛甚者,可点按内关、大包、辄筋穴止痛极效。最后按振百会穴结束。本法适用于治疗心绞痛。

推拿二

1. 取穴:心俞、厥阴俞、肝俞、脾俞、肾俞、极泉、内关、三阴交等。

2. 手法:一指禅推法、按法、揉法、滚法、搓法等。

3. 操作程序

(1)患者取仰卧位,医者以左手抬起患者的左臂,以右拇指按压患者的极泉穴1分钟,至上肢麻木感,然后放下手臂,嘱患者放松,平静呼吸,双手拇指分别按、揉双侧内关、三阴交两穴,以得气为度。继则以搓法施于胸前正中线,上下往返30次,至局部发红,胸部畅快感为佳。再用拇指揉膻中穴1分钟。

(2)患者取俯卧位,医者先沿足太阳膀胱经背部施以滚法3~5分钟,再按揉或以拇指禅推法施于心俞、厥阴俞、肝俞、脾俞、肾俞等穴,每穴持续操作各1分钟。本法适用于治疗心绞痛。

推拿三

1. 主要穴位与部位:内关、神门、膻中、中脘、丰隆、太渊、肺俞、心俞、脾俞等。

2. 主要手法:按法、揉法、振法、推法、点法等。

3. 操作程序

(1)嘱患者仰卧位,医者位于患者左侧,双手拇指按揉双侧内关、神门、郄门、间使诸穴,每穴按压1分钟,以得气为度。

(2)以掌根或小鱼际肌逆时针方向擦、推前胸部及腹部各50次,并重点按揉膻中、中脘、气海三穴各3分钟,以胸腹发热,疼痛缓解为度。

(3)患者取俯卧位,医者立于患者右侧,用拇指重按心俞、膈俞、脾俞、肝俞诸穴,每穴持续按压2分钟,然后用手掌侧推背部,至发热为度。本法适用于治疗心绞痛。

推拿四

1. 主要穴位与部位:风池、大椎、巨阙、郄门、神堂、鸠尾、膻中、内关、神门、心俞、膏肓俞、肾俞、胸胁部、腹部、背部督脉及足太阳膀胱经走行、背部14~17椎。

2. 主要手法:揉法、按法、推法、搓法等。

3. 操作程序

(1)患者取仰卧位,医者位于患者左侧。先用掌根或拇指按、揉膻中穴5分钟,至有气感沿任脉下行为度。继从鸠尾开始向上推、搓两乳间至肩部及上肢内侧,并沿肋间隙向左、右分推至腋中线，反复操作3~5分钟，再以手掌揉、运中腹部1分钟，以热感深透胸腹为度。最后用双手拇指按、揉双侧内关、神门穴，每穴持续按压1分钟，以得气为度。

（2）患者取俯卧位，医者位于患者右侧。以掌根或小鱼际肌按、揉背部督脉及足太阳膀胱经走行部位，重点按压风池、大椎、巨阙、郄门、神堂、心俞、膏肓俞、肾俞诸穴，每穴持续操作1分钟。继以掌根推、擦背部14~17椎处，反复5~7次，以发热为度。适用于治疗心绞痛的寒凝心脉型。

推拿五

1. 主要穴位与部位：内关、神门、膻中、中脘、丰隆、太渊、肺俞、心俞、脾俞、前胸部、腹部、背部。

2. 主要手法：按法、揉法、推法、擦法等。

3. 操作程序

（1）患者取仰卧位，医者位于患者左侧，双手拇指按、揉两侧内关、神门、丰隆、太渊诸穴，每穴持续按压1分钟，以得气为度。继以掌根或小鱼际逆时针方向擦、推前胸部及腹部各100次，并重点按、揉膻中、中脘两穴各3分钟，以胸腹发热、疼痛缓解为度。

（2）患者取俯卧位，医者位于患者右侧，用拇指重按心俞、肺俞、脾俞诸穴，每穴持续按压2分钟，然后用手掌侧推背部，至发热为度。适用于心绞痛的痰浊内阻型。

推拿六

1. 主要穴位与部位：心俞、肝俞、胆俞、膈俞、厥阴俞、膻中、极泉、内关、三阴交、胸背正中线、背部足太阳膀胱经部位。

2. 主要手法：按法、揉法、推法、搓法等。

3. 操作程序

（1）患者取仰卧位，医者位于患者左侧。左手抬起患者的手臂，右手拇指按压极泉穴1分钟，至上肢麻木感，然后放下手臂，嘱患者放松，平静呼吸，双手拇指分别按、揉双侧内关、三阴交，持续按压1分钟，以得气为度。继则以搓法施术于胸背正中线，上下往返30次，至局部发红，胸部有畅快感为佳。再用拇指揉、按两侧膻中穴1分钟。

（2）患者取俯卧位，医者位于患者右侧。以拇指沿足太阳膀胱经部位推、揉背部3~5次。再按、揉或以拇指禅推法施术于心俞、肝俞、胆俞、膈俞、厥阴俞诸穴，每穴持续操作1分钟。适用于心绞痛的气滞血瘀型。

推拿七

1. 主要穴位与部位：心俞、肺俞、肾俞、命门、腰阳关、百会、膻中、中脘、气海、肩井、内关、劳宫、神门、足三里、三阴交、涌泉、足底、火脊穴、上腹部、背部督脉走行、膀胱经走行。

2. 主要手法：按法、揉法、推法、捏法、搓法等。

3. 操作程序

（1）患者取仰卧位，医者位于患者左侧。用拇指重按百会穴3~5分钟，按、揉内关、神门、三阴交诸穴，每穴持续按压1分钟，以得气为度，然后用掌根揉膻中、中脘、气海诸穴各3分钟，并向上推上腹部5~10次，以腹部热感上达胸部为佳。

（2）患者取俯卧位，医者位于患者右侧。以每分钟120次的速度快速轻推法，分别沿督脉、夹脊穴及膀胱经各推、运10次，并按揉心俞、肺俞、膈俞、肾俞、命门、腰阳关诸穴，每穴持续施术1分钟。

（3）患者取坐位，医者位于患者背后。用拇、食两指提拿肩井穴3~5分钟。然后医者坐在患者对面，膝盖上敷一方巾，把患者足部置于腿上，足心向上，用掌根搓足底心部位100次，使足心发热。再按、揉涌泉穴1分钟，双足分别施术。适用于心绞痛的心肾亏虚型。

(五)刮痧疗法

刮痧一

1. 取穴:颈项两侧(颈侧区)至肩上区,胸椎 1 ~ 7 及其两侧,前臂内侧正中线及压痛点。

2. 治法:用刮痧法。先在颈项两侧至肩上区轻刮 3 行,再重点刮胸椎 1 ~ 7 及其两侧,共刮 7 行,手法力度中等,至出现痧痕为度。然后刮前臂内侧正中线及压痛点。每日 1 次。本法适用于治疗心绞痛。

刮痧二

1. 取穴:厥阴俞、心俞、神堂、至阳、天突、膻中、巨阙、曲泽、内关及上肢前侧、足三里、三阴交、太溪。

2. 治法:用刮痧法。先刮厥阴俞、心俞、神堂、至阳,点揉天突、膻中、巨阙,再刮曲泽、内关及上肢前侧、足三里、三阴交,然后点揉太溪,均刮至出现痧痕为止,每穴点揉 3 ~ 5 分钟,至有得气感为止。每日或隔日 1 次。本法适用于治疗心绞痛。

刮痧三

1. 取穴:脊柱两侧,颈侧至肩上区,胸椎 1 ~ 7 及其两侧及异常反应点和胸骨柄区(包括天突、膻中)、前肋间区,肘弯区。

2. 治法:用刮痧法。先在脊柱两侧(从颈椎 1 至胸椎 12)轻刮 3 行,颈侧至肩上区各 1 ~ 3 行,再重点刮胸椎 1 ~ 7 及其两侧,中刮 7 行及异常反应点(或压痛点),至出现痧痕为止,然后刮胸骨柄区、天突、膻中、前肋间区及肘弯区。每日 1 次。本法适用于治疗心绞痛。

刮痧四

1. 取穴:大椎、大杼、膏肓俞、神堂。

2. 配穴:风池、肩井、肝俞、侠白、尺泽、内关、膻中、气海、涌泉。

3. 治法:用刮痧法。先用泻法刮主穴至出现痧痕为止,再刮配穴。每日 1 次,继刮配穴。本法适用于治疗心绞痛。

刮痧五

1. 取穴:分 2 组:一为大椎、心俞、玉堂、灵道、神门;二为大杼、厥阴俞、神堂、膻中、少府。

2. 治法:用刮痧法。每取 1 组,交替使用。用泻法或中泻法,刮至出现痧痕为止。每日 1 次。待症状缓解后改用补法,隔日 1 次或 3 日 1 次。本法适用于治疗心绞痛。

(六)气功疗法

气功一

1. 姿势与呼吸:站式、坐式或卧式均可以,但以坐式为主。双眼可以半闭或微睁。以自然呼吸和深长呼吸为主。一般可以意守中丹田或意守外景。意守外景时,在选定一个目标之后,可以放眼远眺。

2. 功法:本法是以放松和入静为主的功法,又称松静功,配合适当的意守活动和呼吸运动,主要锻炼形体和精神的放松以及精神活动的相对安静。放松的练法是从头顶开始,水平地向下缓缓地放松。入静的目的是在练功时使大脑的意念活动相对地安静下来。意守、调息和放松都具有诱导入静的作用。在开始锻炼时可能做不到意守,要通过循序渐进的锻炼,练功的意念活动即可逐步单一化。杂念的出现和杂念的消除在练功时可以反复出现,但经过长期锻炼,是能够进入"入静"状态的。练松静功,可以边放松边入静。放松有助于入静,入静也有助于放松。收功为意守中丹田,双手推转脐周,轻搓双手,轻揉双目以收功。本功适用于治疗心绞痛。

气功二

1. 虚明功:采取仰卧位,静呼吸法或聚散呼吸法,意守呼吸或聚散效应。聚散呼吸法又叫神驭气行会阴法,吸气时,意想气随膈肌降落抵会阴而止,日久气聚腰骶,聚中有散(为一种松适弥散之感),散无止处;呼气,继吸气之散而散(四肢尤其手指明显)。因病之需,也可吸,则气由外周聚充丹田,呼则弥散,为了加强实腹效应,吸时尚宜配合提肛收腹动作(逆腹式呼吸)。意会真元内气聚散变化,令人意恬神怡。

2. 配合功法:放松功、保健功、太极拳。

3. 注意事项:静功每日练功3~5次,每次30~60分钟,动功每日练功1~2次,每次10~15分钟。以上几种功法都适用于治疗心绞痛。

(七)体育疗法

瑞典生理学家阿斯特兰德(Astrand)于1974年就提出了防治心血管病的体疗方案,即每日坚持一小时不剧烈的活动(包括散步、骑自行车、上楼梯),可分散完成,每周再作两次有系统运动(每次半小时,如急行、跑步、体操等),对冠心病人的保健亦有益处。另外许多国家和地区的医院、疗养院还推广冠心病人保健操,皆从持之以恒的适量运动入手,消耗机体中积蓄过剩的热量,以及排泄“体内垃圾”为基本目标,从而达到治未病之目的。

(八)心理疗法

冠心病心绞痛患者无论有无心绞痛、心肌梗死或并发症等,也不管并发症的严重程度如何,一般患者多存在心理障碍,多表现为抑郁和焦虑。焦虑类似于恐慌状态,患者有恐惧感,害怕突然死亡,抑郁是精神的压抑状态,由于自觉衰弱、疲乏、怕丧失生活及工作能力,不能恢复健康,因而抑郁。患者在接受治疗时,医务人员除准确有效的治疗、细致周到的护理,以取得患者信任外,同时针对患者焦虑及抑郁情绪做好思想上的安慰工作,使之情绪稳定。同时也要注意教育病人涵养精神,安神逸志,心胸要坦然豁达,发展多种情趣。对于平素性情急躁,易于紧张、焦虑的病人,应指导患者学会自我调节,认识紧张情绪的危害性,学会松弛精神、肌肉的方法,避免焦虑及紧张情绪的产生,有利于疾病的恢复。

(九)音乐疗法

选用情调悠然、节奏徐缓、旋律清逸高雅、风格隽秀的古典音乐。如《烛影摇红》、《平湖秋月》、《雨打芭蕉》、《春江花月夜》、《姑苏行》、《江南好》,以及平静舒缓、朴实自然的牧曲等。可起到辅助治疗的作用。

(十)外治疗法

1. 矿泉疗法　用单纯泉,或碳酸泉、硫酸盐泉、重碳酸盐泉、氡泉行全身浴治疗,水温以接近体温为宜,每次15~30分钟。适用于胸痹各证。

2. 空气浴疗法　做动式空气浴,先从凉爽空气浴开始,做深呼吸运动,使肌体获得更多的氧气。在寒冷气温下,不宜裸体行浴,胸背尤应注意保温。适用于心绞痛轻证。

3. 鼻嗅疗法　用救心油(麝香、檀香、沉香、苏合香、龙脑香),于心绞痛发作时,将该药涂于水沟穴,做深呼吸,以吸其气味,大多数患者在1~3分钟内可缓解,如不缓解,10分钟后可重复使用,至疼痛缓解为止。适用于心绞痛发作者。

4. 外治疗法

(1)栀子、桃仁各20g,炼蜜30ml,二药碾末,加炼蜜调成糊状,摊敷在心前区处,面积约7cm×15cm,然后敷盖纱布,初用时,每3日换1次,2次后,7日换1次,6次为1疗程。适用于气滞血瘀型的心绞痛。

(2)山楂浸膏20g,甘草浸膏8g,葛根浸膏10g,白芍270g,厚朴100g,鸡血藤挥发油6ml,细辛挥发油1ml,乳香没药醇液70ml,冰片少许,黄酒适量,将白芍、厚朴研为细末,加余药混匀后阴干,用时将脐部洗净擦干,然后取药面0.2g,用黄酒调匀成糊状,放入脐眼内,用胶布覆盖,每2日换药1次,7~10日为1疗程。适用于气滞血瘀型的心绞痛。

(3)取内关、心俞、膻中、天池、鸠尾、反射痛点,将心通膏(含徐长卿、当归、丹参、王不留行、灵脂、鸡血藤、葛根、元胡、红花、川芎、桃仁、姜黄、郁金、参三七、血竭、橘皮、穿山甲、透骨草、乳香、没药、樟脑、冰片、木香、人工麝香、硫酸镁、三硅硫酸镁等)加热后,贴敷于穴位上,每周2次,2个月为1疗程。适用于各型的心绞痛。

(4)心绞痛宁膏:将丹参、红花依法制成流浸膏,涂于布面上,在心绞痛发作时,将药膏敷贴于心前区,每24小时更换1次,2周为1疗程。适用于心绞痛发作者。

(5)将大黄、丹参、乳香、没药、当归、川芎、细辛、半夏、白芷、干姜等制成止痛膏,贴在内关、膻中、心俞、厥阴俞及心前区。每次24小时,隔日1次,15次为1个疗程。有缓解心绞痛,改善心电图作用。

(十一)饮食疗法

1. 川芎酒　川芎90g,米酒1 000ml。将川芎制为粗末,放入米酒中,浸泡7~10日即可饮用。每服5~10ml,每日2次。用于治疗心绞痛。

2. 灵芝酒　灵芝30g,黄酒500ml。将灵芝切片,浸入黄酒中,密封,7日后即成。每服50ml,每日2次。用于治疗心绞痛,心悸,胸闷,神经衰弱等。

3. 延胡索丹参酒　延胡索、丹参、山楂各50g,瓜蒌30g,薤白9g,米酒1 000ml。将上药浸入酒内,密封贮存,3日后即成。每服5~10ml,每日3次。适用于阳虚闭阻型心绞痛。

4. 灵芝三七酒　灵芝150g,三七、丹参各25g,白酒2 500ml。将灵芝、三七、丹参洗净切片,浸入白酒内,密封贮存,每日摇荡1次,15日后即成。每服15~30ml。每日2次。用于治疗心绞痛、神经衰弱、失眠、头昏等。

5. 瓜蒌薤白酒　全瓜蒌35g,薤白20g,白酒500ml。将瓜蒌蒸至稍软,压扁,切成小块;薤白去杂洗净,入沸水中煮透,捞出晾干。将瓜蒌、薤白用干净纱布包好,浸入白酒内,密封贮存,30日后去渣即成。每次取酒液15ml,兑入30ml的凉开水,口服,每日2次。用于治疗心绞痛。

6. 桂辛酒滴液　桂枝50g,辛夷3g,38度白酒100ml。将桂枝、辛夷水煎2次,每次加水200ml,取汁100ml,混匀后兑入白酒,再煮1沸即成。每逢心绞痛发作时,取药液6~10滴滴入鼻黏膜,15分钟即可缓解。用于治疗心绞痛发作。

7. 兔肉大蒜粥　兔肉120g,大蒜1头,大米100g。将兔肉切成细丝;大蒜去皮,切片;大米淘洗干净,备用。锅内加水适量,放入大米煮粥,五成熟时加入兔肉丝、蒜片,再煮至粥熟即成。每日2次,可长期食用。用于治疗冠心病、动脉硬化、高血脂症等。

8. 山楂玉米粥　山楂60g,玉米糁120g。将山楂洗净,去核,切片,备用。锅内加水适量,烧开后撒入玉米糁(边撒边搅拌,以防粘连),煮至八成熟时,加入山楂片,再煮至粥熟即成。每日2次,连服10~15天。适宜冠心病心绞痛患者经常食用。

9. 海带玉米粥　水发海带丝60g,玉米糁120g,腐乳2块。将水发海带洗净,切成碎末,备用。锅内加水适量,烧开后撒入玉米糁(边撒边搅拌,以防粘连),煮至五成熟时,加入海带末,再煮至粥熟即成。食时佐以腐乳块。每日2次,连服15~20日。适用于冠心病等。

10. 紫菜鸡子粥　紫菜30g,鸡蛋1个,大米100g。将紫菜撕成小片;大米淘洗干净,备用。锅内加水适量,放入大米煮粥,五成熟时加入紫菜片,再煮至粥熟,打入鸡蛋,搅匀即成。每日2次,可长期食用。适用于冠心病等。

11. 甜菜肉丝粥　甜菜150g，猪瘦肉60g，大米100g。将甜菜洗净，切成小块；猪瘦肉切成细丝；大米淘洗干净，备用。锅内加水适量，放入大米煮粥，五成熟时加入甜菜块、猪肉丝，再煮至粥熟即成。每日1～2次，连服5～7天。适用于冠心病等。

12. 木耳豆腐粥　黑木耳20g，豆腐120g，大米100g，姜丝2g，蒜片15g，精盐2g，味精3g，香油2g。将黑木耳用清水泡发，去杂，洗净，撕成小片；豆腐切成小块；大米淘洗干净，备用。锅内加水适量，放入大米、豆腐、姜丝、精盐煮粥，八成熟时加入黑木耳片、蒜片，再煮至粥熟，调入味精、香油即成。每日1～2次，可长期食用。适用于冠心病等。

13. 木耳金针玉米粥　黑木耳30g，金针菜20g，玉米糁120g。将金针菜用温水浸泡30分钟，捞出洗净，切成碎末；木耳用温水泡发，去杂，洗净，撕成小片。锅内加水适量，烧开后，撒入玉米糁（边撒边搅拌，以防粘连），煮至八成熟时，投入木耳片、金针菜末，再煮至粥熟即成。每日2次，可长期食用。极适宜冠心病等心血管疾病患者日常保健食用。

五、调摄护理

1. 中医学的“未病先防，既病防变”理论对冠心病心绞痛同样有指导意义。积极地纠正易患因素，避免不良诱因，可以阻止其进一步发展。健康教育及生活指导尤为重要。

2. 膳食　中西医学对心绞痛的膳食认识相近，应以清淡为主，尽量避免过多胆固醇、碳水化合物、动物脂肪的摄入；多食富含维生素C、钾、镁、蛋白质的食物。

3. 适度活动，控制体重　适度的活动可改善心功能，提高心肌对氧的利用度，同时可防止肥胖，降低体重，减轻心脏负担。

4. 戒烟　吸烟可致冠状动脉痉挛，促进冠状动脉粥样硬化，降低心绞痛发作阈值。

5. 调节情志，起居有节，避免气候、温度对人体的不良影响。

6. 定期检查，及时发现、纠正不良因素，同时监测心绞痛发作情况，防止恶化。

六、按语

1. 心绞痛是常见的临床综合征，进一步发展可致心肌梗死、心功能不全，严重危害人类健康。如何防治是心血管病领域重要课题。中医学对其发生、发展及证治都有一定认识，并积累了一些成功经验。“本虚标实”是对其病机的基本共识，但如何分型尚属探索、完善阶段。治疗学上，活血化瘀、益气养阴两法的研究、应用较深入，并已收到成效。如果中医与西医、微观辨证与宏观辨证、基础与临床能进一步结合，则对本病的认识将会更深入、全面，以此指导临床，则将取得更好的疗效。

2. 针刺治疗冠心病目前无论从临床观察上还是从实验研究方面都得到了充分的肯定，是治疗冠心病的一种有价值的方法。本病最突出的临床表现是心绞痛，故一般报道所行的治疗方法，多是针对心绞痛而论，内关穴为治疗本病的常用穴，对心脏及冠状动脉供血功能有明显改善，但临床应用时要注意针刺方向及感应传导，如与心俞、厥阴俞以及巨阙、膻中等穴配合使用，效果更好。从手法上来看，在急性期，针刺手法宜轻，以免病人过度紧张，增加心肌的耗氧量。病情稳定期，可用耳针或羊肠线埋植方法作长期治疗，对减少本病的发作，解除胸闷不适等均有明显的作用。

3. 针灸对本病的机理研究发现，针刺能使冠心病心绞痛病人的射血时间延长，心输出量增加，降低心肌耗氧量，加强心肌收缩，降低前负荷，提高左心室后壁搏幅。但目前的研究多停留在穴位的客观效应的观察上，针刺作用途径的详细机制，还有待深入的探讨。还有推拿、刮痧、气功、运动、心理、音乐、外用、饮食等疗法，都有较好疗效，而没有副作用。临床根据辨证，进行综合治疗，方能取得预期疗效。

第2章 急性心肌梗死

一、概述

急性心肌梗死又称急性心肌梗塞，是心肌的局部缺血性坏死。为在冠状动脉病变的基础上，发生冠状动脉血供急剧减少或中断，使相应的心肌严重而持久地急性缺血所致。临床上有剧烈而持久的胸骨后疼痛、发热、白细胞计数增高、红细胞沉降率加快、血清心肌酶增高及进行性心电图变化；可发生心律失常、休克或心力衰竭，属冠心病的严重类型。该病常因发生急性循环功能障碍、严重心律失常等合并症而危及患者生命，所以急性心肌梗死是内科常见的危重病症之一。

急性心肌梗死在欧美国家常见。据北京、上海、广州、河北等地资料，年发病率为0.2‰~0.6‰，其中城市高于农村。本病男性多于女性，国内资料比例在2∶1之间，男性患病的高峰年龄为51~60岁，女性为61~70岁。本病的住院人数，北方城市如北京、天津较南方的上海、广州为多。本病冬春季发病较多，与气候寒凉、气温变化有关。本病病死率在70年代以前为20%~30%，70年代以后则降到10%左右。这除了与广泛采用心电监护、及时纠正各种严重心律失常以及应用诸如溶栓等治疗措施有关外，与普遍应用中西医结合的治疗方法也是有关的。而疗效预后与梗死范围的大小、侧支循环产生、治疗是否及时至关重要。

本病属于中医学的“真心痛”“厥心痛”“胸痹”等病证的范畴。

二、病因病理

（一）西医的病因病理

1. 绝大多数（约占90%）急性心肌梗死都是由于冠状动脉的粥样硬化所致；较少数可由于风湿性心脏病、结节性多动脉炎、梅毒性动脉炎等引起的冠状动脉闭塞、栓塞或血栓形成而导致心肌梗死。在动脉粥样硬化的基础上，血小板聚集与冠状血管痉挛是急性心肌梗死发病中最重要的两个因素。

2. 血小板聚集　90%的心肌梗死患者在供应梗塞区的动脉的近端部位有血栓，血栓常发生在粥样斑块破裂或溃疡处。病理解剖资料表明91%~100%的急性心肌梗死患者中，可见到冠脉粥样斑块崩溃的现象。血液经斑块破溃处进入内膜下层，发生血小板聚集，进而形成血栓。

3. 大量资料表明冠脉痉挛在急性心肌梗死发病中起重要作用。有人发现本病发生6小时内，有86%的患者冠脉完全闭塞，而发病6~24小时者仅占66%。这反映了本病初期有严重冠脉痉挛，而以后痉挛又有所缓解或解除。

4. 在冠状动脉粥样硬化病变的基础上并发血管腔内血栓形成、动脉内膜下出血或动脉持续性痉挛，使管腔迅速发生持久而完全梗塞，如该动脉与其他冠状动脉间侧支循环原先未充分建立，即可导致该动脉所供应的心肌严重持久缺血，1小时以上即致心肌坏死。

5. 饱餐后血脂增高、血液黏稠度增高，引起局部血流缓慢，血小板易于聚集而致血栓形成；睡眠时迷走神经张力增高，使冠状动脉痉挛，都可加重心肌缺血，而引起心肌梗死。

6. 在粥样硬化的冠状动脉管腔狭窄的基础上，发生心排血量下降（出血、休克或严重的心律失常），或左心室负荷剧增（重度体力活动、情绪过分激动、血压剧升或用力大便）时，也可使心肌严重持久缺血，引起心肌梗死。

7. 根据研究表明，冠状动脉闭塞后20~30分钟，受其供血的心肌即有少数坏死，并逐渐开始了急性心肌梗死的病理过程。1～2 小时后，这部分心肌已绝大部分呈凝固性坏死，心肌梗死的病变部位的中央为坏死区，周围为缺血损伤带，病变小的呈局灶性分布或局限于心内膜下心肌，若大块梗死累及心室壁的全层或大部分则称透壁性。

（二）中医的病因病机

1. 寒邪犯心　外感六淫之邪均可能导致心痛，而寒邪则是其中最为常见的病因。但寒邪不能单独伤人而致心痛，“邪之所凑，其气必虚”。若其人素有心气不足或心阳不振，复因寒邪侵及，得以乘虚而入，致使寒凝胸中，心阳不振，鼓动血脉之力不足，心脉痹阻而致胸痹心痛。所以胸痹心痛患者常于寒冬季节发病，是其故也。

2. 素患夙疾　心肌梗死患者多合并高血压、高脂血症、糖尿病等，其机制是慢性病机体，久病失养、真元受损、心阳被耗，久而久之，血脉瘀阻不通。

3. 嗜肥甘烟酒　急性心肌梗死患者，多嗜肥甘或烟酒。嗜肥甘者，脾胃易损致脾虚，脾虚则生湿聚痰，阻塞胸阳，致脉管阻塞。烟乃火品，性燥伤津，阴虚致火旺，热扰心营，络脉损伤，致气滞血瘀。

4. 多静少动　急性心肌梗死患者，大部分从事脑力劳动。因体力劳动少，阳气不舒，日久伤脾。脾虚生湿聚痰，凝阻胸膈，心阳不舒，血脉运行不畅，致血瘀气滞。

5. 七情内伤　喜、怒、忧、思、悲、恐、惊七种情志活动，是人体精神活动的外在表现，如若太过则均可导致人体的阴阳失衡、气血不调。全身阴阳气血的盛衰可以影响心的阴阳气血，使之失调而发生心功能紊乱。所以，长期七情太过，或狂喜暴怒，或忧思日久，或悲痛欲绝等等均可损伤心气，心气亏虚推血运行无力，则血脉循行不畅、心血瘀滞，而致心肌梗塞。

6. 年迈体虚　气血不足，肝肾亏虚可因先天不足、后天失调，或因劳倦饮食所伤，或因年迈体衰、脏腑气血亏虚所致。气血不足、肝肾亏虚均可引起心气虚，心阳不振而心痛。

本病病机与心绞痛相似而更为严重，主要表现在两个方面：其一为邪气痹阻更甚，心脉闭塞不通，血流断绝，心失所养，故临床有剧烈疼痛，持续不解的表现；其二为素体本虚，在本病发展过程中，往往较快出现脏腑亏损，以心的阴阳不足为多见；若正不胜邪，还可出现心阳欲脱之危候。

三、临床诊断

（一）辨病

1. 临床表现

（1）症状

①先兆症状：多数病人在发病前 1～20 天会出现先兆症状。如原属于稳定型或初发型的心绞痛患者，其运动耐量突然下降；发作的规律性疼痛的严重程度与频度增加、持续的时间增长、诱因变为不明显、原有效剂量的硝酸甘油无效；出现新的临床症状：汗出、心悸、呕吐、伴有新的部位疼痛、心功能不全或原有心功能不全加重、严重心律失常；心电图检查出现新变化如 T 波高耸、ST 段一时性明显抬高（变异型心绞痛）或压低，T 波倒置加深等。

②疼痛：是最先出现的症状，疼痛的部位和性质与心绞痛相同，但多无明显诱因，且常发生于安静或睡眠时，疼痛程度重，范围较广，持续时间较长，可长达数小时或数天，休息或含用硝酸甘油片多不能缓解，病人常烦躁不安，出汗，恐惧，或有濒死感。少数病人无疼痛，一开始即表现为休克或急性心力衰竭。部分病人疼痛位于上腹部，被误认为胃溃疡穿孔，急性胰腺炎等急腹症；部分病人疼痛放射至下颌或颈部，背部上方，被误认为骨关节病。也有在整个病程中都无疼痛或其他症状，而事后才发现得过心肌梗死的。

③全身症状:有发热,心动过速等,一般在疼痛发生后24~48小时出现,程度与梗塞范围呈正相关,体温一般在38℃左右,很少超过39℃,持续约1周左右。

④胃肠道症状:疼痛剧烈时常伴有频繁的恶心、呕吐和上腹部胀痛,与迷走神经受坏死心肌刺激和心排血量降低组织灌注不足等有关;肠胀气亦不少见;重症者可发生呃逆。

⑤心律失常:见于75%~95%的病人,多发生在起病后1~2周内,而以24小时内最多见。各种心律失常以室性心律失常最多,尤其是室性早搏;房室传导阻滞和束支传导阻滞也较多见,严重者发生完全性房室传导阻滞。前壁心肌梗死如发生房室传导阻滞表明梗塞范围广泛,且常伴休克或心力衰竭,故情况严重,或预后较差。

⑥低血压和休克:疼痛中期血压下降常见,未必是休克。如疼痛缓解而收缩压仍低于10.7千帕(80毫米汞柱),病人烦躁不安、面色苍白、皮肤湿冷,脉细而快,大汗淋漓,尿量减少(每小时少于20ml),神志迟钝,甚至昏厥者,则为休克表现。

⑦心力衰竭:主要是急性左心衰竭,可在起病最初几天内发生,或在疼痛、休克好转阶段出现,为梗塞后心脏收缩力显著减弱或不协调所致,发生率为30%~48%。病人出现呼吸困难、咳嗽、紫绀、烦躁等症状,严重者可发生肺水肿或进而有右心衰竭的表现。右心室心肌梗死者,可一开始即出现右心衰竭。

(2)体征

①心脏体征:心脏浊音界可轻度至中度增大;心率可增快或减慢;心尖区第一心音减弱,可出现第三或第四心音奔马律;10%~20%病人在发病后2~3天出现心包摩擦音,多在1~2天内消失,少数持续1周以上,为反应性纤维素性心包炎所致;心尖区可出现粗糙的收缩期杂音,为二尖瓣乳头肌功能失调或断裂所致;可有各种心律失常。

②血压:除极少数患者早期血压可增高外,几乎所有病人都有血压降低。

③其他:可有心律失常、休克或心力衰竭等其他体征。

2. 辅助检查

(1)白细胞计数:白细胞增高,中性粒细胞多在75%~90%,嗜酸性粒细胞减少或消失。

(2)红细胞沉降率:增快,可持续1~3周。

(3)血清酶测定:血清谷-草转氨酶(GDT)在发病6~12小时升高,24~48小时达高峰,3~6日后降至正常;乳酸脱氢酶(LDH)在发病后8~12小时升高,2~3天达到高峰,持续1~2周才恢复正常。肌酸磷酸激酶(CPK)在发病后6小时内升高。48~72小时后消失。α-羟丁酸脱氢酶(α-HBDH)在发病后12小时内出现,48~72小时达高峰,14~21日才消失。其中CPK的同工酶CPK-MB和LDH的同工酶LDHl诊断的特异性最高,前者增高的程度还能较准确地反映梗塞的范围。

(4)血和尿肌红蛋白增高:其高峰较血清心肌酶出现早,而恢复则较慢。此外,血清肌凝蛋白轻度增高也是反映急性心肌梗死的指标。

(5)心电图

①坏死区的波形:宽而深的Q波(病理性Q波),在面向心肌坏死区的导联上出现。

②损伤区的波形:S-T段抬高呈弓背向上型,在面向坏死区周围的导联上出现。

③缺血区的波形:T波倒置,在面向损伤区周围心肌缺血区的导联上出现。而背向心肌梗死区的导联则出现相反的改变,即R波增高、S-T段压低和T波直立并增高。心内膜下心肌梗死无病理性Q波。

典型的心电图演变过程是:起病数小时后,S-T段明显抬高,呈弓背向上,与直立的T波连接呈单向曲线。1～2 日内出现病理性 Q 波，同时 R 波减低或消失，是为急性期的改变。Q 波在 3～4 日内稳定不变，以后 70%～80% 永久存在。在发病数日至 2 周左右，抬高的 S－T 段逐渐回到基线水平，T 波则变为平坦或倒置，是为亚急性期改变。发病后数周至数月，T 波呈 v 形倒置，两肢对称，波谷尖锐，是为慢性期改变。异常 Q 波以后常永久存在而 T 波有可能在数月至数年内恢复。

（二）鉴别诊断

1. 心包炎　胸痛因深呼吸、咳嗽、吞咽和打哈欠而加重或诱发。患者常前倾，以求缓解，可能这种姿势有“固定”作用。而急性心肌梗死除非有左心衰竭，否则多后仰甚至平卧。心包炎的典型疼痛放射至斜方肌峪上，无心肌梗死心电图改变及血清酶的改变。

2. 急性肺动脉栓塞　肺动脉内大块栓塞时，常突发呼吸困难、剧烈疼痛、咯血、休克。但肺动脉栓塞有右心负荷急剧增加的表现，如紫绀、肺动脉第二心音亢进、颈静脉怒张、肝肿大等。心电图呈特征性的 Sl QmTm 波型，即Ⅰ导联 S 波深，Ⅲ导联 Q 波、T 波倒置。本病无急性心梗所具有的一系列血清心肌酶浓度的变化。选择性肺动脉造影及放射性核素肺扫描可确诊。

4. 急腹症　急性胰腺炎、消化性溃疡穿孔、急性胆囊炎、胆石症等急腹症，均有上腹部疼痛，可伴呕吐或休克。但仔细询问病史、体格检查、心电图、血清酶测定均有助于明确诊断。

5. 主动脉夹层分离　主动脉夹层分离突然出现心前区、胸骨后剧痛，疼痛一开始即达高蜂，常放射到头、颈、上肢、背、腰和下肢，疼痛发作时有休克征象，但血压仍较高。疼痛的广泛放射以及在剧烈胸痛时仍能维持较高的血压是主动脉夹层分离的特点。心电图无心肌梗死的改变。X 线胸片、多普勒超声心动图、CT、磁共振成像对诊断主动脉夹层分离很有价值。

（三）辨证

1. 气滞血瘀型　心胸疼痛剧烈，如刺如绞，固定不移，甚则心痛彻背，背痛彻心，气促，爪甲青紫，舌质暗红，紫黯或有瘀斑，舌下脉络青紫，脉多沉涩或结、促、代。

2. 痰瘀互结型　胸闷心痛，如物之塞，心痛彻背，背痛彻心，形体肥胖，恶心痰多，舌紫黯或有瘀斑，苔白腻，脉濡滑。

3. 心气不足型　心胸阵阵隐痛，胸闷气短，动则尤甚，心悸气短，自汗乏力，面色苍白，精神萎靡，舌质淡红，舌体胖边有齿痕，舌苔薄白，脉虚细缓或结代。

4. 阴血亏损型　心胸疼痛，或灼痛或闷痛，心悸不宁，五心烦热，口干盗汗，颜面潮热，腰酸耳鸣，舌红苔少，或无苔，脉细数或结代。

5. 心肾阳虚型　心悸而痛，心痛彻背，背痛彻心，形寒神倦，四肢厥冷，动则气喘，不能平卧，面浮、足肿，舌质淡胖，苔白，脉沉细迟。

（四）辨证要点

1. 识别是否为真心痛　真心痛与胸痹心痛等证有相同的病因病机，有相似的临床症候，有时仅表现为轻重不同。但真心痛为临床重症，与胸痹心痛的转归大不相同，故应着意加以识别。临床遇有心痛剧烈且持续不止，伴有气短、喘促、心悸怔忡、汗出肢冷、精神萎顿等情况时，须警惕真心痛。

2. 辨顺逆、防厥脱　如出现精神萎顿及烦躁不安等表现逐渐加重；或汗出如油、大汗淋漓；或突然出现结代脉，脉象变大或细越来越无力；以及手足青紫渐甚者，均为逆证，应警惕出现厥、脱等变证。

3. 辨虚实　真心痛以痛为先，不通则痛，可因血瘀、寒凝等所致，此为邪实。然邪之所凑，其气必虚,是为本虚。故真心痛实为本虚标实之证,治疗时应注意标本兼顾。

四、临床治疗

(一)针刺疗法

1. 毫针治疗

毫针一

(1)主穴:内关。

(2)配穴:分2组。①巨阙、心平;②膻中、三阴交。心平穴位置:位于心经线肘横纹下3寸处。

(3)操作:双侧内关每次必用,配穴2组交替,在内关效不明显时配用,或者同用。将针刺入内关后,快速提插捻转,频率每分钟120次左右,运针2分钟,留针15分钟,刺激不宜过强,务使针感向前胸传导;亦可以上法快速捻转得气后,留针10分钟,再次捻针,至针感最强时出针。余穴亦用中强刺激,留针20分钟。留针期间,宜间断运针。适用于治疗急性心肌梗死。

毫针二

(1)主穴:分2组。①巨阙、心平、足三里;②膻中、内关、三阴交。

(2)操作:每次取1组主穴,2组交替。针刺得气后用中强刺激,留针20分钟,每日1次,12次为一疗程,疗程间隔1~2日,再针第2疗程。适用于治疗急性心肌梗死。

毫针三

(1)主穴:内关、水沟。

(2)配穴:室性心律失常加三阴交、神门;慢速型心律失常加三阴交、郄门;快速型心律失常加膻中、极泉、大陵。

(3)操作:主穴必取,据症加用配穴。内关穴针尖向上斜刺,施以中等度提插加捻转手法,持续1~2分钟;水沟向上斜刺0.5寸,用雀啄法1分钟。配穴针法,室性心律失常用平补平泻法;慢速型心律失常施以补法,持续性弱刺激;快速型心律失常则采用强刺激泻法。留针30分钟,每日1次。适用于治疗急性心肌梗死。

2. 穴位埋植疗法

(1)取穴:腰阳关。

(2)方法:嘱患者取坐位,取准穴位后局部常规消毒。以2%利多卡因5ml,在腰阳关穴旁开2寸注射一皮丘,然后刺入皮下,再横刺至腰阳关边进针边注射进行局麻,局麻后用特制的套管针沿局麻的线路刺入腰阳关,拔出针芯,将一预先高压消毒的穴位助压器装入套管内,用针芯推至套管针顶端,固定针芯,后退套管针,最后针具拔出,穴位助压器则植入穴内,局部以消毒敷料覆盖。一般仅治疗1次。适用于治疗急性心肌梗死。

3. 电针疗法

(1)主穴:膻中、巨阙、内关。

(2)配穴:足三里、神门。

(3)方法:主穴必取,配穴酌加。针刺得气后,接G6805型电针机,连续波,用微电流,留针20~30分钟,每日1次。痛时急刺。连续治疗7~21日。并要求病人绝对卧床、吸氧及常规药物治疗。适用于治疗急性心肌梗死。

五、调摄与护理

1. 预防动脉硬化和冠心病的高危因素,是防止心肌梗死出现的关键。

2. 注意精神调养，保持心情愉快，避免情绪激惹，建立战胜疾病信心。

3. 起居有常，劳逸结合，寒温适宜，尤应避寒。

4. 平素禁肥甘厚味、烟酒辛辣之品，禁暴饮暴食，宜少食多餐，多食瓜果蔬菜，保持大便通畅，注意忌喝冷茶。

5. 饮食原则："三低二高一优，少量"为原则。即低脂、低胆固醇、低盐，高维生素、高纤维素，优质蛋白，少量多餐。开始以流质、半流质为主，渐转为普通饮食，忌生冷油腻之品。

六、按语

1. 急性心肌梗死，属极危症。治疗大法为扶正祛邪，疏通心脉，攻补兼施。勿因补虚而忽略痰浊的存在，亦勿专事疏通而忽略愈正气，掌握好补与通的尺度，是提高抢救疗效的关键。

2. 治疗宜标本兼故，治本侧重益气，治标侧重活血，辨证施治，注意补益心气，温运心肾之阳。能否有效地鼓舞心肾阳气，对挽救垂危起重要作用。阳回则生，阳脱则亡。在病初即注意补益心气，可降低致命的并发症的发生率和死亡率。

3. 针灸抢救急性心肌梗死，临床取得一定疗效。但本病属危症，要进行中西医结合治疗，方能降低死亡率。

4. 心肌梗死患者三忌：①忌饱餐；②忌情绪激动；③忌饮酒过量，应保持大便通畅。

第3章 风湿性心瓣膜病

一、概述

风湿性心瓣膜病，是急性风湿热心脏炎后遗留下来的以瓣膜病变为主的心脏病，主要侵犯二尖瓣和主动脉瓣，为我国器质性心脏病中的常见病。发病年龄以20～40岁的青壮年为多见，其中2/3为女性。本病以二尖瓣病变最常见(95%～98%)，其次为主动脉瓣病变(20%～35%)，三尖瓣病变少见(15%)，肺动脉瓣病变更少见(1%)。两个以上瓣膜同时受累者称联合瓣膜病变，约占20%～30%，最常见的是二尖瓣病变与主动脉瓣病变共存。由于风湿反复活动的特征，瓣膜及其基底部的炎性渗出物不易吸收而形成赘生物，使瓣膜纤维化及粘连，形成瓣膜狭窄及关闭不全。常见的有二尖瓣狭窄、二尖瓣关闭不全、主动脉瓣关闭不全三种。在风湿热心瓣膜病形成后，活动性心脏炎仍可继续存在和发展，并进一步加重瓣膜的损害和心脏负担，出现心功能不全、心律失常等。二尖瓣狭窄患者代偿期临床可无症状或活动后出现心慌、胸闷、气短、乏力；重的(失代偿期)多有轻重不同的呼吸困难、咳嗽、咯血等症；本病除可并发心衰等外，还可有房颤、栓塞、亚急性感染性心内膜炎、肺感染等常见并发症。本病以二尖瓣狭窄为主者预后较好，其5年及10年的生存率分别为80%和60%，合并主动脉瓣病变者，预后较为严重，5年及10年的平均生存率为38%和20%。一般而言，联合瓣膜病变的预后比单一瓣膜病变的预后差。

本病属于中医“心悸”“水肿”“心痹”“咳喘”等证范畴。

二、病因病理

(一)西医的病因病理

1. 病因

(1)风湿热：急性风湿热、风湿性心脏炎，瓣膜及其基底部发生炎性渗出而粘连，这种渗出物如能完全吸收，则不致留下永久性粘连。但如风湿反复活动，渗出物即不易吸收而形成赘生物，使瓣膜纤维化及粘连，形成瓣膜狭窄及关闭不全。

(2)自身免疫性疾病：近年来发现A群乙型溶血性链球菌的细胞膜外层的非特异性M蛋白和细胞壁中层的多糖成分与心肌细胞膜和心瓣膜的糖蛋白有相似交叉抗原，在人体感染链球菌后，人体对这些细菌成分所产生的抗体，也作用于自身的心肌和心瓣膜的有关抗原，形成免疫复合物，引起炎症，形成瓣膜病变。

(3)病毒感染：有人发现柯萨奇B病毒可使爪哇猴发生类似风湿性心瓣膜病变，在慢性心瓣膜病患者的左心房及心瓣膜上曾发现嗜心脏病毒，因此认为本病的发生可能与病毒感染有关。

(4)遗传因素：近年来尚发现不同型人类白细胞抗原(HLA)的淋巴细胞，对同一链球菌抗原有不同的免疫反应，并注意到一家族中几个子女同患有本病，因此遗传因素与本病的发病可能有关。

2. 病理

(1)二尖瓣狭窄使舒张期从左心房进入右心室的血流受限制，左心房血液淤滞压力升高。肺静脉压和肺毛细血管压也随之升高，产生扩张和淤血，最后发生右心功能不全。

(2)二尖瓣关闭不全收缩期有部分血液反流入左心房，左心房血量增多、压力增高而扩张肥厚；在心脏舒张期，从左心房流入右心室的血量较正常多，使左心室也逐渐发生扩张与肥厚。由于左心房、左心室扩大，右心房、右心室口也随之扩大，更加重左房室间的血液反流量，最后发生左心功能不全。

(3) 主动脉瓣关闭不全左心室舒张期充盈过度而发生扩大与肥厚。在收缩期，左心室压力升高较早，其血液射出期缩短，而排入主动脉的血量又较正常多，使主动脉压在收缩期急剧上升；到收缩晚期，左心室压力已开始迅速下降，主动脉压也开始急速下降，一直到舒张早期，由于大量血液流入左心室，下降更加明显，动脉内血液充盈减少，舒张期动脉压下降，脉压加大，并出现水冲脉血管体征。

(二) 中医的病因病机

1. 病因

(1) 外邪侵袭：气候突变，寒暖失常，起居不慎，淋雨受湿，使人体卫气不固，腠理疏解，外邪乘虚而入是发病的主要原因。

(2) 正气虚损：外邪侵袭人体，邪正相搏，若正气盛则邪自去。如果正气虚损，外邪侵入久留不去，或外邪反复侵袭，均可累及心脏，称为“心痹”。

(3) 气血不畅：心主血脉，若素体气虚，当外邪侵袭发展为心痹时，气血运行受阻，血液瘀滞，血不养心而有胸痹心痛，心功能减退。

(4) 饮食、劳倦、情志、房事均为本病的诱发因素。

2. 病机　本病的根本原因为人体正气虚损，外邪乘虚而入，久留不去或反复侵袭，累及心脏称为“心痹”。心痹则使气血运行不畅，气滞血瘀。心肺痹阻而使肺气贯心脉而行呼吸之功能受阻，肺气壅塞不行，肃降受阻而为气短、喘咳。肺络瘀阻，可发生咯血。心脉痹阻日久也累及脾肾二脏。脾肾阳虚，脾的运化失调，肾的气化功能降低，均影响水的通调而致水湿上泛，出现尿少浮肿、水饮凌心射肺等严重症状。

三、临床诊断

(一) 辨病

1. 症状

(1) 二尖瓣狭窄：

①呼吸困难：常先发生于劳动后，逐渐加重，严重者端坐呼吸。呼吸道感染、情绪波动，强体力活动、妊娠等能使呼吸困难加剧，甚至发生急性肺水肿。

②心悸：多由过早搏动、心动过速或心房颤动引起。

③咳嗽：为常见症状，在平卧或体力活动后易引起，合并有肺支气管感染者更甚。

④咯血：凡有严重二尖瓣狭窄及肺充血、支气管静脉曲张破裂、肺水肿或肺梗塞等均可引起。

⑤其他症状：左心房扩张压迫食管时引起呼吸困难；左肺动脉明显扩张压迫左侧喉返神经时引起声音嘶哑；心肌缺血引起胸痛。若心房内血栓脱落可引起栓塞症状。

(2) 二尖瓣关闭不全：轻度二尖瓣关闭不全病例可以无自觉症状。有的患者无症状期较长，但一旦出现症状，病情多较严重。出现左心功能不全，心排血量降低。有疲倦、乏力和心悸，或因肺淤血而产生劳累后呼吸困难等。后期亦可出现右心不全的症状。

(3) 主动脉瓣关闭不全：早期可无症状，或仅有心悸、颈部或头部有搏动感，活动后出现头晕、耳鸣现象，不能左侧卧位等。晚期心前区有钝痛或心绞痛、劳累后呼吸困难等。少数患者发生晕厥。最后发展为右心衰竭。

(4) 主动脉瓣狭窄：轻度狭窄无症状，狭窄程度重时，早期症状为疲乏、活动后呼吸困难。以后出现眩晕、昏厥、心绞痛及左心室衰竭等,容易发生猝死。

2. 体征

(1)心前区隆起,胸骨左缘第3~4肋间有收缩期抬举样搏动,心尖搏动点略向左移。

(2)心尖部有舒张期震颤,可扪及心尖部撞击感,及胸骨左缘处的收缩期抬举冲动。

(3)心尖区可闻及第一心音亢进及隆隆样或雷鸣样舒张中晚期杂音,范围局限;肺动脉瓣第二心音亢进;沿胸骨左下缘或心尖可听到二尖瓣开放拍击音。若有严重肺动脉高压可在胸骨左缘闻及舒张早期吹风样杂音。

3. 辅助检查

(1)X线检查

①轻度狭窄:心影可正常大小,或仅见左心房扩大。

②中度狭窄:左心房明显增大,食管向后移位,在后前位心影可见双重心房阴影,肺动脉段突出,肺动脉分支增宽,肺门阴影加深,右心室增大,主动脉弓较小,左心室不大,构成"二尖瓣型"心或"梨状"心。

③重度狭窄:左心房和右心室高度增大,重度肺淤血,肺野可见含铁积压黄素沉着,叶间线增厚和Kerley-B线。

(2)心电图检查:轻度二尖瓣狭窄时心电图可以正常。典型改变为P波增宽且有切迹,称为二尖瓣P波。亦可在右胸导联出现增大的双向P波,乃左心房肥大的表现。电轴右偏,并可有右心室肥厚或右束枝传导阻滞。晚期常出现心房颤动。二尖瓣关闭不全轻度病例心电图正常。重度则显示左心室肥厚及劳损。主动脉瓣关闭不全时,心电图显示电轴左偏,有左心室肥厚及劳损。主动脉瓣狭窄时,心电图示左心室肥厚,左胸前导T波倒置,出现房室或束枝传导阻滞。

(3)多普勒超声心动图:M型超声心动图中,二尖瓣前叶曲线E峰后下降缓慢,EA之间F点消失,呈"城墙样"改变,前后瓣同向;左心房和右心室增大。二维超声心动图中可见二尖瓣狭窄增厚,活动受限,并可测量瓣口面积大小。

(4)应用心导管术可以明确二尖瓣狭窄的程度。

(二)鉴别诊断

1. 先天性二尖瓣狭窄:瓣膜呈降落伞样畸形,可以出现非常类似风湿性二尖瓣狭窄的症状和体征,但早期发现都在幼儿。

2. 左心房黏液瘤:为心脏原发性肿瘤最常见者,临床上其症状和体征的出现往往呈间歇性,随体位而变更;听诊可闻及肿瘤扑落音;很容易有反复的周围栓塞现象。超声心动图显示左心房内有云雾状光点,可以做出正确的鉴别诊断。左心房内收缩压明显增高,选择性心血管造影显示左心房内有充盈缺损。

3. "功能性"二尖瓣狭窄:见于各种原因所致的左心室扩大,二尖瓣口流量增大,或二尖瓣在心室舒张期受主动脉反流血液的冲击等情况。如动脉导管未闭和心室间隔缺损等有大量左至右分流的先天性心脏病、二尖瓣关闭不全、主动脉瓣关闭不全等。这类"功能性"杂音,历时一般较短,较少伴有开瓣音。

4. 相对性二尖瓣关闭不全:可发生于高血压性心脏病,各种原因引起的主动脉瓣关闭不全或心肌炎,扩张型心肌病,贫血性心脏病等。由于左心室或二尖瓣环明显扩大,造成二尖瓣相对关闭不全而出现心尖区收缩期杂音。

5. 室间隔缺损:可在胸骨左缘第3~4肋间闻及粗糙的全收缩期杂音,常伴有收缩期震颤,杂音向心尖区传导,心尖搏动呈抬举样。心电图及X线检查表现为左右心室增大。超声心动图显示心室间隔连续中断并有心室水平左向右分流存在。

6. 主动脉扩张：见于各种原因如高血压、梅毒所致的主动脉扩张。可在胸骨右缘第二肋间闻及短促的收缩期杂音，主动脉瓣区第二心音正常或亢进，无第二心音分裂。超声心动图可明确诊断。

7. 老年退行性主动脉瓣关闭不全：多见于60岁以上老年人，多有高血压、动脉粥样硬化病史，主动脉瓣区第二心音亢进，X线检查可见主动脉延长增宽且可有钙化影。

（三）辨证

1. 风湿侵心　心悸胸闷，气短乏力，汗出口干，关节疼痛或红肿灼热，或见发热，舌质红，苔黄，脉数或有脉律不整。

2. 热毒犯心　心悸气短，烦躁不安，高热不退，夜间尤甚，神昏谵语，肌衄鼻衄，舌质红绛，舌苔黄少而干，脉象虚数。

3. 心气虚弱　心悸气短，头晕目眩，面色无华，夜寐不宁，或下肢浮肿，舌淡苔白，脉急数或促、涩、结代。

4. 气阴两虚　心悸气短，神疲懒言，自汗盗汗，颧红低热，口干舌燥，大便秘结，尿黄，舌红苔薄或无，脉细数或结代。

5. 心血瘀阻　心悸气短，两颧紫红，唇甲青紫，心悸怔忡，咳嗽喘促，甚则咯血，舌质青紫或见瘀斑，脉促涩或促、结、代。

6. 心肾阳虚　面唇青紫，心悸怔忡，喘咳倚息，动则加剧，畏寒肢冷，全身水肿或有腹水，舌质黯淡或见瘀斑，舌苔白滑，脉无力或促、涩、结、代。

7. 水气凌心　心悸气短，咳嗽咯稀白痰涎，胸脘痞满，渴不欲饮，小便短少，下肢浮肿，形寒肢冷，或兼有眩晕恶心，舌淡苔滑，脉弦滑或促、涩、结、代。

8. 阳气虚脱　心悸气短不能平卧，喉中痰鸣，脸色黯灰苍白，冷汗自出，四肢厥冷，二便失禁，脉细小欲绝。

（四）辨证要点

本病的辨证主要在辨明邪正虚实，病程的早、中、晚期，以及病情轻重。早期病情较急，见发热，关节红肿，心悸、气短、自汗等。中、晚期以心气不足，心、脾、肾阳虚为主要原因，心悸为主要症状。偏于气虚者乏力、动则汗出；偏阴虚者盗汗、失眠、低热；心肾阳虚者则心悸更重，手足发凉，浮肿；心脾肾阳俱虚则全身浮肿，尿少喘息不得卧。喘息的主要原因是心脉痹阻，肺气壅塞，肺失肃降，或久病及肾，肾不纳气而致。喘息常伴咳嗽，有肺络瘀阻时会发生咯血。外邪，劳累，劳伤、饮食不节、房劳为本病加剧或发作的诱因。患者气阴两虚，阴虚则阳亢，肝阳化风易发生中风中经络。晚期则正气愈虚、邪实更盛，临证可见形寒肢冷、神疲欲睡、面浮肢肿、小便不利等心肾阳虚之证，或见颧黯唇紫、颈脉怒张、胁下痞块、肢肿尿少等血瘀水阻之候。

四、临床治疗

（一）针刺疗法

1. 毫针疗法

毫针一

（1）主穴：心俞、厥阴俞、郄门、巨阙、神门、公孙。

（2）配穴：心脉瘀阻，加膈俞、血海；气血亏虚，加脾俞、足三里、三阴交；心肾阳虚，加水分、肾俞、命门；虚阳欲脱，加气海、关元。

(3)操作:每次取4~6穴,中等或轻度刺激,留针30分钟,每隔10分钟行针1次,每日1次;重者适当延长留针时间,每隔3~5分钟行针1次,每日1~2次。可加用温针灸。每日1次,10次为1疗程。适用于治疗风湿性心脏病。

毫针二

(1)主穴:内关、郄门、心俞、巨阙、厥阴俞、膻中。

(2)配穴:气血亏虚加足三里、关元;心络瘀阻加膈俞、阴郄;心肾阳虚加肾俞、命门。

(3)操作:每次取4~5穴,留针20~30分钟,采用间歇捻转和提插运针。一般采用补法或平针法。如因心络瘀阻而胸痛者,可予泻法。心肾阳虚而致水肿者,可施灸法。每日或隔日1次。适用于治疗风湿性心脏病。

毫针三

(1)取穴:①心俞、内关、足三里。②厥阴俞、三阴交、神门、膻中、间使,任选3穴。③心舒1(第二、三胸椎之间)、心舒2(第四、五胸椎之间)、间使、阳陵泉或巨阙、间使、阳陵泉、心脏点(少海下3寸)。两组轮取。

(2)操作:以上三组穴位交替使用,强刺激,以得气为度,不留针或留针5~10分钟,每日治疗1次,连治12次,休息3天,15天为1个疗程。对心功能为Ⅲ、Ⅳ级者,可同时配合应用强心药。适用于治疗风湿性心脏病。

毫针四

(1)主穴:心俞、灵台、神道、至阳、心舒1(在第二、三胸椎棘突间)、心舒2(在第四、五胸椎棘突间)、膻中、内关。

(2)配穴:合谷、厥阴俞、肾俞、安眠、足三里、间使、手三里、风池、风府、定喘、神门。

(3)操作:每次取穴不超过3个穴位,每日1次,10次为1疗程,疗程间停3天,手法依具体病情而定。适用于治疗风湿性心脏病。

毫针五

(1)取穴:内关、间使、通里、少府、心俞、神门、足三里。

(2)配穴:水肿取水分、水道,阳陵泉透阴陵泉,中枢透曲骨;及三阴交、水泉、飞扬、复溜、肾俞。咳嗽痰多取尺泽、丰隆;嗳气腹胀取中脘;镇静安眠取内关、间使、少府、曲池;止咳平喘取肺俞、少府、合谷、腹中、天突。

(3)操作:每次选部分主穴及辨证取穴4~5个穴位,每日1次,7~10天为一疗程,休息2~7天,再行下一疗程。适用于治疗风湿性心脏病。

毫针六

(1)取穴:内关。

(2)操作:取双侧内关穴。按骨度法折量手腕横纹正中直上2寸处定点,然后向两穴同时进针,针刺角度要直,深度在0.5寸至1寸之间,进针得气后,医者双手同时使用捻转方法,捻转幅度120°~180°,频率80~100次/分的中等刺激,捻转2分钟后留针15分钟,即起针。隔日针1次,12次为1疗程。适用于治疗风湿性心脏病。

2. 穴位注射疗法

穴位注射一

(1)取穴:心俞、足三里、内关、灵台、神道。

(2)药物:维生素B_1注射液或维生素B_{12}注射液。

(3)方法:一般用维生素B_1注射液或维生素B_{12}注射液在选定的穴位上注射,每次2~3穴,每次每穴注入0.5~1ml，每日1次，10次为1疗程。适用于治疗风湿性心脏病。

穴位注射二

（1）取穴：心俞、厥阴俞、膈俞、胸4~5夹脊、内关、郄门。

（2）药物：丹七注射液或复方当归注射液。

（3）方法：以丹七注射液或复方当归注射液6~8ml，按穴位注射常规，得气后每穴注入0.5~1.5ml。每日或隔日1次，7次为1疗程。也可以杜冷丁10mg用注射用水稀释至4ml，垂直注入双侧内关、郄门两穴，每穴1ml。每日1次，3次为1疗程。适用于治疗风湿性心脏病。

穴位注射三

（1）取穴：①内关、郄门，配耳穴神门、心、交感；②间使、郄门，配耳穴肾、内分泌、小肠；③心俞、肾俞，配耳穴肾、心、肾上腺；④肝俞、膈俞，配耳穴肾、肺、肾上腺；⑤脾俞、足三里，配耳穴胃、肝、内分泌。

（2）药物：5%葡萄糖2ml加丹参注射液2ml。

（3）方法：选用5ml注射器抽取5%葡萄糖2ml，加丹参注射液2ml混匀后，穴位常规消毒后选定腧穴，针头垂直快刺入，得气后将药液徐徐推入，每穴2ml，出针时棉球按压以防出血。开始治疗时用①方，内关、郄门交替使用，并每日针足三里，10次为1疗程，症状改善后，据临床症状辨证加减，选用②~⑤方进行第2个疗程治疗，两疗程间休息3~7天，同时配合相应的耳针治疗。肝瘀血明显时改用肌苷酸钠注射液（内含5－肌苷酸钠100mg）；心衰明显时改用辅酶A 100单位。适用于治疗风湿性心脏病。

穴位注射四

（1）取穴：内关、郄门、间使、少海、心俞、足三里、三阴交。

（2）药物：复方当归注射液。

（3）方法：上述穴每次取2~3穴，穴位常规消毒，快速进针，得气后回抽无血，选用复方当归注射液缓慢注入，每穴注入0.5~1ml，隔日1次，5次为1疗程。适用于心气不足、瘀血内阻之证。

穴位注射五

（1）取穴：内关、间使、定喘、心俞、肺俞、曲池、足三里。

（2）药物：参附注射液。

（3）方法：每次取2~3穴，穴位常规消毒，快速进针，每穴注入参附注射液0.5~1ml，每日1次，10次为1疗程。适用于风心病心功能不全。

穴位注射六

（1）取穴：孔最。

（2）药物：安络血。

（3）方法：穴位常规消毒，快速进针得气后回抽无血，用安络血于孔最穴注射，每次1ml，每日1~2次，以血止为度。适用于风心病并咯血之症。

3. 电针疗法

（1）取穴：神门、心、内分泌、皮质下。

（2）方法：每日取穴一侧一对，双侧轮替。用电疗机进行电刺激，采用密波，持续45分钟，在心力衰竭期间，每日进行电针1次，心功能恢复时即改为隔日1次，逐渐减为每周1~2次，以巩固疗效。适用于治疗风湿性心脏病。

4. 穴位埋线疗法

穴位埋线一

(1)取穴:心俞、内关、膻中、足三里。

(2)方法:在选定穴位上用普鲁卡因浸润麻醉,用刀尖刺开皮肤0.5~1cm,然后用0.5~1cm长的小粒羊肠线4~5根埋于肌层内,切口用细线缝合,盖上消毒纱布,5~7天拆线。此法常用于病情稳定,不需要每日扎针者。适用于治疗风湿性心脏病。

穴位埋线二

(1)取穴:心俞、巨阙、郄门。

(2)方法:以埋线操作常规,埋入"0"号适当长度羊肠线,半月1次,可连续埋藏多次。

5. 皮肤针疗法

皮肤针一

(1)取穴:脊椎两侧、胸骨柄区、剑突、前肋间区、下腹部,重点刺激颈椎1至胸椎8及其两侧,腰骶椎两侧及异常发现的部位。

(2)方法:采用轻刺法或正刺法。先叩刺脊柱两侧3行1~2遍,再重点刺激颈椎至胸椎8与腰骶椎及其两侧5行5遍和异常表现的部位,然后对胸骨柄区、前肋间区、剑突下,腹部作局部刺激。每日叩打1次,10次为1疗程。适用于治疗风湿性心脏病。

皮肤针二

(1)取穴:①风池、肩井、大杼、心俞、中脘、气海;②天柱、风门、膏肓、督俞、建里、关元;③肾俞、次髎、足三里、三阴交;④三焦俞、小肠俞、阴陵泉、复溜。

(2)操作:前两组穴用轻刺法,后两组穴用正刺法。适用于浮肿时。每次选用一组穴,轮换刺激。用梅花针在上述穴位皮区各叩刺20~30下。每日叩打1次,10次为1疗程。适用于治疗风湿性心脏病。

皮肤针三

(1)取穴:手厥阴心包经大陵从曲泽、胸部天突至膻中、膀胱经第1侧线4~6胸椎。

(2)方法:以皮肤针先叩手部,后叩胸部、膀胱经第1侧线。叩至皮肤发红,加拔火罐10~15分钟。隔日1次,7次为1疗程。适用于治疗风湿性心脏病。

6. 耳针疗法

耳针一

(1)取穴:心、肺、脑、神门、皮质下、内分泌、肝、肾、小肠。

(2)方法:探明穴位后消毒,以毫针刺入1分钟,捻转半分钟,留针10~20分钟,每日1次,12次为一疗程。或用王不留行籽压于穴位,胶布固定,每日用手指捏压贴药处2~3次,每次1~3分钟,以耳部稍有痛感为度。适用于治疗风湿性心脏病。

耳针二

(1)取穴:心、神门、交感、皮质下、内分泌、肾上腺、肾、脾、肺、三焦。

(2)方法:每次选3~4穴,进针后间歇捻针,留针30~60分钟。每日或隔日1次。或用王不留行籽贴压穴位,每日按压3~4次,3日后更换1次。适用于治疗风湿性心脏病。

耳针三

(1)取穴:心、皮质下、交感、神门、肾上腺、脑点。

(2)操作:每次选4~6穴,较强刺激,留针30~60分钟,两耳交替。亦可在针后加用以上耳穴埋籽,1日按压数次。10次为1疗程。适用于治疗风湿性心脏病。

耳针四

（1）取穴：心、肺、神门、脾、肾、交感。

（2）方法：每次取一侧耳穴，双耳交替使用。耳郭常规消毒后，用耳毫针对准所选穴位刺入，用轻刺激，留针20～30分钟，用补法。隔日针1次，10次为1个疗程。适用于治疗风湿性心脏病。

耳针五

（1）取穴：心、肺、脾、肾、交感、肾上腺、内分泌。

（2）方法：每次取一侧耳穴，双耳交替使用。耳郭常规消毒后，用耳毫针对准所选穴位刺入，用中轻度刺激，留针30分钟，急性期用平补平泻法，缓解期则用补法。每日或隔日针1次，10次为1疗程。适用于治疗风湿性心脏病。

（二）灸治疗法

1. 取穴：心俞、厥阴俞、膏肓俞、膻中、巨阙、关元、气海。

2. 方法：每次选用3～5穴，用大艾炷作无瘢痕灸，每穴灸5～7壮，也可用艾条灸。每日或隔日1次，10次为1疗程。虚阳欲脱者可用水分、神阙穴，用大艾炷隔盐灸，可灸5～7壮，至阳气复为止。适用于治疗风湿性心脏病。

（三）推拿疗法

推拿一

1. 主穴：内关、间使、神门、背部夹脊穴、背俞穴。

2. 配穴：心血瘀阻加揉膈俞、厥阴俞；心病及肺者加揉尺泽、太渊；心翳及脾、肾、肝者加揉水分、足三里、阴陵泉、水泉。

3. 主要手法：按法、揉法、推法等。

4. 操作程序：先令患者取坐位，以拇食指按揉患者手少阴经、厥阴经穴位，如内关、间使、神门等，各按揉2～3分钟，以微有酸胀为度。再令患者取俯卧位，以手掌自患者背部脊旁夹脊穴及背俞穴，自上而下行轻柔推法5～6次，重点3～5椎节段，以微有透热为度。适用于治疗风湿性心脏病。

推拿二

1. 取穴：内关、合谷、曲池、三阴交、胸骨、腋前、额前、上臂、背部、肩胛、肋部、腰部。

2. 主要手法：按法、揉法、掐法、捏法、推法、横摩法等。

3. 操作程序：先揉内关、掐合谷、揉曲池及三阴交，各约1分钟再按胸骨、捏腋前、按神门、分推前额，共约5分钟；再捏上臂、挤推背部、按肩胛、分肋，共约5～10分钟；最后横摩腰部约1～2分钟。共治疗约15～20分钟。每日1次，10次为1疗程。适用于治疗风湿性心脏病。

（四）刮痧疗法

刮痧一

1. 取穴：颈椎至胸椎，及其两侧（5～7行），异常反应区，膝弯区。

2. 配穴：水肿者配腰椎两侧；胸闷配胸骨柄区；脘腹痞胀配上腹部。

3. 治法：用刮痧法中的平泻法，先刮颈椎至胸椎及其两侧5～7行及异常反应区、膝弯区，然后随证加刮配区。每日1次。适用于治疗风湿性心脏病。

刮痧二

1. 取穴：脊柱两侧，肩上区，胸骨柄区，剑突，胸锁骨上下区，颈后区（包括颈椎），胸椎1～7

及其两侧与异常反应区和前肋间区。

2. 配穴:水肿者配腰骶椎及其两侧7行和小腿外侧区,膝弯区。

3. 治法:用刮痧法中的平泻法,风湿热用泻法。先在脊柱两侧(从大椎至长强穴)轻刮3行,肩上区轻刮1行,再重点刮胸椎1~7及其两侧(共7行)与异常反应区,至出现痧痕为止,刮胸骨柄区、剑突、胸锁骨上下区、颈后区与颈椎、小腿外侧、膝弯区,然后加刮配区。每日1次,10次为1个疗程。适用于治疗风湿性心脏病。

刮痧三

1. 取穴:心俞、肺俞、膻中、水分、中极、曲泽、通里、间使、神门、阳陵泉、飞扬、郄门、内关。

2. 治法:用刮痧法。先刮背部的心俞、肺俞,再刮胸腹部的膻中、水分、中极,然后刮上肢部的曲泽、通里、间使、神门、郄门、内关,最后刮下肢部的阳陵泉、飞扬穴。依据患者的体质、病情选用补泻手法,刮至出现痧痕为度。每日或隔日1次。适用于治疗风湿性心脏病。

(五)饮食疗法

1. 马鹿心肉带血20g,腊肉50g。加水煮熟,吃肉喝汤。适用于治疗风湿性心脏病的心慌、失眠等症。

2. 山羊肝1只(焙干为末冲服,每次冲服3~6g),蔓荆子30g,仙鹤草20g,鸡血藤15g,丹参12g,柏子仁12g,酸枣仁10g,石菖蒲10g。每日一剂,水煎服分2次服。适用于治疗慢性风湿性心脏病。

3. 黄狗胆(胆汁在内者)1个,玉竹参10g,红米或糯米10~20g,冰糖适量,一起蒸熟,一次服,每周一次。适用于治疗风湿性心脏病。

4. 佛手9g,穿心莲9g,辰砂1g,共装入猪心内蒸熟。去药渣食猪心,分3次食完。适用于治疗风湿性心脏病胸闷、心悸。

5. 鸽子肉100g,广西刘寄奴根20g。共炖,吃肉喝汤,每日一剂。适用于治疗风湿性心脏病心悸、胸闷、指端发绀等。

6. 白糖300g,灵芝菌500g。用冷开水1 500ml,浸泡7天,每次服30ml,每日3次。连续服。适用于治疗风湿性心脏病。

7. 公鸡一只,虫草16g。将虫草装入洗净的鸡腹内外缚炖熟。随意服食。

8. 猪心1个(洗净),琥珀粉5g,党参粉5g,黄芪粉5g,丹参粉5g。上药放入猪心腔内,炖烂淡食。隔日1剂。适用于治疗风湿性心脏病心悸气短者。

9. 猪腰1个(洗净,切片),党参、当归各15g,盐2g,煮熟,食猪腰。隔日1剂。适用于治疗风湿性心脏病心肾气血不足者。

10. 万年青30g,纱布包,加水150ml煎至50ml,去渣入粳米50g,红糖20g,再加水500ml,至粥熟后食。每日1剂,分早、中、晚温服。适用于治疗风湿性心脏病有心力衰竭水肿者。

11. 梨30g,万年青6g,茶树根30g,加水500ml共煎代茶饮。每日1剂。适用于治疗风湿性心脏病心悸,气短,尿少者。

五、调摄与护理

1. 首先应着重预防风湿热的发生,使心脏瓣膜病失去发病的基础,如瓣膜已经损害,仍应积极控制和预防风湿活动,以免病变加重;这需要慎起居,注意保暖,避免感受寒湿,重视对痹证、感冒、乳蛾、烂喉痧等疾病的治疗。

2. 对于体力活动,在风湿活动和失代偿阶段,应予限制或适当卧床休息。病变已无活动性且全身和心脏功能代偿良好的病人可照常轻体力工作，除过度体力劳动外，一般可不必多加限制。

3. 坚持适当体育锻炼，增强体质，提高抗病功能。

4. 限制体力活动，低盐饮食，避免呼吸道感染，预防风湿热复发。

5. 定期复查心电图(1~2个月一次)，超声心动图(6~12个月一次)。

六、按语

1. 患者应进食清淡、易消化、富含维生素及合理营养素的食物；忌烟、酒及暴饮暴食。

2. 预防风湿热的发生，一旦有瓣膜损害，应积极控制和预防风湿活动，以免加重病情。

3. 针刺、灸治治疗本病有改善心功能，调整心率、减轻症状的作用。在减轻心悸、心痛，改善睡眠、强心利尿、增加食欲方面有明显效果。但刺激量需慎重，不可过大，防止加重心脏负担。但病程后期，瓣膜狭窄严重，并发左右心衰者，则非针灸所能奏效，需中西药物或手术治疗。

4. 推拿疗法、刮痧疗法、饮食疗法等对治疗风湿性心脏病，也取得较好疗效。要进行综合治疗，减少药物副作用。

5. 本病多由风湿病失治误治或防治不当所致，故平时应注意保暖，防止链球菌感染，预防风湿病。患病后非风湿活动期或心功能尚可者，仍鼓励做一些体育锻炼以改善和增强心功能。但中晚期病人，应注意休息、饮食，防止过劳。

第4章　心力衰竭(充血性心力衰竭)

一、概述

心力衰竭是指在适量静脉回流情况下，由于心脏排血量绝对和相对不足，难以满足机体正常新陈代谢需要而致临床以心排血量减少，组织灌注量不足，同时伴有体循环和(或)肺循环瘀血为特征的临床综合征。又称之为充血性心力衰竭。各种器质性心脏病进展至晚期均可发生。临床分类较多，通常根据心力衰竭的发展过程将其分为急性和慢性两种(本文主要论述后者)。前者发病突然，进展极速，临床以肺水肿、心源性休克、昏厥和心脏骤停为特征；后者发展缓慢，早期可通过代偿机制进行有效代偿，后期疾病的发展超越了机体代偿能力而进入失代偿期。依心力衰竭发生部位不同分为左心衰竭、右心衰竭和全心衰竭。左心衰竭多有肺循环瘀血和心排血量减低的征象，如呼吸困难、咳嗽、咳痰、咳血、倦怠乏力、肺部啰音、心率加快、二尖瓣区舒张期奔马律等；右心衰竭主要因体循环瘀血，多脏器慢性持续充血而表现为纳差、腹胀、肝区胀痛、颈静脉怒张、胸水、腹水、尿少、浮肿等；左、右心衰竭同时存在则为全心衰竭。心力衰竭是临床上极为常见的危重症，是多数器质性心脏病患者几乎不可避免的结局。近年来，尽管一些重要心血管疾病(如冠心病、高血压病等)的发病率与病死率有所下降，但心力衰竭的发病率却在升高。国外文献报道其五年生存率女性为38%，而男性仅为25%。

心力衰竭可分属于中医学的“心悸”“喘证”“水肿”“心痹”“痰饮”“积聚”“瘀证”等范围。

二、病因病理

(一)西医的病因病理

1. 病因

(1)原发性心肌舒缩功能减弱

①心肌病变：多见于缺血性心脏病、心肌病、心肌炎、克山病、心肌萎缩、心肌纤维化等疾病。此时心力衰竭的发生，一方面取决于受损心肌的范围、部位和受损发生的快慢，另一方面尚决定于未受损心肌的代偿功能、心肌的顺应性以及心肌各部分收缩活动的协调性等因素。

②心肌代谢障碍：除了心肌原发性损害外，心肌的代谢障碍也是引起心肌舒缩功能减弱的常见原因。其中最常见的是心肌缺血、缺氧。如冠状动脉粥样硬化性心脏病、小动脉硬化性心脏病、严重贫血、长时间休克、低血压、血红蛋白携氧障碍等。

(2)心脏负荷过重

①压力负荷过重：又称后负荷过重。引起左心室压力负荷过重的常见原因有高血压和左心室血液流出道受阻；右心室压力负荷过重的常见原因是肺动脉高压、肺动脉瓣狭窄、慢性阻塞性肺疾患等。

②容量负荷过重：又称前负荷过重。引起左心室容量负荷过重的常见原因是主动脉瓣或二尖瓣关闭不全；右心室容量负荷过重的常见原因有肺动脉瓣或三尖瓣关闭不全、房间隔或室间隔缺损以及血容量或静脉回心血量增加。

③心室舒张充盈受限：在心包填塞或缩窄性心包炎时，由于心脏舒张充盈受到限制，也可出现酷似心力衰竭的症状和体征。

心力衰竭大多由诱因而引发，常见诱因为：①感染：呼吸道感染占首位；②引起心脏负担加重之因素如情绪波动、劳累、摄食钠盐过多、输液过速、过多等;③妊娠与分娩;④心律失常:特别是快速房颤、房扑等;⑤药物:纠正心衰的洋地黄过量或不足,应用抑制心肌收缩力的药物如心得安、利血平、奎尼丁等;⑥其他诱因:合并有出血和贫血、栓塞、甲状腺机能亢进症、乳头肌功能不全等。

2. 病理　基础心脏疾病的存在加上上述诱因的作用,引起心脏排血量的下降,此时机体便通过一系列代偿机制来保证足够的心排血量维持机体代谢之需。若经充分调节,心排血量仍不能满足机体代谢需要,表明心功能已进入失代偿阶段。在此过程中,发生一系列病理变化,主要有心肌肥厚、心室腔扩大等心肌本身代偿性的病理改变;长期持续的静脉压升高所致器官充血性病理改变;心脏内附壁血栓及静脉血栓形成,并可进而发展成动脉栓塞和器官梗塞。

(二)中医的病因病机

1. 心病久延,阴阳不足　本病主因是由心脏病迁延日久,阴阳气血不足,或他脏病证及心致气血衰败,阴阳离决。例如:

(1)肺病及心:肺主气,为百脉之朝会,血液的运升,环周不休,除心之鼓动外,还有赖肺气的推动。若久咳、久喘、肺痨、痰饮、肺气壅塞,心气受损,鼓动力弱,心失所养则心悸气短。肺虚失肃则咳喘气逆,或咯痰带血。

(2)脾病及心:脾主健运,脾胃与心之经络相连,故脾胃之主气强弱,与心之虚实关系至密。若饮食失调,脾胃病损,运化力弱,水谷精微不足,心气亏衰;同时脾土虚弱不能制湿。湿邪内生,也可致脉道不利,心之鼓动力弱。

(3)肝病及心:肝主藏血,而血通于诸脉,心肝关系至为密切,一旦肝病,阳升风旋,疏泄失常,就会影响气血运行,心脉因之瘀滞。气滞血瘀则唇绀青紫,两颧红暗,血瘀于肝则胁下瘕积胀痛。

(4)肾病及心:肾为先天之本,六气之根,五脏之阴气非此不能滋,五脏之阳气非此不能发。若肾阳衰败,水饮内停,溢于肌肤,发生肢体浮肿,腹大有水,水凌心脉则心悸。

2. 复感外邪,情志所伤　心主身之血脉,当血脉受到寒邪侵袭,“寒则凝,温则行”,就影响心主脉功能,产生血脉凝滞,影响心之鼓动力,脉络瘀阻。

3. 劳累过度,妊娠分娩　思虑过度,可使心气亏损,不能鼓动血脉则心悸不能安卧。劳累过度可使肾气亏损,使肾失纳气而气急。而妊娠分娩,耗伤气血,亦可诱发本病。

综上所述,本病以心为主,与肺、脾、肝、肾关系密切,初起多在心肺两脏,日久则及脾、肝、肾。病机以虚为本,本虚标实,本虚指阴阳气血亏虚,标实为水湿瘀血,即以心气阳虚为本,血瘀水肿为标,且气、水、血三者又可相互为病,相互转化,正虚邪实往往相互因果为患。无论心脏自病或他脏之疾,均可导致心阳不振,鼓动力弱,影响血流运行,久则血脉瘀阻。反之,血脉瘀阻又可使心阳更加郁遏。这样反复作用,形成恶性循环,使病情日益加重。肺、脾、肾三脏都参与水液代谢,在病理情况下,肺虚不能通调水道,脾虚不能运化水湿,肾虚则气化不利,以致水湿停聚,泛于肌肤而成水肿,水气凌肺,肺气上逆而为咳喘:水气凌心则心悸不安;肾不纳气,则动辄气急。

三、临床诊断

(一)辨病

充血性心力衰竭可分为左心衰竭、右心衰竭和全心衰竭三类。

1. 左心衰竭

(1)症状

①呼吸困难:轻者重体力后出现气喘,休息可自行缓解,重者稍劳即喘;有的以阵发性夜间呼吸困难为主要表现,见睡后突然胸闷、气急,被迫坐起或伴心源性哮喘。轻者坐起数分钟可缓解,常伴咳嗽、泡沫痰,严重可发展致肺水肿。

②咳嗽、咳痰与咳血:咳嗽是左心衰竭的主要症状之一,在急性左心衰竭时更为明显,有时为心衰发作前的主要表现。咳嗽多在体力劳动或夜间平卧时加重,同时可咳出泡沫痰。急性肺水肿时,可咯出大量粉红色泡沫样痰。二尖瓣狭窄、急性肺水肿及肺梗死等均可引起咳血,色鲜红,量多少不定。

③其他症状:其他症状左心衰竭时可出现紫绀、夜尿增多、左肺动脉扩张压迫左喉返神经致声音嘶哑等症状。脑缺氧严重者,可伴有嗜睡、神志错乱等精神症状,严重病例可发生昏迷。

(2)体征

①心脏方面体征:左心衰竭时,一般均有心脏扩大,以左心室增大为主。但急性心肌梗死引起的左心衰竭及风心病二尖瓣狭窄引起的左心房衰竭,可无左心室扩大,后者仅有左心房扩大。心尖区及其内侧可闻及舒张期奔马律,肺动脉瓣区第二心音亢进,第二心音逆分裂,左心室明显扩张时可发生相对性二尖瓣关闭不全而出现心尖区收缩期杂音。左心衰竭时常出现窦性心动过速,严重者可出现快速性室性心律失常。交替脉亦为左心衰竭的早期重要体征之一。

②肺脏方面体征:阵发性夜间呼吸困难者,两肺有较多湿啰音,并可闻及哮鸣音及干啰音,吸气及呼气均有明显困难。急性肺水肿时,双肺满布湿啰音、哮鸣音及咕咯音,在间质性肺水肿时,肺部无干湿性啰音,仅有肺呼吸音减弱。约1/4左心衰竭患者发生胸水。

(3)辅助检查

①X线检查:常有左心室和(或)左心房扩大,肺瘀血或肺水肿征。不同病因尚有相应X线表现,如主动脉瓣病变心脏常呈靴型心,主动脉增宽、伸长等;而二尖瓣狭窄常呈梨形心改变,食管吞钡常有左心房局限性压迹等。尚可有胸腔积液X线征。

②心电图:可有左心房和(或)左心室肥大、劳损等改变,V1导联P波终末负电势($ptf-V_1$)增大,大于或等于0.02mm。此外,可出现各种心律失常图形,左心房明显扩大者,尤其是二尖瓣狭窄、扩张型心肌病,常出现心房颤动。

③超声心动图:除可直接显示瓣膜病变、室间隔缺损和其他先天性畸形外,尚可检测心腔大小和室壁活动情况,并可作有关心功能检查,对确立左心衰竭的病因,衡量病变严重程度和估价心功能状况颇有帮助。

2. 右心衰竭

(1)症状:常有尿少,夜尿增多,胃肠道瘀血症状如恶心欲呕、食欲减退等,也可出心悸、气促、乏力等症状。

(2)体征

①体循环瘀血征象:包括下垂性水肿、胸水、腹水,颈静脉怒张并搏动,肝颈静脉反流征阳性,紫绀、腹胀、肝肿大,甚至出现黄疸、心源性肝硬化等。

②相应心脏病的有关体征:因右心衰竭多继发于左心衰竭基础上,故常有左、右心扩大,心前区抬举性搏动,肝有扩张性搏动以及三尖瓣听诊区有收缩期杂音(三尖瓣相对性关闭不全)、右心室性第三心音或奔马律。

(3)辅助检查

①X 线检查:可有右心或左、右心扩大,上腔静脉和奇静脉扩张,可伴有双侧或单侧胸腔积液征。

②心电图:右心房、室肥大、劳损,电轴右偏等改变。

③超声心动图:常有心房、室肥大,右心室流出道增宽以及相应心脏病改变。

④其他:静脉压明显增高。重度右心衰竭时有肝、肾功能异常。

3. 全心衰竭　全心衰竭是指同时伴有肺循环和体循环瘀血表现,其临床表现为左右心衰竭征象的综合,但可以某一侧心衰为主。

（二）鉴别诊断

1. 左心衰竭的鉴别诊断

（1）劳力性呼吸困难:除患者的体质差异和运动耐量不同外,心力衰竭、呼吸系统疾病和血液病是引起劳力性呼吸困难的主要系统疾患。临床上三者均可表现有劳力性呼吸困难的共同特征,然而仔细辨析,仍易鉴别。如左心衰竭有基础心脏病,并有左心室或左心房增大。呼吸系统疾病所致者有慢性支气管炎、支气管哮喘和支气管扩张等原发性疾病,体检有肺气肿征,肺功能检查有通气换气功能障碍,甚则出现低氧血症和高碳酸血症。血液病者除有劳力性呼吸困难外,尚伴有较严重的贫血等。

（2）支气管哮喘:左心衰竭引起的心源性哮喘与支气管哮喘发作时,在症状表现上颇为相似,有时心源性哮喘被误诊为支气管哮喘。二者鉴别要点是:支气管哮喘多起病于儿童或青少年时期,有家族病史或过敏病史而无心脏病史,多于深秋或冬春季节发作,发作前有先兆症状如喷嚏、流涕、咳嗽等,体检发现两肺弥漫性干啰音而心脏正常,X 线检查肺纹理增多或肺气肿征,支气管解痉药有良效。而心源性哮喘多发于40 岁之后,常无过敏史但有基础心脏病如风心病、冠心病等,体检有双肺部较多湿啰音,左心室、心房增大,心动过速,奔马律,心脏杂音等,X 线检查可发现肺瘀血及左心增大,正性肌力药等可有效。

2. 右心衰竭的鉴别诊断

（1）肝脏疾病:右心衰竭由于体循环瘀血可引起肝脏瘀血肿大,黄疸和转氨酶增高,并逐渐发展成心源性瘀血性肝硬化,因而必须和原发性肝脏病相鉴别。一般而言,右心衰竭因腔静脉压力增高而表现为体循环瘀血的临床特征,而原发性肝脏疾病通常不会造成静脉压升高;右心衰竭经强心、利尿、扩血管等纠正心衰措施处理后,在心功能改善的基础上肝脏可回缩,异常的肝功能可迅速转为正常;而原发性肝脏疾病则不可能,肝脏超声学检查、肝炎病毒血清学检测等有助原发性肝脏疾病的诊断。

（2）肾脏疾病:右心衰竭和肾脏疾病均可出现水肿,需要加以鉴别。其主要鉴别点是右心衰竭之水肿多从下肢开始,逐渐发展而遍布全身,水肿坚实,移动性小并伴有心力衰竭征象如颈静脉怒张、心脏增大、心脏杂音、肝肿大、肝颈回流征阳性、静脉压增高等,而肾脏疾病所致水肿发展迅速,从眼睑、颜面继而遍布全身或开始即有全身浮肿,水肿软而易移动,常伴有高血压、蛋白尿、血尿等肾脏病变甚至肾脏功能异常,除尿毒症性心包积液外,无静脉压增高的临床表现。

（3）特发性水肿:特发性水肿是一种原因未明或原因尚未确定的（可能一种以上原因的）综合征。其发病机制与血管神经功能失调和肾素、抗利尿激素及醛固酮分泌亢进有关。临床诊断须除外心、肝、肾等脏器疾患及营养缺乏病等引起的水肿方可作出。但以下线索可提供诊断依据:水肿几乎只发生于女性,且和月经有相关的周期性;水肿清晨多见颜面部,傍晚则以下肢为甚,亦可表现有全身性水肿;常伴焦虑、头痛、心慌、汗出等精神神经症状。

（三）辨证

1. 心气不足　心悸不宁，肢倦乏力，短气自汗，动则加重，舌质淡、苔薄白，脉虚弱或结代。若心病及肺，肺气不宣，则咳嗽喘促，咳泡沫样痰。

2. 水凌心肺　心悸胸闷，咳逆倚息不得卧，咳吐白痰或泡沫痰，烦躁气急，舌淡而胖，舌苔腻，脉滑。

3. 气阴两虚　惊悸怔忡，气短乏力，口干咽燥，头晕盗汗，舌红、少苔，脉细数。

4. 阳虚水泛　心悸怔忡，气喘咳嗽，形寒肢冷，面色苍白，神疲纳呆，脘腹胀满，尿少肢肿。舌淡胖，苔白，脉细沉，或结代。多见右心衰或全心衰患者。

5. 气虚血瘀　心悸怔忡，胸闷胸痛，咳嗽气促，两颧暗红，口唇青紫，浮肿尿少，舌紫暗或有瘀斑，脉涩或结代。多为右心衰或全心衰患者。

6. 痰饮阻肺　心悸气短，咳嗽喘促，不能平卧，纳呆腹胀，咳唾泡沫样痰，尿少肢肿，舌胖暗，苔白腻，脉弦滑。多为左心衰或全心衰。

7. 心脾阳虚　心悸怔忡，气短懒言，失眠多梦，体倦乏力，腹胀纳呆，下肢浮肿，四肢困乏，苔薄白或白腻。脉细或沉细结代。

8. 阳气虚脱　心悸喘促甚，不能平卧，面色晦暗，大汗淋漓，烦躁不安，四肢厥冷，尿少肢肿，舌质紫暗，苔少，脉微欲绝。多见全心衰甚至心源性休克。

（四）辨证要点

1. 辨虚实　本病多为本虚标实，虚实夹杂之证。本虚责之心脾肺肾气血阴阳之不足，其中心之阳气衰微最为常见，标实多归咎于痰浊、血瘀、水停最为多见。

2. 辨阴阳、顺逆　心力衰竭患者虽以气虚阳虚为本，但临证之时，可见阴虚症状，须予详辨。细审其因，或为病久不愈，气损及血，阳损及阴，或久用温阳之品，耗伤阴分等。

3. 辨脏腑　本病病位虽在心，但与肺、脾、肝、肾关系密切，若肺失布津，治节无权；肝失疏泄，血运不畅；肾阳衰微，水寒不化；脾不运化，摄血无权，均可累及心脏，或由心病日久，血脉失主，气血失运而影响他脏。临证时，应注意有无他脏受损，根据涉及脏器不同而加宣肺、疏肝、健脾、温肾等法治之。

4. 辨主症

（1）心悸：心悸多由心之阳气不足，或痰饮、瘀血等阻滞，以至心脉不畅，心失所养，宗气外泄而致。若心悸伴见形寒肢冷，浮肿少尿，面色㿠白，舌胖脉沉则为心肾阳虚，水饮凌心；若心悸兼有面色苍白，四肢厥冷，大汗淋漓，气喘烦躁，神志模糊等则属心阳欲脱之重症；若心悸不安，脉象散乱，面白唇紫，突发意识丧失，四肢抽搐，历时短暂而恢复正常，或一厥不醒，则为心悸晕厥之危候。

（2）喘促：喘促多见于左心衰竭，以虚证为多。病情迁延逐渐加重可出现张口抬肩，不能平卧。声低气怯，息微若丝等表现，甚则出现喘脱危候。

（3）水肿：若水肿起病急骤，发展迅速，肿由上而下，数日之内，遍及全身，多由风邪外袭，水湿浸渍，导致肺失通调，脾失健运而成，当属阳水；若肿由下而上，逐渐发生，凹陷不复或按之如泥，外无表证者，此乃脾肾亏虚，气化不利所致，辨属阴水。观之临床，水肿一症多见于右心衰或全心衰竭之患者。

四、临床治疗

（一）针刺疗法

1. 毫针疗法

毫针一

（1）主穴：内关、间使、通里、少府、心俞、神门、足三里、曲池。

（2）配穴：咳嗽加肺俞、膻中、天突、合谷；和胃理气加中脘、天枢、气海；利水消肿加水分，水道、三阴交、肾俞等穴位。

（3）操作：每次取穴3～5个，每日1次，7天为1疗程，以补法为主。适用于治疗心力衰竭。

毫针二

（1）主穴：内关、间使、少府、郄门、曲泽。

（2）配穴：心气不足，肝气郁结加太冲、章门、肝俞；气血两虚，脉络瘀阻加关元、归来、气海、足三里、膻中；阳虚水泛，上凌心肺加水分、中极透曲骨。

（3）操作：深刺，平补平泻，不留针，每天1次，10天1疗程，两疗程间可休息3～5天。适用于治疗心力衰竭。

毫针三

（1）主穴：心俞、厥阴俞、膻中、内关、足三里、素髎、郄门、神门。

（2）配穴：呼吸困难配气海、太渊，乏力配中脘、阳陵泉、水分、肾俞、阴谷、气海、复溜。

（3）操作：采用平补平泻法，每日1次，留针15～20分钟，15～20次为一疗程，每一疗程间隔5～7天。适用于治疗心力衰竭。

2. 耳针疗法

（1）主穴：心、皮质下、神门、内分泌、交感。

（2）配穴：风湿性心脏病者加肾上腺、风湿线（该穴位于耳舟中，从锁骨至肘，呈线状）；水肿重者加肾、脾；胸闷喘息加肺、胸。

（3）方法：每次取3～5穴，中等刺激，留针30～60分钟，每日1次，两耳交替，体壮者可两耳同时针刺，10日为1疗程。适用于治疗心力衰竭。

3. 电针疗法

（1）取穴：内关、间使、少府、郄门、曲泽。

（2）方法：先以毫针针刺穴位，然后加电，留针15分钟，隔日1次，5次为1疗程。适用于治疗心力衰竭。

4. 穴位注射疗法

（1）取穴：内关、间使、定喘、肺俞、心俞。

（2）药物：当归注射液。

（3）方法：水针常规方法操作，每穴位注入当归注射液0.5ml，每日1次，10次为1疗程。适用于治疗心力衰竭。

5. 芒针疗法

（1）取穴：巨阙、上脘、心俞、内关、中极、归来、足三里，配天突、列缺、秩边、带脉。

（2）方法：针巨阙时病人仰卧，双手上举，均匀小幅度呼吸，针刺4寸深时感应先上后下，散至少腹时即出针；针带脉时按带脉循行方向环腹而行，深刺6～8寸；针秩边穴时，宜先放射至会阴部再下行至小腿，内关宜捻上百次而不留针。适用于治疗心力衰竭。

6. 头皮针疗法

(1)取穴:双侧胸腔区。

(2)方法:留针20~30分钟,隔日1次,5次为1疗程。适用于治疗心力衰竭。

7. 手针疗法

(1)取穴:心点。

(2)方法:直针,深3~5分许,每日1次,10次为1疗程。适用于治疗心力衰竭。

8. 磁针疗法

(1)取穴:内关、足三里。

(2)方法:磁针常规方法操作,每穴留置1~10分钟,每日1次,10次为1疗程。适用于治疗心力衰竭。

(二)灸治疗法

1. 主穴:心俞、百会、关元、神阙、足三里、人中、内关。

2. 配穴:呼吸困难配膻中、肺俞、肾俞、足三里,呕吐配中脘、建里、肝俞、脾俞,水肿配水道、水分、三焦俞、阴陵泉。

3. 操作:用艾条或艾炷灸,每日1~2次,每穴艾条悬灸15~20分钟,或艾炷灸3~5壮,10~15次为1疗程。适用于治疗心力衰竭。

(三)推拿疗法

对早期轻度心衰患者,可采用轻柔和缓的向心性按摩。

(四)气功疗法

1. 适用于轻度心衰者。初可练静功,取盘坐或靠位式,待症状渐轻后,可练床上十六段锦或练保健功。有功底者,可练大、小周天功或虚明功等。

2. 采用内养功法,取卧位,意守丹田。具有自我身心锻炼作用,能改善人整体机能状态,提高免疫机能和防御能力,调节阴阳、流畅气血,而改善心脏机能,改善饮食及睡眠。尤宜于心功能Ⅰ、Ⅱ级患者。但应在医生指导下练功。

(五)体育疗法

恢复期如体力许可,适当参加太极拳、保健操等锻炼,逐步过渡到做练功十八法、散步、慢跑等,运动量应循序渐进。适当的体育疗法对加强心功能恢复,树立生活的信心可起重要作用。

(六)外治疗法

将葶苈子、苏子、莱菔子等药装入布袋,外敷在两侧肺俞,固定。能增加心肌收缩力,减慢心率,增加心肌耐缺氧能力,减轻呼吸困难、心悸、咳喘、水肿等症状。

(七)饮食疗法

1. 黄芪粥　黄芪20g,粳米50g,红糖适量同煮粥。有益气利水之功,适用于心功能不全气虚水停所致心悸短气,乏力自汗,尿少肢肿者服用。

2. 人参粥　人参粉3g,粳米50g,冰糖适量。同入锅,加水,小火煮至米花开,粥稠即成。有益气强心之效,适用于心功能不全而见心悸气短,动则加甚,唇绀肢肿者。

3. 车前叶粥　鲜车前叶30~60g,葱白共煮取汁,加粳米煮至粥熟,1日2次,5~7天1疗程。具有利尿消肿之作用。主治心力衰竭之水肿者。

4. 参附粥　人参、熟附块、炙甘草各9g,生薏苡仁30g,糯米100g,冰糖适量。人参、熟附块、炙甘草煮沸后续煎半小时去渣取汁加生薏苡仁、糯米煮粥，再入适量冰糖，每日2次，早晚服用。可益气温阳利水。主治心阳不振，水饮内停之心力衰竭者。

5. 椰子汁50ml代饮。每日1剂。用于心力衰竭有水肿者。

6. 粳米50g，煮粥将熟时加椰子汁30ml。每日1剂。用于心力衰竭水肿，尿少，气促，心悸者。

7. 玉竹20g，去须切细，水煎，取汁去渣，加粳米50g，加水煮粥。每日1剂，分2次服完。用于心力衰竭有房颤，证属阴虚者。

8. 车前子10g(包)，发菜10g。加水共煎30分钟，去药渣，加冰糖20g，食发菜饮汤。每日1剂。用于心力衰竭有水肿者。

9. 胡桃肉50g，栗子50g，大枣15枚，粳米50g，煮粥，粥熟加冰糖20g。每日1剂。用于心力衰竭心肾两虚者。

五、调摄与护理

患者应保持精神乐观，避免喜、怒、悲、恐等过极的情志刺激，以防加重或诱发心功能不全。饮食宜清淡，可选新鲜易消化之品，忌食辛辣肥甘炙煿厚味，以免生痰助火。控制饮水量，限制钠盐摄入，减少体内液体量，减轻心脏负担。掌握动静有度，轻者可从事适当体力活动，以不觉劳累，避免过劳导致心脏负担加重，心功能恶化之后果。慎起居，防外邪侵袭是减少心功能不全发病次数的重要途径。

六、按语

心力衰竭的发生多是在有心脏宿疾或他脏疾患，累及心脏，久治不愈的基础上，复加外感、情志、饮食、劳倦、妊娠或分娩等因素而诱发，病位在心，与肺、脾、肝、肾关系十分密切。心之阳气不足，继而出现的血瘀、痰浊、水停是本病的基本病机。其发病以虚实夹杂证居多。在本则为心阳不振、心气衰弱，在标则属血阻水逆、痰浊壅肺、水湿内停。治疗上依据证候特点并结合病期而采用温阳益气、活血化瘀、化痰利水等法。

第5章　心律失常(快速性心律失常与缓慢性心律失常)

一、概述

心脏在正常情况下以一定范围的频率发生有规律的搏动。心搏冲动起源于窦房结,而以一定的程序传布于心房或心室。心律失常是指心脏活动的节律不正常,它是临床常见症状之一,系由于心脏的起搏功能和(或)传导功能异常引起。心律失常可发生在无器质性心脏病者或各种原因引起的心脏病或其他疾病患者。其意义取决于心律失常发生的原因,所引起的血流动力学改变及持续时间。心律失常有多种,包括心动过缓、心动过速、心律不齐及异位心律等。心律失常临床表现多种多样,十分复杂。本病常见症状有心悸、乏力、头晕、晕厥等,亦可无症状。心律失常分快速性和缓慢性两大类。常见的快速型心律失常有心房纤颤、心房扑动、阵发性室上性心动过速,窦性心动过速等;常见的缓慢型心律失常有窦性心动过缓、窦房及房室传导阻滞等。

属于中医的"心悸""怔忡""眩晕""昏厥""虚劳""水肿"等范畴。

本章将心律失常分为快速性心律失常及缓慢性心律失常,并将提早发生的过早搏动、心房颤动与扑动归于快速性心律失常加以讨论。

二、病因病理

(一)西医的病因病理

1. 快速性心律失常

(1)窦性心动过速　迷走神经张力降低或交感神经兴奋性加强均能引起之。生理性因素包括情绪激动、体力劳动、运动、进食、饮酒、喝茶或咖啡等。病理性因素如贫血、发热、血容量不足、缺氧、感染、休克、甲状腺功能亢进、心功能不全、心肌炎等。另外麻黄素、肾上腺素、异丙肾上腺素、阿托品等药物也可引起窦性心动过速。

(2)阵发性心动过速

①室上性阵发性心动过速:功能性引起者多见于青年人,常因情绪激动、体力劳动、吸烟过多、喝浓茶、饮酒或饱餐等激发。器质性心脏病如冠心病、高血压性心脏病、风心病、甲状腺功能亢进性心脏病、先天性心脏病、肺心病等均能引发。其他如预激综合征、低钾血症、洋地黄中毒等也能引发。

②室性阵发性心动过速:最常见的原因为严重的心肌损害,如冠心病尤其是急性心肌梗死、风心病、急性心肌炎、心肌病等。许多药物如洋地黄、奎尼丁的毒性作用,心脏手术、心导管检查的刺激,电解质紊乱等,均可引起之。

③过早搏动(或称期前收缩、期外收缩):可发生在任何年龄,以老年人为多见。功能性早搏见于情绪激动、精神紧张、过度疲劳,或吸烟、饮酒、饮咖啡等均可引起;器质性心脏病如冠心病、风湿性心脏病(简称风心病)、心肌炎、心功能不全等引起;药物如洋地黄、异丙肾上腺素、麻黄素、咖啡因等引起;心导管、心脏手术刺激也可以引发;各种感染如上呼吸道感染、泌尿系感染、白喉等及电解质紊乱如低血钾、低血钙等都可引起各种早搏。

④心房颤动与扑动:多数由于器质性心脏病如风心病、冠心病、甲状腺功能亢进性心脏病、高血压性心脏病等引起。其他如洋地黄中毒、急性感染、心脏创伤等也能引起。个别无器质性心脏病而发生者称为特发性心房颤动。

2. 缓慢性心律失常

(1)窦性心动过缓:由于迷走神经张力过高所引起。属生理情况者见于运动员、强体力劳动者、老年人及健康人睡眠时等。属病理者,由于心源性引起的有冠心病、心肌炎、心肌病等,属于心外性疾病引起的有颅内压增高、黄疸、伤寒、尿毒症等。药物(如洋地黄)作用也可发生窦性心动过缓。

(2)病态窦房结综合征:乃窦房结因病变导致组织学改变,并产生持久而不可逆的功能改变。主要病因有冠心病、风湿性心脏病、先天性心脏病、高血压性心脏病、心肌炎、心包炎、心肌病、二尖瓣脱垂、淀粉样变性、系统性红斑狼疮、营养不良等所引起。病理变化主要是窦房结细胞显著减少和纤维组织的大量增生。

(3)房室传导阻滞:多见于器质性心脏病,如风湿性心肌炎、白喉、流感、急性下壁心肌梗死等,药物如洋地黄、奎尼丁等也能引起暂时性的房室传导阻滞。持久性的房室传导阻滞见于冠心病、风心病、克山病、先天性心脏病、甲状腺功能亢进,心脏直视手术或房室结退行性改变也能引起。

(二)中医的病因病机

1. 外邪侵袭　外邪之中以热毒之邪以及风寒湿热之邪最易犯心。温邪上受,首先犯肺,病邪可以顺传由卫入气,由气入营血,热传心脉,心脉受邪而致病;温邪上受亦可以逆传直犯于心或者由于热邪羁留不去,耗伤气阴,内损于心而成本病。风寒湿热之邪亦可合而为痹,痹阻于经脉、肌肉、关节的病邪,在一定条件下也可内犯于心。

2. 七情刺激　七情太过可以致病,可以伤心。除过喜可以直接伤心之外,过于忧愁思虑可以损伤脾胃,脾胃虚弱则聚湿成痰;郁怒伤肝,木盛化火,火热灼津,炼津为痰。肝郁脾困或肝郁脾虚,亦会引起湿聚痰生。痰阻气机,血脉不畅,心失所养而发病。

3. 饮食不节　饮食不节,过食膏粱厚味、醇酒乳酪,损伤脾胃,脾胃失健,痰湿由生,痰浊上扰心肺或阻碍气机,痹阻脉道,发为本病。

4. 体质虚弱　体质虚弱的原因有先天禀赋不足,也有因年老体弱,心脉不通,或因病体虚弱,心失所养。此外也有因服药不当,损害于心而发病者。

在外邪、七情、饮食劳倦的作用下,影响脏腑机能与气血运行。如外感湿浊之邪,郁蕴中焦,使清阳不升,浊阴不降,甚则上逆心窍。外感热邪,灼津于里,炼液为痰,上扰心窍。七情抑郁,气郁化火;或火热之邪内侵;或肥甘油腻、膏粱厚味、烟酒等久而化火生热,使心火亢盛内炽。或因心气先虚,心阳不足而有心悸怔忡,也使血液鼓动乏力、易生瘀血内阻,痰浊停聚,复感外寒,凝泣经络而发病,也可由久病伤阳,或情志不遂,气火内郁,暗耗阴血而引起心气虚与心阳虚而发病。

三、临床诊断

(一)辨病

1. 症状

(1)快速性心律失常

①窦性心动过速:心率在100~150次/分范围内,可无症状,或有心悸、乏力、易激动等。

②阵发性室上性心动过速:发作时,有心悸、头晕、心前区不适、乏力,发作时间长而严重的病例可出现心绞痛、呼吸困难、血压下降。

③阵发性室性心动过速:发作时,患者突然头晕、血压下降、心绞痛发作,甚至昏厥、休克、猝死。

④过早搏动：偶发者可无症状或自觉心跳不规则、心跳停歇感或增强感。频发者有心悸、胸闷、乏力，甚则有心绞痛发作。

⑤房扑与房颤发作时，患者可心悸、胸闷，严重者可出现昏厥、心绞痛或心衰。

（2）缓慢性心律失常

①窦性心动过缓：心率不低于50次/分，一般不引起症状，如心率低于45次/分，常引起心绞痛、心功能不全或中枢神经系统功能障碍等症状。

②病态窦房结综合征：轻者可出现头昏、乏力、失眠、记忆力减退、反应迟钝等，重者可反复晕厥或心脏停搏。

③房室传导阻滞：Ⅰ度房室传导阻滞一般无症状，Ⅱ度房室传导阻滞或可有心悸或心脏停顿感，心跳缓慢时可有头昏、乏力、活动后气促，甚至晕厥。Ⅲ度房室传导阻滞除上述症状外，还可出现心、脑、肾等脏器供血不足的临床表现，如心、脑、肾功能不全等。

2. 体征

（1）快速性心律失常

①窦性心动过速：心率在100~150次/分范围内，可有心尖部搏动和颈部血管搏动增强，心音响亮。

②阵发性心动过速：室上性心动过速发作时心率在150~250次/分，心律绝对规则，不因呼吸和运动而变化，第一心音强弱不变。心脏原有杂音减弱或消失。室性阵发性心动过速心率在150~250次/分，心律略不规则，心尖部第一心音强弱不等并可有心音分裂，脉数疾。

③过早搏动：可听到提前发生的早搏和其后较长时间的间歇，早搏的第一心音常增强，第二心音减弱或消失，脉结代或脉促。

④心房颤动与扑动：心房颤动心律绝对不规则，心音强弱不一，脉搏短绌。心房扑动时心率快而规则，如压迫一侧颈动脉窦或眼球，能使心率暂时减慢，压迫解除后，恢复原来房扑的心率。

（2）缓慢性心律失常

①窦性心动过缓：心率低于60次/分，脉缓或迟。

②病态窦房结综合征：心律失常的表现为多样性，如有严重心动过缓、窦性停搏、窦房阻滞，心率常在50次/分以下，并可听到心律不整或长间歇，脉迟或结代。

③房室传导阻滞：Ⅰ度房室传导阻滞一般无体征，脉象亦多无异常。Ⅱ度房室传导阻滞，听诊时第一心音可强弱不等，心率缓慢而规则，脉结代或促。Ⅲ度房室传导阻滞或称完全性房室传导阻滞，心率在40次/分左右，心尖区第一心音强弱不等，脉迟或结代。

3. 辅助检查

心电图：

（1）窦性心动过速：心电图P波为窦性，P-R间期大于0.12秒，P-P间距短于0.6秒，心率一般在100~150次/分，P波可能与前面的T波重叠。

（2）过早搏动

①房性早搏：有提早出现的P波，形态与窦性心律不同。常重叠于T波上，P-R间期>0.12秒，提早出现的QRS波群形态大多与窦性心律者相同。早搏后代偿间歇不完全。

②结区性早搏：QRS波群形态与窦性者相同，逆行P波可出现于QRS波群之前，P-R间期<0.12秒，或出现于QRS之后，P-R间期<0.20秒，或埋藏于QRS之中，早搏后多有完全性代偿间歇。

③室性早搏：有过早出现的QRS波群，形态异常，时限大于0.12秒，T波与QRS波主波方向

相反，ST 段随 T 波方向移位，其前无相关的 P 波。早搏之后多有完全性代偿性间歇。

(3)阵发性心动过速：室上性者有连续 3 次或 3 次以上房性或结区性早搏，频率多在 150～250 次/分，节律规则。P 波形态与窦律不同，QRS 波形态一般正常。P 波也可与 T 波重叠，或在 QRS 波后见逆行 P 波。室性心动过速有 3 次或 3 次以上连续室性早搏，QRS 波群增宽超过 0.12 秒，心室率 150～250 次/分，节律可略不规则，P 波与 QRS 波群无固定关系。

(4)心房扑动与心室颤动

①心房扑动时 P 波消失，代之以规则形状一致的房扑波(F)波，频率在 250～350 次/分。QRS 波群形状大致与窦性相同，房室传导比例为 2∶1 至 4∶1 不等。

②心房颤动时 P 波消失，代之以大小形态不一的，且不整齐的房颤波(f)波，频率在 350～600 次/分，心室律绝对不规则，QRS 波群大致与窦性相同。

(5)窦性心动过缓：窦性 P 波，心率 <60 次/分，P－R 间期 0.12～0.20 秒，P－P 间距 >0.10 秒，T－P 段常显著延长。

(6)病态窦房结综合征：可见有窦房传导阻滞和(或)窦性静止，显著窦性心动过缓，逸搏，短暂或持续逸搏心律，逸搏夺获二联律，伴随房性快速心律失常、传导阻滞等。

(7)房室传导阻滞

①Ⅰ度房室传导阻滞 P 波后均有 QRS 波群，P－R 间期 >0.20 秒。

②Ⅱ度房室传导阻滞莫氏Ⅰ型(文氏现象)P－R 间期逐渐延长，直至 P 波后脱落 1 次 QRS 波群，以后又周而复始，形成 3∶2、4∶3 或 5∶4 的房室传导比例的阻滞。莫氏Ⅱ型 P－R 间期较为恒定，每隔 1、2 或 3 个 P 波后有一个 QRS 波脱漏，因而分别称为 2∶1、3∶2、4∶3 房室传导阻滞。

③Ⅲ度房室传导阻滞 P 波与 QRS 波群相互无关，心房率比心室率快，心房率可以是窦性或起源于异位，心室率由交界区或心室起搏点维持。

动态心电图：

(1)是心律失常诊断的重要方法，能记录 24 小时心电活动，能发现短暂、隐性的心律失常，评价患者活动、症状与心律失常的关系，鉴别良性与恶性心律失常，确定心律失常的诊断，观察药物的作用等。

阿托品试验：

(1)给患者静脉注射阿托品 1～2mg，并在注射后 1、2、3、5、10、15、20 分钟时分别描记心电图。如果注药后窦性心率小于 90 次/分，则为阳性，如出现结性逸搏性心律也为阳性。

(二)辨证

1. 心虚胆怯　心悸、善惊易恐、坐卧不安、多梦易醒、恶闻声响、舌象如常，脉细数或弦细。

2. 心气不足　心悸气短，乏力自汗，动则加甚。舌苔薄白，舌质淡或胖有齿痕，脉沉或结代。

3. 心血不足　心悸头晕，面色不华、失眠多梦，健忘、舌淡嫩、苔薄白干，脉细弱。

4. 心阳不足　心悸怔忡、乏力短气、四末不温，形寒怕冷，大便溏泻，舌淡嫩、舌苔薄白干，脉细弱。

5. 血脉瘀阻　心悸怔忡、胸闷不舒、心痛时作，痛有定处，或见唇甲青紫，舌质紫暗或有瘀斑，脉弦、涩或结、代。

6. 阴虚火旺　心悸失眠，五心烦热，面赤烘热，口干喜冷，大便秘结，舌红少苔或无苔，脉细数或代或促。

(三)辨证要点

本病以心为主,证有虚、实。虚证以心气虚、心阳虚、心阴虚为主,病久及肾、及脾、及肺。实证或本虚标实以血瘀、痰浊、化火为多见。治疗上以扶正祛邪为主要治则。辨证中脉象具有重要意义。促脉,脉来急促,时而一止,止无定数。脉来缓慢,时而一止,止无定数,见于心率慢而有间歇如各种早搏、窦房阻滞、Ⅱ度房室阻滞。代脉为脉来中止,良久复动,止有定数,见于早搏二联律、三联律等联律,窦性静止。促、结、代脉都为心气不足所致,因此,从促结代脉中可以推测心气的盛衰。迟脉也是常见的脉象,属阳虚脉象。一般表明病情较重,见于Ⅱ度或Ⅲ度房室传导阻滞、病态窦房结综合征、洋地黄中毒等。数脉见于快速性心律失常。

四、临床治疗

(一)针刺疗法

1. 毫针疗法

毫针一

(1)主穴:分为2组,①心俞、内关;②厥阴俞、神门。

(2)配穴:期前收缩加三阴交;心动过速加足三里;心动过缓加素髎;房颤加膻中、曲池。

(3)操作:主穴每次1组,据症加取配穴。患者取卧位,背俞穴应在穴之外方2分处呈45°进针,斜刺向脊柱,深1~1.5寸,得气后,提插捻转,使针感向前胸放射,以补法或平补平泻法刺激3~5分钟起针;四肢及胸部穴位,深刺,予以中强刺激,平补平泻,留针20分钟,隔5分钟运针1次。如为心动过缓,留针5~10分钟。每日1~2次。适用于治疗心律失常。

毫针二

(1)主穴:内关、神门、心俞、巨阙、足三里。

(2)配穴:心动过速,加间使;心动过缓,加通里;室早,加三阴交、条口、承山、中都、尾间;房早,加合谷、曲池;阵发性室上性心动过速,加三阴交、八髎、内关透间使;房颤、房扑,取合谷、曲池、府俞、膻中、乳根、大椎、心俞。

(3)操作:心俞针向棘突进针2寸,用雀啄法行针,使针感直达胸内。右侧内关、神门穴用长毫针与皮肤呈30°角进针,然后与皮肤平行缓慢进针,以产生酸、胀、麻、痛为要,进针后有阻力或有上述感觉应调整针刺方向或重新进针。根据证候表现,偏实证者,多用提插捻转泻法,而偏于虚者,多用提插捻转补法,以中强刺激,留针30分钟,每日1次,10次为1疗程。每疗程休息1周。适用于治疗心律失常。

毫针三

(1)穴位:厥阴俞、心俞、膈俞、内关、足三里。

(2)操作:厥阴俞、心俞、膈俞向椎体方向斜刺1.5寸,施捻转补法,针感向前胸放散,施手法1分钟。内关直刺,进针1.5寸,施捻转补法,令针感向肘部放散,持续手法1分钟。足三里直刺,进针1.5寸,施捻转补法1分钟。适用于治疗心律失常的心气虚弱证。

毫针四

(1)主穴:心俞、厥阴俞、膻中、巨阙、内关、间使、神门、三阴交。

(2)配穴:心胆虚怯配阳陵泉、大陵;痰火扰心配丰隆、太渊;心血不足配足三里、血海;瘀血阻络配膈俞、郄门;心阳不振配气海、关元、肾俞;头晕目眩配百会、风池;呼吸困难配天突;晕厥配水沟、素髎。

(3)操作:针膻中穴用1.5寸毫针,向左乳根方向沿皮刺入1寸,使针感放散到心前区,再用强刺激捻转行针。根据证候虚实施行补泻。轻者留针30分钟，每隔10分钟行针1次，每日或隔日1次，10次为1疗程；重者适当延长留针时间，每隔3～5分钟行针1次，每日1次，30次为1疗程。适用于治疗心律失常。

2. 穴位注射疗法

穴位注射一

（1）取穴：心俞、内关。

（2）药物：1%利多卡因4ml。

（3）方法：病人坐位略前伏，穴位常规消毒。用注射器和5号皮试针头抽取药液向下直刺，略捻转，待局部得气后抽无回血时将药缓慢注入，每穴1ml。隔日1次，3次为1疗程，2个疗程间休息3天。本法适用于频发性早搏或阵发性室性心动过速。

穴位注射二

（1）取穴：内关。

（2）药物：新福林（苯肾上腺素）10mg、维生素B_6 50mg。

（3）方法：穴位消毒后，用注射器及5号针头吸取上药混合液，刺入穴内1～1.5cm，（如有麻木闪电感至中指尖应后退少许），有酸胀感后回抽无血，缓慢注入药物，左、右两穴交替注射。注射后个别患者可出现头痛、恶心和血压暂时升高，可在30分钟至2小时内消失。主要用于阵发性室上性心动过速。

穴位注射三

（1）取穴：内关、神门。

（2）药物：当归注射液。

（3）方法：穴位常规消毒，用2ml注射器配5号针头吸取5%当归注射液2ml，刺入穴内，得气后回抽无血，缓慢注入穴内，每穴0.5ml。每日1次，10次为1疗程。主要治疗早搏。

穴位注射四

（1）取穴：郄门、内关。

（2）药物：罂粟碱注射液。

（3）方法：取左侧郄门和右侧内关。穴位常规消毒，用注射器及5号针头吸抽药液，刺入穴位得气后各注入罂粟碱15mg，观察5分钟，无效者上两穴再左右交替注入同样剂量。每日1次，7～10日为1疗程。用于治疗冠心病合并心律失常者。

穴位注射五

（1）取穴：厥阴俞、郄门。

（2）药物：维生素B_1注射液。

（3）方法：用维生素B_1注射液，每次每穴注入药物0.5～1ml，每日1次，本法适用于心动过缓。

穴位注射六

（1）取穴：心俞、厥阴俞、神门、风池。

（2）药物：复方丹参注射液。

（3）方法：用复方丹参注射液，每次1～2穴，轮流使用，每次注入0.5～1ml，此法较适用于伴有心绞痛发作之患者。

3. 电针疗法

电针一

（1）主穴：百会、心俞、肺俞、膈俞、内关、合谷、三阴交。

（2）方法：针刺得气后施以提插捻转补泻手法，然后接 G6805 Ⅰ型电针仪，两组电极分别接心俞、肺俞、内关、三阴交，选用连续波，刺激量以耐受为度，每次通电 20～25 分钟，电针频率 2 次/小时，两侧穴位交替针刺。每日 1 次，10 次为一疗程。主治室性早搏。

电针二

（1）主穴：内关、间使、郄门、三阴交。

（2）配穴：足三里、心俞、膻中、肾俞。

（3）方法：常用穴交替选用，每次 2 穴，效果不显加取备用穴。进针得气后，接 G6805 电针仪，连续波，频率每分钟 120 次，强度以能耐受为度，通电 15～30 分钟。每日 1 或 2 次。常用于各种心律失常。

4. 耳针疗法

耳针一

（1）取穴：心、神门、交感、内分泌、脾、肾、小肠、皮质下、枕。

（2）方法：每次选 4～5 穴，用 0.5～1.0 寸毫针中度刺激，留针 30 分钟。心房颤动者以心为主，留针期间行针 2～3 次，每日 1 次，10 次为 1 疗程。

耳针二

（1）主穴：内分泌、心、交感、神门、枕。

（2）配穴：皮质下、小肠、肾。心动过速加耳中，心房颤动加心脏点。心脏点位置：屏上切迹微前凹陷后下缘。

（3）方法：一般心律失常均取主穴 3～4 个，酌加 1～2 个配穴。中强刺激，留针 1 小时。如为阵发性心动过速，取耳中为主穴，配穴 2～3 个，留针 30 分钟～1 小时；心房颤动取心脏点为主穴，加配 2～3 个其他穴位，留针 30 分钟，手法应轻，以防晕针。留针期间，均宜行针 2～3 次。每日治疗 1 次，重者日可 2 次。适用于治疗心律失常。

耳针三

（1）主穴：皮质下、心、小肠。

（2）配穴：神门、肾上腺、交感。

（3）方法：每次取一侧耳穴，双耳交替使用。每次主穴必取，配穴随证酌加。耳郭常规消毒后，用耳毫针对准所选穴位，依次刺入，用中度轻刺激，留针 10～20 分钟，用平补平泻法或补法，每日或隔日针 1 次，10 次为 1 个疗程。主治各种心律失常。

耳针四

（1）主穴：心、交感、神门。

（2）配穴：因器质性疾病而致心律失常，加小肠、耳迷根；合并神经衰弱者，加肾、皮质下；合并内分泌紊乱者，加内分泌、皮质下；合并高血压者，加耳背沟。

（3）方法：每次取一侧耳穴，双耳交替使用。主穴必取，配穴随证选加。耳郭常规消毒后，用耳毫针对准所选穴位，在穴区内找到敏感点进针，每日针 1 次，待症状缓解后可改用耳穴压丸，每 2～3 天 1 次，10 次为 1 个疗程。主治各种心律失常。

耳针五

（1）取穴：①心、交感、神门、小肠、皮质下；②心、交感、小肠、皮质下、心脏点。

（2）治法：上列两组随证选用。每次取一侧耳穴，双耳交替使用。耳郭常规消毒后，用毫针对准所选穴位，依次刺入，用中轻度刺激，留针 10～20 分钟，用平补平泻法或补法。每日针 1 次，10 次为 1 个疗程。心动过速（用方①），期外收缩（用方②）。

耳穴压迫一

(1)主穴:心、肾上腺、交感神经点。

(2)配穴:心俞、皮质下、小肠、屏尖前上方、枕、神门。

(3)方法:每次取一侧耳穴,双耳交替使用。耳郭常规消毒后,按操作常规,将王不留行籽粘于一小方块胶布中心,每块胶布粘1粒,然后贴压在所选穴位上,边贴边按压,直至出现胀痛感和耳郭灼热感时为止。贴后嘱患者每日按压2或3次,每次按压10~20分钟。每隔2天换贴1次,10次为1个疗程。主治各种心律失常。

耳穴压迫二

(1)取穴:①心、交感、皮质下、神门;②心、皮质下、肺、肾上腺、内分泌、缘中。

(2)方法:上列②方随证选用。每次取一侧耳穴,双耳交替使用。耳郭常规消毒后,按操作常规,将王不留行籽贴压在所选穴位上,边贴边按压,直至出现胀痛感和耳郭灼热感时为止。贴后嘱患者每日自行按压3~5次。隔2天换贴1次,10次为1个疗程。治疗心动过速(用方①),心动过缓(用方②)。

耳穴按摩法

(1)取穴:心、神门、皮质下、交感、小肠。

(2)方法:一般均可采用手摩耳轮法。心动过速和心律不齐可采用猿猴摘果法。

按揉心、神门、皮质下穴,右手持按摩捧或用示指指腹对准上述穴位,拇指掌侧置于上述穴位耳背相应位置,两手指配合顺时针揉按。每穴1~2分钟,每日1或2次。

点按交感、小肠穴,右手持按摩棒对准上述两穴、左手扶持耳郭,示指指腹依次置于上述两穴耳背的相应位置,进行一压一松的点按。每穴2分钟左右,每日1次。治疗各种心律失常。

5. 皮肤针疗法

皮肤针一

(1)穴位:脊柱两侧、胸骨柄区、前肋间区、剑突,重点刺激胸椎及其两侧与异常发现的部位。

(2)方法:采用轻刺法或正刺法。先叩刺脊柱两侧3行1~2遍,再重点刺激胸椎1~8及其两侧5行各5遍和异常发现的部位,次对胸骨柄区、前肋间区、剑突作局部刺激。每日叩打1次。主治心动过速。

皮肤针二

(1)穴位:肾俞、心俞、内关、神门、通里、阴郄。

(2)方法:采用正刺法或轻刺法。用梅花针在上述穴位皮区各叩刺20下左右。每日叩打1次。主治心动过速。

(二)灸治疗法

灸治一

1. 取穴:心俞、厥阴俞、膏俞、肾俞、关元、气海、足三里。

2. 操作:每次选用3~5穴,用大艾炷施无瘢痕灸,每穴5~7壮,也可用艾条灸或温针灸。每日1次,10次为1疗程。适用于治疗心律过缓。

灸治二

1. 取穴:心俞、内关、神门、巨阙。

2. 操作:艾条温和灸,每穴灸15分钟,每日1次,10次为1疗程。适用于治疗心律过缓。

灸治三

1. 取穴:膻中。

2. 操作:按隔姜灸操作常规操作,每日灸1次,每次灸5~7壮,10次为1疗程。适用于治疗心律过缓。

(三)推拿疗法

推拿一

1. 穴位与部位:神门、内关、曲泽、百会、印堂、太阳、风池、大椎、肩井、心俞、厥阴俞、膈俞、肝俞、肺俞、脾俞、天突、膻中、中脘、神阙、关元、足三里、血海、三阴交、丰隆、胸部、两胁部。

2. 主要手法:一指禅推法、按法、揉法、运法、摩法、梳法等。

3. 操作程序

(1)患者坐位,医者以右手食指关节及拇指指腹揉拿双侧风池穴2分钟,按揉大椎、百会诸穴各1分钟。继以双手拇指从印堂向上推至百会穴,向左、右推至太阳穴,反复施术10次,双拿肩井穴3~5次。

(2)患者仰卧位,医者以按揉法或一指禅推法施于曲泽、内关、神门、血海、足三里、三阴交、丰隆等穴各1分钟,以得气为度。继则以右手中指勾揉天突穴2分钟,掌梳法施于膻中穴2分钟。最后,双手重叠,右手掌根部压在左手指上,置于神阙穴,随着呼吸运动,沿顺时针方向,徐徐按摩,逐渐向下达关元,再慢慢抬手,双手拇指推运两胁部章门穴2分钟,反复操作5次,以得气为度。

(3)患者俯卧位,医者以按揉法或一指禅推法施于心俞、厥阴俞、膈俞、肝俞、脾俞、胆俞等穴5分钟,用力深按于第5~7胸椎约1分钟,以心悸减轻为度。治疗心动过速。

推拿二

1. 取穴:郄门、内关、心俞、身柱、颈动脉窦、睛明。

2. 主要手法:按法、点法等。

3. 操作程序:病人仰卧,医者站于其旁,双拇指轻按压两睛明穴约15~30秒。按压时,力量要均、稳。同时按压颈动脉窦(在颈侧相当于甲状软骨上缘水平,颈动脉分叉处)15~30秒。一般先按压右侧,再按压左侧,切忌两侧同时按压,以免造成头晕。再点按郄门、内关、心俞、身柱穴3分钟结束。适用于心动过速者。

推拿三

1. 取穴:心俞、厥阴俞、膻中、巨阙、内关、神门、三阴交、身柱、神堂、郄门等。

2. 主要手法:点法、按法、揉法、推法等。

3. 操作程序:先令患者取坐位,医者用双拇指点按心俞、脾俞、肾俞,以补益心气、培补肾气、健脾运胃,再点按内关、神门穴;再令患者俯卧位,医者站其旁,用双手在背部做揉法3~5遍,并用双拇指沿脊柱两侧由1~7胸椎做按压法3~5遍,重点取心俞、神堂、身柱穴各按压1分钟;再令患者仰卧位,医者由胸部向上经前臂做轻推法3~5遍,重点推膻中、巨阙、郄门、内关等手少阴心经穴,每穴推压1分钟,并点按太溪穴而结束。心动过速急性发作时,医者可先用拇指按压右侧眼球,再按压左侧,还可用拇指自大陵经劳宫至中指指根,每侧做推按法5次,点内关穴1~2分钟,力量向手指方向。适用于治疗心律失常。

推拿四

1. 穴位与部位:内关、神门、血海、三阴交、心俞、膈俞、厥阴俞、膻中、背部。

2. 主要手法:按法、揉法、摩法、推法等。

3. 操作程序

(1)患者取俯卧位,医者位于患者右侧,以右手拇指按揉心俞、膈俞、厥阴俞诸穴各1分钟,以透热为度。继则分别以右手掌或右手拇指、食指按、摩头项部及背部5分钟，使全身轻松、皮肤发热为佳。

（2）患者取仰卧位，医者位于患者左侧，用拇指按揉内关、神门、血海、三阴交诸穴，每穴持续按压约1分钟，以得气为度。然后以拇指推膻中穴3分钟。适用于心动过慢。

推拿五

1. 穴位与部位：内关、神门、天突、中府、膻中、中脘、丰隆、心俞、肺俞、脾俞、三焦俞、胸部、腹部。

2. 主要手法：按法、揉法、掌梳法、推法等。

3. 操作程序

（1）患者取仰卧位，医者位于患者左侧，用双手拇指按揉双侧神门、内关两穴，及下肢丰隆穴，每穴持续按压1分钟，以得气为度。然后以右手中指勾揉天突穴2分钟。再以胸部掌梳法，梳于胸部中府、膻中穴各2分钟，以心中快然，痰浊自口中咳吐而出为度。最后用右手掌，以中脘为中心揉、运腹部约5分钟。

（2）患者取俯卧位，医者位于患者右侧，以右手拇指推心俞、肺俞、脾俞、三焦俞诸穴，每穴施术1分钟。适用于心动过速。

推拿六

1. 穴位与部位：风池、风府、印堂、太阳、百会、大椎、肩井、合谷、列缺、膻中、胸胁部。

2. 主要手法：按法、揉法、拿法、推法、梳法等。

3. 操作程序

（1）患者取坐位，医者位于患者身后，以右手食指关节及拇指指腹揉、拿风池穴3分钟。然后按、揉风府、大椎、百会诸穴各1分钟。继以双手拇指从印堂向上推至百会穴，向左、右推至太阳穴，反复施术10次。最后双手分别提拿双侧肩井穴3～5分钟。

（2）患者取仰卧位，医者位于患者左侧，用拇指按、揉合谷、列缺穴各1分钟，以得气为度。继以胸部掌梳法，沿胸骨正中自上而下向左右腋中线推、梳，施术3分钟，以胸部豁然，周身微汗，胸中热透为度。适用于心动过慢。

推拿七

足疗按摩

1. 部位：心、肾、输尿管、膀胱、小肠区。

2. 基本手法

（1）心悸、呼吸困难，将脚的第2趾、第3趾向右旋绕。

（2）按摩心脏反射区和与心脏关连部的反射区以及肩关节、胸骨反射区，对心脏病有一定的疗效。对心脏和胸骨反射区的刺激应柔和些。刺激这些地方，对心脏病的预防和恢复有很大帮助。同时对心肌梗死病人的康复亦有效。

（四）刮痧疗法

刮痧一

1. 取穴：脊柱两侧，胸椎1～8及其两侧与异常反应的部位，胸骨柄区，剑突，前肋间及肘弯区。

2. 治法：用刮痧法。先在脊柱两侧（从大椎至命门）轻刮3行至泛红为止，再重点刮胸椎1～8及其两侧5行与异常反应的部位，至出现痧痕为止。然后刮胸骨柄区、剑突、前肋间区及肘弯区（诱导）。每日1次，5次为1个疗程。适用于治疗心动过速。

刮痧二

1. 主穴：分2组：一为厥阴俞、心俞、脾俞、膻中、巨阙；二为内关、神门。

2. 配穴：心气虚弱配脊背两侧夹脊穴；心血亏虚配郄门、足三里、三阴交；气阴两虚配脊背两侧夹脊穴、郄门、血海、丰隆；心脉痹阻配血海、丰隆和膈俞。

3. 治法：用刮痧、点揉法。第1组穴用刮痧法，依次刮至出现痧痕为止；第2组穴用点揉法，每穴3～5分钟，至有得气感为度。每日1次。再随证加刮配穴：心气虚弱、心血亏虚、气阴两虚3型的手法力度宜轻，操作范围宜局限；心脉痹阻的手法力度宜较重，操作范围宜局限，并以针点刺（不刮）膈俞、血海穴。适用于治疗心动过慢。

刮痧三

1. 取穴：厥阴俞、心俞、肾俞、内关、神门、通里、阴郄、三阴交。

2. 治法：用刮痧法依次刮至出现痧痕为止，手法力度视证情而定，其中内关、神门、通里、阴郄亦可用点揉法。每日1次。适用于治疗心动过速。

刮痧四

1. 取穴：分5组：1组：心俞、膻中至巨阙、间使、神门、胆俞、大椎；2组：心俞、巨阙、膈俞、脾俞、足三里；3组：肾俞、太溪、阴郄、神门、劳宫、膻中至巨阙；4组：内关、膻中至巨阙、心俞、气海、膈俞、血海；5组：关元、肾俞、内关、神门、阴陵泉。

2. 治法：用刮痧法。

（1）第1组先刮颈部大椎，再刮背部心俞、胆俞，然后刮前胸的膻中至巨阙，最后刮上臂的间使、神门穴。用补法，刮至微现痧痕为度。每日或隔日1次。

（2）第2组先刮背部的心俞、膈俞、脾俞，再刮前胸巨阙，最后刮下肢足三里穴。用补法，刮至微现痧痕为度。每日或隔日1次。

（3）第3组先刮背部肾俞，再刮前胸膻中至巨阙，然后刮前臂内侧阴郄、神门、劳宫，最后刮太溪穴。用平补平泻或肾俞、太溪、阴郄用补法，劳宫用泻法，刮至微现痧痕为度。每日或隔日1次。

（4）第4组先刮背部心俞、膈俞，再刮前胸膻中至巨阙、腹部的气海穴，然后刮前臂内关穴，最后刮膝部血海穴。用平补平泻法，刮至微现痧痕为度。每日或隔日1次。

（5）第5组先刮腰部肾俞，再刮腹部关元，然后刮上臂内关、神门穴，最后刮拭下肢阴陵泉穴。用平补平泻法，刮至微现痧痕为度。每日或隔日1次。

（6）主治：心悸（第1组主治心律失常的心虚胆怯型，第2组主治心律失常的心脾两虚型，第3组主治心律失常的阴虚火旺型，第4组主治心律失常的心血瘀阻型，第5组主治心律失常的水气凌心型）。

（五）气功疗法

可用调率法：正身站立，两手下垂，意守丹田，行自然腹式呼吸。心动过速者，可采取加强呼气的呼吸法，即吸气时头微抬高15°，腹壁外凸呼气时头微低下15°，腹壁内凹，吸气与呼气时间比从2∶3逐渐变为1∶2，以提高副交感神经的兴奋性。

（六）饮食疗法

1. 参枣米饭　党参15g，大枣30g，糯米250g，白糖60g。先以水煎煮参枣40分钟，后加入淘净的糯米焖熟。食时将白糖撒于米饭上，适用于心脾两亏、食少体倦、心悸气短等症的心律不齐。

2. 回心草糖浆　回心草3g，大枣30g，冰糖适量，煎熬成糖浆，食枣，喝糖浆。适用于心律不齐等。

3. 柏子仁粥　柏子仁10～15g,蜂蜜适量,粳米30～60g。熬成粥,日服两次。适用于心血不足、心神失养所致的心律失常。

4. 小麦红枣粥　小麦50g,糯米100g,红枣5枚,桂圆肉15g,白糖20g。熬成粥食用。适于心气不足、怔忡不安等症的心律不齐。

5. 鲟鱼强心汤　鲟鱼约500g,人参10g,五味子15g。先将鲟鱼鳞、腮及内脏去净,将诸药放入鱼腹内外用针线缝合,入砂锅煮熟,去鱼骨、鱼刺、药渣,在鱼肉汤中加少许调味品,分两次空腹服用。适用于心悸、气短、脉结代等症的心律不齐。

6. 龙眼橘饼糖　龙眼肉150g,橘饼150g,白砂糖500g。以水熬砂糖至黏稠时再加入橘饼、龙眼肉搅匀,待能拔丝时即可。待糖稀冷却时切成小块,每日2～3次食用。适用于心律失常患者的保健之需。

7. 茯苓红枣粥　茯苓30g,红枣10个,粳米50～100g。将茯苓研末,与红枣、粳米共煮成粥。滋补心脾。适用于心律失常的心脾两虚型。

8. 柏子仁烧猪心　柏子仁15g,猪心一只。炖烂吃肉喝汤,3日1服。养心安神,补血润肠。适用于心血不足、心神失养所致的心律失常。

9. 龙眼莲子汤　龙眼肉12～15g,莲子(去心)12g,芡实10g,茯神9g。洗净、干燥、共碾细末。每次服3g,每日2次,温开水送服。补心脾,安心神。适用于心气阴虚兼瘀血所致心悸、胸痛等症的心律失常。

10. 龙眼丹参汤　龙眼肉30g,远志肉15g,丹参15g。水煎,去滓,加红糖,代茶饮。每日3次。适用于心脾两虚兼瘀血的心律失常。

11. 鸡蛋100个,煮熟后取出蛋黄,放在小锅内焙焦,取油。每日2次,每次1小匙,连服10余日。用于心律失常心阴不足者。

12. 黄芪20g,水煎,去渣留汁,加粳米50g,人参粉、冰糖各15g,加水共煮,粥熟后服。每日1剂,分早晚食。用于心律失常气虚气促头晕者。

13. 莲子30g,百合30g,瘦猪肉250g,大枣10枚,桂圆肉15g,加水煮熟,加盐、糖、味精。隔日1剂。用于心律失常气阴两虚者。

14. 煅龙骨30g,紫石英20g,捣碎,加水煎1小时,去渣留澄清汁,加糯米100g,红糖30g,加水煮稀粥。每日早晚温食。用于心律失常心神不宁,易惊恐者。心(脉)率快者尤为适宜。

15. 青皮15g,水煎,去渣留汁,加粳米50g,加水煮至粥熟。每日1剂,分早晚温食。用于心律失常心动过速者。

五、调摄与护理

1. 起居有常,切勿过劳。心律失常期间,通常不宜重体力劳动以及过度剧烈的体育活动,可以适当地散步、练气功、打太极拳,以使经脉气血流通,有益于健康。严重心律失常以及原发病为急性心肌梗死、风湿热活动期、心肌炎急性期等之患者,必须休息治疗

2. 饮食清淡,戒烟酒,忌浓茶、咖啡,宜以富含营养的、高蛋白饮食为主,辅以新鲜蔬菜、时令鲜果,避免过饱,保持大便通畅,并适当辅以中医食疗。有些中药既有助于心律失常的治疗,又可作食物使用,例如人参、黄芪、芡实、当归、川芎、冬虫夏草、鹿茸、黄精、麦门冬、莲子(不去心)、三七、葛根、佛手、丁香、椒目、山楂、大枣、百合、茵陈蒿等,可以把这些中药与有关食物结合起来调配或烹调为美味食品,既可口又利于疾病的康复。

六、按语

1. 针灸推拿治疗心律失常有较好的效果。不仅对因自主神经功能紊乱所致者有很好的调整作用，对于某些器质性心律失常，针灸推拿也有不同程度的疗效。但针灸推拿维持疗效的时间不是很长，以近期疗效为主，要巩固疗效，需坚持治疗。选穴要注意远近配合，方法也可多种并施。一般以轻、中度刺激较为稳妥，防止过分刺激导致心肌疲劳，加重心肌缺血等。本病若出现频繁早搏、心室扑动或颤动、阿斯综合征等危急重症时，需采取综合措施治疗。

2. 该病患者平时要保持心情愉快，避免精神紧张和情绪过度激动，适度参加体育运动和活动，以增强心脏功能。

第6章　病毒性心肌炎

一、概述

病毒性心肌炎是指嗜心性病毒感染引起的，以心肌非特异性间质性炎症为主要病变的心肌炎。有的可伴有心包炎或心内膜炎症。其主要临床表现取决于病变的广泛程度与部位。多数患者发病前有发热、全身酸痛、咽痛、腹泻等病史。轻者呈灶性病变，可无症状；重者大片心肌细胞水肿、坏死，可并发严重心律失常、心力衰竭、心源性休克，甚至猝死；部分患者可转为慢性。一般认为本病早期以病毒直接作用为主，病毒感染心肌细胞后产生溶细胞物质，使细胞溶解，后期及慢性期与免疫反应有关。各种病毒都可引起心肌炎，其中以引起肠道和上呼吸道感染的各种病毒感染最多见，包括柯萨奇、埃可、脊髓灰质炎病毒，此外流感、副流感、腮腺炎病毒等也可引起心肌炎。近年来病毒性心肌炎有逐年增高趋势，可发生在任何年龄组，40岁以下占75%~80%。成为危害广大青少年及儿童的常见病。发病季节一般认为以秋冬季多见。大多数患者经过适当治疗后痊愈，不遗留任何症状或体征，极少数患者在急性期因严重心律失常、急性心力衰竭和心源性休克而死亡。部分患者转为慢性或成为后遗症。

本病属于中医“温病”“心悸”“胸痹”“喘证”等范畴。

二、病因病理

（一）西医的病因病理

1. 病因　柯萨奇病毒、埃可病毒、脊髓灰质炎、麻疹、水痘、腮腺炎、流感、流行性出血热等病毒均可引起心肌炎。其中以肠道病毒包括柯萨奇、埃可、脊髓灰质炎病毒最为重要，传染源为患者及无症状的带菌者。通过粪至口途径，偶尔也从空气传播，发病以夏秋季为高。病毒感染后30%~55%发病，其发病机理尚不十分清楚，可能是病毒对心脏的直接作用。也可为病毒对心肌的作用，侵犯心肌、心内膜和心包膜，并在细胞内繁殖，损伤细胞。

其次为免疫变态反应，对于大多数病毒性心肌炎，尤其是慢性心肌炎，目前认为主要通过免疫变态反应而致病。本期内病毒可能已不存在，但仍有持续性心肌损害，表明免疫反应在发病中起重要作用。临床上，病毒性心肌炎迁延不愈者，淋巴细胞转化率、补体C均较正常人低，抗核抗体、抗心肌抗体、抗补体较正常人的检出率高，说明免疫机能低下。

2. 病理　病毒性心肌炎的病理改变缺乏特异性，从病变性质可分为以心肌变性、坏死为主的实质性心肌炎和以间质损害为主的间质性心肌炎。从病变范围可分为局灶性和弥漫性心肌炎。病变可涉及心脏的起搏与传导系统，成为传导阻滞或各种心律失常的发病基础。病变亦可累及心包、心内膜及瓣膜，产生相应症状。

（二）中医的病因病机

1. 热毒　是诱发本病重要的外部因素，属外感六淫之邪。热毒感人，由表入里，留而不去传于脉，内舍于心，损伤心肌，伤耗阴血、心气，形成气阴两伤、虚实夹杂之证。

2. 瘀血　热毒之邪既损心之体，又伤心之用，使心气不足鼓动血行无力，血流不畅而凝滞，形成瘀血。瘀血既成，阻塞脉道，进一步使气血运行滞涩不畅，从而使病情加重。

3. 痰饮　病变迁延不愈，心气虚衰，进而使心阴亦损，病及他脏，肺金虚冷，脾失温煦，肺脾气虚不能布散水津，留而成痰成饮，停于心下，心主火而恶水，水停于心下，心自不安，出现心悸怔忡。设若心阳进而虚衰不能下达温肾之寒水，则水饮上泛干肺凌心，临床可见心悸、气短、咳嗽痰稀、小便不利、肢体浮肿等心肌炎合并心力衰竭的重症。

综上所述可知，瘀血与痰饮是病毒性心肌炎病变过程中的病理产物，但同时又是使病机趋于复杂化，加重病情的不可忽视的重要因素。该病是以正虚为本，热毒、瘀血、痰饮为标的正虚邪、虚实夹杂的疾病。

三、临床诊断

（一）辨病

1. 症状　病史多数病毒性心肌炎患者 1 ~ 3 周前有发热、咽痛、全身酸痛、腹泻等病史。据统计，出现上呼吸道或肠道感染症状者高达 75% ~ 90%。症状轻者症状轻微且无特殊性，常被忽略。病变发展到一定程度才出现胸闷、憋气、心悸、乏力、气短、头晕等症状，少数患者有昏厥，重度心肌炎很快发生心力衰竭、心源性休克或猝死。

2. 体征

（1）心率：心率增快，与体温升高不相称。少数患者心动过缓，要考虑房室传导阻滞。

（2）心音：心尖区第一心音减低或分裂，或可听到收缩期吹风样杂音，随病情好转而减轻。合并心包炎者能听到心包摩擦音。

（3）心律失常：约半数以上病例出现心律失常，以早搏和各种房室传导阻滞为多见。

（4）心脏扩大：较重病例有心脏扩大，一般随病情的好转而恢复。心脏扩大明显，表明心肌炎程度严重。

（5）心力衰竭：重症弥漫性心肌炎会发生心力衰竭，常见有奔马律与交替脉，严重时合并低血压或休克。

3. 辅助检查

（1）实验室检查：血中白细胞计数升高，血沉可增快，部分病人血清 GOT、LDH、CPK 及其同功酶升高，尤以 CPK 升高意义较大。

（2）病毒学检查

①病毒分离：早期可以咽拭子、尿、粪、心包液、胸水、或活检心肌接种而分离病毒。

②血清病毒中和抗体测定：急性病例应在发病一周内，取双份血清测定病毒抗体滴度，以后于第二至第三周内第二次测定。如滴度增高 4 倍以上或首次滴度大于 640 单位者有诊断价值。

③细胞免疫功能检查反复发作者常有细胞免疫功能低下。

④X 线检查：重病例有心脏轻中度扩大，合并心包炎时明显扩大，心力衰竭者可见肺部淤血及肺水肿。

⑤心电图：具有多变、突变特点。部分病例无症状而仅有心电图改变，亦有部分病例发病后心电图由正常突变，随病情的变化而消失或再现，主要表现见以下诊断标准。

⑥超声心动图：轻者无改变，重度可有心腔扩大，心室壁搏动幅度降低，心输出量减少等变化。

⑦同位素心肌显像：镓和铟单克隆抗肌凝蛋白抗体显像检测心肌坏死的敏感性高（100%），但特异性较差（58N）。同位素心肌显像属无创检查，易被患者接受，是一种可靠的筛选心肌炎的方法。

⑧心内膜心肌活检（EMB）和组织学诊断：EMB 已开展 30 余年，是诊断心肌炎最可靠的方法。但也有欠缺之处：a. 心肌炎组织学诊断标准的差异；b. 局灶性心肌炎的取材误差；c. 组织

评价的特异性，因对同一组织切片诊断标准和认识的不同，观察者之间可有明显差别。

（二）鉴别诊断

1. 风湿性心肌炎　两者都可有抗溶血性链球菌溶血素“O”增高、血沉增快、心肌酶增高及心电图改变等。但风湿性心肌炎常伴有大关节炎、皮下小结、环形红斑及心脏杂音，病毒学检查阴性，抗风湿治疗有效。

2. 冠心病　两者均可出现心前区疼痛及 ST－T 改变等，但冠心病患者年龄多较大，常有多种冠心病危险因素，心前区疼痛多因劳累、情绪激动、天气寒冷等诱因发作，应用硝酸酯类药物可缓解。如患者无心肌梗死，短期内出现心律失常且演变迅速，如Ⅰ度房室传导阻滞很快演变成Ⅱ、Ⅲ度房室传导阻滞，则要多考虑心肌炎，冠状动脉造影可鉴别。

3. 二尖瓣脱垂综合征　多见于年轻女性，心电图上可有 ST－T 改变及各种心律失常，多数患者在心尖部有收缩中晚期喀喇音或伴收缩晚期或全收缩期杂音，超声心动图检查可鉴别。

4. 甲状腺功能亢进症　多见于 20～40 岁女性，以神经兴奋性与机体代谢增高为主要表现，如兴奋、易激动、怕热多汗、心率增快、体重下降、食欲亢进、双手细颤等伴有双眼突出和甲状腺肿大等体征，血清 T_3、T_4 增高。

5. 原发性心肌病　起病慢，无前驱感染史，无病毒感染证据，活检以心肌肥大或心肌变性坏死为主，超声心动图示心室腔明显扩大等可资鉴别，但与心肌炎晚期则鉴别较难。

（三）辨证

1. 热毒侵心　恶寒发热，鼻塞流涕，头痛身痛，心悸胸痛，气短乏力，咽痛咳嗽，口干口苦，小便黄赤，腹痛泄泻，继之心悸气短，胸闷或痛。舌质红，舌苔黄，脉浮数或促结代。

2. 湿毒犯心　恶寒发热，腹痛腹泻，腹胀纳呆，恶心呕吐，困倦乏力，心悸胸闷，舌苔黄腻，脉濡滑数或促或结代。

3. 阴虚内热　心悸气短，心胸憋闷，心烦不安，失眠多梦，口干咽燥，手足心热，潮热盗汗或低热不退，小便短少，大便秘结，舌红少津，脉细数或促、结代。

4. 气阴两虚　心悸怔忡，胸闷不舒，气短乏力，自汗盗汗，舌红苔白，脉虚数或促、涩、结代。

5. 阴阳两虚　心悸气短，动则喘憋，甚或倚息不得卧，胸闷痛，畏寒肢冷，乏力，自汗不止，水肿，面色晦黯或紫绀，舌黯淡苔白，脉虚数或促、结代。

6. 阳虚欲脱　起病急骤，心悸气短，不能平卧，烦躁不安，自汗不止，四肢厥冷，舌淡苔白，脉微欲绝。

（四）辨证要点

1. 辨心悸之虚实　病毒性心肌炎因病变程度不同，心悸可有轻重之分。一般而言，轻者为惊悸，多因惊恐、恼怒诱发，心悸阵作，跳动不安；重者为怔忡，可无惊而悸，心中惕惕，不能自控。心悸之成因亦有虚实之别，因于实者，多指痰湿、瘀血、火热之类，因于虚者，系指脏腑阴阳气血亏虚。

2. 辨胸痛性质　胸痛、胸闷为本病常见症状，性质有闷痛、隐痛、刺痛之不同。

（1）闷痛：胸闷憋气，兼有脘痞纳呆，头晕目眩，天阴加重，多唾痰涎，苔腻者属痰湿内阻；闷重而痛轻，兼见胸胁胀满，善太息，憋气，苔薄白，脉弦者，多属气滞。

（2）刺痛：刺痛固定不移，痛有定处，夜间多发，舌紫暗或有瘀斑，脉涩或结代，由心脉瘀阻所致。

（3）隐痛：心胸隐痛，因劳累而发，伴心悸气短乏力，舌淡胖嫩、边有齿痕，脉沉细或结代者，多为心气不足；隐痛时作时止，缠绵不休，动则多发，口干，舌红少苔，脉沉细而数，常为气阴两虚表现。

3. 辨病变之轻重顺逆　素体较强，感邪轻浅，正气尚足，仅有心悸、胸闷、乏力、头晕等表现，适当治疗即可向愈，则病变属轻，病势为顺。若素体虚弱，感邪较重，正气不足，心之气阴两虚，或阳气虚脱，或阴阳虚脱，或痰湿瘀血为患，临证可见心悸气促，倚息不得卧，面色苍白或晦黯，手足厥逆，冷汗淋漓，甚则昏厥，此时病情危重，如能积极治疗，尚可向愈，病势为顺，反之，失治或误治，正气外脱，阴阳离散则生命危矣。

四、临床治疗

（一）针刺疗法

1. 毫针疗法

毫针一

（1）主穴：内关、巨阙、膻中。

（2）配穴：足三里、郄门、神门、心俞、通里等穴。

（3）操作：巨阙、膻中宜用温针法，内关应将针尖向心方向进针，使针感循经上行，愈近心区，疗效愈显。每日或隔日 1 次，留针 20 分钟，10 次为一疗程。急性期出现厥脱症状时，加针刺人中、十宣。慢性期心动过速者，取侠白、手三里；心动过缓者，取通里、内关；阵发性房颤，加阴郄。适用于治疗病毒性心肌炎。

毫针二

（1）主穴：心俞、巨阙、内关、神门。

（2）配穴：风热内蕴，加合谷、大杼；心阴不足，加阴郄、三阴交；心阳虚损，加气海、关元；气虚血少，加脾俞、足三里。

（3）操作：每次取 4 ~ 6 穴，中等或轻度刺激，留针 30 分钟，重者适当延长留针时间，可加用温针灸。每日或隔日 1 次，10 次为 1 疗程。适用于治疗病毒性心肌炎。

毫针三

（1）主穴：心俞、厥阴俞、内关、神门、三阴交。

（2）配穴：低热盗汗加阴郄；心烦易躁加太冲；心痛明显加郄门；头昏眼花加风池。

（3）操作：心俞、厥阴俞中等刺激泻法，进针时用 45°角向脊柱斜刺，约进入 1.5 ~ 2 寸左右时，针尖已达横突根部，即可采用行针手法加强针感，并使针感向前胸放射。然后用补泻手法，不必留针，要严防刺中胸膜发生外伤性气胸。内关、神门强刺激泻法，间歇留针 20 ~ 30 分钟，三阴交中等刺激，平补平泻，亦可间歇留针。随症配穴，均用强刺激泻法，间歇留针。每日 1 次。适用于治疗病毒性心肌炎的邪热传心证。

毫针四

（1）主穴：心俞、脾俞、内关、足三里、三阴交。

（2）配穴：盗汗加阴郄；头晕目花加风池；心动过速加神门。

（3）操作：以上各穴均采用中等刺激补法，静止留针 15 ~ 20 分钟；偏于心阴虚心火旺，见有口干咽燥，舌红少津者但针不灸；偏于心血虚，见有面色无华，唇舌淡白者，针灸并用。阴郄用中等刺激泻法；风池用中等刺激平补平泻法；神门用强刺激泻法。每日 1 次。适用于治疗病毒性心肌炎的心阴（血）虚证。

2. 穴位注射疗法

穴位注射一

(1)取穴:心俞、厥阴俞、内关、郄门。

(2)药物:丹参注射液。

(3)方法:按水针操作法,每次取1~2穴,每穴注入丹参注射液0.5~1ml,每日或隔日1次,10次为1疗程。适用于治疗病毒性心肌炎的气滞血瘀型。

穴位注射二

(1)取穴:厥阴俞、心俞、肾俞、足三里、三阴交。

(2)5%当归注射液或灵芝液。

(3)方法:每次取2~3穴,按穴位注射常规操作,每穴注入0.5~1ml 5%当归注射液或灵芝液,隔日1次,10次为1疗程。适用于治疗病毒性心肌炎的气滞血瘀、气阴两虚型。

穴位注射三

(1)取耳穴:窦房结、心、肾上腺、甲状腺。

(2)药物:阿托品0.5mg、地塞米松5mg、维生素B_1 100mg。

(3)方法:先取上药液的1/3量抽入针管内混匀。穴位常规消毒,用探针找到上述各穴敏感点。将针刺入耳穴后,上下缓慢提插,得气后将药液缓慢注入,每穴注射0.3ml。局部隆起黄豆粒大小为宜。每日1次,7次为1疗程,左右耳交替使用。适用于治疗病毒性心肌炎伴心动过缓者。

3. 耳针疗养法

耳针一

(1)取穴:心、交感、神门、小肠、脾。

(2)方法:每次取一侧耳穴,双耳交替使用。耳郭常规消毒后,用耳毫针对准所选穴位刺入,用中强度刺激,留针15~30分钟,间以捻转,用泻法或平补平泻法,每日或隔日针1次,10次为1个疗程。适用于治疗病毒性心肌炎。

耳针二

(1)取穴:心、小肠、交感、肺、耳尖、神门及耳背心。

(2)方法:每次取一侧耳穴,双耳交替施治。耳郭常规消毒后,用毫针对准所选穴位刺入,用中度刺激,留针10~20分钟,间以捻转,急性用泻法,慢性用平补平泻法。每日或隔日1次,10次为1个疗程。适用于治疗病毒性心肌炎。

耳穴压迫法一

(1)取穴:心、小肠、交感、肺、神门、屏尖内、耳尖。

(2)方法:每次取一侧耳穴,双耳交替使用。耳屏常规消毒后,按操作常规,将豆或王不留行籽粘于一小方块胶布中心,每块胶布粘1粒,然后贴压在所选穴位上,边贴边按压,直至出现胀痛感和耳郭灼热感时为止。贴后嘱患者每日按压3次。每隔2天换贴1次,10次为1个疗程。适用于治疗病毒性心肌炎。

耳穴压迫法二

(1)取穴:心、皮质下、交感、神门、肾上腺、脑、小肠。

(2)方法:每次选4~6穴,轻刺激,留针30分钟,每日或隔日1次,两耳交替。亦可用王不留行籽压迫以上耳穴,每日按压数次。10次为1疗程。适用于治疗病毒性心肌炎。

耳穴压迫法三

(1)取穴:心、胸、肺、皮质下、神门、肝、肾、胆等穴。

(2)方法:探明穴位后消毒,以毫针刺入1分许,捻转半分钟,留针10~20分,每日1次,12次为一疗程。或用王不留行籽压于穴位,胶布固定,每日用手指捏压贴药处2~3次,每次1~3分钟,以耳部稍有痛感为度。心悸发作时,也可用手指按压。3~5天换药一次。适用于治疗病毒性心肌炎。

4. 皮肤针疗法

(1)取穴:手厥阴心包经大陵从曲泽、胸部天突至膻中、膀胱经第1侧线4~6胸椎。

(2)方法:以皮肤针先叩手部,后叩胸部、膀胱经第1侧线。叩至皮肤发红,加拔火罐10~15分钟。每日或隔日1次,10次为1疗程。适用于治疗病毒性心肌炎。

(二)灸疗法

1. 取穴:心俞、厥阴俞、膻中、巨阙、郄门、关元、气海。

2. 操作:每次选用3~5穴,用艾条悬灸,每穴灸7~10分钟,灸至皮肤潮红,热力内透为止。每日或隔日1次,10次为1疗程。适用于治疗病毒性心肌炎的气虚、阳虚者。

(三)推拿疗法

推拿一

1. 取穴:心俞、厥阴俞、膈俞、肝俞、肾俞、胃俞、天突、紫宫、膻中、巨阙、大陵、内关、间使、郄门等。

2. 主要手法:揉法、按法、点法、擦法等。

3. 操作程序

(1)嘱患者仰卧位,医者坐于患者头侧,以右手拇指指腹揉按双侧风池、风府、百会诸穴。

(2)按揉大陵、内关、间使、郄门等穴。揉擦手少阴心经和手厥阴心包经,往返5~7遍。

(3)用掌根揉天突至关元,重点按揉巨厥、中脘、气海、关元穴。

(4)患者取俯卧位,医者立患者右侧,沿督脉及膀胱经第1侧线揉擦,往返5~7遍。重点按压心俞、厥阴俞、膈俞、肝俞、肾俞穴。适用于治疗病毒性心肌炎。

推拿二

1. 取穴:内关、足三里、神门、脾俞、心俞、中府、丰隆、阳陵泉、膈俞、太冲等穴,

2. 主要手法:点法、按法等。

3. 操作程序:用拇指代替毫针,探准穴位,一紧一松地点按,由轻至重,每穴1至2分钟,日1次,7次为一疗程。亦可按腰脊及背部,以透热为度。适用于治疗病毒性心肌炎。

推拿三

1. 穴位与部位:章门、中脘、神阙、命门、心俞、关元、神门、足三里、三阴交、华佗夹脊穴、会阴部、两胁部、下腰部。

2. 主要手法:按法、揉法、摩法、推法、一指禅推法等。

3. 操作程序

(1)患者取仰卧位,医者位于患者左侧,用左手中指或食指按揉中脘穴约3分钟,以热感深透胃腑为度。然后,双手重叠,右手掌根部压在左手指上,置于神阙穴,随着呼吸运动,以顺时针方向,徐徐按摩,并逐渐向下直达关元、命门穴及会阴部。当出现下腹部热、胀、麻及放电感时,双手在穴位上留按1分钟。继而慢慢抬手,再以双手拇指推运两胁部、章门穴2分钟,如此反复操作5次,以得气为度。最后按揉患者足三里、三阴交、诸门诸穴,各1分钟。

(2)取俯卧位,医者位于患者右侧,以双手掌重叠按揉或一指禅推法,施术于心俞、华佗夹脊

穴5分钟，用力深按于胸椎5~7，约1分钟。适用于治疗病毒性心肌炎的心血虚证。

（四）刮痧疗法

刮痧一

1. 取穴：心俞、肩髃、曲池、内关、神门、外关、合谷、少府、环跳、阳陵泉、足三里、解溪、太冲。

2. 治法：用刮痧法。先刮背部心俞穴，再刮上肢部的肩髃、曲池、内关、神门、外关、合谷、少府，然后刮下肢部的环跳、阳陵泉、足三里、解溪、太冲穴。用泻法，刮至出现痧斑为度。每日1次。适用于病毒性心肌炎。

刮痧二

1. 取穴：心俞、厥阴俞、天突至膻中、曲池、内关、神门、足三里、太冲。

2. 治法：用刮痧法。先刮背部的心俞、厥阴俞，再由上向下从天突刮至膻中，然后刮上肢部的曲池、内关、神门，最后刮下肢部足三里、太冲穴。依据患者的体质、病情选用补泻手法，刮至出现痧斑为度。每日或隔日1次。适用于病毒性心肌炎。

（五）气功疗法

练功可以改善心肌代谢，增强心脏功能，从而减轻临床症状，又无药物的副作用，对本病后遗症及恢复期有一定疗效。病轻者可单一进行练功治疗，病重者，可酌情配合其他疗法。可选用黄帝内视法、南北规中引及内养功、放松功等疗法，亦可采用侧卧式静功、静坐功法等。

（六）饮食疗法

1. 生地黄粥　生地黄汁50ml（或干生地60g），粳米60g，生姜2片。先用粳米加水煮粥，煮沸数分钟，后加入生地黄汁（或去渣后之干地黄煎液）及生姜，煮成稀粥即可。每食适量。适用于治疗病毒迟到心肌炎的后期，低热不退，或热入营血，高热心烦。

2. 参枣米饭　党参15g，大枣30g，粳米25g，白糖60g。用水煎煮参、枣40分钟，去党参，把粳米淘净放入锅内，再酌情加水，常法煮焖为饭，饭熟将白糖撒上，酌量食之。适用于治疗心脾亏虚型病毒性心肌炎。

3. 银耳太子参补气补血汤　银耳15g，太子参25g，冰糖适量。水煎饮用。益气养阴宁神。用于治疗病毒性心肌炎的心慌心跳、气虚、气短。

4. 薤白粥　薤白7茎（切），生姜6g，新鲜羊肾1个，粳米100g，将羊肾洗净，剖开，去内膜，细切。先煮米作粥，候欲熟，下羊肾、生姜、薤白，并人少许食盐，搅匀，空腹食用。用于治疗痰浊内阻型的病毒性心肌炎。

5. 麦枣粥　麦冬10g，大枣5枚，黄芪30g，冰糖25g，粳米50g，共煮粥服食。每日2次。用于心肌炎气阴两虚者。

6. 公英粳米粥　鲜蒲公英30g（连根），洗净切细，加水煎取200ml，去渣，入粳米50g，冰糖25g。再加水500ml煮稀粥，服食。每日2次。用于病毒性心肌炎的邪毒热盛者。

7. 淡竹叶粳米粥　淡竹叶30g，带心连翘10g，水煎取汁200ml。去渣，入粳米50g，冰糖25g，煮粥，服食。每日2次。用于病毒性心肌炎心火盛者。④乌豆50g，桂圆肉15g，大枣10枚，共煎煮，服食。每日2次。用于病毒性心肌炎恢复期的气血不足心悸失眠者。

8. 糯米粥　血糯米50g，冰糖30g，加水煮粥至熟，入冬虫夏草粉6g，煮至粥沸15分钟后，焖5分钟。每日1剂，分早、中、晚温食。用于心肌炎有早搏者。

9. 莲子粉粥　莲子粉15~20g，粳米或糯米60g。病毒性心肌炎的脾肾亏虚所致的心悸乏力、失眠多梦、腰膝酸软等。

10. 生地黄粥　生地黄汁27g，酸枣仁60g，加米80g，同煮粥。病毒性心肌炎心阴不足之心烦不安、虚弱骨蒸、失眠乏力等。

11. 山楂毛冬青汤　鲜山楂15g，毛冬青50g，加水煎汤，温服，每日1剂。适用于心脉瘀阻型病毒性心肌炎。

五、调摄与护理

心肌炎患者应多食易消化和富含维生素和蛋白质的食物；平时注意加强身体锻炼；生活起居要有规律，避免受寒、过劳、吸烟、酗酒；预防感冒，患有感冒或腹泻等病毒感染时，要及时治疗。急性期患者须注意严格卧床休息，以减轻心脏负荷，预防并发症的发生。近年来发现一些中草药如板蓝根、黄芪等可能对病毒感染有效，黄芪对提高免疫功能及改善心功能有益，口服或注射均可，对提高人体免疫力、预防病毒感染及本病的发生作用良好，患者可经常应用该类药物。

六、按语

1. 针灸推拿治疗本病有改善心功能，调整心律，减轻心悸、失眠等症状的作用。但刺激宜轻，以病人感觉舒适，能够耐受为佳。由于本病病情缓慢，发病之后，又难以迅速治愈，故应坚持治疗。为避免长期刺激固定位置，穴位疲劳以及病人难以接受的心理，可用多种方法交替使用为好。部分病例起病隐匿，发作则出现心衰，或病情进展中突发心衰，则须中西综合治疗。

2. 气功、推拿、刮痧、饮食疗法，对治疗本病恢复期有较好疗效。

第7章 心脏神经官能症

一、概述

心脏神经官能症是以心血管系统功能失常为主要症状的神经官能症的一种特殊类型。目前对心脏神经官能症的病因虽然还不清楚，但是相当一致的意见认为它是一种由于中枢神经功能紊乱而引起的循环功能失调为主的疾病，部分的调节紊乱可能是通过植物神经造成的。临床上多表现出心悸、气短、胸痛以及神经官能症的其他症状。约占具有心血管症状病人的10%，较多见于女性及中青年人，年龄多在20~40岁之间，尤其是伴更年期综合征时。一般并无器质性心脏病的证据，但可与器质性心脏病同时存在，或在后者的基础上发生。症状多种多样，时好时坏，影响劳动力，常与器质性心脏病的症状相混淆，造成鉴别诊断上的困难，因而有一定的重要性。

本病属于中医的“心悸”“胸痹”“郁证”范畴。

二、病因病理

（一）西医的病因病理

本症主要由于中枢神经功能失调，影响植物神经功能，造成心脏血管功能异常，产生一系列交感神经紧张力过高的病理改变，从而导致本病的发生。而焦虑、情绪激动、精神创伤或过度疲劳均为常见诱因。此外，由于器质性心脏病或重病后体力活动过少，循环系统缺乏适当锻炼，以致稍事活动或少许劳累即不能适应或耐受者，容易产生过度的心血管系统反应而致发病。本症还存在肾上腺素能受体功能亢进，故又被称为肾上腺素能受体功能亢进综合征。

（二）病因病机

本症的发生常与素体不足、心胆气虚、肝郁气滞、心脾两虚、心阳不振等因素有关，情志内伤是主要的致病原因。其病机为肝失疏泄，脾失健运，心失所养及脏腑阴阳气血失调；或因烦劳苦读，损伤气阴。心神失养而发病。初起病变以气滞为主，常兼化火、血瘀、痰结、食滞等，多属实证；病久则由实转虚，随其影响的脏腑及损耗气血阴阳的不同，而形成心、脾、肝、肾亏虚的不同病变。

三、临床诊断

（一）辨病

1. 症状

（1）心悸：一般客观检查无异常，但也可见心尖搏动较强而有力，或有窦性心动过速，也可有房性或室性过早搏动。

（2）气短：主要是患者主观感觉气短，因而要深吸气，或数次呼吸后来一次叹息样大呼吸，或喜对窗口呼吸新鲜空气。呼吸困难卧位时减轻。

（3）心前区痛：其部位常不固定，但大多数为心尖部及左乳房下一过性刺痛，为时数秒；或持续隐痛，可持续数小时或数天。疼痛的发作与劳累无关，且多在静息时发生。心前区的肋骨、软组织及其表面皮肤可有压痛点。

（4）植物神经功能紊乱的症状：多汗，手足冷，两手震颤，上腹胀痛，便秘或大便次数增多，失眠，睡眠不深或多梦，低热，头昏等。

(5)疲乏无力:不论劳神或劳力都易出现疲乏无力,但如改变为患者喜爱的环境,则活动能力常很快恢复。

2. 体征　主要有心动过速,偶有过早搏动,心脏搏动较强而有力,心尖或胸骨左缘有轻微收缩期杂音。有时可出现高动力循环状态征象,如心率增快,心音增强,胸骨左缘喷射样杂音,动脉收缩压轻度升高,舒张压偏低,脉压增大,有时甚至有水冲脉,动脉枪击声,毛细血管搏动等。

3. 辅助检查

(1)心电图:可示窦性心动过速、房性或室性过早搏动或非特异性 ST 段及 T 波改变。

(2)心导管检查:心脏无异常改变。

(3)其他:运动后血乳酸升高和体位心冲击图变化较正常人改变为大部分学者探索的结果,但还未被公认。

(二)鉴别诊断

1. 甲状腺功能亢进　可有心悸、心脏搏动增强,情绪紧张,易激动,多汗手抖等类似心脏神经官能症的表现,部分患者尚可有心电图 ST-T 改变,但甲状腺功能亢进大多有甲状腺肿大并有血管杂音,能触到震颤,血清 T_3、T_4 增高,可资鉴别。

2. 嗜铬细胞瘤　心悸呈阵发性,心悸发作时血压也显著增高,尿中儿茶酚胺及其代谢产物增高,酚妥拉明试验阳性,组织胺激发试验阳性。

3. 器质性心脏病

(1)心绞痛:冠心病心绞痛多见于 50 岁以上的男性患者,有冠心病易患因素存在。典型的心绞痛多在运动或情绪激动时发作,部位大多固定在胸骨后,呈压迫感,可放射至左肩和左臂,持续时间不超过 15 分钟,常需停止活动或舌下含化硝酸甘油片才能中止发作,与心脏神经官能症的一过性刺痛或持续性隐痛不同。不典型的冠心病心绞痛和心脏神经官能症心电图上都可有 ST-T 改变,鉴别诊断有困难,可做心得安试验以资鉴别,前者心得安试验阳性,后者心得安试验阴性。

(2)病毒性心肌炎:可与心脏神经官能症相似,但大多于上呼吸道或肠道病毒感染后发病,常合并各种心律失常,且血清病毒抗体滴度增高,可资鉴别。

(3)二尖瓣脱垂综合征:本综合征有心悸、胸痛、气短乏力、焦虑不安、过度换气等症,易与心脏神经官能症混淆,但前者心尖部有收缩中期喀喇音和收缩中晚期杂音,超声心动图有典型的二尖瓣脱垂图象,以资鉴别。

(三)辨证

1. 心虚胆怯　心悸,善惊易恐,坐卧不安,多寐易醒,食少纳呆,气短乏力,动则悸发,恶闻声响。舌淡红,苔薄白,脉细数。

2. 心脾两虚　心悸气短,头晕目眩,面色不华,神疲乏力,纳呆腹胀,心烦失眠;舌质淡,脉细弱。

3. 痰热内扰　心悸气短,心胸痞满、痰多、食少腹胀,或有恶心,口干口苦;舌苔黄腻,脉弦滑。

4. 心血瘀阻　心悸怔忡,短气喘息,胸闷不舒,心痛时作或形寒肢冷。舌质暗或有瘀点,脉虚或结代。

5. 肝郁化火　心悸,胸膈满闷,胁肋胀痛,性情烦躁,遇事易怒,口苦口干,嗳气频作。舌质红,舌苔薄黄而干,脉弦数。

6. 阴虚火旺　心悸胸闷，心烦失眠，头晕耳鸣，腰膝酸软，口干咽燥，手足心热，潮热盗汗，小便赤涩。舌红少苔而干，脉沉细数。

（四）辨证要点

（1）辨病因：引起本症的原因较多，有因情志不畅、精神抑郁所致者；有因劳累过度，心脾两虚所致者；有因禀赋不足，烦劳苦读，耗伤气阴所致者。

（2）辨脏腑：本症的发生与心、肝、脾三脏的关系最为密切。一般说来，气滞、火郁主要关系于肝；痰浊主要关系于脾；虚证证型则主要与心关系密切。

（3）辨虚实：本症初起多为实证，病久则以虚证或虚实夹杂多见。病起于精神抑郁、情志不畅者多属实；起于思虑过度，烦劳苦读者多属虚。肝郁化火、痰热内扰、心血瘀阻多为实证；心虚胆怯、心脾两虚、阴虚火旺多为虚证。临证多以虚实夹杂表现为主。

四、临床治疗

（一）针刺疗法

1. 毫针疗法

毫针一

（1）主穴：心俞、郄门、内关、神门、天突。

（2）配穴：心胆气虚加胆俞；心脾两虚加脾俞、膈俞、足三里；心肾不交加肾俞、太溪。

（3）操作：以上穴位，配穴部分根据证候特点随症加减，针刺得气后，行提插捻转补法，手法宜轻，安静留针。留针时间为30分钟左右，每日1次，连续治疗10次为1疗程。亦可针刺接电针仪，施以电针治疗，波形选择连续波，频率100~120次/分，强度应和缓，以病人舒适为度。适用于心脏神经官能症的心脾两虚型。

毫针二

（1）主穴：心俞、内关、神门。

（2）配穴：心胆气虚，加胆俞、阳陵泉；阴虚火旺，加阴郄、太溪；心脾两虚，加脾俞、足三里；肝郁气结，加太冲、肝俞、丰隆。

（3）操作：每次取4~6穴，轻或中等度刺激，留针30~60分钟，每隔10~15分钟间歇行针1次，虚寒者可加用温针灸。每日1次，10次为1疗程。适用于心脏神经官能症的肝郁化火型。

毫针三

（1）主穴：心俞、脾俞、膈俞、内关、足三里、三阴交。

（2）配穴：腹胀便溏加天枢；顽固失眠加神门。

（3）操作：主穴均用补法，背部俞穴可配合艾条悬灸或隔姜灸；配穴均用平补平泻法。每日或隔日1次。适用于心脏神经官能症的心脾两虚型。

毫针四

（1）主穴：肾俞、心俞、内关、太溪、大陵、三阴交。

（2）配穴：头晕耳鸣目花加风池；遗精早泄加关元。

（3）操作：肾俞用补法，心俞及大陵用泻法，太溪、三阴交宜补法，内关宜泻法。风池用平补平泻法；关元用补法，并将针尖微向下，使针感向阴部放射。每日或隔日1次。适用于心脏神经官能症的阴虚火旺型。

毫针五

（1）主穴：心俞、肝俞、内关、太冲、丰隆、天突。

(2)配穴：咽喉不利加天鼎；失眠易醒加神门。

(3)操作：诸穴均用泻法，天突针时沿胸骨柄向下平刺。每日或隔日1次。适用于心脏神经官能症的肝气郁结型。

毫针六

(1)主穴：内关。

(2)配穴：神门、足三里、三阴交、太溪。

(3)操作：主穴每次均用，配穴随证加减中等度刺激，使得气感向肢端放散，其中内关穴宜斜刺，深1～1.5寸，针尖向上，用小幅度捻转法，使麻电感缓和，扩散至肘、腋、前胸等处，留针20～30分钟，中间行手法1～2次，每日或隔日针治1次，10次为1疗程。适用于心脏神经官能症的心血瘀阻型。

2. 穴位注射疗法

穴位注射一

(1)取穴：心俞周围敏感区。

(2)药物：0.5%普鲁卡因注射液2ml、维生素B_1注射液10mg。

(3)方法：抽取0.5%普鲁卡因注射液2ml、维生素B_1注射液10mg，按穴位注射常规操作法进针，每穴注入药液1ml，隔日1次，10次为1疗程。适用于治疗心脏神经官能症。

穴位注射二

(1)取穴：厥阴俞、心俞、肾俞、足三里、三阴交。

(2)药物：5%当归液或10%丹参液或灵芝液。

(3)方法：选用5%当归液或10%丹参液或灵芝液，每次取2～3穴，每穴注入0.5～1ml药液，隔日1次，10次为1疗程。适用于治疗心脏神经官能症。

穴位注射三

(1)取穴：心俞、安眠、厥阴俞、足三里、肝俞、胆俞。

(2)药物：枣仁注射液。

(3)方法：每次选2～3穴，穴位常规消毒，快进针，得气后回抽无血，每穴注入枣仁注射液1ml，隔日1次，10次为1疗程。适用于治疗心脏神经官能症的心胆气虚型。

穴位注射四

(1)穴位：足三里、心俞、脾俞。

(2)药物：丹参注射液。

(3)方法：选用丹参注射液，按穴位注射操作常规，足三里注入药液1ml，心俞、脾俞注入药液各0.5ml，每日1次，7次为1疗程。适用于治疗心脏神经官能症的心血瘀阻型。

穴位注射五

(1)主穴：双足三里。

(2)配穴：心脾两虚配心俞、脾俞；心肾不交配心俞、肾俞；心胆气虚配心俞、胆俞；痰瘀痹阻配中脘、内关。

(3)药物：丹参注射液。

(4)方法：选用丹参注射液。分别取双足三里及配穴，常规消毒穴位皮肤。用注射器及6号针头吸入药液，快速进针，得气后回抽无血。每穴注入丹参注射液1ml，每日1次，7次为1疗程。若效果不显著，5天后再行第2疗程。适用于治疗心脏神经官能症。

3. 耳针疗法

耳针一

(1)取穴:心、皮质下、交感、神门、肾上腺、枕。

(2)方法:每次选4~6穴,针刺轻刺激,留针30分钟。亦可用王不留行籽压迫以上耳穴,1日按压数次。两耳交替,每日或隔日1次,10次为1疗程。适用于治疗心脏神经官能症。

耳针二

(1)取穴:心、内分泌、交感、脑干、神门、肝。

(2)方法:每次取一侧耳穴,双耳交替使用。耳郭常规消毒后,用耳毫针对准所选穴位,依次刺入,用中度刺激,留针30分钟,间以捻转,用平补平泻法。每日或隔日针1次,10次为1个疗程。适用于治疗心脏神经官能症。

耳针三

(1)取穴:心、小肠、交感、神门、肺及耳背心、耳背肺。

(2)方法:每次取一侧耳穴,双耳交替使用。耳郭常规消毒后,用耳毫针对准所选穴位刺入,用中强度刺激,留针15~30分钟,间以运针,发作期用泻法,缓解期用平补平泻法。每日或隔日针1次,10次为1个疗程。适用于治疗心脏神经官能症。

耳针四

(1)取穴:心、交感、神门、皮质下、耳迷根、肝、肾、枕。

(2)方法:每次选2~3穴,毫针中等强度刺激,留针20~30分钟,每日1次,10次为1疗程。亦可用揿针埋入耳穴,保留2~3日,10次为1疗程。或用王不留行籽压按穴位,用胶布固定,保留2~3日,10次为1疗程。适用于治疗心脏神经官能症。

耳针五

(1)取穴:心、神门、脑点、皮质下、小肠、肝、胆、脾。

(2)方法:每次选4~5穴,轮流使用,针刺得气后留针30分钟,隔日1次,连续10次。亦可用王不留行籽埋穴疗法,每次选4~5穴,隔3~4日换1次,每日按穴数次,使局部充血发热。适用于心脏神经官能症。

耳穴按摩法

(1)取穴:心、皮质下。体穴:足三里、三阴交、神门。

(2)方法:先按揉体穴足三里(双)3分钟,再按压耳穴心、皮质下各2分钟,然后按揉体穴三阴交,神门穴各2分钟。若兼心悸,加揉郄门穴3分钟;胸闷,加揉内关穴2分钟,均为体穴。每日治疗1次,10次为1个疗程。适用于治疗心脏神经官能症。

4. 皮肤针疗法

(1)取穴:手厥阴心包经大陵至曲泽、脊柱两侧、颈部。

(2)方法:以皮肤针先叩手臂部,后叩颈部,最后叩击脊柱两侧。叩至皮肤发红,背部加拔火罐10~15分钟。每日1次或隔日1次,7~10次为1疗程。适用于治疗心脏神经官能症。

5. 头针疗法

(1)取穴:感觉区(以躯干为主)、胸腔区。

(2)方法:用1寸毫针,针尖迅速刺入皮肤后,快速捻转1~2分钟,留针30分钟。中间可间歇行针1次。每日1次,10~15次为1疗程。适用于治疗心脏神经官能症。

6. 梅花针疗法

(1)取穴:脊柱两侧、双手掌的大小鱼际、头部、颈部。

(2)方法:一般用轻刺激手法,或由轻刺到重刺,症状基本消失后,再由重刺逐渐变为轻刺,每日1次,7次为1疗程,以后隔日1次。适用于治疗心脏神经官能症。

(二)灸治疗法

灸治一

1. 取穴:内关、心俞、肝俞、胆俞、膻中、关元、足三里、郄门。

2. 操作:用艾卷温和灸或温灸器灸,每次选2~3个穴位,每穴每次施灸20~30分钟,每日灸治1次,10次为1疗程,疗程间隔5日。适用于治疗心脏神经官能症。

灸治二

1. 取穴:心俞、膈俞、脾俞、肾俞、巨阙、关元、气海。

2. 操作:每次选用3~5穴,用艾条悬灸,每穴灸7~10分钟,灸至皮肤潮红,热力内透为止,适用于气虚、阳虚的心脏神经官能症。亦可用艾炷施无瘢痕灸,每穴灸5~7壮。每日或隔日1次,10次为1疗程。适用于治疗心脏神经官能症。

(三)推拿疗法

推拿一

1. 取穴与部位　大椎、肩外俞、膈关、极泉、内关、神门、太渊、大陵、劳宫、外劳宫、曲泽、尺泽、少海、涌泉、心俞、厥阴俞、枕骨下缘、背部督脉经、前臂手三阴经。

2. 主要手法　按法、推法、摩法、揉法等。

3. 操作程序

(1)患者俯卧,医者立于头前,两手拇指分别自内向外按压枕骨下缘数遍;然后医者居患者右侧,以掌心置背部大椎穴处,自上向下直线抚摩,反复操作2~3分钟;再以掌心置脊柱左侧肩外俞处,向下抚摩,经膈关至肓门穴平高处止,操作1~2分钟。

(2)患者仰卧,前臂平放于床上,手掌向上,医者居其侧,两手拇指掌侧对置于曲泽穴处,其余四指扶定前臂,自上向下沿手少阴心经经内关推至大陵穴,反复操作1~2分钟,然后使患者前臂向桡侧倾斜,医者两拇指置尺泽穴处,自上向下沿手太阴经推至腕部,反复操作1~2分钟,再使患者前臂向尺侧倾斜,医者两拇指对置于少海穴处,自上向下沿手厥阴心包经推至腕部,反复操作1~2分钟;再以拇指置大陵穴处,自上向下经劳宫推至指关节第一节止,操作1~2分钟;继以拇食指分置于劳宫、外劳宫穴处,作顺时针及逆时针合揉1~2分钟;最后以两手拇指同时按压两侧极泉、神门、内关、太渊、涌泉诸穴,每穴约1分钟。适用于治疗心脏神经官能症的心虚胆怯型。

推拿二

1. 取穴与部位　心俞、率谷、风池、哑门、肩井、劳宫、外劳宫、极泉、神门、内关、太渊、大陵、背部。

2. 主要手法　推法、提法、按法、揉法、按压法等。

3. 操作程序

(1)患者坐位,医者居其右侧,以一手扶定头部,另一手四指自左向右侧率谷穴处开始,斜向外下方经风池、哑门至对侧肩井穴止,反复推动3分钟。

(2)患者俯卧,医者居其右侧,以拇指及其余四指分置于脊柱两侧,自上向下拿提上背部背肌,反复操作数遍;然后两掌协同,大面积快速摩上背部,以局部温热为度;再以两手拇指掌侧置两侧心俞穴,同时按揉3分钟,亦可重点按揉左心俞。

(3)患者仰卧，前臂平放于床上，手掌向上，医者居其右侧，以拇指掌侧置大陵穴处，自上向下经劳宫推至指关节第一指，约1分钟；再以拇食指分别置于劳宫、外劳宫穴处，施顺时针及逆时针合揉术约1分钟；然后以两手拇指同时按压双侧极泉、神门、内关、太渊诸穴，各约1分钟。适用于治疗心脏神经官能症的心血不足型。

推拿三

1. 取穴与部位：心俞、内关、神门、三阴交、悬钟、照海、然谷、隐白、曲泽、劳宫、头维、前额、足太阳膀胱经、颈项部、足大趾。

2. 主要手法：推法、揉法、横摩法等。

3. 操作程序

(1)患者端坐，医者居其前方，以两手拇指对置前额正中，自内向头外侧分推1~2分钟；再以两手拇指分置两侧头维穴处，向枕后横摩至后顶部，两拇指交叉摩动数次，反复横摩1~2分钟；然后五指拿揉颈项部约1分钟。

(2)患者俯卧，全身放松，医者居其右侧，以双掌掌根或鱼际肌从双肩开始，沿背腰部足太阳膀胱经路线推至双髋及双下肢后面，推至跟腱时，转向内踝，从足弓直至足尖为止，反复操作数遍。在上背部宜用力推动；然后两手拇指分别同时按揉两侧心俞，约3分钟，亦可重点按揉左心俞。

(3)患者侧卧，一侧下肢屈曲，医者居其右侧，以手四指置踝关节下方，自照海穴经然谷至隐白穴止，反复按揉1分钟，并以拇指点按足大趾顶端3~5次，继以手四指及拇指分置于三阴交及悬钟穴，按揉2~3分钟。

(4)患者平卧，前臂平伸，手掌向上，医者居其右侧，以手拇指自曲泽穴开始，自上向下经内关至掌心劳宫穴止，反复推动1~2分钟；再以一手拇指置内关穴，另一手拇指置神门穴，反复按揉2~3分钟。适用于治疗心脏神经官能症的阴虚火旺型。

推拿四

1. 取穴与部位：心俞、肩中俞、天池、灵墟、劳宫、外劳宫、神门、大陵、肩井、俞府、内关、外关、足三里、丰隆、肩胛部、肋间隙。

2. 主要手法：点法、按法、揉法、摩法等。

3. 操作程序

(1)患者侧卧，头向后仰，左或右上肢后伸，医者居其一侧，以拇指置一侧肩中俞穴处，着力点按，并逐步沿肩胛内缘下移至肩胛下角内缘止，反复操作1~2分钟；然后患者俯卧，医者以双掌并列平放于肩胛间区，缓慢揉动1~2分钟；再以拇指掌侧同时按揉两侧心俞穴3分钟，亦可重点按揉左心俞。

(2)患者仰卧，医者居其头前方，以两手拇指分置胸骨两侧俞府穴处，其余四指抱定胸部两侧，沿肋间隙自内向外分推至腋中线，由上向下至乳根穴平高处止，反复操作2~3分钟；然后医者居其右侧，以右手大小鱼际肌和并列四指快速擦摩天池、灵墟二穴，以局部温热和经络感传为度，其后以右手掌在左胸部摩动3分钟。

(3)患者坐位，前臂伸直，医者居其右侧，以拇食指置大陵穴处，其余四指置阳池穴处，自上向下经内、外劳宫逐渐揉动至中指端止，操作1分钟；然后拇指分置内、外关穴处，合按1~2分钟，以酸胀感为度；然后医者站其前方，以手四指置肩后，拇指置肩井穴，着力向上拿提1~2分钟，再以指揉数遍；最后以拇指按压神门、足三里、丰隆诸穴各1分钟。适用于治疗心脏神经官能症的痰热内扰型。

推拿五

1. 取穴与部位：大椎、肩中俞、心俞、肩外俞、膈关、肓门、天池、灵墟、曲泽、内关、劳宫、外劳宫、外关、极泉、神门、太渊、肩胛部、背部督脉。

2. 主要手法：点法、按法、揉法、摩法等。

3. 操作程序

(1)患者侧卧，头向后仰，一侧上肢后伸，医者坐其一侧，以拇指置其一侧肩中俞处，着力点按，并逐步沿肩胛内缘下移至肩胛下角内缘止，反复操作1~2分钟。

(2)患者俯卧，医者居其右侧，以掌心置大椎穴处，自上向下抚摩数遍，再以掌心置肩外俞处，经膈关向下抚摩至肓门穴平高处，反复2分钟；然后以两手拇指置两侧心俞穴，同时按揉3分钟，亦可重点按揉左心俞。

(3)患者仰卧，医者居其右侧，以右手掌快速擦摩天池、灵墟二穴，以局部温热和经络感传为度；其后以右手掌在左胸部摩动3分钟；然后让患者前臂平伸，手掌向上，医者以手拇指自曲泽穴始，自上向下经内关、劳宫至指关节第一节止，反复推动1~2分钟；再以拇食指分别合按内关、外关穴，合揉劳宫、外劳宫穴各1~2分钟；最后以两手拇指同时按压两侧极泉、神门、太渊诸穴各约1分钟。适用于治疗心脏神经官能症的心阳不振型。

(四)外治疗法

穴位敷贴法一

1. 取穴：关元、神阙、肾俞。

2. 方法：将吴茱萸(米醋炒)300g，桂皮300g，丁香6g，柏子仁、远志适量粉碎为末，过筛，加入姜汁调成糊状。取药糊分别涂于布上，置于穴位，盖以纱布，胶布固定，每日换药1次。适用于心脏神经官能症。

穴位敷贴法二

1. 黄连、肉桂各等份，研细末，醋调敷脐，交通心肾，滋阴降火，用于阴虚火旺心悸失眠者；丹参3份，远志、硫黄各1份，研细末，取2g酒调，纱布包，敷膻中，有宁心安神作用，用于心悸胆怯失眠者；大黄、当归、乳香、细辛、延胡索各等量，制膏贴内关、膻中、心俞及心前区，有活血止痛作用，用于有胸痛者。

2. 温水浸浴　浴盆中注入三分之二浴水，温度36~37℃，患者仰面卧入浴盆中，水面在剑突部以下。每日浸泡15~20分钟。有放松情绪，调节神经的作用。

(五)体育疗法

坚持做保健操、太极拳，或选自己喜爱的体育活动，以强健体魄，增强应激能力。

(六)音乐疗法

有助于预防本病发作。夜晚宜听轻松优美的音乐，以安定神志，促进入眠；白天应听气势雄浑的交响曲，以开阔胸襟，培养坚毅达观的性格。

(七)饮食疗法

1. 用黄芪30g，当归10g，煮汁去渣，与龙眼肉30g，瘦肉100g，同入砂锅炖食。适用于治疗心脏神经官能症的心脾两虚型。

2. 用新鲜猪心1只(洗净)，朱砂1g，布包放入猪心，加调料，文火炖熟食。用于治疗心脏神经官能症的心虚胆怯惊悸失眠者。

3. 用百合30g，麦冬15g，粳米100g，煮粥。用于心脏神经官能症的阴虚火旺烦热心悸者。

4. 人参枣仁汤　人参5g，茯神15g，枣仁10g，砂糖30g，前3味药水煎取汁，调入砂糖，人参连用3次。代茶饮。养心安神，镇惊定志，适用于治疗心脏神经官能症的心神不宁，坐卧不安，眠少多梦。

五、预防与护理

1. 讲究用脑卫生，安排病人有规律的生活，避免精神刺激和工作紧张。

2. 安排病人进行适当的体育锻炼，如散步、打太极拳。

3. 及时治疗与心脏神经官能症有关的心血管疾病。

4. 注意精神调护，务必使病人保持心情愉快，防止焦虑和抑郁等不良情绪产生。

5. 要保证充足的睡眠时间，养成按时睡眠的习惯，睡前不要做容易引起精神兴奋的事，如饮浓茶、咖啡，吸烟，看故事情节激烈的电视、电影，思考问题等。

6. 临睡前喝新鲜牛奶1杯，有利于病人的入睡，可让病人服用酸枣仁粥，有清心除烦安眠的效果。饮食宜进清淡易消化的食物如黑木耳、鸡蛋、山药、莲子、百合、新鲜蔬菜。

六、按语

心脏神经官能症是一种功能疾病，临床上一般在排除了心脏器质性疾病后，即按心脏神经官能症治疗。针灸治疗心脏神经官能症效果较好，其对心悸和心前区疼痛效果尤其明显。针灸治疗本病与治疗其他器质性心脏病基本相似，据临床观察发现，针刺内关、神门、足三里等穴，对患者的心率有明显的调节作用，其中内关又具有良好的双向调节作用，具有相对的特异性。相对而言，针灸对本病奏效快，疗效高，如能同时配合埋线、磁疗等方法，则症状改善既明显而又持久，已为临床所习用。

尽管针刺对本病有较好的疗效，临床还须注意引起患者的良好情绪，耐心做好患者的思想工作，使之确信自己并无器质性疾病，建立治疗本病的信心。同时应注意调治患者的失眠，避免过劳、环境嘈杂，祛除发病诱因。推拿对本病治疗效果良好，能显著改善患者的心悸、心前区疼痛等症状，如能多种方法配合，疗效且能巩固，是临床较为常用的治疗方法。

第8章 原发性高血压病

一、概述

原发性高血压是一种病因尚未明确,以体循环动脉血压升高为特征,可引起心脏、血管、脑及肾脏等器官损害的全身性慢性疾病。是心血管病中患病率最高的一种疾病。世界卫生组织/国际高血压病学会(WHO/ISH)提出的高血压定义为:在未服用降压药物下,收缩压≥140mmHg和(或)舒张压≥90mmHg即为高血压。本病系由多种发病因素和复杂的发病机制所致。对于迄今原因尚未完全阐明的高血压称为原发性高血压,占人群高血压患者的95%以上;病因明确、血压升高仅为某些疾病的一种表现,称为继发性(症状性)高血压,占不到5%。根据世界卫生组织报告和国家大规模的人群调查结果,成人确诊高血压患病率在8%~18%左右。在美国成人高血压患病率为17.5%,而日本高达17%~22%。1991年在全国30个省、市、自治区进行了第三次普查,该次调查设计、质量控制和诊断标准等均按国际规定进行共调查了950 356人,高血压患病率为11.88%。而其并发症引起的死亡率、病残率也居前列,严重危害人们的健康。流行病学证实:高血压患病率男性均高于女性,尤其是在35岁之前。无论男性还是女性,平均血压随年龄增长而增高。我国北方地区人群收缩压均数高于南方地区,脑力劳力、城市居民患病率高于体力劳力、农村居民。

本病属中医学“眩晕”“头痛”“中风”等病证范畴。

二、病因病理

(一)西医的病因病理

1. 病因

(1)遗传因素:高血压病患者常有明显的家族史。约占50%~60%有阳性家族史。属于遗传性缺陷,导致患者对各种应激的血管反应性过强。还有人认为某些焦虑性格有遗传性,可能构成病因。

(2)精神、神经学说:精神紧张,强烈刺激,可促进肾上腺素释放、大脑皮质兴奋与抑制失调,引起皮层下血管舒缩中枢功能紊乱,交感兴奋和外周血管持续性收缩,导致血压升高。

(3)肾素-血管紧张素、醛固酮系统(RAS)功能失调学说:肾近球细胞分泌肾素,继而对血管紧张素原转化为血管紧张素发生了一系列对血压的重要调控。血管紧张素Ⅱ是目前已知的内源性升压物质中作用最强的激素。80年代又发现了血管壁、心脏、神经中枢中存在局部RAS系统。目前局部RAS系统与高血压的关系越来越引起重视。

(4)细胞膜离子转运异常学说:通过细胞膜两侧钠与钾离子浓度及梯度的研究,证实原发性高血压患者存在着内向的钠钾协同运动功能低下和钠泵抑制,使细胞内钠离子增加,后者不仅促进动脉管壁对血中某些缩血管物质敏感性增加,也增加细胞膜对钙离子的通透性、使细胞内钙离子增多,加强了血管平滑肌兴奋-收缩偶联,使血管收缩或痉挛,导致外周阻力增加和血压升高。

(5)内分泌学说:目前已知人体许多器官和组织都能合成、释放有血管活性的物质。它们的活性作用和含量水平等环节的平衡与失调,对高血压的发生发展有重大影响。体内血管扩张物质,如降钙素基因相关肽(CGRP)分泌减少。血管内皮细胞代谢生成和释放舒张血管的前列环素(PGI2)、内皮舒张因子(EDRF)减少,而收缩血管的内皮素(ET)、血栓素增加,造成血压持续升高。

(6)高胰岛素血症：新近研究发现高胰岛素血症，是原发性高血压的一个独立危险因素。高胰岛素血症是直接促进血管壁生长、肥厚、动脉粥样硬化形成的原因。

(7)环境因素：环境所包含的因素很复杂，有地区性、饮食习惯、职业、噪音等。我国高血压患病率以西藏最高，达19.14%，最低为四川凉山，为0.34%。嗜盐地区居民患病率明显增高。脑力劳动者患病率高于体力劳动者，尤其从事较紧张脑力劳动的会计、司机、电报员等为高。噪音能升高血压。许多报告认为吸烟者患病率明显高于不吸烟者。超重和肥胖者本病患病率是体重正常者的2~6倍。

2. 病理 高血压病初期仅为全身细小动脉痉挛，无明显病理形态等改变。长期的血压升高，使全身细小动脉发生硬化。内膜下透明样变，管壁增厚变硬，小动脉塑弹力纤维增生，中层肥厚变硬，管腔狭窄，以肾细小动脉病变最显著。在中等及大动脉内可出现内膜脂质沉积，形成粥样斑块、血栓多发于冠状动脉、脑动脉、肾动脉、下肢动脉。在以肾脏等多个器官的细小动脉壁有纤维素样坏死，平滑肌纤维断裂，血浆及红细胞渗出到动脉壁中，使管腔狭窄到堵塞，以致进行性肾功能衰竭、病情迅速恶化。

(二)中医的病因病机

1. 病因

(1)情志失调：情志失调常见过度恼怒、长期忧思及恐惧紧张和情绪波动等，这些因素一旦破坏人体的阴阳平衡，使脏腑气血功能失调，就会导致本病的发生。

(2)饮食不节：饥饱失常，损伤脾胃，脾虚失运，酿生痰浊，上蒙清窍，及过食温热肥腻之品，体内痰热内盛，上冲清窍，导致本病发生。

(3)年老、过劳：劳倦过度，耗伤元阴，或年老体衰，肾水不足，木少滋荣，可致阴虚阳亢；水亏不能上济心火，或劳心过度，耗伤阴血，心火炽盛，下汲肾水，均可致心肾不交。

(4)先天禀赋异常：人体先天禀赋主要取决于父母之素质，即父母素质之偏盛偏衰可影响后代。父母因阴阳平衡失调而患高血压病，其子女易患高血压病。

(5)冲任失调：部分妇女因妊娠多育或天癸将竭之际，肾气日衰，冲任脉虚，血海渐枯，肾虚于下，火炎于上，可发本病。

2. 病机 本病的的基本病机为气虚阴阳失调、上实下虚、本虚标实。上实为肝郁气滞，郁而化火、上扰清窍，或火盛伤阴，引动肝风，挟痰挟血并走于上；下虚为肾阴虚损，水不涵木，肝阳易亢，阴损及阳，又致阴阳两虚。标在阳亢、火升、风动、痰浊、瘀血，本在肝肾精血亏虚。临证多见虚实扶杂为患。病位在肝、肾，涉及心、脾。早期以阳亢、气滞、血瘀等标实为主；中期本虚标实，本虚多见气虚、阴虚，标实为阳亢、痰浊、血瘀；晚期则以本虚为主，瘀滞亦重。

三、临床诊断

(一)辨病

1. 症状

(1)头痛、头晕：头痛、头晕为高血压病最常见的早期症状，主要为神经系统功能失调所致。

(2)其他症状有心悸、耳鸣、眩晕、失眠、健忘、易怒、注意不集中、乏力、神经质等。约有40%患者早期无症状。后期症状则是由于心、脑、肾功能不全而引起，此时初期的症状反而可能下降到次要地位。

2. 体征

(1)血压变化：高血压病早期，只有在精神紧张、情绪波动时血压暂时升高，然后仍能恢复正常。此后血压升高逐渐变为明显而持久，终至血压稳定而持久升高。

（2）高血压病重要脏器损害

①心脏：高血压并发高血压性心脏病者可高达80%以上，主要表现为左心功能不全症状和体征，如劳力性呼吸困难、阵发性夜间性呼吸困难、咳嗽。心脏检查常有左心室肥厚扩张，心尖搏动呈抬举性并向左下移位。心浊音界向左扩大，主动脉瓣区第Ⅱ音亢进，心尖部有舒张期奔马律或第四心音，心尖部常有收缩期杂音。左心衰竭重时，肺动脉瓣区第Ⅱ音亢进并有肺部啰音。

②脑高血压病：患者因为脑血管弥漫性痉挛和脑水肿而发生高血压脑病。血压突然升高，恶心、呕吐、抽搐、失语、昏迷，血压常超过200/120mmHg。

③肾脏高血压病：肾小动脉硬化使肾功能逐渐减退而出现夜尿、多尿、尿浓缩功能低下，甚至发展为尿毒症。

3. 辅助检查

（1）X线检查：左心室圆隆，向左下扩大。主动脉弓可有扩张并迂曲延长。如发生心衰时心脏进一步增大，并有肺瘀血。

（2）心电图检查：显示左心肥厚劳损。

（3）肾功能：尿浓缩功能低下，酚红排泄率降低，尿常规检查出现蛋白、管型。血液中尿素氮升高。

（4）眼底检查：早期视网膜动脉痉挛、变细（Ⅰ级）；以后呈银丝状而有动静脉交叉压迫现象（Ⅱ级）；后期还有出血及渗出（Ⅲ级）；视神经乳头水肿（Ⅳ级）。

（5）血液检查：血清脂质检查，血液流变性测定，血液中肾素活性测定，心钠素测定等对诊断及治疗均有一定意义。

（6）超声波检查：心脏受累时出现相应改变，对某些肾脏疾病引起的高血压鉴别诊断有帮助。

（二）鉴别诊断

1. 肾实质病变性高血压　急性肾小球肾炎、慢性肾小球肾炎、肾盂肾炎、狼疮性肾炎、肾结核、多囊肾、糖尿病性肾病、肾肿瘤等。其中以急、慢性肾小球肾炎为常见。原发性高血压病与急性肾小球肾炎的鉴别点有：后者有典型的肉眼血尿、少尿、浮肿等临床表现，尿镜检可见大量蛋白、红细胞和管型。这些是原发性高血压病所不具备的。慢性肾小球肾炎与原发性高血压病伴肾损害的鉴别点是：后者的肾损害发生于高血压病后，尿异常较轻，肾小管功能损害较肾小球功能损害为早、为重，并还常伴有心脏并发症。慢性肾小球肾炎有血尿、蛋白尿，并常反复发作，还多有不同程度的贫血，肾小球功能损害明显。

2. 肾血管性高血压　肾动脉畸形、肾血管发育不良、肾动脉粥样硬化、肾动脉纤维病和大动脉炎累及肾动脉等。肾动脉发育不良和肾动脉粥样硬化均可造成肾动脉狭窄，属于肾动脉畸形。后者与原发性高血压病的鉴别要点是：肾血管性高血压病无高血压病家族史，一般降压药物治疗效果不佳，约80%的患者在上腹部或肾区可听到血管杂音。肾动脉血管造影可显示狭窄部位和程度。

3. 嗜铬细胞瘤　该病因肾上腺髓质或交感神经节大量分泌去甲肾上腺素和肾上腺素，引起阵发性或持续性血压增高，临床多见年轻人。常因精神刺激、剧烈运动、体位改变、挤压肿瘤引起。表现为剧烈头痛、心悸、出汗、面色苍白等症。血压可骤然升高达200～250/100～150mmHg，发作间歇期血压明显下降，甚至正常，测量血液中肾上腺素或去甲肾上腺素、尿中3－甲基－4－羟基苦杏仁酸明显增高。靠超声波双肾及肾上腺检查和CT、磁共振成像检查均可定位诊断。

4. 原发性醛固酮增多症　肾上腺皮质增生或肿瘤致分泌过多醛固酮入血，引起水钠潴留、血容量增多，钠离子引起血管反应性增强，使血压升高。临床中多见于青、中年女性。症状有饮水多、尿多、乏力或阵发性肌无力及肌麻痹的典型表现，极少出现浮肿。血生化检查见有血清钾低、钠高、尿醛固酮增多、尿钾增高、血浆肾素活性降低等特征。

5. 柯兴综合征　肾上腺皮质肿瘤或因下丘脑－垂体分泌过多促肾上腺皮质激素（ACTH），使肾上腺皮质增生并分泌过多糖皮质激素，致水钠潴留引起高血压病。临床以女性多见，表现为躯干肥胖、满月脸、水牛肩、腹垂悬，而四肢肌肉消瘦，多血质面容，腹部及大腿内侧有紫纹出现，有不同程度的性征改变。实验室检查见24小时尿17－羟皮质类固醇增高，X线蝶鞍检查、脑CT和肾上腺CT扫描皆有确诊价值。

6. 甲状腺功能亢进症　临床症状和血清甲状腺素 T_3、T_4 增高都可与原发性高血压病相区别。

（三）辨证

1. 肝阳上亢　头晕头痛，面红目赤，烦躁易怒，口干口苦，溲黄便秘，舌红苔黄，脉弦或弦数有力。

2. 阴虚阳亢　头晕头痛，头重脚轻，耳鸣眼花，失眠多梦，腰膝酸软，五心烦热，舌红，苔薄白或薄黄，脉弦细数。

3. 肝肾阴虚　头晕眼花，耳鸣乏力，目涩视朦，腰膝酸软，五心烦热，小便黄短，大便干结，舌红少苔或无苔，脉弦细或细数。

4. 痰浊中阻　头晕头重如裹，困倦乏力，心胸烦闷，腹胀痞满，呕吐痰涎，少食多寐，手足麻木，舌淡苔腻，脉象弦滑。

5. 血脉瘀阻　头痛经久不愈，固定不移，偏身麻木，心痛胸痹，面唇发绀，舌质紫黯，脉象弦涩。

6. 阴阳两虚　头晕眼花，头痛耳鸣，心悸气短，腰酸腿软，失眠多梦，遗精阳痿，肢冷麻木，夜尿频数或少尿水肿，舌淡苔白，脉象弦细，尺弱。

四、临床治疗

（一）针刺疗法

1. 毫针疗法

毫针一

（1）主穴：风池、曲池、足三里、太冲。

（2）配穴：肝火炽盛，行间、太阳；阴虚阳亢，太溪、三阴交、神门；痰湿内盛，丰隆、内关；阴阳两虚，气海、关元（灸）。

（3）操作：处方各穴除风池外，均用捻转结合提插泻法，间歇行针，针感要求逆以传达，符合“迎而夺之”之法。风池针尖向对侧眼眶进针，使针感上达巅顶，能立解头痛头晕之苦，平补平泻，并可作静止留针。每次留针20分钟，每日1次。阴虚阳亢者，太溪、三阴交用补法，失眠严重者，神门用泻法。痰湿内盛，胸闷脘痞者，丰隆、内关均用提插捻转泻法，每日1次。15日为1个疗程。适用于治疗高血压病。

毫针二

（1）主穴：风池、曲池、合谷、血海、丰隆、太冲、三阴交、太溪、照海、百会、肝俞、肾俞、气海、足三里、神门、关元等。

(2)配穴:心悸失眠者可加内关、安眠穴。伴有咳喘者可加尺泽、太渊。下肢水肿者可加内关、阴陵泉。

(3)操作:每次选用5~6穴,肝阳亢盛者施以平补平泻法,阴阳两虚者施以补法,并可适当加灸,每次留针30~40分钟,每日或间日1次,20次为1个疗程,或不计疗程。适用于治疗高血压病。

毫针三

(1)主穴:风池、曲池、合谷、血海、丰隆、太冲。

(2)配穴:肝阳上亢者配行间、百会;痰火上扰者配丰隆、阴陵泉;阴虚阳亢者配肝俞、肾俞、三阴交、太溪;失眠烦躁者可配神门;便秘者可配支沟;胸脘痞闷者可配内关、足三里;肢麻者可配阳陵泉。

(3)操作:根据证候虚实施行补泻手法。轻者留针30分钟,每隔10分钟行针1次,每日或隔日1次,10次为1疗程;重者适当延长留针时间,每隔3~5分钟行针1次,每日1次,30次为1疗程。适用于治疗高血压病。

毫针四

(1)取穴:内关、水沟、人迎、头维透率谷、足三里、太冲、三阴交。

(2)操作:先针双侧内关,直刺0.5~1寸,采用捻转提插的泻法,施手法1分钟。水沟向鼻中膈方向斜刺0.5寸,施雀啄手法至眼球湿润为度。人迎平甲状软骨避开颈动脉,直刺1~1.5寸,施捻转补法行手法1分钟。足三里直刺,进针1.5~2寸,施捻转补法1分钟。太冲直刺0.5~1寸,采用捻转或提插泻法,施术时间1~3分钟。头维透率谷进针2.5~3寸,采用捻转提插泻法,施手法1分钟。三阴交直刺,进针1.5寸,采用捻转补法得气为宜。本法适用于阴虚阳亢型。每日1次,30次为1疗程。适用于治疗高血压病。

毫针五

(1)主穴:百会、风池、内关、三阴交。

(2)配穴:肝阳上亢型取行间、侠溪、太冲、太溪、肝俞、肾俞;痰湿内阻型取中脘、丰隆、头维、公孙;阴阳两虚型取关元、足三里。

(3)操作:风池穴进针1.5寸,针尖刺向对侧鼻孔方向,针感循足少阳胆经在头部由后向前窜至前额或后顶部,以沉胀为主,起针后患者感觉头目清利为佳。内关、三阴交上下交叉捻转,刺激量以患者能够耐受为度,双侧对称。配穴丰隆,用泻法先提插后捻转,间歇行针。余穴宜平补平泻,得气后静止留针20~30分钟,每日1次。适用于治疗高血压病。

2. 耳针疗法

耳针一

(1)主穴:心、肝炎区、脑点、降压点。

(2)配穴:失眠者加神门,多梦者加胆,心悸者加心脏点,四肢麻木者加耳郭、四肢相应穴位,严重头晕痛者加耳尖,均取双侧。

(3)方法:耳郭常规消毒,用镊子持耳环针,准确刺入穴位,再用菱形胶布固定,隔日1次,嘱患者每日按压数次,加强刺激,10次为1疗程。适用于高血压病。

耳针二

(1)取穴:耳尖、降压沟。

(2)方法:先将患者耳尖轻轻揉搓,局部以75%酒精消毒,用三棱针直刺耳尖约0.1寸深,并挤压针眼,令其出血,或在降压沟上放血。适用于治疗高血压病。

耳针三

(1)取穴:皮质下、交感、降压沟、肾上腺、额、内分泌、心、神门。

(2)方法:每次选用3~6穴,毫针刺入,每穴捻针半分钟,留针30分钟,隔10分钟行针1次,每日1次,10次为1疗程。或揿针埋藏,或用王不留行籽按压,可埋针1~2天,两耳交替。或在耳尖放血,每次出血1~2滴。适用于治疗高血压病。

耳针四

(1)主穴:耳尖(放血)、心、额、皮质下、肝、交感。

(2)配穴:阴阳两虚型加肾、肝。肾阴虚型加肾;头晕加外耳、枕。

(3)方法:每次取一侧耳穴,双耳交替使用。主穴必取,配穴随证选加。耳郭常规消毒后,用耳毫针对准所选穴位刺入,用中等刺激,留针15~30分钟,间以捻转3次,用平补平泻法或补法。每日或隔日针1次,10次为1个疗程。适用于治疗高血压病。

耳穴压迫法

(1)取穴:耳穴敏感点。

(2)方法:每次取一侧耳穴,双耳交替使用。令患者停用药物治疗3天以上,改用耳穴疗法。耳郭常规消毒后,继用84-1型诊疗仪在耳郭上寻找敏感点,电刺激10分钟,再将胶布裁成3mm×3mm大小的方块,每块上粘1粒王不留行籽,贴压于敏感点,使患者产生热、麻、胀、痛感为度。隔日换贴1次,并嘱患者每日自行按压耳贴数次。10次为1个疗程。适用于精神性高血压性眩晕。

耳穴压迫法

(1)主穴:心、肝、肾、肾上腺、降压点、脑、枕、交感、内分泌、皮质下、降压沟。

(2)配穴:夜寐差加神门、神经衰弱点(耳垂1区与2区之间);目涩加眼、耳、便秘点(子宫穴外下方)。

(3)方法:每次取一侧耳穴,双耳交替使用。主穴必取,配穴随证选加。耳郭常规消毒后,先用探针在耳郭上(所选穴位区内)寻找敏感点。治疗时将医用橡皮胶布剪成3mm×3mm大小的方块,每一方块上粘1粒王不留行籽,然后,将胶布贴压在敏感点上,边贴边按压,至穴位出现胀痛感和耳郭灼热感时为止。每隔2天换贴1次,并嘱患者每日按压耳贴数次。10次为1个疗程。治疗期间停服降压药。适用于治疗高血压性眩晕。

耳穴压迫法

(1)主穴:耳背心、耳背肝、耳背肾、耳背沟。

(2)配穴:肝火亢盛型加肝、肾、角窝上、结节;阴虚阳亢型加肾、交感、皮质下;阴阳两虚型加心、肾;痰湿壅盛型加脾、三焦。

(3)方法:每次取一侧耳穴,双耳交替使用。主穴必取,配穴随证选加。耳郭常规消毒后,将胶布剪成0.8cm×0.8cm,放1粒药丸粘上,随即贴压在所选的耳穴上,由轻到重按压数十下,肝火亢盛型和痰湿壅盛型用强刺激泻法;阴虚阳亢型和阴阳两虚型用中刺激平补平泻法。每隔1~2天换贴压另一侧耳穴。嘱患者每日自己按压耳贴3~5次,10次为1个疗程。休息10~15天,再做下一疗程治疗。适用于治疗高血压病。

耳穴放血法

(1)取穴:耳背沟小血管1根。

(2)方法:耳郭常规消毒后,用小手术刀片或其他消毒刀片将血管切开,放血10滴左右,用消毒干棉球压迫止血,用一小方块消毒纱布盖住伤口,胶布固定。每次切开1条血管。每隔4天治疗1次,4次为1个疗程。适用于治疗高血压病。

耳穴放血法

(1)取穴:神门、肾、肝。

(2)方法:每次取一侧耳穴,双耳交替使用。耳郭常规消毒后,用三棱针对准所选穴位点刺出血各3或4滴。每隔3天放血1次,中病即止。适用于治疗高血压。

耳穴按摩法

(1)取穴:高血压点、角窝上、交感、心、皮质下、神门、肝、肾。

(2)方法;耳郭常规消毒后,按操作常规进行按揉降压沟,猿猴摘果法和手摩耳轮法。再用示指点按高血压点、角窝上、交感、心、皮质下、神门穴。或右手持按摩捧依次对准上述穴位,左手示指掌侧依次置于上述耳背的相应位置,两手配合,由轻到重,每穴点按1~2分钟,每日1次。再按揉肝、肾穴,以补肾、平肝、潜阳。右手持按摩棒,或用示指指尖对准肝、肾穴,加一手示指指腹置于耳背相应位置,两手配合,顺时针揉按,每穴1~2分钟,每日1次。适用于治疗高血压病。

3. 电针疗法

电针一

(1)取穴:内关、太冲。

(2)方法:进针得气后,将G6805-1型电针治疗仪每对电极分别接于双侧同名穴。选2~5赫兹连续波,强度以能忍受为宜,留针20分钟。每星期3次,连续4星期。适用于治疗原发性高血压。

电针二

(1)取穴:①合谷、太冲;②曲池。

(2)方法:两组交替取穴,均双侧,用泻法,得气后接G6805治疗仪,用连续波,刺激量以患者能耐受为度,留针15~20分钟,起针后上穴埋入皮内针。每日1次,10次为一疗程。疗程间隔5天。适用于治疗原发性高血压。

电针三

(1)取穴:目窗(双)、四神聪(左右)、风池(双),风府。

(2)方法:风池向鼻尖刺0.8寸,风府直刺0.5寸,头穴沿皮向后刺1寸,目窗与同侧四神聪为一对,接G6805-2型电针仪,用连续波,频率3赫兹,强度以能耐受为度,通电30分钟。隔日1次,10次为1疗程。适用于治疗原发性高血压。

电针四

(1)取穴:太阳、曲池、头维、风池、内关、肾俞、足三里、三阴交、太冲。

(2)方法:每次选取2~3穴,针刺得气后接电针仪,采用疏密波,每次20分钟,隔日1次,10次为1疗程。适用于治疗原发性高血压。

4. 三棱针疗法

三棱针一

(1)取穴:大椎、曲泽、委中、太阳。

(2)方法:每次取1穴(双侧),三棱针点刺出血,曲泽、委中可缓刺静脉放血,每次出血量约5~10ml,每隔5~7日1次,5次为1疗程。适用于治疗高血压病的肝阳上亢型。

三棱针二

(1)取穴:太阳、耳尖、耳背沟。

(2)方法:每次选用1~2穴,用三棱针放血数滴,隔日1次,连续治疗10次。适用于治疗高血压病的肝阳上亢型。

三棱针三

(1)取穴:百会、太阳、印堂、和髎、天柱、大椎。

(2)方法:常规消毒后,以三棱针在穴位上点刺出血(不出血者,可用两手拇指挤压局部出血),每穴出血2~4滴,每周2次,10次为1疗程。适用于治疗高血压病的肝阳上亢型。

5. 皮肤针疗法

皮肤针一

(1)取部位:脊柱两侧,以腰骶椎为重点部位,颈椎、前额、后脑及眼区、四肢末端。

(2)方法:用皮肤针轻刺激,先自脊椎部叩起,自上而下,先内侧,后外侧,然后再叩击颈项、额头等,隔日1次。适用于治疗高血压病。

皮肤针二

(1)取部位:后颈部、腰骶部脊柱两侧、乳突区、前臂掌面正中线。

(2)方法:用皮肤针轻刺激,先从腰骶部脊柱两侧自下而上,先内后外,再刺后颈部、乳突区及前臂掌面正中线,每日1次,10次为1疗程。适用于治疗高血压病。

皮肤针三

(1)取部位:背部督脉、太阳两经为主;肘膝以下手足三阴经为辅。

(2)方法:用滚筒式皮肤针,自上而下,缓慢轻浅地反复刺激15~20分钟至皮肤轻度充血呈红疹样,隔日1次,10次为1疗程。适用于治疗高血压病。

皮肤针四

(1)取部位:颈部前后、骶部、耳甲、外耳道、乳突部、头顶部。

(2)方法:采用轻刺法、正刺法或重刺法。先轻刺骶部,休息数分钟后,再中等度(正刺)刺激颈后部,再休息后,重刺颈前部、中刺耳甲、耳后之乳突部,再轻刺头顶部。每日叩打1次。适用于治疗高血压病。

皮肤针五

(1)取部位:脊柱两侧、颈前区、颈椎1~7及其两侧、枕区、头顶区、肋间区,重点刺激胸椎5~8及其两侧与骶部两侧和检查异常发现部。

(2)方法:采用正刺法或重刺法。先叩刺脊柱两侧3行2遍,再重点刺激胸椎5~8及其两侧5行各5遍,骶椎及两侧3行(椎间隙均横刺)5遍及异常发现部位,然后对颈前区、颈椎及其两侧、枕区(轻刺)、头顶区(轻刺)、肋间区作局部刺激。每日叩打1次,10次为1疗程。适用于治疗高血压病。

皮肤针六

(1)取部位:脊柱两侧、上腹部、左侧前后肋间区,并结合患者的主诉症状的病变局部,重点刺激胸椎1~5及其两侧与检查异常发现的部位。

(2)方法:采用轻刺法或正刺法。先叩刺脊柱两侧3行2遍,再重点刺激胸椎1~5及其两侧5行5遍及异常发现部位,然后对上腹部、前后肋间区(左侧),和病变部位作局部刺激。每日叩打1次,10次为1疗程。适用于治疗高血压病。

6. 穴位注射疗法

穴位注射一

(1)取穴:曲池、三阴交、太冲、足三里。

(2)药物:利血平0.2ml(1mg/ml),用0.5%普鲁卡因加至2ml。

(3)方法：每次选用2穴，取利血平0.2ml(1mg/ml)，用0.5%普鲁卡因加至2ml，轮流注入上穴，每穴0.5~1ml，每2~3日1次，10次为1疗程。适用于治疗高血压病。

穴位注射二

(1)取穴：①足三里、内关；②合谷、三阴交；③太冲、曲池。

(2)0.25%盐酸普鲁卡因。

(3)方法：三组穴位可交替使用，每穴注射0.25%盐酸普鲁卡因1ml，每日1次，10次为1疗程。适用于治疗高血压病。

7. 梅花针疗法

(1)取穴：脊柱两侧，以腰骶部为重点，并兼叩刺颈椎、前额、后脑及眼区、四肢末端。

(2)方法：采用轻刺激，先自脊椎部叩起，自上而下，先内侧，后外侧，然后再击颈项、头额等，叩击至局部潮红或微出血为度，针后还可在头以外其他叩刺部位拔罐10个左右，留针罐时间15分钟。适用于治疗高血压病。

8. 足针疗法

足针一

(1)取穴：解溪、太冲、行间。

(2)方法：毫针刺，行平补平泻手法，留针20分钟，每10分钟行针1次。每日1次，10次为1疗程。适用于治疗高血压病。

足针二

(1)主穴：肝阳、肝灵。

(2)配穴：取太冲、定神、固精、临后、天郄。

(3)方法：肝阳、肝灵、固精行捻转泻法；太冲、定神、临后行呼吸补法；天郄行平补平泻法；其中肝阳可刺络出血。适用于治疗高血压病的肝阳上亢型。

9. 头针疗法

(1)取穴：书写、呼循、思维、听觉、伏象头部。

(2)方法：书写穴以冠矢点为顶点，向左、右各画1条线与矢状缝成45°夹角，在此两线上距冠矢点3cm处；呼循穴为风池穴内上方、枕骨外粗隆尖下5cm旁开4cm处；思维穴为印堂穴直上3cm处；听觉穴为耳尖上1.5cm处；伏象头部为冠矢点前1~3cm处，宽为2cm。进针须达骨膜，留针30分钟，中间捻针1次。每日1次，10次为1疗程。适用于治疗高血压病的肝阳上亢型。

10. 眼针疗法

(1)取穴：肝区、心肾、肾区。

(2)方法：用32号0.5寸毫针，沿皮刺入穴区，得气后留针5~10分钟，每日1次，10次为1疗程。适用于高血压病。

11. 穴位埋线疗法

(1)取穴：①曲池、足三里；②大椎、膈俞；③心俞、血压点。

(2)方法：每次选1组穴位，3组交替使用，采用三角缝针埋线法埋入羊肠线，每隔15~20日埋线1次。适用于治疗高血压病的肝肾阴虚型。

12. 拔罐疗法

拔罐一

(1)取穴：大椎。

(2)操作：患者正坐垂头，用28号2寸毫针直刺大椎穴1~1.5寸，不捻转提插，待有下窜针感时,在针柄上放一酒精棉球点燃,叩上火罐10分钟。隔日1次,10次为1疗程,疗程间隔5~7日。一般治疗3个疗程。适用于治疗高血压病的肝阳上亢型。

拔罐二

(1)取穴:膀胱经背部第1侧线腧穴、肩髃、曲池、手三里、委中、承筋、足三里、丰隆、风池。

(2)操作:根据被拔部位的范围大小,选用相应大小的火罐,每次拔罐10个左右,拔罐时间10~15分钟。

13. 穴位敷贴疗法

穴位敷贴一

(1)取穴:神阙、涌泉。

(2)方法:取吴茱萸(胆汁拌制)100g,龙胆草60g,土硫磺20g,朱砂15g,明矾30g,将上药共研细末,加入适量小蓟根汁,调和成糊状。取药糊10~15g,分别贴敷于穴位上,覆盖纱布胶布固定,隔日一换,1月为1疗程。适用于治疗高血压病。

穴位敷贴二

(1)取穴:心俞、肝俞、肾俞均为双侧,关元。

(2)方法:取白花蛇3条,蜈蚣9条,土鳖虫6只,地龙9g,蝉蜕9g,葛根15g,玄胡6g,三七3g,以上共研细末,用姜酊拌成膏,做成直径20cm、厚0.5cm的药饼,药物中心放少许麝香末,置放在有纱布的塑料纸上。将上述穴位用酒精擦净,以便药力局部渗透和固定。适用于治疗高血压病。

14. 芒针疗法

(1)主穴:天窗透人迎。

(2)配穴:肝火上炎取上脘、中脘、三阴交、大椎七点;阴虚阳亢取大赫、风池、阴陵泉、三阴交;肾精不足取完骨、阴陵泉透阳陵泉、太冲透涌泉。

(3)方法:天窗透人迎须捻转缓进,待头部轻爽感产生后即可缓缓退针。风池、完骨针感沿头顶上部至额部,以头脑清醒感为佳,其他穴均用泻法,使针感下行。适用于治疗高血压病。

(二)灸治疗法

灸治一

1. 取穴:足三里、绝骨。

2. 操作:一般先灸足三里,后灸绝骨,用米粒大小之艾炷施无瘢痕灸。每周1~2次,每次1穴,每穴灸1~3壮,两穴轮换,10次为1疗程。疗程间隔1~2周。适用于治疗高血压病的阴阳两虚型。

灸治二

1. 取穴:百会。

操作:点燃艾条,从远处向百会穴靠近,以患者感觉烫热为一壮,艾火与皮肤表面距离以患者能够耐受为度。每次灸10壮,每壮之间间歇片刻,以免起泡。每日1次,10次为1疗程。适用于治疗高血压病的阴阳两虚型。

灸治三

1. 取穴:主穴取足三里、绝骨、涌泉、神阙、内关、百会。

2. 配穴:取风池、曲池、丰隆、太溪、太冲、关元。

3. 操作:用隔姜灸法,每次选用2~4个穴位,每穴每次灸治5~7壮,艾炷如黄豆或枣核大,每日或隔日灸治1次,5~7次为1疗程,疗程间隔3~5日。适用于治疗高血压病的阴阳两虚型。

(三)推拿疗法

推拿一

1. 穴位与部位:肩背至足跟的督脉和膀胱经穴、血压点、大椎、肩井、梁门、太阳、风池、头顶及侧头部、涌泉。

2. 主要手法:推法、揉法、按法、摩法、点法等。

3. 操作程序:患者俯卧,医者居于其旁,用双手掌自肩背部向足跟方向直推3~5次,再用双手掌揉背部及揉拿下肢后侧2~3次;再用双手拇指按压第六颈椎旁开2寸的血压点半分钟,以患者头部轻微胀痛为宜,然后依次点按大椎、肩井、肺俞穴。患者再取仰卧位,医者居患者右侧,做腹部一般按摩,然后点按梁门穴,重点点按右梁门穴1~3分钟;然后医者移居患者头顶侧,用双手掌自太阳至风池穴做推法3~5次,再用双手五指交替抓拿头顶及侧头3~5次;最后揉摩涌泉穴半分钟。适用于治疗高血压病。

推拿二

1. 取穴:关元、气海、章门、风池、完骨、足三里、涌泉、申脉、梁门、天枢、中极。

2. 主要手法:一指禅推法、按法、推法等。

3. 操作程序:患者先取坐位,医者自前发际始,一指禅推头部五经至后发际3~5遍,患者头部有酸胀、舒适为宜;然后指拨棘突旁开2寸的血压点约2分钟,患者有从头至足发凉感;再双拇指交替指拨前缘椎旁心脏点,患者感觉胸部舒畅,继之轻敲头部3~5圈,患者顿感头轻目爽。令患者再取卧位,医者位于左侧,抚按关元、气海各1分钟,指按梁门、天枢、中极各1分钟。再以中度力量轻按推风池、完骨各1分钟;最后分别一指禅推涌泉、申脉各1分钟。适用于治疗高血压病。

推拿三

1. 取穴:桥弓(在颈部两侧,沿胸锁乳头肌成一线)。

2. 配穴:恶心呕吐者加内关、涌泉;头胀头痛者加风池、肩井;腰膝酸软者加足三里、鹤顶。

3. 主要手法:推法、拿法、揉法等。

4. 操作程序:以拇指握定,余四指并拢,施于一侧胸锁乳突肌前缘,上起翳风穴,下抵缺盆穴,自上而下推,推完一侧再推另一侧。配穴除肩井用拿法外,其余穴均用揉法。以此法每日推拿1次,每次30分钟,症状较重、血压较高时,每日可推2~3次。6次为1疗程,休息3~5日再行下1疗程。适用于治疗高血压病。

推拿四

1. 取穴:哑门、风池、肩井、缺盆、天宗、百会。

2. 主要手法:按法、揉法、拿法、弹拨法等。

3. 方法:患者正坐,医者立于旁侧。先用左手固定头部,用右手拇指腹按压哑门穴,然后仍用左手固定头部,右手从风池沿颈肌向下到肩井,用食指和拇指施术揉拿法,反复操作并点揉二穴。再用右手小鱼际和大鱼际缓揉滚动,由上而下,以热感为度。后用拇、食和中指在颈项部和缺盆处施术拿捏法,以有上下传导感觉最好。再用一手固定头部,另一手仔细触摸偏歪之棘突及颈项韧带剥离情况,施以弹拨理筋,最后双手叩击患者肩背部而结束,时间约25分钟。适用于治疗高血压病。

推拿五

1. 穴位与部位:风池、肩井、风门、心俞、肝俞、肾俞、环跳、秩边、委中、阳陵泉、足三里、承山、太冲、太阳、百会、曲池、内关、中脘、神阙、关元、足太阳膀胱经循行部位、肩颈部、足跟部。

2. 主要手法：一指禅推法、按法、揉法、提法、叩法。

3. 操作程序

(1)患者取俯卧位，医者以小鱼际部沿患者足太阳膀胱经走行部位从肩颈部推至足跟，反复3~5遍，同时点按风池、肩井、风门、心俞、肾俞、环跳、秩边、委中、阳陵泉、承山诸穴，每穴持续按压1分钟，然后双手揉、提背部及双下肢腓肠肌3~5遍。

(2)患者仰卧位，医者以一指禅推法施于太阳、百会等穴各1~2分钟，按揉曲池、内关、足三里、太冲等穴各1~2分钟，沿顺时针方向按、揉腹部，重点按压中脘、神阙、关元等穴各2分钟，最后医者小指侧略弯曲，连续叩打全身及四肢肌肉，使周身放松。适用于治疗高血压病。

推拿六

足按摩疗法

1. 部位：心脏、小肠、肾脏、输尿管、膀胱、头部、涌泉、内耳迷路反射区。

2. 基本手法

(1)揉压两足肾脏、输尿管、膀胱、肾上腺、头(脑)、脑干、平衡器官反射区各3~5分钟，用力应该大一点，每日2次。

(2)按揉足部心脏反射区3分钟，摇拨每一个脚趾15分钟，推揉足心5分钟，推按足跟5分钟，推第一、二跖骨背侧间隙3~5分钟。每日1~2次。

(3)用拇指指边推按两足扁桃体反射区，每次20~40分钟，每日12次。

(4)以拳头用力敲击脚心，每天早、晚各做100次。

(5)左右转动两足脚踝20~40分钟，每日1~2次。

(6)踩踏按摩板，每次15~20分钟，每日1次。

(7)用按摩锤敲击足心15~20分钟。适用于治疗各类型的高血压病。

(四)刮痧疗法

刮痧一

1. 部位：脊柱两侧和骶椎及其两侧，耳甲、外耳道及耳后之乳突部，颈部前后及头顶部，膝弯区。

2. 治法：用刮痧加叩刺法。先在脊柱两侧(从颈椎至尾椎)自上到下轻刮3行，以出现泛红为止，再于骶椎及其两侧平刮(手法力度中等)5行，至出现痧痕为止。以撮痧法中之拧痧施于颈前刮拭后，以出现痧痕为止，再用梅花针叩刺(轻刺)耳甲、外耳道及耳后之乳突部、头顶区，最后刮膝弯区。每日1次。适用于治疗高血压病。

刮痧二

1. 部位：脊椎(自长强至大椎)。

2. 治法：用捏痧法。自长强穴部捏、拿、提至大椎，再用双手掌根自脊椎旁由上而下缓缓用力平推至骶椎部，如此往返30分钟后，嘱其晚间用黄连、肉桂、吴茱萸各等份研细末，以菜油调敷关元、涌泉穴(足心)2~3小时。每日1次。适用于治疗高血压病。

刮痧三

1. 取穴与部位：风池、肩井、头后部及肩部、脊柱及背部两侧膀胱经、太阳、曲池及上肢背侧、足三里、三阴交、太冲。

2. 治法：用刮痧、点揉法。先刮风池、肩井、头后部及肩部、脊椎及背部两侧膀胱经；再刮曲池及上肢背侧、足三里、三阴交，均用平泻法至出现痧痕为止，然后点揉太阳和太冲穴，每穴3~5分钟。每日1次。适用于治疗高血压病。

刮痧四

1. 取穴：风池、肩井、头后部及肩部、背部膀胱经、曲池、足三里、三阴交。

2. 治法：用刮痧法。先刮风池、头后部、肩井及肩部，再刮背部膀胱经，然后刮手臂曲池穴，最后刮下肢部的三阴交、足三里。用平补平泻法，刮至微现痧痕为度。每日或隔日1次。适用于治疗高血压病。

刮痧五

1. 取穴：印堂、太阳、百会、风池、风府、角孙、睛明、心俞、肝俞、肾俞、中脘、气海、大横、曲池、三阴交、涌泉。

2. 治法：用刮痧、按揉法。先按揉头面部的百会、角孙、太阳、印堂、睛明，次刮风池、风府，接着刮背部的心俞、肝俞、肾俞，再刮腹部的中脘、气海、大横，然后刮上肢部曲池，最后刮下肢部三阴交、涌泉（轻刮）。依据患者的体质、病情选用补泻手法，刮至微现痧痕为度。每日或隔日1次。适用于治疗高血压病。

（五）运动疗法

运动疗法一

1. 运动作用

（1）调节大脑的活动，缓解其紧张度，改善中枢神经系统对心血管系统的调节功能。

（2）降低小动脉、冠状动脉的张力，恢复动脉管壁的弹性，因而降低血压，预防冠状动脉痉挛。

（3）运动促进体内脂肪代谢，减少血液内低密度脂蛋白、胆固醇和三酰甘油的含量，因而可以防止动脉硬化进一步发展，对防治高血压和冠心病有一定的作用。

2. 运动原则

（1）一期高血压及隐性冠心病患者主要进行锻炼性运动疗法，运动量可以稍大一些，以耐力性走步和慢跑为主，适当配合降压舒心康复运动操。

（2）二期高血压患者，主要进行治疗性的医疗运动，运动量不宜过大，根据患者情况而定。

（3）三期高血压患者主要进行低强度的适应性医疗运动，以放松运动为主。

（4）医疗运动中应包括一定量的呼吸运动，每节操之间应有适当休息。

（5）运动量必须严格遵守由小到大，循序渐进的原则。

（6）每次运动锻炼前后，患者应自测脉搏，一般运动后的脉搏数不应高于运动前的1.5倍。

（7）运动中如有不适反应，如心悸、眩晕、气急、心前区疼痛等应立即就地躺下或坐下休息，并请医生诊治。

3. 运动方法

（1）耐力性运动

①步行：适应性慢速步行，每次3～5分钟，适用于三期高血压。康复医疗步行指中速步行，每分钟走100～110步，每次10～15分钟，宜早晨进行，适用于二期高血压者。锻炼性步行指快速步行，每分钟走120～125步，每次10～15分钟，宜于午后5～7时进行，适用于一期高血压患者进行运动。

②慢跑：跑步时头颈和上肢尽量放松，每分钟跑135～150步，每次5～10分钟，主要适用于一期高血压患者。有锻炼基础的二期高血压患者亦可试验性进行，但必须持续自测，如有不适反应，立即停止。如效果良好，还可适当延长跑步时间。

（2）康复运动

第一步:起落呼吸运动

要领:站位,两足与肩同宽。

动作:两臂由体前徐徐上举至与肩平,吸气;还原成要领,经鼻呼气。重复练习8~16次。

第二步:左右划圈运动

要领:分腿站立,两臂屈肘于体侧,掌心向上。

动作:右手向前伸出,掌心转向下,再向外作平面划圈,同时右腿成弓步,然后掌心逐渐转向上回到要领;左手划圈,左腿成弓步。左右交替各练习8~16次。

第三步:贯气呼吸运动

要领:自然站立。

动作:两臂由体侧上举至头上,然后两手下落至头顶百会穴,吸气;两手由百会穴沿头和身体前侧徐徐落下,同时意念将逐渐下贯至脚底涌泉穴,呼气。重复贯气练习8~16次。

第四步:摇橹式运动

要领:分腿站立,左腿前跨一步成弓步,右腿在后伸直,两手半握拳,上体前倾。

动作:上体后仰,左腿伸直,右腿成后弓步,两臂向上后拉起,两肘屈曲,似摇橹;上体前倾,两臂向前下方伸直还原成要领。左右交替重复练习8~16次。

第五步:半蹲起立运动

要领:自然站立。

动作:两腿屈曲半蹲下,两臂前平举;起立还原成要领。反复练习8~16次。

第六步:体侧屈呼运动

要领:两足分立。

动作:上体向左侧屈,右臂侧上提,呼气;还原成要领。再上体向右侧屈,左右交替各练习8~16次。

第七步:展臂提腿放松运动

要领:自然站立。

动作:两臂平举展开,同时左腿屈曲提起;两臂与左腿同时放松下落成要领,提起右腿。左右交替各练习8~16次。

第八步:展体呼吸运动

要领:自然站立。

动作:右足向前迈出一步,身体重心移向右足,左足尖踮起,同时两臂上举,掌心相对,展体,吸气;还原成要领,再左足迈出一步。左右交替各练习8~16次。

第九步;原地踏步运动

要领:自然站立,两手叉腰。

动作:左右腿交替屈曲上抬,做原地高抬腿踏步;踏80~100步后休息片刻,然后再踏80~100步。

第十步:站桩呼吸

要领:同三圆势站桩法姿势,即两脚分立与肩同宽,脚尖里勾成半圆形,两臂微屈成圆形抬起,两手的手指半伸开成半圆形相对,似抱球状。

运动疗法二

太极拳:开始先练简化太极拳(如年老记忆力减退者,可选练太极气功)。一般练功需达到身体觉得发热,甚至微微出汗为好,说明已引起周围血管扩张,改进了全身血液循环。这是打太极拳得气的一种表现,而这种得气表现对治疗高血压是一种重要指征。

(六)气功疗法

1. 因为放松、安静、自然、下降、协调是高血压患者练气功应掌握的基本原则。练功的姿势可用卧式、站式、坐式三种。要在练功中诱导思想入静,调整呼吸匀缓,用意识引导身体各个部位放松。一般采用从头到足的条块放松法,按照头部、颈部、肩臂、胸腹、大腿及足部顺序在呼气时默念“松……”,每次练功时可反复数次,诱导放松入静。然后吸一口气,再轻轻呼出,并想像气下降到腹部,感到胸腹宽畅即可。在思想安静,身体放松后再调息配合。在练功过程中有时会感觉呼吸急促、胸闷气逆等现象,这时应注意呼吸时胸腹部肌肉放松,同时平心静气地稍微控制呼吸,这样即可逐渐使呼吸得到调稳。一次练功历时约 20~30 分钟。

2. 气功能导气下行,纳息归根,气贯丹田,使清阳上升,亢阳下降,阴阳平衡,血压得以慢慢恢复正常,症状逐渐消除。高血压患者气功治疗宜采用静功、放松功。基本要求为姿势正确,重心平稳,呼吸自然、意守丹田。气功有调节大脑皮层功能,降低交感神经兴奋性,降低升压反应,矫正人体机能失调,提高抗高血压的能力,并有巩固降压效果作用。如果配合保健按摩,如洗面,揉叩头皮,浴眼,擦鼻,叩齿,梳头,鼓耳,抚枕后,举手,搓腰腿,练腿,搓脚心等,能疏导气血。扩张血管,调节血压,使症状改善。符合动静相兼的原则。

3. 辨证选功

(1)贯气法:自然站立,两脚与肩同宽,膝微屈。沉肩坠肘,含胸拔背,垂睑或闭目,自然呼吸。两臂随两手从体侧渐渐上举,至过头时自然下落,两手心相照百会穴,距百会穴一拳,意念随两手心落于百会穴,停留 1 分钟左右,随两手下落,意念走三线:

①体前线:沿督脉向前至前发际 - 沿鼻中线至承浆 - 沿任脉下降过咽 - 至天突后分两路至两乳头分别下降 - 至小腹丹田处相交,停留 1 分钟后再分两路沿大腿前侧下降 - 至涌泉后继续下降 - 意似下地三尺。

②体中线:自百会过脑从颅腔中部下行 - 至胸腔、心、肺穿行 - 至腹部中央行至丹田分别从两股骨髓腔下行 - 至脚心后意似入地三尺。

③体后线:沿督脉向后下行 - 过玉枕 - 过夹脊 - 至命门处分别向两大腿后面下行至足跟,意似入地三尺。

以上每一条线走 3 遍,一共 9 遍,速度宜慢不宜快,全身放松,以引血下行,达到治疗目的。

(2)强壮功:采取坐式或卧式,静呼吸或深呼吸法。吸气宜短,呼气宜长。站式意守涌泉或外景,坐式意守丹田。

(3)放松功:采取坐式或卧式,自然呼吸或呼吸延长法,配合呼气进行三线或整体放松。

(4)虚明功:采取仰卧式或坡卧式,静呼吸或降气呼吸法,意守呼吸或降散效应。

(5)自我运气按摩导引法

①肝火上炎型:头顶推法、运气点按侧胸腹法、股内侧重压法(重点于足三阴经)、按阴陵泉。

②阴虚阳亢型:掐四神聪、运气揉膝关节周围、下腹摩按法、运气揉血海、悬钟。

③痰浊壅滞型:运气枕后分推法、点按侧胸腹法、摩按季肋下法、运气揉捏小腿内侧。

④肝肾阴亏型:运气揉劳宫法、股内抚摩法、揉三阴交法、揉擦涌泉。

⑤阴阳两虚型:运气揉命门,按下腹,运气揉足三里,额前分推法。

(七)音乐疗法

优美轻柔音乐可以使人消除疲劳、促进睡眠,有助降压,减少临床症状。高血压病者宜常听音量不大，优美、健康、轻松的音乐。1985年9月，广州成立了第一家音乐治疗特别诊室，求诊者络绎不绝，他们用贝多芬第七钢琴奏鸣曲治疗高血压病获得满意的效果。使不少患者很快尝到音乐这一奇“药”作用。

（八）外治疗法

1. 吴茱萸末20～30g，醋调敷涌泉。可起到引火归原，调节血压的功效。

2. 用热水或药液洗脚。

3. 药枕疗法：草决明子、菊花等量，作枕芯；或夜明砂、磁石粉，研末作枕芯。有平肝潜阳，清肝降血压的作用。

4. 用菊花、益母草、当归各25g，桑叶、竹叶各20g。将上药水煎两次，取汁去渣，放入沐盆中，再加入适量温水沐足，每日1次，每次20分钟，每日1剂。有清热平肝，降血压作用。

5. 用夏枯草30g，钩藤20g，桑叶15g，菊花20g。煎水趁热浸足，每次15～20分钟，每日1～2次。有平肝、明目，降血压作用。

6. 用石决明24g，黄芪、当归、牛膝、生牡蛎、白芍、玄参、桑枝、磁石、破故纸、丹皮、乌药、独活各6g。将上方药放入锅内同煎（其中石决明、牡蛎、磁石先煎30分钟），取汁稀释后足浴，每次40～60分钟，每日1次。有平肝潜阳，降血压作用。

7. 用龙胆草25g，吴茱萸30g，明矾、小蓟根20g，朱砂6g。把诸药制成药末，用沸水浸泡，待温沐足，每次20分钟，每日1次。有引热下行，降血压。

8. 用钩藤、菊花各30g，夏枯草35g，桑叶20g。将上药加清水1 500ml，煎沸5分钟后，待温沐足，每日1～2次，每次15～30分钟。有平肝潜阳降压作用。

9. 用钩藤25g，夏枯草30g，冰片少许。将钩藤和夏枯草打碎，布包冰片少许，于每日晨起和晚前放入木盆内，加热水沐足。每次30～45分钟，每日2次。10次为1疗程。有平肝潜阳，熄风降压的作用。

10. 用桑叶20g，钩藤30g，夏枯草25g。治疗前一天停用降压药，治疗期间不用降压药，将钩藤打碎，布包（可加少量冰片），于每日晨起和晚睡前放入沐盆，加温水沐脚，每次20～35分钟，可不断加热水，以保持药温，每包用1天，15天为1疗程。有清热平肝，降血压的作用。

11. 桂枝20g，桑枝25g，桑叶15g。将上药水煎取汁，浸泡双足，每日1次，每次20分钟，每次1剂。有清热平肝，活血通脉作用。适用于高血压头痛、头晕、耳鸣。

12. 用生大黄、川黄柏、鲜生地各30g。将上药用陈酒浸透，水煎沸，待温沐足，每日1～2次，每次15～20分钟。有降压的作用。

13. 用吴茱萸、肉桂、菊花各30g。将上药加清水2 000ml煎沸，倒入干净的沐盆内，待温沐足。每日早、晚各洗1次，每次30分钟。有平肝潜阳，引热下行作用，适用于肝阳上亢型高血压、眩晕者。

14. 罗布麻叶、牡蛎各15g，豨莶草、夜交藤、吴茱萸各15g。将上药水煎，汁足浴。有镇肝熄风，滋阴潜阳，补脑安神，降血压的作用。

（九）饮食疗法

1. 芹菜豆腐杏仁粥　芹菜150g，豆腐200g，杏仁（罐头）30g，大米200g，精盐3g，味精4g，香油3g，姜丝3g，葱末5g。将芹菜洗净，切成碎末；豆腐切成小块；大米淘洗干净，备用。锅内加水适量，放入大米煮粥，五成熟时加入豆腐块、芹菜末、杏仁、姜丝、葱末、精盐，再煮至粥熟，调入味精、香油即成。每日1剂，当日分2次服完，连服10～15天。适用于治疗高血压、慢性支气管炎、便秘。

2. 绿豆莲子心粥　绿豆50g,莲子心15g,大米100g,蜂蜜30g。将绿豆、大米去杂,洗净;莲子心洗净,备用。锅内加水适量,放入绿豆、大米、莲子心煮粥,熟后调入蜂蜜即成。适用于治疗高血压、冠心病等。

3. 鸭肉海带粥　鸭肉50g,海带50g,大米100g,姜丝3g,蒜片5g,精盐2g,味精2g。将鸭肉洗净,切丝;海带漂洗干净,切成小块;大米淘洗干净,备用。锅内加水适量,放入鸭肉丝、海带块、大米、姜丝、蒜片、精盐共煮粥,熟后调入味精即成。每日1~2次,连服10~15天。适用于治疗高血压、高血脂、肾炎等。

4. 淡菜粥　淡菜(海红)60g,大米100g,松花蛋1只,姜末2g,酱油6ml。将淡菜用温水浸泡2小时,放入沸水锅内焯一下。捞出,掰去中间的黑心,备用。松花蛋去壳,切成小块,放入碗中,加姜末、酱油拌匀,备用。大米淘洗干净,备用。锅内加水适量,放入大米、淡菜末煮粥,熟后即成。食时佐以松花蛋。每日1~2次,连服7天。适用于治疗高血压之耳鸣、眩晕。

5. 香菇豆腐粥　水发香菇50g,豆腐120g,大米100g,姜丝2g。蒜片5g,精盐2g,味精2g,香油2g。将水发香菇去蒂,洗净,切成碎末;豆腐切成小块;大米淘洗干净,备用。锅内加水适量,放入大米煮粥,五成熟时加入香菇末、豆腐块、姜丝、蒜片、精盐,再煮至粥熟,调入味精、香油即成。每日2次,连服10~15天。适用于治疗高血压、高血脂、糖尿病、肝炎等。

6. 草菇肉丝粥　新鲜草菇60g,猪瘦肉100g,大米100g,蒜片5g,精盐2g,味精3g,胡椒粉3g,香油2g。将草菇去蒂,洗净,切成碎末;猪瘦肉切成细丝;大米淘洗干净,备用。锅内加水适量,放入大米煮粥,五成熟时加入草菇末、猪肉丝、蒜片、精盐,再煮至粥熟,调入味精、胡椒粉、香油即成。每日2次,连服15~20天。适用于治疗高血压之头晕。

7. 海蜇鸡子粥　海蜇皮50g,鸡蛋1个,大米100g,咸鸭蛋1个。将海蜇皮漂洗干净,切成细丝;大米淘洗干净,备用。锅内加水适量,放入大米煮粥,八成熟时加入海蜇丝,再煮至粥熟,打入鸡蛋,搅匀即成。食时佐以咸鸭蛋。每日2次,连服15~20天。适用于治疗高血压之面赤、烦燥易怒、失眠等。

8. 绿豆荠菜粥　绿豆50g,鲜荠菜100g,大米100g。将绿豆、大米淘洗干净;鲜荠菜洗净,切成碎末,备用。锅内加水适量,放入绿豆、大米煮粥,八成熟时加入荠菜末,再煮至粥熟即成。每日2次,连服7~10天。适用于治疗高血压之面色潮红、烦躁不安等。

9. 甘蓝兔肉粥　甘蓝(卷心菜)120g,兔肉60g,大米100g。腐乳2块。将兔肉放入沸水中焯2分钟,捞出过凉后,沥干水分,切成细丝;甘蓝洗净,切成碎末;大米淘洗干净,备用。锅内加水适量,放入大米煮粥,八成熟时加入兔肉丝、甘蓝末,再煮至粥熟即成。食时佐以腐乳块。每日2次,连服10~15天。适用于治疗高血压、冠心病、糖尿病等。

10. 洋葱肉丝粥　洋葱120g,猪瘦肉60g,大米100g。将洋葱洗净,切成碎末;猪瘦肉切丝;大米淘洗干净,备用。锅内加水适量,放入大米、猪肉丝煮粥,八成熟时加入洋葱末,再煮至粥熟即成。每日2次,连服7~10天。适用于治疗高血压、糖尿病等。

11. 柿叶鸡子粥　鲜柿叶35g,鸡蛋1个,大米100g,蜂蜜30g。将鲜柿叶洗净,放入沸水锅内焯一下,捞出,备用;大米淘洗干净,备用。锅内加水适量,放入柿叶煎煮15分钟,去渣。加入大米煮粥,熟后打入鸡蛋搅匀,调入蜂蜜即成。每日2次,可长期食用。适用于治疗高血压、冠心痛,动脉硬化、顽固性失眠等。

12. 鹌鹑汤　鹌鹑2~3只,食用油、料酒、姜丝、葱末、精盐、味精各适量。将鹌鹑宰杀,去毛,去内脏,洗净,剁成大块,备用。炒锅上火,放入食用油烧热,投入姜丝、葱末炝锅,放入鹌鹑块略炒，烹入料酒，加水适量，大火烧沸，再用文火煮 30～40 分钟，调入精盐、味精即成。每日 1 剂，连服 1 个月。适用于治疗高血压、肥胖症、动脉硬化等。

13. 芹菜肉丝汤　鲜芹菜 150g，猪瘦肉 90g，食用油、姜丝、葱末、料酒、精盐、味精各适量。将芹菜洗净，切碎；猪瘦肉洗净，切丝，备用。炒锅上火，将食用油烧热，投入姜丝、葱末炝锅，加入肉丝、芹菜末煸炒，加水适量，加入料酒，大火烧沸，改用文火煮 10 分钟，调入精盐，味精即成。每日 1～2 剂，宜常服。适用于治疗高血压、糖尿病、失眠多梦等。

14. 绿豆海带汤　绿豆 60g，水发海带 120g，姜丝、葱末、精盐、味精、香油各适量。将绿豆去杂洗净，用清水泡软；海带洗净，切碎，备用。锅内加水适量，放入绿豆、海带、姜丝、葱末、大火烧沸，改用文火煮 20 分钟，调入精盐、味精、香油即成。每日 1～2 剂，宜常服。适用于治疗高血压、高血脂症等。

15. 柠檬荸荠汤　柠檬 1 个，荸荠 10 个，白糖适量。将柠檬洗净，切片；荸荠洗净，去皮切片，备用。锅内加水适量，放入柠檬片、荸荠片，大火烧沸，改用文火煮 5～10 分钟，调入白糖即成。每日 1 剂，2 次分服，连服 10～15 天。适用于治疗高血压、咽喉肿痛、消渴等。

16. 菊花芹菜煲兔肉　菊花 20g，芹菜 50g，兔肉 150g，姜 5g，葱 10g，蒜 10g，盐 3g，素油 30g。先把菊花洗净，去杂质；芹菜洗净，切 4cm 长的段。兔肉洗净切 4cm 见方的块；姜切片，葱切段，蒜去皮切片。然后把炒锅置武火上烧热，加入素油，六成熟时加入姜、葱、蒜爆香，随即加入兔肉、芹菜、菊花、盐炒匀，加水 300ml，用文火煲 30 分钟即成。每日 1 次，每次食兔肉 50g。为高血压常食菜肴。

17. 赤小豆玉米饭　赤小豆 50g，玉米 50g，大米 100g。先把赤小豆、玉米、大米淘洗干净，去泥沙。然后把赤小豆、玉米放入锅内，加水 400ml，煮沸，用文火煮 30 分钟，待用。最后再把大米和上述已煮好的赤小豆、玉米同放电饭煲内，加水适量，如常规煲饭，将饭煲熟即成。每日 1 次，每次吃 60～90g。可作为高血压患者常食之主食，四季皆宜。

18. 杜仲茶　杜仲叶，优质绿茶叶各等份。将上二味共研细末，混匀，用滤泡纸分装，每袋 6g，每次 1 袋沸水冲泡 10 分钟，温服，每日 1～2 次；或杜仲叶 10g，绿茶 3g，沸水冲泡 10 分钟，或水煎 1 日 1 剂，温服。主治高血压合并心脏病及腰酸痛等症。

五、调摄护理

1. 节制七情　高血压病是一种慢性全身性疾病，需要长期治疗。治疗包括药物、非药物治疗。要保持胸怀开阔，精神乐观，克服急躁、惊恐、焦虑的不良情绪，避免精神高度紧张或各种因素的刺激。维持健康的心理平衡，避免引起血管收缩、血压增高所致的脑血管意外和心肌梗死的发生。

2. 保健饮食　要维持足够的营养，又要避免高脂肪、高胆固醇、高糖、高盐饮食。以清淡低盐低脂为宜，多食蔬菜水果类，如凉拌芹菜、香蕉等。

3. 劳逸结合　避免过度劳累和紧张，保持足够的睡眠，生活有规律，使大脑皮层建立正常的工作秩序，适当进行力所能及的体育锻炼，如散步、保健操、气功（放松功、静功）、八段锦、太极拳，可使末梢血管阻力降低，心脏每分输出量减少，因而产生降压效应。运动量的掌握，以华佗主张的“愉而汗出”为度。可结合自己体质，爱好选择 1～2 种锻炼方式，贵在坚持。

4. 戒除酒烟　不宜多饮酒，一定要戒烟。定期健康检查，早发现，早治疗，尤其有高血压家族史者更应注意提高警惕，防病于未然。

5. 居处环境应安静、空气新鲜，避免喧哗吵闹。

六、按语

普遍认为高血压病是针灸的适应证，不仅是良性高血压，对高血压脑病、高血压危象、血压急剧上升的病例，毫针、三棱针、水针等方法降压效果也非常理想，不失为一种实用而简便的抢救措施。针灸降高血压的主要特点是：①降压作用快，收缩压和舒张压均呈降低趋势，但以收缩压为主，血压水平愈高，降压作用越明显；②有时间效应，一般每日 1 次行针刺治疗，1 周内有明显效果，以后便不明显，停针后再针，仍可有明显作用；③降压作用缓和，很少发生类似降压药所导致的血压骤降的副作用，对Ⅰ、Ⅱ期患者效果较好，对Ⅲ期患者应配合药物治疗。

对于一般的良性高血压，取内关、足三里、太冲、行间等常用穴位，行泻法，具有即时的降低血压的作用，降低幅度在 10～30mmHg 不等。针刺降压的方法很多，尤其是微针疗法、新的针灸仪器运用以来，治疗手段更为丰富，目前，磁疗、激光针、穴位贴敷、眼针、手针、足针等方法均有不同程度控制血压的效果。另运动疗法、气功疗法、音乐疗法、饮食疗法等，是临床确实有效而没有副作用的一种治疗方法。应综合多种疗法进行治疗。

第9章 低血压

一、概述

低血压是指按照常规测量血压的方法,肱动脉血压低于12/8kPa(90/60mmHg),65岁以上的人低于13.33/8kPa者谓之低血压。可分为原发性低血压(体质性低血压)、体位性低血压、症状性低血压。部分体质性低血压患者并无自觉症状,只是在体检中被发现,这种情况无重要的临床意义,也不必药物治疗,但应指导其增强体质。有些人则有较明显的症状如:头晕、健忘、乏力,甚至晕厥等,应当给予适当治疗。

低血压属于中医的"眩晕""虚劳""晕厥"等范畴。

二、病因病理

(一)西医的病因病理

1. 原发性低血压　多见于体质虚弱者,以女性多见,有家族遗传倾向。部分患者可无任何不适,有症状者表现为头晕、视力模糊、乏力、记忆力差,少数人可出现晕厥。除血压偏低外,无其他慢性疾病或营养不良,这是其特征。

2. 体位性低血压　又称直立性低血压,由坐位、卧位或蹲位突然起立或长时间站立后血压下降(4/2.7kPa)为特征。可分为:

(1)特发性体位性低血压:多见于男性,中年以后发病,可能由于植物神经功能紊乱、血管舒缩功能障碍所致。

(2)继发性体位性低血压:伴见于一些慢性疾病中,如脊髓空洞症、周期性麻痹、内分泌功能紊乱或使用某些药物(如扩血管、降血压、镇静剂等),使小动脉舒缩功能障碍、植物神经功能紊乱,而产生低血压。

(3)症状性低血压:为部分慢性疾病的伴随症状之一。凡能引起心搏减弱、心输出量减少、有效血容量下降、血管收缩力降低等原因的慢性疾病均可导致本症。

(二)中医的病因病机

多因先天不足或后天失养,如思虑过度,劳伤心脾;过食生冷,损伤脾阳;大病久病气血暗耗;禀赋不足或房事不节,恣情纵欲,肾精亏虚,使气血阴阳不足,脏腑功能失调。心阳不足,心脉鼓动无力;脾虚不运,水谷精微不能充养机体而致阴血不足,血脉不充;气机升降失调,清阳不升;肾精亏耗,髓海空虚,心脑失养。究其本乃心、脾、肾三脏气血阴阳不足。

三、临床诊断

(一)辨病

1. 原发性低血压,可无自觉症状,部分人有头晕、眼花、健忘、乏力或胸闷,甚至晕厥等。血压<12/8kPa,65岁以上者<13.33/8kPa,而无其他疾病。

2. 直立性低血压(除特发性直立性低血压外)及症状性低血压,除头晕、头痛、乏力、健忘、晕厥等低血压、脑缺血症状外,并有引起低血压原发病的各种症状、体征。

许多疾病都伴有低血压或相似症状,常为症状性,经询问病史及测量血压等检查后诊断不难。

（二）鉴别诊断

1. 休克　休克的临床表现亦为血压下降。两者鉴别有低血压者病程较长，而休克常发生于严重感染、失血、中毒、过敏、心力衰竭等紧急情况下，病程较短；前者经平卧后症状可改善，而后者的低血压与症状与体位无多大关联，如不及时抢救往往迅速恶化危及生命；低血压者一般神志清晰，而休克则有表情淡漠、神志不清或昏迷。据此鉴别不难。

2. 低血糖　两者均可表现为头晕眼花、乏力或晕厥，血压偏低。但低血糖者有饥饿感、出冷汗或应用降血糖药物史，低血压者一般无此类症状；前者经进食或补充葡萄糖后症状可迅速缓解，而后者一般无此变化；两者经测量血压及血糖及详细询问病史，诊断亦不难。

（三）辨证

1. 心气阴两虚　头晕眼花，畏寒肢冷，胸闷心悸，气短自汗，面色㿠白。舌质淡苔白，脉细弱或沉缓。

2. 脾阳虚　头晕目眩，消瘦乏力、面色无华，气短、纳少腹胀、便溏，甚者脱肛，舌质淡苔薄，脉沉细。

3. 肾阴阳两虚　头晕目糊，腰膝酸软，身寒肢冷，动则气短，神疲健忘，五更泄泻。舌淡，苔薄白，脉沉迟。或头晕耳鸣，五心烦热，口干尿少，遗精盗汗。舌瘦偏红少苔，脉沉细。

（四）辨证要点

1. 辨阴阳　低血压一症多为先天不足或后天失养，导致气血阴阳不足、脏腑功能失调。阳虚者，阴寒内盛，卫外不固、清阳不升，中焦气机不畅，多见头晕眼花，胸闷心悸，面色㿠白，畏寒肢冷，纳少自汗，少气懒言，神疲乏力，便溏或五更泄泻。舌胖苔薄，脉沉重取无力。阴虚者，虚阳上亢，可见眩晕目糊，口干，尿少，神疲健忘，乏力，五心烦热，便秘、遗精盗汗。舌瘦偏红少苔，脉细弱。

2. 辨脏腑　本病以心、脾、肾三脏阴阳亏虚为主，且往往三脏之症挟杂互见，主要辨别虚者以何脏为主。如心气虚则头晕心悸、胸闷气短、自汗、少气懒言、面色苍白、脉细弱；脾阳虚则见消瘦乏力、纳少腹胀、便溏及中气下陷诸症。舌淡苔薄白，脉沉缓；肾阴阳亏虚常见眩晕目糊、腰酸膝软、神疲健忘、畏寒或口干尿少，遗精盗汗，五更泄泻，乏力耳鸣，舌瘦偏红，脉沉细。

四、临床治疗

（一）针刺疗法

1. 毫针疗法

毫针一

（1）主穴：百会、风池、曲池、足三里、三阴交、脾俞、肾俞。

（2）配穴：痰湿中阻，加中脘、丰隆、解溪；恶心、呕吐，加内关；阳痿、耳鸣，加灸关元、刺听宫；眼睑下垂，加阳白透鱼腰；晕厥，先强刺人中，不效再刺中冲，并补足三里，灸百会、气海。

（3）操作：以上穴位，头项部穴位应行强刺激，其他部位的穴位则采用中等强度刺激，背俞穴应行提插捻转补法，留针30分钟。百会穴可先行灸法，以升清阳，充脑髓，用艾条悬灸，灸至局部有热力顶压感为佳，以上治疗每隔1日1次，15次为1疗程。适用于治疗低血压。

毫针二

（1）主穴：脾俞、肝俞、肾俞、足三里。

（2）配穴：中气不足，加气海、内关、胃俞；肾精亏损，加三阴交、太溪、照海；脾虚湿阻，加丰隆、阴陵泉；肝肾阴亏，加太冲、风池、曲泉。

(3)操作:每次选用3~5穴,用轻或中度刺激,留针20~30分钟,中间行针1次。亦可用温针灸,每日或隔日1次,10次为1个疗程。适用于治疗低血压。

2. 穴位注射法

穴位注射一

(1)取穴:双血海、膈俞、中极、命门。

(2)药物:当归注射液2ml、维生素B_1注射液100mg。

(3)方法:取当归注射液2ml、维生素B_1注射液100mg,分注上述穴位,每穴注入0.5ml。隔日1次,10次为1疗程。适用于治疗低血压。

穴位注射二

(1)取穴:风池、足三里、三阴交、心俞、脾俞、肝俞。

(2)药物:维生素B类注射液、5%~10%葡萄糖注射液、黄芪注射液、参附注射液。

(3)方法:维生素B类注射液、5%~10%葡萄糖注射液、黄芪注射液、参附注射液,任选1种,每次选3~4穴,按穴位注射常规,得气后每次每穴注入1~1.5ml,每日或隔日1次,5~10次为1疗程。适用于治疗低血压。

穴位注射三

(1)取穴:命门、内关、足三里、阳陵泉、心俞、脾俞、肾俞、三阴交。

(2)药物:复方丹参注射液。

(3)方法:每次选4~5穴。按穴位注射操作常规进行,穴位皮肤常规消毒,用2ml或5ml注射器接6~7号注射针头,抽取复方丹参注射液后,快速进针刺入皮下,稍作提插待有酸、麻、胀或触电样等明显针感得气时,经回抽无血后,缓缓注入药液,每次每穴注射0.3~0.5ml,每日1次,10次为1疗程。适用于治疗急性低血压。

穴位注射四

(1)取穴:风池、翳明、内关。

(2)药物:10%葡萄糖注射液或维生素B_{12}注射液。

(3)方法:选用10%葡萄糖注射液或维生素B_{12}注射液。按穴位注射操作常规进行,穴位皮肤常规消毒,用2~20ml注射器接5~6号注射针头,抽取所选药液后,快速进针刺入皮下,稍作提插待有酸、麻、胀或放射样等明显针感得气时,经回抽无血后,每次每穴注射葡萄糖3~5ml或维生素B_{12}0.5ml,隔日1次,5次为1疗程,疗程间休息5~7日。适用于治疗低血压。

穴位注射五

(1)取穴:内关、足三里。

(2)药物:鹿茸精注射液。

(3)方法:选取鹿茸精注射液,于内关穴注射,隔日1次,双侧足三里穴轮流交替使用,每日注射1次。每次每穴注射1ml,10次为1疗程。适用于治疗低血压。

穴位注射六

(1)取穴:内关(双)。

(2)药物:当归注射液。

(3)方法:选取当归注射液1ml,按穴位注射操作常规进行,每侧穴位注射0.5ml。每日1次,5次为1疗程。适用于治疗低血压。

3. 拔罐疗法

(1)部位:督脉、膀胱经在背、腰、骶部全部穴位。

(2)操作:先于背部涂上润滑液,用玻璃罐口涂匀,再用吸火法将罐吸于督脉、膀胱经脉穴处,上下行走,一般每条经脉往复行走10~30次。以脏腑、经络理论指导,辨证辨病相结合,选择背部,如心脏疾患取厥阴俞、心俞等,具体穴位加用闪罐,摇罐或烫罐。每日1次,10次为1疗程。适用于治疗低血压。

4. 耳针疗法

耳针一

(1)主穴:额、枕、颞、神门、皮质下。

(2)配穴:中气不足或脾胃湿阻加脾、胃;肝肾亏损、精髓不充,加肝、肾。

(3)方法:行短促强刺激法,不留针,每日1次,10次为1疗程,两耳交替使用。亦可在耳部作贴压,用单侧穴位,时时按压,至耳红热为度,并至病情缓解,3~5天后更换穴位。适用于治疗低血压。

耳针二

(1)取穴:交感、心、肾上腺、皮质下。

(2)方法:每次取一侧耳穴,双耳交替使用。耳郭常规消毒后,用耳毫针对准所选穴位刺入,用中等刺激,留针10或20分钟,并捻转1或2次,用补法。每日或隔日针1次,15次为1个疗程。适用于治疗低血压。

耳针三

(1)取穴:额、颞、枕、皮质下、交感、神门、脾、肝、肾。

(2)方法:根据证型每次选4~6穴,针刺轻刺激,留针30分钟,每日或隔日1次;亦可用王不留行籽压迫以上耳穴,1日按压数次,2~3日更换1次。两耳交替,10次为1疗程。适用于治疗低血压。

耳针四

(1)取穴:肾上腺、缘中、心。

(2)方法:耳郭常规消毒后,用耳毫针对准所选穴位依次刺入,用中等刺激,留针10~20分钟,捻转1~3次,用平补平泻法或补法。隔日针1次,10次为1个疗程。适用于治疗低血压。

耳针五

耳穴压迫法

(1)取穴:交感、心、枕、肾上腺。

(2)方法:每次取一侧耳穴,双耳交替或全取。耳郭常规消毒后,按操作常规,将王不留行籽粘于一小块胶布中心,每块粘1粒,贴压在所选穴位上,边贴边按摩,直至出现胀痛、耳郭出现灼热为止。每日按揉3~5次,隔日换贴1次,10次为1个疗程。适用于治疗低血压。

耳针六

耳穴压迫法

(1)取穴:肾、肾上腺、缘中、心、内分泌、皮质下、耳背心。

(2)方法:每次取一侧耳穴,双耳交替使用。耳郭常规消毒后,将王不留行籽粘于胶布中心,再按操作常规贴压在所选穴位上,边贴边按摩,至出现胀痛、耳郭灼热时为止,贴后嘱患者每日自行按压3~5次。隔日换贴1次,10次为1个疗程。手法宜轻,用补法。适用于治疗低血压。

耳针七

耳穴压迫法

(1)取穴:心、头、兴奋点及低血压敏感点。

（2）方法：用耳穴诊断仪分别于双侧耳郭上找准穴位，将王不留行籽的方形胶布对准穴位贴紧，并稍用力，按顺时针和逆时针方向轻柔按摩各60次，使耳部产生麻胀、微痛、发热或微出汗为佳，贴压穴位经按摩后，感到轻度疼痛者，说明行气良好，未产生轻度疼痛者，可自行按摩加强刺激。每次贴压5~7天，2~4次为1疗程。适用于治疗低血压。

耳穴按摩法

（1）取穴：肾上腺、升压点、缘中、心、皮质下、肝、内分泌、肾、交感、枕、耳背心、下耳根。

（2）方法：耳郭常规消毒后，按操作常规，对上述耳穴施行点按法；接着采用全耳按摩法、双凤展翅法。而后，点按心、肾上腺、升压点、交感，右手持按摩棒依次对准上述穴位，左手挟持耳郭，配合右手一压一抬进行点按，每穴1~2分钟，每日1次。

按揉皮质下、下耳根穴，示指指腹对准皮质下，拇指掌侧置于皮质下耳背相应位置，两手指配合揉按2~3分钟，然后用示指指腹对准耳根揉按2~3分钟，每日1或2次。又搓揉升压沟，拇指指腹放于耳背升压沟，示指掌侧置于耳郭相应位置，两手指配合，上下搓摩3~5分钟，每日2次。适用于治疗急性低血压。对于急性休克、晕厥的患者要及时救治。

5. 皮肤针疗法

（1）取穴：足阳明胃经、足太阴脾经、足厥阴肝经膝以下线路，脊柱正中3~11椎，或膀胱经第1侧线3~11椎。

（2）方法：按临床证型选用叩刺线路。可先叩膝以下线路，然后叩击脊柱正中或脊柱两侧。叩至皮肤发红，背后加拔火罐10~15分钟。每日1次或隔日1次，7~10次为1疗程。适用于治疗低血压。

6. 梅花针疗法

（1）取穴：脊柱两侧（颈、胸、腰、骶）、气管两侧、内关、足三里、三阴交。

（2）方法：采用轻度或中度叩刺，不宜过重刺激，叩至局部微红为度。每日治疗1次，10次为1疗程，每疗程间休息3~5天。适用于治疗低血压。

7. 头针疗法

（1）取穴：感觉区（以躯干为主）、胸腔区。

（2）方法：用1寸毫针，针尖迅速刺入皮肤后，快速捻转1~2分钟，留针30分钟。中间可间歇行针1次。每日1次，10~15次为1疗程。适用于治疗低血压。

（二）灸治疗法

灸法一

1. 取穴：神阙。

2. 操作：隔姜灸或隔盐灸。将细末食盐填于脐孔中，四周畔以湿面，隔住脐盐与孔边缘皮肤，以小枣大艾炷置盐上施灸。每次灸10~14壮，隔日1次。20次为1疗程。亦可局部用艾盒灸，每日1次。适用于治疗低血压。

灸法二

1. 取穴：百会。

2. 操作：患者取卧或坐位，右手持点燃艾条在距百会3cm处以温和灸法施灸，左手食、中指置于百会两侧，按压头发，并可自感温度，以便于随时调节施灸距离。每日施灸15分钟，每日1次，10次为1疗程。适用于治疗低血压。

（三）推拿疗法

推拿一

1. 取穴：印堂、太阳、百会、四神聪、气海、关元、中极、三阴交、涌泉、脾俞、肾俞、命门、眉弓等。

2. 主要手法：推法、揉法、搓法、掌摩法、㨰法、按法、横擦法等。

3. 操作程序

(1)患者仰卧位，医者立于患者头侧，以双手拇指分推印堂至太阳穴 3～5 遍，揉眉弓数次；然后五指分开，沿头正中线分搓，并按压百会、四神聪、风池、天柱穴各 2 分钟，以头颈部有热胀感为度。

(2)患者仰卧位，医者位于患者右侧，在腹部施以掌摩法 3～5 遍，并按揉气海、关元、中极穴，以腹部有热胀感并下传至两大腿内侧为佳。

(3)按揉两侧足三里、三阴交穴 3 分钟，并重擦两侧涌泉穴 3 分钟，以透热为度。

(4)患者俯卧位，医者位于患者左侧，先用㨰法按揉两侧膀胱经第 1 侧线 3～5 遍，重点按压心俞、膈俞、脾俞、肝俞、肾俞穴各 1 分钟，并横擦肾俞、命门穴部位，以透热为度。适用于治疗低血压。

推拿二

1. 部位：腰背部、素髎、中脘。

2. 主要手法：捏法、提法等。

3. 操作程序：先让患者取俯卧位，医者站于其旁。在腰背部沿胁柱自下而上，在腰至大椎穴及两侧的皮肤做捏法 15～20 次，痛点部位多施手法，捏提时手法要缓和有力；再让患者取坐位，医者站于其旁，用拇、食、中指捏提素髎、中脘而结束。每日 1 次，10 次为 1 疗程。适用于治疗低血压。

推拿三

1. 穴位与部位：手穴取神门、大陵、阳池、中渚、手心区、血压反射区；足部反射区取肾、输尿管、膀胱、头面部、内耳迷路、心、肺、甲状腺、肾上腺、生殖腺、腹股沟、上身淋巴腺、脑垂体等反射区。

2. 主要手法：按法、揉法、摩法等。

3. 操作程序：先手部按摩，选取上述穴位作长期的轻揉缓和地按摩，以舒适为度，再作全足按摩，重点按摩上述反射区。每日 1 次，10 次为 1 疗程。适用于治疗低血压。

推拿四

1. 穴位与部位：面部、胸腹部、头顶部、印堂、素髎、中脘、关元、气海、足三里、肾俞。

2. 主要手法：推法、拿法、搓法、摩法、提法、捏法、按压法等。

3. 操作程序：采用自我推拿法。先搓摩手掌令热之后，用双手掌摩拭面部，以面部觉热为度；再用手指推摩胸腹部 20～30 次；再提捏印堂、素髎、中脘各 1 分钟；再用手掌自前额向头顶摩去，双手交替进行，约 20～30 次；最后按压关元、血海、足三里、肾俞穴各 1 分钟。适用于治疗低血压。

推拿五

足疗按摩疗法

1. 部位：心脏、小肠、肾脏、输尿管、膀胱、头、内耳等反射区。

2. 基本手法：揉法、按法、搓法、摩法、擦法等。

(1)拇指轻揉两足头(脑)、颈、心脏、生殖腺反射区各 2 分钟．并对在按摩中疼痛明显的反射区，每一部位继续按揉 5 分钟。接着揉压腹腔神经丛、淋巴(上身及腹部)反射区各 3～5 分钟。再揉压膀胱、肾脏、输尿管反射区各 5 分钟。须每日坚持按摩。

(2)每日 3～4 次揉压足后跟，每次 5 分钟左右。

(3)拇食两指揉搓左足大拇趾、第三趾各 5 分钟。用手指边上下摩擦平衡器官反射区 5 分钟，揉压足心 5 分钟，每日 2 次。

(4)用可乐空瓶或拳头轻敲打足底15~20分钟,每日1次。

(5)用发夹或牙签刺激足跟,15~20分钟,每日2次。

(6)旋转足踝15~20分钟,每日2次。

(7)用烟灼法灼脚第三趾、足心,共15~20分钟,每日1次。适用于治疗低血压。

(四)刮痧疗法

刮痧一

1. 部位:脊柱两侧,胸椎至腰椎2及其两侧,头顶区和上、下腹正中线,膝弯区,小腿外侧区,足底区。

2. 治法:用刮痧法(轻刮补法)。先刮脊柱两侧(自颈至骶。)3行,至泛红为止,再重点刮胸椎至腰椎及其两侧7行,至出现痧痕为止,然后刮头顶区(可用梅花针轻叩刺)和上、下腹正中线,膝弯区、小腿外侧区、足底区。每日1次。适用于治疗低血压。

刮痧二

1. 部位:分2组:一为百会、心俞、膈俞、志室、中脘、风市、足三里、涌泉;二为头维、厥阴俞、脾俞、肾俞、关元、三阴交、郄门、太冲。

2. 治法:用刮痧法间用点揉法。每选1组交替使用。先用平泻法,后用补法,先刮至出现痧痕为止,第2次用点揉法,每穴3~5分钟,每日1次,交替取法。适用于治疗低血压。

五、预防与护理

1. 平时应经常参加适当的体育锻炼或体力劳动。

2. 饮食结构合理,并富于营养。戒烟酒。

3. 培养开朗的性格。

4. 保证足够的睡眠。

5. 老人及体质虚弱者应避免长期卧床,以保持肌肉的张力及脏腑的正常功能。

6. 起床或站立时动作宜缓慢,病情较重者应有人搀扶,以防晕厥而发生意外。平卧时应取高枕位。

7. 老年人及慢性疾病患者应鼓励进行康复锻炼,增加肌张力及脏腑的活动功能。

六、按语

不论是何种类型的低血压,针刺、灸治等疗法均具有一定的治疗作用。针灸治疗低血压,多从气血不足或中气虚弱、清阳不升论治。针灸处方以气海、关元、足三里、百会等穴为主,并随症加减。可用艾条灸法,灸至皮色潮红为度,每日1次,收效颇明显。血容量不足和休克所致低血压有明显的发病原因,应以补充血容量和抗休克为主,降压作用出现较快;而原发性直立性低血压,是以低血压为主要表现的神经系统变性病,本病病程冗长,一般须长期治疗,针灸对本病的疗效主要体现在改善眩晕或晕厥、降低血压两个方面。有人认为,出现晕厥症状时,当用毫针、梅花针、耳针、头针等;血压低时,可根据证型不同,采用灸法、水针、温针及刺络拔罐等方法。在针法选择上,有人建议2~3种方法结合,一方面可以减少穴位的疲劳,其针后效应出现也快。临床疗效观察发现针刺对各种低血压均有升压作用,多数在4~30分钟内血压上升。其主要特点是:血压上升比较稳定,下降后重新针刺仍可上升,与升压药有协同作用,且无升压药的副作用。并能显著改善患者的眩晕、心悸、恶心、失眠等症状,但需要坚持治疗。升压作用较强的穴位有素髎、涌泉、人中、十宣、合谷、足三里、百会等。另推拿、刮痧、饮食疗法等,对本病有确实疗效。临床要多种方法配合或交替使用,有助于提高治疗效果。

第10章　高脂血症(高脂蛋白血症)

一、概述

血脂乃血浆或血清中脂类的统称,包括许多脂溶性物质,其主要成分为胆固醇、甘油三酯、磷脂、游离脂肪酸等。血中脂类含量超过正常称为高脂血症。由于血浆脂质为水溶性,在血液中必须与蛋白质结合成为水溶性复合物才能运转到全身,故高脂血症又称为高脂蛋白血症。临床上分原发性和继发性,前者多属于遗传性脂质代谢紊乱性疾病,后者常见于未控制的糖尿病、甲状腺功能减退症、肾病综合征等疾病中。近年来还发现高脂血症与动脉粥样硬化有密切的关系。动脉粥样硬化最早期的病理改变是动脉壁胆固醇和胆固醇酯的沉积,患者的血胆固醇或甘油三酯的浓度常高于健康人。对胆固醇或甘油三酯升高的人群进行随访观察,动脉粥样硬化的发病率比血脂正常的人群为高。目前认为,脂质的代谢失调(血脂的蓄积)是动脉粥样硬化的标志,高脂血症是冠心病的"促进因素"或"危险因子"。因此,探讨高脂血症的治疗就成为防治冠心病的重要手段之一。也即是说,及时地纠正高脂血症,有可能减轻或推迟动脉粥样硬化及其并发症(冠心病)的发生。

血脂水平的变化与饮食结构转变为低碳水化合物、高脂肪、高胆固醇有关。发病率大城市居民较高,农民、渔民较低。总体说来,与欧美等西方人群相比仍然属于较低水平。随着人民生活水平的提高,一些不正常的生活方式,如高糖、高动物脂肪膳食、不运动或少运动、吸烟、大量饮酒以及体重增加等,是引起血脂代谢异常的重要基础。

中医认为高脂血症属于"浊阻""痰湿""肥胖""湿热"等范畴。

二、病因病理

(一)西医的病因病理

1. 饮食和营养因素　饮食对血脂蛋白含量影响显著。进食含脂肪食物后几小时,血浆中即可出现乳糜微粒,称为食饵性高脂血症。健康人进食1~2g/kg体重脂肪,于2~4小时后出现血脂高峰,甘油三酯增高可持续6~8小时。高乳糜微粒出现后,其他脂蛋白成分也有不同程度的增加。即使进食碳水化合物也可使血中的甘油三酯增高。其原因可能在于糖类能在肝脏中合成甘油三酯。因此甘油三酯受饮食的影响很大。长期饱和脂肪饮食可导致血浆胆固醇含量升高。饮食中热量的摄入对胆固醇增高也有关系,有人发现高胆固醇血症发生于每日热量一次摄入者(早餐、午餐不吃或很少吃,晚餐大吃),而不发生于分次摄入者。

2. 体重因素　多数资料表明超重者血脂水平升高,尤其以40岁以后肥胖人更为明显,甘油三酯、VLDL增高更明显。LDL和胆固醇在部分人中增高。通过控制饮食,增加热量消耗则使VLDL和甘油三酯下降,而HDL胆固醇则有所增高。

3. 运动和体力活动因素　流行病学调查报告脑力劳动者甘油三酯与胆固醇比体力劳动者高。内蒙牧民虽然进高脂肪、高胆固醇饮食,但血脂水平与进普通饮食的农民并无明显区别。实验证明运动有调节血脂作用。能降低血浆胆固醇和甘油三酯及LDL和VLDL含量,升高HDL尤其是HDL_3胆固醇含量。

4. 年龄因素　胆固醇和甘油三酯随年龄而增加,到60岁以后开始下降。LDL与VLDL变化情况相似,而HDL_3胆固醇规律不一致。

5. 精神因素　精神紧张能影响血脂水平升高。如有人报告在考试期间胆固醇水平升高。

6. 其他因素　遗传与高脂血症有一定关系。妊娠时血胆固醇水平也升高，许多药物如激素、降糖药、肾上腺阻滞剂及利尿药均可影响脂质代谢。饮酒对血脂亦有影响。有人报告，每月饮酒超过1.5kg时，胆固醇、甘油三酯浓度比不饮酒者高。

7. 其他疾病因素　(1)糖尿病肥胖症：非胰岛素依赖型糖尿病患者可能由于甘油三酯合成过多，以Ⅳ型最多。(2)甲状腺机能减退和黏液水肿：由于胆固醇降解过慢引起。(3)肾病综合征：引起机制不明，可能与白蛋白降低有关。(4)肝内外胆管梗阻：由游离胆固醇经胆道排出受阻引起。以Ⅱ型较多。(5)酒精中毒：使脂肪酸氧化困难，或血中游离脂肪酸增多引起。(6)痛风：多属Ⅳ型，痛风患者中18%～30%伴肥胖症。(7)胰腺炎：胰岛素分泌减少引起。(8)女性长期服避孕药，暂时性甘油三酯增高。

(二)中医的病因病机

1. 禀赋不足，好逸恶劳　因先天禀赋不足，肾虚不能温煦脾胃，以致脾虚不运，聚湿生痰；或者生性好逸恶劳、贪睡恣食，或终日伏案、多坐少动，致使膏脂来源增多、利用减少，积于体内，而变生本病。

2. 情志因素　思虑过甚或情志抑郁者，易致肝失条达，木郁而土壅，脾胃的升清降浊功能障碍，最后导致肝郁脾虚，浊阴内生输注于血脉而生病。

3. 饮食不节，脾胃损伤　因饮食不节损伤脾胃，运化失司，“精微”浊化而成脂浊痰湿；或因恣食肥甘、醇酒乳酪，以致膏脂过多，转输、利用、排泄不及，而成脂浊之变，发为本病。

4. 久病正虚　久病之人，气血阴阳虚衰，气虚无力推动血脉运行，阳虚阴寒内生，血行涩滞。另血脂增高，经久不愈，常损及血脉，进而痰浊与血瘀并存，以致痰瘀互结。

5. 年老体衰，肾气不足　因年老体虚肾气不足，不能温煦脾胃，脂质运化失常，滞留血中；肾阴不足则水不涵木，疏泄失职，气滞痰凝，而成本病。

总之，此病病位在于肝脾肾诸脏，病邪责之于痰瘀。其病机发展过程，可概括为以下三个阶段：一是肝脾肾功能失调，精微不化，湿浊渐生，此阶段症状可不明显；第二阶段则脏腑功能进一步损伤，痰湿内盛，或湿郁化热；第三阶段病情进一步发展，痰湿痹阻血脉，痰瘀互结，或湿热久郁，伤阴耗气，可以导致严重的阴阳失调，化火生风，从而产生各种变证。

临床上有人对230例高脂血症做过中医辨证分析，属虚证(肝、脾、肾为主)者134例，占58.3%，而属痰浊、血瘀等标实证者66例，占28.3%，有30例高脂血症者无症状。

三、临床诊断

(一)辨病

1. Ⅰ型高脂蛋白血症　又称外源性高甘油三酯血症，比较少见，是一种隐性遗传性疾病，少数可继发于重度未控制的糖尿病。临床上有反复发作的腹痛，有时伴有发热和腹膜炎样表现，与胰腺炎有关。

实验室检查：甘油三酯明显升高，胆固醇正常或轻度升高。

2. Ⅱ型高脂蛋白血症　又称原发性高胆固醇血症、家族性高胆固醇血症，显性遗传。其主要表现为：①黄色瘤，多发生于眼睑部的黄色斑。②易发生动脉粥样硬化，约60%以上病例在40岁左右即发生心绞痛。③胆固醇沉积在角膜称脂肪性角膜弓。

实验室检查：胆固醇、甘油三酯均升高。

3. Ⅲ型高脂蛋白血症　常为家族性隐性遗传，临床较少见。患者常在30～40岁时在手掌部发生橙黄色的脂质沉着，称为扁平状黄色瘤或有结节性疹状黄色瘤、肌腱黄色瘤、早发冠心病或周围血管病、常伴有肥胖症、角膜出现老年弓。

实验室检查：放置血浆常混浊，上部有少量奶油层、下部仍混浊。胆固醇、甘油三酯均增高。常伴血尿酸增高，葡萄糖耐量异常。

4. Ⅳ型高脂蛋白血症　又称内源性高甘油三酯血症，临床上常见。多见于20岁以后发病，有家族性，显性遗传。临床上主要表现为肌腱黄色瘤、皮下结节状黄色瘤，视网膜脂血症；进展迅速的动脉粥样硬化，可伴胰腺炎。

实验室检查：放置血浆外观澄清或混浊，但无乳糜微粒顶层，甘油三酯明显增高，胆固醇正常或轻度增高。血尿酸升高，糖耐量试验异常。

5. Ⅴ型高脂蛋白血症　又称混合型高脂血症，系Ⅰ型与Ⅳ型的混合型，可同时具有两型的特征。如Ⅰ型患者进食低脂肪、高糖饮食时，就会出现Ⅴ型的脂蛋白的图象；Ⅳ型患者低糖、高脂肪饮食也发生高乳糜血症。Ⅴ型最常见于继发性代谢紊乱，如糖尿病酸中毒、胰腺炎和肾病综合征。也可为遗传性。肝脾肿大，腹痛伴胰腺炎，疹性黄瘤，肥胖伴糖尿病等均可见到。

实验室检查：放置血浆上层呈奶油样，下层混浊。甘油三酯明显增高，胆固醇增高。

（二）辨证

1. 早期无症状　形体一般偏胖，食欲较好。舌质一般为正常的淡红舌，舌苔可见腻苔，脉象可以正常，也可见细滑脉、沉细脉、弦细脉。

2. 痰湿内阻　体型肥胖，肢体沉重，头晕背沉，胸中满闷，困倦嗜卧，舌淡红，舌苔白腻，脉象细滑。

3. 肝郁脾虚　精神抑郁，情绪不宁，健忘失眠，不思饮食或进食无味，舌淡苔白，脉弦细。

4. 湿热内蕴　头晕、口黏，胸中烦闷，口干不欲饮，肢体沉重，眠差梦多，小便黄，大便不爽，舌偏红，舌苔腻而黄，脉滑数。

5. 痰瘀互结，血脉痹阻　面色黯滞，疲困喜卧，肢体困重，胸闷背沉，或时发心胸闷痛，头晕头沉，或头痛如裹，舌质黯，或有瘀斑，舌苔白腻，脉象细缓。

6. 肝肾阴虚　证见头晕耳鸣，不耐烦劳，腰膝酸软，健忘失眠，脱发，舌质红，苔黄或少苔，脉细或血压升高等。

7. 肝火炽盛　口苦烦躁，面红目赤，胸胁胀满，小便黄赤，大便干燥，舌红苔黄，脉弦数。

（三）辨证要点

本病辨证以脾、肾、肝、心为主，有虚有实。虚证或本虚标实多见，实证少见，主要见于青年人，病期短、体质壮。久病尤其有合并症者以本虚标实证为主。治疗以健脾理湿为主要原则，有热者清热，有火者通泻退火，有瘀者活血化瘀，有痰者祛痰。本病虽有虚证但不宜大补、久补，而以补通并用为主。不少高脂蛋白血症患者无症状，则宜辨病论治，或舍证从脉。

四、临床治疗

（一）针刺疗法

1. 毫针疗法

毫针一

（1）取穴：中脘、脾俞、气海、内关、丰隆、足三里。

（2）操作：每次选取3～4穴，不宜太多，轮流使用，或用针法或用灸法，缓慢捻针，频率保持平稳，要求针感一般要有酸、麻感，灸法采用温和灸。时间20～30分钟，每日或隔日治疗1次，10

次为1疗程,停针数日后再行治疗。适用于治疗高脂血症。

毫针二

(1)取穴:肝俞、脾俞、内关、丰隆、足三里。

(2)操作:用缓和的平补平泻法,每日1次,7天为1疗程,疗程间隔休息7天。适用于治疗高脂血症。

毫针三

(1)取穴:内关、合谷、足三里、阴陵泉、丰隆、公孙、太白。

(2)操作:常规针刺得气后,内关、公孙、太白行平补平泻;合谷、丰隆、太冲行提插捻转泻法;足三里行提插捻转补法。留针30~40分钟,留针期间,每10分钟运针1次。也可在足三里上使用温针灸。每日1次,10~15次为1疗程。适用于治疗痰浊内盛型的高脂血症。

毫针四

(1)取穴:百会、大陵、膻中、期门、关元、气海、血海、太冲。

(2)操作:常规针刺得气后,百会向前平刺,行快速捻转,以得气为度;大陵、膻中、期门行平补平泻;关元、气海行提插捻转补法;血海、太冲行提插捻转泻法。留针30~40分钟,留针期间,关元、气海加灸,余穴每10分钟运针1次。每日1次,10~15次为1疗程。适用于治疗气虚血瘀型的高脂血症。

2. 耳针疗法

耳针一

(1)取穴:内分泌、皮质下、脾、肝、肾、神门、口、结节。

(2)方法:每次选3~5穴,两耳交替应用,用0.5寸毫针,进针后行轻刺激,得气后留针20~30分钟,隔日1次,10次为1疗程;也可用埋针法或压豆法,每次选5~7穴,两耳交替应用,夏天2~3日更换1次,冬天5~7天更换1次,治疗期间,患者每日自行按压3~5次,每次3~5分钟。适用于治疗高脂血症。

耳针二

(1)取穴:内分泌、皮质下、神门、交感、心、肝、肾。

(2)方法:每次选3~4穴,用毫针留针30分钟,中强刺激,间歇行针,每日1次,10次为1疗程。或用埋针法,每次埋压2~3天,两耳交替。适用于治疗高脂血症。

耳针三

(1)取穴:肝、交感、脾、内分泌。

(2)方法:耳郭常规消毒后,用耳毫针对准所选穴位刺入,先左后右,用中轻刺激,留针10分钟或不留针,用补法。每日或隔日1次,10次为1个疗程。适用于治疗高脂血症。

耳穴压迫法

(1)取穴:心、肝、脾、肾、额、交感、内分泌、结节、肾上腺。

(2)方法:每次取一侧耳穴,双耳交替施治。耳郭常规消毒后,按操作常规,将胶布剪成0.6cm×0.6cm小块胶布,把王不留行籽粘于胶布中心,每块1粒,依次贴压在所选穴位中,边贴边按揉,轻刺激,用补法。贴后嘱患者每日按揉耳贴3~5次。隔日换贴1次,15次为1个疗程,每疗程间休7天。适用于治疗高脂血症。

3. 穴位埋线疗法

(1)取穴:中脘、丰隆。

(2)方法:穴位皮肤常规消毒后,用埋线针或腰穿针将0.5~1cm的羊肠线埋入肌层,退出针具,局部用无菌敷料贴3~5日。15~20日后换用穴位再行埋线,4次为1疗程。适用于治疗高脂血症。

4. 电针疗法

电针一

(1)取穴:阳陵泉、胆俞、肝俞。

(2)方法:针刺得气后,接G6805治疗仪,用疏密波,强度以患者能耐受为度。留针20分钟,每日1次,12天为1疗程。适用于治疗高脂血症。

电针二

(1)取穴:耳穴:心、肝、脾。配穴:肾、皮质下,内分泌。

(2)方法:每次取4穴(每耳2穴),在耳穴上寻找敏感点,用1.5寸毫针直刺,以病人有胀痛麻感及不穿透耳背皮肤为度。接电针仪,留针30分钟。每日1次,20次为1疗程。适用于治疗高脂血症。

电针三

(1)取穴:足三里、三阴交。

(2)方法:针刺得气后,接电疗机,用疏密波,频率20赫兹,用中等强度刺激。每次治疗20分钟,每周3次,3周为1疗程。适用于治疗高脂血症。

(二)灸治疗法

灸治一

1. 取穴:脾俞、胃俞、肾俞、命门、中脘、气海、关元。

2. 操作:用清艾条点燃后,在诸穴施以温和灸,每穴灸治5~10分钟,以局部皮肤潮红为度。每日或隔日1次,适于长期使用,可不计疗程。适用于治疗高脂血症。

灸治二

1. 取穴:神阙、肾俞、命门。

2. 操作:辨证选用首乌、黄精、泽泻、山楂、金樱子、决明子、木香、丁香、红花、白术、附子等中药3~5味,研细后加入适量面粉、水,制作成厚度3~6mm、直径2~3cm的药饼。将药饼置于穴位上,用大艾炷点燃后施灸,药饼干燥后更换,灸至透热、皮肤出现红晕为度。每日或隔日1次,15次为1疗程。适用于治疗高脂血症。

(三)推拿疗法

推拿一

1. 取穴:神阙、关元、心俞、肝俞、脾俞、肾俞、曲池、内关、血海、阴陵泉、足三里、三阴交、太溪。

2. 主要手法:按法、揉法、一指禅推法、擦法、㨰法等。

3. 操作程序:患者先取仰卧位,以神阙为中心,用大鱼际顺时针方向反复揉按,范围由小到大,再以一指禅推关元穴,然后由上至下以掌斜擦两胁至少腹部,以发热为度,时间约10分钟;患者取俯卧位,以掌根揉按脊柱及两侧的足太阳膀胱经,拇指反复点按背俞穴,以患者觉明显酸胀为度,再行㨰法,并直擦膀胱经至透热为度,时间约10分钟;患者再仰卧,以拇指按揉曲池、内关,再从肘关节向下拿捏手阳明、手厥阴两经,按揉血海、阴陵泉、足三里、三阴交、太溪,再从膝关节向下拿捏足阳明、足太阴两经,时间约10分钟。每日或隔日1次,15次为1疗程。适用于治疗高脂血症。

推拿二

自我推拿法

方法：揉内关，先左后右；揉屋翳、渊腋、辄筋各穴，重点揉左侧，每穴揉30次；摩肾堂，运膏肓各50次；肾虚者加揉三阴交、涌泉穴；失眠便秘者仰卧作顺时针方向摩腹；气血两虚者摩中脘、天枢、气海穴，按脾俞、胃俞、足三里；痰浊甚者揉天突、膻中穴。每日2～3次。适用于治疗高脂血症。

（四）饮食疗法

1. 草莓冬瓜皮粥　草莓50g，冬瓜皮30g，大米100g，蜂蜜30g。

制法：将草莓去蒂，洗净；冬瓜皮洗净，切成碎末，用干净纱布包好；大米淘洗干净，备用。锅内加水适量，放入大米、冬瓜皮袋煮粥，煮至七成熟时加入草莓，再煮至粥熟，拣出冬瓜皮袋，调入蜂蜜即成。每日2次，连服20～30天。适用于治疗高脂血症、高血压、动脉硬化等。

2. 荷叶肉丝粥　鲜荷叶60g，猪瘦肉100g，大米100g。

制法：将荷叶洗净，切成长条；猪瘦肉切成细丝；大米淘洗干净，备用。锅内加水适量，放入荷叶条煎煮20分钟，去渣。加入大米煮粥，五成熟时加入猪肉丝，再煮至粥熟即成。每日2次，可长期食用。适用于治疗高脂血症、冠心病、动脉硬化等。

3. 荸荠山楂粥　荸荠60g，山楂50g，大米100g，白糖30g。

制法：将荸荠洗净，去皮，切成小块；山楂洗净，去核，切成小块；大米淘洗干净，备用。锅内加水适量，放入大米煮粥，五成熟时加入荸荠块、山楂块，再煮至粥熟，调入白糖即成。每日2次，连服20～30天。可用于治疗高脂血症、冠心病等。

4. 桑葚芝麻粥　桑葚60g，黑芝麻30g，大米100g，白糖30g。

制法：将桑葚、黑芝麻、大米均去杂，洗净，备用。锅内加水适量，放入桑葚、黑芝麻、大米煮粥，熟后调入白糖即成。每日1～2次，可长期食用。适用于治疗高脂血症、高血压等。

5. 豆浆粥　鲜豆浆500ml，大米60g，砂糖30g。

制法：将大米淘洗干净，备用。将豆浆、大米放入锅内煮粥，熟后调入砂糖即成。每日1～2次，可长期食用。适用于治疗高脂血症、高血压、冠心病、动脉硬化等。

6. 菊花山楂粥　鲜菊花30g，山楂60g，大米100g，白糖30g。

制法：将鲜菊花去蒂，洗净；山楂洗净，去核，切片；大米淘洗干净，备用。锅内加水适量，放入大米煮粥，八成熟时加入山楂片、鲜菊花，再煮至粥熟，调入白糖即成。每日2次，可长期食用。适用于治疗高脂血症、高血压等。

7. 香菇松仁粥　水发香菇150g，松仁30g，大米100g。

制法：将水发香菇去蒂，洗净，切成小块；松仁、大米去杂，洗净，备用。锅内加水适量，放入松仁、大米煮粥，五成熟时加入香菇块，再煮至粥熟即成。每日1～2次，可长期食用。适用于治疗高脂血症、高血压、神经衰弱等。

8. 山楂红薯粥　山楂30g，红薯150g，大米100g，蜂蜜30g。

制法：将山楂洗净，去核，切片；红薯洗净，切成小块；大米淘洗干净，备用。锅内加水适量，放入大米煮粥，六成熟时加入山楂片、红薯块，再煮至粥熟，调入蜂蜜即成。每日2次，可长期食用。适用于治疗高脂血症。

9. 槐花山楂汤　槐花、山楂各10g，白糖适量。

制法：将槐花洗净；山楂洗净，去核、切片，备用。锅内加水适量，放入槐花、山楂片，大火烧沸，改用文火煮10～15分钟，调入白糖即成。每日1剂，2次分服，连服10～15天。适用于治疗高脂血症、高血压等。

10. 草莓山楂荷叶汤　草莓100g，山楂30g，荷叶、冬瓜皮、冬瓜子各15g。

制法：将草莓去蒂，洗净；山楂洗净切片；荷叶切条；冬瓜皮切片，备用。锅内加水适量，放入上述5味，大火烧沸，改用文火煮20~25分钟，去渣饮汤。每日1剂，2次分服，连服15~20天。适用于治疗高脂血症、冠心病等。

11. 紫菜黄瓜汤　紫菜25g，黄瓜120g，猪瘦肉60g，姜丝、葱末、精盐、味精、香油各适量。

制法：将紫菜撕成小片，洗净；黄瓜洗净，切片；猪瘦肉切丝，备用。锅内加水适量，放入肉丝、紫菜、黄瓜片、姜丝、葱末。大火烧沸，改用文火煮10分钟，调入精盐、味精、香油即成。每日1剂，宜常食。适用于治疗高脂血症、高血压、冠心病等。

12. 菊花决明子粥　菊花10g，决明子10~15g，粳米50g，冰糖适量。

制法：先把决明子放入砂锅内炒至微有香气，取出，待冷后与菊花煎汁，去渣取汁，放入粳米煮粥，粥将熟时，加入冰糖，再煮1~2沸即可食。每日1次，5~7日为1疗程。适用于治疗高脂血症以及习惯性便秘等。

13. 焦山楂荷叶汤　焦山楂15g，荷叶8g，生大黄5g，生黄芪15g，生姜2片，生甘草3g。将以上各味同煎汤。代茶随饮，或每日3次。适用于治疗高脂血症。

五、预防与护理

合理的膳食及健康的生活方式对预防本病的发生及控制病情的发展有重要的意义。应多吃含蛋白质及不饱和脂肪酸多、含胆固醇及饱和脂肪酸少的食物，如瘦肉、禽肉、鱼（带鱼除外）、虾、豆类、豆制品、水果、蔬菜等；少吃富含饱和脂肪酸及胆固醇的食物，如肥肉、蛋黄、带鱼、以及动物内脏等。严重高胆固醇血症者，每天进食的胆固醇应在200mg以内。应少吃动物油，多吃海鱼油及植物油（椰子油除外）。另外，应防止进食过多的碳水化合物，包括糖果及甜食。乳糜微粒血症患者，还应多食用中等长链的脂肪酸，来代替长链脂肪酸。此外，戒烟，避免过度饮酒，根据年龄、性别等不同特点，适当增加体力或文体活动，消除过度的精神紧张，均有利于本病的预防。

六、按语

1. 高脂血症与冠心病、脑血管病、肥胖症等有密切的关系。针刺、灸治等疗法降低血脂的作用已为大家所公认，本病多无明确的临床症状，其症状常涉及到胸痛、惊悸、眩晕、头痛等内容，临床上必须辨证施治，常见证型为痰浊和瘀血内阻，临床选穴以阳明经为主，其中足三里、丰隆、绝骨等穴已被证明有确切的降脂作用。辨证治疗的同时，还应明确是属于哪一类的高脂血症，据报道，针灸有明显的降胆固醇及脂蛋白的作用，多数病人治疗后效果满意，取穴以内关、足三里为主。针灸各法中，温针灸、耳针等法疗效较好。激光一般具有热效应、压力效应、光化学效应、电磁效应及局部的刺激作用，也具有较好的降血脂作用。在选择针灸法降血脂的同时，还应积极治疗原发疾病，必要时要服用降血脂药物。此病大都需要较长疗程，同时需要注意治疗继发病，注意调节饮食，多食蔬菜，加强身体锻炼。

2. 目前针灸降脂的作用机理还不十分清楚，现阶段主要有以下几种认识：①有人认为针灸降血脂的作用，是因于其祛痰浊、化瘀血、泄热通腑的作用；②有人从针刺的降脂作用主要是升高体内的HDL-C，降低LDL-C，认为通过体内物质的受体作用，从而调节肝脏脂质代谢的合成、释放及血浆脂类廓清速度之间的关系，起到了降脂的作用；③通过增强交感神经功能，从而增加脂肪的分解效应，促进脂肪的消耗；④增强免疫功能，加速体内对沉积脂质的吸收；⑤调节体内多种酶的功能，从而调节血脂的合成、转运、吸收、消除和排泄，因而使增高的血脂得以恢复正常。

3. 饮食疗法、推拿疗法、运动疗法（快步或慢跑为主），对降低高血脂有较好的作用，特别是运动疗法，效果显著而稳定。

第 11 章　血栓闭塞性脉管炎

一、概述

血栓闭塞性脉管炎，是一种慢性、周期性加剧的全身中小动、静脉闭塞性炎症疾病，伴有继发性神经改变，病变主要累及下肢。本病病因不清，一般认为与吸烟、寒冷与潮湿、感染、性激素、外伤等因素有关，且容易复发。本病在亚洲地区发病率较高，我国北方多见。多发于 20 ~ 40 岁的男性，男女比例悬殊，男女比例约为 29 : 1。冬季多发。由于血管全层的炎性病变，内膜增生，血栓形成，导致血管腔闭塞，肢体严重缺血。其临床特点为患肢缺血、疼痛、间歇性跛行，足背动脉搏动减弱或消失，游走性浅静脉炎。严重者发生肢端溃疡和坏死。

属中医学中“痹证”“阴疽”“脱疽”等病证范畴。

二、病因病理

(一) 西医的病因病理

1. 病因　目前尚不十分明确，可能与下列因素有关：

(1) 吸烟：患者中吸烟者占 60% ~ 95%，且戒烟可使病情缓解，再度吸烟又可使病情加重。

(2) 内分泌紊乱：患者中男性占 90% 以上，且多在青壮年时期发病，故有人认为可能系前列腺功能紊乱或前列腺液丢失过多，使体内具有扩张血管和抑制血小板聚集作用的前列腺素减少所致；患者中女性少且病情轻，提示性激素可能影响本病的发生。

(3) 自体免疫学说：患者血清中免疫球蛋白 G、A 和 M 明显增高，而补体 CH50 明显降低；患者血清和病变血管中有抗动脉抗体和免疫复合物，以及弹性蛋白抗体等；77% 患者的淋巴细胞对人血管壁中Ⅰ型和Ⅲ型胶原有细胞免疫，大约 50% 患者血中有抗原抗体水平的增高。

(4) 遗传因素：1% ~ 5% 患者中有家族史。

(5) 其他：病毒或真菌感染、缺乏蛋白质、寒冻、潮湿或创伤、维生素 B_1 和 C 以及血管神经调节障碍等因素有关。

2. 病理　变化是以肢体动脉为主的节段性全动脉炎的特点，并伴有炎症性和血栓性闭塞。严重者并行静脉也损害，尤多并发下肢血栓性浅表静脉炎。血管病变分为急性期和慢性期。急性期：动脉内膜出现非化脓性炎症，继而有淋巴细胞、中性粒细胞和巨细胞浸润，内皮细胞和中层纤维细胞增生、管腔狭窄，有新鲜的棕红色血栓。慢性期：血栓逐渐机化，成纤维细胞增生。血栓虽可疏通，但很微细。纤维化的管壁和机化血栓粘连、紧缩，使血管内弹力层明显增厚，且波浪性迂曲，但很少断裂和破坏。

(二) 中医的病因病机

1. 病因　发生于先天禀赋不足，肾阴亏损，相火旺盛；加之情志抑郁，忧思过度；饮食不节，脾胃失调；寒冷潮湿侵袭，邪毒蕴结，脉络闭塞，肢末失于血液濡养，而致焦黑坏死，甚则脱落。久病耗伤气血，导致气血两虚。

2. 病机　肾阴亏损或气血虚弱，寒湿或热毒侵犯经络，脉道闭塞，气血凝滞。其病位在经络血脉，与肝、脾、肾有关。为本虚标实，肾阴亏损或气血虚弱为本，寒湿、热毒、瘀滞为标。初起多由寒湿侵袭，脉络阻滞，气血运行不畅，瘀血内停，病势轻浅。若不治或误治，寒湿瘀血郁而化热，热毒炽盛，病势较重；久病必耗气血，气血两虚，则病势深重。

三、临床诊断

（一）辨病

1. 临床表现

（1）第Ⅰ期（局部缺血期）：肢体末梢畏寒、发凉、麻木不适和轻度疼痛，走路时小腿酸胀，易疲劳，足底有酸胀感。症状逐渐加重，发生间歇性跛形，随着病情发展，患者在静息时也出现下肢疼痛。足部抬高时加重，下垂时减轻，末梢动脉搏动减弱或消失，趾跖面皮色正常或稍白，但皮温低，泛红试验阳性，趾光电容积脉波幅降低或平直。

（2）第Ⅱ期（营养障碍期）：病情继续发展，患肢麻木、怕冷、发凉和静止时疼痛明显，夜间痛更甚。患肢动脉搏动消失，局部不出汗，趾（指）甲生长缓慢，增厚变形。皮肤干燥，呈潮红、紫红或苍白色，汗毛脱落。小腿肌肉萎缩。

（3）第Ⅲ期（坏死期或坏疽期）：患肢可因局部加温、药物刺激、拔甲、损伤等因素发生溃疡或坏疽，多局限在脚趾或足部，向上蔓延累及踝关节和小腿者很少见，为干性坏疽，但并发感染时可变为湿性坏疽。当患肢溃烂后，创面可经久不愈，疼痛更剧。患者体力日衰，胃纳减退，消瘦无力，可伴有发热、明显贫血，甚至意识模糊，但发生败血症者很少见。

2. 辅助检查

（1）动脉造影：动脉造影中可见受累动脉的狭窄或闭塞呈节段性分布，周围有侧枝血管显影，呈树根状，病变近、远端的动脉光滑、平整，形态正常。

（2）红外热象仪测定：应用热象仪可以正确地比较两个相邻部位的温度差。当患血栓闭塞性脉管炎时，肢体热象图显示缺血部位色彩较暗，出现异常的“冷区”。

（3）多普勒超声波血管测定或血流测定：可显示患肢的动脉搏动幅度明显减低，监听器中搏动声减弱或消失。

（4）电阻抗血流图测定：当血管闭塞、阻力增高时，上升支低平，重搏波明显减弱或消失。肢体血流图对血栓闭塞性脉管炎有诊断及评价疗效的价值。

（5）温度测定：在适宜的室温下（15～25℃），患肢皮肤温度较正常低2℃时，即表示有血供不足。本病患者均有患肢皮肤温度的降低。

（二）鉴别诊断

1. 雷诺病　本病多见于青年女性患者，好发于双手，两侧对称，由于寒冷或情绪激动可使手指突然变冷，皮色苍白，继而变为紫绀。待诱因消失，可恢复常态。脉搏正常，可伴有皮肤硬化，但很少发生坏疽。

2. 闭塞性动脉硬化　若病变位于下肢动脉，也可产生下肢缺血，但其主要特点是患者大都在50岁以上，伴有高血压、高血脂、糖尿病和（或）其他内脏如心、脑、肾等动脉硬化的临床表现，但主要位于较大或中等动脉，X线检查可能有动脉部位显示钙化斑。

3. 多发性大动脉炎　当病变涉及腹主动脉或锁骨下动脉时，也可出现受累肢体缺血症状，足背或桡动脉搏动不能扪及，但本病多见于青年女性，病变活动期血沉多增快，免疫球蛋白IgG升高，动脉造影显示主动脉弓分支开口处胸腹主动脉段和肾动脉狭窄或阻塞。

4. 原发性游走性血栓性静脉炎　血栓闭塞性脉管炎可以出现游走性血栓性浅静脉炎，与原发类型相同，只能等前者出现动脉功能不全时，才能鉴别。

5. 糖尿病性坏疽　肢体出现坏疽，尤其是发生在趾端时，都应联系到糖尿病的可能性。糖尿病性坏疽多为湿性坏疽，范围较大，蔓延迅速，并伴有烦渴、喜饥、多尿等症，且尿糖阳性，空腹血糖升高。

6. 结节性动脉周围炎　本病主要侵犯中、小动脉。肢体可出现类似血栓闭塞性脉管炎的缺血症状。其特点是：①病变广泛，常累及肾、心、肝、胃肠道等动脉；②沿动脉行经部位出现皮下结节，化验检查呈高球蛋白血症，活体组织检查可明确诊断。

（三）辨证

1. 阴寒型（寒凝血脉）　患肢冰冷，色泽苍白或瘀紫。喜暖恶寒，麻木、酸胀、疼痛，得热痛减，遇冷痛甚。舌质淡红，舌苔薄白。脉沉迟。

2. 血瘀型（瘀阻脉络）　患肢发凉、麻木、局部皮肤呈红色、暗红色或青紫色，伴有瘀斑，下垂时更甚，抬高则见苍白或苍黄；患肢持续性静息痛，尤以夜间为甚；患肢肌肉萎缩，趾甲变厚。舌质紫暗或有瘀斑。苔薄白，脉沉、细涩，趺阳脉、太溪脉消失。相当于营养障碍期。

3. 湿热型（湿热下注）　患肢喜冷怕热，潮红肿胀，沉重疼痛；可有轻度坏疽，溃疡面渗液较多；伴胸闷，纳呆，口渴而不欲饮，小便短赤。舌质红、苔白腻或黄腻，脉滑数。相当于坏疽期。

4. 热毒型（热壅血瘀）　患肢疼痛剧烈，昼轻夜重，喜凉怕热；局部出现坏疽，红、肿、热、痛、疮面脓多、恶臭。伴全身感染时可见发热，口渴引饮，烦躁，便秘溲黄。舌质红绛，苔黄腻或黄燥，脉洪数或弦数。见于坏疽期继发感染。

5. 气血两虚型　患肢肌肉萎缩，皮肤干燥脱屑，疼痛较轻。创面脓汁稀少，肉芽淡红，久不愈合，形体消瘦，面色萎黄，心悸失眠。舌质淡，苔薄白，脉沉细无力。

（四）辨证要点

本病病因主要因之于“寒”，即阳气不足，阴寒侵袭。病机主要责之于“滞”，即气血郁滞经脉，肢体失于濡养而发病。但就其发展和临床表现来看，又有寒、热、虚、实的不同。初起多为阳气不足，寒邪侵袭，寒凝血滞、阳气不能达于肢末，而表现为肢体末梢畏寒、发凉、麻木、轻度疼痛等。病延日久，瘀凝加甚，肢体失于濡养，则肢麻怕冷、疼痛进一步加重，则入夜更甚，兼见皮肤干燥、肌肉萎缩、弹性减退等筋肉失荣征象。至后期、寒郁化热，蕴久成毒，淫壅筋肉，则可见肢体的肿胀、焦枯或溃烂。

四、临床治疗

（一）针刺疗法

1. 毫针疗法

毫针一

(1)取穴：温针经渠、血海、阴陵泉、三阴交、足三里、上巨虚、下巨虚。

(2)操作：行捻转补法。每日2次，每次40分钟，灸太渊。适用于治疗阴寒型血栓闭塞性脉管炎。

毫针二

(1)取穴：经渠、列缺、尺泽、血海、足三里、上巨虚、下巨虚、膈俞。

(2)操作：行平补平泻法。每日2次，每次15分钟。适用于治疗血瘀型血栓闭塞性脉管炎。

毫针三

(1)取穴：针刺双侧太溪、复溜、列缺、尺泽、鱼际、经渠、血海、阴陵泉。

(2)操作：用提插泻法。每日3次，每次20分钟。适用于治疗热毒型血栓闭塞性脉管炎。

毫针四

(1)取穴：针刺经渠、列缺、鱼际、尺泽、阴陵泉、足三里、上巨虚、下巨虚、血海。

(2)行捻转补法。每日1次,每次60分钟。适用于治疗气血两亏型血栓闭塞性脉管炎。

毫针五

(1)主穴:曲池、内关、合谷、血海、足三里、阴陵泉、三阴交、解溪、昆仑、太溪、太冲。

(2)配穴:伴有贫血者加脾俞、膈俞;伴有食欲不振者加胃俞、中脘;病久不愈者加肾俞、命门、气海。

(3)操作:每次选用5~7穴,初期宜用泻法,刺激宜较强,并加以灸法。中期宜用泻法,针后不灸。后期用补法,弱刺激或中刺激并用灸法。留针30~40分钟,每日或间日1次,10次为1个疗程。适用于治疗血栓闭塞性脉管炎。

毫针六

(1)取穴:足三里、阴陵泉、解溪、行间、曲池、合谷。

(2)操作:足三里、阴陵泉行提插补法,其余各穴均用平补平泻手法,留针20~30分钟,反复行针,以加强针感。每日1次,7日为1疗程。适用于治疗寒湿型血栓闭塞性脉管炎。

毫针七

(1)主穴:委中、昆仑、太溪、陷谷、八风。

(2)配穴:病在上肢加八邪穴。

(3)操作:委中在静脉上点刺出血5~8滴;太溪、昆仑、陷谷,每次取1穴,交替使用,行平补平泻手法。八风穴(包括八邪)如疼痛剧烈者,用提插捻转手法,反复行针,留针30~40分钟。每日1次,7日为1疗程。适用于治疗血瘀型血栓闭塞性脉管炎。

毫针八

(1)主穴:血海、三阴交、照海、陷谷、涌泉。

(2)配穴:发热加大椎、曲池。

(3)操作:血海、涌泉宜用紧提慢按泻法;三阴交、照海、陷谷宜用快速而有力的捻转泻法;大椎、曲池可行三退一进泻法,反复行针,留针20分钟。每日1次,7日为1疗程。适用于治疗热毒型血栓闭塞性脉管炎。

毫针九

(1)主穴:足三里、三阴交、肝俞、关元。

(2)配穴:心悸不宁加神门;纳食不多加中脘。

(3)操作:足三里、三阴交、肝俞、关元均宜用提插补法,缓慢行针,减轻刺激量;神门、中脘用平补平泻手法,留针15~30分钟。隔日1次,10日为1疗程。适用于治疗气血两虚型血栓闭塞性脉管炎。

2. 穴位注射疗法

穴位注射一

(1)取穴:手三里、合谷、三阴交、太冲、解溪。

(2)药物:丹参注射液。

(3)方法:穴位常规消毒后,用带6号针头的5ml注射器抽取丹参注射液5ml,快速进针,得气后抽无回血,将药液缓慢注入,每穴注射1ml。每日或隔日1次,7日为1疗程。适用于治疗血栓闭塞性脉管炎。

穴位注射二

(1)取穴:心俞、膈俞、阳陵泉、三阴交、悬钟。

(2)药物:5%当归液。

(3)方法:穴位常规消毒后,用带5号针头的注射器抽取5%当归液0.5ml,快速刺入,得气后抽无回血,将药液缓慢注入。每日1次,每次2~3穴,10日为1疗程。适用于治疗血栓闭塞性脉管炎。

3. 耳针疗法

耳针一

(1)主穴:交感、皮质下、心、肝、脾。

(2)配穴:病在上肢加锁骨;病在下肢加髋。

(3)方法:耳郭严格消毒,先用2%的碘酊消毒,再用75%的酒精脱碘,用0.5寸的耳毫针快速进针,得气后行强刺激,连续捻转1分钟后,留针1~2小时。每30分钟提针1次,每次选用1~2穴,亦可1穴双针,每日1次,10~12日为1疗程。适用于治疗血栓闭塞性脉管炎。

耳针二

(1)取穴:交感、肾、皮质下、心、肝、脾。

(2)方法:毫针强刺激后,留针50~60分钟,每日1次,10次为1个疗程。适用于治疗血栓闭塞性脉管炎。

3. 电针疗法

(1)取穴:曲池、内关、足三里、三阴交、太溪。

(2)方法:穴位常规消毒后,选用1寸毫针快速进针,得气后,接G6805治疗仪,选连续波,输出电流以病人能耐受为度,通电15~20分钟。每日1次,连续3日。适用于治疗血栓闭塞性脉管炎。

4. 穴位埋线疗法

(1)取穴:足三里、血海、手三里。

(2)方法:穴位常规消毒后,铺洞巾,局部浸润麻醉,取2~3号羊肠线用三角缝合针穿埋于穴位下肌肉层。每次选用2~3穴,每月治疗1次。适用于治疗血栓闭塞性脉管炎。

(二)灸治疗法

灸治一

温和灸法

1. 取穴:丰隆、足三里、冲阳、内庭、阳交、昆仑。

2. 操作:将点燃的艾条用手夹持住,放在穴位之上,约距皮肤1~2寸,初时可较接近皮肤。至病者感觉太热时可适当提高些,并固定于应灸之处,不要移动,每穴5~10分钟。每日1次,10日为1疗程。适用于治疗阴寒型血栓闭塞性脉管炎。

灸治二

骑竹马灸法

1. 取穴:膈俞。

2. 操作:令患者骑坐竹杠上,两脚不能着地,在两侧膈俞用斑痕灸法,每穴3~5壮,每日1次,10次为1疗程。适用于治疗阴寒型血栓闭塞性脉管炎。

(三)推拿疗法

推拿一

1. 穴位与部位:曲池、内关、合谷、血海、足三里、悬钟、三阴交、昆仑、太冲、膈俞、脾俞、肝俞、肾俞、上肢或下肢患部。

2. 手法：一指禅推法、点按法、㨰法、揉法、擦法等。

3. 操作程序

(1) 患者仰卧：医者以点按法施于曲池、内关、合谷或血海、足三里、三阴交、悬钟、昆仑、太冲等穴各1分钟，点按由轻到重，继以一指禅推法施于上述各穴各1～2分钟，以后再以㨰法、揉法和擦法施于患肢内侧和外侧，使用擦法时手法不宜过重，时间也不宜过长。

(2) 患者俯卧：医者以点按法和一指禅推法施于肝俞、脾俞、膈俞、肾俞各1～2分钟，最后施用㨰法和擦法于上述穴位各3～5遍。适用于治疗血栓闭塞性脉管炎。

推拿二

1. 部位：受术者仰卧，术者以多指自近端向远端拿揉肢体以有热感为度；自近端向远端用前臂做㨰法；搓四肢10余遍。

2. 主要手法：揉法、推法等。

3. 操作程序：点揉内关、曲池、中府、梁丘、血海、气冲、冲门、足三里、太冲穴各半分钟。受术者俯卧位，术者双手掌揉背腰部3～5次自近端向远端推下肢后侧；揉膈俞、脾俞、环跳、委中、承山、太溪各1分钟。

4. 随症加减：下肢痛重者，点气冲、委中、昆仑、太溪等穴为主。上肢痛重者，以内关、曲泽、极泉等穴为主。适用于治疗血栓闭塞性脉管炎。

(四) 气功

1. 目的在于改善患肢血运，缓解血管痉挛，促进侧枝循环的建立，早期收效较好。

2. 气功可练“五线放松功”加病变局部放松法，使气血循环通畅。

3. 手掌搓热后，按摩患肢局部，一日数次。

4. 下肢患病者，最好在平坦路上，每天做“行功”或散步30分钟至1小时。“站桩功”“太极混元一气功”“太极拳”“八卦拳”等也可选用。如能配合体疗操，则效果更好。适用于治疗血栓闭塞性脉管炎。

(五) 外治疗法

1. 未溃期　可选用冲和膏、红灵丹油膏外敷；或用毛冬青100g，水煎，待温后浸泡患肢，每日1～2次；或当归15g，桑枝30g，威灵仙15g，水煎熏洗，每日1次。

2. 已溃期　溃疡面积小者，可用毛冬青煎水浸泡后，外敷生肌玉红膏保护伤口；溃疡面积较大，坏死组织难以脱落者，可用“蚕食”方法清除坏死组织。具体措施有：①先将患肢放平，避免下垂。②外用冰片锌氧油(冰片2g，氧化锌油98g)软化创面硬结痂皮。③经上述处理后，患肢的炎症、肿胀逐渐消退，坏死组织开始软化，即可作分期分批消除，彻底的清创术必须待炎症完全消退后才可施行。新鲜肉芽红活，应及时施行点状植皮术。

(六) 饮食疗法

1. 当归生姜炖羊肉汤　羊肉250g，当归30g，生姜15g，黄酒适量，加水少许，隔水蒸熟，加盐及调料后，每天食用1次，佐餐吃，常吃有效。具有温寒止痛作用，适用于有间歇跛行的寒湿型血栓闭塞性脉管炎。

2. 毛冬青炖猪脚汤　毛冬青90g，猪脚1只，加水适量，炖4小时以上得汁2碗。分2～3次1日服完，食肉喝汤，20天为1疗程，每疗程间隔5～7天。具有活血通脉，解毒托疮作用，主治血栓闭塞性脉管炎。

3. 加味桃仁粥　桃仁21枚，生地黄30g，桂心10g，粳米100g，生姜1g，将桃仁去皮尖、桂心研末，地黄、桃仁、生姜加适量酒绞取其汁，粳米煮粥，待粥沸下入桃仁汁煮至熟，再调入桂心末。空腹食之，作早、晚餐或下午点心。具有活血化瘀止痛作用，主治血瘀型血栓闭塞性脉管炎。

4. 参芪酱肘　猪肘子3市斤，炙黄芪40g，党参20g，当归15g，肉桂10g，熟地10g，砂仁5g，盐、糖、黄酒、大料、花椒、酱油各适量，将肘子和药物调料一起入锅，旺火煮1小时，待出油后，肘子取出，用凉水洗净后复入锅中，继用旺火煮3小时，微火焖1小时，待肉烂捞出即可。具有益气养血，活血通络作用，用于治疗血栓闭塞性脉管炎属气血两亏型。

5. 白花紫丹参酒　白花紫丹参100g，60°白酒500ml，浸泡7天，酒红为度，每天服2次，每次10ml，不吃酒者可兑入红糖水20ml。常服有效。适用于治疗血瘀型血栓闭塞性脉管炎。

6. 栀子粥　栀子仁10～12g，粳米150g，将栀子仁研成细末，调入粳米煮成的粥内，稍煮即可。每天分2次服，常吃有效。此药粥有清热解毒，活血止痛的作用。适用于治疗血瘀热毒型血栓闭塞性脉管炎。

7. 当归羊肉羹　山羊肉500g切块、黄芪、党参、当归各25g，用纱布袋装好，同放入1 000ml水中，以小火煨煮，至羊肉烂时加生姜25g，食盐适量，吃肉喝汤，可经常食用。适用于治疗久病体弱、溃疡经久不愈的血栓闭塞性脉管炎。

8. 藕花冬地梨汁　银花15g，麦冬、鲜生地各20g，水煎去渣取汁150ml；取鲜藕200g，大雪梨2个，均切碎绞汁40g，同入150ml药液中，每天2～3次，冷饮。此方具有清热解毒、活血止痛作用。适用于治疗血栓闭塞性脉管炎的肢红肿或伴溃疡或合并感染者。

五、预防与护理

1. 终生戒烟　吸烟是导致本病的主要原因，如不戒烟，任何药物很难奏效。戒烟可减少本病的发生，并可使病情缓解。

2. 防寒保暖　可以缓解血管痉挛，扩张血管和改善肢体血液循环。反之，寒冷又常是加重肢体缺血和使病情恶化的危险因素。在严重缺血的情况下，试用热疗（如用电热、蜡疗、水热等）来改善局部的血液循环的方法，不但无益反而有害。因为组织加热后代谢旺盛，而血液循环供不应求，结果使缺血更加严重，甚至加速坏疽。

3. 避免外伤和情绪激动　严重缺血的皮肤抵抗力和再生力低下，一些轻微的损伤，也往往是感染和坏疽的开始，如拔甲、针刺伤，踩扎伤、热损伤和不当的外敷药的刺激和皮肤过敏等均能使病情恶化。另外，本病的血管运动神经异常敏感，病人精神紧张，会加重血管痉挛，影响肢体血液循环的改善。所以加强心理治疗和护理，避免激动和保持情绪稳定，对疾病的康复有积极意义。

4. 注意卫生　保持患者皮肤清洁，避免真菌和细菌性疾病具有重要意义。

5. 适当锻炼　病人缓步行走有促进肢体血液循环的作用，但应以不出现跛行症状为度，尤其适用于早期和恢复期病人。

六、按语

1. 血栓闭塞性脉管炎属于中医"脱疽"范畴，基本病机为肾阴亏损或气血虚弱，寒湿或热毒侵犯经络，脉道闭塞，气血凝滞。病位在经络血脉，与肝、脾、肾有关。本病的性质为本虚标实。实证或为寒凝血脉，或为瘀阻脉络，或为湿热下注，或为热壅血瘀。虚证以气血两虚为常见。

2. 针灸疗法、推拿疗法、外治及饮食疗法，治疗本病有一定疗效。要辨证施治，方能取效。也可根据辨证方药治疗，或选用脉络宁注射液、毛冬青注射液、丹参注射液等固定方药治疗本病疗效可靠。

第四篇　泌尿系统疾病

第1章　急性肾小球肾炎

一、概述

急性肾小球肾炎，简称急性肾炎。临床上急性起病，主要表现为血尿、高血压和水肿，并常伴有少尿及肾小球滤过率降低，又称为急性肾炎综合征。是一种通过抗原抗体免疫复合物引起的肾小球免疫炎症，其发病与链球菌、葡萄球菌等前驱感染有密切联系。其中链球菌感染后的急性肾炎最为常见，其他细菌如葡萄球菌、肺炎双球菌、伤寒杆菌等，以及病毒、立克次体、疟原虫、梅毒螺旋体等也可引起该病。病程多在一年以内，表现为自发的恢复过程，通常临床所谓的急性肾炎即指此类而言。本病两性均可发病，男女之比约为2∶1，多为5～14岁儿童发病，4岁以下较少。而成年甚至老年人发生急性肾炎者也不少见，据报告发病于55岁以上者占12.2%。四季均可发病，我国北方地区，多由上呼吸道感染所致，故冬春季多发，而南方地区则以脓皮病多见，好发于夏季。本病为良性自限性疾病，经恰当治疗大部分病人的肾脏损害可自行恢复。随着治疗措施的日臻完善、有效，近期病死率明显下降至约1%，且多见于老年组。急性期预后好。部分病例未能及时恢复，可缓慢发展成慢性肾炎。

急性肾炎多属于中医学“水肿”“肾风”“血尿”等病证的范畴。

二、病因病理

（一）西医的病因病理

1. 病因　本病常见于各种病原体感染之后，以链球菌感染后最为常见。此外，其他细菌（如肺炎球菌、脑膜炎球菌等）、病毒（如水痘病毒、乙型肝炎病毒等）、立克次体、衣原体、真菌、寄生虫等都可导致本病的发生。引起急性链球菌感染后肾炎常见的病原菌是B溶血链球菌A组“致肾炎菌株”。所有的致肾炎菌株均有共同的致肾炎抗原性。并且多数认为菌体细胞壁上的M蛋白具有此抗原性，它可阻碍吞噬细胞对细菌的吞噬及破坏。故多在肾炎之前有呼吸道感染（如扁桃体炎）和皮肤感染（如脓疱疮）史。

2. 病理　急性肾炎既可通过循环免疫复合物沉积致病，又可通过原位免疫复合物生成致病。其中大部分病例为循环免疫复合物肾炎，抗原抗体形成免疫复合物沉积于肾小球上引起一系列炎症反应，损伤肾脏：①免疫复合物与补体结合激活补体，释放炎性介质，引起肾小球正常结构和免疫化学物质的变化；②炎症时，吞噬细胞释放溶菌酶和多肽酶，破坏了肾小球结构的多肽成分；③纤维蛋白沉积于系膜区，刺激系膜细胞的增殖。急性肾炎皮肤感染者与链球菌的外毒素有关，可直接激活补体而致病。

急性肾炎发病后主要的病理类型是毛细血管增生性肾炎，又称弥漫增殖性肾炎。以肾小球中内皮细胞和系膜细胞增生为重要表现，早期尚有中性粒细胞和单核细胞的浸润。有人观察到急性链球菌后肾炎患者肾小球早期呈增殖性炎症病变，至病程后期，则多呈系膜病变及局灶性硬化，因此认为这二种病理改变是病程发展不同阶段的表现。

（二）中医的病因病机

1. 病因

（1）风邪外袭、肺失通调：风邪内舍于肺，肺失宣降，通调失司，以致风遏水阻，风水相搏，流溢肌肤，发为水肿。

（2）湿毒浸淫、内归肺脾：疡疮湿毒于皮肤，内归于肺，则水道不通；疮疡痈毒于肌肉，内侵于脾，则运化失司，均可导致水液代谢受阻，溢于肌肤，而成水肿。

（3）水湿浸渍、脾气受阻：冒雨涉水、居住潮湿，水湿之气内侵，脾为湿困，水湿不运，泛于肌肤，而为水肿。

（4）湿热内蕴、三焦阻滞：湿热侵袭，或湿郁化热，或热久湿生，中焦脾胃不能升清降浊，三焦气机阻滞，水道不利，而为水肿。

（5）禀赋不足：脾肾素虚，外邪易于侵入，使水液运化失司而发病。

（6）劳欲过度：年老体衰，久病体弱，劳欲过度，致使肾气亏损，水液代谢失常发为本病。

（7）用药不当：误用药物或用药不当，克伐肾气，肾元受损，水运失司而成本病。

2. 病机　正气不足，外邪入侵为急性肾炎发生的重要原因。其病位主要在肾，涉及肺、脾、三焦、膀胱等脏腑。本病证候演变趋势是由表及里，从标实为主逐渐向正虚邪实、虚实夹杂演变。急性水肿期邪气偏盛，水肿消退期则进入正虚邪恋的阶段。标邪以风、寒、湿、热、毒邪多见，本虚则可见肾元衰竭，或肺、脾、肾三脏俱虚，或兼见水气凌心，上蒙清窍之变证、坏证。

三、临床诊断

（一）辨病

1. 症状

（1）血尿：常为起病的第一个症状，几乎所有患者都有血尿，肉眼血尿占40%，血尿严重时可有排尿困难及不适感。

（2）蛋白尿：几乎所有患者都伴有蛋白尿。

（3）水肿：亦常为起病的第一个症状，约70%~90%的病人出现水肿。典型表现为晨起眼睑浮肿的肾炎面容，严重时波及全身甚则出现胸、腹水及心包积液，急性肾炎水肿指压凹陷可不明显。

（4）少尿：伴水肿者可以少尿，但发展到真正无尿的少见。

（5）全身症状：患者常伴有乏力、腰痛、厌食、恶心、呕吐、头晕、嗜睡等症状。

部分非典型病例，仅发现镜下血尿，或尿检正常，仅血中补体呈典型的规律性改变，即急性期明显降低，6~8周恢复，患者可行肾活检诊断。

2. 体征

（1）水肿：最常见，轻者仅眼睑浮肿（肾炎面容），重者波及全身，按之凹陷。严重者可出现胸水、腹水。

（2）高血压：约80%病人病初钠水潴留，血容量增加，出现轻、重度高血压。高血压与水肿程度相关，利尿后血压逐渐恢复正常，少数患者出现严重高血压，甚至高血压脑病，若血压持续升高2周以上，表明肾脏病变较重。

（3）眼底病变：较少见，多由高血压引起。轻者可见视网膜小动脉痉挛，重者可见眼底出血和视神经乳头水肿。

3. 辅助检查

(1)尿常规:

血尿:表现为肉眼血尿或镜下血尿,还可见红细胞管型,这是急性肾炎的重要特征。

蛋白尿:急性肾炎的蛋白尿多为 +~ + +。

尿沉渣:可见肾小管上皮细胞、白细胞及管型。

尿比重:急性少尿时多 >1.020。急性期肾小球滤过率(GFR)下降,肾小管功能相对良好,浓缩功能多保持。尿常规改变恢复较慢,常迁延数月。1 年后大多数患者蛋白尿转阴,血尿可迁延 1~2 年。

尿 24 小时蛋白定量:75% 以上的患者蛋白定量 <3g/24h,且多为非选择性的蛋白尿。

(2)血沉:急性期常增快,并呈轻度正色素、正常细胞性贫血。但少数病人也可有微血管溶血性贫血。抗链球菌溶血素"O"滴度增高,其滴度高低与链球菌感染的严重性相一致,与肾炎的严重性及预后无关。

(3)肾功能及生化指标:肾小球功能可一过性受损(血肌酐、血尿素升高,尿钠、尿钙排出减少,利尿后恢复正常),肾损害较严重者(血肌酐 >352μmol/L,血尿素 >21.4mmol/L),应警惕急性肾功能衰竭。

(4)血常规:轻度贫血,白细胞计数可正常或稍高。

(5)肾穿刺活检:对起病后 2~3 个月仍有高血压,持续性低补体血症或伴肾功能损害者,以及非典型病例,均应进行肾活检,以除外新月体肾炎、系膜毛细血管性肾炎、系膜增生性肾炎。

(二)鉴别诊断

1. 发热性蛋白尿　各种发热性疾病都有可能出现蛋白尿及管型尿,有时也有镜下血尿,易与不典型急性肾炎相混淆。但其不伴水肿、高血压等,热退后尿异常迅速消失。急性肾炎尿改变多在感染后 1~3 周出现,并延续较长时间,同时伴有水肿、高血压等,两者临床症状大不相同。

2. 急性肾盂肾炎　急性肾盂肾炎常见有腰痛、血尿、蛋白尿等与急性肾炎相似的临床表现。但急性肾盂肾炎一般无少(无)尿表现,少有水肿和高血压,尿中白细胞明显增多,有时可以找到白细胞管型,尿细菌培养阳性,抗感染治疗有效等,均可帮助诊断。

3. 慢性肾炎急性发作　慢性肾炎急性发作常在上呼吸道感染后 3~5 天出现,潜伏期短,肾功能呈进行性减退。通过询问病史及理化检查也不难鉴别。

4. 红斑狼疮性肾炎　在病程中可以出现急性肾炎综合征的表现,但这两种疾病往往伴有明显皮肤损害、关节酸痛或关节炎症状。前者束臂实验强阳性;后者血中狼疮细胞及抗 DNA 抗体阳性等。

(三)辨证

1. 风水泛盛　眼睑浮肿,迅速遍及全身。偏于风寒者,可见恶寒腰痛,四肢酸痛,小便不利;偏于风热者,可见发热咽痛,小便黄赤,舌苔薄白或薄黄,脉浮紧或浮数。

2. 湿毒浸淫　肢体浮肿,小便不利,皮肤有疮毒甚或溃烂,舌红苔黄,脉滑数。

3. 水湿浸渍　全身水肿,按之没指,身体困重,胸闷纳呆,舌淡苔白腻,脉沉缓。

4. 湿热壅盛　全身水肿,皮肤绷急光亮,或无水肿,尿中带血,色鲜红,口苦口黏,舌红,苔黄腻,脉数。

(四)辨证要点

本病病位在肺、脾、肾三脏,且以肺、脾二脏为主。由于起病急,病程短,多属阳水。中医证型并非固定不变,要注意证型的转化,如水湿浸渍过用芳香温燥药物,也可转化为湿热内蕴等。同时还需注意如果病情反复，迁延不愈，可由邪实为主转化为正虚为主或虚实夹杂。

四、临床治疗

（一）针刺疗法

1. 毫针疗法

毫针一

（1）主穴：肺俞、脾俞、肾俞、水分、关元、三阴交。

（2）配穴：脾气虚弱，加足三里、太白、阴陵泉、水道；脾肾阳虚，加气海、命门、复溜、太溪；肝肾阴虚，加太冲、合谷、曲泉、风池；心肾阳虚，加内关、心俞、志室、腰阳关。

（3）操作：每次取4～6穴，针刺轻或中等度刺激，留针30分钟，每隔10分钟行针1次；偏于阳虚者加用温针灸，每日或隔日治疗1次，10次为1疗程。适用于治疗急性肾炎。

毫针二

（1）主穴：列缺、风池、外关、三阴交。

（2）配穴：风寒加肺俞、风门；风热加曲池、合谷、大椎；咳嗽加天突、尺泽、内关。

（3）操作：常规消毒后针刺，得气后三阴交行提插捻转补法，余穴行泻法。风寒者可配合艾灸或火罐。留针20分钟，每日1次，7次为1疗程。适用于治疗急性肾炎。

毫针三

（1）主穴：合谷、曲池、血海、三阴交。

（2）配穴：头痛加太冲、风池；血尿加大敦、阴陵泉。

（3）操作：针刺得气后，三阴交用补法，余穴采用提插捻转泻法，留针20分钟。5～10分钟行针1次，每日1次，7次为1疗程。适用于治疗急性肾炎。

毫针四

（1）主穴：肺俞、合谷、三阴交、三焦俞、阴陵泉、曲池、血海。

（2）配穴；咳嗽加尺泽、太渊；尿闭加曲骨、关元；血尿加大敦；浮肿加水沟。

（3）操作：针刺得气后，三阴交行补法，中等强度刺激，余穴用泻法，留针20分钟。每日1次，6次为1疗程，疗程间间隔1日。适用于治疗急性肾炎。

2. 耳针疗法

耳针一

（1）取穴：①肾、内分泌、膀胱、肺；②肾、膀胱、脾、内分泌。

（2）方法：上列2方，急性取方①，慢性取方②。耳郭常规消毒后，用耳毫针对准所选耳穴，急性肾炎用强刺激，慢性肾炎用中刺激。留针20～30分钟，时加运针，用泻法或平补平泻法。每日或隔日1次，10次为1个疗程，疗程间休息5天，继续下一疗程治疗。适用于治疗急性肾炎。

耳针二

（1）主穴：肾、膀胱、交感、肝、内分泌、肾上腺。

（2）配穴：脾、肺。

（3）方法：每次取一侧耳穴之主穴，随证选1～2个配穴。两耳交替使用。耳郭常规消毒后，用耳毫针对准所选耳穴，用强刺激，留针15～30分钟，时加运针，用泻法。每日针治1次，7次为1个疗程。适用于治疗急性肾炎。

3. 穴位注射疗法

（1）取穴：肾俞、中极、涌泉、足三里。

(2)药物:复方当归液。

(3)方法:先在穴位及其附近找到阳性反应物或明显压痛点,严格消毒后注入复方当归液0.2ml左右,每次选2穴,日1次,10次为1疗程。适用于治疗急性肾炎。

4. 皮肤针疗法

(1)取穴:膀胱经背部第1、2侧线及腰骶部,肾经及脾经膝以下循行路线。

(2)方作:用皮肤针先轻轻叩击背腰部,再叩刺肾经及脾经路线,至皮肤潮红为度。叩后背部加拔中至大号火罐10分钟左右。隔日1次,10次为1个疗程。适用于治疗急性肾炎。

(二)灸治疗法

1. 取穴:阴陵泉、三阴交、水泉、太溪、复溜、三焦俞、中脘俞、水分、命门。

2. 操作:每次选4~6穴,用清艾条温和灸以上穴位,以皮肤潮红为度,每穴灸10分钟。每日2次,7日为1疗程。适用于治疗急性肾炎。

(三)推拿疗法

推拿一

1. 取穴:肾俞、膀胱俞、气海俞、脾俞、神阙、关元、中极、足三里、阴陵泉等。

2. 主要手法:揉法、运法、按法、一指禅推法等。

3. 操作程序

(1)患者仰卧位,医者立于患者左侧,用腹部掌揉或运法于下腹部中极等穴处反复施术2~3分钟,继而用腹部掌震法施于神阙、关元穴,每穴约2分钟。以患者自觉施术部位有温热感渗透为宜。

(2)患者俯卧位,医者位于患者右侧,以掌揉法于背部沿脊柱两旁反复施术1~2分钟,使背部肌肤略发热,继而以双手拇指按揉或一指禅推按肾俞、膀胱俞、气海俞、脾俞穴,每穴持续操作约1分钟。然后用擦法于命门穴部位反复擦摩,以透热为度。

(3)用一指禅推法于阴陵泉、足三里、三阴交、太溪、复溜穴施术,每穴持续操作约1分钟,以患者下肢内侧上至少腹有得气感为佳。适用于治疗急性肾炎。

推拿二

1. 穴位与部位:风池、风门、风府、太阳、列缺、合谷、膻中及腰以上部位。

2. 主要手法:揉法、一指禅推法、推法、掌擦法等。

3. 操作程序:先用大鱼际揉、一指禅推颜面3~5分钟,再抹3~5遍。从眦至外指揉眉弓及下眼睑各4遍,点风池、攒竹、太阳、阳白等穴各半分钟。再拿肩井和颈夹脊各40次,揉、㨰两侧膀胱经5~10遍,并揉风门、肺俞、三焦俞各2分钟。然后分推胸部阴阳,从上至下沿肋分推5遍,点按合谷、偏历。最后用掌擦脊柱颈段,以透热为度。适用于治疗急性肾炎。

(四)刮痧疗法

刮痧一

1. 取穴:脊柱两侧,胸1~7及其两侧,上腹(建里至水分线),小腿内外侧区,膝弯区。

2. 治法:用刮痧法。先在脊柱两侧(从大椎至命门)轻刮3行(多刮大椎穴),重点在胸椎及其两侧重刮5行,至出现痧痕为止,然后刮上腹、小腿内外侧区及膝弯区(诱导)。每日1次。适用于治疗急性肾炎(风水)。

刮痧二

1. 取穴:脊柱两侧,胸椎与腰椎及其两侧和上、下腹正中线,小腿内外侧及膝弯区。

2. 治法:用刮痧法。先在脊柱两侧(从大椎至长强穴)轻刮3行;再重点刮胸椎与腰椎Ⅵ及其两侧5行,至出现痧痕为止。然后刮上、下腹正中线,小腿内外侧区及膝弯区。急性(阳水)用中泻法,慢性(阴水)用补法。每日1次,10次为1个疗程。治疗急、慢性肾炎。

(五)气功疗法

恢复期宜练基本吐纳功法,得气后可自行按摩肾俞、关元、中极及三阴交等穴。

(六)外治疗法

1. 实证　用麻黄、细辛、杏仁、葶苈子、椒目各20g,商陆、水蛭各15g,黑丑40g,冰片5g,前8味共为粗末,冰片后入,将药装入布袋内平敷于肾区,再以热水袋加温于药袋上,3日1剂。

2. 虚证　药用大戟、甘遂、芫花、泽泻、大黄、地龙、槟榔各20g,薏苡仁、樟脑各10g,巴豆霜1g,土鳖虫、椒目、川芎各15g,上药共为粗末,樟脑后放并以陈醋调和装入布袋内,再用蒸锅蒸10分钟后,取之稍凉敷于肾区(药袋下可垫以纱布),每日3次,每次2~3小时,日1剂。

3. 恢复期　药用黄芪100g,防风、白术、附子、细辛、肉桂、吴茱萸各20g,孩儿茶15g,生姜、狗脊各30g。上药共为粗末,将药装入布袋内(此布袋可做成多个横袋)紧缚腰部肾区,每周更换1次。

4. 鲜生地60g(捣烂),细辛末6g,共调和,敷贴水分、涌泉;或大田螺5只,甘遂末1g(捣烂),敷脐、涌泉。以上隔日1次。有利水退肿的作用。

5. 桂枝、细辛、姜皮、防已、杜仲、附子各等量,水煎,温度达35~40℃,双脚浸泡20分钟;或用上药煮达45℃,用布袋包药渣,热敷腰部,隔日1次。有温肾壮腰,利水退肿的功效。

6. 适量麻黄、金银花、连翘、紫苏、桂枝、防已、防风、车前草、白花蛇舌草、香薷,共研末加水煮,倒入有机淤泥中拌匀成泥浆状,保持温度40~45℃,全身浸入药水泥浆中,浸泡20分钟,温水冲洗擦干,注意保暖,平躺休息30分钟。3日1次。有利水退肿的作用。

7. 矿泉水适量,加温至45~50℃左右,全身浸泡20分钟后沐浴。通过热浴效应,有益肾壮腰,发汗利水,强身保健的效果。

8. 中药泡脚疗法

处方一

(1)配方:桐叶、赤小豆各适量。

(2)方法:将桐叶、赤小豆水煎后取汁足浴。每次15~20分钟,每日2次,连续3~5天。

处方二

(1)配方:赤小豆100g。

(2)方法:将赤小豆煮烂取汁,温浸双足至膝,每日1次,每次30~60分钟。

处方三

(1)配方:麻黄、羌活、苍术、柴胡、苏梗、荆芥、防风、大力子、冬藤、柳枝、葱白各适量。

(2)方法:上药水煎取汁,待温度降至40℃时足浴汗出即可,1次/日。

(七)高压氧疗法

用单人高压氧舱,应用2.5ATA,每次100分钟,每日1次,10次为1疗程。每疗程结束后,间歇10天进行第2疗程。治疗期间可给予必要的支持和对症治疗(除外激素、免疫抑制药和消炎药)。对急性肾炎蛋白尿和血尿有明显疗效。

(八)饮食疗法

1. 赤豆冬瓜粥　赤小豆60g,冬瓜120g,大米100g。将赤小豆用清水泡软;冬瓜洗净,切成小块;大米淘洗干净,备用。锅内加水适量,放入赤小豆、大米煮粥,五成熟时加入冬瓜块,再煮至粥熟即成。每日2次,连服5~7天。用于急性肾炎之浮肿尿少。

2. 鲤鱼赤豆粥　鲤鱼1条(400g),赤小豆50g,大米150g。精盐1g,味精2g,姜丝2g,葱末5g,胡椒粉1g。香油2g,料酒10ml。将鲤鱼剖杀,去鳞、内脏、鳃,洗净,剁成大块,备用。赤小豆,大米去杂,洗净。锅内加水适量,放入鲤鱼块,赤小豆、大米、姜丝、葱末、精盐、料酒共煮粥,熟后调入味精、香油、胡椒粉即成。每日1剂,分2次服完,连服5~7天。用于急性肾炎之浮肿。

3. 桑菊杏仁茶　桑叶、菊花、杏仁各10g,板蓝根30g。将杏仁去皮、尖,与另3味共制粗末,放入锅中,用沸水冲泡,代茶饮用。每日1剂。用于急性肾炎。

4. 西瓜皮赤豆粥　西瓜皮100g,赤小豆、白茅根各30g,粳米50g。先将西瓜皮、白茅根水煎去渣,再加入洗净的赤小豆、粳米煮粥食用。每日1剂。用于急性肾炎。

5. 茅根菠萝冲剂　鲜茅根250g,鲜菠萝汁500g,白糖500g。将茅根洗净切碎,加水煎沸30分钟,去渣,再以文火煎煮浓缩至快干时,加入鲜菠萝汁,烧沸后以文火煎至稠厚时,离火候温,拌入白糖以使煎液吸净,混匀,晒干,研末,装瓶备用。每取10g,以开水冲服,每日3次。用于急性肾炎。

6. 薯蓣半夏粥　清半夏30g,用温水淘去矾味,以砂锅煎取清汤适量,去渣入山药细末50g,煎两三沸,粥成后加白砂糖适量,每日作早晚点服。用于胃气上逆,呕吐不止,诸食物与药物皆不下咽者。

7. 冬瓜粥　鲜冬瓜连皮80~100g,切成小块,与粳米50g同煮成粥,随意服用。用于以小便不利、浮肿、血压偏高而兼有热象者。

8. 茅根赤豆粥　鲜茅根200g,加水适量,煎汁去渣,入粳米,赤豆各200g,煮粥,日服3次。用于水肿为主要表现者。尿中有红细胞的病人用此粥尤为适宜。

9. 鲜芹菜汁　鲜芹菜250g,洗净,用沸水烫2分钟,切碎绞汁,每服一小杯,每日2次。用于急性肾衰以高血压为主要表现者。

10. 猪腰子2个(切花),麻黄、桂枝、荆芥、杏仁各10g,布袋包,加水炖煨后去药渣,常服食;或野鸭1只(拔毛,去内脏,洗净),用麻黄、紫苏、生姜、杏仁各10g,布袋包装,塞进鸭肚内,加水适量,煨熟后服食。以上用于风寒型。

11. 紫花地丁、蒲公英、大青叶、车前草、河白草各30g,水煎代茶常饮;或荠菜、金银花、野菊花、马兰头、鲜车前草各30g(洗净,切碎),鸡蛋2个(去壳搅匀),粳米200g(洗净),加水煮粥,常服食。以上用于热毒型。

12. 老鸭1只(拔毛,去内脏,洗净),将黄芪、茯苓、白术各30g,塞入鸭肚内,煨熟后服食;或山药、薏苡仁、莲子、茯苓、绿豆各30g,加粳米煮粥服食。以上用于水湿型。

五、调摄与护理

1. 积极参加体育锻炼,增强体质,提高抗病能力,并注意预防感冒和感染的发生。

2. 急性起病后必须卧床休息直至肉眼血尿消失,水肿减退。

3. 患者要以低盐、高热量、高维生素饮食为主,并适当限制水的摄入。当有氮质血症时,应限制蛋白质摄入量。给予优质高蛋白饮食,减轻氮质血症。

六、按语

1. 针刺、灸治治疗本病有一定的疗效,多种方法配合,可较明显地减轻患者的症状。临床上可作为中西药物治疗的一个辅助方法。但本病以虚证多见,针刺在辨证取穴的同时,多使用背俞穴与原穴,且针刺手法不宜过重。属虚证、寒证者,可多采用灸法、推拿、穴位注射、眼针疗法。

2. 饮食、刮痧、气功、外用等疗法,治疗本病疗效肯定,而没有药物副作用,应进行综合治疗,方能取得满意的临床疗效。

第2章　慢性肾小球肾炎

一、概述

慢性肾小球肾炎是一种常见的肾脏疾病。临床表现颇多，病程较长，多为缓慢进行性。尿常规检查有程度不等的蛋白尿、颗粒管型、红白细胞，并有浮肿、贫血、高血压等症，同时，可伴有不同程度的肾功能障碍。一般病程在一年以上，进展缓慢，治疗困难，预后较差，典型病例以青年男性患者多见。部分病例可由急性肾炎转化而来，但在临床上，急性肾炎病史多不能溯及。本病的发生可能是由于各种感染后的变态反应引起，一般认为与人体免疫功能状态有密切的关系。据报告，约10%患者有明确的急性肾炎既往史，绝大多数慢性肾炎系由其他原发性肾小球疾病直接迁延发展而成，即其他细菌及病毒感染引起，特别是乙型肝炎病毒感染可能引起慢性肾炎。故目前较多学者认为慢性肾小球肾炎与急性肾小球肾炎之间无肯定的关联。

慢性肾小球肾炎是各种原发或继发性肾小球肾炎在进入终末期肾衰的进展阶段，由急性损害而产生的有效肾单位的丧失。残余肾单位的高灌注、高过滤状态是一个共同代偿机制，而由此带来的肾小球毛细血管内压的增高，又加速了肾小球结构的损害。

慢性肾小球肾炎属中医学“水肿”“虚劳”“腰痛”“尿血”等范畴。

二、病因病理

（一）西医的病因病理

1. 病因

（1）免疫介导的炎症反应：慢性肾炎大部分是免疫复合物疾病，可由循环免疫复合物沉积于肾小球，或由肾小球原位的抗原（内源或外源性的）与抗体结合而激活补体，引起组织损伤。也可不通过免疫复合物，而由沉积于肾小球局部的细菌毒素、代谢产物等通过“旁路系统”激活补体，引起一系列的炎症反应而导致肾炎。炎症反应由炎症细胞与炎症介质参与，并构成复杂的网络关系。炎症细胞除中性粒细胞、单核细胞及血小板等外，肾小球固有细胞亦是肾小球炎症的主动参与者。对炎症介质从前多着重研究补体、蛋白酶、血管活性胺等，近年发现了更多更重要的炎症介质，如细胞因子（包括生长因子）、内皮素、活性氧、活性氮等，现已证明它们在肾炎发病中具有重要作用。

（2）非免疫介导的肾脏损害：在慢性肾炎的发生与发展中亦可能起重要作用。如肾小球病变能引起肾内血管硬化，硬化的小动脉可进一步引起肾缺血而加重肾小球损害。在肾炎后期，患者因水钠潴留或肾素分泌增多出现高血压，导致肾小动脉狭窄、闭塞，加速肾小球硬化。正常时肾小球系膜具有吞噬、清除免疫复合物及其他蛋白质颗粒的作用，但当超负荷时，为了吞噬这些物质，系膜细胞增生，系膜基质增多，系膜区明显扩张，终于使肾小球毛细血管阻塞、萎陷而致废用，导致肾功能衰竭。

2. 病理　慢性肾炎的病变是两肾弥漫性的肾小球病变，长期持续进展及反复发作，进而累及肾小管和肾间质，出现继发性病变。其病理为肾小球毛细血管逐渐破坏，系膜基质和纤维组织增生，以后整个肾小球纤维化。由于肾小球血流受阻，肾小管萎缩，间质纤维组织增生，淋巴细胞浸润。病变较轻的肾单位发生代偿性肥大，致使肾脏体积缩小的同时，表面出现细颗粒状，称颗粒性固缩肾。

（二）中医的病因病机

1. 病因

（1）外因：外感之邪伤及脏腑，以致肺脾肾三脏功能失调，水液代谢紊乱。如风邪外袭，肺失通调；湿毒浸淫，内归脾肺；水湿浸渍，脾气受困；湿热内盛，三焦壅滞等。大多数患者在病程及治疗中常因外感而使疾病反复或加重。

（2）内因：脾肾虚损多因先天不足、生育不节、房劳过度，或饮食不节损伤脾胃而致，脾主运化。脾虚水运乏力，潴留体内而肿；肾司开阖，关门失利，水湿潴留亦发生水肿。另外情志失调，忧思伤脾，惊恐伤肾，郁怒伤肝，克伐脾土，致使三焦气机壅滞，决渎无权而加重水湿内停，亦能导致水肿发生。

（3）诱因：慢性肾炎发生后，多种诱发因素均可导致病情加剧或恶化。慢性肾炎一般多属阴水，其加重诱因多与酒色、饮食、劳累伤及脾肾有关；而慢性肾炎急性发作者，则多属于阳水，与外感风、寒、湿、热、毒邪等多种因素诱发密切相关，都可加重原来脾肾两虚所引起的水肿，尿检异常。

2. 病机　慢性肾炎的病机主要表现为肺脾肾三脏功能障碍。若肺不通调，脾不转输，肾失开合，则可致膀胱气化无权，三焦水道不通，水液代谢障碍而发生水肿；脾主运化，肾主藏精，若脾失运化，肾失封藏，则精微下注，而成蛋白尿；脾失健运则水湿停聚，郁化为热，湿热伤及肾络，或肾阴不足，虚热内扰，肾络受损则出现血尿；肾阴亏耗，水不涵木，肝阳上亢而出现眩晕。

总之，慢性肾炎的病机错综复杂，每呈本虚标实，虚实互见，寒热错杂之证，本虚之源在肺脾肝肾，尤以脾肾虚损为著，标实以水湿、湿热、瘀血、风邪为多。

三、临床诊断

（一）辨病

1. 病史　大多数慢性肾炎病人无急性肾炎病史。有的患者只是在体检时才发现尿检异常或血压升高，进而查出慢性肾炎。极少数人一直无症状，最后出现恶心、乏力、贫血、出血等症，经检查证实已进入尿毒症期。

2. 症状　慢性肾炎由于起病方式不同，故临床表现也不一，常见的症状有水肿、血尿、高血压，以及全身乏力，食欲不振，头晕头痛，腰酸腰痛，面色苍白等症状，严重时可出现恶心呕吐，腹泻，甚至消化道出血等。

3. 体征

（1）水肿：慢性肾炎的浮肿程度不一，多数患者只有轻度浮肿、面睑浮肿及下肢轻度指凹性浮肿。但若尿中蛋白流失过多，血浆胶体渗透压下降，可使浮肿加剧。当因高血压为时已久引起心衰时，浮肿会更明显。浮肿可历时数星期，数月，甚至数年不等，然后浮肿消退，蛋白尿减少，可是肾功能往往变坏。

（2）高血压：是本病常见的体征之一，多为持续性中等度的血压升高，多波动在150～180/90～120mmHg，伴头晕头痛。长时间的高血压可引起左心室肥大，最终出现左心衰竭；另外，高血压可引起肾小动脉硬化症，进一步加重肾小球肾炎的病情。一般来说，血压很高意味着肾脏患病比较重，损伤范围比较大，不过这并不是绝对成比例的关系，有时病变重，但血压并不明显升高。

（3）眼底改变：眼底改变与病程长短、高血压控制情况以及肾脏病理变化等因素有关。

4. 辅助检查

（1）尿液检查

①蛋白尿：中等或中等以上程度的蛋白尿，是诊断慢性肾炎的主要依据。患者常常表现为选

择性蛋白尿，且常因大量蛋白尿引起水肿，以致出现肾病综合征的表现。一般患者尿中蛋白量的多少对预后并无意义。

②血尿：血尿是诊断慢性肾炎的另一主要依据。相差显微镜检查，90%以上的肾小球源性血尿表现为变(畸)形红细胞血尿；尿中红细胞增多常伴有中等或中等量以上的蛋白尿。

③管型尿：尿沉渣中常有多数颗粒管型和透明管型，通常为镜下红细胞3~5个/高倍视野，多则超过10个/高倍视野，有时只有1~2个/高倍视野，甚至完全没有。

④尿比重：尿比重和尿液渗透量亦随病情而变化。

(2)血液检查

①血红蛋白：轻度贫血是很常见的，血红蛋白与红细胞成比例下降，较严重的贫血只有在肾功能衰竭时才出现。

②肾功能：当Cr＞133mol/L可大致判断患者进入了肾功能不全期。更精确的判断是肾小球滤过率(GFR)减低。病变愈严重，滤过率越低，在病变累及肾小球滤过率降低外，肾小管功能也受损害，早期可有尿NAG、乳酸脱氢酶(LDH)升高，后期可见酚红排泄试验阳性、尿浓缩及稀释功能减退，与此同时出现电解质紊乱、酸中毒、血钙降低、血磷升高等。

③凝血因子检查：肾小球疾病存在不同程度的高凝状态，其程度与病变的严重性和活动性往往相平行，如高岭土部分凝血活酶时间(KPTT)、凝血酶原时间(PT)、纤维蛋白降解产物(FDP)、凝血因子Ⅷ等。

(3)肾穿刺活检：通过对肾脏病理超微结构进行诊断、病理分型，对慢性肾炎治疗方案的确定及预后有重要的意义。

(4)超声检查：B型超声检查可显示内部结构紊乱，皮髓质界限不清。若示肾影缩小，则为终末期固缩肾。

(二)鉴别诊断

1. 慢性肾盂肾炎　尿频、尿痛等症状曾多次反复出现，尿沉渣中白细胞数明显增多，甚至有白细胞管型，尿细菌培养阳性。另外其肾小管损害出现较早，尿蛋白相对较少。静脉肾盂造影，肾图检查等均有助于两者的鉴别。

2. 肾小动脉硬化　肾小动脉硬化造成的肾损害多发于40岁以后，有多年高血压病史而无肾炎病史者。全身各器官均有动脉硬化表现，尿蛋白量少，肾小管功能损害甚于肾小球损害等可助鉴别。

3. 遗传性肾炎　较罕见，其特点为除有肾炎症状外，还兼有逐渐发展的神经性耳聋和视力异常等表现，且有家族史。

4. 原发性高血压继发肾损害肾炎　多发生在青壮年，高血压继发肾损害患者年龄多在40岁以上。病史对鉴别非常重要。高血压、蛋白尿出现的先后顺序，对鉴别诊断起主要作用。

5. 红斑狼疮性肾炎　红斑狼疮多见于生育期女性，常伴有发热、皮疹、关节炎、脱发等多系统受损表现，抗核抗体阳性，由于有肾脏损害，抗dsDNA抗体常为阳性。肾活检亦有助与慢性肾炎鉴别。

(三)辨证

1. 肺肾气虚　易感冒，神疲乏力，气短，自汗，动则加剧，腰膝酸软，畏寒，舌淡，苔薄白，脉细弱。

2. 气阴两虚　神疲乏力，动则加剧，腰膝酸软无力，口干欲饮，心烦失眠，多梦，午后潮热，甚或手足心热，舌质红，少苔或无苔，脉细数。

3. 脾肾阳虚　畏寒肢冷，肢体浮肿，腹胀，腹泻，纳差，腰膝冷痛，或有小便清长，夜尿增多，舌质淡，边有齿痕，脉沉迟。

4. 湿热壅盛　口苦，口干不欲饮，腹胀，纳差，恶心欲呕，腹泻，小便黄赤，舌红，苔黄腻，脉濡数。

（四）辨证要点

本病的病位在肺、脾、肾三脏，而以水肿为主要表现者，尚涉及三焦、膀胱。本虚标实是辨病的关键。本虚在肺、脾、肾三脏，标实则有外感、湿热、瘀血、湿浊等。对因感受外邪导致水肿复发或加重者，在利水消肿之时，必须顾及正气内虚的一面。但是中医证型并非固定不变，临床实际工作中一定要注意证候的动态转化，如肺肾气虚，日久伤阴，转为气阴两虚；气阴两虚转为肝肾阴虚或脾肾阳虚等。此外，还要注意兼夹邪实的不同，如湿热、瘀血相杂，外感、水湿相混等。

四、临床治疗

（一）针刺疗法

1. 毫针疗法

毫针一

(1)主穴：肺俞、脾俞、肾俞、志室、太溪、膻中、鸠尾、中脘、气海、足三里、三阴交。

(2)配穴：肾阳虚：大椎、命门、关元（艾灸法）；肾阴虚：京门、膈俞；面浮：人中、阳陵泉、三焦俞；血压偏高：太冲；失眠：风池、涌泉；肾功能不全：胸椎5~7夹脊。

(3)操作：按穴位在背腹之不同，将诸多穴位分为两组，每次针背部腧穴和腹部腧穴，轮流使用。手法可采用轻刺激手法，以轻捻浅刺为主，留针20~30分钟，每周2~3次。留针时可配合艾灸疗法，或温针，对于肾虚者，应加用麦粒灸。适用于治疗慢性肾炎。

毫针二

(1)主穴：肺俞、脾俞、肾俞、水分、关元、三阴交。

(2)配穴：脾气虚弱，加足三里、太白、阴陵泉、水道；脾肾阳虚，加气海、命门、复溜、太溪；肝肾阴虚，加太冲、合谷、曲泉、风池；心肾阳虚，加内关、心俞、志室、腰阳关。

(3)操作：每次取4~6穴，针刺轻或中等度刺激，留针30分钟，每隔10分钟行针1次；偏于阳虚者加用温针灸，每日或隔日治疗1次，10次为1疗程。适用于治疗慢性肾炎。

毫针三

(1)主穴：脾俞、肾俞、关元、水分、三阴交。

(2)配穴：水肿明显尿少加曲骨、阴陵泉；腹胀便溏者加天枢、足三里、中脘。

(3)操作：常规消毒后针刺，腹背部穴位用捻转补泻，不留针，出针后隔姜灸3~5壮；四肢穴用平补平泻法，可用温针灸。每日1次，12次为1疗程。适用于治疗慢性肾炎。

毫针四

(1)主穴：风池、三阴交、太冲、太溪。

(2)配穴：烦躁失眠者加神门；头痛甚者加合谷、曲池。

(3)操作：常规消毒后针刺，得气后三阴交、太溪行补法，太冲、风池行泻法，留针30分钟。神门、合谷用泻法并强刺激，久留针至患者精神安定，头痛减轻。每日1次，10次为1疗程。适用于治疗慢性肾炎。

毫针五

(1)主穴：肾俞、脾俞、胃俞、足三里、中脘、天枢。

(2)配穴:心悸失眠配内关、神门;尿少浮肿配三阴交、阴陵泉。

(3)操作:诸穴均用捻转补法,腹背穴位出针后用隔姜灸3~5壮。足三里用温针灸或化脓灸。神门、阴陵泉、内关、三阴交用平补平泻法。每日1次,7次为1疗程。适用于治疗慢性肾炎。

2. 耳穴疗法

耳针一

(1)取穴:脾、肺、肾、三焦、膀胱、肾上腺、内分泌。

(2)方法:每次用3~5穴,毫针用轻或中等度刺激,每日针1次,两耳交替;或用王不留行籽贴在相应穴位上,1周更换2~3次,每天病人可自行按摩埋针或穴贴处数次。10次为1个疗程。适用于治疗慢性肾炎。

耳针二

(1)取穴:肝、脾、肾、脑、膀胱。

(2)方法:每次选2~3穴,消毒后用0.5寸毫针针刺,中等刺激。每日1次,12次为1疗程,两耳交替使用。也可用埋针法,3~5日埋1次。适用于治疗慢性肾炎。

耳针三

耳压疗法

(1)取穴:脾、肾、肺、膀胱、三焦、内分泌、肾上腺。

(2)方法:每次选2~3穴,用胶布将王不留行籽分别贴压于诸穴上。每日按压3~4次,每次10~15分钟。每3日换1次,1个月为1疗程。两耳轮流使用。适用于治疗慢性肾炎。

3. 皮肤针疗法

(1)取穴:膀胱经背部第1、2侧线及腰骶部,肾经及脾经膝以下循行路线。

(2)方法:用皮肤针先轻轻叩击背腰部,再叩刺肾经及脾经路线,至皮肤潮红为度。叩后背部加拔中至大号火罐10分钟左右。隔日1次,10次为1个疗程。适用于治疗慢性肾炎。

4. 梅花针疗法

(1)取穴:腰骶、下腹部、大腿内侧。

(2)方法:自上而下叩打,以穴区红晕为度,每日1次,15次为1疗程。适用于治疗慢性肾炎。

5. 穴位注射疗法

穴位注射一

(1)主穴:足三里、肾俞、脾俞。

(2)配穴:中极、血海。

(3)药物:黄芪注射液、当归注射液。

(4)方法:穴位处常规消毒。用装有5号针头的5ml注射器取药液,快速直刺入穴位,得气后抽无回血,再将药液缓缓注入,每穴1ml。隔日治疗1次,10次1疗程。主穴用黄芪注射液。尿白细胞增高加用鱼腥草注射液中极穴位注射;尿红细胞增加用当归注射液血海穴注射。适用于治疗慢性肾炎。

穴位注射二

(1)主穴:肾俞、三焦俞、京门、膀胱俞。

(2)配穴:水肿严重者加水道、足三里、复溜。

(3)药物:促肾上腺皮质激素或用5%的当归注射液。

(4)方法:每次取一侧1~2穴,两侧交替使用,用促肾上腺皮质激素10单位,每穴注射2ml,

或用5%的当归注射液,每穴注入0.5ml,每日1次,10次为1疗程。适用于治疗慢性肾炎。

6. 电针疗法

(1)取穴:足三里、三阴交、水分。

(2)方法:消毒后快速进针,得气后接通G6805型电针仪,两极分别接于足三里和三阴交。刺激量由小到大,通电约10分钟后停5分钟,然后再刺激10分钟。每日2次,7次为1疗程。适用于治疗慢性肾炎。

(二)灸治疗法

灸治一

1. 取穴:水分、膀胱俞、三焦俞、气海、三阴交、脾俞、胃俞、合谷、肺俞。

2. 操作:每次选4~6穴,取中等大小艾炷,每穴灸3~4壮。每日1~2次,10次为1疗程。适用于治疗慢性肾炎。

灸治二

1. 取穴:神阙。

2. 操作:严格消毒后,用食盐填平脐凹,再将大艾炷放在其上点燃,每次3~5壮。每日1次,7次为1疗程。适用于治疗慢性肾炎。

(三)推拿疗法

推拿一

1. 取穴:肾俞、膀胱俞、气海俞、脾俞、神阙、关元、中极、足三里、阴陵泉等。

2. 主要手法:揉法、掌震法、擦法、一指禅推法等。

3. 操作程序

(1)患者仰卧位,医者立于患者左侧,用腹部掌揉或运法于下腹部中极等穴处反复施术2~3分钟,继而用腹部掌震法施于神阙、关元穴,每穴约2分钟。以患者自觉施术部位有温热感渗透为宜。

(2)患者俯卧位,医者位于患者右侧,以掌揉法于背部沿脊柱两旁反复施术1~2分钟,使背部肌肤略发热,继而以双手拇指按揉或一指禅推按肾俞、膀胱俞、气海俞、脾俞穴,每穴持续操作约1分钟。然后用擦法于命门穴部位反复擦摩,以透热为度。

(3)用一指禅推法于阴陵泉、足三里、三阴交、太溪、复溜穴施术,每穴持续操作约1分钟,以患者下肢内侧上至少腹有得气感为佳。适用于治疗慢性肾炎。

推拿二

1. 穴位与部位:水分、复溜、气海、中极、三焦俞、肾俞、脊柱区。

2. 主要手法:点法、按法、推法、掌擦法等。

3. 操作程序:患者先仰卧,术者用拇指点按水分、气海、中极、复溜等穴各2分钟。然后患者俯卧,以手掌直推腰部脊柱两侧,以透热为度。再点按三焦俞、肾俞各2~3分钟,以酸胀为度,最后在腰部两侧施以掌擦法1~2分钟结束。适用于治疗慢性肾炎。

推拿三

1. 取穴:气海、水分、三阴交、足三里、内关、太溪、曲池、脾俞、肺俞、三焦俞、膀胱俞、委阳等。

2. 主要手法:按法、揉法、掌擦法、一指禅推法、搋法等。

3. 操作程序:患者先仰卧,术者以拇指按揉气海、足三里、三阴交、太溪、曲池、内关各1分钟,以酸胀为度,然后用一指禅推气海、水分、三阴交、内关、足三里各1分钟。患者取俯卧位,术者以柔和掖法施于脊柱两旁膀胱经，从上而下往返操作2～3分钟，再以掌部推揉背部和腰骶部3～4分钟，用拇指按揉脾俞、肺俞、肾俞、三焦俞每穴各2分钟。以酸麻感为度。最后以掌擦脊柱两旁膀胱经结束。适用于治疗慢性肾炎。

（四）运动疗法

体育活动　练习八段锦最好，功能简单，轻缓柔和，姿势多变，活动度广，几乎全身筋骨、肌肉甚至五脏六腑都能受到锻炼。运动量可以自己掌握，想快即快，想慢即慢，以练完后自觉舒服为适度。

（五）气功疗法

气功一

气功最好练内养功，功法简单易学，易掌握，不会出偏差，卧、坐、走、站结合，以卧练为主，有利于改善肾脏血流量，保护肾脏。

气功二

1. 病情较重的患者，以卧式"五线放松功"及床上功为主。①卧功，②仰卧式金鱼摆，③俯卧式金鱼摆，④提肝塌腰，⑤搓腰肾，⑥高尾足背摩，⑦咽津归元，⑧揉腹。

2. 病情较轻或恢复期可选作"太极浑元一气功"的基本功及"肾功""六字诀""五音内视五脏法"。

气功三

采用放松功的锻炼方法。姿势自然舒适，平心静气，坐卧均可，腹式呼吸，配合六字口诀法，分三条线依次放松，默念"松"。第一条线是由头部两侧至颈部、两肩、两上臂、双肘关节、两前臂、两腕、两手、手指。第二条线为面部经颈部、胸部、腹部、两大腿、两膝、两小腿、两脚至两趾。第三条线为头顶后部经后脑、后颈、背部、腰部、两大腿后面、两膝弯、两小腿后面至脚底。一般每次练1～3个循环，安静一下，然后收功。适用于治疗慢性肾炎。

（六）外治疗法

1. 芫花、大戟、甘遂、海藻、车前子各3g，共碾细末，加面粉、酒调成湿膏，敷贴神阙，3日1次，1个月为1个疗程；或大螺、大蒜、大黄、甘遂适量，共捣烂，敷贴脐上，用布袋扎紧，隔日1次，20日为1个疗程。以上有利尿退肿泄浊的功效。

2. 桃仁、红花、益母草、香薷、车前草、麻黄、白芍、黄芪、白术、川芎、丹参各10g，共碾细末，做药带，缚敷于腰腹部。1星期1次。有益肾强身，利尿消肿的作用。

3. 防风、防己、麻黄、桂枝、杜仲、黄芪、车前草、河白草各90g，加水适量，加温至45～50℃，倒入缸内，患者平躺在缸内，身体与药液持平，浸泡15分钟再沐浴。隔日1次，1个月为1个疗程。有健脾益肾，利水退肿的功效。

4. 酌情取单纯矿泉水、碳酸泉水、重碳酸钠泉水、食盐泉水适量，浸泡20分钟后沐浴。每日1次，1个月为1个疗程。有强身益肾效果。

5. 麻黄、桂枝、防风、鹿衔草、杜仲、白花蛇舌草、益母草、陈葫芦各30g，加水适量，煮至50℃，搅入有机淤泥，拌匀如泥浆状，全身浸入泥浆内浸泡15分钟，再用温水冲洗，擦干，避免着凉，躺30分钟休息。3日1次。有利水退肿，益肾强身的作用。

（七）饮食疗法

1. 香菇火腿粥　水发香菇60g，火腿50g，大米100g。将水发香菇去杂，洗净，切成小块；火腿切成小块；大米淘洗干净，备用。锅内加水适量，放入大米煮粥，五成熟时加入香菇块、火腿块，再煮至粥熟即成。每日2次，连服15～20天。用于治疗慢性肾炎。

2. 芋头红糖粥　芋头150g，红糖60g，大米100g。将芋头去皮，洗净，切成小块；大米淘洗干净，备用。锅内加水适量，放入大米煮粥，五成熟时加入芋头块，再煮至粥熟，调入红糖，搅匀即成。每日2次，连服15～20天。用于治疗慢性肾炎。

3. 花生大枣粥　花生60g，大枣15枚，大米100g。将花生、大枣、大米去杂，洗净，备用。锅内加水适量，放入花生、大枣、大米共煮粥，熟后即成。每日2次，可长期食用。用于治疗慢性肾炎。

4. 鸭汤粥　青头雄鸭1只，粳米适量，葱白3茎。将青头鸭肉切细煮至极烂，再加米、葱白煮粥，或用鸭汤煮粥。温热食，5～7日为一疗程。用于治疗慢性肾炎。

5. 党参猪肾汤　猪肾1个，党参、黄芪、芡实各20g。将猪肾剖开，去筋膜洗净，与药共煮汤。佐餐食用。适用于治疗慢性肾炎恢复期及脾肾气虚患者。

6. 赤豆花生汤　赤小豆50g，花生30g，白糖适量。将赤小豆用清水浸软；花生米洗净，备用。锅内加水适量，放入赤小豆、花生米，大火烧沸，改用文火煎15～20分钟，调入白糖即成。每日2剂，连服20～30天。用于治疗慢性肾炎之水肿、食欲不振、体虚乏力等。

7. 蚕豆花生汤　蚕豆200g，花生120g，红糖50g。将蚕豆、花生洗净，放入锅内，加水煮沸20～30分钟，调入红糖即成。每日1剂，2次分服，连服20～30天。用于慢性肾炎之水肿、食欲不振、体虚乏力、精神萎靡。

8. 黄芪、党参、白术、白扁豆、杜仲、山茱萸、九香虫各10g，加水适量，文火煎，去药渣取汁，再取粳米500g（洗净），加清水同入锅煮粥，常服食；或鸽子2只（拔毛，去内脏杂物，洗净），再用太子参、白术、黄芪、山药、续断、茯苓、枸杞子各10g，布袋包，加葱、姜及水适量，共煮汤，去药渣，喝汤食鸽肉。以上用于治疗慢性肾炎的脾肾气虚型。

9. 绿豆100g，附子10g，白术12g，桂皮10g，共煮熟，食绿豆；或母鸡1只，附子、锁阳、黄芪各30g，塞入鸡肚内，加水适量，文火炖烂，分次喝汤食肉。以上用于治疗慢性肾炎的脾肾阳虚型。

10. 鲤鱼1条（刮鳞，去内脏，洗净）、莲子、山茱萸、百合、枸杞子各10g，加水适量煨熟，喝汤食肉；或团鱼1只（去杂物，洗净），木耳、枸杞子、茯苓、百合各10g，加水适量、葱、姜同炖煨，常服食。以上用治疗慢性肾炎的肝肾阴虚型。

11. 川芎、丹参、赤芍、陈皮、小茴香各10g，牛肉500g，加水适量，文火同炖，去药渣，常服食；或猪腰2个（切花），泽兰叶、川芎、茺蔚子、八角茴香、陈皮、当归各10g，布袋包，加水适量，文火煨炖，去药渣，常服食。以上用于治疗慢性肾炎的气滞血瘀型。

五、调摄与护理

1. 注意保暖，避免受冷、受湿和过劳。

2. 饮食宜清淡，忌食辛辣肥甘厚腻。水肿轻者，应限制钠盐摄入，每日1～3g，严重者禁用。

3. 在病情稳定时，积极进行锻炼，提高机体防御力，预防感染，尽量减少使肾炎恶化的诱因，若出现感染，应予治疗。

4. 注意精神调养，节房事，做到劳逸适度，并树立战胜疾病的信心。

5. 本病病程冗长，针灸治疗一般需2～3个月以上，在治疗过程中，有时病情会反复，故要求病人耐心治疗。

六、按语

1. 针刺、灸治疗法对慢性肾炎具有良好的疗效。具体地说，针灸可以消除水肿，改善贫血症状。慢性肾炎水气停留于分腠，气血不足于脏腑，治疗上，针刺其体表水分停留之所或手足三阳经，满则泄之；灸治取手足三阴经，重在调理脾肾两脏，这对改善症状有明显的效果，特别是对慢性肾炎的浮肿、贫血等症状，应用灸法更为适宜，因慢性肾炎的浮肿大多由脾肾阳虚所致，给予灸治能振奋脾肾阳气，常能收到满意的疗效。临床上应注意二者有机结合，一般慢性肾炎病人都要针后加灸，或留针时并用灸法，以轻度灸治为宜。慢性肾炎病情冗长，采用针灸治疗时间一般需要2~3个月以上。在治疗过程中，有时病情会有反复，故要求病人耐心治疗。

2. 推拿、气功、饮食、外用等疗法，能提高机体抗病能力，防止并发其他感染，加重病情。又治疗本病有较好疗效，而没有药物副作用，应根据辨证，选择治疗。

第3章 肾病综合征

一、概述

肾病综合征是一组多种病因引起的临床症候群，是由于肾小球基膜的损伤、肾小球滤过屏障破坏而引起血浆蛋白大量于尿中丢失所产生的病理生理状态。临床以大量蛋白尿、低蛋白血症、水肿、高脂血症为主要表现。习惯上将此四项主要临床表现简称为“三高一低”，并作为肾病综合征的主要临床特征。由于低蛋白血症在反映肾病综合征的程度、指导其治疗上具有重要意义，因此肾病综合征的诊断标准应为：大量蛋白尿和低蛋白血症为必须条件，水肿和高脂血症为诊断的参考。对于本病的分类，首先根据病因分为原发性和继发性两大类。原发性肾病综合征是原发性肾小球疾病最常见的临床表现。继发性肾病综合征的原因很多，常见为糖尿病肾病、系统性红斑狼疮肾炎、感染、药物及新生物引起的肾病综合征。本文主要叙述原发性肾病综合征。

肾病综合征归属中医学的“水肿”“虚劳”“尿浊”等病证范畴。

二、病因病理

（一）西医的病因病理

原发性肾小球疾病引起的肾病综合征的病因目前尚不清楚。其临床表现的发生机理有的已较清楚，有的仍不明确，现分述如下：

1. 水肿　一般认为由于肾脏病变，导致大量蛋白从尿中漏出，使血浆蛋白浓度及胶体渗透压降低，血管内的水分和电解质漏到组织间隙，从而血容量减少，刺激了容量感受器和压力感受器，激活肾素－血管紧张素－醛固酮系统以及抗利尿激素分泌增加等，使肾脏对钠、水重吸收增加，于是导致了水肿的形成。

2. 蛋白尿　肾病综合征时蛋白尿产生的基本原因，包括电荷屏障、孔径屏障的变化，而肾小管上皮细胞重吸收原尿中的蛋白，并对之进行分解代谢的能力对蛋白尿的形成也有一定的影响。蛋白尿的量还受血浆蛋白浓度及肾小球滤过率等因素的影响。血浆白蛋白严重降低时，可使尿蛋白排出量减少，反之，当静脉输注浓缩蛋白制剂时，尿蛋白排出量可一过性增加。而肾小管上皮细胞回吸收原尿中的蛋白，并对之进行分解代谢的能力对蛋白尿的形成也有一定的影响。

3. 低蛋白血症　大多数肾病综合征患者均伴有低蛋白血症，但程度相差很大，可能与营养、肝脏功能及其他激素代谢情况等有关。一般说来，肝脏合成蛋白的能力在本病时有明显增加，但如果饮食未能提供充分蛋白质，该能力不可能达到最大程度，此外，白蛋白代谢情况与饮食蛋白摄入情况也有一定影响。严重水肿时，胃肠道吸收能力下降，消肿后吸收功能恢复正常。患者呈负氮平衡状态，但在高蛋白负荷时，可转为正氮平衡，表明肾病综合征时，机体呈蛋白质营养不良状态。此外，肾病综合征时除白蛋白浓度下降外，还有其他血浆蛋白成分的变化。

4. 高脂血症　血浆胆固醇、甘油三酯和磷脂均明显增加。低密度及极低密度脂蛋白浓度增加，高密度脂蛋白正常或稍下降。血浆白蛋白下降引起脂蛋白代谢紊乱的机理尚不清楚，可能与刺激肝脏合成及影响脂类的分解和周围组织对其利用有关。也有认为，由于尿中丢失白蛋白及其他调节因子导致胆固醇代谢紊乱是原发的因素。高脂血症是肾病综合征患者动脉硬化并发症较多的原因，并与形成血栓及进行性肾小球硬化有关。

5. 脂尿　主要表现为尿中出现双折光的脂肪体，可能系含有胆固醇成分的上皮细胞或脂肪体管型。

(二)中医的病因病机

1. 内因　本综合征的发生多由外邪侵袭、传变脾肾，产生本虚标实之证。但外因必须通过内因起作用，因此脾肾虚损为本综合征发生的病理基础即内因。脾肾虚损多因先天不足，房劳过度，饮食不节，损伤脾胃而致。

2. 外因　风寒、风热、风湿等邪毒袭于上焦，蕴结咽喉，肺气失宣，通调失司，风水相搏，水湿泛溢；蕴于咽喉，循经入里，下扰肾关，水湿逗留，尿检异常；邪毒内归于脾，下传于肾，脾主运化，脾虚水运乏力，潴留体内而肿；肾司开阖，肾虚不能蒸腾化气，关门失利，水湿潴留亦发生水肿；三焦为水液运行的道路，邪阻气滞，三焦气化失常，水液运行障碍，亦与肺、脾、肾三脏功能相互影响。

3. 情志因素　肝喜条达，肝气失于条达，致使三焦气机壅滞，决渎无权而致水湿内停。另外情志失调，忧思伤脾，惊恐伤肾，郁怒伤肝，克伐脾土，均能导致本综合征的发生。

4. 气滞血瘀　血能病水，水湿泛溢，经脉运行障碍，水亦能病血，瘀血阻滞，痰浊内生，恶性循环，加之近年来激素、免疫抑制剂、利尿剂等的普遍、大量运用，改变了肾病综合征的病机及病程，大大增加了疾病的复杂性和辨治难度。

5. 诱因　酒色、饮食、劳累及外感客邪，风、寒、湿、热等多种因素都可以更伤脾肾，诱发和加重病情。

总之，肾病综合征病位主要在肾，涉及肺、脾、三焦、肝等脏腑，属本虚标实之证。本虚是指肺、脾、肾三脏亏虚，脏腑阴阳气血失调，其中肾虚最为重要，又以脾肾气阴两虚多见。蛋白尿的形成与脾肾两脏虚损，精微物质下泄密切相关，邪气扰肾，亦可影响肾之封藏而出现蛋白尿。高血压以肝肾阴虚、气阴两虚，肝阳上亢者居多，或脾肾阳气不足、水湿泛滥，上扰清空而产生。标实是指外感、水湿、湿热、湿浊、瘀血等邪，其中湿、热、痰、浊、瘀作为病理产物又可进一步耗损正气，加重疾病的进展。

三、临床诊断

(一)辨病

1. 临床表现

(1)蛋白尿：24 小时尿蛋白定量 >3.5g，此为本病的主要诊断依据。本病蛋白尿的程度，有很大的个体差异性，尿蛋白排出量的多少受到肾小球滤过率(GFR)、血浆白蛋白浓度和蛋白摄入量等因素的影响。

(2)低蛋白血症：长期持续的大量蛋白尿可导致低蛋白血症及营养不良，因此肾病综合征病人可出现毛发稀疏、干脆及枯黄、皮色光白、肌肉消瘦和指甲有白色横行的宽带等表现。

(3)高脂血症：血浆胆固醇、甘油三酯和磷脂均明显增加，低密度及极低密度脂蛋白浓度增加，高密度脂蛋白正常或稍下降。高脂血症是本病患者动脉硬化性并发症较多的原因。

2. 体征

(1)水肿：肾病综合征的水肿程度轻重不一，以组织疏松及体位低处为明显。最初多见于踝部，呈凹陷性，晨起眼睑、面部可见水肿，活动后下肢水肿明显。严重者全身水肿、阴囊水肿或胸膜腔和腹腔积液，甚至心包积液并产生压迫症状，如胸闷气短或呼吸困难。高度水肿时局部皮肤发亮，皮肤变薄，甚至出现白纹，皮肤破损则组织液漏溢出。

(2)高血压：成年肾病综合征病人约 20%~40% 有高血压，水肿明显者约半数有高血压。部分病人为容量依赖型，随水肿消退而血压恢复正常，肾素依赖型高血压主要与肾脏基础病变有关。

(3)营养不良：长期持续的大量蛋白尿导致血浆蛋白降低，白蛋白下降尤为明显。病人出现毛发稀疏干枯、皮肤苍白、肌肉萎缩等营养不良表现。

(4)肾区叩击痛：见于肾脏肿大，部分患者肾区叩痛明显。

3. 辅助检查

(1)尿常规：尿蛋白定性多（+~++++），24小时尿蛋白定量>3.5g/24h。

(2)选择性蛋白尿：如尿中出现的是大分子（分子量>白蛋白）、中分子蛋白质（分子量相当于白蛋白至转铁蛋白）则提示病变主要在肾小球；如为小分子量蛋白质则提示病变主要在肾小管及间质；如为混合性蛋白质则提示病变累及肾小球、肾小管及间质；如尿中主要是中分子量蛋白质，则为选择性蛋白尿，说明损害较轻；如有大分子蛋白漏出，则选择性差，肾脏损害较严重。

(3)尿纤维蛋白降解产物（FDP）：若血和（或）尿中FDP含量增加，则提示肾小球内有凝血及炎症性改变。

(4)血浆蛋白：大部分患者呈现低白蛋白血症。

(5)血清补体 C_3：含量测定对膜增殖性病变的鉴别有意义，约68%的病例在病初即持续下降，在病程中又有16%也逐渐下降，而其他类型的肾病则不下降。

(6)血脂：血浆胆固醇、甘油三酯均明显增加；低密度及极低密度脂蛋白浓度增加，高密度脂蛋白正常或稍下降。

(7)肾功能：多数正常（肾前性氮质血症者例外），但肾炎性肾病综合征，常可出现不同程度的肾功能损害，表现为内生肌酐清除率下降，甚而血肌酐（Scr）、尿素氮（BUN）增高。

(8)肾活检：是确定肾组织病理类型的惟一手段，可为治疗方案的选择和预后估计提供可靠的依据。

(9)肾B超、动态血压、双肾ECT等理化检查有助于本病的诊断。

(10)尿酶测定：尿溶菌酶测定常用于肾小管疾病的检查，其尿中含量不随蛋白尿程度而改变，与肾小管间质损害有关。

（二）鉴别诊断

1. 原发性高血压继发肾损害肾炎　多发生在青壮年，病史对鉴别非常重要。高血压、蛋白尿出现的先后顺序，对鉴别诊断起主要作用。

2. 慢性肾盂肾炎　晚期可有较大量的蛋白尿和高血压，但该病多见于女性，常有反复发作的尿路感染病史，尿沉渣镜检和尿细菌培养，对慢性肾盂肾炎诊断是必要的，肾功能损害多以肾小管为主，静脉肾盂造影和核素检查（肾图和肾扫描等），如发现有双侧肾脏损害不对称的表现，更有助于慢性肾盂肾炎的诊断。

3. 红斑狼疮性肾炎　红斑狼疮多见于生育期女性，常伴有发热、皮疹、关节炎、脱发等多系统受损表现，抗核抗体阳性，由于有肾脏损害，抗dsDNA抗体常为阳性。肾活检亦有助与慢性肾炎鉴别。

4. 紫癜性肾炎　弥漫系膜增生为其常见病理表现。但紫癜性肾炎临床上有过敏性紫癜表现，化验血清IgA有时增高。免疫病理IgA及 C_3 为主要沉淀物，故鉴别也不难。

其他，如过敏性紫癜性肾炎、糖尿病肾病、痛风性肾病等全身性疾病所致肾损害，各有其特点，应注意和慢性肾炎鉴别。

5. 糖尿病肾病　本病先有糖尿病史，一般病史在10年以上才能导致肾病综合征。眼底检查可见特殊改变。光镜下系膜基质增多但系膜增生不明显，免疫病理检查阴性，或可见 IgG、C_3 及白蛋白呈线样沉积于肾小球毛细血管壁、肾小管及肾小囊基膜（非特异性沉积）。

6. 乙型肝炎病毒相关性肾病　本病应有乙型肝炎病毒抗原阳性，血中球蛋白如 IgG、IgA 等常升高，肾穿刺活检证实乙型肝炎病毒或其抗原沉积才能确诊。

（三）辨证

1. 湿热内蕴　浮肿明显，肌肤绷急，腹大胀满，腹泻腹痛，胸闷烦热，口苦，口干，大便干结或便溏灼肛，小便短黄，舌红，苔黄腻，脉象滑数。

2. 水湿浸渍　多由下肢先肿，逐渐四肢浮肿，下肢为甚，按之没指，不易随复。伴有身重困倦，纳少泛恶，腹泻腹痛，小便短少，舌苔白腻，脉象濡缓。

3. 阳虚水泛　高度水肿，腹大胸满，形寒神倦，面色㿠白，或伴胸水、腹水，小便不利，纳差便溏，舌质淡胖，边有齿印，苔白，脉象沉细或结代。

4. 脾虚湿困　面浮足肿，反复消长，劳累后、午后加重，平素少气乏力，易患感冒，腹胀纳少，面色萎黄，神疲乏力，尿少色清，大便或溏，舌苔白滑，脉象细弱。

5. 风水相搏　起始眼睑浮肿，继则四肢、全身亦肿，皮肤光泽，按之凹陷，易复发，伴有发热、咽痛、咳嗽等症，舌苔薄白，脉浮或数。

6. 瘀水互结　尿少水肿，面色黧黑或萎黄，口唇及肌肤有瘀斑、瘀点，血尿，皮肤粗糙或肌肤甲错，舌质黯红或淡黯，舌苔薄腻，脉弦细或沉涩。

（四）辨证要点

本病的病位在肺、脾、肾三脏，而以水肿为主要表现者，尚涉及三焦、膀胱。本虚标实是辨病的关键。本虚在肺、脾、肾三脏，标实则有外感、湿热、瘀血、湿浊等。对因感受外邪导致水肿复发或加重者，在利水消肿之时，必须顾及正气内虚的一面。由于本病反复发作，病程迁延，中医证型并非一成不变，在实际应用中一定要注意证候的动态变化。同时，勿忘辨识兼夹标证的不同，如湿热、瘀血等，尤其是后者，在慢性肾炎患者中都有不同程度的表现。在虚证中则又有脾肾阳虚、肝肾阴虚及气阴两虚之分。需给予足够的重视。

四、临床治疗

（一）针刺疗法

1. 毫针疗法

毫针一

（1）主穴：分甲、乙两组取穴。甲组取肝俞、脾俞、肾俞、志室、飞扬、太溪；乙组取膻中、鸠尾、中脘、肓俞、气海、三阴交、复溜。两组穴位交替使用。

（2）配穴：偏阳虚加大椎、命门、关元（麦粒灸），阴虚者不灸；面肢浮肿加人中、阴陵泉、三焦俞、膀胱俞；血压偏高加太冲、足三里；失眠加风池、涌泉；外感加大椎、身柱、列缺；咽痛加合谷、天容；肾功能不全加胸椎 5～7 夹脊。

（3）操作：针刺以轻捻浅刺为主，留针 20～30 分钟，每周 2 次。7 次为 1 疗程。适用于治疗肾病综合征。

毫针二

（1）主穴：足三里、三阴交、水分、肾俞、三焦俞。

（2）配穴：风水泛滥证另加复溜、气海、肺俞、大杼、合谷、阴陵泉；脾肾两虚可加脾俞、中脘、命门、关元等。也可艾灸上述穴位或隔姜灸或针后加灸等。

（3）操作：实证用泻法，虚证用补法，留针 20～30 分钟，每周 2 次。7 次为 1 疗程。适用于治疗肾病综合征。

2. 穴位注射疗法

穴位注射一

(1)穴位:足三里、肾俞。

(2)药物:丹参注射液2ml。

(3)方法:用5ml注射器配6.5号针头抽取上药,隔日交替,取双侧肾俞、足三里,常规消毒后,快速进针0.5~1寸,提插有针感后,回抽无血可注入药液,每穴1ml,1疗程10次,休息5天左右,可进行第二疗程。适用于治疗肾病综合征。

穴位注射二

(1)取穴:足三里、肾俞、脾俞。

(2)药物:黄芪注射液。

(3)方法:穴位常规消毒后,用装有5号短针头的5ml注射器抽取药液,快速刺入穴位,得气后抽无回血后将药液徐徐注入穴中。

(4)加减:尿红细胞增加者用当归注射液注射于血海穴。每穴1ml,隔天治疗1次,10次为1疗程,间歇5天进行下一疗程。适用于治疗肾病综合征。

(二)推拿疗法

1. 主要手法:捏法、按法、揉法、擦搓等。

2. 操作程序

(1)俯卧位:以成人捏脊疗法在膀胱经和督脉循经线上施行手法,每一手法由3遍增至5遍,多用较轻缓的补法。也可做搓腰动作,用两掌根紧按腰部,用力上下擦搓,交替左右擦搓,动作要快而有劲,使局部发热。在肾俞、气海俞、大肠俞、小肠俞、腰俞、腰眼、命门等用力按揉,以酸胀为度。

(2)仰卧位:在腹部气海、关元等穴揉摩,以局部发热为度;在血海、足三里等穴按揉,以酸胀为度。适用于治疗肾病综合征。

(三)气功疗法

1. 练功方法

(1)姿势:太极内功的姿势有静练式、动练式和活练式,但在治疗上只采用静练式为主,静练式可分为仰卧式、半卧式、靠坐式、平坐式、自然站桩式。无论哪一种姿势均可,但要求全身放松。

(2)意守:患者可根据自身状况循序渐进练习以下的意守方法。

①意守会阴法:本功法所指的会阴就是前后阴之间部位,通称下丹田,意守此部位,可以迅速排除杂念,使神凝心稳。要求呼吸要自然顺畅。

②意守涌泉法:以意领气,以会阴穴逐渐向下意守,顺足三阴经经过大腿、膝关节、小腿、足踝部最后达涌泉穴,领气要缓慢进行不可过急过快。呼吸要求:呼气时意念从会阴到涌泉,吸气时从涌泉来到会阴。

③意守命门法:以意领气,从涌泉开始配合吸气,引气经足踝、小腿、膝关节、大腿到会阴合而为一,再从会阴领气到后丹田即命门。引气到命门后要停顿,停顿时间长短不定,再以意领命门开始返回,经过会阴后分两条线经过大腿、小腿、足踝到达涌泉。如此周而复始地进行,久而久之命门可得到充实。

④意守关元法:关元就是通称的前丹田,以意领气,从命门开始分两条线冲向关元,即从左右命门到关元,稍有停顿,进行意守;配合呼吸反复进行,锻炼日久,前后贯通,在腰的周围似有一条

带子缚住,也就是带脉部位,练到这一步,带脉充实,气血精力旺盛。

⑤命门涌泉连线意守法:以意领气,把气从命门下引到会阴,由会阴分两条线经大腿沿足三阴经下行,过膝关节、小腿、足踝到涌泉,要求要呼气,气呼完后再吸气,以意引气把气从涌泉经原路线返回,如此周而复始。

(3)收功:可以逐渐停止意守,两眼慢慢睁开,两手相搓发热后抚摸面部,活动肢体,开始散步。

2. 本病治疗和恢复过程中,患者可辅以自我气功治疗,如练习放松功和内养功。

3. 气功以卧式内养功为主,练此功有利于锻炼意志,提高自疗康复能力,还可能有利于减少尿蛋白以及克服患者对激素的依赖。

(四)运动疗法

太极拳锻炼,每日早晚各1次。促使血液循环,调和阴阳,疏通经络,从而三焦气化正常,保持水道通利。

(五)音乐疗法

优雅美妙乐曲,可陶冶情操,调养身体,消除疲劳,促进睡眠,减轻症状,有利于恢复健康。

(六)外治疗法

1. 大田螺8只,淡豆豉12粒,连须葱头4个,鲜车前草30g,共捣烂,敷脐中,隔日1次;或地龙4条,蜗牛4只,甘遂末3g,共捣烂,敷脐用布条扎紧,每次4~6小时,隔日1次。有利尿泄浊退肿的功效。

2. 生大黄、木香、地榆、葶苈子、苏叶各10g,加水煎药液200ml,加温达38~40℃,保留灌肠。有泄浊排毒的效果。

3. 大麦秸、小麦秸各等份,轧碾后切碎,铺在床上厚20cm,再将麦秸做成10cm厚的被,用棉纱布做被套包裹,患者躺在麦秸床上,盖上麦秸被。每日2小时左右。有益肾强身保健的作用。

4. 黑丑、白丑、甘草、丹皮、杏仁、姜皮、车前子各30g,研细末,加水适量,煮达60℃,搅入淤泥内拌匀成泥浆,患者全身浸泡泥浆中,每次15分钟,用温水冲洗擦干,静卧30分钟,注意保暖。隔日1次。有利水退肿的功效。

5. 生麻黄、桂枝、细辛、红花各30~60g,羌活、独活各30g,荆芥、防风各30~50g,苍术、白术各15~30g。热象显著者加薄荷30g,柴胡30~60g,柳枝100g;血压高加葛根、菊花各30g;用大锅煮沸20分钟后,令患者洗浴,保持水温,以周身出汗为宜,每次15~30分钟,2日1剂,日1~2次。疗程以水肿消退为准。

6. 用黄芪、当归尾、川芎、赤芍、桃红、红花、益母草、茜草、仙灵脾、桂枝、麻黄、生姜等。用量为常规量的4~5倍,制成浓度为10%药液,2日药浴1次,10次为1疗程。同时给予滋阴降火中药龟版、地骨皮、女贞子、生地、知母等制成药液肛滴,1日1次,协同药浴。可根据病情随症加减药物。

(七)饮食疗法

1. 芡实白果糯米粥　芡实30g,糯米30g,白果10个,将全部用料放入锅内,加清水适量,武火煮沸后,文火煮成粥。随量食用。固肾补脾祛湿。适用于治疗肾病综合征的肾虚湿盛,尿中蛋白久不消除者。

2. 薏苡仁粥　薏苡仁60g,粳米70g。放入锅内,加清水适量,武火煮沸后,文火煮成粥,加白糖调成甜粥。早晚当饭服,可长期服至病愈。

3. 眉豆饭　眉豆60g,粳米60g。将眉豆、粳米洗净,加清水适量煮饭,随量食用。健脾益肾消肿，主治肾病综合征脾肾两虚者。

4. 砂仁甘草蒸鲫鱼　砂仁6g，甘草3g，鲫鱼1条（约150～180g）。将砂仁去壳、甘草洗净，一齐捣烂，鲫鱼去鳞、肠脏，洗净。把砂仁、甘草放进鱼腹、缝合，放碟中，隔水蒸熟，不加油盐调味。随量食用或佐餐。健脾暖胃，利水退肿。主治肾病综合征水肿较重、小便不利，胸、腹水突出者。尤适用于脾虚胃弱患者。食用本品时，忌盐、酱20天，并连食数条为宜。

5. 用黄芪、石韦、车前草各10g，水煎代茶频饮；或黄芪、白花蛇舌草、河白草各10g，猪肾1对，共煨汤，去药渣，常服食；或蚌肉300g，玉米须10g，车前草10g，炖熟服食。以上用于治疗肾病综合征的湿热中阻型。

6. 用益母草、泽兰叶、川芎、桃仁、红花各10g，煎汁，芸豆、赤豆、绿豆、莲子、茯苓、山药各30g，共研粉，加适量面粉、药汁调搅诸粉，制糕常食；或牛肉500g，当归、川芎各20g，加水适量同煮汤，食肉喝汤，常食。以上用于治疗肾病综合征的瘀血内阻型。

7. 用鲤鱼1条（刮鳞，去内脏杂物，洗净），加附子、黄芪、杜仲、桑寄生各10g，砂仁5g，不加盐，文火炖熟，喝汤食鱼；或黄狗肾1对、黄芪、杜仲、肉桂、巴戟天各10g。煨汤常食。用于治疗肾病综合征的脾肾阳虚型。

8. 用老鸭1只（拔毛，去内脏杂物，洗净），冬虫夏草、杜仲、枸杞子、山茱萸各10g，塞入鸭肚内。加水适量蒸煮，常服食；或黑木耳、蚕豆花、百合与蛤蜊肉适量，煨汤，常服食。以上用于治疗肾病综合征的肝肾阴虚型。

9. 用泥鳅炖豆腐，常服食；或乌龟2只（去杂物，洗净），熟大黄、黄连、茯苓、山药各10g，大枣10枚，加水炖煨，喝汤食龟肉，常服食。以上用于治疗肾病综合征的正虚浊留型。

（八）康复食疗

1. 黄芪山药粥　宜于脾肾气虚、倦怠乏力、少气懒言、腰酸不耐久立、时或便溏、舌淡苔薄者。用生黄芪30g，山药粉10g，粳米60g，先以黄芪煎汁，再入山药粉、粳米，共煮粥食。

2. 田鸡冬瓜汤　宜于水湿未化、傍晚足跗微肿、尿少或赤、纳食无味、苔薄或腻者。用冬瓜500g，田鸡一只去内脏，两者一起炖熟，按水肿程度加少许调味品，汤渣同服。

3. 仙鹤枣蜜膏　宜于体虚力弱或尿检有少量多形红细胞尿者。用仙鹤草200g，红枣400g，加水适量浸泡发透，然后加热煎煮，每20分钟取煎液一次，加水再煎，共取3次，合并煎液，再以文火浓缩成稠膏时，加1倍量的蜂蜜，至沸停火，待冷装瓶备用。每次服1汤匙（约50g），温水冲化，代茶饮用。

五、预防与康复

1. 适当锻炼身体，增强对寒冷、潮湿及感染的抵抗力。

2. 增加营养，提高抗病免疫力。

3. 防止细菌、病毒、寄生虫的感染，积极治疗慢性病，积极治疗体内慢性病灶，如龋齿、扁桃体炎等。

4. 水肿初期应进无盐饮食，肿势减退后，逐步改为低盐，最后恢复普通饮食。忌食辛辣，忌烟、酒等。

5. 在康复期，要注意避免感冒、上呼吸道感染，以免病情反复。

六、按语

1. 针刺、气功、外用疗法，对本综合征的症状治疗，有减轻或消除作用。

2. 饮食、推拿、气功、音乐等疗法，对本综合征的恢复期或停用皮质激素后，有加速恢复和固疗效的作用。

第 4 章 糖尿病性肾病

一、概述

糖尿病肾病是糖尿病最常见的慢性微血管并发症之一。糖尿病肾病主要是指糖尿病性肾小球硬化症,为糖尿病一重要的慢性微血管并发症,通常所言的糖尿病肾病,均指狭义的糖尿病肾病而言。临床表现为蛋白尿、水肿、高血压和肾功能进行性损害。糖尿病肾病预后不良,开始可以是间歇性蛋白尿,以后逐渐加重变为持续性蛋白尿。由于长期的蛋白尿,以及糖尿病本身蛋白质代谢失调,可以出现低蛋白血症,以致产生肾病综合征,并可同时合并氮质血症,病情继续恶化发展为肾功能衰竭,最后死于尿毒症。

糖尿病病人全世界约有 1.5 亿,我国约有 2 千万,其中 1 型糖尿病占 10%,2 型糖尿病占 90%。1 型患者中有 35% 发生糖尿病肾病,而 2 型约有 25% 发生。因此糖尿病性肾病已成为严重威胁人类健康的一种主要慢性疾病。

糖尿病肾病依据其不同病变阶段分别属中医的“消渴”“水肿”“关格”“尿浊”“虚劳”“溺毒”等病证范畴。

二、病因病理

(一)西医的病因病理

1. 病因 糖尿病可由不同途径损害肾脏。累及肾脏所有的结构,从肾小球、肾血管、肾小管到肾间质都可以有不同程度的病理改变。也包括与代谢异常有关的肾小球硬化症、细动脉性肾硬化症、感染性肾盂肾炎和肾乳头坏死等。

2. 发病原理

(1)在高血糖时,由于吸收的碳水化合物增多,糖蛋白堆积在血管间区,增厚的糖蛋白基底膜的异常结构增加了对血浆蛋白和其他大分子的通透性。

(2)正常的基底膜更新是上皮细胞的合成和肾小球细胞对它的清除两者的结合,在糖尿病基底膜的积聚可因肾小球膜细胞的功能损失而进一步增加。基底膜通透性的改变使纤维蛋白在毛细血管壁和肾小球膜内沉积,从而导致各种小血管损害的发生。

3. 病理

(1)弥漫型糖尿病肾小球硬化:约见于 75% 的糖尿病肾病患者。弥漫型损害病理表现是在肾小球毛细血管壁和系膜内,过碘酸希夫氏(PAS)染色阳性的异常物质增多,受累肾小球的毛细血管基膜普遍增厚,随着弥漫型损害的进展,系膜内大量增加的基底膜样物质连同增厚的肾小球基膜压迫毛细血管袢,使其逐渐狭窄,最后完全闭锁。这种损害开始累及部分肾小球,继之累及所有肾小球,使肾小球缺血,出现玻璃样改变。

(2)结节型糖尿病性肾小球硬化:约见于 48% 的糖尿病肾病患者。典型的结节型病变出现在肾小球周边部的毛细血管袢,病变肾小球的系膜区出现卵圆形或圆形玻璃样沉积物。早期大部分肾小球毛细血管基底膜呈不规则局限性增厚,后期呈弥漫型增厚,毛细血管腔被挤压变形,最终导致毛细血管袢完全闭锁和肾小球破坏。结节型肾小球硬化的病理损害,只见于糖尿病患者,因而对糖尿病肾病的诊断具有特异性。

(3)肾小球渗出性病变:渗出性病变在糖尿病性肾小球损害中较少见,也无特异性,相似的改变也可见于其他各型肾小球肾炎。渗出性损害一般只见于严重的结节型和弥漫型损害的糖尿病患者,是糖尿病肾病的晚期表现。

(二)中医的病因病机

1. 先天禀赋不足　糖尿病肾病的发病基础为肾气不足,即强调了先天不足是糖尿病肾病转化及发展的内在基础和主要矛盾。

2. 饮食不当　醇酒厚味,脾胃运化失调,聚湿生痰,日久化热,湿热内盛,耗气伤阴;先天精气不得水谷精微的培育和充养,肾气逐渐亏虚,肾气虚则开合不利,精微不固,见小便不利,精微外泄;肾阴虚则水不涵木,肝阳上亢,见目精干涩,头晕耳鸣。

3. 情志失调　五志过激,皆可导致脏腑气机功能失调,脾失运化,肝失疏泄,肾开合不利,肺宣降失调,致水液代谢失调。

总之,本病的病位在肾,涉及肺、胃、肝、脾、三焦等脏腑,病机以先天不足,肾虚为本,脾失健运是转化及发展的关键,肺津亏耗,胃火炽盛,脏腑功能失调,形成脾肾俱伤,痰瘀互阻,血滞脉内,瘀闭肾络,浊毒潴留。病程日久,阴损及阳,阳损及阴,形成阴阳两虚,进一步发展可以导致阴阳离决。

三、临床诊断

(一)辨病

1. 症状

(1)早期阶段:此时无临床症状。肾小球滤过率增高与肾脏体积的增大,用胰岛素治疗病情控制后可以恢复正常。

(2)蛋白尿:蛋白尿是糖尿病肾病的主要临床表现,开始为少量间歇性蛋白尿,逐渐转为持续性蛋白尿(<3g/24h)。当临床出现蛋白尿时,一般表明糖尿病程已超过10年。病程超过30年者50%有蛋白尿。幼年型糖尿病患者从诊断糖尿病到出现蛋白尿的间隔约14年。

(3)水肿与肾病综合征:有些患者由于大量蛋白尿(>3g/24h)引起水肿和肾病综合征。糖尿病肾病的水肿多比较严重,对利尿药反应差,其原因除血浆蛋白减低外,至少部分是由于糖尿病肾病对水、盐的潴留超过一般的肾病综合征。出现肾病综合征者愈后不良。

(4)高血压与肾功能改变

①高血压:是糖尿病肾病的又一个临床表现,一般出现的比较晚。糖尿病肾病有持续性蛋白尿,血压升高。高血压能加速糖尿病肾病的发展和恶化,有效的控制血压可以延缓这些患者肾脏病变的进展和肾功能不全进展的速度。

②肾功能改变:糖尿病早期肾小球滤过率增高,电镜观察糖尿病患者一般在病后1.5~2.5年才出现肾小球基膜增厚,3~5年后才明显。因此出现蛋白尿已是糖尿病肾病患者肾功能损害的重要标志。糖尿病肾病的后期约50%~70%的患者有肾功能损害,其中多达25%的患者发生尿毒症。由于肾小球基膜广泛增厚、肾小球毛细血管腔进行性狭窄,最后闭锁,使肾小球滤过率下降,而导致氮质血症和肾功能衰竭。

(5)视网膜病变:糖尿病肾病的视网膜病变往往和肾脏损害相平行,可有眼底损害。

2. 体征　早期无明显体征,临床期可见水肿,肾功能衰竭期可见高度水肿及贫血。

3. 辅助检查

(1)尿常规:主要为蛋白尿,为大、中分子蛋白尿,如有合并尿路感染或肾乳头坏死,则可有较多白细胞及显微镜下血尿。

(2)肾脏影像学:可见肾大小正常或增大,部分肾影缩小。

(3)眼底:可发现糖尿病性眼底改变,如早期可发现微血管瘤等。

(4)肾活检:仅适用于糖尿病肾病早期及临床期,可明确诊断、进行鉴别诊断以及治疗评定、判断预后。

(5)双肾 ECT:了解双肾或分肾的血浆流量及肾小球滤过率,糖尿病肾病进入临床期,肾小球滤过率开始下降。一旦出现氮质血症,则以不同的速度发展至尿毒症。

(二)鉴别诊断

1. 功能性蛋白尿　剧烈运动、发热、原发性高血压、心功能不全均可引起尿蛋白增加,可通过详询病史、观察临床表现、实验室检查及其他相关检查,协助鉴别。

2. 原发性肾病综合征　本病的肾病综合征和本病并发原发性肾病综合征很难鉴别,而两者在治疗上有根本上的不同,故必须作好鉴别诊断:①糖尿病肾病综合征常有糖尿病史 10 年以上,而糖尿病并发原发性肾病综合征者则不一定有这么长时间;②前者每同时有眼底改变,必要时作荧光眼底造影,可见微动脉瘤等糖尿病眼底变化,后者则不一定有;③前者每同时有慢性多发性神经炎、心肌病、动脉硬化和冠心病等,后者不一定有;④前者尿检查通常无红细胞,后者可能有;⑤前者每有高血压和氮质血症,后者不一定有。

(三)辨证

1. 气阴两虚　临床以此型为多见。可见神疲乏力,自汗气短,舌淡齿痕等气虚症状,也可以有手足心热、咽干口燥、渴喜饮水、大便燥结等症状;或口干渴但饮水不多,手指足趾发凉而手心热,大便先干后稀,舌红少苔舌体胖大有齿痕,也归属气阴两虚,脉沉细。

2. 肝肾阴虚　可有五心烦热,口干喜饮,两目干涩,腰痛,大便干结,舌红少苔。兼阳亢者,还有头痛,头胀,眩晕,耳鸣等症状,脉沉细而数。

3. 脾肾气虚　可有气短乏力,腰膝酸软,夜尿清长,纳少腹胀,四肢不温,腹部隐痛,大便溏,舌体胖大、质淡齿痕,脉虚弱。

4. 脾肾阳虚　可有畏寒肢冷,少气懒言,神疲乏力,或有水肿,面色晄白,腰背冷痛,口淡不渴,或便溏,舌胖嫩润质淡齿痕等,脉沉弱。

5. 阴阳两虚　可见腰酸腰痛,口干欲饮,面色晄白、畏寒肢冷,或水肿,大便时干时稀,舌胖而质红,脉沉细弱。

(四)辨证要点

根据患者既往有烦渴多饮,消谷善饥,多尿的病史,结合实验室检查,不难诊断。糖尿病肾病由于病程较长,多数有虚实夹杂的表现。中医证型也可互相转化,故分型辨证论治,切不可固守一方一药。如气阴两虚偏气虚可以转化为脾肾气虚,气阴两虚偏阴虚者可以转化为肝肾阴虚。反之,原来脾肾气虚者,也可转为气阴两虚;原来肝肾阴虚者亦能转为气阴两虚等。

四、临床治疗

(一)针刺疗法

1. 毫针疗法

毫针一

(1)取穴:膈俞、脾俞、肾俞、足三里、曲池、太溪、列缺、照海。

(2)操作:背俞穴均针 0.5~1 寸,均施捻转平补平泻之法得气为度。曲池直刺 1~1.5 寸。

列缺向肘斜刺1寸。施捻转补法。留针20分钟。适用于治疗糖尿病肾病。

毫针二

(1)取穴:气海、中脘、足三里、地机、尺泽、三阴交、列缺、照海。

(2)操作:气海、中脘针1~1.5寸,均施捻转呼吸之补法,亦可各灸5壮,余穴均施捻转之补法,得气后诸穴留针30分钟。适用于治疗糖尿病肾病。

毫针三

(1)取穴:肺俞、鱼际、廉泉、合谷。

(2)操作:毫针刺,用泻法,留针20分钟,每日1次,10次为1疗程。适用于上消。

毫针四

(1)取穴:曲池、内关、足三里、脾俞。

(2)操作:毫针刺,用泻法,留针20分钟,每日1次,10次为1疗程。适用于中消。

毫针五

(1)取穴:肾俞、三阴交、复溜、太溪。

(2)操作:毫针刺,用补法,留针20分钟,每日1次,10次为1疗程。适用于下消。

2. 耳针疗法

(1)取穴:心、肝、脾、胃、肺、肾、胰、屏间、三焦、神门、耳迷根、口。

(2)方法:每次取3~5穴,毫针刺,中等刺激,留针15分钟,隔日1次,5次为1疗程,或可用耳压王不留行籽法。适用于各型消渴。

(二)灸治疗法

灸治一

1. 取穴:气海、关元、肾俞、命门、列缺、水道、会阴、脊中、委阳、照海。

2. 操作:每次选4~5穴,同艾条温和灸15分钟,隔日1次,10日为1疗程。适用于各型消渴。

灸治二

1. 取穴:中脘、足三里、脾俞、肺俞、膈俞、肝俞、肾俞、身柱、命门、脊中、大椎、气海、中极、腹哀、华盖、梁门、行间。

2. 操作:每次选2~3穴,每穴用中艾炷隔姜灸10~30壮,隔日1次,50日为1疗程。适用于各型消渴。

(三)推拿疗法

1. 主要手法　按法、揉法、提法、拿法、擦法等。

2. 操作程序

(1)主穴:点按肺俞、脾俞、三焦俞、肾俞各3分钟;按揉三阴交、照海、太溪各2分钟。

(2)配穴:肺燥津伤者,加点按合谷、手三里、曲池2分钟,提拿足三阴经3分钟;胃热炽盛者,加点按胃俞、丰隆、天枢各2分钟,点按陷谷、太溪各1分钟;阴虚胃热者,加点按脾俞3分钟;下焦湿热者,加点按肾俞3分钟,按揉次修、关元、中极各1分钟;肾阴虚者,加点按尺泽、涌泉各2分钟;阴阳俱虚者,加揉关元3分钟,擦肾俞、命门各2分钟。适用于治疗糖尿病肾病。

(四)气功疗法

1. 气功是我国人民一种独特的传统健身运动。气功可以增强新陈代谢,提高神经系统、呼吸系统、消化系统、循环系统的功能,可降低血压,预防脑卒中,并有抗衰老作用,改善糖尿病的临床症状，增强体质。糖尿病患者长期坚持做鹤翔桩气功等，可以内以养身，外以祛邪。是一种延缓衰老的一种简便易行、行之有效的措施。

2. 量力而行，平卧最好。休息时可做“内养功”，运动可做“气功八段锦”。因为“八段锦”姿势多变，锻炼中可快可慢，可多可少，可急可缓，可轻可重，再加上“内养功”的调息运气，容易放松入静，使全身的经络疏通，气血流畅。凡是强制性的功法和运动都应慎重，最好不做。

3. 基本功法

(1)内养功：选择坐式或仰卧式，意守丹田，每日2~3次，每次30~60分钟。

(2)呼吸行步功：自然呼吸法慢步行动，每日3次，每次30~60分钟。

(3)常规保健功：叩齿，搅海咽津，每日3~9次，每次叩齿30次；正反方向搅海各18次；鼓漱18次。

4. 随证选功

(1)上消：六字气诀，选择咽字诀，每日3~4次，每次12~36遍。

(2)中消：六字气诀，选择呼字诀，每日3~4次，每次12~36遍。

(3)下消：六字气诀，选择吹字诀，每日3~4次，每次12~36遍。

(五)运动疗法

进行适度的有节制的体育运动，是治疗糖尿病的一种重要辅助疗法。

1. 现代研究证实　滑板运动、踏车运动均能使血糖及糖耐量曲线下降，减轻高凝状态，降低血脂，提高靶细胞对胰岛素的敏感性，延缓糖尿病血管并发症的发生和发展，增强体质和免疫功能。患者可根据个人爱好选择适合的体育项目，如太极拳、易筋经、八段锦、五禽戏等，也可每天坚持散步、自行车运动等活动，长期坚持，可起到有益的积累效应，有益于糖尿病及其并发症的恢复和治疗。

2. 糖尿病肾病早期患者，应适当运动，气功、太极拳、徒步行走等轻缓的运动均是较好的锻炼方式。中晚期患者，活动量应适当控制，由于平卧有利于改善肾血流量，卧床休息应该增加。适当的应用传统“导引术”，通过放松入静、调息运气、运动肢体、活动筋骨，可以疏通经络，流畅气血，对糖尿病肾病病人是可行的。

(六)心理疗法

1. 糖尿病肾病患者几乎都存在不同程度的抑郁情绪，晚期则普遍存在悲观失望心理。因此，医生及时给予说服教育、开导劝慰非常必要。说明病情，减轻心埋负担，稳定情绪，树立战胜疾病的自信心，对治疗会有很大益处。

2. 病至晚期对病人和家属无疑是非常沉重的打击，所以医生确诊前必须综合分析，除外各种可逆因素，反复验证后再下诊断。然后科学地向病人及家属交待病情，简单明确地告知治疗方案，争取医患合作。稳定病人情绪，让其明白保持乐观对生存质量的提高和生存时间的延长都有好处。

(七)音乐法

幽雅轻柔、美妙动听的音乐，可以修身养性，安神定志，消除疲劳，促进睡眠，有助于减轻症状。

(八)外治疗法

1. 矿泉疗法　重碳酸钠泉或硫酸钠泉、碳酸泉、硫化氢泉、单纯温泉、含锌或含铜泉等，全身浸浴15~20分钟，每日或隔日1次。用于糖尿病的辅助治疗。

2. 日光浴疗法　全身照射，但夏天照射不宜多出汗，以免加重糖尿病高渗性多饮症状。适用于糖尿病。

3. 熏洗疗法　苦参50g，地肤子40g，水煎20分钟，待药液温热时反复洗浴患处或加熏洗，每日2次。对于糖尿病肾病皮肤瘙痒有较好疗效。

4. 药浴疗法

(1)用麻黄、细辛、桂枝、羌活、独活、苍术、白术、红花各30g，加水适量煮沸20分钟，倒入盆内，温浴30分钟，使全身汗出。每天1次。该法可缓解糖尿病肾病水肿。

(2)用党参、麦冬、石斛、生地、五味子、甘草、天花粉、苍术、玄参、五倍子、茯苓、黄芪各30g，加水适量，加温至45℃，倒入缸内。患者平躺于缸内，身体与水持平，浸泡15分钟后沐浴。有益气滋阴清热的功效。

(3)用苍术、木瓜、秦艽、猪苓、车前草、冬瓜皮、半边莲、仙茅、淫羊藿、桂枝各10g，加少量水，加温至45℃，布袋包，热敷腰腹两侧肾区及涌泉。有温阳利水的效果。

(4)用淫羊藿、胡芦巴、菟丝子、鹿衔草、骨碎补、沙参、墨旱莲、石斛、麦冬各30g，共研末，装布带内制成药带，缚敷腰腹肾区。有温阳滋阴的作用。

5. 足浴疗法　川椒、红花、苍术、防风、羌活、独活、桂枝、麻黄、丹参、川芎各25g，加水适量煮沸15分钟后，倒入盆中，待温将双足浸入水中，冷却后加热，浸泡40分钟，使周身汗出。每日1次。对于糖尿病及其他原因的慢性肾衰有辅助治疗作用。

(九)饮食疗法

1. 苦瓜汤　苦瓜一条(约150~200g)，水煎服，常饮之。本膳具有提高机体糖耐量、降低血糖。据国外文献报道，苦瓜的降糖作用，可能通过胰外作用，直接影响肝脏及外周对糖的分布。

2. 山药汤　用鲜山药100g，水煎一次服用，山药及汤均食用。长期服，或加莲子10枚，莲须10g，同煎内服，能协助治疗糖尿病肾病的蛋白尿。

3. 猪胰黑豆饮　猪胰50g，黑豆60g，北沙参10g，甜菜6g。煮食服用。本膳具有滋阴益肾的功效，适用于糖尿病肾病者。

4. 南瓜粉汤　南瓜可补气健脾，以南瓜粉每天服30g，有降血糖作用，亦可使尿糖减少。

5. 知母枸杞粥　知母、枸杞各10g，山药、茯苓各15g，粳米100g，先煎知母去渣，加入枸杞、山药、茯苓、粳米共煮粥食用。本膳有滋阴补肾、健脾生津之效。

6. 胡萝卜根山楂汤　胡萝卜根100g，山楂30g，同煎去渣，饮水，可用于糖尿病肾病有蛋白尿，血胆固醇高者。

7. 黄芪炖鸡　母鸡1只，生黄芪120g，不放盐，共炖煮烂，分3~4次服用。用于糖尿病肾病，有利于消肿、减少尿蛋白和提高血浆蛋白的作用。有肾功能不全者，要限量服用。

8. 芡实煮老鸭　老鸭1只，洗净后，将200g芡实放入鸭腹内，加葱、姜、黄酒少许，清水适量，用沙锅炖，煮熟至肉烂，分3~4次食用。每日1次，对糖尿病肾病有利水消肿、减少蛋白尿及提高血浆蛋白作用。有肾功能不全者，要注意限量。

9. 用山药、黄芪、莲子、栗子、枸杞子、百合、玉竹、红枣、粳米适量，煮粥常服食；或山药100g，太子参30g，沙参50g，枸杞嫩叶100g，共煮汤，常服食。以上用于气阴两亏型。

10. 家鸽2只(拔毛，去内脏杂物，洗净)，附子、肉桂、杜仲、生地、熟地、女贞子、枸杞子各5g，布袋包，加水同熬汤，去药渣，喝汤食鸽肉；或野鸡1只(拔毛，去内脏杂物，洗净)，沙参、天冬、麦冬、胡芦巴、菟丝子、车前子、杜仲等量，布袋包，加水同煮汤，去药渣，喝汤食鸡肉。以上用于阴阳两虚型。

11. 用活鲫鱼1条(刮鳞,去内脏杂物,洗净),车前子、菟丝子、桂枝、生姜、冬瓜皮、白术适量,布袋包,加水同煮汤,去药渣,喝汤食鱼;或鲤鱼1条(刮鳞,去内脏杂物,洗净),附子、桂枝、陈葫芦、茯苓、虫笋各5g,布袋包,加水同熬汤,去药渣,喝汤食鱼。以上用于阳虚水泛型。

五、预防与调护

1. 饮食一般以新鲜蔬菜、精肉、蛋等品为宜,禁忌辛辣刺激之品。

2. 尽可能控制糖尿病病人的血糖。最好在正常范围,这是预防和延缓糖尿病肾病最重要的措施。

3. 低盐饮食可防止血压增高和水肿的发展。

4. 预防感冒,保持呼吸道通畅,防止合并感染。

六、按语

1. 糖尿病性肾病是一种常见的糖尿病并发症,免疫功能普遍降低。而针刺、灸治、气功疗法,是提高免疫力的治疗方法,对本病的治疗能控制症状,稳定病程,提高生活质量。

2. 饮食疗法能降低血糖,控制病情反复,且方便又没有药物副作用,是一种较理想的疗法,应积极运用。

第5章 系统性红斑狼疮性肾炎

一、概述

系统性红斑狼疮性肾炎简称为狼疮性肾炎，是系统性红斑狼疮最常见和最严重的内脏损害，为免疫复合物在肾脏沉积所致的病变。也是继发性肾脏疾病中最常见的疾病之一。起病可隐匿也可急骤，病程一般较长，临床表现纷繁复杂，有或无自觉症状，可以肾损害为惟一的临床表现，也可兼见肾外器官受累的临床表现。其病因可能与免疫机制缺陷和遗传因素、某些病毒的感染及雌激素水平增高等因素有关。主要病变在肾小球，而肾小管和间质病变也很常见。凡造成免疫机制异常，免疫复合物沉积在肾脏组织内激活补体，导致炎性反应，损伤组织，可引起狼疮性肾炎。狼疮性肾炎的不同病理类型预后各不相同，以弥漫增生型为最重，年轻男性患者发生肾衰的危险性最高。诊断狼疮性肾炎主要依据肾脏表现，如血尿、蛋白尿、肾功能损害，以及肾外症状，如发热、皮疹、关节疼痛及其他多脏器损害等。系统性红斑狼疮的发病率约为5~50/10万人。肾脏受累的发生率若根据临床表现，约占1/4~1/3；根据一般病理检查约占90%；根据电镜及免疫荧光检查，则几乎所有患者均有程度不等的肾脏病变。肾脏病变的程度直接影响系统性红斑狼疮的预后。

中医将狼疮肾炎归入“阴阳毒”“温毒发斑”“水肿”“腰痛”“虚劳”范畴。

二、病因病理

（一）西医的病因病理

1. 病因　西医认为本病是一种免疫复合物介导性炎症，属于自身免疫性疾病，病因尚未明确，目前多数学者认为是多因素、多方面复杂机制共同作用的结果。一些外源性抗原（如病毒）和内源性抗原（如DNA、免疫球蛋白、淋巴细胞表面抗原等）作用于免疫功能异常的患者，产生大量的自身抗体，并与相应的抗原结合，形成免疫复合物沉积于肾小球，从而导致一系列病理损害。其发病机制涉及自身抗体的产生、免疫复合物的形成与沉积、免疫调节障碍、粘附因子异常表达与细胞浸润等方面，并可能与遗传、体质、病毒感染、日光（紫外线）照射及某些药物因素（如普鲁卡因酰胺、肼苯哒嗪等）有关。

2. 病理　本病肾脏的病理变化一般可分为局灶及节段增殖型、系膜增殖型、弥漫增殖型及膜性肾小球肾炎。此外，肾小球硬化可以和上述各型并存，特别是与弥漫增殖型并存。亦有少数病人单纯表现为肾小球硬化。肾小管和间质常有相似病变。

（二）中医的病因病机

中医学认为本病的形成，内因多属禀赋不足，素体虚弱，肝肾亏损，气阴两虚，络脉瘀阻。外因多与感受邪毒有关，还可能与过度劳累、七情内伤、房事不节等因素有关。此外，许多患者因日光暴晒后发病或病情恶化；发病之后又以热毒炽盛为突出表现，这是本病的发生与热毒有关的证据。临床观察表明，本病的患病率以女性为多，特别是好发于青春期及妊娠哺乳期妇女，而女子属阴，多种生理活动，如月经、妊娠、哺乳等，均易伤及阴分，且既病之后也以阴虚征候最为常见。

病机方面，阴虚、热毒、瘀血是本病的关键病机，阴虚火旺，热毒炽盛，一为虚火，一为实热，二者同气相求，肆虐不已。戕害脏腑，损伤气血，随着病情的迁延和病程的推移，可渐致气血亏虚，从而显现出正虚邪实、虚实夹杂的复杂病机。若邪热耗气灼津，阴液亏耗，正气损伤，则可呈现气阴两虚之征象。后期则常因久病不愈，阴损及阳，致阳气衰微或阴阳两虚。

1. 热毒炽盛　急性发作期以热毒炽盛为主，多表现为阳热燔灼，邪毒内扰之象；热伤血络，迫血妄行，致血溢脉外而为瘀血，则见皮肤红斑。

2. 阴虚火旺　邪热伤阴则可导致阴虚火旺，虚火灼伤脉络，血溢脉外可见皮肤红斑、血尿等。

3. 瘀血　瘀血是伴随本病而产生的病理产物，并作为继发性致病因素而进一步影响本病的发展。本病导致血瘀的因素较多，如初期热毒炽盛，损伤血脉，迫血妄行，致血溢脉外而为瘀血，后期则常可因阴虚、气阴两虚致瘀血。阴虚则血中津少，血液黏稠难行；气虚则推动无力，血行迟缓。其他如痰浊内阻、水湿内停等。“血不利则为水”，瘀血内停，亦可发为水肿。

此外，本病由于邪毒炽盛、脏腑受损、水液代谢的多个环节障碍，气化失司，致水湿内停，表现为水肿；脏腑虚损，精微外泄，可见蛋白尿等。

三、临床诊断

（一）辨病

1. 全身表现　大部分狼疮肾炎的患者（约80%以上）均起病于全身系统性红斑狼疮病变之后1~3年以内。少数患者则以肾脏受累为其首发临床表现，甚至有关狼疮的血液学检查亦阴性。个别患者出现LN后15年始有全身系统受累的表现。LN的全身表现以发热、关节炎和皮损最为常见（出现率分别为87%、70%、68%）。伴随受累的系统有肝脏（19%~40%）、心脏（约30%）、中枢神经系统（13%~20%）及造血器官、多发性浆膜炎等。有人观察到SLE累及肾脏时，常伴脱发、口腔溃疡，而关节炎的发生率较无肾脏受累者为低。

2. 肾脏表现　本病表现与原发性肾炎类似。以程度不等的蛋白尿及镜下血尿为多见（出现率分别为100%和80%）。常伴管型尿（70%左右）及肾功能损害（约1/6患者于开始确诊本病即有肌酐清除率下降）。肾病综合征的出现率各组报告不一，约20%~60%。高血压与肾衰程度一致，常出现于本病晚期，成为影响预后的关键问题。临床大致区分为三类：

（1）轻型：约占30%~50%。无症状，血压正常，无水肿。仅有尿常规检查异常，尿蛋白阴性或小于（++）或每日1g；常有镜下血尿。肾功能正常，病理改变多属系膜型或轻微病变型。

（2）肾病综合征型：约占20%左右。尿蛋白超过每日3.0g，血浆白蛋白低于2.5g/dl，水肿，但胆固醇常不升高，并伴有高血压，镜下血尿或肾功能损害甚至衰竭。病理改变多属弥漫增殖性或膜型肾炎。

（3）慢性肾炎：约占35%~50%。虽然无典型的肾脏综合征表现，但亦有高血压，较多尿蛋白，尿沉渣中有大量红细胞及管型，肾功能损害以至衰竭。病理改变多属弥漫性增殖性病变。

（4）急性肾功能衰竭型：短时间内出现少尿性急性肾衰。常伴全身性系统性病变表现。病理呈新月体肾炎、严重弥漫增生、伴血管病变及肾小管间质炎症。

（5）肾小管损害型：出现肾小管性酸中毒伴肾钙化、结石、尿镁丢失等表现时，应考虑狼疮肾炎的可能性。

3. 体征

（1）常见面部有红斑、弥漫性斑丘疹、盘状红斑样皮肤损害。

（2）可出现皮肤血管炎性病变（皮下结节、溃疡、皮肤或手指坏死等）、光敏感、荨麻疹、多形红斑、眼睑水肿、扁平苔藓样变和皮脂炎等。

（3）可出现水肿、胸水、腹水、高血压、肝脾肿大、关节红肿等。

4. 辅助检查

(1)尿液检查:尿液成分变化是重要的实验室证据,其变化多样,包括由单纯蛋白尿到重度蛋白尿伴明显肾炎样尿改变,如血尿、白细胞、红细胞管型等。

(2)血液检查

①贫血:约80%的患者有中等度贫血(正常细胞形态、正色素性贫血,偶呈溶血性贫血),血小板减少,约1/4患者全血细胞减少。

②血沉增快:90%以上患者血沉明显增快。

③血浆蛋白改变:血浆白蛋白降低,可能与尿中蛋白丢失及肝脏合成能力下降有关。球蛋白显著增高。

④球蛋白明显增高。

⑤血液抗核抗体或抗DNA抗体阳性,间接免疫荧光法测定可见膜状分布。抗Sm抗体(抗ENA抗体)的阳性率约为20%~30%,但特异性很强。免疫复合物(DNA、抗DNA复合物)可为阳性,狼疮细胞阳性。

⑥血清补体下降:血清总补体及C_3、C_1、C_4、C_2均明显下降。

⑦循环免疫复合物:病时循环免疫复合物(CIC)常增多,一些报告认为CIC与疾病的活动性密切相关。近年有报告循环中抗DNA免疫复合物只出现于狼疮肾炎时(肾脏不受累者阴性)。

(二)鉴别诊断

1. 原发性肾小球疾病　原发性肾小球疾病如急慢性肾炎、原发性肾病综合征等,多无关节痛或关节炎,无皮损,无多脏器损害表现,血中抗dsDNA抗体阴性。

2. 混合性结缔组织病　混合性结缔组织疾病是一种可兼有系统性红斑狼疮、硬皮病与多发性肌炎症状的疾病。其与系统性红斑狼疮的鉴别可根据本病皮肤发硬,很少出现肾损害,ENA抗体阳性,Sm抗体缺乏,抗荧光素标记抗体纯粹为斑点型,血清补体正常或升高,这些都有别于系统性红斑狼疮。

3. 系统性硬皮病　常有雷诺征,关节痛或关节炎,可有胃肠道、心、肺、肾等器官受累。ANA阳性(78%),LE细胞阳性(8%),故需与系统性红斑狼疮鉴别。系统性硬皮病具有特征性的皮肤发硬,尤以肢端明显,另外作胃肠道钡餐检查,可见食管下端扩张,收缩功能减弱等,这可与系统性红斑狼疮区别开来。

4. 皮肌炎　常易误诊为系统性红斑狼疮,因皮肌炎可有与系统性红斑狼疮类似的紫红色斑疹,ANA及LE细胞可出现阳性,且可合并有各系统的损害。但皮肌炎的紫红色泽较黯,且较弥散,没有典型的蝶状分布。系统性红斑狼疮多在四肢末端,特别是在手指、足趾尖部及甲沟出现的小红斑丘疹、紫癜、萎缩性皮疹。最具诊断的特点是两眼睑有浮肿的红斑,这在系统性红斑狼疮是极其少见的。皮肌炎的肌肉损害明显,常有吞咽困难及声音嘶哑等情况。尿肌酸明显升高,特别是醛缩酶及肌酸激酶的增高,也支持本病。此外皮肌炎的白细胞常增高,血清补体正常或增高,肾损害不明显,也可与系统性红斑狼疮相鉴别。

5. 药物引起的红斑狼疮　本病是由药物引起的一种和系统性红斑狼疮相同的综合征,它与系统性红斑狼疮在临床、病理和血清学等方面很难区别,其ANA、LE细胞常阳性,胸膜炎和肺的表现比系统性红斑狼疮稍多,但皮损和肾的损害较系统性红斑狼疮少。可根据其发病前有服药史(常见的药物有普鲁卡因酰胺、肼苯哒嗪和苯妥英钠)而且停药后临床和实验室的变化随之消退等加以鉴别。

6. 慢性活动性肝炎　本病也可出现多发性关节炎、疲劳、浆膜炎、抗核抗体阳性、狼疮细胞阳性、全血细胞下降,也可有肾炎样尿改变,但一般肝肿大明显,有蜘蛛痣、肝病面容及肝掌等肝病表现,必要时可进行肝穿刺活检。

(三)辨证

1. 热毒炽盛　高热,面部红斑,口渴,小便短赤,大便秘结,出血倾向明显,如皮下瘀斑、齿衄、鼻衄,烦渴饮冷,甚则神昏谵语,舌质红绛、苔黄燥,脉洪大或数。

2. 湿热壅盛　高热或低热,缠绵不退,面部红斑或全身皮疹,关节酸痛,脘闷纳呆,口干不欲饮,尿黄赤而涩或不利,舌红、苔黄腻,脉濡数或滑数。

3. 气阴两虚　面色无华,少气乏力或易感冒,午后低热或手足心热,口燥咽干,舌质红、少苔,脉细数。

4. 肝肾阴虚　目睛干涩或视物模糊,头晕,耳鸣,五心烦热,口干喜饮,口干咽燥,发脱齿摇,腰脊酸痛或梦遗或月经失调,大便干结,或尿赤、尿热或血尿;颧红或盗汗,舌红、少苔,脉弦数或细数。

5. 脾肾阳虚　疲乏无力,畏寒肢冷,腰膝冷痛,足跟疼痛,纳少,便溏,腹胀,或见明显水肿,舌淡、体胖,有齿痕,舌苔薄白,脉滑无力或沉迟。

(四)辨证要点

狼疮性肾炎除具有肾脏表现外,肾外表现十分复杂,故上述证型既可单独出现,也可相兼出现。除此之外,可能还有其他证候表现,临证之时需灵活运用。由于狼疮性肾炎反复发作,病程绵长,又多服用糖皮质激素,瘀血、湿热、热毒常夹杂于各证型之中,应予注意。

四、临床治疗

(一)针刺疗法

1. 毫针疗法

毫针一

(1)取穴:三焦俞、气海俞、气海、足三里、阴陵泉、肾俞、关元俞、天枢、关元、三阴交。

(2)操作:每日选穴5~6个,轮换刺之,手法先予轻刺激,然后用药艾灸之。适用于治疗系统性红斑狼疮肾炎。

毫针二

(1)取穴:关元、足三里、三阴交、阴陵泉。

(2)操作:用2穴交替,每日1次,10次为1疗程。适用于治疗系统性红斑狼疮肾炎。

毫针三

(1)取穴:三阴交、肾俞、气海、合谷、足三里、太冲、阴陵泉。

(2)操作:轻刺激手法,留针20分钟,每日1次,20次为1疗程。适用于治疗系统性红斑狼疮肾炎。

2. 药离子导入法

(1)方药:黄芪、丹参、附子、黄精、大黄、何首乌、车前子、甘遂、河白草、功劳叶、杜仲、鹿角霜、鳖甲各10g。

(2)方法:用56度白酒浸泡,用直流电药离子透入仪输出平滑直流电,正极置腰部肾俞,负极置三阴交。每次15分钟,隔日1次,1个月为1个疗程,休息1星期,再进行第二个疗程。有益肾强身,利尿消肿作用。适用于治疗系统性红斑狼疮肾炎。

（二）推拿疗法

1. 擦双足涌泉，局部发热后操作停止；摩擦腰部肾俞各20次，摩腹部前肾区至脐10次。

2. 两手掌搓脊柱旁两侧腰部，一上一下搓20次，用拳尖按揉两腰眼。有一定的益肾强身效果。

（三）体育疗法

每天早晚各1次，坚持打太极拳。可疏经活络，调和气血，平衡阴阳，促进血液循环，从而强身益肾，通利水道。

（四）音乐疗法

幽雅美妙的轻音乐，陶冶身心，使人消除疲劳，有助调养病体，减轻症状。

（五）外治疗法

1. 温经活血沐浴汤　麻黄、桂枝、细辛、制附片各20g，羌活、防风、当归各45g，益母草30g。用水煎沸，倒入浴缸或浴池中，加温水待38℃时，浸泡搓浴。每日1次，每次30分钟。血压高者慎用。

2. 矿泉水热浴　将温热的矿泉水放入浴缸内，患者躺入浸泡30分钟，用矿泉水沐浴。有益肾强身的作用。

3. 用黄芪、当归、赤芍、玄参、知母、枸杞子、青蒿、半边莲、玉竹、白术、紫草、金樱子各30g，加水煮至30℃，加冰片适量，放入浴缸内，患者平躺缸内，身体与药液持平，浸泡15分钟，再沐浴；或用药液浸泡洗脚，每日2次，每次30分钟。有滋阴清热，益气祛瘀的功效。

4. 肾衰灌肠方　生大黄12g，熟附片10g，煅牡蛎30g。加水适量，煎煮取汁约200ml，每日上下午各1次，保留灌肠30～60分钟后排出。有降低血液中非蛋白氮的作用。适用于狼疮性肾炎肾功能不全的患者。

5. 用鲜苦参、鲜山茱萸、鲜丹参、鲜生地、鲜黄精各10g，鲜白花蛇舌草30g，共捣烂，贴敷肾区、脐中、涌泉；或杜仲、何首乌、巴戟天、小茴香、麦冬、黄精、丹参、丹皮各10g，布袋包，加少量水煮，湿敷腰腹部及两侧肾区，隔4小时布袋加冰块冷敷30分钟；或大田螺肉10只，地龙5条，蜗牛肉10只，甘遂末、车前子末、女贞子末、豆豉末各5g，鲜生地、鲜山茱萸各20g，同捣烂，敷脐中、腰腹部两侧肾区。有益肾利尿，排浊泄毒的效果。

6. 用黄芪、黄精、巴戟天、女贞子、当归、桃仁、秦艽、墨旱莲、藿香、麻黄、河白草、车前草、小茴香、丹皮、槟榔各10g，共研细末，装入布袋制成药带，缚腰腹部（围绕肾区）。有健脾益肾的作用。

（六）饮食疗法

1. 土茯苓猪骨汤　土茯苓30～50g，猪脊骨500g，将猪脊骨加水4碗煎成3碗，去猪骨及上层浮油，加入土茯苓30～50g，煮至2碗，每日1剂，分2次饮。适宜于湿热内扰，胸闷纳呆，有健脾解毒利湿，补骨髓益虚劳之功。

2. 土苓绿豆汤　土茯苓30～60g，防己15g，绿豆衣30g，甘草10g。用于狼疮性肾炎湿热之毒偏盛者。

3. 鲫鱼汤　活鲫鱼1尾，绿茶10～15g，黄酒少许，生姜2片，将鱼去鳃肚留鳞，将绿茶塞入鱼腹用线缚扎，以酒盐少许调味，蒸熟后，去茶叶，食鱼饮汁，每日1次，7～10天为1疗程，以补虚健脾和胃、利尿消肿。

4. 冬瓜鲤鱼汤　鲤鱼1尾，葱白6根，冬瓜500g，生油适量。鱼去鳃肚留鳞，经油炸后加切块的冬瓜、葱白，用文火蒸熟，另加料酒、姜丝、味精及少量盐作羹，分2～3次佐餐，1日食完以增进营养，健脾利大小便，燥湿消肿。

5. 鲫鱼蒸砂仁汤　鲫鱼1尾，砂仁6g，甘草末3g，将鱼去鳃除脏洗净后，将豆油、砂仁、甘草炒熟拌匀纳入鱼腹，用线缚扎，隔水蒸烂后，食肉喝汤可治肾脾虚弱水肿腹胀。

6. 用老母鸡1只（拔毛，去内脏杂物，洗净），黄芪、熟地、黄精、山药、枸杞子各10g，塞入鸡肚内，加水煨炖，常服食。用于脾肾亏虚型。

7. 用野鸭1只（拔毛，去内脏杂物，洗净），生地、女贞子、何首乌、天冬、麦冬、地骨皮、白薇各10g，塞入鸭肚内，加水炖熟，喝汤食肉。用于阴虚内热型。

8. 用甲鱼1只（去杂物，洗净）。黄芪、白术、党参、丹参、当归、川芎各10g，布袋包，加水，与甲鱼同煮煨，去药渣，喝汤食肉。用于气虚血瘀型。

五、预防与护理

1. 要防止外邪的侵袭，如避免受凉、受湿和日光暴晒，以免诱发或加重病情。

2. 避免过度劳累，但应适当地参加体育活动，以增强体质。

3. 避免过度精神刺激。对服用激素的患者不可骤减，以防病情反复或恶化，同时要注意预防感染及其他副作用。

六、按语

狼疮性肾炎为系统性红斑狼疮肾脏受累所致的疾病，临床表现呈多变性和复杂性，应及早诊断治疗。否则肾脏病变的严重程度直接影响系统性红斑狼疮的预后。针刺、灸治、气功、推拿、饮食疗法等疗法，对本病的治疗只能是助治疗作用。本病预后较差，应进行中西结合治疗。

第6章　乙型肝炎病毒相关性肾炎

一、概述

乙型肝炎病毒相关性肾炎一般是指由乙型肝炎病毒(HBV)直接或间接地侵入人体,或人体长期处在潜在的乙型肝炎病毒的慢性感染之中,导致人体内肝炎病毒抗原与相关抗体持续反应,产生大量的乙型肝炎病毒表面抗原免疫复合物沉积并吸附在肾小球内,诱发肾小球肾炎。HBV相关性肾炎最常见的病理类型是膜性肾病,其次为系膜毛细血管性肾炎及系膜增生性肾炎。本病可发生于任何年龄,但多见于儿童和青壮年,尤以男性占明显优势。本病起病方式多样化,无典型的初发综合征,可隐匿起病,可某一症状突然出现,亦可在体检时偶见尿常规异常;主症为血尿、蛋白尿、浮肿、高血压,但并非同时具备,往往具有其中的几项或某一二项为主;病程多迁延,症状消失较慢,常持续数月至数年。

HBV 感染是否能引起肾炎虽有争论,从病因学讲,多数比较肯定的认识是 HBV 感染导致肾炎发病:①从流行病学角度看,肾炎病人中 HBV 携带者百分比常高于普通人群百分比,并与人群 HBV 携带率呈正比关系。②从传染病角度看:现已知 HBV 感染并不只引起肝炎,已证实它还能引起肝外多器官病变。③从肾脏角度看:在某些血清 HBV 抗原阳性的肾炎病人肾组织中确实存在有 HBV 抗原及抗体,当 HBV 复制停止后,他们的肾病有可能缓解。④动物试验给狒狒接种 HBsAg 已制作成免疫复合物肾炎模型,并在肾组织中发现 HBsAg。所以,HBV 感染可引起肾炎,这种肾炎为一独立疾病实体的认识,目前已被广泛接受。

本病属中医的“水肿”“尿血”“胁痛”“黄疸”等病证范畴。

二、病因病理

(一)西医的病因病理

1. 病因

(1)HBV 抗原与抗体复合物致病,利用免疫组织化学技术检测 HBV 相关性肾炎的肾组织切片,发现 HBV 相关抗原与免疫球蛋白的沉积部位、形态十分相似,提示 HBV 相关性抗原抗体免疫复合物在肾内的沉积可引起肾脏的免疫损伤。

(2)HBV 感染后体内出现多种自身抗体,包括 DNA 抗体、抗细胞骨架成分抗体、抗平滑肌抗体和抗肝细胞膜脂蛋白抗体,就证实了这一自身免疫存在,有可能导致肾炎。

(3)HBV 直接感染肾脏致病,近年来,随着分子生物学技术的发展,许多研究发现在患者肾组织中存在 HBV－DNA,由此提醒人们 HBV 可直接感染肾脏而致病。假如进一步研究证实 HBV 相关性肾炎确实与 HBV 感染肾组织有关,则需解释 HBV 是怎样感染肾组织及组织亲嗜性改变的原因。

(4)HBV 直接感染肾脏致病,除肝细胞外,HBV 还能感染其他多种细胞,如胰腺细胞、单核细胞和其他骨髓来源的细胞。用鸭 HBV 感染鸭后,已从其肾组织(包括肾小球)中发现了鸭 HBV－DNA。提示了 HBV 直接感染肾脏致病的可能。

2. 病理　HBV－GN 最常见的病理类型是 HBV－MN,其次为乙型肝炎病毒相关膜增生性肾炎(HBV－MPGN)及乙型肝炎病毒相关系膜增生性肾炎(HBV－MSPGN)。病理组织学上,各病理类型的 HBV 相关性肾炎与相应类型的原发性肾小球肾炎表现十分相似。但电镜下本病有时可见病毒性颗粒，提示与病毒感染有关。一些 HBV - MN 病例可出现与特发性膜性肾病不同的病理表现。有人认为 HBV - MN 既有特发性膜性肾病，又具有原发性膜增生性肾炎的某种病理特点。

（二）中医的病因病机

1. 病因　为外感湿热疫毒，内蕴脏腑；饮食不节，湿热疫毒内伤；正气虚损，湿热毒邪乘虚而入。其中湿热疫毒是本病的主要病因。

2. 病机　为肝脏气血失调，疏泄失常，导致脾受肝制，运化失常，日久子病及母传及于肾。其病初起在肝，后传脾肾。病理特点为虚实夹杂，最终可出现正虚邪实或气血双虚的结果。湿热毒邪损伤肾络，血液不循常道溢于络外而见血尿；湿热之邪扰动肾关，肾失封藏精关不固故见蛋白尿；肾脏气化失司，肾不主水，水湿泛滥肌肤故见水肿。病程中湿热之邪阻滞气机，影响血运，瘀血内生，使病情加重。湿热和瘀血是疾病过程中的病理因素，可促进本病发展，影响预后。

总之，本病的病位主要在肝、脾、肾，病机主要是湿热毒邪阻滞脾胃，郁蒸肝胆，损伤肾脏所致，感受外邪可以加重肝、肾的损害，本虚标实，虚实夹杂，形成恶性循环。

三、临床诊断

（一）辨病

1. 症状

（1）体检时发现镜下血尿、蛋白尿，肉眼血尿者少见。蛋白尿可呈大量蛋白尿或非肾病综合征性蛋白尿，小便泡沫明显增多。部分儿童和成年人可出现不同程度的水肿、少尿，甚至腹水，常有腰痛、腰酸等。

（2）食欲不振、厌油、腹胀、右胁肋隐痛或不适等症状，晚期可出现恶心呕吐等。还有倦怠乏力、面色无华，伴有急性肝损害时可出现黄疸、尿黄等症状。

2. 体征

（1）水肿：部分患者可出现不同程度的水肿，以眼睑和下肢浮肿多见，严重者可全身高度浮肿，甚至腹水、胸水，小便短少；约 45% 的患者有血压升高。

（2）肝脾肿：大部分患者可出现肝脏肿大，肝区压痛和（或）叩击痛，肝损害严重或合并肝硬化者，可同时扪及肿大的肝和脾脏；可出现贫血；还可出现腰酸和（或）腰部叩击痛等症状。

3. 辅助检查

（1）尿常规：多见蛋白尿、血尿及尿沉渣异常。

（2）血清免疫学：HBsAg、抗 HBc 大多数为阳性，HBeAg 大部分阳性；IgG、IgA 可增高，可出现低补体血症，部分病人血清 C_3 水平下降被一些学者认为是 HBV 相关性肾炎的一项重要指标。

（3）肾组织活检：肾脏组织切片中，HBV 抗原阳性。肾组织活检主要用于血清 HBV 抗原阳性，又有肾损害的表现，临床上难以做出诊断者。

（4）其他检查：如尿红细胞形态、B 超、肾图、肝功能、肾功能等检查可协助诊断，判断预后。

（二）鉴别诊断

1. 狼疮性肾炎　诊断 HBV 相关性肾炎首先必须排除狼疮性肾炎。狼疮性肾炎的临床表现及病理表现复杂，较多的狼疮性肾炎患者肾组织中可见有 HBsAg 的沉积，但患者并无肝病的临床证据。HBsAg 的沉积是非特异型滞留抑或是导致狼疮性肾炎的病原，其意义目前尚不清楚。狼疮性肾炎依据其临床表现、生化检查及肾穿刺病理检查综合判定确诊。

2. 特发性膜性肾病　HBV 相关性肾炎病理类型为膜性肾病（HBV - MN）者应注意与特发

性膜性肾病相鉴别。后者多见于儿童，与儿童 HBV 相关性肾炎类似。但除临床表现外，两者的肾脏病理表现不完全一致。HBV-MN 多有系膜区免疫复合物沉积，部分有内皮下沉积；而特发性膜性肾病极少伴有系膜区沉积物，未发现有内皮下沉积物。另外 HBV-MN 常伴有肾小球系膜细胞节段性增殖，电镜下可见内皮细胞中有小管网状结构，有时可见病毒颗粒。

（三）辨证论治

1. 肝郁脾虚，湿热内蕴　胸胁胀痛不适，脘闷纳呆，心烦，腹胀乏力，口苦口黏，烦渴呕恶，或见黄疸，小便黄赤，大便溏泻不爽，舌质偏红，苔黄腻，脉弦数。

2. 肝肾阴虚，湿热留恋　头晕、耳鸣、两目干涩、两胁隐痛，腰膝酸软，口燥咽干，心烦失眠，低热盗汗，或见颜面及下肢轻度浮肿，小便短赤，大便偏干。舌质暗红，苔薄黄或腻，脉弦细略数。

3. 气阴两虚，湿瘀阻络　胁痛隐隐，病程绵长，倦怠乏力，腰膝酸软，畏寒或肢冷而手足心热，口干而不欲饮水，大便先干后稀或时干时稀，尿少色黄，或浮肿。舌质暗红，舌体胖大，有齿痕，脉细弦数。

4. 脾肾阳虚，水湿泛滥　肢体浮肿，按之凹陷，甚者伴有胸腹水，畏寒肢冷，腰膝酸软，面色虚白光，神疲乏力，小便不利夹有泡沫，大便稀溏，舌体淡胖，苔白腻或厚腻，脉沉细滑。

（四）辨证要点

1. 辨病位　病位主要在肝、脾、肾三脏。其临床表现亦主要为肝系、脾系、肾系的症状表现。

2. 辨虚实　就病性而言，有虚实两端。实邪以湿热、瘀血、水湿为主，正虚乃气、血、阴、阳的亏虚，临床上最常见的是虚实夹杂，如肝肾阴虚夹湿热、瘀血，脾肾阳虚兼水湿。

四、临床治疗

（一）针刺疗法

1. 毫针疗法

（1）主穴：肝俞、胆俞、至阳、太冲。

（2）配穴：足三里、阳陵泉、翳明。

（3）加减：肝区疼痛者，加支沟、胆俞；恶心呕吐者，加内关；纳差者，加合谷、安眠；失眠者，加三阴交、安眠；水肿者，加肝俞、肾俞、太溪、水泉；体虚者，加灸关元、气海，也可采用小腹部膀胱区按摩。

（4）操作：两侧穴位同时进针，强刺激，不留针，14 天为 1 疗程，可根据病情治疗 2～3 个疗程。适用于治疗乙型肝炎病毒相关性肾炎。

2. 耳穴疗法

（1）取穴：肝、胆、肾、脾、皮质下、内分泌、肾上腺、肝炎点、腹胀区、三焦。

（2）方法：先行耳穴电测定，在所取穴位周围找出阳性反应点，常规消毒后，将王不留行籽用胶布固定在上述耳穴上，用手指重按，使耳郭发热胀痛为度。每日嘱患者自压耳穴数次，每次5～10分钟。每 3 天更换 1 次，两耳交替。每次为 1 疗程。适用于治疗乙型肝炎病毒相关性肾炎。

（二）灸治疗法

灸治一

1. 取穴：肝俞、脾俞、大椎、至阳、足三里、期门、章门、中脘、膻中、太渊上 3 寸。

2. 方法：前 5 穴与后 5 穴交替采用麦粒灸或隔饼灸。麦粒灸每壮艾炷约 1.5g，每次每穴 7

壮；隔饼灸艾炷重2g，下衬附子饼和脱脂棉花，每次每穴灸5壮。两法均隔日施治1次。适用于治疗乙型肝炎病毒相关性肾炎。

灸治二

1. 取穴：肝、足三里。

2. 方法：病人取侧位，每次针刺1侧穴位，每日1次，两侧交替。每次每穴留针15分钟，每隔5分钟行针1次。15日为1疗程，疗程间隔5日，共治疗5个疗程。适用于治疗乙型肝炎病毒相关性肾炎。

（三）外治疗法

1. 敷贴疗法

（1）取穴：足三里、三阴交、肝俞、脾俞、肾俞。用自拟方（人参、附子、大黄、二丑等）贴敷上述穴位，隔日更换1次，3个月为1疗程。

（2）桃枝30g，柳枝30g，葱白1握、木通30g，灯心草1束，花椒（去目）30g，旱莲草、白矾各30g。用如上各药细锉，加水6 000ml，煎至3 000ml，用瓷瓶1个，热盛1半药汁，熏外阴，周围用被围绕，辄不得外风入，若冷却即换热药续熏，其功甚大。或用苦参300g，煮汁渍浸外阴部，治疗小便不通。

（3）方药：连根葱（不洗带土）1棵，生姜1块，淡豆豉21粒。方法：用食盐2匙，同研烂，捏饼烘热，敷脐中，外用纱布固定，气透自通，无效则再换1剂。适用于气化失司之尿闭。

（四）精神调理疗法

调畅情志，保持心情舒畅，避免忧思恼怒，解除思想负担，树立战胜疾病的信心。

（五）气功疗法

根据病情，可选用松静调息功，八段锦，十二段锦进行锻炼。

（六）饮食疗法

1. 猪肾粥　猪肾1对，人参末3g，粳米100g，薤白、防风各10g，葱白3段。先将粳米煮粥，待粥将熟，将上药放入猪肾中，下粥内，莫搅动，慢火久煮，下葱白，待稍冷后，空腹喝粥吃猪肾。适用于乙型肝炎病毒相关性肾炎肾气虚、阳虚明显者或兼风寒外感者。

2. 白木耳莲米粥　白木耳10g，莲米100g，大米50g，同煮作粥，任意食用。适用于乙型肝炎病毒相关性肾炎者。

3. 水鸭川朴汤　鲜水鸭（绿头鸭）1只，川厚朴、杜仲各15g，将水鸭去毛及肠杂，洗净切块，与川厚朴、杜仲一起加水适量炖熟，入少许调料，吃肉喝汤，每日1剂，分数次服食。适用于乙型肝炎病毒相关性肾炎阳虚气滞、腹胀中满、纳呆浮肿者。

4. 芦根绿豆汤　芦根、绿豆各100g，生姜10g，紫苏叶15g，先煎芦根、生姜、苏叶，去渣取汁、入绿豆，熬成粥，任意食用。适用于乙型肝炎病毒相关性肾炎湿热内蕴之呕吐、烦热者。

5. 虫草山药汤　冬虫夏草2g，山药250g，切成片，同煮喝汤吃山药。适用于乙型肝炎病毒相关性肾炎气虚体弱者。

6. 冬瓜薏米粥　冬瓜250g，薏苡仁60g，大米30g；煮粥，少许油盐调味食。适用于本病湿热证尿少水肿者。

7. 生鱼赤小豆汤　生鱼1条（约100g），赤小豆50g，蜜枣2枚，加水200ml，炖熟，少许油盐调味食。适用于本病尿少水肿者。

8. 红萝卜茅根竹蔗水汤　红萝卜100g，茅根30～50g，竹蔗25g或白糖50g，加水500ml共煮。适用于本病肝肾湿热有血尿者。

9. 黄芪三七炖鸡汤　黄芪 20g，三七末 3g，鸡肉 50g，油盐调味，炖熟服用。适用于本病正虚有瘀，病毒难以清除的病人。

10. 黄芪煎　黄芪 30～60g，煎服，每日 1 剂。适用于乙型肝炎病毒相关性肾炎水肿、蛋白尿者。

11. 益母草煎　益母草 125g，加水 800ml 煎至 360ml，除渣分次服，隔 3 小时服 1 次。适用于乙型肝炎病毒相关性肾炎水肿、腹水者。

12. 玉米海马茶　玉米须 60g，海金沙 30g，马鞭草 60g，水煎服，代茶常饮之。适用于乙型肝炎病毒相关性肾炎水肿而见小便不利，尿频而热，或尿镜检有红、白细胞者。

五、调摄与护理

HBV 相关性肾炎的预防基本上同于乙型肝炎的预防，即控制传染源、切断传播途径、保护易感人群。对有水肿及高血压的患者忌盐，其他可低盐饮食。肝功能异常，谷丙转氨酶升高，有脾胃不和症状者，宜忌烟酒、油腻、厚味、辛辣之品。尿血、高血压、水肿明显者，需卧床休息，身体条件允许时，可适当活动，以增强体力。积极预防感染，以减少导致病情恶化的诱因。定期做肝功能、肾功能及尿液检查。

治疗 HBV 相关性肾炎时适当休息非常重要，应嘱咐患者多休息，避免劳累，节制性生活。彻底卧床休息是治疗 HBV 相关性肾炎的重要措施，尿血、高血压、水肿明显者应卧床休息。

第7章　肾盂肾炎

一、概述

肾盂肾炎属上尿路感染，是指肾盂及肾脏的炎症，大多由细菌感染引起，一般伴有下尿路炎症。根据临床症状，肾盂肾炎可分为急性和慢性两期。急性者多由革兰氏阴性杆菌感染，主要以大肠杆菌为主，其次是副大肠杆菌、变形杆菌等，后者常见于再感染、尿路插管后并发的尿路感染。其感染的途径主要有尿道口上行感染、其他部位的细菌感染后菌血症，结肠内感染经淋巴管传播到肾脏等。慢性肾盂肾炎主要由急性肾盂肾炎治疗不及时、不彻底或诱发因素未除所致。急性肾盂肾炎主要临床表现为尿频、尿急、尿痛、尿排不尽感，尿混浊或有血尿，腰痛及寒战发热、头痛、恶心呕吐等症状。慢性者上述症状多不明显，而伴肾小管浓缩、重吸收、排泄功能障碍等，出现多尿、夜尿、低钠、低钾或高血钾等表现，影像学多有肾盏炎症、纤维化、变形表现，或见有肾盂积水。慢性肾盂肾炎是导致慢性肾功能衰竭的主要原因之一。本病好发于女性，女：男约为10：1，其中尤以婚育年龄妇女、女婴幼儿和老年妇女患病率更高。

肾盂肾炎属中医学“淋证”“腰痛”“虚劳”等范畴。

二、病因病理

（一）西医的病因病理

1. 病因

（1）尿路梗阻和尿流不畅：如尿道狭窄、包茎、尿路结石、肿瘤、前列腺肥大、肾下垂以及妊娠子宫压迫输卵管等，或肾小管和集合管中有结晶（如高尿酸血症）等沉积时，肾脏中尿液排出不畅，则易导致细菌感染。

（2）尿路畸形或功能缺陷：如肾发育不良，肾、肾盂、输尿管畸形，马蹄肾、膀胱－输尿管反流等，均可因肾内的防卫功能不良而易发细菌感染。

（3）机体免疫功能降低：多为慢性全身性疾病如糖尿病、贫血、慢性肝病、慢性肾脏病、营养不良、肿瘤以及长期应用免疫抑制剂治疗等，致使机体抵抗力下降，容易继发细菌感染。

（4）其他疾病：常见者如尿道内或尿道口附近有感染病变，如尿道旁腺炎、阴道炎、包皮炎、前列腺炎以及腹股沟、会阴部皮肤感染等，细菌均易经尿路上行而引起肾盂肾炎。

（5）导尿和尿路器械检查也易促发尿路感染：据报道，健康人在一次导尿后，有19.6%～2%的人会发生持续性菌尿症，留置导尿管3～4天后，细菌尿发生率高达90%以上。

（6）性别：本病好发于女性，这是由于女性尿道短而宽，靠近阴道口和肛门，病原微生物易于侵入。性生活则系引发感染和造成长期反复的重要原因。

（7）全身性因素：如糖尿病、高血压、慢性肾脏疾病、低血钾、高血钙、高尿酸血症等疾病；长期使用皮质类固醇或免疫抑制剂的病人，尿路感染的发病率较高。

（8）妊娠：妊娠期菌尿发生率高达79%。这是由于妊娠时雌激素分泌增加，致输尿管平滑肌松弛和蠕动减慢；而且尿液化学成分的改变有利于细菌生长。妊娠后期，宫体膨大压迫输尿管，导致尿路不畅等。这些因素使妊娠期尿路易感性增加，尿路感染发病率增高。

（9）致病菌：以肠道细菌为最多，大肠杆菌约占60%～80%，次为副大肠杆菌、变形杆菌、葡萄球菌、绿脓杆菌等，偶见厌氧菌、真菌、病毒和原虫感染。近年来，变形杆菌、绿脓杆菌和革兰阳性球菌引起的肾盂肾炎有增多趋势。

2. 病理　肾盂肾炎可侵犯单侧或双侧肾盂。急性期，肾脏肉眼所见：肾盂肾盏黏膜充血，表面有脓性分泌物，黏膜下可有细小的脓肿。于一个或几个肾乳头可见大小不一，尖端指向肾乳头，基底伸向肾皮质的楔形炎症病灶。镜下所见：病灶内肾小管腔内有脓性分泌物，小管上皮细胞肿胀、坏死、脱落。间质内有白细胞浸润和小脓肿形成；炎症剧烈时可有广泛性出血。小的炎症病灶可完全愈合，较大的病灶愈合后可留下瘢痕。

慢性肾盂肾炎时，肾外形缩小，表面有粗糙的瘢痕形成以致凹凸不平，皮质和髓质变薄，肾盂、肾盏变形、狭窄。由于瘢痕组织萎缩，使肾小管变形，有些扭曲，有些扩张，管腔内充满渗出物。肾小球周围可有纤维增生和白细胞浸润，晚期则整个肾小球硬化。肾盂肾盏黏膜因炎症瘢痕导致变形、缩窄或扩张；肾乳头纤维化和硬化。

（二）中医学病因病机

1. 湿热　多食辛热肥甘之品，或嗜酒太过，酿成湿热，下注膀胱，或下阴不洁，秽浊之邪侵入膀胱，酿成湿热，发为淋证。若湿热蕴结，尿液受其煎熬，日积月累，尿中杂质结为砂石，则为石淋。若湿热蕴结于下，以致气化不利，无以分清泌浊，脂液随小便而去，小便如脂如膏，则为膏淋。若热盛伤络，迫血妄行，小便涩痛有血，则为血淋。往往起病缓慢，但不易缓解，缠绵难除，常易转为慢性。

2. 热毒　外感热毒或内生热毒，流经血脉，循经传入肾、膀胱和尿道，引起邪正相争，发病常较剧烈。热毒之邪致病起病急，病情重，发病快，易耗伤气阴。但如治疗及时，调治得法，可以好转或痊愈。治疗上应重视清除毒源，如治不彻底，则转为慢性。

3. 郁热　肝气郁结或经络受阻，血脉不畅，郁滞生热，热邪伤肾乃至膀胱和尿道，邪正相争而后发病。或有情志不舒或其他引起气滞的因素，导致发病后病情复杂，易转至慢性。

4. 脾肾亏虚　久淋不愈，湿热耗伤正气，或年老，久病体弱，以及劳累过度，房事不节，均可导致脾肾亏虚。脾虚则中气下陷，肾虚则下元不固，因而小便淋漓不已。如遇劳即发者，则为劳淋；中气不足，气虚下陷者，则为气淋；肾气亏虚，下元不固，不能制约脂液，脂液下泄，尿液混浊，则为膏淋；肾阴亏虚，虚火灼络，尿中夹血，则为血淋。

三、临床诊断

（一）辨病

1. 急性肾盂肾炎

（1）有阴道炎、子宫颈炎或前列腺炎、精囊炎及结肠炎等病史。

（2）可继发于尿道狭窄、尿石症、肿瘤、包茎、包皮炎、导尿、器械检查或外伤引起的尿道损伤等。

（3）症状：寒战，发热，体温可达39～40℃；疲乏无力，食欲减退，可有恶心，呕吐，或有腹痛。

（4）尿路刺激症状：尿频，尿急，尿痛，尿液混浊或有血尿。

（5）体征：一侧或两侧肾区疼痛，脊肋区有叩击痛及压痛，脊肋点、上输尿管点及中输尿管点，有深压痛。

2. 慢性肾盂肾炎

（1）病史：有急性肾盂肾炎病史伴有肾脏形态学改变或有肾功能障碍者。半数病人以前可有类似急性肾盂肾炎样表现，起病时症状较轻微、不易发现。

（2）症状：无明显膀胱刺激症状，仅有低热、乏力、恶心呕吐、纳差及腰酸痛等，如系活动性或反复发作性，症状则较重。

(3)体征：面色萎黄，倦怠乏力，食欲不振，低热，腰疼，体重减轻。可有下输尿管点或腰肋点压痛及肾区叩击痛。当炎症侵犯肾实质时，可出现两下肢轻度水肿、高血压以及肾功能减低。

3. 辅助检查

(1)尿液细菌的检查

①尿细菌定性培养：尿标本取自清洁中段尿、导尿或膀胱穿刺尿，定性培养为阳性。

②尿细菌定量培养：是确定有无尿感的重要指标。中段尿培养≥10^5/ml或以上者为有意义菌尿或真性菌尿。(要求尿停留在膀胱中4～6小时以上)。

③尿涂片镜检细菌：清晨第一次新鲜中段尿10ml离心后取尿沉渣涂片，如每高倍视野下细菌数超过15～20个，提示中段尿培养菌落数常大于10^5/ml。非离心尿直接涂片，每个高倍视野下均能见到细菌，则中段尿培养菌落数至少为10^5/ml。

(2)尿常规检查

①肉眼观察：尿路感染时尿色可清或混浊，可有腐败气味。

②尿蛋白含量：多为±～+，如尿蛋白200mg/24小时，则多不符合尿路感染诊断。慢性期肾小管功能受损时，可出现尿比重降低，晨尿pH值增高。

③血尿：镜下血尿见于40%～60%急性尿路感染病人，多数患者尿红细胞数为2～10个/HP，少数镜下见多量红细胞。

④白细胞尿：清洁离心中段尿沉渣白细胞数>5/HP，是尿路感染的一个较为敏感的指标。

(3)尿白细胞排泄率：这是较准确检测脓尿的方法。近年来多主张采用1小时尿细胞计数法。白细胞>30万/小时为阳性，20～30万/小时者为可疑。

(4)尿细菌培养：清洁中段尿培养，菌落记数>10^5/ml。

(5)血常规：血白细胞升高，并有中性粒细胞升高，且有核左移，血沉增快。慢性期红细胞计数和血红蛋白可轻度降低。

(6)尿酶检查：乳酸脱氢酶显著升高，尤其在脓尿时更为增高，而其他肾脏疾患者此项不升高，故可用于鉴别。

(7)肾功能检查：慢性期可出现持续性功能损害：①肾浓缩功能减退，如夜尿量增加，晨尿渗透压降低；②肾脏酸化功能减退，如晨尿pH增高，尿中HCO_3^-增多，尿中NH_4^+减少等；③肾小球滤过功能减退，如内生肌酐清除率降低，血尿素、肌酐增高等。

(8)影像学检查：以发现引起肾盂肾炎的易感因素，如结石、膀胱输尿管反流、畸形等；B超检查应用较为广泛。

（二）鉴别诊断

1. 肾结核　常有其他器官结核病史，或并发生殖器结核，血尿为“终末血尿”，多与尿路刺激症状同时出现，且一般抗菌治疗无效，尿结核菌阳性及静脉肾盂造影的特征性改变有助于肾结核的诊断。

2. 慢性肾小球肾炎　有尿路刺激征及间歇出现脓尿及菌尿史，肾小管功能受损，同位素肾图与肾盂造影显示两侧病变不对称，有助于肾盂肾炎的诊断。慢性肾炎以蛋白尿、血尿为主，伴浮肿、高血压，尿蛋白排泄量大于每日2g，双肾大小对称。晚期肾功能严重受损时，与慢性肾盂肾炎鉴别困难。

（三）辨证

1. 急性肾盂肾炎

(1)膀胱湿热：小便淋漓涩痛，小腹拘急，腰痛，或发热恶寒，舌苔黄腻或白厚，脉濡数。

(2)肝胆湿热：小便淋漓刺痛，常伴有寒热往来、恶心欲吐、口苦胁痛、腰痛、纳呆、少腹胀满、大便偏干，舌红苔黄，脉滑数。

(3)心火亢盛，热移小肠：尿频、尿急、尿痛或点滴难下，伴口舌生疮、心烦，舌尖红，苔黄，脉细数。

(4)湿困三焦：尿频、尿急、尿痛，还可见身重疼痛、口干不欲饮、胸闷纳呆、腰痛，舌苔白腻或黄腻，脉滑数或濡数。

2. 慢性肾盂肾炎

(1)膀胱湿热：小便频数色黄，尿痛，小腹胀痛，腰痛，口干口渴，或发热，或尿血，舌红苔黄，脉数。

(2)肝肾阴虚，湿热内蕴：见腰痛、尿频、尿痛，常伴有低热，手足心热，头目眩晕，耳鸣，腰酸乏力，失眠多梦，盗汗，梦遗或月经不调，舌红，苔少，脉沉细。

(3)气阴两虚，余邪未尽：在急性期症状缓解后，余邪未清，病情缠绵，反复发作，常因久用利湿药耗伤气阴。这时尿路刺激症状不明显，但腰酸胀痛，小便黄赤，余沥不尽，舌红，脉沉细或细数。

(4)脾肾阳虚，湿邪留恋：久淋不愈，遇劳加重，面浮肢肿，神疲乏力，畏寒肢冷，大便溏，舌淡，苔白腻，脉沉细。

四、临床治疗

(一)针刺疗法

1. 毫针疗法

毫针一

(1)主穴：急性：合谷、曲池、膀胱俞、中极、委阳。慢性：脾俞、肾俞、中极、膀胱俞。

(2)配穴：湿热下注，加阴陵泉、内庭；热毒伤肾，加大椎、涌泉；湿热留恋，加阴陵泉、复溜；脾肾两虚，加关元、气海、足三里。

(3)操作：每次取4～6穴，急性者针刺中等度或较强刺激，留针30分钟，每隔10分钟行针1次，热甚者可在曲池、委阳等穴点刺出血。每日1次或2次。慢性者以轻或中等度刺激，证属虚寒者加用温针灸。每日或隔日治疗1次，10次为1疗程。适用于治疗肾盂肾炎。

毫针二

(1)主穴：肾俞、膀胱俞、中极、三阴交。

(2)配穴：湿热蕴结配阴陵泉、复溜；阴虚湿热配太溪；脾肾两虚配脾俞、足三里；发热配大椎、曲池；夜尿多配关元、气海。

(3)操作：急性肾盂肾炎多为湿热蕴结的实热证，故各穴均采用泻法；中极针尖向下，使针感能达尿道；留针20～30分钟。慢性肾盂肾炎多见正虚邪恋的虚实夹杂证，故可以平补平泻为主，留针30分钟；阴虚补太溪、三阴交；夜尿多，而无尿痛灼热，气海、关元宜用灸法。适用于治疗肾盂肾炎。

毫针三

(1)主穴：三焦俞、肾俞、膀胱俞、中极、阴陵泉、三阴交。

(2)配穴：高热者，加大椎、曲池、合谷；慢性肾盂肾炎低热者，加阴郄、太冲；尿痛者加次髎、曲骨；尿血者加血海、地机；盗汗者，加阴郄、太溪；高血压者，加曲池、丰隆；食欲减退者，加中脘、足三里；恶心呕吐者，加内关；神疲肢倦者，加脾俞、中脘、气海；夜尿多者，加气海、关元。

(3)操作:每选3~4穴,实证用泻法,虚证用补法,留针30分钟,可配用电针,每周5次。适用于治疗肾盂肾炎。

2. 耳针疗法

耳针一

(1)取穴:肾、膀胱、脾、内分泌、三焦、尿道。

(2)方法:每次取一侧耳穴,两耳交替使用。耳郭常规消毒后,用耳毫针对准所选耳穴,用强刺激泻的手法,留针15~30分钟。每日或隔日1次,10次为1个疗程。适用于治疗急、慢性肾盂肾炎。

耳针二

(1)取穴:①肾、膀胱、尿道、神门;②膀胱、肾、尿道、神门、皮质下。

(2)方法:尿频取方①,尿急取方②。或每取一侧耳穴,两耳交替使用。耳郭常规消毒后,用耳毫针对准所选穴位,用中强刺激,留针15~30分钟。每日或隔日针治1次,10次为1个疗程。适用于治疗急性肾盂肾炎。

耳针三

(1)主穴:膀胱、缘中。

(2)配穴:脾、皮质下、交感、神门、三焦、肾上腺、内分泌。肾气衰弱型,再加脾、皮质下、内分泌;湿热下注型,再加三焦、交感、神门、肾上腺。

(3)方法:每次取一侧耳穴之主穴,再随证选加配穴,两耳交替使用。耳郭常规消毒后,用耳毫针对准所选耳穴,肾气衰弱型用轻刺激补的手法,针后加灸;湿热下注型用强刺激泻的手法,留针15~30分钟。每日或隔日治疗1次,10次为1个疗程。亦可用埋针法、温针法。肾气衰弱型,以耳温针灸疗效为佳。适用于治疗急、慢性肾盂肾炎。

耳穴压迫法

(1)取穴:肾、膀胱、尿道、脾、内分泌、肾上腺、三焦。

(2)方法:每次取一侧耳穴,两耳交替使用。耳郭常规消毒后,按操作常规用王不留行籽粘压在所选穴位上,边贴边按压,以便贴紧固定。隔日换贴1次,10次为1个疗程。或用贴磁法、贴膏法、贴药法等均可。适用于治疗急、慢性肾盂肾炎。

耳穴贴磁法

(1)取穴:肾、膀胱、尿道、心、皮质下、内分泌、大肠、脑点。

(2)方法:每次取一侧耳穴,两耳交替使用。耳郭常规消毒后,按操作常规进行贴磁法。边贴边按压。嘱患者每日自行按压3~5次。隔2天换贴1次,10次为1个疗程。也可贴压中药车前子。适用于治疗急、慢性肾盂肾炎。

耳穴按摩法

(1)取穴:肾、膀胱、尿道、心、缘中、皮质下、内分泌、大肠、脑点、交感、脾、神门、三焦、肾上腺、外生殖器。

(2)操作:耳郭常规消毒后,按操作常规对上述耳穴辨证施点按摩,每次每穴1分钟,然后再用手摩耳轮法和全耳背按摩法。每日1次,每次20~30分钟。适用于治疗慢性肾盂肾炎。

3. 穴位注射疗法

穴位注射一

(1)取穴:①关元、足三里、肾俞;②中极、三阴交、曲池。

(2)药物:用高敏抗生素、维生素B_{12}注射液。

(3)方法:穴位皮肤消毒后,用注射器吸入上述药物混合液,刺入穴内,有针感后,回抽无血,缓慢推注药液,每穴注入0.5~1ml,每日注射1次,两组穴交替使用。适用于治疗急、慢性肾盂肾炎。

穴位注射二

(1)取穴:三阴交、曲池。

(2)药物:用庆大霉素8万单位。

(3)方法:穴位常规消毒,用注射器吸入药液,直刺入穴位2.5cm,有针感后回抽无血时注入药液0.5ml,每日1次,3日1疗程。适用于治疗急性肾盂肾炎。

4. 皮肤针疗法

(1)取穴:膀胱经背部第1、2侧线及腰骶部,慢性者加用肾经膝以下循行路线。

(2)方法:用皮肤针叩刺背腰部,或再叩刺肾经及脾经路线,急性者可叩至皮肤少量出血点,慢性者叩至皮肤潮红后腰骶部加拔中至大号火罐10分钟左右。每日或隔日1次,10次为1个疗程。适用于治疗慢性肾盂肾炎。

(二)刮痧疗法

刮痧一

1. 取穴:肾俞、膀胱俞、中极、委阳、阴陵泉、三阴交、照海、太溪。

2. 治法:用刮痧法。先刮背部的肾俞、膀胱俞,再刮腹部中极,然后刮下肢部的委阳、阴陵泉、三阴交、照海、太溪穴。急性用泻法,慢性用平补平泻法,刮至出现痧痕为度。每日或隔日1次。适用于治疗急、慢性肾盂肾炎。

刮痧二

1. 取穴:膀胱俞、中极、肾俞、脾俞、胃俞、关元、足三里。

2. 治法:用刮痧法。先从背部脾俞刮至膀胱俞,再刮腹部关元至中极,最后刮下肢足三里。用补泻兼施,中极泻法,刮至出现痧痕为度。每日或隔日1次。适用于治疗慢性肾盂肾炎。

(三)推拿疗法

推拿一

1. 穴位与部位:三焦俞、肾俞、气海、中极、阴陵泉、腰部、腹部、足三阴经膝以下循行部。

2. 主要手法:点压法、一指禅推法、揉法、擦法等。

3. 操作程序

(1)患者俯卧,医者在腰部用揉法5分钟;再点压三焦俞、肾俞、膀胱俞和委中、委阳、阴谷穴各1分钟;拿昆仑、太溪3~5下,而后再在腰骶部施以擦法,以透热为度。

(2)患者仰卧,在脐周作团摩5分钟;再用一指禅推法施于气海、关元、归来各1分钟,点揉阴陵泉、三阴交各1分钟;最后在足底施以擦法,以透热为度。适用于治疗肾盂肾炎。

推拿二

1. 取穴:肾俞、膀胱俞、气海俞、大肠俞、脾俞、神阙、关元、中极、足三里、阴陵泉等。

2. 主要手法:点压法、一指禅推法、揉法、擦法等。

3. 操作程序

(1)患者取俯卧位,医者位于患者右侧,以右掌指施用揉法揉按背部腧穴3遍,重点点按肾俞、膀胱俞、气海俞、大肠俞、脾俞,以酸胀发热为度,每穴1分钟。后沿脊柱两侧及腰骶部用擦法往返3~5遍。

(2)患者仰卧位，医者立于患者左侧，用腹部掌揉或摩法于下腹部反复施术5~10分钟，以患者自觉施术部位有温热感深透为宜。重点按压神阙、关元、中极穴，力度渗透到腹部为度。

(3)患者仰卧位，拿足三里、阴陵泉、太溪、照海各1分钟，以胀感沿肾经上行为度。适用于治疗肾盂肾炎。

(四)体育疗法

打太极拳锻炼，每日早、晚各1次。可调和阴阳、调畅气血，从而益肾强身，宣通三焦水道运行。

(五)音乐疗法

优美轻柔的音乐，使人舒适愉快，促进睡眠，消除疲劳，调养身体，减轻症状。

(六)外治疗法

1. 用土牛膝、土茯苓、苦参、黄柏、栀子、河白草各30g，加水煎达45℃，坐浴。每日早、晚各1次。有清利湿热，泻火通淋的效果。适用于治疗急性肾盂肾炎。

2. 用麻黄、防风、香薷、杜仲、续断、车前草各20g，加水煮至50℃，布包，热敷腰腹部两侧肾区。隔日1次。有益肾壮腰的作用。适用于治疗慢性肾盂肾炎。

3. 用热沙敷腰腹部两侧肾区，并用热沙沐浴四肢。有健脾益肾的功效。适用于治疗急性肾盂肾炎。

4. 矿泉水浸泡沐浴。有益肾强身，利尿消肿的作用。适用于治疗急、慢性肾盂肾炎。

5. 用大蒜125g，捣烂，敷于两腰部，每日1次；或将大蒜捣烂，用纱布贴两足心涌泉穴，约12小时后除去。适用于治疗慢性肾盂肾炎。

6. 用苦参、土牛膝各15g，土茯苓30g，黄柏、蛇床子各10g，枯矾6g，煎水坐浴。每日1剂，每日2次，其中1次在睡前进行，此法可常用。适用于治疗急性肾盂肾炎。

(七)饮食疗法

1. 竹叶车前茶　竹叶3g，车前草5g，绿茶5g。车前草亦切成小片状，一起泡茶。每日1~2次。有清热利尿通淋作用，用于治疗急性肾盂肾炎。

2. 双瓜葡萄饮　西瓜100g，冬瓜50g，葡萄100g。将双瓜均切成块，与葡萄一起放于榨汁机中榨取果汁。每日1~2次。适用于治疗急性肾盂肾炎。

3. 赤豆绿豆车前汤　赤豆、绿豆、车前子各30g。将车前子布包，同二豆共放入锅中，加清水适量共煮至二豆熟后，去药包，食豆饮汤。每日1剂。适用于治疗急性肾盂肾炎。

4. 竹叶苡仁粥　竹叶30g，苡仁20g，石膏50g，大米50g，白糖适量。将竹叶、石膏水煎取汁，同苡仁、大米煮粥，待熟时白糖调服。每日1~2剂。适用于治疗急性肾盂肾炎。

5. 芡实猪肚粥　芡实30g，猪肚500g，大米100g，调料适量。将猪肚洗净，加清水适量煮熟后，去猪肚，加芡实，大米煮粥，葱、姜、食盐、味精调味服食。每日1剂，适用于治疗慢性肾盂肾炎。

6. 栗子茯苓枣粥　栗子、大枣各10枚，茯苓16g，大米50g。将茯苓研细，大枣去核，先将大米煮沸后，下大枣、茯苓、栗子等，煮至粥熟服食，每日1剂。适用于治疗慢性急性发作肾盂肾炎。

7. 半夏棋子粥　制半夏10g，炮姜10g，鸡子白1个，白面100g。先煮前2味去渣取汁，将白面用水拌匀，作成棋子状，入药汁中煮，后下鸡子白1个，几沸，空腹食用。适用于治疗慢性肾盂肾炎。

8. 山药粉　生怀山药500g研细过罗，将适量山药粉和凉开水调入锅内，置炉上，以筷搅之，至2~3沸即成粥，不拘时食用。适用于治疗慢性肾盂肾炎。

9. 芡实粉粥　芡实粉30g，核桃肉15g，红枣5~7枚(去核)。芡实粉先用凉开水调成糊，冲入沸水搅拌，再加入核桃肉、红枣肉煮熟至糊粥。适用于治疗慢性肾盂肾炎。

10. 黄雌鸡汤　黄雌鸡1只，苹果6g，赤小豆30g，将鸡宰后洗净，加入苹果、赤小豆同煮至熟，空腹分餐食用。适用于治疗慢性肾盂肾炎。

11. 白羊肾羹　白羊肾1只(切作片)，取肉苁蓉30g，胡椒、荜拨、苹果各6g，盛入绢袋内扎，取羊脂120g(切片)，共煮作汤。汤熟后加入面作羹食用。适用于治疗慢性肾盂肾炎。

12. 水石榴、珍珠草、车前草各10g，水煎代茶频饮；或石韦、凤尾草、玉米须各10g，水煎代茶常饮；或灵芝研细粉，吞服。每次5g，每日2次。适用于治疗急性肾盂肾炎。

13. 臭牡丹根皮10g(洗净，剁成细末)，生大黄末10g，鸡蛋2个(打碎去壳)，调入搅匀，煎炒服食；或冬瓜、黄瓜、苦瓜各30g，生大黄10g，瘦猪肉适量，加水炖煨，常服食。适用于治疗急性肾盂肾炎。

14. 鲜荠菜、鲜车前草、鲜马兰适量，水煮熟后切碎，加姜，不放盐，凉拌常服食；或芦笋、竹笋(切丝)、黄花菜各100g，炒熟，常食。适用于治疗急性肾盂肾炎。

15. 野鸡肉500g，冬虫夏草10g，山药50g，枸杞子30g，炖熟，常服食；或鲮鱼1条(刮鳞，去内脏杂物，洗净)，茯苓、山药、杜仲、薏苡仁各10g，文火熬汤，去药渣，喝汤食鱼。适用于治疗慢性肾盂肾炎。

五、调摄与护理

1. 注意休息，急性肾盂肾炎及慢性肾盂肾炎急性发作期应卧床休息；多饮水，勤排尿。

2. 忌肥甘辛辣之品，宜清淡有营养物质及新鲜蔬菜。

3. 加强锻炼，增强体质，改善机体的防御机能。

4. 消除各种诱发因素，如结石、梗阻、先天畸形、不必要的导尿及尿道器械检查等；注意阴部卫生。

5. 积极治疗，防止急性者转为慢性，防止肾功能受损或进一步恶化。

6. 避免使用肾毒性药物。

六、按语

1. 急性肾盂肾炎应及早诊断和治疗，力求彻底治愈，以防转入慢性。慢性肾盂肾炎者，要提高机体的防御能力，增强体质，否则可发生高血压、肾功能不全、慢性肾衰，甚至发展为尿毒症等危重病症。针刺、灸治治疗本病有较好疗效，在急性期可较明显地减轻症状，对慢性者如能坚持治疗，可控制发作，减轻发作程度。急性期针刺刺激作用宜强，适当采用点刺出血，能较快缓解症状；慢性者可用灸法或多种方法交替或配合使用。

2. 外用、饮食疗法，对急性期治疗，疗效满意，应积极应用。

第8章　下尿路感染

一、概述

下尿路感染，是通常所指的膀胱炎与尿道炎，而膀胱炎占大多数。是成年女性尿路感染的主要类型，占尿路感染总数的50%～70%。是致病菌侵入下尿路组织引起的炎症。致病菌为革兰氏阴性杆菌，尤以大肠杆菌为常见，其次是副大肠杆菌、变形杆菌、克雷白杆菌、产气杆菌、产碱杆菌和绿脓杆菌等。常发生于性生活后，亦可见于妇科手术后、月经后及老年妇女有外阴瘙痒者，男性极少发生尿路感染，而老年女性和男性的尿路感染可高达10%。本病多呈急性病程，约30%以上的膀胱炎为自限性，可在7～10日内不治自愈，也可由于易感因素的存在而反复发生。临床表现有排尿不适感，常伴有尿频、尿急和膀胱区不适，多有白细胞尿，偶可有血尿。常无明显的全身感染症状，但极少数患者可有腰痛和发热（通常不会超过38℃），血白细胞计数常正常等。

下尿路感染属祖国医学"淋证"范畴，

二、病因病理

（一）西医的病因病理

1. 发病因素　任何细菌入侵尿路均可引起急性尿路感染。但革兰氏阴性菌属引起的泌尿系感染约占75%，阳性菌属约占25%。革兰氏阴性菌属中以大肠杆菌、绿脓杆菌、产气杆菌、变形杆菌等较为常见。其次是副大肠杆菌、变形杆菌、克雷白杆菌、产气杆菌、产碱杆菌和绿脓杆菌；极少数可由真菌、原虫、病毒所引起。

2. 体质因素　机体防御机能减弱，便易引起感染。

3. 易感因素　当各种原因使机体正常的防御机能受损时，细菌可进入尿路并生长繁殖，引起感染。常见的易感因素如尿路梗阻、膀胱输尿管反流、器械使用、代谢因素、妊娠等。

4. 感染途径　以上行感染最常见，其他有血行感染，淋巴感染和直接蔓延。下尿路感染的途径主要是上行感染。

5. 病理　急性膀胱炎时，膀胱黏膜由正常的黄红而有光泽变为深红色，毛细血管扩张，形成网状，边缘不清。在充血较剧的部位可有出血点、瘀血或浅的溃疡。溃疡边缘不齐，基底多有黏液、脓液或坏死组织附着，触之甚易出血。黏膜也有不同程度的水肿，大都局限在膀胱三角区。急性炎症病变主要累及黏膜及黏膜下层组织，仅在严重感染时才累及膀胱肌层。慢性炎症变化多见于黏膜和黏膜下组织，肌层亦有不同程度的增生和纤维化，使膀胱膨胀功能受到影响，加之同时伴有的膀胱周围炎，可导致膀胱容量缩小。

急性尿道炎时，尿道外口红肿，边缘外翻，其黏膜面多被浆液性或脓性分泌物所粘合。慢性尿道炎时，病变主要在后尿道、膀胱颈和女性的膀胱三角，有时波及整个尿道。尿道外口因瘢痕收缩，大都较正常为小，其黏膜表面粗糙，呈颗粒状。

（二）中医的病因病机

1. 外感湿热　下阴不洁，湿热秽污之邪从下入侵，内蕴膀胱，膀胱气化不利发为本病。

2. 饮食不节　饮酒过度或过食辛热肥甘之品，使脾胃损伤，受纳运化失职，酿湿生热，湿热下注膀胱而发本病。

3. 肝郁气滞　恼怒伤肝，气滞不畅，气郁化火，后气火郁于下焦，影响膀胱的气化而发为本病。

4. 肾阴不足、湿热留恋　若平素肾阴偏虚，或湿热久稽，肾阴受损，呈虚实夹杂而发为本病。

5. 脾肾亏虚、湿热屡犯　淋证反复发作，正气受损，由肾及脾，致脾肾两虚。正虚之后，复感微邪即可发病。

综上所述，急性下尿路感染病因主要与外感湿热、饮食不节酿生湿热、肝郁气滞有关，尤以湿热为中心；慢性下尿路感染主要与肾阴虚、脾肾亏损，加上外感湿热有关。其病位主要在膀胱与肾，与肝脾亦有一定关系，湿热蕴结下焦、膀胱气化不利则为本病病机之关键。

三、临床诊断

（一）辨病

1. 症状与体征

（1）无症状性菌尿：多次尿培养都有真性菌尿，而患者无尿路方面的症状，但在有的病例经仔细询问可发现轻微的症状。无症状性菌尿可间歇出现，也可呈持续性，并有自然消失的可能。

（2）膀胱炎：可急性发生或缓慢发生，临床主要表现为膀胱刺激征即尿频、尿急、尿痛。尿痛，多在排尿时出现，排尿终末时较重，疼痛部位在会阴部或耻骨上区，如伴有尿潴留时，疼痛性质为持续性钝痛；尿频，多伴有尿急，严重时类似尿失禁；尿混浊（脓尿），排尿终末时可有少许血尿。单纯性膀胱炎全身症状不明显，即使有腰痛和发热时，腰痛轻微，体温在38℃以下。慢性膀胱炎的症状与急性相同，但程度较轻。

（3）尿道炎：男性急性尿道炎的主要症状是出现尿道分泌物，初为黏液性，逐渐变为脓性，数量也随之增加；女性则分泌物较少。其他症状有尿痛、尿频和尿急，个别有血尿。耻骨上区及会阴部有钝痛感。慢性尿道炎症状不明显，有的无症状，或仅在晨起后见少量浆液性分泌物粘着尿道外口。

2. 辅助检查

（1）尿常规：尿白细胞显著增加，红细胞也可增加，尿蛋白微量。

（2）尿细菌培养：菌落计数 $>10^5/ml$。

（3）尿涂片镜检：细菌观察10个视野，平均有1个以上细菌者为阳性，此时尿含菌量常 $>10^5 ml$。

（4）定位诊断：抗体包裹细菌、激素白细胞排泄率、膀胱冲洗后尿培养、输尿管导尿培养法等。用于上尿路感染和下尿路感染的鉴别诊断，可酌情选用。

（5）B超：可见膀胱壁黏膜毛糙。

（二）鉴别诊断

1. 发热性疾病　当急性尿路感染以发热等全身感染症状突出，而尿路局部症状不明显时，易与发热性疾病混淆，如流感、败血症、伤寒等。可从病史、尿路感染的局部症状、尿沉渣和细菌等检查方面进行鉴别。

2. 急性尿道综合征　又称无菌性尿频，排尿不适综合征，需注意与急性尿路感染鉴别。急性尿道综合征多见于中年妇女，仅有尿频、排尿不适的症状，且尿频较排尿不适的表现更为突出，常有长期服用抗生素而无效的病史，尿细菌检查阴性。以上特征可资鉴别。

3. 肾结核　有些尿路感染以血尿为主要表现，膀胱刺激征明显，易误诊为肾结核。但肾结核膀胱刺激征更突出，晨尿结核菌培养可阳性，而普通细菌培养阴性，尿沉渣可找到抗酸杆菌，静脉肾盂造影可发现肾结核X线征，部分病人可有肺、生殖器等肾外结核病灶，抗结核治疗有效，上述特点可资鉴别。

4. 上尿路感染　表现为寒战，发热，恶心呕吐，腰痛及腰区叩痛和压痛明显，白细胞升高及核左移，血沉加速，脓尿明显。对不典型的病例，可借助于上述的定位检查方法来鉴别。

5. 间质性膀胱炎　本病的病因不明，是一种累及膀胱各肌层的慢性炎症，其特点为黏膜充血和微小的表浅溃疡。女性多于男性。症状表现初起时间歇发作，逐渐转为持续性。膀胱充盈时耻骨上区剧痛，行走动作时加重。常有间歇性血尿，但尿中脓细胞很少，尿培养多无细菌生长。

（三）辨证

1. 膀胱湿热　小便频数短涩，滴沥灼热刺痛，尿色黄赤，尿血，尿脓，小腹拘急胀痛或拒按，或有恶寒发热，口苦，呕恶，或见大便秘结等症，舌质红，苔薄黄或黄腻，脉滑数。

2. 肝胆湿热　小便短赤，涩滞不畅，淋沥难尽，小腹胀痛，伴见往来寒热，口苦，咽干，胁痛，心烦欲呕，或阴囊湿疹，或见带下黄臭，外阴瘙痒等症，舌质红，苔薄黄或黄腻，脉弦数。

3. 肾阴不足，湿热留恋　尿热，尿痛，尿黄赤混浊，手足心热，腰膝酸软，头晕耳鸣，咽干唇燥，舌红少苔，脉细数。

4. 脾肾亏虚，湿热屡犯　小便赤涩不甚，但淋沥不已，时作时止，遇劳即发或加重，腰酸膝软，神疲乏力，神倦懒言，食欲不振，面色不华，舌质淡，苔薄白，脉沉细。

5. 气滞血瘀　排尿不畅，小腹拘急疼痛，尿热尿痛，有时尿血，情绪不稳定，急躁易怒，口苦口黏，舌暗红有瘀点，脉弦或弦细。

（四）辨证要点

本病初起，邪实正不虚，湿热蕴结膀胱，以小便淋沥、涩痛、频急为主要特点，发病急，病程短。肾阴不足，湿热留恋者，正虚与邪实并见。若本病病情迁延日久变为慢性，或反复发作，正气被伤，脾肾两虚，正虚的表现较突出，膀胱湿热的表现相对较轻，遇劳即发。若邪气阻滞气机，或血络受损呈气滞血瘀者，主要表现为小腹胀满刺痛，排尿不畅，并有瘀血证的其他表现。

四、临床治疗

（一）针刺疗法

1. 毫针疗法

毫针一

（1）主穴：膀胱俞、中极、三焦俞、水道、三阴交、委阳。

（2）配穴：湿热下注，加曲池、丰隆、肺俞、脾俞；肾阴不足，加太溪、照海；肾阳虚衰，加气海、肾俞、命门、足三里。

（3）操作：每次取4～6穴，实证者宜重刺激，必要时可在膀胱俞、三焦俞点刺出血；虚证者宜针刺轻或中等度刺激，均以针感能到达会阴并引起小腹收缩为好，留针30分钟，每隔15分钟行针1次。阳虚者可加用温针灸。每日或隔日针刺1次，10次为1疗程。适用于治疗下尿路感染。

毫针二

（1）主穴：肾俞、膀胱俞、中极、关元、三阴交。

（2）配穴：热甚者加合谷、曲池；血尿加血海、地机；排尿无力、淋沥不尽者配关元、气海；小便混浊者加太溪、足三里。

（3）操作：以上穴位，每次选用5～7穴，毫针刺，得气后行针，使针感趋于病所为佳，留针20～30分钟，每日治疗1次，中强刺激，可间歇行针，5～10次为1疗程。也可配合电针疗法。适用于治疗下尿路感染。

毫针三

(1)主穴:膀胱俞、肾俞、秩边透水道。

(2)配穴:急性膀胱炎配太溪;急性尿道炎配三阴交。

(3)操作:常规消毒后针刺,秩边透水道,进针 4~4.5 寸,捻转泻法,其他穴位得气后行提插捻转之平补平泻法,留针 20~30 分钟。每日 1 次,10 次为 1 疗程,疗程间隔 2 日。适用于治疗下尿路感染。

毫针四

(1)主穴:脾俞、肾俞、中极、三阴交、足三里。

(2)配穴:纳呆便溏者加中脘、天枢;夜尿多者加关元。

(3)操作:常规消毒后针刺,得气后行平补平泻法,腹背部穴位针后用隔姜灸 3~5 壮,下肢穴位可用温针灸。关元穴宜灸,使热气透入小腹为宜。留针 30 分钟。每日 1 次,7 次为 1 疗程。适用于治疗下尿路感染。

2. 皮肤针疗法

(1)取穴:三阴交、曲泉、关元、曲骨、归来、水道、腹股沟、夹脊(14~21 椎)。

(2)操作:叩刺部位严格消毒后,用皮肤针先轻后重地自上而下,或自下而上循经叩打,以皮肤红润为度。隔日 1 次,6 次为 1 疗程。适用于治疗下尿路感染。

3. 头针疗法

头针一

(1)取穴:左侧胸腔区与生殖区中点、左侧感觉区。

(2)方法:严格消毒后,用毫针针刺,然后以 200 次/分的速度捻转 5 分钟,每 15 分钟行针 1 次,留针 40 分钟。每日 1 次,10 次为 1 疗程。适用于治疗下尿路感染。

头针二

(1)取穴:足运感区、生殖区。

(2)方法:用 30 号 1.5 寸毫针,沿皮刺入 0.5~1 寸,快速捻转 1 分钟,频率 150 次/分以上。留针 20 分钟,中间捻转 1 次,亦可接电针仪治疗。每日或隔日 1 次,5~10 次为 1 疗程。适用于治疗下尿路感染。

4. 电针疗法

(1)取穴:①三焦俞、膀胱俞、八髎。②中极、关元、三阴交。

(2)方法:取以上一组穴位,针刺得气后加用电针,用连续波,电流由弱到强,以患者能耐受为度,两组穴位交替。每日治疗 1 次,10 次为 1 疗程。适用于治疗下尿路感染。

5. 耳针疗法

耳针一

(1)取穴:肾、膀胱、尿道区、皮质下、交感、神门、敏感点。

(2)方法:每次选 3~4 穴,毫针刺以中或较重刺激,留针 30 分钟。亦可用王不留行籽耳压法治疗。实证者可每日 1 次或 2 次,虚证者每日 1 次或隔日 1 次。10 次为 1 疗程。适用于治疗下尿路感染。

耳针二

(1)取穴:膀胱、肾、交感、枕、肾上腺。

(2)方法:每次取一侧耳穴,两耳交替使用。耳郭常规消毒后,用耳毫针对准所选耳穴,用中强刺激,留针 30 分钟。每日针治 1 次,10 次为 1 个疗程。适用于治疗下尿路感染。

耳针三

(1)取穴:膀胱、肾、尿道、内分泌、缘中。

(2)方法:每次取一侧耳穴,两耳交替使用。耳郭常规消毒后,用耳毫针对准所选耳穴,急性用强刺激,慢性用中刺激,留针30分钟。每日或隔日针治1次,10次为1个疗程。适用于治疗下尿路感染。

耳穴压迫法

(1)取穴:膀胱、尿道、内分泌、肝、三焦、脾、外生殖器。

(2)操作:每次取一侧耳穴、两耳交替使用。耳郭常规消毒后,按操作常规,用王不留行籽(或车前子)贴压在所选穴位上,边贴边按压,贴紧固定。嘱患者每日自行按压3~5次。隔日换贴1次,10次为1个疗程。或用贴磁法。适用于治疗下尿路感染。

(二)灸治疗法

灸治一

1. 取穴:神阙。

2. 操作:用食盐或蒜泥、葱泥加少许麝香填平脐,然后用艾条灸20~30分钟。每日1次,12次为1疗程。适用于治疗慢性膀胱炎的尿痛者。

灸治二

1. 取穴:肾俞、膀胱俞、中极、关元、次髎。

2. 操作:将带孔的姜片置于穴位上施灸,每穴3~5壮,灸至皮肤潮红、不灼伤皮肤为度。每日1次,12次为1疗程。适用于治疗慢性膀胱炎的正气虚弱患者。

(三)推拿疗法

推拿一

1. 穴位与部位:肺俞、脾俞、肾俞、命门、关元、中极、足三里、腰背部等。

2. 主要手法:推法、按法、提法、点法、擦法、运摩法等。

3. 操作程序:患者先俯卧,术者在其腰部推按数次,至微发热为宜。接着点按肺俞、脾俞、肾俞、膀胱俞各1分钟,用手掌揉腰骶部2~3分钟。然后令患者仰卧,在其腹部擦数次,提拿小腹肌肉数次,使小腹和膀胱有热胀感觉,然后用手掌在小腹部运摩3~5分钟。最后点按关元、中极、足三里、三阴交各半分钟。适用于治疗下尿路感染。

推拿二

1. 取穴:膀胱俞、肾俞、阴陵泉、太溪、三阴交。

2. 主要手法:揉法、擦法、提法、掌擦法、按法、拿法等。

3. 操作程序:患者先取俯卧位,以揉和擦法自上而下施术于脊柱两侧,操作2~3分钟,接着掌揉腰骶部2分钟,然后按揉膀胱俞、肾俞、命门各1~2分钟,以酸胀为度。患者取仰卧位,术者先提拿小腹肌肉3~5次,再用拇指揉小腹任脉2分钟,然后施与掌擦法3~5分钟,以小腹有热感为度。接着术者按揉阴陵泉、太溪、三阴交每穴约1分钟,酸胀为度,最后提拿双侧股内收肌2分钟。适用于治疗下尿路感染。

推拿三

1. 穴位与部位:膀胱俞、肾俞、肺俞、阴陵泉、三阴交、太溪、背部夹脊穴、脐下任脉穴等。

2. 主要手法:摩法、按法、点法、运摩法、提法等。

3. 操作程序

(1)患者俯卧位,医者居其右侧,以两手四指对置腰背脊柱两侧自上而下反复摩按3~5分钟。再以拇指点按肺俞、膀胱俞、肾俞各半分钟,然后用手掌按揉腰骶部3分钟,痛点多施手法。

(2)患者仰卧位,医者居其右侧,以拇、食指提拿小腹部肌肉数次,使小腹及膀胱有热胀感,然后以单拇指重揉任脉脐下段,再以手掌在小腹部运摩3~5分钟。

(3)患者仰卧位,下肢伸直,医者居其右侧,以拇指置阴陵泉穴处,沿胫骨内缘,自上而下摩至三阴交穴上,反复1~2分钟;再以拇指按压阴陵泉、三阴交、太溪诸穴各半分钟。适用于治疗下尿路感染。

(四)刮痧疗法

刮痧一

1. 取穴:肾俞、次髎、膀胱俞、水道、中极、三阴交。

2. 治法:用刮痧和点揉法。先刮双侧肾俞、次髎、膀胱俞,至出现痧痕为止,再点揉水道、中极各3~5分钟,到有得气感为止,然后刮三阴交。每日1次。适用于治疗下尿路感染。

刮痧二

1. 取穴:脊柱两侧,腰骶椎及其两侧和下腹部,小腿内外侧区及膝弯区。

2. 治法:用刮痧法。先在脊柱两侧(从大椎至长强)轻刮3行,再重点刮腰骶椎及其两侧5行,至出现痧痕为止,然后刮下腹部、小腿内外侧及膝弯区。急性用平泻法,慢性用补法。每日1次。适用于治疗下尿路感染。

刮痧三

1. 取穴:分2组:①膀胱俞、中极、肾俞、阴陵泉、行间、支沟;②膀胱俞、中极、血海、三阴交。

2. 治法:用刮痧法。第1组先刮背部肾俞至膀胱俞,再刮腹部中极穴,然后刮前臂支沟穴,最后刮下肢部阴陵泉与行间穴。用泻法,刮至出现痧斑为度。每日1次。第2组先刮背部膀胱俞,再刮腹部中极穴,然后从下肢血海刮至三阴交穴。用平补平泻法,刮至出现痧痕为度。每日或隔日1次。适用于急慢性尿道炎(第1组)、急慢性膀胱炎(第2组)。

刮痧四

1. 取穴:分2组:①脾俞、肾俞、膀胱俞、中极、关元、足三里、阴陵泉、三阴交;②肾俞、三焦俞、膀胱俞、次髎、关元、中极、水道、曲泉、阴陵泉、三阴交、中封、然谷。

2. 治法:用刮痧法。第1组先刮背部的脾俞、肾俞、膀胱俞,再刮腹部的关元、中极,然后刮下肢部的足三里、阴陵泉、三阴交穴。急性用泻法,慢性用平补平泻法,刮至出现痧斑为度。每日或隔日1次。第2组先刮背部的肾俞、三焦俞、膀胱俞、次髎,再刮腹部的关元、中极、水道,然后刮下肢部的曲泉、阴陵泉、三阴交、中封、然谷穴。急性用泻法,慢性用平补平泻法,刮至出现痧痕为度。每日或隔日1次。适用于急慢性尿道炎(第1组)、急慢性膀胱炎(第2组)。

(五)饮食疗法

1. 绿豆砂糖粥　绿豆60g,砂糖50g,大米100g,鲜藕120g,姜丝2g,精盐2g,味精3g,香油2g,米醋10g。将鲜藕洗净,去皮,切丝,放入碗内,加姜丝、精盐、味精、香油、米醋拌匀,备用。将绿豆、大米去杂,洗净,备用。锅内加水适量,放入绿豆、大米煮粥,将熟时,加入砂糖,再煮二三沸即成。食时佐以凉拌鲜藕丝。每日2次,连服5~7天。适用于治疗下尿路感染的小便赤热、疼痛。

2. 地胆草猪肉汤　鲜地胆草150g,猪瘦肉200g,姜丝、葱末、精盐、味精各适量。将地胆草洗净,切碎;猪瘦肉洗净,切丝,备用。锅内加水适量,放入地胆草煎沸20分钟,去渣留汁,加入猪肉丝、姜丝、葱末，文火煎沸10分钟，调入精盐、味精即成。每日1剂，分2~3次服完。适用于治疗尿路感染之尿急、尿频、尿色黄赤等。

3. 灯心柿饼汤　灯心草6g，柿饼2个，白糖适量。将灯心草用干净纱布包好；柿饼去蒂，切碎，备用。锅内加水适量，放入药袋、柿饼块，大火烧沸，改用文火煮15~20分钟，拣出药袋，调入白糖即成。每日1剂，连服5~7天。适用于治疗急性下尿路感染引起尿血等。

4. 金针菜汤　金针菜（黄花菜）60g，白糖50g。将金针菜用温水泡发，去杂洗净，切碎，放入锅内，加水煮沸15分钟，调入白糖即成。每日1剂，连服3~5天。适用于治疗急性尿路感染引起小便疼痛、尿血等。

5. 绿豆茶叶饮　绿豆60g，绿茶5g，冰糖15g。将绿豆洗净，捣碎，放入沙锅内加水3碗煮至1碗半，再加入茶叶煮5分钟，放入冰糖溶化即可。适用于治疗急性尿路感染。

6. 荸荠茅根汤　荸荠120g，茅根60g。将荸荠去皮、茅根洗净后，放入锅内加水适量煮沸，再煮20分钟即可食。适用于治疗急性尿路感染。

7. 二冬苦瓜汤　嫩苦瓜500g，冬菇100g，冬笋肉100g，植物油、鲜汤、精盐、味精适量。将上述食物作常规处理，做汤饮用。适用于治疗急性尿路感染。

8. 玉米须车前草粥　玉米须30g，车前草30g，葱白1根，粳米100g。将车前草切碎洗净，与玉米须、葱白、粳米共煮成稀粥。适用于治疗急性尿路感染。

9. 丝瓜粥　嫩丝瓜1条，白米50g，白糖适量。将丝瓜洗净，切成粗条，白米淘洗干净。放白米煮粥，半熟时放入丝瓜，待粥熟时去丝瓜，加入白糖少许即可食。适用于治疗急性尿路感染。

10. 竹叶白茅根茶　鲜竹叶、白茅根各10g。放保温杯中，以沸水冲泡，盖30分钟。代茶频饮。此方适用于治疗尿路感染、尿中有红细胞者。

11. 四味汤　生黄芪、白茅根各30g，肉苁蓉20g，西瓜皮60g。水煎加适量白糖。每日服2~3次。适用于治疗急性尿路感染。

12. 甘蔗嫩藕汁　鲜甘蔗500g，嫩藕500g。把鲜甘蔗去皮切碎，榨汁；嫩藕去节切碎，取汁与蔗汁混合。每日3次饮完。能治疗尿路感染的小便赤热等症。

13. 车前猪肚汤　鲜车前草60~90g（干品20~30g），猪小肚200g，食盐少许。将猪小肚切成小块，加清水适量与车前草煲汤，用食盐调味，饮汤食猪小肚。每日2次。对膀胱炎、尿道炎有疗效。

五、调摄与护理

发病后应注意休息，多饮水，勤排尿，使每日尿量在1 500ml以上。饮食清淡，禁忌辛辣刺激物。对于有泌尿系感染反复发作的女性，应注意预防，保持会阴部清洁，大便后手纸自前向后擦，避免污染外阴。洗澡以淋浴为宜。感染复发与性生活有关，应适当节制。

六、按语

1. 针灸推拿对治疗本病有一定疗效，可在一定程度上缓解尿路刺激症状，尤其是对慢性尿道炎，抗菌药治疗效果不显，可以采用针刺推拿方法取得疗效。一般在急性期，以针刺、耳针、穴位注射、电针效果为好；慢性期，则以艾灸、推拿、头针更易取效。但根据证型，选择适当的穴位与方法也十分重要。

2. 饮食疗法，对恢复期和急性期的治疗，疗效肯定。

第9章　泌尿系结石

一、概述

泌尿系结石是指肾脏、输尿管、膀胱及尿道结石，所以又称为肾结石病或尿石病。其病变为结石形成后在泌尿系造成局部创伤、梗阻或并发感染。临床表现因结石所在部位的不同而不同。肾结石及输尿管结石主要症状为肾绞痛及血尿；膀胱结石主要症状为排尿困难、终末血尿及排尿疼痛；尿道结石主要症状是排尿困难，甚至尿潴留，各部位的结石多伴有不同程度的感染。

泌尿系统结石的肾结石、输尿管结石多发于青壮年，男性多于女性，膀胱结石多见于男性幼年及老年患者。尿路结石绝大多数是在肾脏形成的，是一种常见病，近年来发病率有上升趋势。由于本病能对肾功能带来不良影响，积极防治本病对减少终末性肾功能衰竭的发病率有重要意义。

泌尿系统结石属于祖国医学的“淋证”“石淋”“血淋”“腰痛”“腹痛”“血尿”“癃闭”等范畴。

二、病因病理

(一)西医的病因病理

泌尿系结石的病因很复杂，但对于局部原因了解的较清楚。如尿路机械性梗阻(包括尿淤积)、感染和尿路内异物均是形成结石的重要原因。而新陈代谢紊乱造成的各种结石其机理较复杂，可归纳为高钙尿、高草酸尿、高尿酸尿等因素。

1. 钙性结石

(1)高钙尿：高钙尿(>140mg/g 尿肌酐)可能是含钙肾结石患者中最常见的一种异常，它可能通过使尿中钙盐过饱和导致结石形成。将高钙尿分为三种主要类型：重吸收性高钙尿；吸收性高钙尿；肾性高钙尿。

(2)高尿酸尿：在草酸钙结石患者中，有10%的患者仅见高尿酸尿(>800mg/24h)，而30%的患者高尿酸尿与高钙尿并存。高尿酸尿通常由饮食因素所致。

(3)高草酸尿：草酸盐是结石第二位常见的成分，但大多数草酸钙结石患者并无草酸盐代谢异常。

2. 不含钙结石

(1)尿酸结石：尿酸结石常见于原发性痛风，也见于继发性嘌呤过度生成的各种情况，如骨髓增生性疾病等。大多数尿酸结石患者临床上无痛风表现。

(2)胱氨酸尿：胱氨酸结石只见于遗传性胱氨酸尿的患者，其他类型的氨基酸尿所排泄的胱氨酸数量不足以形成结石。

(二)中医的病因病机

1. 湿热蕴结　湿热蕴结下焦，尿液受其煎熬，日久尿中杂质结为砂石，则为石淋。

2. 气滞血瘀　气机运行不畅，有形之物则聚集成石，尿中有石形成又阻碍气血运行，形成恶性循环。

3. 脾肾亏虚　脾肾亏虚可影响机体运化、蒸化功能，使得水湿聚结，杂质结为砂石。

三、临床诊断

(一)辨病

1. 症状

(1)肾绞痛:发作肾绞痛表示上尿路有结石,常在夜间或清晨突然发作。结石阻塞尿路或结石处于移动状态,肾绞痛急剧,痛苦地辗转于床上或地下。疼痛位于患侧肾区,向同侧腹股沟、睾丸或大阴唇放射。当结石停留于输尿管某一段时,局部产生炎症,绞痛以相应局部的位置为著。如果结石移向接近膀胱处,肾绞痛可再出现,伴有尿频、尿急及尿痛等症状。常伴随恶心、呕吐及肠麻痹症状,容易和急性胃肠炎、急性阑尾炎、结肠炎或输卵管炎相混淆。

(2)血尿和脓尿:急性肾绞痛常伴随明显肉眼或镜下血尿,结石停止移动,数天内血尿消失,少数结石引起完全性阻塞可无血尿。结石合并感染,血尿和脓尿会同时发生。

(3)急性梗阻性少尿、无尿:因一侧(对侧肾缺如或无功能)或双侧肾、输尿管结石引起急性梗阻性少尿或无尿,临床表现为急性梗阻侧肾区疼痛,少尿或无尿、尿毒症、心力衰竭、高血压、高血钾症及严重酸中毒。

(4)慢性肾功能衰竭:一侧肾结石或双侧肾结石,由于结石长期阻塞及合并感染,造成慢性肾功能衰竭。

2. 体征　急性肾绞痛发作期,患者呈急性面容,全身出冷汗、脉搏加快,患侧肾明显叩痛,腰部肾区触痛,肠鸣音存在。慢性梗阻伴有尿毒症,常有不同程度贫血,腹部触及肾积液包块;急性梗阻性少尿、无尿症。

3. 辅助检查

(1)尿常规:镜下或肉眼血尿,合并感染者以脓细胞为主。新鲜尿液有时可见结石。

(2)血生化:并发尿毒症,血肌酐、尿素氮升高,二氧化碳结合力降低,高钾或低钾血症。

(3)X 线检查:可发现结石阴影。

(4)静脉肾盂造影(IVP):腹部平片未显示的肾结石,通过 IVP,可见肾结石区充盈缺损。

(5)核素肾图和肾扫描:肾图能决定梗阻的存在,肾扫描可帮助了解肾结石的位置和肾功能改变。

(6)B 超声扫描:超声扫描肾、输尿管及膀胱区,婴儿期患肾结石,本项检查较为方便。此外,可估计肾积水程度和肾实质厚度,间接了解肾脏潜在功能和帮助决定手术。

(7)CT 和磁共振:诊断准确性高,但费用昂贵。

(二)鉴别诊断

1. 右侧肾绞痛必须与急性阑尾炎、胆囊炎、胆道蛔虫症鉴别。

2. 任何一侧的肾绞痛在女性还必须与卵巢囊肿蒂扭转、宫外孕鉴别。

总之,一般急腹症可在系统检查血、尿常规后得到确诊,其他结石 X 线平片亦可确诊,对不典型的病例,在急诊观察期间,腹腔内的急腹症病变常逐渐加重,很少缓解。而尿路结石呈间歇性发作,间歇时症状减轻,再结合血尿的化验,进行鉴别。

(三)辨证

1. 下焦湿热　腰酸腰痛,小便涩滞不畅,或排尿时突然中断,或尿中时夹砂石,灼热刺痛,尿色黄赤,或尿血鲜红,大便秘结,舌红,苔黄腻,脉滑数。

2. 肝经气滞　腰胁胀痛,小便涩滞,或腰痛剧烈,痛引少腹,累及阴股,或尿点滴而出,腹膨隆,窘迫难忍,苔薄黄,脉弦数。

3. 瘀血内阻　腰部酸胀刺痛，甚则绞痛难忍，痛引胁腹，并向少腹或骶尾部放射；腰痛之后可见尿血，色淡红或暗红，偶有排出血丝或血块，舌淡红苔薄白或薄黄，脉沉弦或弦细略数。

4. 脾肾亏虚　腰酸乏力，不耐劳累，肾区喜揉喜按，小便涩滞不甚，尿中时夹砂石，少腹坠胀，伴面色萎黄，纳谷不香，大便溏薄等，舌淡，苔薄，脉细弱无力。

5. 气阴不足　结石日久不消，症见眩晕耳鸣，腰痛绵绵，小便微涩，余沥难尽，或带血丝，可伴心烦失眠，手足心热，口干咽燥，舌红，少苔，脉弦细带数。

(四)辨证要点

肾结石病早期及有急性发作症状者，多属实证：属湿热蕴结的，见腰痛及湿热下注之表现；属气滞血瘀，血络受损者，见腰部酸胀刺痛，甚则绞痛难忍，尿血或尿中带有血丝血块，湿热下注之象不明显。病程较长，邪气不甚，正气转虚，或无自觉症状体检发现结石，多属虚证或虚实夹杂之证：阳虚气弱，运化无力者，以肾阳虚及脾肾阳虚为主，肾结石合并肾盂积水者多见此类表现。脾肾亏虚者有偏于脾气虚和偏于肾阴虚之异，前者见运化失司，后者见阴精亏损的表现。

四、临床治疗

(一)针刺疗法

1. 毫针疗法

毫针一

(1)主穴：上尿路结石－肾俞、三焦俞、京门、委阳、天枢、气海；下尿路结石－肾俞、次髎、膀胱俞、中极、水道。

(2)配穴：血尿配三阴交、血海；恶心呕吐配内关、中脘；肾阳虚加命门、关元；肾阴虚配太溪。

(3)操作：急性期上述诸穴以泻法为主，肾俞穴可先泻后补；肾俞、三焦俞、次髎、膀胱俞令针感到达前阴，留针 40～60 分钟，每日 1～2 次。慢性期肾俞、京门针用补法，命门、太溪用补法。适用于治疗泌尿系统结石。

毫针二

(1)主穴：膀胱俞、三焦俞、中极、委阳、水道。

(2)配穴：湿热下注，加阴陵泉、内庭；气滞血瘀，加膈俞、血海、京门；肾阴不足，加三阴交、太溪、复溜；肾阳虚衰，加关元、肾俞、命门。

(3)操作：每次取 4～6 穴，实证者针刺中等度或较强刺激，留针 30 分钟，每隔 10 分钟行针 1 次，热甚或血瘀者可在曲池、血海、委阳等穴点刺出血。每日 1 次或 2 次。慢性者以轻或中等度刺激，证属虚寒者加用温针灸。每日或隔日治疗 1 次，10 次为 1 疗程。适用于治疗泌尿系统结石。

毫针三

(1)主穴：阿是穴(痛部体外投影部)、三焦俞、肾俞、膀胱俞、中极、归来、委阳、委中、阴陵泉。

(2)配穴：伴有发热、口干，苔黄、脉数者，加大椎、曲池、合谷、三阴交、行间等穴；伴有纳少、神乏者，加中脘、气海、足三里。

(3)操作：每次选 3～4 穴，毫针施以泻法，留针 30～60 分钟，间歇运针，适宜使用电针中强刺激，每日 1～2 次，不拘疗程。适用于治疗泌尿系统结石。

毫针四

(1)主穴：肾俞、阴陵泉、京门、三阴交、委阳(双)。

(2)配穴：肾及输尿管上段结石加天枢；输尿管中下段及膀胱结石加中极、水道；血尿加血海；恶心呕吐加中脘、内关；便秘加天枢、支沟。

(3)操作：常规消毒后针刺，得气后行提插捻转泻法，留针30分钟。每隔10分钟行针1次，待疼痛缓解后再留针15分钟后出针。疼痛发作时每日1~2次，12次为1疗程。适用于治疗泌尿系统结石。

毫针五

(1)主穴：膀胱俞、天枢、足三里、归来。

(2)配穴：湿热下注加阳陵泉、阴陵泉、三阴交；气结不舒加血海、中极、委中；肾气虚加肾俞、次髎、气海。

(3)操作：常规消毒后针刺。绞痛发作时，施提插捻转之泻法，留针30~40分钟，每隔10分钟行针1次，用震颤手法行针2分钟。无绞痛发作时施提插捻转平补平泻法，留针30分钟，每日1次，12次为1疗程。适用于治疗泌尿系统结石。

2. 耳针疗法

耳针一

(1)取穴：输尿管、肾、交感、皮质下、膀胱。

(2)方法：每次取一侧耳穴，两耳交替使用。耳郭常规消毒后，用耳毫针对准所选穴位，用强刺激，留针30分钟，10分钟行针1次，用泻法。每日针治1次，5次为1个疗程。适用于治疗输尿管结石。

耳针二

(1)取穴：肾、膀胱、输尿管、尿道、腹、神门、交感、内分泌。

(2)方法：每次取一侧耳穴，两耳交替使用。耳郭常规消毒后，用耳毫针对准所选穴位，用强刺激，垂直刺入，留针15~30分钟，5分钟行针1次，用泻法。每日1次，5次为1个疗程。适用于治疗输尿管结石。

耳穴压迫法

(1)取穴：肾、输尿管、膀胱、神门、交感、外尿道、肾上腺。

(2)操作：每次取一侧耳穴，两耳交替使用。耳郭常规消毒后，按操作常规，用王不留行籽贴压在所选穴位上，边贴边按压，贴紧固定。嘱患者每日自行按压2~3次，每次持续20分钟。隔日换贴1次，7~10次为1个疗程。适用于治疗肾、输尿管结石。

耳穴压迫法

(1)取穴：①肾、膀胱、输尿管、尿道、神门、脾、胃、枕；②输尿管(主穴)、膀胱、肾、交感、尿道。

(2)操作：随病选方，每次取一侧耳穴，两耳交替使用。耳郭常规消毒后，按操作常规，用王不留行籽贴压在所选穴位上，边贴边按揉，直至出现酸胀痛及灼热感为止。每次按压4个穴位，其他穴位分别按压。嘱患者每日自行换压3~5次，每次持续10~15分钟。隔日换贴1次，7~10次为1个疗程。适用于治疗肾、输尿管结石。

耳穴贴磁法

(1)取穴：肾、膀胱、腹、交感、皮质下、缘中、内分泌、耳尖。

(2)操作：每次取一侧耳穴，两耳交替使用。耳郭常规消毒后，按操作常规，采用贴磁法，边贴边按压，贴紧固定。嘱患者每日自行按压3~5次。隔2天换贴1次，7次为1个疗程。适用于治疗肾、输尿管、膀胱结石。

耳穴按摩法

(1)取穴：肾、膀胱、腹、交感、皮质下、缘中、内分泌、耳尖、输尿管、尿道、神门、脾、胃、枕。

(2)操作：耳郭常规消毒后，按操作常规，对上述所选耳穴施用点按、掐按手法，每穴1分钟；再采用手摩耳轮法5分钟；然后取穴肾、输尿管、膀胱、尿道、交感。指震肾穴3分钟，频率每分钟240次；棒揉输尿管穴3分钟，频率每分钟60次；指点膀胱穴，棒推交感穴各3分钟，频率各每分钟120次。每日1次。适用于治疗肾、输尿管、膀胱结石。

耳穴药物注射法

(1)取穴：肾、输尿管、肝、脾、交感、三焦、内分泌、耳尖、皮质下等穴位检查，找准阳性反应点，均可作为药物穴位注射点。

(2)药物：盐酸山莨菪碱注射液0.1ml(含0.1mg)，加注射用水至1ml。

(3)方法：每次取一侧耳穴(选用阳性耳穴点3~5个)，两耳交替使用。选用1ml蓝心注射器套上4号普通针头，抽取上述药液，按操作常规，每次每穴皮内注射上述混合药液0.1ml。每隔3天注射1次，10次为1个疗程，1个疗程结束后，X线摄片复查对照。治疗中嘱病人注意观察记录排石情况。

3. 电针疗法

电针一

(1)取穴：肾或输尿管中上段结石，取肾俞、京门、大肠俞、天枢、阴陵泉、三阴交等穴；输尿管下段结石，取小肠俞、次髎、膀胱俞、天枢、水道、三阴交、阴陵泉等穴。

(2)方法：以提插为主，捻转为辅，针感传至肾区或少腹部，接电针治疗仪，选用疏密波或断续波，电流量为中等度刺激，以病人能耐受为度，隔日1次，每次20~30分钟，10次为1个疗程。适用于治疗肾、输尿管、膀胱结石。

电针二

(1)取穴：中极、关元、三阴交、阴陵泉、京门、肾俞。

(2)方法：常规消毒后针刺，施以强刺激手法，得气后接通G-6805电针仪，采用连续波，强度以患者能耐受为度，留针40分钟。每日1次，10次为1疗程。适用于治疗肾、输尿管、膀胱结石。

电针三

(1)取穴：肾俞或膀胱俞(阴极)、关元或水道(阳极)。

(2)方法：取患侧上下两个穴位，常规消毒后针刺，得气后接通电针仪，中等强度，留针30分钟。每日1次，12次为1疗程。

4. 水针疗法

(1)主穴：肾俞、关元、阴陵泉。

(2)配穴：足三里、三阴交、阳陵泉、交信、大横、腹结、中极、环跳。

(3)方法：主穴每次必取，配穴可据症酌加，每次注射10%葡萄糖注射液2~8ml/每穴，每日或隔日1次。适用于治疗肾、输尿管结石。

5. 皮肤针疗法

(1)取穴：膀胱经背部第1、2侧线及腰骶部。

(2)方法：用皮肤针叩刺背腰部，可叩至皮肤少量出血点后加拔中至大号火罐10分钟左右。每日或隔日1次，10次为1个疗程。适用于治疗肾、输尿管结石。

(二)推拿疗法

推拿一

1. 穴位与部位：膀胱俞、肾俞、阴陵泉、三阴交、太溪、背部夹脊穴、中极穴等。

2. 主要手法：按法、揉法、点法、提法等。

3. 操作程序

（1）患者仰卧，医者居其右侧，以手掌按揉小腹部数次，再以拇指揉按气海、关元、中极诸穴各半分钟，然后以手掌运摩小腹部3分钟。

（2）患者俯卧位，医者居其右侧，以两手四指对置腰背脊柱两侧自上向下反复摩按3～5分钟。再以拇指点按膀胱俞、大肠俞、肾俞和相应节段夹脊穴各半分钟，然后用手掌按揉腰骶部3分钟，痛点多施手法。适用于治疗泌尿系各种结石。

（3）患者仰卧位，下肢伸直，医者居其右侧，以拇指置阴陵泉穴处，沿胫骨内缘，自上而下摩至三阴交穴，反复1～2分钟；再以拇指按压阴陵泉、三阴交、太溪、涌泉诸穴各半分钟。适用于治疗肾、输尿管结石。

推拿二

1. 取穴：阿是穴（疼痛体表投影部）、肾俞、膀胱俞、归来、委中、阴陵泉、涌泉、腰部、下腹部。

2. 主要手法：揉法、一指禅推法、压法、擦法、掐法、拿法、剁法等。

3. 操作程序

（1）患者俯卧：先在腰背部施以揉法5分钟；再在疼痛体表投影部、三焦俞、肾俞、膀胱俞、委中、委阳等穴施以点压法，其中疼痛投影部施术5分钟，其他穴位施术各1～2分钟；而后在腰部施行擦法2～3遍。

（2）患者仰卧：在归来穴施以一指禅推法2分钟；再团摩腹部3～5分钟；而后点压阴陵泉、三阴交穴各2分钟；接着在涌泉穴施以掐法1～2分钟。

（3）患者自由坐立，饮用500ml以上的适口温开水，约20分钟后，用点压法或拿法施于委中，或在下肢足三阴经循行部位施以剁法5分钟后，令患者作跳跃动作100次；再予上法施术后，患者再作跳跃动作100次。3小时后，再饮适口温开水300ml，再施术，再跳跃。适用于治疗泌尿系各种结石。

推拿三

1. 取穴：肾俞、膀胱俞、大肠俞、水道、中极、关元、三阴交、阴陵泉、太溪、然谷等。

2. 主要手法：按法、揉法、点法、一指禅推法等。

3. 操作程序：患者先俯卧，术者以拇指按揉肾俞、大肠俞、三焦俞、膀胱俞各1分钟，以肾俞为重点，然后用拇指按揉次髎、秩边各2分钟，然后用小鱼际擦腰骶部以透热为度。患者仰卧，以一指禅法推关元2分钟，再按揉归来、水道、气冲、中极，每穴1～2分钟，接着点按阴陵泉、三阴交、太溪各1～2分钟，以酸胀为度，最后拿委阳10～20次。适用于治疗泌尿系各种结石。

推拿四

1. 取穴：气海、中极、阳陵泉、阴陵泉、太溪、水泉、然谷、行间、膀胱俞、委阳。

2. 主要手法：摩法、消散法、指揉法、指振法、㨰法、一指禅推法等。

3. 操作程序：患者取仰卧位，先摩小腹3～5分钟，找准压痛点，用缠法消散或指揉、指振以解痉止痛。接着掖大腿内侧3～5分钟，拿大腿数十次，再按然谷、点水泉，并向上推至太溪，操作5～8遍，接着重点按行间。然后㨰、揉背部3～5分钟，手掌擦膀胱俞至微热，再用一指禅推膀胱俞1～2分钟，并重点委阳，最后拍打腰骶部至微热结束。适用于治疗泌尿系各种结石。

推拿五

1. 取穴：中极、气海、关元、三阴交、阴陵泉、然谷、涌泉、水泉、太溪、肾俞、委阳。

2. 主要手法：揉法、按法、推法、点法、一指禅推法等。

3. 操作程序：患者仰卧，小腹部操作同处方二。下肢放松后，拿揉阴陵泉、三阴交、复溜各2分钟，按揉然谷、点太溪，并向下推至水泉穴5～10遍，然后一指禅推涌泉2～4分钟。腰部放松后，用一指禅推膀胱俞、肝俞、肾俞各3～4分钟，以有微麻微热感为度，配合点按委阳穴。最后坐位拍打腰骶部至微热结束。适用于治疗肾结石。

（三）刮痧疗法

刮痧一

1. 取穴：肝俞、脾俞、肾俞、膀胱俞、京门、志室、中极、三阴交。

2. 配穴：下焦湿热配三焦俞、阴陵泉、大敦；气滞血瘀配气海、血海、关元、阳陵泉。

3. 治法：用刮痧法。先刮主穴至出现痧痕为止，每日1次。再随证加刮配穴，手法力度中等，操作范围较广泛。适用于治疗急性输尿管结石。

刮痧二

1. 取穴：脾俞、三焦俞、肾俞、膀胱俞、次髎、志室、京门、气海、中极、阴陵泉、三阴交。

2. 治法：用刮痧法中的中泻或补法依次在上述穴位的皮区刮至出现痧痕为止，每日1次。适用于治疗膀胱结石。

刮痧三

1. 取穴：膀胱俞、中极、肾俞、阴陵泉、委阳、然谷、气海、足三里。

2. 操作：用刮痧法。先刮背部肾俞至膀胱俞，再刮腹部气海至中极，然后刮下肢内侧阴陵泉、然谷，最后刮下肢外侧委阳、足三里。用平补平泻法，刮至出现痧痕为度。每日或隔日1次。适用于治疗泌尿系各种结石。

刮痧四

1. 取穴：肾俞、三焦俞、膀胱俞、次髎、中极、气海、关元、足三里、交信、阴陵泉、太冲。

2. 治法：用刮痧法。先刮背部肾俞、三焦俞、膀胱俞，再刮腹部的气海、关元、中极，然后刮下肢部的足三里、交信、阴陵泉、太冲穴。用泻法，刮至出现痧痕为度。每日1次。适用于治疗膀胱结石。

（四）运动疗法

利用运动时结石的惯性及重力作用，促使结石下移。病人可根据各人的体质情况采取每日跳绳、上下楼、跑步、骑自行车、坐汽车或拖拉机、颠簸椅等，同时大量饮水或服药，利用尿液对结石的冲刷作用和输尿管平滑肌的蠕动功能，促使结石排出体外。需注意跳跃时的频率与输尿管蠕动的频率（2～8次/分钟）和时程（一般4秒左右）相吻合，则疗效更好。但运动宜量力而行，适可而止。

（五）气功疗法

气功一

（1）劈柴喷气：骑马势站立，意静心清，保持气功态。深长吸气，两臂由身前向上高举过头，不停，分向身体两侧呈侧平举，掌心朝上，同时向后弯腰，仰面观天。以鼻短促呼气，同时两臂快速如劈柴状下劈，头低过膝，两手达于裆后，继之缓慢匀静呼气。反复俯仰下劈10～20次。

（2）骑马震荡：两脚平行开立，与肩同宽，意静心清，自然呼吸。两手以手背分置于肝俞或腰窝处，膝微屈，全身似骑马样上下震荡，要富于弹性和节奏，使脏腑四肢齐动。

（3）轮击腰腹：两足平行开立，与肩同宽，保持气功状态。以足发力，拧转腰身，两臂放松，在腰身左转时，以右拳或前臂击腹，左拳击腰。练习时击打力量由轻渐重，自重渐轻。

（4）举臂跳跃：两脚平行开立，意静心清，两臂上举过头，肘微屈，腕指放松，原地跳跃，要富于弹性和节奏，前脚掌落地，脚跟不落地，利用反作用力，使动作更有弹性。此法治疗肾、输尿管结石。

气功二

采用静坐功与站桩功，时间要排在酉时（17~19时）和寅时（3~5时）。练时面向南，入静后全身放松，意守丹田，约20分钟后丹田气促，再意守患处，引内气冲击肾部。此法治疗肾、输尿管结石。

（六）水治疗法

用单纯性温泉、硫酸盐泉、重碳酸钠泉作泉治疗法。尿酸性结石和尿酸盐结石用土类泉，重碳酸钠泉作饮泉疗法；草酸钙和磷酸钙结石用碳酸泉作饮泉疗法。

（七）外治疗法

1. 脐敷系列Ⅰ号方　麝香0.3g，血竭1g。将上药混合研成细末，闭封贮藏阴凉处备用。用时将药物敷于脐部神阙穴，以4cm×4cm橡皮膏覆盖粘贴即可。适用于治疗外伤性尿潴留、尿路结石梗阻性尿潴留。

2. 脐敷系列Ⅱ号方　麝香0.3g，肉桂粉1g。将上药混合研成细末。闭封贮藏阴凉处备用。用时将药物敷于脐部（神阙穴），以4cm×4cm橡皮膏覆盖粘贴即可。适用于治疗外伤性、尿路结石梗阻性尿潴留正虚气化无力者。

3. 车前草、石打穿、猫须草、土牛膝、地肤子、陈葫芦各60g。加水适量，煮至45℃，浸泡沐浴；或用布袋包热药渣，敷腰部及腹部两侧肾区。隔日1次。有利尿排石，消炎止痛作用。

4. 虎杖、金钱草、海金沙、石韦、泽泻、木通、半边莲、川芎、枳实、杜仲各30g，共研细末，加水适量煮至6 000ml，搅入有机淤泥内，拌匀成泥浆状，保持温度40~45℃。患者全身浸入泥浆中，每次20分钟，再温水冲洗、擦干，静卧30分钟（注意保暖）。3日1次。有利尿排石的效果。

（八）饮食疗法

1. 核桃仁白糖粥　核桃仁120g，大米100g，白糖50g，熟猪油20g。将核桃仁去杂，剁成碎末；大米淘洗干净，备用。锅内加水适量，放入大米、核桃仁、熟猪油煮粥，熟后调入白糖即成。每日1剂，分2次服完。可连续食用，直至结石排出，症状消失为止。经常食用核桃仁不但可强肾壮腰，而且有助于尿路结石的排出。适用于治疗尿路结石。

2. 荠菜粥　鲜荠菜120g，大米100g。将鲜荠菜洗净，切成碎末；大米淘洗干净，备用。锅内加水适量，放入大米煮粥，八成熟时加入荠菜末，再煮至粥熟即成。每日2次，连服15~20天。适用于治疗尿路结石等症。

3. 薏苡粥　薏苡仁50g，大米60g，白糖30g。将薏苡仁、大米去杂，洗净，备用。锅内加水适量，放入薏苡仁、大米煮粥，熟后调入白糖即成。每日2次，连服15~20天。薏苡仁有利水祛湿、健脾补肺等功效，经常食用薏苡仁，可增强肾功能并有利尿作用，从而有利于结石的排出。适用于治疗尿路结石。

4. 冬瓜皮黑豆粥　冬瓜皮90g，黑豆50g，大米100g。将冬瓜皮洗净，切片，用干净纱布包好；黑豆、大米去杂，洗净，备用。锅内加水适量，放入冬瓜皮袋、黑豆煎煮20分钟。拣出冬瓜皮袋，加入大米煮粥，熟后即成。每日2次，连服10~15天。冬瓜皮有清热解毒、利尿消肿等功效。黑豆有滋补肝肾、活血利水、祛风解毒等功效。冬瓜皮与黑豆同煮食，可增强肾脏功能，有助于排尿，从而有利于尿路结石症状的改善。适用于治疗尿路结石。

5. 冬瓜皮黑豆汤　冬瓜皮100g,黑豆30g,生姜12g。将冬瓜皮洗净,切碎;黑豆用清水泡软,生姜切片。锅内加水适量,放入冬瓜皮、黑豆、姜片,大火烧沸,改用文火煮30分钟,去渣饮汤。每日1剂,连服5~7天。冬瓜皮性凉,味甘,功能清热利水、祛湿消肿;黑豆性平,味甘,有滋补肝肾、活血利水、祛风解毒等功效。适用于治疗尿路结石、尿路感染等。

6. 金钱草汤　大金钱草干品30g,冰糖20g。锅内加水适量,放入金钱草煎沸30分钟,去渣,加入冰糖即成。每日2剂,连续服用,直到结石排出。金钱草性凉,性甘、咸,有利水通淋、清热消肿等功效。适用于治疗胆结石、膀胱结石及肾结石等。

7. 玉米茶　鲜玉米根、叶或玉米芯各90g,煎水代茶常饮。本品具有补肾利尿之功,适用于尿道灼热疼痛、尿频、尿急、尿路结石等。

8. 葫芦汁　鲜葫芦1个,捣烂绞汁,用蜂蜜调服,每次半杯或1杯,每日2次。本品具有利尿作用,适用于尿路结石者。

9. 黄花鱼1条(刮鳞,去内脏杂物,洗净),金钱草、连钱草各30g,加水煮汤,去药渣,食鱼喝汤;或鱼枕石30g(焙干),茯苓60g,车前子30g,研细末,鲜葫芦2个(打烂),加玉米粉适量,制糕常食。适用于尿路结石者。

10. 乌梅6个,佛手2个,丹参30g,用开水泡,代茶频饮;或车前草、益母草、泽兰叶、绿萼梅、玉米须各10g,水煎代茶饮。以上用于气滞血瘀型的尿路结石者。

五、预防与调护

1. 肾结石无论排石或手术取石后均有较高的复发率,在男性可高达80%,女性达60%,因此预防结石的形成和复发具有重要意义。

2. 排除诱发肾结石的各种诱因,如尿路感染等症病。炎症不但能改变尿液成分,炎症形成的坏死组织、脓液和细菌的积聚可成为结石核心,因此积极治疗肾盂及整个尿路的感染是预防肾结石形成的重要措施。

3. 多饮水是积极预防肾石病的重要措施之一。尤其在肾结石高发区,水质一般含钙量高,最好饮用磁化水。多饮水可避免尿液浓缩,稀释尿液,减少晶体沉淀,还可以冲洗尿路和排出微小结石。

4. 注意调节饮食,也是不可忽视的预防措施之一。要切忌饮酒过度,过食肥甘。同时还应结合结石的化学性质调节饮食。例如尿酸盐结石者,应吃低蛋白、酸性食物;草酸钙结石者,应尽量少吃菠菜、苹果、西红柿、巧克力以及含钙高的食物,如牛奶等。

5. 还要注意避免服用对肾脏损害的药物以及磺胺类药物,过量的维生素D等,为了减少肾结石的复发,可根据结石的化学性质及尿液的不同酸碱度,酌情服用一些药物。

六、按语

肾结石应早期诊断和及时治疗,否则可发生尿流梗阻并发感染,重者肾积脓,甚至最终导致肾萎缩、肾功能受损乃至丧失等危重病症。针刺、推拿、气功、饮食、运动等疗法,对本病治疗,都达到排石的作用。特别是饮食疗法和运动疗法相结合,效果比较理想。另外,平时要多饮水,以增加排石。

第10章 肾结核

一、概述

肾结核是结核杆菌自肺部等器官结核病灶传播至肾脏而引起的继发性感染，属继发性结核病。大多数继发于肺结核，其次为附睾、女性生殖器附件、骨关节和淋巴结。结核杆菌可经血流、尿流和淋巴管直接蔓延至肾脏，首先在肾小球的毛细血管丛中形成多发性的微结核病灶。本病早期可无自觉症状，仅在检查时发现尿的异常，表现为尿有微量的蛋白和少数白细胞；进一步发展可出现尿频、尿急、尿痛及血尿、脓尿等。肾结核为进行性病变，若无有效的抗结核治疗，预后差，若早期发现并及时、充分治疗，绝大多数可治愈。多见于20～40岁青壮年，男性多于女性，男女比例为2∶1。

本病属中医“痨瘵”范畴，按临床表现包括在“尿血”“淋证”“腰痛”之中。

二、病因病理

（一）西医的病因病理

1. 结核杆菌大部分经血行感染，也可经血液、尿流和淋巴管直接蔓延到达肾脏。

2. 肾结核开始时，在双侧肾皮质引起粟粒性结核病灶，以后经肾小管侵犯髓质，形成结核性肉芽肿。这种结核病灶是多发性的，几乎都在双侧肾皮质中发生。如果患者的机体免疫能力较高，双侧肾皮质结核灶可完全愈合。如患者对结核病的免疫力较低，病灶不愈合则发展为肾髓质结核，病变进一步发展，肾乳头发生溃疡、坏死，病变蔓延到肾盏，形成空洞性溃疡。

3. 结核菌随尿流播散，可引起输尿管、膀胱结核。输尿管因疤痕狭窄，可引起梗阻而发生肾盂积水或积脓。膀胱结核可引起膀胱容量减少。膀胱三角区病变严重时，可使健侧输尿管口狭窄和/或闭锁不全，引起膀胱输尿管反流，造成健侧肾脏继发性结核和积液。病变侵犯肾实质血管还可引起闭塞性血管炎。尿中结核菌经后尿道进入前列腺、输精管、精囊和附睾，故半数以上男性患者可并发生殖系统结核。尿道结核纤维化导致尿道狭窄、排尿困难。由于膀胱、输尿管结核的梗阻，可出现对侧肾积水，晚期可发生肾功能衰竭。

（二）中医的病因病机

1. 病因

（1）久患肺痨，瘵虫内侵，伤肺阴，肺瘵失治，母病及子，耗伤肾精而发病。

（2）饮食不节，伤及脾胃，生化失源，先天失养，则肾虚瘵虫乘虚而入，形成是疾。

（3）情志过极，肝郁化火，子病及母，伤及于肾，瘵虫内侵，耗伤肾阴，形成本病。

（4）房劳伤肾，阴精内耗，瘵虫乘袭，更伤肾阴，损及肾络，及致本病。

2. 病机　患者素体肺肾不足，则瘵虫之邪乘虚入侵，首客于肺。又因肺属金，肾属水，金能生水，母病传子，加之肾水不足，瘵虫极易由肺及肾。瘵虫移注于下焦，变生湿热，伤及肾与膀胱，令肾之气化，膀胱之储存、排泄尿液功能异常，故可见小便频急涩痛，淋沥不尽；若湿热损伤下焦血络，可见血尿；腰为肾之府，湿热阻滞下焦，气机不畅，故常见腰痛，或阴虚肾府失养，亦见腰酸腰痛；若湿热久郁，气血腐败，还可见脓尿。瘵虫易于伤阴耗气，故本病大多兼见纳少、消瘦、低热、盗汗、疲乏等气阴亏虚见证。

三、临床诊断

（一）辨病

1. 症状

（1）尿频、尿急、尿痛：尿频往往是最早出现的症状，排尿次数每日七八次或十余次，膀胱继发结核病变后，尿频症状加重，并伴有尿急、尿痛，晚期由于膀胱挛缩，尿频可极严重，排尿次数可达数十次以至无法计数，甚至尿失禁。

（2）血尿：多表现为终末血尿或终末时加重，肾内结核病变出血时，可为全程血尿，出血量多时偶可因血块通过输尿管而引起绞痛。血尿多在膀胱刺激症状之后出现，偶有以血尿为初发症状者。

（3）脓尿：肾结核患者均有脓尿，尿呈米泔样混浊，可混有血丝或呈脓血尿，但由于其他症状更为明显，极少有因脓尿而就诊者。

（4）其他症状：如伴贫血、浮肿、食欲不振、恶心呕吐等慢性肾功能衰竭症状。

2. 体征　一般患者临床无明显的体征，当肾脏病变较重时可有肾区叩击痛等。

3. 辅助检查

（1）尿常规：尿常呈酸性，尿蛋白多为 + 、-~ + ，常有镜下血尿和脓尿，可作为早期筛选肾结核的重要线索。

（2）尿结核菌检查：可做 24 小时尿沉渣找抗酸杆菌或晨尿培养结核杆菌，尿中找到结核杆菌，对肾结核有诊断价值。

（3）肾脏形态学检查：静脉肾盂造影、逆行肾盂造影可见肾结核典型的形态学改变。

（4）血沉检查：血沉加快。

（5）血常规：可见有贫血，肾损害严重时，血尿素氮、肌酐可升高等。

（6）其他检查：如结核菌素纯蛋白衍生物试验、尿结核菌抗体、PCR 可作为结核菌感染的证据。

（二）鉴别诊断

1. 尿路感染　尿路感染可突然发生，并可反复发作，时轻时重，血尿常与膀胱刺激症状同时发生。而肾结核引起的结核性膀胱炎以尿频开始，逐渐加重，并发作性加重，血尿多在膀胱刺激症状出现一段时间后才出现。

2. 膀胱结石　膀胱结石的膀胱炎在排尿时可有尿线突然中断，伴有尿道内剧烈疼痛。

3. 肾及膀胱肿瘤　肾或膀胱肿瘤引起的膀胱刺激症状都在长期无痛血尿以后才出现。如为膀胱肿瘤，此时肿瘤已经浸润邻近三角区，而肾结核血尿多在长时间尿频以后，以终末血尿为其特点。

4. IgA 肾病　IgA 肾病临床上也常以血尿多见，但进行尿红细胞形态学检查，其红细胞为畸形红细胞，属于肾小球疾病，故临床上较易鉴别。

（三）辨证

1. 膀胱湿热　小便频急，淋沥涩痛，尿黄，小腹拘急胀痛，午后发热，口干口苦，舌红苔黄腻，脉滑数。

2. 阴虚内热　小便频数、短赤，形体消瘦，午后潮热，颧红面赤，五心烦热，口干舌红少苔，脉细数。

3. 热伤血络　小便频数、涩痛，尿血明显，甚或夹有血块，腰痛不能转动，窘迫难忍，痛引少腹，或见心烦，苔黄，脉滑数或细数。

4. 阴阳俱虚　小便频数，量少或点滴而不爽，腰部冷痛，形寒气怯，纳呆便溏，脉沉细无力，同时有阴虚表现。

（四）辨证要点

肾结核的病机变化复杂，常常是正虚邪实并存，多种证候交错，注意抓住主症，兼顾次要症状。

四、临床治疗

（一）针刺疗法

1. 毫针疗法

（1）取穴：关元、中极、三阴交、足三里、阴陵泉、膀胱俞。

（2）操作：每次取 3～4 穴，每日 1～2 次。适用治疗肾结核。

2. 耳针疗法

（1）取穴：膀胱、肾、交感、肝、内分泌、肾上腺。

（2）方法：每日 1～2 次，每次取 2～4 穴，留针 20～30 分钟；或用王不留行籽压贴耳穴，每日自行按压 3～5 次。适用治疗肾结核。

（二）灸治疗法

（1）取穴：关元、气海、三阴交、肾俞穴。

（2）操作：每穴灸 3～5 次，隔日 1 次。适用治疗肾结核。

（三）气功疗法

1. 视体质及病情，分别取站式或坐式。

2. 三线放松法，采用鼻吸鼻呼式腹式呼吸，吸气时舌抵上腭，意守丹田，默念四声。

3. 叩齿 49 下，待口中津满，作漱口动作，分次小口将津液咽下，咽津时，以意引其下入丹田；以双掌分别贴于同侧肾区，并向上下揉摩 49 次。

4. 以左手掌拍打右肩部，右手背拍打左背部，然后交叉拍打肩部 49 次。

5. 以双手重叠，稳于脐部收功，每日早、晚各 1 次，每次 30～60 分。

（四）体育疗法

太极拳锻炼，每日早、晚各 1 次。有舒筋活络，流畅气血，扶正祛邪，保健强身的作用。有利于恢复健康，起到辅助治疗的效果。

（五）音乐疗法

静听优美轻柔的音乐，音量不宜大，使人恬静淡泊，调节情志，可减轻症状。

（六）外治疗法

1. 大蓟、小蓟、百部、白及、蒲公英、夏枯草、黄芪、生地、白芍、丹参、丹皮各 30g，加水煮至 45℃，放入浴缸内，患者平躺在缸内，身体与水持平，每日 2 次，浸泡 20 分钟后沐浴；或用矿泉水，每日浸泡 20 分钟后沐浴。有健脾益肾，扶正抗痨的效果。

2. 百部、黄连、黄柏、白及、石韦各 10g，置容器中加水蒸，患者口鼻对蒸汽吸入。每次 15 分钟，每日 2 次（注意不要被蒸汽灼伤）。有治痨杀虫的功效。

3. 鲜百部、鲜百合、鲜白及、鲜知母、鲜黄柏、鲜蒲公英、鲜紫地丁各 90g，捣烂贴腰腹部两侧肾区。隔日1次。有清利湿热的作用。

4. 春秋两季选择适当的地方，平躺于草地晒太阳，作日光治疗。每次40分钟。有杀虫治痨，扶正强身的作用。

（七）饮食疗法

1. 沙参粥　沙参30g，粳米100g，冰糖少许，煮粥食用，食3～5天，间隔数日再食。适用于阴虚内热者。

2. 二鲜饮　鲜藕120g，鲜茅根120g，煎沸20分钟即可饮用。或梨藕饮：鲜梨2个，鲜藕（去皮）500g，柿饼（去蒂）1个，大枣10枚，鲜茅根50g，稍煮沸即可饮用。适用于热伤血络者。

3. 马齿苋酒　马齿苋1 500g，黄酒1 250g，将马齿苋用酒浸泡3昼夜后滤过，每日饭前服10g，饮酒者可服12～15g，连服15天，适用于湿热下注型肾结核。

4. 百部汁猪肾　百部100g，猪肾（用刀剖开，洗净，每半切浅花刀）4个。将百部煎取汁300～500ml，入猪肾，烧至200ml时，加黄酒、酱油、白糖适量，不断翻动猪肾，直至汁烧尽，离火。每日2次，每次半个，切片，佐餐食之。

5. 清汤鲍鱼　罐头鲍鱼250g，熟金华火腿15g，鲜蘑菇15g，豌豆苗15g。鲍鱼、火腿、鲜蘑菇切片，豆苗切成段，放入烧开的清鸡汤内烫透，去浮沫加调料即可。可分1或2次服，连服1周为1疗程，有滋阴益肾之功，适于肾结核阴虚内热者服用。

6. 蛤笋汤　四角蛤500g，火腿肉50g，清水竹笋片50g。蛤肉、火腿、竹笋同入油锅煸炒几下，加肉汤和调料煮至蛤肉熟烂，淋上麻油。分1或2次吃，2周为1疗程。具有益气滋阴清热的作用，主治肾结核气阴两虚证。

7. 用地骨皮、知母、黄柏各10g，水煎取汁，山药（去皮）50g，百合、枸杞子各30g，煮熟后捣烂，加面粉适量，药汁搅拌制糕，常服食；或百合50g，天冬、麦冬、知母各20g，粳米150g，煮粥常服食；或老鸭1只（拔毛，去内脏，洗净），百部、知母、黄芩、蒲公英、石韦各10g，布袋包，塞入鸭肚内，加水炖熟，去药渣。喝汤食肉。以上用于阴虚火旺型。

8. 用鲜荠菜、鲜山药、鲜枸杞叶各100g，猪肝500g（切碎），水煮，随后加豆腐200g及调料，制成羹服食；或猪腰2只（切片），鲜山药100g（切片），炒双片，常服食；或甲鱼1只（去杂物，洗净），加山药、杜仲、枸杞子各15g，加水，炖煨，喝汤食甲鱼。以上用于脾肾两亏型。

9. 用啤酒花、葎草、百部各10g，水煎代茶饮；或蒲公英、知母、石韦、白及各10g，水煎代茶频饮；或黄精1 000g，黄芩、黄连、百部、百合各100g，加水5倍，文火煎熬至1 000ml，去渣取药汁，再以文火浓缩成膏状，加明矾细末60g，贮存瓶内。分100份。每次1份，每日3次冲服。以上用于肾结核者。

10. 黄精冬虫夏草炖龟肉　黄精30g，冬虫夏草5g，龟肉150g，生姜2片，蜜枣2枚，加水适量。一起炖熟，加油、盐调味，喝汤吃龟肉，分2～3次服用。

11. 猪肾炖洋参　猪肾1个，西洋参9g（切片），生姜2片，蜜枣2枚，加清水适量，用瓦盅隔水炖熟。油、盐调味。

12. 虫草鸭子汤　冬虫夏草10～15枚，鸭子（750g左右）1只，用砂锅炖热，随意服食。可滋阴补肾，适用于肾结核肾阴亏虚或肺肾两亏者。

13. 乌鱼枸杞汤　乌鱼（500g）一条，去肠洗净，加枸杞10g，煎煮1小时，吃鱼喝汤。可滋阴补肾，利水，适用于肾结核肝肾不足者。

（八）饮食原则

1. 在肾功能正常的情况下，应给予高热量、高蛋白、高维生素和适量矿物质的一个平衡食谱,以补益身体,增强体质,提高抗病力。

2. 忌烟、酒以及辛辣生痰助火之品和发物,同时还应避免过量食用甘肥油腻,以防有碍消化吸收。

3. 一般不限制水量和食盐量,如果出现浮肿应适当给予限制,进水量为前一日之排出量加500ml,每日食盐不超过3g左右,以减轻肾脏之负荷。

(九)饮食调理

肾结核的饮食调理宜分标本缓急。若标急而有血尿、尿频、尿急、尿痛等症状者,应着重凉血止血,利尿通淋,中药可用车前草、薏苡仁、白茅根等。血尿减轻或消失者,应着重滋阴补肾,清降虚火,以加强营养为主,可选用黄精、人参、黄芪、冬虫夏草、茯苓、麦门冬等药炖鱼和鸡等。在使用中药调理时应该分不同的阶段分别处理,各个阶段均要避免辛辣刺激之品。

(十)精神调理

节制房事,避免情志所伤,保持精神愉快,以减少肾精衰减,对本病的康复有一定意义。

五、预防与调护

1. 平时注意锻炼身体,增强体质,防止受结核菌感染。

2. 积极治疗其他部位的结核感染,防止肾结核的发生,经常做尿结核菌检查,可发现尚未出现临床症状的早期肾结核。

3. 做好结核病人,尤其是开放型结核病人的隔离工作,防止结核病蔓延。对结核病应做到查出必治,治必彻底。

六、按语

抗结核药物已能有效地消灭结核杆菌,因此,防治抗结核药物的不良反应,减轻临床症状,增加患者的抵抗力,是中医中药的优势所在,寻找具有上述作用,又有抗结核功效的最佳组方,是努力的方向之一。而针刺、灸治、气功疗法,能提高人体的免疫力,增加机体抗病能力,增强药物抗菌能力,提高治愈率。另外,饮食疗法,也能增强体质,消除症状,缩短疗程,应进行综合治疗,方能达到治疗目的。

第五篇　神经系统疾病

第1章　三叉神经痛

一、概述

三叉神经痛是一种病因尚未明了的神经系统常见疾患。其临床表现为：骤然发作闪电样、短暂的剧烈疼痛，性质如刀割样、钻刺样、火灼样或撕裂样。神经痛可能的发病机制，被认为此神经受到轻微机械性、炎性或血管等刺激压迫造成髓鞘和轴索改变，使神经兴奋阈异常，出现发作性疼痛。本病多发生于40岁以上的中年人或老年人，女性略多于男性，大多数为单侧性，少数为双侧性。有原发性与继发性的区别，临床上以原发性多见，本章主要讨论原发性三叉神经痛。针灸治疗三叉神经痛的远期疗效，尽管还难以确定，但如果复发，再次治疗也多可奏效。鉴于原发性三叉神经痛目前现代医学还缺乏绝对有效而又无副作用的治疗方法，针灸疗法的应用显然为本病的有效治疗开辟了一条新的途径。

本病中医称为"偏头风"之证。

二、病因病理

（一）西医的病因病理

过去认为原发性三叉神经痛并无特殊病理改变。近年来对三叉神经痛的病因有了进一步的认识，大致归纳为：

1. 中枢性病因　三叉神经痛的阵发性疼痛提示一种感觉性癫痫样的放电，放电部位可能在三叉神经脊束核内或中枢其他部位。三叉神经痛的突然发作、持续时间短暂、有扳机点、抗癫痫治疗有效，加之在疼痛发作时中脑记录到局灶性癫痫样放电均支持中枢性病因学说。

2. 周围性病因　即病因在半月节到桥脑之间的后根部分，文献报告多倾向于周围病变，有以下学说：①机械性压迫或牵拉三叉神经根，主要是邻近的血管压迫三叉神经根。②动脉硬化引起三叉神经的供血不足。③多发性硬化或自发性脱髓鞘疾病。④家族性三叉神经痛。多数临床资料表明血管压迫三叉神经根是原发性三叉神经痛的主要病因。所谓血管压迫学说，是指血管压迫与三叉神经痛之间有肯定的关系。压迫指血管在神经根上形成压迹或引起神经根扭曲变形。三叉神经痛、面肌痉挛和舌咽神经痛是由于相应的颅神经在根部受到血管搏动性压迫所致。

3. 生化、免疫学说　近年来随着对神经肽、神经递质的研究，发现它们与神经痛密切相关。又有人认为巨噬细胞、肥大细胞、T细胞和血管内皮细胞对三叉神经脱髓鞘改变有作用。

4. 感染学说　大量临床治疗与临床研究的资料表明，多数三叉神经痛患者有感染史，因此有人认为三叉神经痛是病灶性或病毒感染所致。

5. 骨腔病灶学说　有人根据牙源性感染的扩散可在骨内形成感染灶，致三叉神经周围支和神经节发生脱髓鞘而发病的现象，提出了骨腔病灶学说。

（二）中医的病因病机

1. 感受外邪　感受风、热，风、热为阳邪，侵袭经络，循经上犯头面，清阳之气被遏，清窍络脉被灼，气血凝滞，脉络不通，而生疼痛；或感受寒、湿，寒、湿为阴之邪，侵袭经络循经上犯头面，清阳之气被遏，脉络不通，不通则痛。

2. 阳明热盛　嗜食辛辣、醇酒、肥甘厚味之品，或素体阳明热盛，邪热上攻，清窍脉络被灼，气血逆乱，故而眉棱骨疼痛。

3. 肝胆郁热　情志内伤，肝郁化火，或暴怒伤肝，气郁化火、循经上炎，灼伤脉络，或气血逆乱而壅塞脉络，骤然偏侧及面颊剧痛。

4. 风痰阻络　脾失健运，痰浊中阻，或嗜茶增湿，胃寒湿化，湿聚成痰，郁久化热生风，或风邪乘虚而入，引动痰浊，致风痰交结，上阻头面经络，清阳不升，阻遏经络，引发疼痛。

5. 瘀血阻络　凡久病不愈，或气滞不能行血，气虚不能帅血，或邪阻经脉，血行迟缓。

6. 阴虚阳亢　房劳过度，耗伤肾精，或热病日久，损及真阴至水不能涵木，肝阳上亢，或化风，因而上扰清窍，疼痛乃作。

7. 气血亏虚　久病体虚或劳累过度，饮食不节，损伤脾胃，致气血生化不足，不能上荣于头面，则清窍失于濡养，不荣则痛。

总之，由于头面部位惟风可到，故多数学者认为风寒入客，或外感风热，或肝郁化火而内风上扰，或阳明热盛上攻而清窍被扰，或痰凝，或血瘀，或阴虚阳亢等，都是三叉神经痛的主要发病机制。

三、临床诊断

（一）辨病

1. 症状　主要为疼痛。

（1）疼痛部位：疼痛常局限于面部、口腔黏膜、鼻腔的一侧三叉神经分布区内。最多为第二支（颊部、上唇和上齿龈处）和第三支（下唇和下齿龈）同时受累，其次是单独第二支或第三支，再次为三支同时受累、第一支（眶上、前额）和第二支同时受累，而第一支和第三支同时发病者很少。三叉神经疼痛一般不越过中线到对侧面部，发病以右侧多见，双侧同时发病者很少，即使是同时发病也并不会同时发作。

（2）疼痛性质：通常表现为闪电样发作或突然发作，时间短暂，数秒到数分钟，自行缓解，不发作时完全正常。疼痛呈触电样、撕裂样、烧灼样、刀割样或炸裂样疼痛，难以忍受，痛不欲生。疼痛大多表浅，由一定的痛灶开始，并沿受累神经分布的区域内放射。

（3）疼痛发作的时限与周期：短暂而迅速的发作是三叉神经痛的重要特征。发作频繁者常感觉疼痛持续几小时或整天。而这种频繁的发作经数周或数月后可突然自行缓解，有时有季节性发作，一般于冬夏季缓解，春秋季复发。

（4）疼痛的触发点和诱发因素：在三叉神经分布的范围内，有一个或多个特殊皮肤敏感区，每遇轻微触动即可引起疼痛发作，称为扳机点。其范围比较局限，集中在口鼻部如鼻旁、上下唇、上下齿龈、颊部、眉毛等处。日常生活中的普通刺激如谈话、进食、咳嗽、洗脸、剃须、刷牙、打哈欠或吹凉风等都可触发“扳机点”引起疼痛发作。因此，得此病后对自己的行动极为小心，不敢说话、洗脸、漱口，进食也很少，以致蓬头污面，甚至引起营养不良而消瘦。

2. 体征

（1）病人因疼痛发作不敢洗脸、刷牙、剃须、进食，故面部及口腔卫生很差，全身营养不良，面色憔悴，精神抑郁，情绪低落。

（2）慢性病人，可有营养障碍，如面部局部皮肤粗糙，眉毛脱落，角膜水肿、混浊，麻痹性角膜炎，虹膜脱出，白内障，甚至咀嚼肌萎缩等。

(3)神经系统检查正常,有时因局部皮肤粗糙,局部触觉可有轻度减退,作过封闭治疗者可有面部感觉减退。应详细检查有无其他神经系统体征,与继发性三叉神经痛相鉴别。

3. 辅助检查　血、尿、便常规及脑脊液检查一般正常。

(二)鉴别诊断

1. 继发性三叉神经痛　发作情况及特征与原发性三叉神经痛相似,但发病年龄较小,检查体征有时可发现面部感觉减退,角膜反射迟钝,听力减弱等阳性体征。其病因有桥小脑角肿瘤、三叉神经节肿瘤、脊索瘤、垂体瘤长人麦氏囊、颅底恶性肿瘤。行颅底摄片、脑脊液检查、鼻咽部活检、CT 扫描等可鉴别。

2. 牙痛　三叉神经痛多易误诊为牙痛。牙痛为持续性,局限于齿龈部,无扳机点或因洗脸、刷牙等诱发。X 线检查可排除。

3. 三叉神经炎　三叉神经炎之疼痛呈持续性,压迫神经分支所在处疼痛加剧,体检见三叉神经区感觉减退或过敏,有时可有运动支的功能障碍。

4. 舌咽神经痛　多见于年青女性,疼痛位于舌根、软腭、扁桃体、咽部、外耳道等。常于进食、吞咽、说话时诱发。扁桃体可有压痛。可做治疗性诊断,即予 4% 可卡因,1% 本妥卡因喷涂咽部、扁桃体及舌根部,疼痛停止则可确诊。

5. 蝶腭神经痛　疼痛在颜面深部,由牙部发出,放射至鼻根、颧、上颌、眼眶、乳突、耳、枕部、肩及手等处,眼眶有压痛,疼痛呈烧灼样或针刺样,阵发性或持续性,病侧发作时伴鼻黏膜充血、阻塞、流泪等。

6. 鼻窦炎　额窦或上额窦炎可出现面部疼痛,但表现为鼻窦分布区的持续钝痛,局部有压痛,可有发热、流脓涕、白细胞增高等炎症变化,鼻腔检查及 X 线摄片可确诊。

(三)辨证

1. 风寒凝络　颜面阵发性剧痛,喜裹头面,惧怕风冷刺激,每遇风寒诱发或加重,舌质淡,苔薄白,脉弦紧。

2. 风温袭表　患侧颜面部疼痛呈烧灼样或胀痛,遇风热刺激使症状加甚,喜冷,昼轻夜重,伴面红目赤、口干喜饮、便秘、尿赤,舌尖红,苔薄黄,脉弦滑数。

3. 风痰上攻　患者面颊呈短暂性闷痛或胀痛,常于进餐时发作,口干不饮,头昏如裹,局部喜冷,伴胸闷脘胀,时吐痰涎,舌苔厚腻微黄,边有齿痕,脉弦滑。

4. 阳明热盛　面颊区呈短暂性阵发性剧痛,有灼热感,遇热诱发,疼痛如火燎肉裂,口渴口臭,牙龈肿痛,胃脘灼痛。喜冷饮,大便干结,舌红苔黄厚少津,脉弦数或洪大。

5. 肝火上扰　颜面阵发性剧痛,面颊烧灼感,甚则胀痛如裂,头晕目赤,耳鸣口苦,烦躁易怒,渴欲饮水,便秘溲赤,舌质红,苔黄厚而燥,脉滑数。

6. 瘀血阻滞　颜面阵发性剧痛,痛如锥刺或刀割,痛处拒按,经久不愈,无明显寒热诱发因素,舌质紫黯或有瘀点、瘀斑,苔薄白,脉弦涩。

7. 胃阴不足　颜面疼痛,面肌抽搐或麻木不仁,伴面部烘热、心烦易怒、牙龈肿痛、流涎、口干唇裂、口渴喜饮,舌红苔少,脉细数。

8. 肝肾阴虚　久病或年老患者,患者面部肌肉抽搐剧烈,颧红烦热,头晕眼花耳鸣,失眠健忘,性情烦躁,腰膝酸软,舌红少苔,脉弦细。

(四)辨证要点

本病发生主要与肝、胆、脾、胃有关,由于肝郁化火,引动肝风,或过食炙煿辛热之物,胃火熏蒸，循经上攻头面；或风寒外侵，寒凝血滞头面；或痰浊内盛，郁滞化火，痰随火升，气血与痰上凝于头面；或肝肾阴虚或胃阴不足，头面失濡养而发为此病。

四、临床治疗

（一）针刺疗法

1. 毫针疗法

毫针一

（1）主穴：鱼腰、四白、下关。

（2）配穴：夹承浆。

（3）操作：

第一支痛，取鱼腰。针法：以28号1.0～1.5寸针，从鱼腰斜向下方以30°角刺入0.3～0.5寸，待有触电样针感传至眼及前额时，提插3～5次。

第二支痛，取四白。针法：以26号1.0～1.5寸针从四白斜向上方约45°角进针。刺入0.5～0.8寸，待有触电样针感传至上唇与上牙等处时，反复提插5～6下。

第二与第三支或第三支痛，取下关。针法：以26号2寸针，从患侧下关穴直刺进针1.5寸深左右，或向对侧下关穴刺入约1.5寸，当有触电样针感传至舌或下颌等处时提插5～6次。如下关治疗效果不明显可加取夹承浆。针法：从夹承浆斜向前下方约30°角进针，刺入0.5寸左右，待有触电样针感传至下唇时，轻捣3～5次。

（4）穴位，均取患侧。如未能获得所要求针感，应细心调节针刺方向及深度，直到满意为止。一般隔日1次，10次为一疗程。病情重者可根据情况每日1次。适用于治疗三叉神经痛。

毫针二

（1）主穴：听宫、合谷。

（2）配穴：眼支加鱼腰；上颌支加颧髎；下颌支加下关、颊车。

（3）操作：患者仰卧位，患侧向上，选用30号2寸毫针，先闭口取穴，快速直刺患侧听宫6～8分，提插法平补平泻，使酸麻胀感向面部放射。嘱患者慢慢张口，在穴位四周斜刺或平刺3～5针，每针均有酸麻胀或触电感。留针30～60分钟，间隔10分钟运针1次。余穴均每穴1针，捻转泻法，留针时间及间隔运针同上。每日1次，7次为一疗程，疗程间隔3日。适用于治疗三叉神经痛。

毫针三

（1）主穴：第一支痛：攒竹、鱼腰、丝竹空、阳白、头维。

第二支痛：四白、颧髎、下关、迎香。

第三支痛：下关、颊车、夹承浆、大迎。

远部可选合谷、中渚、内庭等穴。

（2）配穴：本病可在上述选穴基础上，再根据病因选穴，如因风寒引起者，可配风池、外关；如因风热引起者，可配商阳、关冲、曲池；如因阳明热盛引起者，可配内庭、二间；如因肝火上逆引起者，可配行间、侠溪、太冲；如因阴虚火旺引起者，可配复溜、太溪。

（3）操作：局部穴位用平补平泻法，间歇行针。远部各穴用提插捻转法，根据证候的虚实，或用泻法，或用平补平泻法，或用补法。针鱼腰穴用1～1.5寸28号毫针，针尖从鱼腰穴向斜下方刺入0.3～0.5寸，使触电样针感放散到前额部，轻轻提插行针。针四白穴，选1～1.5寸毫针，针尖从四白穴斜向上方刺入约0.5寸左右，使触电样针感放散到上唇，再轻轻提插。针夹承浆穴针尖宜向内下方刺入,使针感放散到下唇,然后行针。下关穴宜适当深刺,选2寸毫针,从患侧下关穴刺入1.5寸左右。使触电样针感放散到下颌及舌部,轻轻提插,留针30分钟,疼痛剧烈者可延长至1小时。由于本病为慢性病,常经年不愈,可2天或3天针灸治疗1次。30次为1疗程。适用于治疗三叉神经痛。

2. 电针疗法

(1)主穴:第一支痛:鱼腰、攒竹;第二支痛:四白、下关;第三支痛:地仓、颧髎。

(2)配穴:阳白、水沟、承浆、迎香。

(3)方法:据疼痛之神经支选穴,加取配穴2穴,均患侧。针刺得气后,接通G6805电针仪,采用可调波,频率150~600次/分,强度以病人耐受为度。留针通电20~40分钟。留针期间,根据病人感应,略增大电流量1~2次,以维持重、胀、麻针感。每日1次,重者日可2次。适用于治疗三叉神经痛。

3. 穴位注射疗法

穴位注射一

(1)主穴:第一支痛选鱼腰;第二支痛选四白;第三支痛选下关或夹承浆。或探查三叉神经痛区的阿是穴,即容易诱发疼痛处,一般多在攒竹、巨髎、禾髎、迎香、太阳等处。

(2)药物:1%的普鲁卡因、或维生素 B_1、或维生素 B_{12}。

(3)方法:用1%的普鲁卡因0.5~1ml,或维生素 B_1 100mg,或维生素 B_{12} 0.1mg,按发病部位注入上述患侧穴位,每隔2~3天注射1次。适用于治疗三叉神经痛。

穴位注射二

(1)主穴:第一支痛取鱼腰、阳白;第二支痛取四白、迎香、翳风;第三支痛取地仓、颊车、迎香。

(2)配穴:太阳、阿是穴、风池、合谷。阿是穴:系指触发点(扳机点)。

(3)药物:654-2注射液或当归注射液。

(4)方法:取654-2注射液或当归注射液。每次取患侧主穴为主,酌加1~2个配穴。用5号针头刺入,待有触电样感或其他形式针感时,略退针,缓慢注射654-2注射液,每穴5~10mg,或当归液6ml。每日1次,发作不频繁者,隔日1次。10次为一疗程。适用于治疗三叉神经痛。

穴位注射三

(1)取穴:第一支痛取攒竹;第二支痛取四白;第三支痛取下关或承浆。

(2)药物:1%盐酸普鲁卡因溶液、维生素 B_{12}、地塞米松等。

(3)方法:用1%盐酸普鲁卡因0.5~1ml,或维生素 B_{12} 0.1mg、安乃近0.5mg,按发病部位注入患侧穴位,用5号半或6号针头刺入穴位有针感,无回血时缓慢注入药液,每隔2~3日注射一次;或取注射用地塞米松5mg,注射用水1ml,每穴0.5~1ml,出针后稍压片刻,每日1~2次,10日为一疗程,疗程间隔5~7日。适用于治疗三叉神经痛。

4. 耳针疗法

(1)取穴:皮质下、面、颊、额、枕、神门、心。

(2)方法:每次选4~6穴,也可寻找敏感点。疼痛重时用强刺激,留针30~60分钟,热证者可在耳尖或相应部位点刺出血,每日或隔日1次,两耳交替。亦可用王不留行籽压迫以上耳穴,1日按压数次。10次为一疗程。适用于三叉神经痛。

5. 梅花针疗法

(1)部位:在疼痛部位及其周围找痛点,耳前、耳下、鼻唇部、两手掌及指端处为刺激点。

（2）方法：用梅花针叩击。在痛点用较重刺激，其他各处均用轻或中等度叩刺。每日1次。7次为一疗程，适用于治疗三叉神经痛。

6. 全息针疗法

（1）取穴头穴（第二掌骨桡侧近指掌关节处）。

（2）药液：当归寄生注射液。

（3）方法：取健侧穴区，先以拇指按压，在压痛最明显处，将当归寄生注射液作穴位注射。注射时用5号齿科针头，沿第二掌骨近指掌关节桡侧略斜刺入，待探测到有较强的得气感后，每穴注入药液2ml，3天注1次，10次为一疗程。适用于治疗三叉神经痛。

7. 刺血疗法

（1）取穴：分2组。①上星、囟会、五处、承光、通天、络却。②前顶、百会、（头）临泣、目窗、正营、承灵。

（2）方法：每次取1组穴，两组穴交替使用。局部消毒后，用三棱针点刺穴位出血，每次每穴出血1～5滴，如不出血可用两手拇、食指挤压局部出血。每周治疗2次，10次为一疗程。适用于治疗三叉神经痛。

8. 拔罐疗法

（1）主穴：第一支痛：太阳、阳白；第二支痛：颧髎、四白；第三支痛：夹承浆、口禾髎。

（2）配穴：风池、合谷。

（3）方法：根据病变的分支，每次取1～2穴。以棱针在穴位上快速点刺2～3下，以刺入皮下为度，继以闪火法或抽吸法在该部位拔罐，留罐5～10分钟，一般以每穴出血1～2ml为宜。同时，应注意观察，拔罐处须出现红晕（但不现瘀斑）。起罐后，可针刺配穴。风池穴，针尖向对侧眼球方向刺入1寸，使针感向头顶或前额放散；合谷穴，针尖向心，刺入1寸，使针感向肘部放射。均用强捻转手法。上述治法，隔日进行1次。10次为一疗程。适用于治疗三叉神经痛。

9. 挑治疗法

（1）主穴：下关、翳风、风池。

（2）配穴：第一支痛加鱼腰、攒竹、阳白、印堂；第二支痛加四白、巨髎、颧髎、太阳；第三支痛加颊车、承浆、地仓、人迎。

（3）方法：每次选主穴1个，配穴2～3个。常规消毒后，用1%普鲁卡因作局部麻醉。取消毒三棱针1支，右手持针靠近穴区，左手食指轻轻将皮肤向针尖方向推压，使针尖穿透皮，并作纵行挑破0.2～0.3cm口子，再向下把皮下白色肌纤维挑断，直至肌纤维挑尽为止。用碘酒消毒，上覆盖小方块消毒纱布，用胶布固定。一穴挑完后再挑治第二穴。每隔7天挑治1次，10次为一疗程。

10. 埋线疗法

（1）取穴：

第一支痛：主穴取太阳透阳白，配穴取阳白透印堂。

第二支痛：主穴取颧髎；配穴取迎香透四白（眶下孔），或迎香透颧髎、透下关。

第三支痛：主穴取颊车穴；配穴取地仓透颊车。牙周痛加承浆透地仓、透颊车。

（2）方法：均取患侧穴位，深埋穴，从颧髎穴进针埋到翼腭凹内蝶腭神经节处。颊车穴进针到下颌孔附近。余穴均用浅埋，即埋植于皮下组织内。用铬制4/0肠线埋入穴位组织内，间隔3～5周再次埋线，一般3～5次。用常规手术埋线方法。适用于治疗三叉神经痛。

(二)灸治疗法

灸治一

1. 取穴:第一支痛取下关、合谷、颊车;第二支痛取颊车、阳白、颧髎、合谷、地仓;第三支痛取阳白、太阳、合谷。

2. 配穴:风寒盛者加风池、风门;风热盛者加大椎、曲池。

3. 操作:每日施灸2次,以艾条悬灸为宜。适用于治疗三叉神经痛。

灸治二

1. 取穴:

第一支痛:攒竹、阳白;第二支痛:四白、禾髎;第三支痛:下关、颊车、肝俞、膈俞、足三里、三阴交。

2. 操作:根据疼痛部位及证型每次选用4~6穴,用艾条悬灸,每穴灸7~10分钟,灸至皮肤潮红,热力内透为止。亦可用麦粒灸,每穴5~7壮,每日或隔日1次,20次为1疗程,适于风寒与气虚血瘀型的三叉神经痛。

(三)外治疗法

穴位敷贴疗法

1. 取樟脑10g,细辛10g,薄荷12g,五加皮15g,全蝎30g,龟甲胶30g,当归30g,白芷30g,寻骨风30g,蒲公英45g,紫花地丁45g,川芎45g,除樟脑、龟甲胶外,均经炮制,干燥粉碎。取香油500~750g,在锅中烧至滴水成珠时,加入上药,充分搅拌均匀,文火至沸,冷却成膏状,3g为1丸,使用时略加温后压成圆饼状,敷贴患侧。据受累神经支别不同,选择不同穴位,3日一次。

2. 用马钱子、川草乌、乳香、没药各等份研末,以黄酒或醋调匀,贴敷太阳、下关、颊车、阿是穴等处。

3. 用地龙、全蝎、白附子、生南星、生半夏、路路通等份为末,黄酒调匀贴敷太阳、颊车穴。

4. 川、草乌各12g,椒目15g,生麻黄15g,生半夏15g,生南星15g,姜黄30g。上药共研细末浸泡于少量酒精中,2日后取涂患处,疼痛发作时随时涂抹,缓解后每日涂3次。

(四)推拿疗法

推拿一

1. 取穴:太阳、上关、下关、地仓、风池、风府、大椎、合谷等。

2. 主要手法:一指禅推法、摩法、拿法、按法、揉法、扫散法、分法、压法等。

3. 操作程序

(1)患者仰卧位,医者位于患者一侧,先在患者面部做揉法数次,然后用拇指揉太阳、上关、下关、地仓穴各1分钟,继而在面部、颈部做摩法数次,以面部有热、酸、胀感为度。

(2)患者取坐位,医者位于患者身后,以掌揉法于患侧颈部施术3分钟,再用拇指按压风池、风府、大椎穴各2分钟,以得气为度;以双手拿肩井穴2分钟。

(3)患者体位同前,医者位于患者对面,捏健侧合谷2分钟,以热透劳宫为度。

(4)患者仰卧位,先以拇指揉太溪穴2分钟,继以掌擦法施术于涌泉穴2分钟,均以透热为度。适用于治疗三叉神经痛。

推拿二

1. 穴位与部位:印堂、百会、太阳、风池、头维、角孙、额部、头侧足少阳经。

2. 主要手法:一指禅推法、拿法、按法、揉法、扫散法、分法等。

3. 操作程序

(1)患者取坐位,用一指禅推法从印堂直线向上至前发际,往返4~5次;再从印堂沿眉弓至太阳,往返4~5次;然后从印堂到一侧睛明,沿眼眶边缘治疗,两侧交替进行,每侧3~4次。

(2)继上,先在百会、四神聪、率角、天冲和头维等穴施以点按或点揉法各1分钟;再用拿法施于风池1~2分钟;后从前发际施用五指拿法向后直至颈部,改用三指拿法沿颈向下至大椎穴,重复4~5遍。

(3)继上,先从印堂分推眉弓至太阳3~4次,再在太阳轻揉2分钟;而后在头部由前向后施用扫散法10~20次。

4. 随证加减

(1)肝阳头痛:推桥弓、自上而下,每侧各10~20次,同时配合按揉太冲、行间,以酸胀为度。

(2)痰浊头痛:用一指禅推法在腹部治疗,以中脘、天枢为主,时间约3分钟,同时配合按揉脾俞、胃俞、足三里、丰隆等。

(3)瘀血头痛:在痛部反复施以按揉和一指禅推法约5分钟。然后在额部及两侧太阳穴部施以擦法,以透热为度,配合按揉膈俞、血海、三阴交。适用于治疗三叉神经痛。

(五)梳头疗法

用木梳从前额梳向左右颞侧,手法宜轻柔。每次10分钟,每日2~3次。有活血通络,醒脑提神之功,提高治疗三叉神经痛疗效有辅助作用。

(六)气功疗法

三叉神经痛治疗过程中,可辅以气功治疗疏络通经以止痛,如中华智能功、鹤翔庄等。

(七)饮食疗法

1. 天麻钩藤白蜜饮　天麻20g,钩藤30g,全蝎10g,将天麻、全蝎加水500ml,煎取300ml,加钩藤炖煮10分钟,去渣后加白蜜混匀。每次服100ml,每日2~3次。此方祛风通络,化痰止痛。适用于治疗三叉神经痛。

2. 菊花粥　菊花去蒂,晒干研粉。每次用粳米100g,煮粥熟后加菊花末15g,稍煮即可,早晚服用。或以新鲜的甘菊幼苗,洗净切细,粳米100g,加冰糖适量煮粥食用。此粥散风清热、泻火止痛,用于风热或肝火证之三叉神经痛。

3. 地龙桃花饼　干地龙30g,以酒浸去其气味,烘干研粉;红花、赤芍各20g,当归50g,黄芪100g,川芎10g,煎浓汁去渣;将玉米面400g,小麦面100g,加地龙粉、白糖适量,以药汁调匀,做成20个饼;桃仁20个去皮尖略炒后研碎,匀布饼上;入笼蒸或烘箱烤熟,每次服1~2个,每日2次。此方活血养血,祛瘀通络止痛。适用于治疗三叉神经痛。

4. 川芎白芷炖鱼头　川芎3~9g,白芷3~9g,鳙鱼头500g,葱、胡椒、姜、盐适量,武火烧沸,再以文火炖半小时,分两次于早、晚食鱼喝汤。本方具有祛风散寒,活血止痛之功。适用于外感风热之三叉神经痛。

5. 桑菊薄竹饮　桑叶10g,竹叶15~30g,菊花10g,白茅根10g,薄荷6g。上五味药先洗净,以开水浸泡10分钟,代茶饮。本方有祛散风热之功。适用于咽痛、面痛、舌边尖红之三叉神经痛。

6. 夏枯草饮　夏枯草30~60g,冰糖15g。夏枯草煎汁,去渣,溶入冰糖,代茶饮。本方功能清肝火,散郁结。适用于肝火上扰证目赤、面痛、烦躁之三叉神经痛。

7. 川芎茶　川芎、茶叶各3~6g。水煎取汁,当茶饮。本方适用于外感风邪引起的面痛、肌肉酸痛、头痛之三叉神经痛。

8. 二菜汤　淡菜 10g，荠菜 30g。共熬汤，喝汤吃菜，每日 1～2 次。功能滋阴清热，平肝潜阳。适用于阴虚有热之三叉神经痛。

9. 两面针茶配方　两面针 3g，五加皮 9g，杜仲 15g，磨盘草根 15g，白糖 15g。泡茶。功能清热解毒，滋补肝肾，镇静止痛。适用于肝肾不足，外感风邪所致的三叉神经痛。

10. 何首乌夜交藤炖海带　何首乌 10g，夜交藤 10g，天门冬 15g，海带 250g，猪瘦肉 250g。加水一起炖煮。功能补肝肾，止头痛。适用于肝肾不足所致的三叉神经性头痛。

11. 杜仲白芷红花粥　杜仲 10g，白芷 20g，红花 6g，大米 250g。加适量水用文火炖煮。功能活血通经，消肿止痛。适用于肝肾亏虚，风热上扰所致的风热三叉神经痛。

五、调摄与护理

1. 调摄　重点从避免致病因素侵袭、保持乐观精神状态出发，起居要有规律，注意煅炼身体，增强体质，居室整洁，空气清新，保暖防寒，尤当避免强风直吹面部，以防风寒之邪侵袭络脉。饮食宜清爽，多食富含维生素类食物。禁食肥甘厚味、碍湿敛邪之品及辛辣醇酒、油炸燥热之物，调畅情志，保持心情舒畅，劳逸适度。避免过劳或恼怒等精神刺激。保证足够睡眠。

2. 护理　常规神经内科护理，并结合辨证施护应注意皮肤及黏膜、口腔的清洁护理。饮食上帮助患者少食辛辣肥厚之品。患者病程较长，经常发作致精神紧张者，鼓励患者解除思想包袱、保持乐观向上的精神状态。辅助治疗可配合理疗、针灸等，对疼痛致不能或很少进食者，注意加强支持治疗。

六、按语

三叉神经痛是三叉神经分布区内反复发作的剧痛，由于说话、进食、饮水、洗面、刷牙等日常动作均可能诱发疼痛，因而严重地影响了患者的正常生活。尽管西医疗法众多，但均难达到根治的目的，且药物治疗副作用大。手术和封闭治疗更是以阻滞、压迫和毁损三叉神经为主要目的，有些会遗留不少问题，如出血、神经性角膜病变失明、面部感觉缺乏等并发症。近年来中医对三叉神经痛的发病机制的了解逐渐深入，治疗方法和手段颇多，无论辨证论治或用药方面都积累了丰富的经验，尤其在针灸和其他外治法方面，其疗效也逐渐得到肯定。应该看到，中西医结合治疗三叉神经痛的综合疗法的效果明显优于中医或西医的单一治疗。三叉神经痛急性发作期以迅速止痛为当务之急，采用"急则治标"为原则，运用中西药物、针灸、神经干封闭、射频电凝等综合疗法以达到迅速止痛之目的；缓解期以"缓则治本"为原则，发挥中医药的优势，根据不同阶段进行辨证施治，以促进经脉流畅、气血运行，改善面部组织的营养状态，提高机体的免疫力，以期减少三叉神经痛的复发。

第2章　坐骨神经痛

一、概述

坐骨神经痛是指坐骨神经通路及其分布区域以疼痛为主的综合征，可由多种病因引起。坐骨神经是人体最长的神经，它起自腰4～骶3的脊神经前支，其中腰4～5组成神经干行于骶髂关节前下方，再下行与骶1根相汇合，它们与骶2、骶3根共同分布于骨盆腔的内壁，而后共同组成坐骨神经的主干，经梨状肌下孔出骨盆腔，行于髋关节后方，沿大腿后方下行至腘窝前，终支分为胫神经及腓神经。临床表现为烧灼样或针刺样疼痛自臀部沿大腿后面、小腿后外侧向远端放射，沿坐骨神经径路有明显压痛点，并有阳性直腿高举征和踝反射的改变等。坐骨神经痛的病因有原发性和继发性两大类。原发性坐骨神经痛即坐骨神经炎，临床上少见，主要是坐骨神经的间质炎，多因牙齿、副鼻窦、扁桃体等病灶感染，经血流而侵及神经外衣而引起的，多发肌炎、纤维组织炎伴同发生，受寒、潮湿等常为诱因。继发性坐骨神经痛为多见，主要是因坐骨神经通路中遭受邻近组织病变影响。按病理变化的部位又可分为根性和干性坐骨神经痛两类。根性神经痛的病变主要位于椎管内如腰椎间盘突出、椎管内肿瘤、腰椎椎管狭窄、腰骶蛛网膜炎等。脊椎本身病变如骨关节病、骨肿瘤、骨结核、腰骶椎先天畸形、外伤等亦可引起根性坐骨神经痛。干性坐骨神经痛的病变主要位于椎管外，常见的为腰骶神经丛及神经干邻近的病变，如骶髂关节炎、骶髂关节半脱位、骶髂关节结核、髂内淋巴结转移癌、腰大肌脓肿、髋关节炎、盆腔内子宫附件炎、肿瘤、妊娠子宫的压迫、梨状肌病变、臀部药物注射的位置不当，以及臀部外伤性血肿所致的坐骨神经包绕症等。某些代谢疾病如糖尿病亦可有坐骨神经痛的表现。本病多为急性或亚急性发病，少数为慢性，病程可达数年至数十年，好发于中青年，男性居多。

本病属于中医"腰股痛""腰腿痛""腰痛""筋痹"等范畴。

二、病因病机

（一）西医的病因病理

1. 病因　坐骨神经痛的病因有原发性和继发性（症状性）两大类。原发性坐骨神经痛即坐骨神经炎，临床上少见。主要是坐骨神经的间质炎，多由牙齿、副鼻窦、扁桃体等病灶感染，经血液而侵及神经外衣引起的，多与肌炎及纤维组织炎伴同发生。寒冷、潮湿常为诱发因素。继发性坐骨神经痛是因坐骨神经通路中遭受邻近组织病变影响引起。

2. 病理　病理变化主要为炎症性或炎症变性反应、大多数为压迫性损害，基本上是髓鞘脱失、不同程度的轴索减少、神经外膜水肿等。感染或变态反应所致者，则有明显的炎症细胞浸润、节段性脱髓鞘等。

（二）中医的病因病机

1. 风寒湿邪，侵袭人体　因居处潮湿、涉水冒雨、气候剧变、冷热交错等，致风寒湿邪乘虚侵袭人体，留于肌肉，注于经络，气血痹阻而为痛。本病以疼痛为急，故所感外邪以寒居多。

2. 湿热蕴结，阻滞经脉　岁气湿热行令，或长夏之际，湿热交蒸，易感此邪，或风寒湿邪蕴结日久，郁而化热，而成湿热，湿热蕴结，闭塞经脉，气血阻滞而为痛。

3. 瘀血内停，闭塞经脉　跌仆外伤，或体位不正，用力不当，屏气闪挫，损伤经脉气血，或因久病，气血运行不畅，皆可致瘀血内停，经络气血阻滞不通而疼痛遂生。

4. 痰浊日盛，流注经脉　平素嗜食生冷、肥甘之品，或嗜酒伤中，脾胃受损，健运失职，而聚湿生痰，痰浊日盛，流注下肢经脉，乃成筋痹。

5. 气血两虚，不荣筋脉　饮食失节，思虑劳倦过度，心脾受损，或久病成虚，中气受损，气血生化不足，无以濡养筋脉，运行气血，不荣则痛。

6. 肝肾亏损，筋脉失养　先天禀赋不足，加之劳累太过，或久病体虚，或年老体衰，或房事不节，以致肝肾亏虚，筋脉失养，则不荣而痛。

本病虽以正虚受邪，虚实夹杂为其特点，但根据病程的久暂亦有所区别。一般初起以邪实为主，病位多在经络；久病则正虚邪恋，虚实夹杂，除气血不足外，亦可损及肝肾。

三、临床诊断

（一）辨病

1. 症状　坐骨神经痛好发于青壮年，多单侧，少数可两侧交替发生，疼痛位于臀部与腰骶部，并向膝关节、小腿外侧至外踝部放射，呈牵扯痛或灼痛，行走、活动及牵拉坐骨神经可使疼痛加剧。往往伴有血管舒缩与营养障碍，有时皮肤干燥和出汗障碍。临床一般分为根性与干性坐骨神经痛。

（1）根性坐骨神经痛：一般先有下背部或腰部疼痛或僵硬不适感。典型的腰椎间盘突出症常在一次提举重物、弯腰劳动、挑担或跌跤后突然感到腰部如“损折”样“扭伤”，当即出现腰部不能动弹，一侧臀部及大腿后部剧痛，放射至小腿后外侧及足跟，呈典型坐骨神经痛。经卧床休息后疼痛自行消失，以后经常发作，与体力劳动或弯腰活动有明显联系。根性坐骨神经痛常于咳嗽、喷嚏或屏气用力时疼痛加剧。患者常取特殊的减痛姿势，如睡时卧向健侧，患侧膝部微屈；仰卧起坐时患侧膝关节屈曲；坐下时健侧臀部先着椅；站立时身体重心移在健侧，病侧膝关节微曲。小腿外侧和足部可有针刺样或麻木样感觉异常。

（2）干性坐骨神经痛：多为亚急性或慢性起病。腰骶部不适及压痛不明显，也有上述减痛姿势，臀部以下坐骨神经通路压痛较明显。小腿外侧和足背的感觉障碍比根性者略为明显。

腰椎管狭窄症引起的腰腿痛属于神经根性的疼痛，可累及坐骨神经及其他马尾神经根，但它不如腰椎间盘突出那样起病急，一般只影响单个神经根，下肢疼痛发生于行走或长时间站立不动时（因腰部伸直椎管腔狭窄加重而诱发），改变体位或弯腰行走时痛即消失；也可发生在下肢活动增加时（因根动脉受压、马尾神经血供不足而产生症状），停止活动或吸氧可缓解疼痛。

2. 体征

（1）根性坐骨神经痛：可发现腰椎的正常前凸曲度消失，呈笔直状或略向后弯曲，并可稍向侧弯，弯向病侧，椎旁肌肉紧张，弯腰动作明显受限。病变水平的腰椎棘突常有叩痛及压痛，而沿坐骨神经通路的压痛则较轻。拉赛格（Lasegue）征阳性（于髋关节屈曲情况下，伸直膝关节而牵拉坐骨神经时引起剧痛）；颏胸试验、压颈试验也呈阳性。

（2）干性坐骨神经痛：沿坐骨神经分布有几个压痛点：坐骨孔点（坐骨孔的上缘）、转子点（坐骨结节和转子之间）、腘点（腘窝中央）、腓点（腓骨小头之下）、踝点（外踝之后）。可有肌肉压痛，以腓肠肌中点的压痛最明显，拉塞格征亦为阳性。坐骨神经支配区的肌肉松弛，轻微肌萎缩，踝反射也常减弱或消失。

3. 辅助检查

（1）血常规及血沉检查：血白细胞及分类均可正常或偏高。血沉正常或增高。

（2）腰穿脑脊液检查：一般无明显改变，但如继发于其他疾病可出现脑脊液蛋白增高及椎管梗阻。

(3)拍摄腰、骶椎或骨盆、髋关节X线片、脊髓碘油造影检查:腰椎X线平片显示腰椎的正常前凸消失,甚至后凸或侧弯,椎间隙变窄,椎体前后缘出现骨赘形成等。

(4)脊髓CT扫描或核磁共振检查:是明确诊断病灶性质的主要检查。

(5)肌电图和神经传导速度检查:一般无明显改变,在损伤严重的病例,尤其是炎症者,可发现失神经现象及传导速度减慢,可协助判断坐骨神经损害的部位及范围。

(二)鉴别诊断

1. 急性腰肌扭伤　腰部扭伤史,局部肌肉痉挛;压痛点多在腰部两侧软组织或骶髂关节处;无典型下肢阳性体征;直腿抬高试验阳性,但直腿抬高加强试验阴性;普鲁卡因痛点封闭后能立即止痛。

2. 腰椎肥大性(增生性)脊椎炎　单纯本病并无根性症状,直腿抬高试验、沿坐骨神经干压痛及下肢其他神经症状多属阴性;X线检查有典型的退行性征象。

3. 下肢血管病变　髂总动脉闭塞或下肢血管闭塞性脉管炎可引起下肢疼痛,但皮肤苍白、发冷、动脉搏动消失等表现不难与本病鉴别。

4. 脊髓疾病　如脊髓型多发性硬化、脊髓痨、腰骶段脊髓空洞症等,有时也可出现类似坐骨神经痛的腰腿痛。而急性脊髓炎、硬脊膜外脓肿的早期,有的发生神经根痛,然而这些疾病均有明确的脊髓受损的截瘫及大小便障碍,一般在诊断和鉴别方面不会有太大的困难。

5. 急性炎症性脱髓鞘性多发性神经病　有些病例临床上可能呈急性广泛性腰骶神经根痛,常很快发生双下肢的无力、麻木,有的进行性发展,甚至出现呼吸麻痹。

(三)辨证

1. 寒滞经脉　腰部持续性钝痛,并向大腿后侧、小腿外侧及足背外侧放射,受寒加剧,得热痛缓,静卧时痛不减,苔白腻,脉沉而迟缓。

2. 湿热侵络　腰腿痛呈烧灼样剧烈胀痛,口渴,心烦,尿赤,舌红,苔黄腻,脉濡数或弦数。

3. 瘀血阻络　腰腿痛持续剧烈,咳嗽、解便、行走均使疼痛加剧,坐卧屈膝则痛稍减,疼痛如刺,痛处拒按,下肢麻木,舌质紫黯或有瘀斑,脉涩。

4. 痰浊流注　腰腿疼痛、冷感,痛处如有物覆盖状,或呈麻木、凛寒、压痛感,日久不愈,兼见头眩且胀,咳多白痰,胸闷泛恶,多痰涎,心悸不安,纳谷不香,苔白腻,脉沉滑。

5. 气血两虚　下肢腰胯持续性放射样疼痛,劳累或夜间疼痛加剧,下肢麻木,筋脉拘急,屈伸受限,面黄少华,短气自汗,食少便溏,舌质淡,苔白,脉细弱无力。

6. 肝肾不足　腰腿痛缠绵不愈,向下放射,遇劳更甚,卧则减轻,腿膝无力,舌淡,脉沉细,或舌红少苔,脉弦细数。

(四)辨证要点

本病可因触冒风寒而发,邪阻经络,稽留腠理。或因病症日久,肝肾两虚,寒湿侵袭,邪留肌腠,脏腑经络失养,疼痛缠绵。也可为经络瘀滞,气血瘀阻,痛处固定,终至腰腿疼痛。

四、临床治疗

(一)针刺疗法

1. 毫针疗法

毫针一

(1)主穴:环跳、阳陵泉。

(2)配穴:委中、肾俞、八髎、昆仑、殷门、丘墟。

(3)操作:主穴每次必取,配穴据症而用。如为根性坐骨神经痛,酌加肾俞、八髎;如为干性,酌加下肢腧穴。环跳穴宜深刺,大幅度捻转结合提插,使针感放射至足底或足趾;阳陵泉亦须深刺,以同样手法令针感到达足背。其余穴位的针感也务求能向远端放射。一旦气至,即行留针。留针时间,20~60分钟不等,视疼痛剧烈程度而定。如剧痛不缓解者,可长至2小时。每隔5~10分钟捻针1次,平补平泻,强度中等;针感迟钝者,手法可稍重。一般每日或隔日针刺1次,重者日针2次。适用于治疗坐骨神经痛。

毫针二

(1)主穴:腰3~5夹脊阿是穴、秩边、环跳、委中、阳陵泉、承山、飞扬、昆仑。

(2)配穴:足太阳经分布部位疼痛加承扶、殷门;足少阳经分布部位疼痛加风市、悬钟、丘墟;腰骶部痛甚者加小肠俞、次髎、白环俞;腰脊强痛加腰阳关、大钟。

(3)操作:每次选用5~9穴,急性期用泻法,慢性期用平补平泻法。根性坐骨神经痛重点用腰4、腰5夹脊穴,针夹脊穴时在棘突间隙向患侧旁3~5分处进针,针尖略斜向脊柱,深1.5寸左右,进针后轻轻提插,以有强烈的触电感或烧灼感等效果为佳。也可同时针健侧夹脊穴,针刺时针尖对着患侧。针铁边穴垂直进针2寸左右。针环跳穴,以70°角斜向内下方进针,施行提插捻转法,使针感沿大腿后侧向足部放射。也可配合用温针、拔火罐法。适用于治疗坐骨神经痛。

毫针三

(1)主穴:分4组。①睛明、至阴;②瞳子髎、窍阴;③睛明、听官;④攒竹、风池。

(2)治法:每次仅用1组穴。第1组适用于疼痛沿膀胱经放射者,第2组适用于疼痛沿胆经放射者,第3、4组适用于各类原发性坐骨神经痛。第1、2组穴,宜2穴同时进针。

(3)操作:一医者右手持针,左手食指掐首穴;另一医者同法掐尾穴,一齐将针刺入穴位,深0.5寸,轻度捻转(180°),运针5分钟,勿作提插,留针20分钟,期间可行针2次,出针后按压针孔,尾穴(即至阴、窍阴)可以艾条灸10分钟。第3组穴,均取患侧,先针睛明,医者左手轻推眼球向外侧固定,右手持针靠眶缘刺入0.8~1.2寸,不行针;听宫直刺1寸,以100次/分频率提插捻转1分钟。第4组穴,双侧均取,患者取坐位,先用撮捏进针法直刺攒竹,深2~3分,小幅度轻快捻转,至局部胀麻而无痛感;再刺风池,针尖向对侧眼眶内下角,深度1寸,捻转至得气后留针,均刺入后,令患者活动患肢,留针30分钟,睛明出针时按压针孔。上法均每日1次,10次为一疗程。适用于治疗坐骨神经痛。

2. 电针疗法

(1)主穴:坐骨神经投影点(下简称投影点)、环跳、腰4~5夹脊、秩边、腰阳关。投影点位置:在髂后上棘与尾骨尖连线至股骨大粗隆连线中点稍下1/3处,为坐骨神经走行处(梨状肌下孔)。

(2)配穴:干性:阳陵泉、条山(条口透承山)、殷门;根性:委中、承扶、条山(条口透承山)、足三里。

(3)方法:按不同坐骨神经痛类型取穴,干性取投影点或环跳,根性则取腰4~5夹脊或秩边,分别加配穴2~3穴。腰阳关则不论何种类型,加配足三里。投影点,宜用4寸长银针以70°角刺入,针尖稍斜向内侧,当刺中神经干时有触电样针感沿下肢传至足趾;腰阳关直刺1~2寸,至针下有空虚感;环跳和夹脊穴以及配穴,均以28号毫针深刺;激发针感向足部放散。然后可将针退至皮下约0.5公分处,并与G6805电针仪相连,阴极接主穴,阳极接配穴,采用断续波或连续波,频率每秒钟30~80次,电流强度以能耐受为度。每次15~30分钟。电针每次只选用2穴(1主穴,1配穴),余穴可针刺,治疗方法同体针部分,留针30分钟至1小时。针后可加灸或罐。本法每日 1～2 次。适用于治疗坐骨神经痛。

3. 穴位注射疗法

穴位注射一

（1）主穴：环跳、殷门、秩边、大肠俞。

（2）配穴：分二组。①委中、承山、昆仑；②委阳、阳陵泉、绝骨。

（3）药物：10% 当归液、醋酸泼尼松龙、1% 普鲁卡因注射液、复方独活注射液。

（4）方法：10% 当归液 2ml 加醋酸泼尼松龙 25mg 加 1% 普鲁卡因注射液 10ml，复方独活注射液。任选 1 种，多用前者。主穴每次取 2 个，配穴根据疼痛情况选 1 组，均针患侧。主穴均要求深刺 2～2.5 寸，待针感放射至病痛处或足部后将针头退出 1～2 分，推入药物。大肠俞注药 3ml，其他穴位 2ml。6～7 日穴注 1 次。复方独活注射液每穴 1ml。每日或隔日穴位注射 1 次。适用于治疗坐骨神经痛。

穴位注射二

（1）主穴：环跳、殷门、阳陵泉、承扶。

（2）配穴：大肠俞、肾俞、委中、昆仑。

（3）药液：10% 当归液（每穴注入 1～3ml），10% 葡萄糖注射液（每穴注入 5～10ml），或维生素 B_1 2ml（100mg）加 0.5% 普鲁卡因注射液 10ml（每穴注入 6ml），任选一种。

（4）方法：取穴以主穴为主，效不佳时酌取配穴 1～2 穴，均选患侧。首次只用环跳穴，深刺待有触电感后，将针头退出 1～2 分，推入药物。每日或隔日穴位注射 1 次。适用于治疗坐骨神经痛。

4. 耳针疗法

耳针一

（1）主穴：坐骨神经。

（2）配穴：胰胆、神门。

（3）方法：先针患侧常用穴，如效不佳，再针对侧或酌配备用穴。针刺入耳穴后，反复捻转，刺激宜强，待耳郭局部潮红、发热，留针 30 分钟至 1 小时。期间可间断予以捻转刺激或接通电针仪行持续刺激，用疏密波，同时多活动患肢。耳针每日 1 次，重者 2 次。适用于治疗坐骨神经痛。

耳针二

（1）取穴：①坐骨神经、肾、神门、枕、肾上腺；②坐骨神经、神门、肾。

（2）方法：上列 2 组方随证选用。每次取一侧耳穴，双耳交替使用。耳郭常规消毒后，用耳毫针对准所选穴位刺入，用强度刺激，留针 15～30 分钟，间以捻转，用泻法。每日 1 次，10 次为 1 个疗程。适用于治疗坐骨神经痛。

耳针三

（1）取穴：坐骨神经。

（2）方法：耳郭常规消毒后，用耳毫针先针刺患侧坐骨神经穴，用针探到痛点时立即刺入，用捻转强度刺激手法，使患者产生循经感传，若诱导不出循经感传，也应获得患肢疼痛明显减轻的效果。否则，应出针另找敏感点，针刺。若针刺患侧的坐骨神经穴未获得“预期针感”，再加刺对侧坐骨神经穴。一般只须针一侧。随后再针刺神门、肝穴，也可选配膀胱、臀、皮质下穴中 1～2 个。每日针 1 次，中病即止。适用于治疗坐骨神经痛。

耳针四

耳穴压迫法

（1）取穴：坐骨神经。

(2)操作:耳郭常规消毒后,先在坐骨神经穴寻找敏感点,然后将丸(王不留行籽)贴压在敏感点上,采用重刺激泻的手法,行手法时注意诱导循经感传,以获得即刻减轻或解除疼痛的效果。此后,再贴压神门、肝穴,随证选配膀胱、臀、皮质下、肾等。每隔2天换贴1次,10次为1个疗程。适用于治疗坐骨神经痛。

耳针五

耳穴压迫法

(1)取穴:主穴:坐骨神经、神门、枕、臀。

(2)配穴:交感、肾上腺、止痛点。

(3)操作:每次取一侧耳穴,双耳交替使用。主穴必取,配穴1~2个。耳郭常规消毒后,按操作常规,将王不留行籽粘于小方块胶布中心,然后贴压在所选穴位上,边贴边按压,直至出现胀痛和耳郭灼热感时为止。贴后嘱患者每日自行按压3~5次。隔日换贴1次,10次为1个疗程。适用于治疗坐骨神经痛。

耳针六

耳穴按摩法

(1)取穴:坐骨神经。足穴:坐骨神经。体穴:殷门、委中、风市、阳陵泉。

(2)操作:先对治疗部位常规消毒后,按操作常规,先在脚全息穴坐骨神经区找压痛点,推揉3~5分钟,再在耳穴坐骨神经区找压痛点,切压2分钟,然后按揉体穴各2分钟。每日治疗1次,10次为1个疗程。适用于治疗坐骨神经痛。

耳针七

耳穴按摩法

(1)取穴:坐骨神经、臀、膝、髋、盆腔、神门、胰胆、腰、骶椎。

(2)操作:耳郭常规消毒后,按操作常规进行手摩耳轮法和全身按摩法。再点按患侧坐骨神经、臀、膝、髋穴,用按摩棒对准上述穴位,两手配合,一压一松,由轻到重,以能忍受为度。每穴点按2~3分钟,每日1次。然后揉按盆腔、神门、胰胆区。用按摩棒或拇指指腹依次对准上述穴位,两手指配合顺时针揉按,每次2~3分钟,每日1次。最后搓摩腰、骶椎。将示指指腹对准腰、骶椎穴,拇指掌侧置于耳背相应位置,两手指配合,上下搓摩5~6分钟,每日1次。适用于治疗坐骨神经痛。

(二)刺血疗法

(1)取穴:①腰俞、中膂俞、白环俞、上髎、次髎、下髎、环跳;②承扶、殷门、委中、委阳、阳交、绝骨、跗阳、丘墟、昆仑。

(2)方法:第1组偏重于治根性坐骨神经痛,每次取1~2穴;第2组偏重于治疗干性坐骨神经痛,每次取2~4穴。以16号三棱针消毒后,于所选穴位或穴位周围显露的静脉血管(均作常规消毒),行点刺出血,血止拔罐,约2~3分钟去罐,并用碘酒消毒局部。本病第1次治疗时,出血量宜多一些,数穴之总出血量须在40~60ml左右;第2、3次,可略少(约10~30ml)。首次治疗若疼痛未止,隔2~3天再刺。治疗2次后,一般应间隔7~10天后进行。适用于治疗坐骨神经痛。

(三)拔罐疗法

拔罐一

1. 主穴:分2组。①环跳、秩边、肾俞、阳陵泉;②腰俞、委中、坐骨。坐骨穴位置:大转子与尾首尖连线中点下 1 寸。

2. 配穴：承山、殷门、绝骨。

3. 方法：主穴第 1 组施温针罐法，第 2 组施刺络拔罐法，可固定用一组，亦可交替选用。第 1 组宜先针主穴，得气后施以热补手法，继针配穴，用平补平泻手法。再在主穴上分别插上 2cm 长的艾段点燃，在针身周围垫直径约 5cm 的圆形硬纸片，以防艾灰跌落烫伤皮肤。艾段燃尽后，将艾灰及硬纸片撤去。针柄上加 95% 酒精棉球，以架火法点燃后拔罐，或者用抽吸法吸拔。可根据部位，选择不同型号罐具。吸拔时间为 15 ~ 20 分钟，以局部呈现暗红色瘀斑为度。亦可仅用温针法不拔罐，但每次须灸 2 ~ 3 壮。每日或隔日 1 次，5 次为一疗程。

第 2 组穴，每次选 3 ~ 4 穴，首先寻找穴位周围之浅表静脉，以三棱针缓慢地斜刺入静脉中即出针，如静脉不显露者，可直接点刺穴位。然后，迅即在点刺部拔罐，留罐 5 ~ 15 分钟，一般以出血自止为度。去罐后可酌情加敷白及粉以防感染。隔日 1 次，6 次为一疗程。适用于治疗坐骨神经痛。

拔罐二

1. 取穴：腰痛：腰俞、中膂俞、白环俞、环跳，每次取 1 ~ 2 个穴；下肢痛：承扶、殷门、委中、委阳、悬钟、跗阳、丘墟、昆仑，每次取 2 ~ 3 个穴。

2. 以 16 号三棱针点刺出血加拔火罐，第一次出血量宜大，方能缓解疼痛，数穴总出血量约 50ml，第二次略少，约 10 ~ 20ml。第一次治疗后疼痛缓解，可隔 7 ~ 10 天再行第二次，如疼痛未缓解，间隔 2 ~ 3 天可再针。适用于治疗坐骨神经痛。

（四）刮痧疗法

刮痧一

1. 主穴：环跳、肾俞、八髎。

2. 配穴：按疼痛放射部位分经取穴，如沿足太阳膀胱经取白环俞、承扶、殷门、委中、承山等；沿足少阳胆经取风市、阳陵泉、丘墟、临泣等；阿是穴（按压痛点取 1 或 2 个）。

3. 治法：用挑痧法。每次根据病情选取 2 ~ 5 个穴位（挑刺点）。正确选定穴位后，常规消毒用 1% 普鲁卡因局部麻醉，再用大号缝衣针或三棱针（须经消毒），横穿过穴下皮肤，提取并摆动数下，用手术刀割断肌纤维或可将肌纤维拉断。反复挑拉，将皮下白色纤维挑尽为度。纤维残留露出表皮者，用剪刀剪断。如遇挑处出血较多，即应停止挑割，用消毒纱布压迫止血，血止后再挑。挑后用碘酒消毒，并用纱布覆盖固定。将所选穴位逐穴挑完为 1 次。每 7 天挑治 1 次。适用于治疗坐骨神经痛。

刮痧二

1. 部位：脊柱两侧和患侧的臀部，按坐骨神经走向取下肢（股外侧、内侧，膝弯，小腿的外侧、后侧，外踝和足背区），重点刺激腰骶尾及其两侧的压痛点。

2. 治法：用刮痧法。先将脊柱两侧（自胸 1 至骶尾）轻刮 3 行，至泛红为止，再重点刮腰骶尾椎及其两侧，重刮（由轻到重）5 行和压痛点，至出现痧痕为止，然后在臀部、下肢部（按走向）作局部刨刮刺激。每日 1 次。适用于治疗坐骨神经痛。

刮痧三

1. 取穴：分 2 组：一为腰俞、大肠俞、环跳、殷门、委中、承山；二为阳陵泉、悬钟、昆仑。寒湿留着配腰阳关、次髎；瘀血阻滞配膈俞、血海、三阴交。

2. 治法：用刮痧法。先刮第 1 组穴，再刮第 2 组穴，均至出现痧痕为止。每日 1 次。然后刮配穴。寒湿留着者手法力度宜中等，操作范围较广泛；对瘀血阻滞者的手法力度宜重等，操作范围较广泛。适用于治疗坐骨神经痛。

刮痧四

1. 主穴:腰骶椎及其两侧的阿是穴(压痛点)。

2. 配穴:环跳、承扶、殷门、委中、阳陵泉、合阳、三阴交、昆仑、足临泣。

3. 治法:用刮痧法。先重点刮腰骶椎及其两侧,重刮5行和阿是穴(2或3个压痛点),至出现痧痕为止。再刮配穴(不必全用,均取患侧)。每日1次。适用于治疗坐骨神经痛。

刮痧五

1. 取穴:脾俞、肾俞、气海俞、关元俞、大肠俞、环跳、秩边、殷门、阳陵泉、委中、承山、阿是穴。

2. 治法:用刮痧法。先刮背部的脾俞、肾俞、气海俞、关元俞、大肠俞,再刮下肢部的环跳、秩边、殷门、阳陵泉、委中、承山,重刮阿是穴。痛剧者加用三棱针点刺委中、阿是穴出血少许(放痧)。用泻法或平补法平泻法,刮重出现痧斑为度。每日或隔日1次。适用于治疗坐骨神经痛。

(五)推拿疗法

推拿一

1. 主要手法:推抚法、掌揉法、掌揉法、掌揉法、弹拨法。

2. 操作程序

(1)病人俯卧位,医者两手全掌着力,在患侧下肢后侧和外侧自上而下作离心性推抚操作,反复操作15~20次。

(2)医者以右手掌根部着力,在病人的患肢后侧和外侧作环形揉按,反复操作多次,可使肌肉松弛,疼痛缓解。

(3)医者以肘关节着力,沿病人患侧坐骨神经分布区自上而下压迫,对环跳、承扶、委中、足三里、悬钟等穴须停留片刻。

(4)以拳叩和切击二法为主,用力叩打病人的腰骶部、臀部、小腿后、外侧等部位。

(5)以拇指弹拨法和肘弹拨法。二法灵活运用,分别在环跳、承扶、殷门、委中、承山、足三里、悬钟、昆仑等穴位进行弹拨。可明显减轻症状。适用于治疗坐骨神经痛。

推拿二

1. 取穴:腰3~5夹脊、环跳、秩边、承扶、殷门、委中、阳陵泉、承山、飞扬、绝骨、压痛点。

2. 主要手法:㨰法、推法、点压法、擦法、揉法、拿法、摇法。

3. 操作程序

(1)嘱患者俯卧位,医者坐于患者右侧,以㨰法沿患者腰骶部、臀部、大腿后外侧直至足跟进行推揉,往返7~10遍,重点按揉腰3~5夹脊、环跳、秩边、承扶、殷门、委中、阳陵泉、承山穴。

(2)患者侧卧位,沿足少阳胆经部位施行揉法,直至绝骨,时间5~7分钟,同时按揉痛点。

(3)患者仰卧位,医者在患者右侧,用管状揉法,沿患肢上下揉3分钟;用管状拿法,往返拿3~4遍。若髋关节僵硬者,可采用摇法活动关节。适用于治疗坐骨神经痛。

推拿三

1. 穴位与部位:大肠俞、关元俞、环跳、秩边、承扶、殷门、委中、阳陵泉、足三里、承山、承筋、下腰部、臀部、足太阳膀胱经臂以下循行部。

2. 主要手法:㨰法、搓法、点压法、擦法等。

3. 操作程序:患者取俯卧位,先用㨰法自腰部沿臂向下,至大腿、小腿后侧,来回3~5遍;同时配合点压大肠俞、关元俞、环跳、秩边、承扶、殷门、委中、阳陵泉、足三里、承山、承筋等穴各1分钟;接着用擦法在腰骶部操作,以透热为度;最后在下肢用搓法来回3~5遍结束治疗。适用于治疗坐骨神经痛。

(六)外治疗法

1. 贴敷疗法

(1)取穴:肾俞、环跳、阿是穴。

(2)方法:斑蝥3份,雄黄5份,共研细末。使用时将上药粉0.3~0.6g置普通膏药中央敷在所选穴位上。24小时后局部起泡,揭去膏药,再用消毒针穿刺,排出分泌物,清洁局部,换敷青冰散(冰片、青黛、浙贝母、天花粉、赤芍、月石、煅石膏)。24小时后换贴阳春膏,(桂心、丁香、乳香、牛膝、血竭、麝香)于72小时取下。适用于治疗坐骨神经痛。

2. 牵引疗法　在椎间盘突出引起根性卡压时,牵引能有效地延伸脊柱,将狭窄的椎间隙拉宽,减少椎间盘的压力,松解周围组织粘连,促进局部血循环和炎症消退,为突出物自动还纳提供有利条件。

3. 单杆疗法

(1)方法:双手拿着单杆(树杆或门栏等),用力抬高身体,脚趾离地约2~3公分,持续2~3分钟,保持全身肌肉放松。方法单一,作用明显。

4. 卧床休息疗法　在严重疼痛的急性期,应卧硬板床休息,尽量减少患肢活动,避免负重;重者需用腰围,以减轻病变组织的张力及反应性水肿,有助于加速症状的缓解。

(七)饮食疗法

1. 乌头粥　香白米50g与生川乌末10g同放锅中,加水500ml,水沸后取微火煮,并下姜汁一匙,蜜三大匙,煮至米烂为度。空腹服下,若加薏苡仁6g同煮更佳。本粥可用于治疗寒痹邪实之筋骨剧痛、不得屈的坐骨神经痛。然乌头有毒,故不宜长期服用。

2. 附片蒸羊肉汤　将羊肉1 000g煮熟捞出,切成2.5cm见方小块,制附片30g与羊肉同放入大碗中,并放料酒15g,熟猪油30g,葱节、姜片、肉清汤250g,隔水蒸3小时。吃时撒上葱花、味精、胡椒粉。本方对阳虚寒痹之腰腿剧痛、手足拘挛的坐骨神经痛堪称佳膳。

3. 薏苡仁醪　生薏苡仁100g加水适量,煮成稠米粥;糯米500g烧煮成干米饭。将二者拌匀,待凉加酒曲适量,发酵成酒酿。每日随量佐餐。适用于治疗湿痹关节肿胀重着、麻木不利的坐骨神经痛。可常食之。

4. 蜜汁木瓜汤　将木瓜1个洗净,去皮切片,放入锅内,加水调蜂蜜300ml,放生姜2g煮开,微火煮约10分钟即可。喝汤食木瓜,量自酌。适用于治疗湿痹筋挛、手足关节疼痛的坐骨神经痛,常服。

5. 木瓜苡仁粥　木瓜10g,生薏苡仁30g洗净后,加凉水一大碗,先浸泡片刻,再用小火慢炖至薏苡仁酥烂,加白糖一匙,稍炖即可。每日食用,不拘量。适用于治疗关节重着、活动不利、手足筋挛、不得屈伸之风湿痹证的坐骨神经痛,其性平和,可常食之。

6. 穿山龙炒鸡蛋　将鸡蛋3个磕入碗内,加入切碎的穿山龙6g,调入精盐、香油,搅拌均匀,锅内放油烧热,将调好的鸡蛋放入炒熟即可。一次食用。适用于治疗湿热不重,正气已虚的坐骨神经痛。

7. 壮阳狗肉汤　狗肉2 000g整块下水焯透,捞出,切成2cm见方小块,下锅用姜片20g煸炒,烹入绍酒,然后与包好的菟丝子30g,附片15g同入大沙锅内,以食盐、味精、葱调味,烧沸后,文火炖约2小时至肉熟烂,以上为10人份。适用于治疗痹证脾肾阳虚的坐骨神经痛。

8. 猪肉鳝鱼羹杜仲　用杜仲15g,水煎去渣取汁备用。将黄鳝250g去肠肚,洗净、切段。将猪肉100g剁成末，放油锅内煸炒，加水及杜仲汁，放入鳝鱼段、葱、姜、料酒，烧沸后改文火煮至鱼酥，加醋、胡椒粉起锅，撒上香菜，配餐用。适用于治疗肝肾两虚之痹痛无力的坐骨神经痛。

9. 桑椹桑枝酒　新鲜桑枝1 000g洗净切段，与新鲜桑椹500g，红糖500g同入白酒1 000g中浸液，1个月后可服，量自酌。适用于治疗痹证有热象而肝肾虚坐骨神经痛。

五、预防与护理

1. 预防　坐骨神经痛最常见的病因是腰椎间盘脱出压迫引起神经传导功能障碍，因此避免使腰椎间盘病变在预防坐骨神经痛工作中是至关重要的。及时控制体内炎症，减少寒冷、潮湿等诱因，提高机体免疫力也是十分必要的。

2. 护理

(1)急性期要卧床休息，最好睡硬板床。室内温度最好保持在25～27℃，或在足下(与足有一定间隔)放热水袋。

(2)患者常因疼痛而食欲减退，应鼓励进食，以保持营养，增加抵抗力。

(3)由于神经营养障碍，皮肤感染后不易痊愈，要严格无菌操作，注意保护皮肤。

(4)细致观察病情，注意下肢疼痛性质，有无二便障碍、低热、盗汗等其他症状，以及时协助医生发现原发病。

六、按语

坐骨神经痛可由多种原因引起，治疗首先应根据病因分别对待，去除原发病，如有腰椎结核作抗痨治疗，椎管内或盆腔内肿瘤应考虑手术治疗等。中医中药综合疗法治疗本病已取得了一定的成果，特别是急性期针灸治疗、慢性反复发作病人行重手法推拿以及中药标本兼治等治疗方法的综合应用。从祛寒化湿着手，治病求本、标本同治。但在本病疼痛剧烈时，适当配合西药快速止痛亦属必要，故对大部分坐骨神经痛病人可采用中医综合疗法或中西医结合治疗。辨证施治与针灸治疗各有特点，从整体来说，针灸治疗本病见效快，近期疗效好，但疗效往往不巩固。辨证施治本病见效不及针灸治疗快，但远期疗效好，复发率较低。因而治疗本病初期可以用针灸治疗为主，然后以中药方巩固之；或者以辨证施治为主，断续配用针灸治疗，可能会提高治疗效果。对于需要长期治疗的病人应考虑处方用穴的变化及轮换。针刺手法应按病情、体质、病程灵活掌握。针刺环跳、秩边、腰夹脊穴时，出现触电样针感向患肢远端传导常能获得较好效果，但也要注意一旦出现触电样放射性感应时，应立即停止行针，并将毫针稍许向上提起，以免损伤神经，在施用电针或穴位注射时更应注意。对起病较缓的病人，针刺手法不宜过强，以免引起血管收缩，影响疗效。治疗手段可考虑多样化，如针刺加用灸法、针刺加拔火罐、穴位注射加用灸法等，或针灸与推拿相结合，或针灸与牵引相结合等。从疗效上来看，以原发性坐骨神经疗效最好，而腰椎间盘突出症、腰椎骨质增生以及椎骨内肿瘤压迫所致的坐骨神经痛的疗效较差。对于针灸能否消除上述病因，还是只能改善神经血管与压迫物的关系的问题，目前依旧存在不同的看法。另外，应用饮食疗法、单、验方、外治疗法等，也取得一定疗效。

第3章　面神经炎

一、概述

面神经炎又称面神经麻痹，是茎乳突孔内急性非化脓性面神经炎所引起的周围性面神经麻痹。常呈急性起病，一侧面部表情肌突然瘫痪，症状可于数小时或1~2天内达高峰，表现为病侧额纹消失、眼裂变大、闭目不紧、鼻唇沟变浅、露齿时口角偏向健侧，鼓腮、吹哨漏气，咀嚼时食物残渣滞留于病侧齿颊之间。任何年龄均可发病，但以20~40岁最为多见，男性较多于女性，无明显发病季节，有人认为在8月和12月发病较多。绝大多数表现为一侧性面部表情肌瘫痪，双侧者少见，仅为0.5%。本病有自愈性，约2/3患者可完全自愈。本病经过及时适当的治疗，约90%患者的面瘫可以完全恢复，仅有10%左右的病人留有不同程度的后遗症。其预后取决于病情严重程度及处理是否及时适当，即面瘫程度、持续时间、有无受凉史、有无镫骨肌反射及激素应用及时与否等均对预后有很大影响。

根据临床表现，面神经炎属中医“面瘫”“口眼歪斜”“歪嘴风”“卒口僻”“吊线风”等范畴。

二、病因病理

（一）西医的病因病理

1. 病因　西医对本病的病因尚未明确。部分研究中发现面神经炎中糖尿病、高血压病患者患病率较高，妊娠及产后易患面神经炎，但至今缺少严格对照研究确定是与这些因素有关。面神经从脑桥发出以后经内耳道及岩骨中狭长的骨性管腔——面神经管，最后由茎乳突孔出颅腔，分布至面部表情肌。因此，无论是缺血或炎症所引起的局部神经周围水肿，都必然由此种局部解剖关系使神经受到更为严重的压迫，促使神经功能发生障碍而出现面肌瘫痪。有人认为1/3是受风或着凉的直接后果。可能是局部营养神经的血管因受风寒而发生痉挛，导致该神经组织缺血、水肿、受压而致病。或因风湿性面神经炎、茎乳突孔内的骨膜炎产生面神经肿胀、受压、血液循环障碍而致神经麻痹。也有学者认为与病毒感染有关，但一直未分离出病毒。近年来也有认为可能是一种免疫反应。膝状神经节综合征则系带状疱疹病毒感染，使膝状神经节及面神经发生炎症所致。所以无论是病毒感染、管壁炎症，或仅仅冷风刺激，均可使面神经麻痹而形成面肌瘫痪。

2. 病理　病理变化早期主要为面神经水肿、脱髓鞘或轴突有不同程度的变性，以在茎乳突孔和面神经管内的部分尤为明显。部分病人乳突和面神经管的骨细胞也有变性。

（二）中医的病因病机

1. 感受风邪　风邪侵袭面部阳明经脉，痹阻气血，经络失养，颜面部筋脉弛缓无力，发生一侧面瘫，而寒、湿、热诸邪可依附于风邪侵袭络脉，故又区分为风寒、风热、风湿之不同。

2. 风痰阻络　素体亏虚，痰饮内伏，复感风邪，或气郁扰痰，痰动生风致风痰互结。由于风性善行，可挟痰上扰面部，痹阻阳明络脉，经气壅遏不行，络脉失养而成面瘫。

3. 气血亏虚　久病体弱，气血亏虚，由于气属阳主动，血属阴主静，气虚不能鼓舞血行，致面部表情肌失于荣养；或气血亏虚致经脉瘀阻，均可致口眼㖞斜。

4. 内伤七情　忧思恼怒、情志不畅，致使肝气郁结，阳明脉络壅滞不利，变生口僻之证。

病机特点为脉络痹阻。痹阻原因为风、痰、瘀阻滞脉络，亦有气血亏虚不能荣养，使经脉不通，发生口眼㖞斜。病位按经络分，多归阳明、少阳二经。临证以表证为多，里证较少。

三、临床诊断

（一）辨病

1. 症状　可见于任何年龄，无性别差异。多为单侧，双侧者甚少。通常呈急性起病，可于数小时内达到高峰。病前多有受风寒或上感病史，往往在晨起洗漱时发现口角漏水，或进食时，食物存积于齿龈间，闭眼，皱眉不能，同侧耳后、耳内、乳突区或面部轻度疼痛，面部有木僵感及出汗减少。

当病变部位较高，面神经受损在茎乳突孔以上而影响鼓索神经时，尚有病侧舌前 2/3 味觉障碍。如镫骨肌分支的部位遭受损害，侧尚有味觉损害和听觉过敏。膝状神经节受累及时，则患侧外耳道可能出现疱疹，并有剧痛，耳郭及外耳道感觉迟钝。

2. 体征　病侧面部表情肌瘫痪，眼睑闭合不全，泪液分泌减少，皱额、蹙眉均不能，鼻唇沟平坦口角下垂，面部被牵向健侧，病侧角膜反射消失，示齿、鼓腮、噘嘴、吹口哨均不能，可有舌前2/3味觉障碍，或有听力减退。在耳郭、外耳道、鼓膜等处可见疱疹、乳突处常有压痛。

3. 辅助检查

（1）血常规：白细胞计数及分类多为正常。如急性感染性面神经麻痹者可有白细胞总数、中性粒细胞升高及血沉增快。

（2）脑脊液：腰穿压力正常。脑脊液常规、生化检查正常。

（3）X 线检查：颅底平片内听道不扩大。

（二）鉴别诊断

1. 急性感染性多发性神经根神经炎　可有周围性面神经麻痹，但常为双侧性，绝大多数伴有其他颅神经及肢体对称性瘫痪和脑脊液蛋白细胞分离现象等。

2. 桥脑损害　桥脑面神经核及其纤维损害可出现周围性面瘫，但常伴有桥脑内部邻近结构，如外展神经、三叉神经、锥体束、脊髓丘系等的损害，而出现同侧眼外直肌瘫痪、面部感觉障碍和对侧肢体瘫痪（交叉性瘫痪）。见于该部肿瘤、炎症、血管病变等。

3. 小脑桥脑角损害　多同时损害三叉神经、位听神经、同侧小脑及延髓，故除周围性面瘫外，还可有同侧面部痛觉障碍、耳鸣、耳聋、眩晕、眼球震颤、肢体共济失调及对侧肢体瘫痪等症状，称“小脑桥脑角综合征”，多见于该部肿瘤、炎症等。

4. 面神经管邻近的结构病变　见于中耳炎、乳突炎、中耳乳突部手术及颅底骨折等，可有相应的病史及临床症状。

5. 茎乳孔以外的病变　见于腮腺炎、腮腺肿瘤、颌颈部及腮腺区手术等。除有周围性面瘫外，尚有相应疾病的病史及临床表现。

6. 格林－巴利综合征　多为双侧性周围性面神经麻痹，可有前驱感染史，临床表现为对称性肢体运动及感觉障碍，为下运动神经元性瘫痪，脑脊液有蛋白－细胞分离现象。

7. 大脑半球病变　脑血管病、肿瘤等出现的面瘫为中枢性面瘫，即病灶对侧面下部表情肌瘫痪，面上部表情肌正常，并伴偏瘫等。

（三）辨证

1. 风寒袭络　吹风受凉后出现口眼㖞斜，眼睑闭合不全，伴恶风寒，发热，肢体拘紧，肌肉关节酸痛，舌质淡红，苔薄白，脉浮紧或浮缓。

2. 风热袭络　多有炎症病史，突然出现口眼㖞斜，眼睑闭合不全，伴口苦，咽干微渴，肢体肌肉酸楚，舌边尖微红，舌苔薄黄，脉浮数或弦数。

3. 风痰阻络　突然口眼㖞斜，眼睑闭合不全，或面部抽搐，颜面麻木作胀，伴头重如蒙，胸闷或呕吐痰涎，舌胖大，苔白浊或腻，脉弦滑。

4. 气虚血瘀　口眼㖞斜，眼睑闭合不全日久不愈，面肌时有抽搐，舌质淡黯，苔薄白，脉细涩或细弱。

5. 肝气郁结　在情绪刺激后出现或加剧，表现为口眼㖞斜，伴太息、胸胁苦满、不欲饮食、悲痛欲哭，苔薄白，脉弦。

6. 气血亏虚　口眼㖞斜，面部麻木不适，面肌松弛，眼睑无力，经久不愈，伴少气懒言，倦怠乏力，舌淡，苔薄白，脉细。

(四)辨证要点

面神经炎之病机责之于风、痰、瘀阻及气血亏虚。发病急，起病之初多为表证，日久可入里，成为内外合邪之证。诊断抓住口眼㖞斜之主症，辨证从病程、症状着手，辨明病因、病位，临床分为风邪袭络、风痰阻络、肝气郁结、气血亏虚等型。临证时也有寒热错杂、痰瘀互结者，应灵活对待。类证鉴别主要与中风进行鉴别，中风除有口眼㖞斜表现，还有半身不遂，甚则昏迷等，与单纯口眼㖞斜不同。

四、临床治疗

(一)针刺疗法

1. 毫针疗法

毫针一

(1)主穴：合谷、偏历、地仓、颊车、阳白、头维、攒竹。

(2)配穴：属少阳经者，加翳风、外关；属阳明经者，加三间、阳溪。若按分期处方，则急性期取风池、翳风、头窍阴、听会、合谷、列缺，恢复期取阳白、四白、迎香、太阳、地仓、颊车、足三里，后遗症期以舒经活络为主，取人中、额三针、睛明、攒竹等穴。

(3)操作：7 日以内取远端穴为主，不能强刺激；7～15 日内宜浅刺；病程 1 个月以上者宜透刺或加灸。每日 1 次，每次 30 分钟。7 日为 1 个疗程。适用于治疗面神经炎。

毫针二

(1)主穴：风池、翳风、阳白、攒竹、丝竹空、四白、地仓、颊车、颧髎、合谷。

(2)配穴：露睛加攒竹或鱼腰，鼻唇沟平坦加迎香，流泪加迎香透四白，人中沟㖞斜加水沟；颏唇沟㖞斜加承浆；味觉消失、舌麻加廉泉。头痛骨楚表证加大椎、外关。

(3)操作：四肢穴针刺可用泻法，头面部穴位宜用补法或平补平泻法。局部穴宜用浅刺、透刺法，如颊车透地仓，阳白向下透鱼腰或向上透头临泣，攒竹透鱼腰，丝竹空透太阳，颧髎透地仓等。四白先直刺，得气后捻转片刻，再向下斜刺。每次选用 4～6 穴，留针 30 分钟。初期 1 天治疗 1 次，后期可 2 天治疗 1 次。适用于治疗面神经炎。

毫针三

(1)主穴：风池、地仓、颊车、攒竹、丝竹空、合谷、足三里、内庭。

(2)配穴：鼻唇沟㖞斜加人中、迎香，颏唇沟㖞斜加承浆，耳后痛加翳风，舌前 2/3 味觉消失加涌泉。

(3)操作：除合谷、足三里用双侧外，均用患侧。颊车透地仓，攒竹透丝竹空，发病初期手法宜轻，刺激量宜小，针刺宜浅，取穴宜少。留针 10～20 分钟，每日或隔日 1 次，7 次为一疗程。适用于治疗面神经炎。

毫针四

(1)主穴:阳白、丝竹空、迎香、地仓、攒竹、太阳、下关、四白、翳风、听会、颊车、天容、合谷、曲池、外关、足三里、内庭、太冲。

(2)配穴:伴有颈痛者加风池、天柱;发热者在针刺合谷、曲池的同时,加刺大椎。在病情将愈时,应注意某一局部是否有轻瘫,如鼻中沟不正、上唇微歪时,加刺口禾髎。

(3)操作:每次选用6~8穴,面部选5~6穴,四肢选两侧1~2穴,分布宜广,即患侧额部、颊部等宜均匀选用。例如选用阳白、丝竹空、迎香、地仓和夹承浆,或选用攒竹、太阳、四白、下关、颊车、大迎。如配用艾条灸或TDP电磁波照射、二氧化碳激光散焦照射时,也可针刺翳风、天容,但用电药灸时,因其灸头置于穴上,则翳风等穴不便针刺。在发病15日以前,用1寸长毫针轻刺,面部某些穴宜透刺,如丝竹空透鱼腰、地仓透向颊车方向。但注意透刺不能刺穿面神经干,如颊车穴部为面神经丛所在部位,不宜透刺。发病20日以后,面部可加用电针,但仍需轻刺激。本法每周针刺5次,如同时配合灸法,是临床最常用的方法。适用于治疗面神经炎。

2. 耳针疗法

耳针一

(1)取穴:面颊、枕、眼、口。

(2)方法:每次取一侧耳穴,双耳交替使用。耳郭常规消毒后,先用探针寻找上述穴位之压痛点,用耳毫针对准所选穴位压痛点刺入,用中强度刺激,留针10~20分钟,用泻法或平补平泻法,每日针1次,5次为1个疗程。适用于治疗面神经炎。

耳针二

(1)主穴:面颊、枕小神经、眼、口、皮质下。

(2)配穴:肝、枕。

(3)方法:每次取一侧耳穴,双耳交替使用。主穴必取,配穴随证选加。耳郭常规消毒后,用耳毫针对准所选穴位刺入,用中强度刺激,留针10~20分钟,用平补平泻法。每日针1次,5次为1个疗程。适用于治疗面神经炎。

耳针三

(1)主穴:面颊、肝、口、眼、皮质下。

(2)配穴:肾上腺、脾、枕、额。

(3)方法:每次取一侧耳穴,双耳交替使用。主穴必取,配穴随证选加。耳郭常规消毒后,用耳毫针对准所选穴位刺入,用强刺激,留针30~60分钟,间以大幅度捻转,用泻法。每日针1次。适用于治疗面神经炎(急性期)。

耳针四

耳穴埋针法

(1)取穴:眼、太阳、额、颊、皮质下。

(2)方法:在健侧耳部做好常规消毒,将消毒的揿针用镊子夹起,对准上述穴位准确快速地刺进穴中,并用胶布固定,每日指压3次增强刺激,5天更换1次,即为1个疗程。

(3)同时配合代针丸贴敷患侧面部丝竹空、下关、颊车、地仓、翳风穴、口角㖞斜严重者加迎香。用1.5cm×1.5cm伤湿止痛膏或胶布固定。每日更换1次,5天为1个疗程。

(4)代针丸制作:丁香、吴茱萸、白芥子、五倍子、磁石各等份,共研细末,加冰片(为以上药量的1/10),麝香少许,用凡士林调合为丸,如绿豆大。适用于治疗面神经麻痹。

耳针五

耳穴放血法

(1)取穴:耳背近耳轮处明显血管1根。

(2)方法:选定患侧耳背血管,揉搓2~3分钟,使其充血。常规消毒后,持高压消毒过的刮脸刀片,以刀尖纵行垂直划破血管,放血2~4ml,青壮年可放血4~5ml,然后盖上无菌敷料,胶布固定。术后1周勿水浸,以免感染,如1周后仍无痊愈或好转,可仍对其他血管,进行第2次割治。

(3)同时配合针刺治疗:割治后30分钟即可行针刺治疗,无任何妨碍。①主穴:阳白、攒竹、四白、地仓、迎香、颊车、风池、合谷、颧髎。②辨证、针法及配穴:风寒痹阻型:针刺以泻法,侵及阳明胃经加足三里、中脘、天枢;肝胆湿热型:针刺以泻法,加太冲、曲池、行间、冲阳;气阴两伤型:针刺以补法,加三阴交、足三里、内关。每日1次,7天为1个疗程。适用于治疗周围性面神经麻痹。

耳针六

耳穴放血法

(1)取穴:耳背近耳轮处明显的血管1根。

(2)方法:选病人患侧耳背近耳轮处的明显血管1根,揉搓数分钟,使其充血,按常规消毒后,左手拇指、示指将耳背拉平,中指顶于下,右手持消毒后的手术刀,用刀尖划破血管,则见血自然流出,0.5~3ml,用消毒棉签抹去血液,并消毒切口,盖以消毒敷料,贴上胶布固定,1周内勿浸水,以防感染。1次痊愈者,不再进行第2次;若不瘥,还可在上次手术之耳背另选1条血管,进行放血,2次间隔1周。一般情况下,治疗及时的1次可愈,时间长的有2或3次,最多不超过4次即愈。适用于治疗面神经麻痹。

3. 穴位注射疗法

穴位注射一

(1)取穴:翳风、听宫。

(2)药物:复方大青叶注射液。

(3)方法:抽取药液4ml,局部消毒局麻后,用2%利多卡因注射液作局部浸润,然后用装有药液的注射器刺入皮下2~3mm之间,回抽无血时注入药液,每穴注入2ml,隔日1次,5次为1疗程,疗程之间休息2天。适用于治疗面神经炎。

穴位注射二

(1)取穴:翳风。

(2)药物:地塞米松2mg、维生素 B_{12} 250mg。

(3)方法:患者卧位或端坐靠背椅,头颈向健侧斜30°,前倾15°。穴位消毒后,将上药混合,用5号针头刺入穴内,得气回抽无血注入药液。隔日1次。适用于治疗面神经麻痹。

穴位注射三

(1)取穴:患侧翳风、下关、颊车、地仓、足三里、对侧合谷。

(2)药物:2%当归注射液4ml。

(3)方法:穴位常规消毒,用5号针头,逐次刺入每个穴位,进针后作轻微提插,局部有酸胀感后注入药液,每穴0.5ml。地仓、颊车用斜刺法。每周3次,10次为1疗程。适用于治疗面神经麻痹。

（二）拔罐疗法

1. 主穴：地仓、颊车、阳白、四白、风池、太冲、牵正、鱼腰、合谷、太阳。

2. 配穴：不能抬眉加攒竹；鼻唇沟平坦加迎香；人中沟㖞斜加水沟；额唇沟㖞斜加承浆；舌麻、味觉消失加廉泉。

3. 方法：用1~1.5寸毫针，用平刺或斜刺法。上穴除地仓外，余穴均平补平泻，得气后接通G6805电针仪。用疏密波，电量以患侧面部肌肉微颤动为宜。每次15~20分钟，每日1次，10次为一疗程。

4. 方法：在面部涂以少量石蜡油，用小口径玻璃罐拔于面部，然后在面部患侧走罐，使局部充血为度。适用于治疗面神经麻痹。

（三）电针疗法

电针一

1. 主穴：患侧阳白透鱼腰、太阳透率谷、下关透颊车，颊车、地仓对刺。

2. 配穴：患侧翳风、健侧合谷。

3. 方法：针刺平补平泻得气后以太阳、阳白为一组，颊车、地仓为一组加G6805电针仪，用断续波，频率强度以患侧面部肌肉出现明显抽动，病人能耐受为度。电针以患病8天后开始，每日1次，每次30分钟，10次为一疗程，间隔3~5天进行下一个疗程。适用于治疗面神经麻痹。

电针二

1. 取穴：地仓、颊车、阳白、翳风。

2. 方法：针刺得气后加电针，每日或隔日1次，每次通电10~20分钟。通电以患者感觉面部舒适，表情肌微见跳动即可。适用于治疗面神经麻痹。

（四）推拿疗法

推拿一

1. 常用穴位与部位：除同毫针施穴部位外，还有风门、肺俞、上巨虚、额部、颊部、下颌部、耳下部和手、足阳明经的肘膝关节以下部位。

2. 主要手法：一指禅推法、揉法、擦法、点压法、拿法等。

3. 操作程序

（1）发病初期：令患者仰卧，在阳白、攒竹、鱼腰、下关、迎香、地仓、承浆、夹承浆（承浆外开0.5寸）等穴施以一指禅推法约10分钟，再在额部、颊部、下颌部用大鱼际揉或掌根揉也约10分钟，手法要求轻快柔和，一般仅作患侧施术，但也可双侧施术。

再令患者取坐位，先用点压法施于大杼、风门、肺俞、魄户等穴使之酸胀，继用㨰法约5分钟，最后拿肩井、合谷结束治疗，每日1次或每周5次。

（2）发病后期：发病20天后，令患者取坐位或仰卧位，先以一指禅推法推面部诸穴约10分钟，再用大鱼际或掌根揉面部，手法可稍重些。为防止损伤皮肤，可用凡士林作介质。

再令患者取坐位或侧卧位，在翳风、天容、颊车等穴施以一指禅推法，手法仍宜轻快柔和，压力不可太大。在面颊和耳下施以擦法，以透热为度。在额部宜用抹法。

最后令患者仰卧，点双侧足三里或上巨虚、下巨虚等，并在手、足阳明经肘膝关节以下施以擦法至透热结束治疗，每日1次或每周5次。适用于治疗面神经麻痹。

推拿二

1. 取穴：A. 承浆－颊车－下关－头维。B. 承浆－地仓－颧髎－瞳子髎－太阳－头维。

C. 对侧迎香－人中－迎香－承泣－瞳子髎－太阳－头维。D. 对侧地仓－承浆－颊车－翳风－风池。E. 对侧承泣－迎香－人中－迎香－素髎－颧髎－下关－翳风－风池。

2. 主要手法：直推和旋转推法。

3. 操作程序：用拇指沿上述患侧5条(A、B、C、D、E)穴位方向线用直推和旋转推法交替治疗，速度不宜快，用力要以患者能耐受为准。共5分钟，上述方法重复操作一次。每日治疗一次，每次30分钟。10次为1疗程。适用于治疗面神经麻痹。

推拿三

1. 取穴：印堂、阳白、睛明、四白、迎香、颧髎、下关、颊车、地仓、风池、合谷、足三里。

2. 主要手法：一指禅手法、拿法等。

3. 操作程序：医者用大拇指指端、罗纹面或偏峰着力于施治部位，沉肩、垂肘、悬腕、运用腕部的摆动灵活带动拇指关节屈伸活动，在经络腧穴上产生一种轻重交替、持续不断的作用力。令患者仰卧，医者立于患侧，以患侧颜面为主，健侧颜面为辅，用一指禅手法轻柔地自印堂、阳白、睛明、四白、迎香、颧髎、下关、颊车、地仓各穴位往返治疗15～20分钟之后患者改坐位，医者立于后侧以同法施于风池穴及颈项部5分钟，最后拿风池、合谷、足三里结束治疗。每日1次，10次为1疗程。适用于治疗面神经麻痹。

推拿四

1. 取穴：阳白、鱼腰、丝竹空、太阳、四白、下关、地仓、风池、风府、合谷。

2. 主要手法：揉法、按法、压法、拿法、捏法等。

3. 操作程序

(1)患者仰卧位或坐位，医者位于患者一侧，先在患者面部做揉法数次，然后用拇指揉阳白、鱼腰、丝竹空、太阳、四白、下关、地仓穴各半分钟至1分钟，以面部有热、酸、胀感为度。

(2)患者取坐位，医者位于患者身后，以掌揉法于患侧颈部施术3分钟，再用拇指按压风池、风府穴各2分钟，以得气为度；以双手拿肩井穴2分钟。

(3)患者体位同前，医者位于患者对面，捏两侧合谷、外关穴2分钟。

(4)用食指和拇指端拿住面部肌肉进行提拉，再用小鱼际擦法施于患侧面部，使局部有热感结束。适用于治疗面神经麻痹。

(五)刮痧疗法

刮痧一

1. 取穴：风池、阳白、四白、地仓、颊车、翳风、合谷、内庭。

2. 治法：用刮痧和点揉法。先刮风池，再点揉阳白、四白、地仓、颊车、翳风，然后点揉或刮合谷、内庭。每日1次，7日为1疗程。适用于治疗面神经麻痹。

刮痧二

1. 主穴：大椎、大杼、膏肓俞、神堂。

2. 配穴：翳风、风池、阳白、攒竹、四白、地仓、颊车、下关、颧髎、合谷、太冲、足三里。

3. 治法：用刮痧法。先用泻法刮主穴至出现紫红色痧痕为止，然后刮配穴(颜面部穴位不一定要全取)。每日1次，用补法刮治配穴，至愈为度。7日为1疗程。适用于治疗面神经麻痹。

刮痧三

1. 取穴：翳风、地仓、颊车、合谷、太冲、风池。

2. 治法：用刮痧法。先刮头面部双侧翳风至风池，再刮颊车至地仓，然后刮手背合谷穴，最后刮足部太冲穴。用泻法，刮至出现痧斑为止。每日1次，7日为1疗程。适用于治疗面神经麻痹。

刮痧四

1. 取穴:翳风、阳白、四白、地仓、颊车、迎香、攒竹、风池、曲池、外关、合谷。

2. 治法:用刮痧法。先刮头面部的翳风至风池、阳白到攒竹、四白到迎香、颊车至地仓,再刮上肢部的曲池、外关、合谷穴。用泻法,刮至出现痧斑为止,其中面部穴位有热感即可。每日1次,7日为1疗程。适用于治疗面神经麻痹。

刮痧五

1. 主穴:风池(双)、大椎、风门(双)。

2. 配穴:眼斜配四白、阳白;口㖞配翳风、地仓。初取患侧,若病久不愈,患侧面肌萎缩,再加取健侧。

3. 治法:用刮痧法配以点揉法。依次重刮主穴至皮肤出现紫黑瘀点、斑块为度。必要时,可再在大椎穴上挑刺出血(挑刺瘀点瘀斑)。配穴先用点揉,以有得气感为止,再用梅花针在各穴上作轻中度叩刺各30~40下,如未愈,次日再依法在配穴上施术,至愈为止。适用于治疗面神经麻痹。

(六)外治疗法

1. 调敷法　回阳九龙散30g,用黄鳝血调敷于耳下和颊部。如无鳝血,则用蜂蜜和水调敷,上罩以桑皮纸或旧布,再外用热水袋加温,使敷药部位始终保持一定的温度。洗去药时,也应用温热水。适用于治疗面神经麻痹。

2. 贴敷法　用马钱子粉1g,樟脑2g,以胶布或太乙膏贴于翳风、天容、颊车、下关、地仓、太阳、阳白等穴。或用马钱子粉1g,天南星粉0.5g,松香粉2g,用胶布外贴于翳风、颊车等穴部。每日或间日换贴1次。适用于治疗面神经麻痹。

3. 外敷　马钱子5~6枚,温水浸泡24小时以上,切薄片,以橡皮膏贴于患侧面部。适用于治疗面神经麻痹。

4. 面瘫膏　生草乌9g,白芥子9g,制马钱子5g,细辛15g研末,加凡士林50g,松节油20ml,制膏。取患侧四白、阳白、地仓;颊车、颧髎、鱼腰;阳白、面瘫穴、巨髎三组穴。适用于治疗面神经麻痹。

5. 脐疗　选用胆南星8g,雄黄3g,芫花50g,马钱子总碱0.1mg烘干研末,喷入白胡椒挥发油,每取0.2g敷于脐中。适用于治疗面神经麻痹。

6. 热敷法　用热水袋放置于耳下作热敷,水温降低时即换热水再用。每日1次,7日为1疗程。适用于治疗面神经麻痹。

(七)饮食疗法

1. 防风粥　防风10~15g,葱白2茎,粳米30~60g。前两味水煎取汁,去渣;粳米煮粥,待粥将熟时加入药汁,煮成稀粥,温服。本方功可祛风解表散寒,适用于治疗风寒袭络引起的面瘫、肢体肌肉酸楚的面神经麻痹。

2. 薄荷糖　薄荷粉30g,白糖500g。将白糖放入锅内,加水少许,文火炼稠,后加入薄荷粉,调匀,再继续炼至不粘手时即成。本方具有疏风清热、辛凉解表的功效。适用于治疗突然口眼㖞斜、眼睑闭合不全、咽干微渴的面神经麻痹。

3. 川芎白芷炖鱼头　川芎3~9g,白芷3~9g,鳙鱼头500g,葱、胡椒、姜、盐适量。武火烧沸,再以文火炖半小时,分早、晚食鱼喝汤。适用于治疗外感风邪引起的面瘫。

4. 姜糖苏叶饮　紫苏叶3~6g,生姜3g,红砂糖15g。共以沸水浸泡5~10分钟。适用于外感风邪引起的面神经麻痹。

5. 大枣粥　大枣30g,粳米100g,冰糖适量。共煮至熟烂成粥。适用于气血虚弱之口眼㖞斜、气短、乏力的面神经麻痹。

6. 参枸莲蓉汤　白人参、枸杞子、葡萄干各2g,莲子肉、山药各9g,肉苁蓉、火麻仁各12g,橘红3g,大枣、胡桃肉各2枚。煎汤取药汁服,日服2~3次。适用于气血虚弱之口眼㖞斜、气短、乏力的面神经麻痹。

五、调摄与护理

1. 急性期要注意休息,面部及乳突区注意保暖,避免寒冷刺激,茎乳突孔部位可予温热治疗以减轻疼痛和骨膜水肿,并予湿热毛巾敷于患侧面部,同时轻微按摩。

2. 严重面神经炎由眼睑闭合不全及瞬目、角膜反射消失,使角膜长时间暴露,容易眼内感染,特别损害角膜,为此要注意对眼睛的保护,不宜吹风和持续用眼,减少户外活动,外出及睡眠时涂眼膏或用眼罩掩盖患侧眼睛。

3. 进营养丰富饮食,注意保持口腔清洁,饭后漱口,以清除患侧齿间食物。

4. 保持心情舒畅,避免忧郁和紧张情绪。

5. 自我按摩,用手掌紧贴瘫痪肌做环形按摩,也可顺瘫痪肌收缩的正常方向按摩,每日3次,每次10分钟。在功能开始恢复后,可反复练习各个瘫痪肌的随意运动。

六、按语

面神经炎,中医、西医均有较好的疗效,尤其在早期治疗,各有所长,都能获得满意的效果。经过数千年的临床经验积累,中医药对于面神经炎已摸索出一套成熟的治疗原则:急性期以祛风为重;恢复期以养血为主;活血通络则可贯通于治疗的全过程。越来越多的学者认识到,针刺、灸治等疗法在本病治疗中起着重要的作用,多主张早期局部浅刺,手法轻柔,时间宜短,或可远端取穴为主。值得欣喜的是,在中西医结合施治的基础上加入针灸的综合治疗,取得了良好的效果。本病的早期进行针灸、按摩等治疗十分重要,一般说病程在三个月内的患者,只要治疗及时、适当,约有90%~95%可以治愈,平均疗程约一个月。说明针灸对本病有提高恢复率和缩短病程的作用。但亦有少数不恢复或恢复不完全,遗留有瘫痪肌的挛缩、面肌痉挛或连带运动的面神经麻痹合并症。对于恢复期或后遗期的患者,采用中药、针灸、理疗、穴位敷贴、埋线、按摩等多种方法综合治疗,常可获佳效。

第4章　急性感染性多发性神经炎

一、概述

急性感染性多发性神经炎又称格林－巴利综合征、急性感染性脱髓鞘性多发性神经根神经病。一般认为是神经系统由体液和细胞共同介导的单相性自身免疫性疾病。主要病变为神经根周围神经广泛的炎症性脱髓鞘，有时也累及脊膜、脊髓及脑部，临床特点为急性或亚急性、对称性、弛缓性肢体瘫痪，腱反射消失，面瘫及周围性感觉障碍。病情严重者出现延髓和呼吸肌麻痹而危及生命。任何年龄均可发病，根据调查发现4～6岁及青年组为两个发病高峰，男性多于女性，一年四季均可发病，但以夏秋两季略多发。约2/3病例病前数日至数周有非特异的病毒感染史，如上呼吸道感染、炎症性腹泻等。妊娠、外科手术和疫苗接种可能为某些病例的诱发因素。

本病属中医“痿证”“痹证”范畴。

二、病因病理

（一）西医的病因病理

1. 病因

（1）感染学说：有人认为本病大多急性起病，常有非特异性上呼吸道感染等前驱症状，或继发于某些病毒性疾病，如流行性感冒、水痘、带状疱疹、腮腺炎、非典型性肺炎等。有学者报道约有70%的患者在发病前8周内找到前驱感染因素，其高峰是发病前1～2周，其中呼吸道感染占58%，胃肠道感染占22%，二者同时感染占10%。我国曾有学者报告空肠弯曲菌（CJ）感染是我国的AIDP患者最常见的前驱感染（51%）。多数轻型患者的病程呈自限性，数周后即恢复，预后良好。

（2）自身免疫说：目前多数学者认为急性感染性多发性神经炎是一种自身免疫性疾病，理由①急性感染性多发性神经炎发病前常有感染，并经过一段潜伏期后出现神经损害症状；②在某些疫苗接种后亦可诱发急性感染性多发性神经炎；③急性感染性多发性神经炎病人发病2周以后脑脊液蛋白增高，免疫球蛋白IgG、IgM、IgA均明显升高，脑脊液中出现寡克隆带；④急性感染性多发性神经炎病人的血清在组织培养或神经内注射后能引起外周神经脱髓鞘；⑤用免疫方法注射粗制的同种外周神经，造成实验性变态反应性神经炎，它具有与本病类似的病理、电生理和脑脊液改变。

2. 病理　主要是在周围神经，早期表现水肿，以后逐渐出现轴索及髓鞘变性，有少数淋巴细胞浸润，再以后出现吞噬细胞，并有血旺氏细胞增殖。病变往往开始于周围神经的近侧端。或亦可有神经节细胞的染色质溶解；脊髓前角细胞、脑干运动神经核也可有不同程度的类似病变；脑、脊髓膜或可有不同程度的充血；脑部也可有轻微的血管周围小圆细胞浸润。病程较长的病例可有肌肉变性。

（二）中医的病因病机

1. 肺热伤津　感受温热之邪，灼伤肺金，肺为热灼，肺气失于清肃，则见身热、咳嗽。燥伤津液，可见咽干、口渴等症。热壅于肺，气机失畅，不能宣发敷布津液以润泽五脏，五脏精气不足，筋脉失于濡养，而发为痿证。

2. 湿热阻络　人处湿地，或冒雨等感受湿邪，湿邪留滞，郁积化热；或饮食不节，肥甘厚味，损伤脾胃，运化失司，湿从内生，蕴湿积热，湿热浸淫筋脉，气血运行不畅，筋脉肌肉失养，弛纵不收而致痿。

3. 寒湿下注　素体阳虚，当风露宿或汗后淋雨以致寒湿之邪侵犯肌表，阻遏经脉，气血为寒湿痹阻，无以濡养五脏，以至筋骨、肌肉痿弱无力。

4. 脾胃虚弱　素体脾虚或急性期过后湿邪渐去，脾胃损伤。脾为后天之本，气血生化之源。脾失健运，致气血津液生化不足，转输不能，无以荣养筋脉肌肉，故见肢软无力，肌肉消瘦，渐至痿废不用。

5. 肝肾亏虚　先天禀赋不足，或久病体虚，或劳伤过度损及肝肾。肝肾虚亏，肾精肝血不足，精虚不能灌溉，血虚不能养筋，筋骨失养而致痿。

脾虚湿盛是本病发生的主要病机，病在筋脉肌肉，与脾、肺、肝、肾关系密切，属本虚标实之证。在本为脾胃肝肾亏虚，在标为湿、热、寒邪外侵，气血阻滞。急性期以标实为主，常可出现呼吸困难，甚至亡阴亡阳的危险证候。

三、临床诊断

（一）辨病

1. 前驱症状　病人多在发病前数日到数周有感染史。最常见的是上呼吸道感染以及消化系统症状，其他尚有带状疱疹、流行性感冒、水痘、腮腺炎和病毒性肝炎等。

2. 起病形式　多数病人起病后症状逐渐加重，在 1～2 周内达到高峰，少数病例在 3～4 周后病情仍在进展。约 80% 的病人首先出现双下肢无力，继之瘫痪逐渐上升和加重。

3. 症状　四肢呈现程度不等的弛缓性瘫痪和远端肌肉萎缩，严重者有发音嘶哑、语音障碍及吞咽困难等延髓麻痹的表现。肋间肌和膈肌麻痹时引起的呼吸困难，为一极端危急的情况。个别患者可有短时期的括约肌功能障碍。一般在起病 10～25 天后病情稳定，并开始逐步恢复。

4. 体征

（1）四肢对称性弛缓性无力或瘫痪，近端较远端重，多从下肢开始，进而发展到上肢，严重者可出现呼吸肌麻痹。

（2）颅神经损害，面神经最易受累，迷走、舌咽神经瘫痪也较常见。其他颅神经受累依次为外展、动眼、舌下、副以及三叉神经。

（3）感觉异常如蚁走感、麻木、针刺感或其他感觉障碍，以肢体远端较为明显。客观感觉障碍以手套或短袜型感觉减退者居多；但常较轻微或缺如。尚可见肌肉痛、肌肉压痛（尤其是腓肠肌压痛）。

（4）病变部位肌张力减低，四肢腱反射减弱或消失。

（5）常有手足出汗，发红，眼部肿胀及其他皮肤营养改变。

5. 辅助检查

（1）脑脊液：脑脊液蛋白－细胞分离现象蛋白含量一般在 0.5～2g/L 不等，常在发病后 7～10 天开始升高，4～5 周后达最高峰，6～8 周后逐渐下降，也有少数病人肢体瘫痪恢复后，脑脊液蛋白含量仍偏高。但有些病人则脑脊液蛋白含量始终正常。故脑脊液蛋白含量增高的幅度与病情并无平行关系。此外，脑脊液和血液的免疫常有异常。

（2）免疫学检查：血清中可溶性白介素－2 受体浓度增高，抗 GM－IgM 抗体阳性，血清和脑脊液中肿瘤坏死因子浓度升高。

（3）电生理检查：急性期（病后 2 周内）常运动单位电位减少、波幅降低，但运动神经传导速度可正常，部分病人可有末端潜伏期的延长。2 周后逐渐出现失神经性电位，病程进入恢复期或更晚时，可见多相电位增加，出现小的运动单位电位（新生电位），运动神经传导速度常明显减慢，并有末端潜伏期的延长，感觉神经传导速度也可减慢。

（4）血象及血沉：白细胞总数增多和血沉增快，多提示病情严重或有肺部并发症。

（二）鉴别诊断

1. 脊髓灰质炎　起病时多有发热，肌肉瘫痪多为节段性且较局限，可不对称，无感觉障碍，脑脊液蛋白和细胞均增多或仅白细胞计数增多。

2. 急性脊髓炎　有损害平面以下的感觉减退或消失，且括约肌功能障碍较明显，虽然急性期也呈弛缓性瘫痪，但有锥体束征。

3. 周期性麻痹　呈发作性肢体无力，也可有呼吸肌受累，但发作时多有血钾降低和低钾性心电图改变，补钾后症状迅速缓解。

4. 多发性肌炎　主要临床表现为对称性四肢近端、颈肌、咽喉部肌肉无力，肌肉压痛，血清酶增高。肌电图检查可见自发纤颤电位和正尖波。

5. 低钾性周期性麻痹　一般均在夜间睡眠后或清晨起床时发作，瘫痪以肢体为主，下肢重于上肢，近端重于远端。心电图检查呈现 P-R 间期和 Q-T 间期延长，QRS 增宽，ST 段降低，T 波变平和 u 波出现。

（三）辨证

1. 肺热伤津　病初有发热咽痛、鼻塞、咳嗽等感冒症状，突然出现瘫痪（多先下肢无力），筋脉弛缓，麻木不仁，心烦口渴，皮肤干燥或手足出汗，小便黄，大便秘结，舌质淡，苔黄，脉数。

2. 湿热浸淫　四肢酸沉无力，进而瘫软痿废或四肢麻木、有蚁行感、酸痛，胸闷，或口眼㖞斜，口苦口黏，口渴不欲饮水，大便溏稀，小便短赤，舌体胖嫩，舌质暗，苔黄腻，脉弦滑数。

3. 脾胃虚弱　四肢瘫痪，下肢为重，筋脉弛缓，手足肿胀，食少腹胀，肌肉萎缩握痛，病久可有肌肉消瘦，面色萎黄无华，大便溏稀，舌质淡，舌苔薄白，脉细无力。

4. 肝肾两虚　肢体瘫痪，筋脉迟缓，腰酸膝软，肢体麻木，蚁走感或针刺感，头晕目眩，耳鸣咽干，舌红少苔，脉细数。

5. 寒湿下注　突然四肢瘫软，肢体麻木，手足发凉，胸脘痞闷，胸部有束带感，甚至出现呼吸及吞咽困难，唇甲青紫，舌质淡紫，苔白腻，脉沉迟或沉伏。

6. 瘀血阻络　四肢痿软无力，手足麻木不仁，筋脉抽掣，甚则萎枯不用，四肢青筋暴露，肌肤甲错，舌紫唇青或舌有瘀点、瘀斑，脉细涩。

（四）辨证要点

本病以四肢软瘫为主症，夏秋两季发病较多，中医认为夏秋时节气候炎热潮湿，故湿热是导致本病发生的主要原因，湿热浸淫型是最常见的辨证类型。脾肾阳虚、寒湿下注型可出现呼吸困难，甚至亡阳亡阴的危险证候，故对此型患者应给予足够重视。病久可见瘀血阻络、脾虚、肝肾阴虚之候。

四、临床治疗

（一）针刺疗法

1. 毫针疗法

毫针一

（1）主穴：肩髃、曲池、尺泽、温溜、外关、合谷、伏兔、梁丘、足三里、丰隆、阳陵泉、阴陵泉、悬钟、解溪、大椎、身柱、脾俞、胃俞。

(2)配穴:呼吸困难加肺俞、膈俞、素髎;语言困难、吞咽不利加天柱、廉泉;指端麻木刺痛十宣点刺出血;瘫痪不起加腰阳关、命门、华佗夹脊。

(3)操作:病变前期用提插捻转泻法,但刺激强度不宜过强。督脉腧穴及华佗夹脊穴的针感要求向腰骶、胸胁部放射。针刺天柱穴要注意深度,防止损伤延脑。病变初期可每天针刺治疗1~2次。后期用平补平泻法或用补法,每天治疗1次,或隔天治疗1次。7次为1疗程。适用于治疗急性感染性多发性神经炎。

毫针二

(1)主穴:肩贞、手三里、曲池、外关、合谷、环跳、秩边、风门、阳陵泉、三阴交、悬钟、承山、昆仑、解溪。

(2)配穴与治法:肺热津伤加取大椎、尺泽,用泻法;湿热浸淫加取阴陵泉、行间、足临泣、太冲,用泻法;肝肾不足加取肝俞、肾俞、三阴交、太溪,用补法。对脾胃亏虚者加中脘、脾俞;气滞血瘀者加太冲。一般予平补平泻手法。面肌麻痹取地仓、颊车、迎香、下关、四白、攒竹、翳风,可加用电针。15次为1疗程。适用于治疗急性感染性多发性神经炎。

毫针三

(1)主穴:大椎、华佗夹脊(胸2~骶4)、肩髃、曲池、合谷、髀关、阳陵泉、绝骨、环跳、肩贞、外关。

(2)配穴:全身虚弱或躯干瘫痪选加肝俞、脾俞、肾俞、命门;面瘫选加地仓、颊车、攒竹;呼吸肌或吞咽肌瘫痪选加廉泉、人迎、膈俞、膻中、哑门;尿失禁或尿潴留选加气海、关元、肾俞、三阴交。

(3)药液:三磷酸腺苷、辅酶A、维生素B_1、维生素B_{12}、加兰他敏。上述药物各1支,临时混合后进行注射。

(4)操作:据症酌加配穴,每次选8~10穴。一半穴位作针刺用,一半行穴位注射。针刺手法以提插捻转泻法为主,尿失禁用补法。每穴均先快速持续运针100次左右。兴奋性高者,刺激宜弱;兴奋性低者,刺激宜强。幼儿不留针,余均留针20~30分钟。选择瘫痪较明显肌群附近的穴位以电针刺激,用锯齿波,频率150次/分,强度中等,时间同上。

穴位注射时,宜先以提插法或雀啄法得气,然后推入药物,每穴0.5ml。针刺与穴位注射可交替进行。一般每日1次,重者2次(1次针刺,1次穴位注射)。适用于治疗急性感染性多发性神经炎。

2. 电针疗法

电针一

(1)主穴:上肢取穴分2组:①曲池、外关、八邪;②手三里、合谷、后溪。下肢取穴分2组:①足三里、承山、八风;②阳陵泉、三阴交、太白。

(2)配穴:肩髃、肾俞、脾俞、公孙、环跳。

(3)方法:以主穴为主,据病变部位,每次各取1组穴,两组穴可轮替应用。配穴酌加。针刺得气后接通电针仪,用连续波和疏密波各10分钟,强度中等。每日1次,15次为一疗程,疗程间隔3~5日。适用于治疗急性感染性多发性神经炎。

电针二

(1)取穴:①夹脊穴。上肢瘫痪:肩髃、曲池、合谷;下肢瘫痪:环跳、委中、绝骨。②上肢瘫痪:肩髎、手三里、外关;下肢瘫痪:髀关、血海、足三里、阳陵泉、三阴交。

(2)方法:针刺得气后,接G6805型电针仪。第①组两侧夹脊穴分别连接正负两端;环跳与绝骨、肩隅与合谷均连接导线。第②组导线连接髀关与足三里,肩髎与外关正负两端。用疏密波，强度以病人能耐受为度，留针30分钟，10次为1疗程，疗程间隔3天。适用于治疗急性感染性多发性神经炎。

电针三

(1)主穴：上肢取曲池、外关、合谷；下肢取足三里、阳陵泉、解溪。

(2)配穴：若瘫痪不起，加大椎、腰阳关及相应节段华佗夹脊穴。

(3)方法：上穴可交替使用。每次选2～4个穴，用疏波或断续波，通电15～20分钟，隔日一次。10次为1疗程，疗程间隔3天。适用于治疗急性感染性多发性神经炎。

电针四

(1)取穴：大椎、命门、腰阳关、腰俞、手三里、足三里、三阴交、髀关。

(2)方法：用1.5寸毫针刺入穴位、泻法捻针，得气后接DM701－ⅡA型电麻仪2台，用间断波型，频率为100次/分，电流量以患者能耐受为度，留针20分钟，每日1次，10次为1疗程，共3～5个疗程，每疗程间休息2天。适用于治疗急性感染性多发性神经炎。

电针五

(1)主穴：上肢：①肩髃、曲池、外关；②肩髃、手三里、合谷。下肢：①髀关、伏兔、足三里、阳陵泉、悬钟；②环跳、殷门、委中、承山、跗阳。

(2)配穴：不能翻身加风池、腰背夹脊及肾俞；足外翻加灸外翻。

(3)方法：两组穴交替轮刺，每次上下肢各取一组穴的2或3个穴位，进针磐气后用中强度刺激，接G6805治疗仪，一对导线接左侧上下肢体，另一对接右侧上下肢体。用疏密波或断续波，频率每分钟20～30次，通电20～30分钟，电流强度以肌肉抽动和能耐受为度。每日1次，10次为1疗程，疗程间隔7天。适用于治疗急性感染性神经炎。

3. 穴位注射疗法

(1)取穴：曲池、足三里、萎缩肌肉局部。

(2)药物：用人参注射液、当归注射液或10%葡萄糖注射液。

(3)方法：曲池、足三里用5ml针管、牙科5号针头，直刺稍提插，有针感后注入药液，每穴1ml。萎缩肌肉局部用10ml针管、心内注射针头，刺入皮下，边进针边注药，每次注入2～5ml，隔日1次。适用于治疗急性感染性神经炎。

4. 耳针疗法

(1)取穴：肝、脾、肺、肾、骨、三焦。

(2)方法：用0.5～1寸毫针，直刺达软骨，施小幅度捻转1分钟，留针30分钟，10分钟捻转1次，每日1次，或用耳揿针埋藏，3日换1次。适用于治疗急性感染性神经炎。

(二)蜡针疗法

1. 取穴：肩髃、曲池、尺泽、手三里、外关、列缺、合谷、太渊、环跳、风市、阳陵泉、阳市、足三里、三阴交、绝骨、昆仑、解溪、太冲、丘墟。

2. 方法：每次取5～6个穴，用毫针刺得气后，于针柄套上加热后稍冷却之石蜡小瓶，留针10分钟，以皮肤红晕为宜。每日1次，10次为一疗程。适用于治疗虚寒型急性感染性多发性神经炎。

(三)灸治疗法

1. 取穴：肩髃、曲池、合谷、髀关、梁丘、足三里、阳陵泉、解溪。

2. 配穴：肺热型，加肺俞、尺泽；湿热型，加脾俞、阴陵泉；肝肾阴亏型，加肝俞、肾俞；瘀血型，加血海。

3. 操作：每次灸3~5个穴，每穴灸5~10壮，或用艾条悬灸，每日1次，10次为一疗程。适用于治疗虚寒型急性感染性多发性神经炎。

（四）推拿疗法

推拿一

1. 穴位与手法：上肢拿肩井，揉捏臂臑、手三里、合谷部肌筋，点肩髃、曲池等穴，搓揉臂肌来回数遍；下肢拿阴廉、承山、昆仑，揉捏伏兔、承扶、殷门部肌筋，点腰阳关、环跳、足三里、委中、犊鼻、解溪、内庭等穴，搓揉股肌来回数遍。

2. 加减与手法：肺热津伤者，加按揉少商、尺泽；肝肾亏虚者加按揉肝、肾俞、太溪、三阴交；脾胃虚弱者，加掌按中脘，按揉脾俞、胃俞，捏脊3遍；湿热浸淫者，加掌按水分，禅推阳陵泉、绝骨、太冲。适用于治疗急性感染性神经炎。

推拿二

1. 穴位与手法：上肢拿井筋，揉捏臂脐、手三里、合谷部肌筋，点肩髃、曲池等穴，搓揉臂肌来回几遍；下肢拿阴廉、承山、昆仑筋、揉捏伏兔、承扶、殷门部肌筋，点腰阳关、环跳、足三里、委中、犊鼻、解溪、内庭等穴。

2. 方法：手劲刚柔并济，以深透为主。适用于治疗急性感染性多发性神经炎。

（五）理疗与功能锻炼

1. 对肢体瘫痪，早期除进行被动活动外，可进行温热疗法，恢复期宜加强主动锻炼。辅用脉冲电疗刺激神经恢复。

2. 瘫痪患者平时要使肢体保持正常生理功能位，必要时使用下肢支具，防止足下垂。

（六）医疗体操

1. 被动与主动相结合　在病情稳定后应尽早开展被动运动，从大关节－小关节，从近端－远端，被动运动后进行主动运动练习，病人主观意念抬起肢体或移动肢体等动作，可加速自主运动的恢复。

2. 床上与床下相结合　在疾病的早期尽早开始功能练习，卧床练习如抬头、翻身、抬肢体；待上肢功能恢复后，用双上肢支撑着在床上慢慢坐起；渐渐可移到床边，双腿下垂、抬腿、抬脚等；待下肢肌力达到Ⅲ级后，可下地坐在椅子或站立练双下肢；双下肢有持重能力、一条腿可支撑全身时，可慢慢练习走、上台阶等，运动量逐渐加大，运动时间逐渐加长等。

（七）饮食疗法

1. 鲜地麦冬粥　鲜生地50g，大米300g，麦冬30g。将生地、麦冬洗净，加水适量，煎煮1小时，捞去药渣再加淘净的大米，煮烂成粥，一日内分顿食用，连续食用。有养阴润燥清热之效，适用于肺热津伤兼有低热急性感染性多发性神经炎。

2. 猪油蜜膏　党参300g，白术300g，玉竹300g，加水适量，煎沸30分钟取煎液，反复取煎液3次，再将其液煎熬浓缩为稠糊状。猪油100g，蜂蜜100g分别用小火煎煮至沸，凉温。油蜜及党参、白术、玉竹浓缩稠糊状体混合调匀即可用之。每次食用一汤匙，每日两次。具有补气养血，滋阴润燥之功，适用于脾气虚弱之痿证兼有口干、舌红、便秘等脾阴虚型的急性感染性多发性神经炎。

3. 人参莲肉汤　白人参10g，莲子10g，冰糖30g。先将白人参、莲子（去心）置碗中，加凉开水适量拣泡，入锅前加冰糖。将盛有上述药物的碗放置蒸锅内，隔水蒸炖1小时，即得。喝汤，吃莲肉。人参可连续使用3次，第2、3次均再加莲子、冰糖及适量水，如前法蒸炖服食，第3次将白人参一同吃下。具有健脾益气的作用,主治神疲倦怠,食少便溏,舌淡脉细弱无力等脾胃虚弱型的急性感染性多发性神经炎。

4. 秋梨白藕汁　秋梨去皮核,白藕去节,切碎,以洁净的纱布绞挤取汁。不拘量,频饮代茶。功能清热生津,凉血润燥。本方可用治疗肺热津伤,津液不足以布全身之急性感染性多发性神经炎。

5. 竹茅饮　淡竹叶、白茅根、麦门冬各10g放在保温杯内,以沸水冲泡,盖严浸泡半小时。代茶频饮。功能清热除烦,生津止渴,凉血止血,利尿通淋。本方用于治疗肺热伤津之急性感染性多发性神经炎。

6. 泥鳅鱼炖豆腐　泥鳅鱼500g去鳃、内脏,与海带放锅中,加食盐少许,水适量,清炖至五成熟,加入豆腐250g,再炖之熟烂即可。吃鱼和豆腐,喝汤,分顿用之。功能清热利湿,调和脾胃。本方用于湿热浸淫,两足痿软无力之急性感染性多发性神经炎。

7. 猪肚粥　猪肚500g加水适量,煮七成熟,捞出切细条,再加大米200g,猪肚汤适量,煮成粥,加葱、姜、五味调料,经常食用。功能补益脾气。用治肢体痿软,倦怠神疲,气短懒言,语声低微,不思饮食之急性感染性多发性神经炎。

8. 山药茯苓包子　山药粉、茯苓粉各100g加水适量,浸泡成糊,再蒸半小时,调面粉200g,白糖300g及猪油、青丝、红丝成馅,包成包子,蒸熟即可。功能补益脾胃。适用于脾胃亏虚之急性感染性多发性神经炎。

9. 杜仲爆羊腰　杜仲15g,五味子6g,加水煎煮40分钟,去渣加热浓缩成稠糊状液,备用。羊腰500g切成小块,芡汁裹匀后以热油爆炸至熟,调以酱油、葱、姜等调料即可。长期食用。功能补肾益肝,滋阴敛肺。用治疗足膝软弱的急性感染性多发性神经炎。

10. 枸杞羊肾粥　鲜枸杞叶500g,羊肾1对切碎,加大米250g,水适量,以小火煨烂成粥。分顿食用,食前可调加葱、姜、五味调料。经常食用。功能补益肝肾。适用于肝肾亏虚之急性感染性多发性神经炎。

11. 牛骨髓粉　糯米60g,黑芝麻15g,加水1 000ml熬煮成粥,加入牛骨髓油15ml、白糖60mg稍煮,撒上桂花卤6g即可食用。功能补肾益髓。适用于肾虚之急性感染性多发性神经炎。

五、预防与护理

1. 要注意增强体质,防止感冒及其他感染性疾病。注意环境卫生和个人卫生,防止疾病流行。

2. 注意休息与营养,饮食要易于消化并富有营养,忌食肥甘厚腻之品。同时要适当进行锻炼,保持心情舒畅,以利于疾病的恢复。

3. 本病一般在2~3周以后即趋于稳定,1个月后逐渐恢复。完全恢复常需半年到1年。影响呼吸肌或延髓运动性颅神经者病情较重,恢复较慢,可能有一定的神经系统后遗症。

六、按语

1. 本病初期,发病急骤,病情严重,应以中西医综合方法抢救。但对急性重型病人,特别是暴发型呼吸肌-球麻痹病人,单纯用一种治疗方法困难很大。要配合针刺,针刺手法不宜过强。针刺对本病瘫痪肢体的功能恢复多数有较好疗效,多数认为针刺宜在发病后15~20天开始运用,即病情稍见稳定后施用。在本病恢复期,针灸疗法、饮食疗法、推拿按摩等功能恢复治疗常作为主要治疗手段,针灸对恢复期病人往往可收到满意效果。

2. 针灸治疗以选用阳明经穴为主,即所谓“治痿独取阳明”之意,以振奋脾胃功能,促进气血运行。同时多选用背部夹脊穴或有关背俞穴。可用两种针灸方法交替或配合使用。针灸过程如能加强功能锻炼,配合服用中药则疗效更好。

第5章　重症肌无力

一、概述

重症肌无力是一种自身抗体所致的慢性自身免疫性疾病，病变主要累及神经肌肉接头处突触后膜乙酰胆碱受体，致神经肌肉接头处传递功能障碍。其临床特征是一部分或全身骨胳肌异常容易疲劳，出现上眼睑下垂，眼球活动受限，复视、斜视，或四肢无力，瘦弱不用，甚则吞咽困难，呼吸困难，严重者可危及生命等症状；其临床特点是朝轻暮重，经休息和服用抗胆碱脂酶药物治疗后症状暂时减轻或消失。本病女性发病略高于男性，有2个发病高峰年龄，第一个高峰为20~30岁，第二个高峰为40~50岁。肌无力表现常呈慢性或亚急性起病，从某一组肌群无力，逐步累及其他组和多组肌群。感染、过度疲劳、精神刺激、妊娠、某些药物等可促使病情加剧，甚至诱发危象。

重症肌无力属于中医"痿证""垂睑""睑废"等范畴。

二、病因病理

(一)西医的病因病理

1. 病因

(1)病毒感染：正常人体中，乙酰胆碱受体有它自然的形成、脱落和代谢过程。目前的研究认为，在病毒感染的情况下，机体对乙酰胆碱受体脱落的自身代偿能力和耐力发生改变，使正常的生理过程过分扩大而引起疾病；其次，病毒表面与乙酰胆碱受体之间存在的共同抗原，抗病毒抗体的产生，亦可导致交叉免疫反应；第三，病毒感染胸腺，使胸腺中的肌样上皮细胞及其他细胞表面的乙酰胆碱受体致敏，产生乙酰胆碱抗体。

(2)自身免疫学说：临床观察约有85%~90%本病的血清中AchR-Ab增高，并发现重症肌无力病人血清中AchR-Ab水平与病人临床肌无力严重程度相一致；病人血清中AchR-Ab增高可能与胸腺有关。经临床观察约有80%本病有胸腺异常，其中有10%~20%患有胸腺瘤，胸腺切除后常能使病人症状得到缓解。

(3)遗传因素：根据近年来的细胞抗原的研究，重症肌无力的发病可能与遗传因素有关。HLA分析表明，我国和日本的重症肌无力患者与HLA-DR_4有极明显的关系。

(4)内分泌学说：临床观察发现本病与内分泌功能紊乱有一定关系，如女性病人常在月经期病情加重，闭经和妊娠时症状减轻，分娩或产后症状又加重。在重症肌无力病人中约有2.1%~18%合并有甲状腺功能亢进。

(5)其他：重症肌无力患者还可伴发类风湿性关节炎、系统性红斑狼疮、多发性肌炎等其他自身免疫性疾病。

2. 病理

(1)重症肌无力是对自身乙酰胆碱受体致敏的自身免疫性疾病，所产生的乙酰胆碱受体抗体在补体介导下作用于神经肌肉接头处的突触后膜，引起变性和破坏，导致突触后膜传递障碍而产生肌无力。

(2)电镜下可见神经肌肉接头处的突触间隙增宽，皱褶加深，受体变性。

(3)肌纤维的局灶性炎性改变，可见急性肌纤维凝固、坏死、肿胀，横纹肌肌原纤维消失及吞噬细胞浸润,及散在的失神经性肌萎缩。

(二)中医的病因病机

1. 脾胃虚损　脾为气血生化之源,主肌肉。素体脾胃虚弱,或久病伤及脾胃致虚,或劳倦过度损及脾胃,致使脾胃受纳运化功能失常,气血津液生化之源不足则气血虚,肌肉、筋脉失养,故肌肉无力,眼睑下垂等。

2. 肝肾亏虚　肝藏血,主筋,为罢极之本;肾藏精,主骨,为作强之官。久病体虚,伤及肝肾,肝肾阴虚,则阴精亏损;或素体阴虚,阴虚内热,则灼液伤精,精血亏损不能荣养筋肉则致痿软无力。

3. 禀赋不足　先天禀赋不足,或劳倦伤肾,肾阳虚亏,不能温煦脾阳,脾阳不振则不能运化水谷之精微、濡润肌肉筋脉,故四肢肌肉痿软无力。

4. 感受外邪　调护不慎,感受温热之邪,肺胃之津受劫,水亏火旺,津气生化无源,以致经脉失于濡养,手足痿弱不用;再者感受湿邪,积渐不去,郁而生热,浸淫经脉,以致筋脉弛缓不用。

三、临床诊断

(一)辨病

1. 症状

(1)起病形式:呈慢性或亚急性起病。

(2)部位:受累骨骼肌如眼肌(提上睑肌、眼外肌)、咀嚼肌、吞咽肌或呼吸肌出现肌无力。少数病人累及肢带肌。一般上肢比下肢重,近端较远端重。

(3)时间:晨起时较轻,傍晚或活动后加重。

(4)缓解方式:休息和服用抗胆碱酯酶药物后能有所好转。

(5)危象分为三种:①肌无力危象,是本病的突然加重,增加抗胆碱酯酶药物剂量可改善症状。②胆碱能危象,继发于抗胆碱酯酶药物过量,神经肌肉接头间隙乙酰胆碱浓度积累过多,引起终板膜持续去极化和冲动传递障碍,导致肌无力增加。③反拗性危象,其机理不明,可能为神经肌肉接头终板乙酰胆碱受体对乙酰胆碱的敏感性降低。

2. 体征

(1)检查:可发现受累肌群肌力减弱,四肢腱反射可正常,减低或消失,但无感觉障碍。

(2)肌疲劳试验:令患者连续睁闭眼 50 次,或双眼上视 1 分钟即出现垂睑,或者让患者仰卧位时连续抬头 30~40 次,胸锁乳头肌收缩力逐渐减弱,最后甚至不能抬起,即为疲劳试验阳性。

3. 辅助检查

(1)抗胆碱酯酶药物试验:肌注甲基硫酸新斯的明 0.5~1mg,15~30 分钟后症状明显好转,或氯化腾喜龙 2~10mg 静脉注射,1 分钟内症状好转可确诊。

(2)肌电图:重复电刺激受累肌肉的运动神经,肌肉动作电位幅度逐渐降低,降低 10% 以上,可为肌无力提供诊断。单纤维肌电图,可见兴奋传导延缓或阻滞,相邻电位时间差值延长。

(3)免疫学检查:约 70%~93% 重症肌无力患者可查出血清抗乙酰胆碱受体抗体。

(4)肌疲劳试验:无力肌作反复运动,肌无力症状加重者为阳性。

(5)周围血淋巴细胞测定:T 细胞功能减退,B 细胞抗体分泌能力亢进,但 T、B 细胞数和比例正常。

(6)血清抗乙酰胆碱(Ach)受体抗体阳性,可支持本病诊断。

(7)脑脊液:一般正常,但部分病人脑脊液中可测到抗 Ach 受体抗体。

(8)脑电图:50%的病人脑电图检查可有轻度弥漫性慢波和尖波发放。

(9)心电图:可有心动过速、房性早搏。

(10)超声心电图:40%的病人有心功能减退。

(二)鉴别诊断

1. 眼肌营养不良症　可有睑下垂、眼外肌麻痹,需与眼肌型无力鉴别。但此病起病隐匿,青年男性多见,病情无反复波动,无晨轻夕重特点,抗胆碱酯酶药物无效。

2. 脊髓灰质炎　延髓型可有呼吸困难、吞咽发音障碍等延髓麻痹症状。需与延髓型肌无力鉴别。脊髓灰质炎起病有前驱感染和瘫痪前期症状,瘫痪随发热而加重,持续至热退后病情不再进展,血清学检查有特异性抗体。

3. 急性感染性多发性神经炎　发病较急,有神经根痛症状,脑脊液蛋白-细胞分离,无肌疲劳的特点,新斯的明试验阴性。

(三)辨证

1. 中气不足　眼睑下垂或伴复视,早轻晚重、谈话稍久则声音低哑,四肢倦怠乏力,少气懒音,气短胸闷,舌质淡,苔薄白,脉弱。

2. 肝肾阴虚　常具备脾气虚弱的主证,又见凝视、斜视、复视,或眼球震颤,睁眼不能,视物易倦,形瘦神疲或面色潮红,时有盗汗,舌质微红,苔薄白或少苔,脉细数无力。

3. 脾肾阳虚　眼睑下垂,全身肌肉疲乏无力,活动后明显加重,胸闷少气,或语音不清,或吞咽困难,形寒肢冷,面色㿠白,腰膝酸软,大便时清,完谷不化,小便不利,舌质淡,苔白滑,脉沉细无力。

4. 气阴两虚　四肢倦怠乏力,咀嚼无力,胸闷气短,神疲懒言,饮水发呛,口燥咽干,腰膝酸软,心烦纳呆。舌红少苔或薄黄苔,脉细数。

5. 中气下陷(重症肌无力危象)　重度肌无力,严重呼吸困难,吞咽无力,语声低微,痰涎壅盛,无力咯出,舌淡,舌苔白或微腻,脉微弱或脉大无根。

(四)辨证要点

1. 辨舌脉　舌质淡,有齿痕,苔薄白,脉弱而缓,为脾气虚弱;舌质淡,舌苔白滑,脉沉细无力,属脾肾阳虚;舌质微红,舌体瘦小,舌苔薄白,细数无力,归于肝肾阴虚。

2. 辨气血阴阳　偏于气虚者,周身乏力,大便溏薄;偏于阳虚者,形寒肢冷,面色㿠白,腰膝酸软,大便时溏。偏于阴血虚,则斜视、复视,形瘦神疲,面色潮红,手足心热。

3. 辨病情轻重　轻症可见眼睑下垂,面色少华,舌淡苔白,脉象无力,重症可见全身疲乏无力,活动后症状明显加重,舌淡体胖,苔白,脉沉细无力。

4. 辨常证与变证　常证表现为不同证型的症状,但无生命危险;变证则指重症肌无力发病或病程中突然发生的急骤、危重的证候,以吞咽不能、呼吸困难、全身肌肉重度无力、脉细而弱或脉大无根为主证。

四、临床治疗

(一)针刺疗法

1. 毫针疗法

毫针一

(1)主穴:攒竹、阳白、丝竹空、鱼腰。配穴:四白、太冲、太溪、百会、三阴交。

(2)配穴:复视加睛明、肾俞;斜视加风池、肝俞。根据症状选择主穴与配穴,或交替选用不同的穴位。

(3)操作:以补法为主轻刺,留针20分钟,每日1次,10次为1疗程。适用于治疗重症肌无力。

毫针二

(1)主穴:中脘、膻中、血海、气海、石门、关元、脾俞、肾俞、足三里、悬钟、三阴交、太溪、太冲。

(2)配穴:①眼肌型取攒竹、鱼腰、太阳、印堂、阳白、四白、百会、合谷;单纯上睑下垂取阳辅、申脉;②延髓型取风池、哑门、天突、廉泉、肺俞、三阴交、内关、颊车;咀嚼乏力取合谷、颊车、地仓、下关;③全身型取肩髎、曲池、手三里、尺泽、外关、合谷、环跳、风市、委中、大椎、阳陵泉、太冲;抬头无力取风池、天柱、列缺。

(3)操作:以补法为主轻刺,留针20分钟,每日1次,10次为1疗程。适用于治疗重症肌无力。

毫针三

(1)主穴:阳白、攒竹、丝竹空、脾俞、胃俞、合谷、足三里、阳陵泉、三阴交。

(2)配穴:若伴有吞咽困难,可加用廉泉、天突;颈肌受累时可加天柱、风门;若肩胛肌受累时,可加用天宗、巨骨、肩中俞、肩外俞等。

(3)操作:每次可选用3~6穴,每穴均施以补法,手法宜轻,不宜过多提插捻转,一般不用电针,留针1小时或更长时间。每日1次,10次为1疗程。适用于治疗重症肌无力。

毫针四

(1)主穴:肺俞、脾俞、胃俞、肝俞、肾俞、气海、足三里、三阴交、合谷、太冲。

(2)配穴:眼睑下垂、斜视、复视取阳白、攒竹、瞳子髎、丝竹空;声音低微、嘶哑、饮水呛咳取廉泉、扶突、完骨;下颌下垂、无力闭合取颊车、下关;呼吸困难、咳嗽无力取大椎、身柱、大包或灸脑户;肢体无力取肩髎、曲池、髀关、伏兔、解溪。

(3)操作:进针得气后,施以提插捻转补法,留针20~30分钟。或用温针灸,或加用电针,选疏密波,电流强度以病人能耐受为度。每日1次,10次为1疗程。适用于治疗重症肌无力危象。

毫针五

(1)主穴:脾俞、中脘、足三里。

(2)配穴:肝肾不足:气海、关元;眼睑下垂:风池、阳白;颈项无力:人迎、颈夹脊;上肢无力:肩髎、曲池、合谷;下肢无力:环跳、伏兔、悬钟。

(3)操作:施以小幅度捻转补法,留针30分钟,每日1次,7天为1疗程,疗程间隔休息7天。适用于治疗重症肌无力。

2. 穴位注射疗法

穴位注射一

(1)主穴:取睛明、丝竹空、攒竹、太阳;

(2)配穴:足三里、三阴交、脾俞、肾俞、阳白。

(3)药物:新斯的明。

(4)方法:新斯的明0.5mg,膈俞、脾俞、足三里每穴注射0.5~2ml,每日1次,10次为1疗程。每次选主穴2~3个,配穴3~4个,每日1次。用补法。适用于治疗眼型重症肌无力。

穴位注射二

(1)取穴;①脾俞、胃俞、足三里、丰隆;②肾俞、关元、命门、太溪。

(2)药物:维生素B类注射液、注射用水、黄芪注射液。

(3)方法:每次选用一组穴位,用维生素B类注射液、注射用水混合后注入上穴,每穴1~

1. 5ml;亦可用黄芪注射液5~8ml注入上穴,每穴1~2ml,每日或隔日1次,20次为1疗程。适用于治疗重症肌无力。

穴位注射三

(1)取穴:脾俞、肾俞、足三里、三阴交,每次用二穴,四穴交替取用。

(2)药物:黄芪注射液。

(3)方法:每次药用黄芪注射液2ml,分注于两个穴位。两周为一疗程,第1疗程采用每日法,休3天后开始第2疗程隔日法;再休息3天后第3个疗程隔3日法。适用于治疗重症肌无力。

3. 耳针疗法

耳针一

(1)取穴:脾、肝、肾、脑、皮质下、交感、相应肢体。

(2)方法:每次选用4~5穴,用轻或中等度刺激,间歇行针,留针30~60分钟,可加用电针,每日1次;亦可用王不留行籽按压以上耳穴,每天按压数次。两耳交替,20次为1疗程。适用于治疗重症肌无力。

耳针二

(1)主穴:脾、肾、胃、内分泌、皮质下。

(2)配穴:上睑下垂取眼睑、上纵隔;声音嘶哑取声带、咽喉、肺等。全身型取膝、肘、腕、指等。

(3)方法:每次选用2~3主穴,根据部位加配穴,用轻或中等度刺激,间歇行针,留针30~60分钟。两耳交替,20次为1疗程。适用于治疗重症肌无力。

(二)推拿疗法

推拿一

1. 主要手法:㨰法、搓法、捻法、按法等。

2. 操作程序

(1)患者取俯卧位,医者立其侧面,先施按法于背部脊柱两侧,自上而下2~3次,重点在脾俞、胃俞、肝俞、肾俞,再在脊柱两侧用㨰法治疗,时间约5分钟。

(2)患者取仰卧位,医者站其侧面,用㨰法在患侧下肢,自髂前上棘向下沿大腿前面至踝关节及足背部治疗,重点在伏兔、膝眼、解溪;用拿法施于患侧下肢,重点在委中、承山,以大腿内侧中部及膝部周围为重点治疗,最后用搓法施于下肢,时间约3分钟。

(3)患者仰卧位,用㨰法自患侧上臂内侧至前臂进行治疗,以肘关节为重点,同时配合患肢外展和肘关节屈伸的被动活动,再按揉尺泽、曲池、手三里、合谷,继之在患肢腕部、手掌和手指用㨰法治疗,同时配合腕关节及指间关节伸屈的被动活动,手指关节可配合捻法,时间约5分钟。

(4)患者取坐位,用㨰法施于患侧肩胛周围及颈项两侧,然后用拿法自肩部至腕部往返3~4次,配合活动肩、肘、腕关节,最后用搓法自肩部至腕部往返2~3次。时间约3分钟。

(5)患者取坐位,医者位其前面,用抹法自印堂至太阳往返4~5次,同时配合按揉睛明、太阳,再用扫散法在头侧胆经循行部位自前上方向后下方操作,每侧20~30次,配合按揉角孙,时间约2分钟。用两手掌根按揉两侧颊部结束。适用于治疗重症肌无力。

推拿二

1. 常用穴位与部位:攒竹、丝竹空、太阳、脾俞、胃俞、足三里、三阴交、眼部和四肢部。

2. 主要手法:一指禅推法、按法、揉法、擦法、搓法等。

3. 操作程序

(1)患者俯卧,先用一指禅推法或按、揉法施于大椎、脾俞、胃俞、肾俞各1分钟;再在背部膀胱经从上至下施以直推法5~10分钟。

(2)患者坐位,先在阳白、丝竹空、太阳穴用一指禅或按揉法3~5分钟;再拿风池,揉天柱,推桥弓各2分钟。

(3)患者仰卧,先搓上肢、后搓下肢,各自从上而下施术2~3遍;再自上按揉肩髃、肩髎、曲池、手三里、合谷、环跳、足三里、阳陵泉、三阴交等穴各1分钟;后在四肢阳明经施以擦法。适用于治疗重症肌无力。

(三)气功疗法

在本病治疗过程中,进行自我气功治疗,提高疗效。如每日练习吐纳、放松功和内养功,调理情志,增加抵抗力。

(四)外治疗法

1. 穴位敷贴　用黄芪、细辛、马钱子研粉制成药膏,贴敷于足三里、三阴交、脾俞、肾俞,每穴敷药直径1cm,每天换药一次,10天为一疗程。皮肤过敏者禁用。适用于治疗重症肌无力。

(五)精神调理

1. 重症肌无力由于疗程较长,加上一部分患者预后不良,因此保持愉快心境,避免悲观、恐惧、忧郁、急躁等不良精神伤害,建立战胜疾病的信心,培养坚强的意志和乐观的情绪,对提高疗效,促进康复,至关重要。

2. 医护人员与家属要有极大的耐心去安慰和照顾患者,不要有厌恶情绪,应用关心、体贴或用大量事例,鼓励开导病人,让其看到希望之光,转忧为喜,鼓足生活的勇气,从而促使病情早日改善,身体康复。

(六)饮食疗法

1. 黄芪党参煲乳鸽　黄芪30g,党参30g,山药30g,白术30g,乳鸽1只,精盐、味精少许。将乳鸽常规处理后洗净切块,同上料入沙锅内煲汤。饮汤食乳鸽,每日1剂。适用于治疗脾虚气弱型重症肌无力。

2. 沙苑子鱼胶汤　沙苑子15g,杜仲15g,狗脊15g,鱼胶30g。用两层纱布包上前三味,扎紧,鱼胶切碎,共煲汤。饮汤食鱼胶,每日1剂。用于治疗肝肾阴虚型重症肌无力。

3. 桑椹芝麻膏　桑椹子500g,黑芝麻60g,猪脊骨500g,巴戟天20g,杜仲20g。猪脊骨洗净切块,与余料同放锅内,加水煲2小时,加盐调味。每日1剂。用于治疗肝肾阴虚型重症肌无力。

4. 乌豆煲塘虱鱼　乌豆100g,枸杞子50g,何首乌30g,塘虱鱼3条。加水入沙锅慢火煲煮,后加盐调味,每日一次。用于治疗肝肾阴虚型重症肌无力。

5. 参芪苓粥　党参30g,黄芪30g,山药30g,巴戟天20g,粳米100g,白糖少许。上料共入沙锅中煮食。每日1剂。用于治疗脾肾阳虚型重症肌无力。

6. 羊脊骨党参汤　羊脊骨1具,党参40g,肉苁蓉30g,葱白3茎,草果3个。将羊脊骨捣碎,与党参、肉苁蓉、草果仁共熬取汁,后加葱白,取汁与适量面粉作成面羹食。可加适量精盐或白糖调味。用于治疗脾肾阳虚型重症肌无力。

7. 白人参白酒汤　白人参30g,白酒500g。先将人参装入纱布袋中,与酒同入1个耐高温的容器内,放入水中煮30分钟,然后封口,7天后饮用。每次5ml,早晚各饮1次。适合于治疗中气不足型重症肌无力。

8. 玉竹沙参粥　玉竹30g,沙参30g,薏苡仁30g,怀山药30g。先煎玉竹、沙参,取汁与薏苡仁、山药共煮成粥,顿服。用于治疗胃阴不足型重症肌无力。

9. 石膏麦冬汤　生石膏20g,麦冬20g,沙参30g,山药30g,雪梨23个。将前4味煎汁去渣,雪梨去皮捣烂取汁,调入药汁中饮服,每日分2次服完。适用于治疗阴虚内热烦躁型重症肌无力。

10. 猪肾粳米粥　猪肾1对,粳米100g,草果6g,陈皮3g,砂仁6g。将猪肾洗净,切块,与陈皮、草果仁、砂仁共煮取汁。入白酒少许,再与粳米煮成稀粥,顿服。用于脾肾两虚型重症肌无力。

11. 乌龟1只(约500~800g),洗净后切成小块,用熟猪油60g炸干水分,加入精盐、红酱油、姜、葱、花椒、大蒜各适量,再炒香。入鲜汤煮沸,撇去泡沫,入八角1个,水发竹笋片60g,继用小火缓缓炖熟,待汤汁已浓,龟肉烂熟,调入味精即成。分餐饮汤食用,隔日1次。用于肝肾亏虚型重症肌无力。

12. 红枣粥　红枣5~8枚,糯米100g,煮粥,加白糖少许。补脾胃,益气血,适用于治疗重症肌无力脾气虚弱者。

13. 芝麻粳米粥　芝麻15g,粳米100g,洗净后共煮粥,加适量白糖食用。适用于重症肌无力肝肾不足者,阴虚有热者更佳。

五、调摄与护理

1. 增强体质,避免各种感染性疾病,多接触新鲜空气,锻炼身体。

2. 对易反复呼吸道感染的小儿,在感冒流行季节、流行地区,作好保护工作,少去公共场所。一旦在治疗过程中患呼吸道感染,应积极彻底地治疗,积极控制呼吸道感染,以防病情加重或使已恢复的患儿病情复发。

3. 休息,重症肌无力患儿应保证足够的睡眠,不可过度疲劳,不可长时间用眼。

4. 饮食调理,在饮食上多食富有营养而容易消化的食物,少食性寒味辛的食物。全身型重症肌无力有咀嚼困难的患儿,不宜食硬食品或易呛食品,以免吸入引起并发症。

六、按语

重症肌无力是一种比较常见的神经肌肉疾病,症状迁延,治疗一般常采用免疫抑制药、抗胆碱酯酶药物、胸腺切除及血浆交换等,减少和清除自身抗体。对这些疗法的次序安排和联合应用,存在着争论,目前还缺乏严格对照的有可比性的临床试验可指导治疗的资料,故用药方法仍无统一的规范。西药起效快,但是疗程长,副作用大,疗效不巩固,复发者很多,故总体疗效不甚满意。

针刺、耳针、电针、穴位注射、灸治、推拿、刮痧等可以扶正固本,调节人体免疫功能。治疗本病,近期疗效较为明显,疗效也能维持较长时间,是临床可以选用的方法。并通过气功、精神调治、饮食疗法、外治等,也能取得远期疗效。但针灸治疗选穴、针法以及方法间的相互配合与疗效的关系均还有待进一步摸索。治疗总的原则以健脾益气为主,可围绕此做穴位选择,并根据临床具体情况选择相应的治疗方法。病情严重者需及时采用中西药物综合治疗。

第6章　颈椎病

一、概述

颈椎病是由于颈椎骨、关节及椎间盘组织退行性改变及其继发病理改变累及神经根、脊髓、椎动脉、交感神经等，并出现相应临床表现，是一种复杂的综合征，故又称颈椎综合征。临床上常表现为颈项僵硬、酸痛，上肢麻木、肌肉无力或萎缩、眩晕、摔倒、汗出异常、步履蹒跚甚至四肢瘫痪等症。也有称颈椎骨关节病或颈椎综合征。本病最早由Brain于1952年提出并确定。国内自20世纪60年代开始有对本病的报导，以后又有专著问世。本病虽然年轻人也不少见，但仍然多见于中老年人，其发病率随年龄的增加而显著增高。一般认为，男性发病率高于女性，伏案工作者多于体力劳动者。如仅仅依据X线片判断，其发病部位可能相当广泛，但如根据其临床症状和细致的神经学定位检查，则以颈5、6和颈6、7最多，两者占90%以上。目前多数颈椎病可以通过药物治疗获得临床治愈或控制症状，少数病人在保守无效或反复发作时通过手术治疗也可取得满意疗效，只有极少数患者因病情较重或病变时间过长而失去良好的治疗机会，导致终生瘫痪等。

本病属于中医"痹证""痿证""眩晕"等范畴。

二、病因病理

(一)西医的病因病理

1. 病因

(1)慢性劳损

①不良睡眠体位：人的一生大约有1/3～1/4的时间是睡眠，不良睡眠体位因其持续时间长，必然造成椎旁肌肉、韧带及关节的失衡。

②工作姿势不当：大量统计资料表明，处于坐位，尤其是低头工作者的颈椎病发病率较高，包括家务劳动者、刺绣女工、办公室人员、打字抄写者、仪表流水线上的装配工等，除因长期低头造成颈部肌肉、韧带组织的劳损外，在屈颈状态下，颈椎间盘的内在压力大大高于正常体位，甚至可超过一倍以上。

(2)头颈部外伤

①交通意外：颈椎骨折、脱位、高速行驶的车辆突然刹车所造成的颈部软组织损伤。

②不适当的体育锻炼：超过颈部耐量的活动，例如足球运动的用头顶球、用头顶部负重、人体倒立或翻筋斗等，均可加重颈椎的负荷。

③生活与工作中的意外：在日常生活和工作中常可遇到各种意外性外伤，头颈部被碰撞，或过度前屈、后伸及侧弯等。

(3)咽喉部炎症：当咽喉部及颈部有急慢性感染时，易诱发颈椎病的症状出现或使病情加重。此乃由于该处的炎性病变可直接刺激邻近的肌肉、韧带，或是通过丰富的淋巴系统使炎症在局部扩散，以致造成该处肌张力降低、韧带松弛和椎关节内外平衡失调，从而破坏了局部的完整性与稳定性。

(4)颈椎的先天畸形：颈椎病患者中，局部的畸形为正常人的1倍以上。

2. 病理

(1)颈椎病的基本病理变化是颈椎间盘退行性变及颈椎骨的进行性增生。随着年龄的增长及长期劳损,使椎间盘的核心部分即髓核中的水分逐渐丧失,变为弹性较差的纤维软骨,承受压力时可使椎间隙变狭窄和纤维环外突,使上下椎体骨缘的骨膜外移,日久形成唇样骨赘。

(2)创伤及长期劳损,均可使颈椎发生一系列的病理变化。使颈神经根、颈脊髓、椎动脉、交感神经及颈部软组织受到刺激或压迫,产生一系列临床症状和体征。

(二)中医的病因病机

1. 风寒外袭　阳气不足,腠理空疏,卫阳不固,人体抵抗力低下时风寒湿外邪乘虚而入,导致太阳经脉不利,卫外不固,营卫失和,出现恶风、怕冷、颈项强痛、腰背酸累挛急。

2. 经络痹阻　早期阶段治疗不及时、不彻底,风寒湿留滞于经络肌肉关节,则使气血运行不畅;亦可因劳逸失度,脉络损伤,气血不和,致使气血运行不畅。均可引起经脉痹阻,而出现颈、肩、臂及手指等部疼痛、麻木、重着和屈伸不利。

3. 经脉失养　随着病变的发展,气血伤耗日益严重,正气亏损伤及肝肾,造成肝血不足、肾精亏虚,血虚则不能营养;且阴虚生内热,又更灼伤津液,更导致筋骨经脉失于濡养,以至肢体筋膜弛缓,手足痿软,不能随意运动,肢体拘挛痿废。

4. 虚风上扰　由于肝阴不足,肝阳偏盛,风阳上扰,可引起头晕目眩、耳鸣;肾虚不能养肝,水不涵木,以至肝阴不足,也能引起眩晕等症;而肝肾精血不足,脑失所养,产生头晕、耳鸣、目眩等症。

5. 劳逸失宜　终日伏案,劳伤心脾,气机不畅或痰湿内生,筋脉痹阻而发病。

6. 痰瘀互结　由于湿聚气滞,气滞血瘀,可引起痰瘀。由于痰湿阻凝在人体不同部位可引起不同症状:痰湿上逆头者多见眩晕;在四肢者多见四肢麻木疼痛;风痰可引起头晕目眩、突然跌倒、四肢不举、厥冷等症。

三、临床诊断

(一)辨病

1. 临床表现

(1)颈型:最为常见,以头、颈、肩疼痛等感觉异常为主,相应部位有压痛。

(2)神经根型:中老年多见,具有典型的根性症状(麻木、疼痛),神经根痛多在颈脊神经所支配的区域内,并向肩、上臂、前臂、手指及胸部放射;可有头、颈项、肩背、上肢和手部的钝痛、酸痛、灼痛。

(3)交感神经型:多数病人有轻微的颈、肩的神经根刺激症状,同时可见头痛、偏头痛、头昏、枕部痛、头胀、眼裂增大、视物模糊、彩视、瞳孔增大、眼窝胀痛、眼发涩和流泪。一侧面部或头颈、手足多汗。患侧手可有麻木、肿胀、发凉、疼痛。或心前区不适、心动过速或心动过缓,血压时高时低等一系列交感神经症状。还可见鼻塞、血压偏低、胃蠕动增加或嗳气等交感神经抑制症状。

(4)脊髓型:有脊髓受压表现,分为中央及周围两型。中央型的发病是从上肢开始向下肢发展;周围型的发病是从下肢开始向上肢发展。可出现一侧或双侧下肢神经功能障碍,如下肢麻木、疼痛、腿软、发抖、肌张力增加、肌力减弱、腱反射亢进、浅反射减弱、病理征阳性等;有的还可出现尿潴留、大小便失禁。

(5)椎动脉型:曾有摔倒发作,并伴有颈性眩晕;可出现眩晕、恶心、呕吐、耳鸣、耳聋,部分患者有眼球震颤,常于转颈时突然发生意识障碍与摔倒,摔倒后患者能自己爬起。

(6)软组织型:反复发作的颈项疼痛,延及上背部,不能俯仰旋转,每发作3~5天后,可有一段缓解的时间。个别病人合并有眩晕或偏头痛,颈椎棘突及其两侧可有压痛。

2. 辅助检查

(1)X线或CT检查:X线或CT检查可见颈椎生理前凸消失,甚至可呈后凸畸形,椎间隙狭窄,椎体前后缘有唇样骨赘、椎体半脱位、项韧带钙化等改变。

(2)脊髓碘水造影:有助于对椎管及椎管内各种疾患的诊断和鉴别诊断,可清晰地显示颈椎与颈髓的关系,并能动态观察脊髓腔的情况,明确脊髓受压的部位与范围。

(3)腰穿及脑脊液检查:脊髓型颈椎病行腰穿作奎肯试验时可发现椎管有部分或完全梗阻,脑脊液蛋白质有不同程度增高。其他类型颈椎病的脑脊液一般无明显改变,椎管腔通畅。

(4)肌电图:当神经根长期受压,致使所支配的肌肉完全失去控制,可出现自发电位活动和运动传导减慢。

(5)脑血流图:主要用于对椎动脉供血情况的判定。当椎动脉长期受压,可出现流入容积速度指标减少,血管阻力指数增加,表现为平顶波、三峰波及正弦波。

(二)鉴别诊断

1. 风湿病　主要包括肩周炎、肩背部肌筋膜炎等。常伴有颈肩痛、手麻木等,但无客观神经系统改变。用普鲁卡因加氢化可的松封闭,症状可消失或明显缓解。

2. 脊髓空洞症　痛觉与其他深、浅感觉分离,特别是温度感觉减退或消失。

3. 心绞痛　根型颈椎病可有左上肢痛、左胸大肌区痛和压痛,封闭压痛点,如能减除疼痛,则不是心绞痛。而真性心绞痛常有心电图的改变,口服硝酸甘油可止痛。

4. 脊髓肿瘤　其症状与脊髓型颈椎病类似,但症状将不断加重,这与颈椎病的间隙无症状不同。另外,肿瘤病例脑脊液显示蛋白较高,造影呈倒杯口状阴影。MRI可确诊。

5. 梅尼埃综合征　本病为内耳病变。临床表现为发作性眩晕,可伴恶心、呕吐、听力减退或耳鸣、头痛。病人所见景物常呈摇晃、旋转,可有眼球水平震颤体征,听力减退多发生于一侧,耳鸣呈高音调且持续性。症状与情绪波动有关,而不是由于颈活动所诱发。

6. 冠状动脉供血不足　发作时,心前区剧烈疼痛,伴有胸闷气促,只有一侧或双侧上肢尺侧反射痛,没有上肢颈神经根刺激的其他体征。心电图有异常改变。口服硝酸甘油可减缓症状。

7. 植物神经系统机能紊乱或神经官能症　本病无颈椎病的X线变化,也无神经根或脊髓受累症状。药物治疗有效。经长期观察,反复检查,可明确诊断。

(三)辨证

1. 风寒入络　头痛头重,颈项强硬,肩背四肢疼痛,尤以上肢为著,屈伸不灵,出汗或无汗,全身发冷或肌肤麻木等,舌质正常或稍淡,苔多薄白或白腻,脉浮紧。

2. 寒湿阻络　眩晕,头重如裹,头、颈、肩、背和四肢疼痛,喜热恶寒,上肢沉重无力、麻木,甚者肌肉萎缩,颈项僵硬,后颈部压痛,手指屈伸不利,指端麻木,舌胖有齿痕,舌质正常或发黯,苔薄白或白厚,脉沉迟或弦紧。

3. 气滞血瘀　颈、肩、上肢刺痛,痛处固定、拒按,伴有肢体麻木,舌质紫黯或边尖有瘀斑,脉弦或涩。

4. 痰湿阻络　头晕目眩,头重如裹,四肢困重,麻木不仁,纳呆,舌质黯红,苔厚腻,脉弦滑。

5. 肝肾不足　头晕目眩,耳鸣耳聋,失眠多梦,肢体麻木,面红目赤,大便干结,舌红少津,脉弦。

6. 气血亏虚　头晕目眩,面色苍白,心悸气短,四肢麻木,倦怠乏力,舌淡苔少,脉细弱。

7. 肾阳亏虚　颈痛连及头、肩、上臂,上肢乏力,肌肉萎缩,头晕,耳鸣,畏冷肢凉,腰膝酸软,小便清长,排便无力,性功能障碍,舌质淡红,苔薄白,脉沉迟无力。

四、临床治疗

(一)针刺疗法

1. 毫针疗法

毫针一

(1)主穴:相应颈夹脊阿是穴、风池、天柱、大椎、列缺、曲池、合谷。

(2)配穴:神经根型,配肩中俞、天宗、曲泽、少海、悬钟;脊髓型,配天柱、肩髎、膈俞、阳池、秩边、风市、丘墟;椎动脉型:天柱、印堂、太阳、合谷;交感神经型:风府、百会、太冲、通里、血海、心俞。

(3)操作:风寒湿痹,加用温针灸或在局部拔罐;热痹加用刺络疗法。进针向脊柱方向斜刺,行捻转泻法,给予较强刺激。另外,根据各大类型所出现的不同症状表现,还需作相应的对症处理。每日1次,10次为1疗程。适用于治疗颈椎病。

毫针二

(1)取穴:风池、天柱、颈夹脊、肩中俞、肩外俞、阿是穴。

(2)操作:每次选用4~6穴,用毫针施以泻法或平针法,宜加用电针,取连续波,电流量以病人能耐受为度,留针30分钟,每日1次,10次为1个疗程。适用于治疗颈椎病。

毫针三

(1)取穴:风池、风府、天柱、大杼、阿是穴、相应颈夹脊、列缺、人迎。

(2)操作:颈夹脊穴要向颈椎方向斜刺给予一定量的提插捻转刺激。其余诸穴用补法、也可加用电针疗法,每日1次,7天为1疗程。另外还应根据各种类型所表现的各种症状,选取相应的对症穴位进行治疗。适用于治疗颈椎病。

毫针四

(1)主穴:风池、大椎、合谷、肩井、肩贞。配穴:颈型加玉枕、大杼、天宗。

(2)配穴:脊髓型加绝骨、百会、风府、后顶、阳陵泉、委中、风市、涌泉;椎动脉型加太渊、承光、足三里、太冲;神经根型加阳陵泉、后溪、列缺、小海、腕骨;交感神经型加内关、期门、日月。

(3)操作:电针或温针,每日1次,每次30分钟,10次为一疗程。适用于治疗颈椎病。

毫针五

(1)主穴

①风阳上扰:针刺太溪、肾俞、京门、三阴交、肝俞以滋阴补水,用平补平泻法;太冲、风池、侠溪以平肝潜阳,用泻法。

②痰浊中阻:针刺足三里、丰隆、解溪、太白以健脾化痰,用平补平泻法;太渊、中脘、内关、章门以健胃理脾,用补法,且针刺中脘穴后予悬灸法。

③髓海不足:针刺肾俞、太溪、绝骨、三阴交、脾俞、足三里以益精补髓,用补法;命门可助阳化气,用平补平泻法;交替点刺头维、太阳穴以祛风止眩。

④气血亏虚:针刺膈俞、血海、心俞、脾俞、肝俞、足三里以益血生精,用补法;膻中、百会补气血,用平补平泻法。

(2)配穴:并发眼昏蒙花黑,视物不清,针刺膻中、膈俞、肾俞、肝俞以益气补血,填精明目,用平补平泻法,点刺攒竹放血3~5滴;大骨空、小骨空用麦粒灸3~5壮。并发耳蒙闭塞,针刺翳风、中渚、听会、侠溪、太冲、丘墟以疏导少阳经气,用泻法。每日1次,10次为一疗程。适用于治疗颈椎病。

2. 穴位点刺放血疗法

(1)肝阳上亢:取百会、头维,以三棱针或消毒弹簧刺血针,点刺 0.2~0.3cm 深,令每穴放血10余滴,同时对双侧大敦穴进行点刺放血,令每穴出血 5~6 滴。

(2)风火上扰:取太阳、风池,点刺放血,令每穴出血 6~7 滴。风火甚者放血 10 余滴,能泻火;眩晕重者,加刺足窍阴,放血 5~6 滴,可增泻火之功。

(3)痰浊眩晕:取头维、印堂、厉兑、隐白,点刺放血,每穴放血 3~5 滴。适用于治疗颈椎病。

3. 电针疗法

电针一

(1)主穴:天柱、曲垣。

(2)配穴:头痛加风池;手臂发麻加扶突,症状偏一侧取患侧,偏于两侧取双侧穴。

(3)方法:天柱用 2 寸毫针沿颈椎系列斜向下方,使针感传至肩部;曲垣用 1.5 寸毫针向肩胛冈内侧端斜刺。得气后接 G6805 电针仪,用连续波,频率 100 次/分,强度以颈肩出现明显肌肉跳动而无痛感。留针 20 分钟。配穴常规针法,隔日 1 次,12 次为 1 个疗程。适用于治疗颈椎病。

电针二

(1)主穴:颈夹脊穴(相应病变椎体处)、大椎、天柱、秉风、天宗。

(2)配穴:肩臂、手指麻木疼痛配肩髃、曲池、外关、合谷;头痛、头晕配风池、太阳、百会;下肢无力、痿软配肾俞、秩边、委中、足三里;心慌配内关、三阴交。

(3)方法:根据病人痛点或症状,每次选用 2 或 3 对主穴和 2~4 个配穴。夹脊穴直刺或针尖稍向脊柱方向斜刺,余穴用直刺。得气后接通 G6805 电针仪,用连续波,频率 130~180 次/分,强度以感舒适为度。配合 TDP 照射和颈椎牵引。每日或隔日 1 次,每次 30 分钟,10 日为 1 疗程。适用于治疗颈椎病。

电针三

(1)主穴:颈椎夹脊、曲池。

(2)配穴:神经根型配肩井、肩髎、曲池、手三里、外关、合谷、后溪;椎动脉型配头维、百会、太阳、四神聪、三阴交、行间、曲池、合谷;混合型配天柱、肩髎、肩髃、曲池、合谷、百会、太阳、太冲;交感型配百会、四神聪、太阳、大椎、肝俞、心俞、太冲、曲池、合谷;脊髓型配太阳。

(3)方法:每次根据上下肢症状范围选取配穴 1~5 个,交替取穴。针刺得气后,接通 G6805 型针灸治疗仪(两极不能横跨脊柱)用连续波,电流频率为 100~150 次/分,强度以患者舒适为度,留针 20 分钟,每日或隔日 1 次,10 次为 1 个疗程。适用于治疗颈椎病。

4. 穴位注射疗法

穴位注射一

(1)取穴:风池、颈夹脊。

(2)药物:1% 川芎注射液。

(3)方法:先在颈椎部寻找出压痛点或病变颈椎。在穴位消毒,用 5ml 注射器吸取药液,刺入穴内。风池穴向鼻尖刺入 0.8~1.2 寸,可有放射感到枕部及头顶。夹脊穴直刺 0.5~1.2 寸。每穴注入药液 1ml。每日 1 次,6 次为 1 疗程,治疗期间可配舍 TDP 照射。适用于治疗颈椎病。

穴位注射二

(1)取穴:风池、大杼。

(2)药物:当归注射液 2ml、丹参注射液 4ml。

(3)方法：穴位皮肤常规消毒，注射器吸取药物混合液，刺入穴位。风池向鼻尖方向刺入，大杼向脊柱方向斜刺，有针感后回抽无血，缓慢注入药水，每穴分别注入1.2ml。每日1次，10次为1疗程，疗程间隔2日。适用于治疗颈椎病。

穴位注射三

(1)取穴：颈夹脊、阿是穴。

(2)药物：以当归注射液2ml、野木瓜注射液2ml、维生素B_{12} 0.5mg混合注于穴位中，每日1次，10次为1个疗程。对疼痛较严重者，可采用0.5%利多卡因、维生素B_{12} 0.5～1mg、地塞米松5mg。

(3)方法：作局部浸润阻滞，但一定要刺中痛点，患者有酸胀感或向四周扩延的感觉，方能保证效果，隔日1次。适用于治疗各型颈椎病。

穴位注射四

(1)取穴：风池、风府、大椎、阿是穴。

(2)药物：2%利多卡因1ml、丹参注射液2ml、注射用水1ml。

(3)方法：穴位消毒后，用7号针头及5ml注射器吸取上药混合液，刺入穴位，得气后回抽无血，注入药液。每次取穴2～4个，每穴注入0.5～1ml。穴位注射后休息5分钟行手法按揉、旋转、轻拍及头部按摩。每周行2次，2周为1个疗程。适于椎动脉型颈椎病。

5. 耳针疗法

耳针一

(1)取穴：颈、颈椎、肝、肾、交感、神门。

(2)方法：每次取一侧耳穴，两耳交替使用。耳郭常规消毒后，用耳毫针对准所选穴位敏感点进针，实证用强刺激泻法捻转，虚证用中刺激平补平泻法捻转，留针15～30分钟，每5～10分钟行针1次，每日或隔日针1次，10次为1个疗程。适用于治疗颈椎病。

耳针二

(1)取穴：颈椎、项、肝、肾、枕、内分泌、肾上腺、皮质下。

(2)方法：每次取一侧耳穴，两耳交替使用。耳郭常规消毒后，用耳毫针对准所选穴位刺入，留针30分钟，随证虚实施以补泻手法。每日针1次，10次为1个疗程。适用于治疗颈椎病。

耳针三

(1)取穴：颈椎、神门、枕、内分泌、肾。

(2)方法：每次取2～3穴，进针后予以中强刺激，留针15分钟，每隔5分钟行针1次。亦可行埋针疗法。每日1次，或隔日治疗1次，15次为1个疗程。适用于治疗颈椎病。

耳针四

耳穴压迫法

(1)主穴：主穴：肝、肾、颈、项。

(2)配穴：内分泌、交感、脾、心、太阳、上背、枕、肩(视病情加减，痛甚者加神门、交感；骨赘退化控制不理想加内分泌；须助复位加交感、心；沉困无力加脾；后头痛加枕；背困痛加上背；肩冷痛加肩等)。

(3)操作：每次取一侧耳穴，主穴每次必用，配穴视病情选，两耳交替使用。耳郭常规消毒后，按操作常规，用探棒先寻找敏感点，在压痛最明显的反应点上，用胶布贴压王不留行籽，贴好后每穴按压5分钟，要两指对捏，一紧一松地按压，每天所贴穴位按压5次，每隔1天换贴1次，10次为1个疗程。休息10天，可继续第2疗程，并配合适当的颈项运动。适用于治疗颈椎病。

耳针五

耳穴压迫法

(1)取穴:颈椎、颈、神门、内分泌、肾上腺、皮质下、肩关节、枕。

(2)操作:每次选用4个穴,余穴交替使用。耳郭常规消毒后,按操作常规,用王不留行籽分别贴敷于所选穴位上,边贴边按摩,直至出现胀痛、灼热感为止。隔日换贴1次,每日按摩3~4次,10次为1个疗程。适用于治疗颈椎病。

(二)小针刀疗法

针刀,取患者坐位,先在患者颈部寻找阳性压痛点及索状物,此处即为进针刀点。常规消毒后铺无菌洞巾,用朱氏4号针刀,刀口线与神经、血管平行,针刀与骨面垂直。进针达骨面后,先纵行、后横行剥离,结节行切开剥离,出针刀,压迫不出血后外贴创可贴。进针过程中以病人针感酸胀为好,如有触电感应将针刀提起或调转方向,进针刀勿过深,不可滑过横突骨面下,以免损伤神经和血管。7天1次,3次为1疗程。适用于治疗颈椎病。

(三)灸治疗法

1. 取穴:阿是穴、大椎、大杼、悬钟、太溪。

2. 操作:每次选用2~4穴用艾条雀啄灸,每日1~2次,每穴20分钟,7次为1疗程。适用于治疗颈椎病。

(四)刮痧疗法

刮痧一

1. 取穴:脊柱两侧,肩上区,颈4~7与胸15及其两侧,肩胛区,肩胛冈区,颈侧区,肘弯区,臂前区,臂后区,臂外侧区及臂内侧区,肘前侧区。

2. 治法:用刮痧法。先在脊柱两侧(从颈1至尾椎)轻刮3行,肩上区、颈侧区轻刮1~3行,均至出现潮红为止,并重点刮颈4~7与胸1~5及其两侧5行,至出现痧痕为止,再刮肩胛、肩胛冈区,然后刮臂前、后、内、外侧区,肘弯区,肘前侧区。每日1次,10次为1个疗程。适用于治疗颈椎病。

刮痧二

1. 主穴:分2组:一为风池、肩井、天柱、天宗、大杼、膈俞、肾俞、大椎;二为曲池、列缺、合谷穴。

2. 配穴:经脉闭阻配颈椎夹脊穴、昆仑;气滞血瘀配血海、三阴交和极泉;肝肾不足配颈椎夹脊穴、完骨、太溪、太冲、三阴交。

3. 治法:用刮痧法。先刮第1组穴,再刮第2组穴,均至出现痧痕为止,每日1次。然后随证加刮配穴。其中,极泉穴以针点刺(不刮)。手法力度中等,操作范围较广泛。适用于治疗颈椎病。

刮痧三

1. 取穴:百会、哑门、百劳、风池、大椎、肩井、天宗、心俞、肺俞、肩髃、曲池、手三里、外关、足三里、丰隆、条口、阳陵泉。

2. 治法:用刮痧法。先刮头颈部百会、哑门、颈百劳、风池、大椎,再刮背部肩井、天宗、心俞、肺俞,然后手刮上肢部肩髃、曲池、手三里、外关,最后刮下肢部足三里、丰隆、条口、阳陵泉。用泻法或补法,刮至出现痧痕为度。每日或隔日1次。适用于治疗颈椎病。

(五)牵引疗法

1. 枕颌布带牵引法　以坐位疗效较佳。牵引时头颈保持轻度前倾(以前屈20°~30°为宜),

滑车固定于患者感到最舒适的位置，颈肌要放松，重量可从2kg开始，逐渐增加到5kg，以不超过10kg为宜。病情轻者每日1~3次，每次30~60分钟；病情严重者可持续牵引，每天6~8小时。牵引间歇期须戴颈围领或颈托。对患病较久的脊髓型患者施行牵引后，有时反而可使症状加重，故较少使用。适用于各型颈椎病，对早期病例更为有效。

2. 颈椎牵引法

(1)取病人仰卧或坐位，用枕颌牵引带托住后枕部和下颌向头部方向做牵引。牵引力要同时作用于下颌和枕部，牵引时应使椎管内保留间隙处于最大容积，常于轻度前屈位牵引。牵引重量开始约3kg，可逐渐加至6kg左右，牵引时间每次1/2~1小时，每日2次，15天为1个疗程。也可采用小剂量(2kg)持续牵引法。

(2)颈椎牵引主要适用于神经根型颈椎病，轻牵引可用于交感神经型和椎动脉型，如有不适反应，应停止牵引。对脊髓型病例，牵引常可加重症状，不宜采用。适用于各型颈椎病，对早期病例更为有效。

3. 自我牵引疗法

(1)这是一种十分简单而又立即见效的方式，尤其在家中，以及出差、会议、值勤中，如突感颈部酸痛，或肩背部及上肢有放射痛时，可立即采用之。

(2)具体方法如下：双手十指交叉合拢，将其举过头顶置于枕颈部，然后将头后仰，双手逐渐用力向头顶方向持续牵引5~10秒，如此持续3~4次，即可起到缓解椎间隙内压力之作用。但此法对于椎管狭小，尤其是伴有黄韧带肥厚者不适用，因其可加剧黄韧带突向椎管内之程度而使症状加重。

(六)理疗疗法

1. 短波透热、神灯、红外线及蜡疗等各种热疗法：每日1次，每次20~30分钟。组织受热后，局部血管扩张，循环加速，细胞通透性加强，有利于组织水肿的消散、血肿的吸收，此外尚有消炎、镇痛、松解粘连等作用。

2. 超声波疗法　将超声波探头作用于颈后部及两侧颈肩部，采用接触移动法，每日1次，每次6~8分钟，10~15次为1个疗程。这种疗法适用于颈型和脊髓型颈椎病患者。

3. 高频电疗法　包括超短波、微波等，主要通过深部电热作用来调节与改善局部肌肉、韧带的血循环与代谢，从而起到解痉、消肿及增加肌力作用。

4. 超刺激疗法　以波宽2ms，频率约100Hz的方形波，用最大电流(患者可耐受者)作用于颈椎部分，称为超刺激疗法。其作用类似间动电流疗法，因电流强度刺激性大，故活血止痛效果明显。

理疗有镇痛、解痉作用，减轻颈神经受压症状，改善局部血供和营养状态，增加肌肉、韧带的力量。

(七)硬膜外封闭疗法

1. 用泼尼松龙混悬剂，按颈椎封闭要求于硬膜外腔推注，起治疗作用，可使局部反应性炎症消退，从而对硬膜囊内外的血供及窦椎神经起调节与平衡作用，并由此而改善某些根性病者之症状。病例选择以椎管内病变(粘连、髓核突出、脱出、外伤性炎症等)引起脊神经根及椎动脉受累者均可试用。

2. 取泼尼松龙混悬液5ml，加2%利多卡因5ml，每毫升混合液中含泼尼松龙12.5mg和利多卡因10mg，一般对呼吸无抑制作用。

3. 取侧卧位，选病变椎节下方1～2椎节为宜，多选用C7至T1椎间隙。局麻后，取硬膜外穿刺针于棘突间依序刺入硬膜外腔，将其开口转向患侧，确认部位准确后将导管送入硬膜外腔3～4cm。再次确认无误后，取针管先推注2ml药液观察5分钟，无脊髓麻醉征象后，再推注5～6ml，继续观察15～20分钟，此时即开始显示疗效。术后再观察1～4小时，无不良反应后停止观察。

（八）医疗体育锻炼疗法

医疗体育锻炼可以增强病灶区血液循环，改善颈椎关节的功能，解除或减弱一系列反应，改善肌肉营养状态及运动神经的传导，解除肌肉紧张，增强颈部肌肉与韧带、关节囊等组织的强度，调节内外平衡，增强颈椎的稳定性，还可矫正不良的身体姿势。医疗体育包括头颈部、胸腰椎及四肢的医疗体操及器械练习。一般患者可作体操和太极拳等，其中以头颈部医疗体操是重点，包括颈前屈、后伸、头左右转动、头左右侧屈、头左右旋转四个基本动作。四肢肌肉萎缩者可用扩胸器、哑铃等体育用具，并要练习行走和站、立等动作。手部练习可选用握力器、橡皮圈、核桃、石球、铅球等。

（九）推拿疗法

推拿一

1. 常用穴位与部位：颈夹脊、肩中俞、肩井、肩外俞、阿是穴、肩部、上臂部。

2. 主要手法：四指推法、㨰法、拿法、点按法、揉法、擦法等。

3. 操作程序

（1）患者正坐，术者立其后，左手托住下颌部，右手在颈项部风池穴向下至肩井穴处按揉并揉拿胸锁乳突肌后缘与颈椎棘突间的软组织，上下反复4～5遍，再依次在肩部、肩胛内上角、上臂等处作按揉手法，手法宜轻柔和缓，力度小到中等。

（2）继上，患者低头，术者两手托其两侧下颌及耳后部，对称用力向上拔伸，动作轻缓持续，逐渐加大力量，然后在保持拔伸同时缓缓作颈部前屈、后伸与左右旋转的动作。亦可作屈曲肘关节托住下颌部，手抵颞枕部，向上拔伸，同时作屈曲旋转动作，另一手除配合上述动作外，拇、食指可在颈部棘突旁作捏拿点按手法。拔伸手法后，以一手扶住头部一侧，另一手按于对侧颈部作为支点，协同作颈侧屈活动，两侧各1次，动作要轻巧迅速。

（3）继上，依次在风池、夹脊、肩井、肩中俞、肩外俞、天宗穴处作点按手法，重拿肩井穴5～7次，在颈部、肩部、上背、肩胛内侧至上肢用㨰法或四指推法，反复数次。可作上肢抖法，以震颤法结束手法。每日1次，7次为1疗程。适用于治疗各型颈椎病。

推拿二

1. 部位与穴位：项背部肌肉、肩露、臂臑、曲池、外关、合谷、肩井、太阳、印堂、头维、心俞、三焦俞、内关等。

2. 主要手法：揉法、压法、拿法、扫散法等。

3. 操作程序

（1）患者取坐位，医生站在患者背后，用㨰法或一指禅推法放松项背部肌肉，约10分钟。

（2）指揉风池、肩井、天宗、缺盆及棘旁压痛点，拿风池。

（3）按揉肩露、臂臑、曲池、外关、合谷，拿肩井。椎动脉型颈椎病按揉太阳、印堂、头维，拿五经、扫散法等；交感型颈椎病按揉心俞、三焦俞、内关。有舒筋通络止痛的功效。每日1次，7次为1个疗程。适用于治疗各型颈椎病。

（十）拔罐疗法

在所选定的穴位皮部上，拔上火罐，治疗眩晕。肝阳上亢选太阳、肝俞等拔罐；痰浊中阻选取肺俞、脾俞拔罐。气血亏虚选气海、血海等拔罐；髓海不足选脾俞、肾俞拔罐。均应选择瓶口与拔罐部位相宜的火罐（玻璃罐、陶瓷罐、竹罐均可），用闪火法或投火法吸拔均可，一般留罐3～5分钟，以局部红晕或发紫为度。每日1次，7次为1疗程。适用于治疗各型颈椎病。

（十一）气功疗法

气功能引气下行，纳息归根，气贯丹田，使清阳上升，亢阳下降，阴阳平衡。眩晕病人宜练静功、放松功。基本要求为姿势正确，重心平稳，呼吸自然，意守丹田。主要功法有虚明功，辅助功法有：内养功、强壮功、保健十三式、太极内功和八段锦。每日1次，7次为1疗程。适用于治疗各型颈椎病。

（十二）导引疗法

1. 首功　取坐位，两手掩两耳，五指置脑后，示指（食指）压中指上，用力弹击脑后30次，使耳中"咚咚"作响，两手各一侧扭转颈项，肩臂随之而转，左右交替20次；两手十指交叉，抱项后，面上仰，使叉手与颈项用力拮抗。每日1次，7次为1疗程。适用于治疗各型颈椎病。

2. 耳功　取坐式，两手按两耳郭，上下摩擦20次；取站位，伸一足，屈一足，两手侧平举，两掌竖立，掌心向外，然后两手向前如推门状，同时头颈向一侧后顾，左右交替各5次。每日1次，7次为1疗程。适用于治疗各型颈椎病。

3. 目功　取卧位，闭目，两拇指背对搓至热后，揩目20次，以意转眼珠顺逆时针方向各10次，再紧闭双眼片刻后，突然双目大睁。取坐位，两手拇指屈曲，用大拇指第二关节处突角重按两眉后侧小穴30次，用手摩两目、颧上及旋擦耳朵各30遍，两手向上，指肚经两眉中间至额头，沿发际摩至脑后，反复30次，同时咽下口中津液，用鼻吸气后闭气，同时手指按两目内眦，觉气通即止。取跪坐法两手按地，用力回头向一侧后视，左右交替各5次。有提神醒脑，舒筋活络的功效。每日1次，7次为1疗程。适用于治疗各型颈椎病。

（十三）外治疗法

1. 敷贴法　适量生川乌、威灵仙、乳香，研细末，用陈醋调糊状，加少许凡士林调匀，敷患处。有祛寒止痛的功效。适用于治疗风寒湿型颈椎病。

2. 熏蒸法　羌活、独活、防风、川芎、红花、延胡索、苏木，纱布包，置入熏蒸床中加热，熏蒸部位为颈背部。每次30分钟，每日1～2次。有祛寒活血的作用。适用于治疗寒瘀型颈椎病。

3. 药枕法　当归、制川乌、羌活、黑附片、川芎、赤芍、红花、地龙、血竭、石菖蒲、细辛、丹参、防风、莱菔子、威灵仙、没药各等份，研粗末，作枕芯，连用半年。有活血通络之功。适用于治疗瘀血型颈椎病。

（十四）饮食疗法

1. 伸筋草鲳鱼汤　伸筋草150g，当归9g，鲳鱼1条（洗净），同煮，食鱼饮汤。用于治疗痹痛型的颈椎病。

2. 苏子粥　苏子6g，伏龙肝9g，煎汤，去渣取汁，与粳米煮粥食。用于眩晕型的颈椎病。

3. 葛根粥　葛根15g，水煎取汁，加赤小豆15g，粳米30g，煮粥。用于颈项强痛明显者。

五、调摄护理

1. 睡眠体位　正确的睡眠体位是预防和治疗中重要的护理措施。其基本原则是使椎管内保留间隙处于最大容积。由此，对颈椎间盘突出症及黄韧带肥厚者，应采取屈颈位（即采用高位）。对骨赘增生严重者则应使头部略向后仰（切勿过伸）。

2. 枕头与睡眠　枕头中央应略凹，高度为12～16cm，颈部应枕在枕头上，不能悬空，使头部保持略后仰。习惯侧卧位者，应使枕头与肩同高。睡觉时，不要躺着看书，也不要长时间将双手放在头上方。枕头质量柔软质松，并呈中央较低的元宝形，也可用一些活血化瘀、祛风止痛的中药研末纳入枕袋中做药枕。

3. 避免做颈部过伸过屈活动脊髓型颈椎病患者，在洗脸、刷牙、饮水、写字时，要避免颈部过伸过屈活动。

4. 某些日常活动应该停止在患病期间，应停止做某些过度活动颈椎的动作，如擦高处的玻璃。

5. 理疗及中药湿热敷时，注意局部温度不应超过50～60℃，以防皮肤烫伤；同时一次治疗不可过久，以免引起周围血管扩张，加重症状。另外，急性期症状较重时不宜热敷等。

6. 功能锻炼　是颈椎病调摄护理又一重要的内容。功能锻炼应在急性期后，锻炼可采取站立或坐位，每次1/2～1小时，每日2～3次。锻炼应循序渐进。主要方法包括颈部前屈后伸法，颈部侧屈法，颈部伸展法，颈部旋转法等。几种动作可连贯进行。

六、按语

颈椎病目前在人群中的发病率有上升趋势，病情复杂多样。针灸疗法颈椎病疗效显著，其中尤以神经根型为好，而脊髓型疗效差。在各种疗法中以穴位综合疗法效果最佳。针灸治疗主要适应于退变过程中的颈椎失稳期和骨赘刺激期。针灸治疗该病主要是通过改善局部血液循环，解除粘连和痉挛而起作用，实验表明，针刺可使血管痉挛得以缓解，使颈椎动脉血流增加；可使患者的主观疼痛感觉减轻。另推拿、熏蒸、药枕、食疗、导引法对各型颈椎病有效。本病病程较长，患者需长期坚持治疗。

第7章 脑血管性痴呆

一、概述

凡与脑血管因素有关的痴呆，就称为脑血管性痴呆。痴呆实际上泛指大脑功能，特别是与智能有关的功能全面衰退，而且要衰退到一定程度的综合征。是引起老年性痴呆（阿尔茨海默病）的第二病因。主要临床表现为脑血管病后患者出现记忆力、定向力、计算力、理解力等智能减退，可伴有语言能力下降、情感及性格改变等，影响了患者的生活和社会活动。痴呆若进一步发展，患者生活不能自理，将加重家庭和社会的负担。据相关资料表明，脑中风后并发脑血管性痴呆的发生率在20%~40%，随着人口日益老龄化和脑血管疾病发病率的上升，痴呆患者人数呈上升趋势。

随着世界人口老龄化，发病随年龄增长而增多，老年性及血管性痴呆的患病率显著升高，且国家之间有很大差异。国内对脑血管性痴呆调查，北京对60岁以上8 470人普查时，发现痴呆111名。欧美文献报道，脑血管性痴呆占0.43%。北京调查资料显示，60岁以上痴呆患病率为3.9%，脑血管性痴呆占2.64%。而上海地区的调查，脑血管性痴呆在55岁以上为0.74%，65岁以上为1.26%。上海的资料分析，年龄每增加5岁，痴呆的患病率增加0.74倍。

本病相当于中医学“呆病”“愚痴”“文痴”“痴呆”“善忘”“郁证”等病证。

二、病因病理

（一）西医的病因病理

1. 病因

（1）脑梗死：脑梗死是引起脑血管性痴呆的主要原因，尤其是多发性皮质或皮质下梗死。双侧梗死、位于重要位置的小梗死（如丘脑梗死）等容易发生脑血管性痴呆。因此，痴呆的发生与梗死的容积和部位都有密切的关系。而多发性小梗塞灶对痴呆的发生有重要作用，小梗塞灶越多，出现痴呆的机会越多，这一观点已为大家所接受。

（2）脑血流：脑动脉硬化导致脑血流下降是引起脑血管性痴呆的重要因素。造成脑血流下降的原因，一是由于脑动脉狭窄或闭塞导致脑组织灌流量的降低，二是由于脑组织功能的兴奋性降低，这均会导致脑代谢率降低和脑血流下降。脑血流降低是引起脑血管性痴呆的重要因素，而且与痴呆的严重程度密切相关。

2. 病理

（1）局灶性改变：可见不同的梗死灶，大、中型面积的梗死多在大脑皮层，多系主动脉分支梗死所致，严重的可见大脑半球白质梗死；小面积梗塞多见于基底节及脑室周围，多系高血压性血管疾病引起多发的小梗死，有些小梗死灶CT检查不易发现。显微镜检查可见额叶及白质中心有大小不等的梗死小软化灶，软化灶周围有胶质细胞增生，形成小囊或瘢痕。神经细胞变性及胶质细胞增生以血管周围最为明显。

（2）弥散性改变：大脑出现广泛性萎缩，脑室扩大，以及弥散性血管性白质广泛病变。有时可见小型陈旧性高血压性脑出血灶。

（二）中医的病因病机

1. 病因　痴呆为神志病，其病位在脑，脑为元神之府，神机、记性皆出于脑，脑病则神机失用，记忆匮乏。血管性痴呆病位在脑，与肝、心、脾、肾虚衰有着密切关系。年高正气亏虚、脑海空虚或损伤、七情所伤、情志失调是本病的重要病因。

2. 病机

（1）脑海亏虚：老年之人，或素体不足，肾气渐衰；或中风病后，阴精亏耗，不能上充脑髓，髓海空虚，元神失聪。

（2）痰蒙清窍：素体气虚痰盛，久病之后痰浊未清，脾气虚弱，运化失司，易致痰浊内蕴，阻于脑络，蒙闭清窍；久或化热上扰，神明失之清灵。

（3）瘀血阻络：久病、大病之后，情志失调，肝气失疏，气机呆滞，则血行不畅，致脑络瘀滞；或体虚气弱，气不运血，亦可出现脑络瘀滞而神明失聪。

（4）情志所伤：恼怒伤肝，肝失疏泄，久则肝郁化火，肝火、肝阳上扰清空。久思积虑，耗伤心脾，心阴、心血暗耗，脾虚气血生化无源，致脑失所养；或脾虚运化失司，痰湿内生，清窍受蒙。惊恐伤肾，肾虚精亏，脑失所养。皆可导致神明失用、神情失常，发生痴呆。

三、临床诊断

（一）辨病

1. 症状

（1）早期症状：早期多无明显表现，而多为躯体的不适感，常见的症状有头痛、眩晕、肢体麻木、睡眠障碍和耳鸣。另外，病人还常有食欲不振、胃肠功能紊乱、心悸等主症，患者还易出现疲乏、注意力不集中、情绪低落、易怒、易悲哀、控制力减弱等情感脆弱及轻度抑郁状态。

（2）局灶性神经系统症状：较为突出的症状为假性球麻痹、语音障碍、吞咽困难、中枢性面瘫、不同程度的偏瘫、失语、失用、失认、癫痫发作及尿失禁等。

（3）智能与情感障碍症状：痴呆虽然患者早期出现记忆障碍，但病人在相当长时期内自知力存在，知道自己记忆力下降，易忘事情，为防止遗忘而准备好备忘录。有的患者会为此产生焦虑和抑郁情绪。虽然患者出现记忆力下降，智力下降，但日常生活的自理能力、理解力、判断力及待人接物及处理事情的礼仪习惯能较长时间保持良好状态，人格保持也较好。随着病情的加重，严重的躯体合并症，急剧的环境变化，强烈的精神创伤，特别是在发生急性脑血管病的情况下，病人的痴呆会呈阶梯样加重，到晚期也表现为全面性的痴呆。

2. 体征　根据脑梗死部位的不同，而有相应的局灶性体征，如有偏瘫、失语、眼球震颤、共济失调、肌张力增高、腱反射亢进、病理征阳性、假性延髓麻痹等。

3. 辅助检查

（1）神经心理学检查：诊断痴呆时要进行患者精神状态的全面检查，其检查内容应包括觉醒状态（意识水平）、心境和情感、行为举止和仪表、语言功能、视空间功能（如临摹）、有关皮质的功能定向、手指和身体部位的辨认、手的连续动作、记忆功能（即刻记忆或短时记忆、远记忆）、认识功能（计算力、谚语的解释、相似性与不同性等）、思想内容。痴呆患者智能下降时往往伴有情感障碍，人格变化，行为异常，日常生活能力下降等，所以在评定痴呆症状时要把握住全貌。

（2）影像学检查：CT 或 MRI 检查无脑血管疾病发现，则基本上否定脑血管性痴呆的诊断，并成为老年性痴呆和脑血管性痴呆鉴别的有力依据。诊断脑血管性痴呆的依据，脑影像学检查显示的局部解剖结构的损害及严重度至少达到一定的标准。

（3）血液生化检查：血脂、血糖、血液流变学检查，了解有无高脂血症、糖尿病和血液黏度增高。

(4)脑电图检查:有报道血管性痴呆病人脑电图有局灶性异常,包括慢波活动发生率高。

(5)血流动力学检查:血液黏度可增高。

(6)心电图检查:可有心肌缺血性改变。

(二)鉴别诊断

1. 老年性痴呆　老年性痴呆起病缓慢、隐匿,进行性而非阶梯性恶化,高血压病史不突出,神经系统阳性体征一般不明显,一开始就有记忆、智能、人格的障碍,自知力丧失也较早,头颅 CT 或 MRI 主要发现有不同程度的脑萎缩,无明显梗死灶。

2. 硬膜下血肿　病情进展比血管性痴呆快,非阶梯式发展,而有外伤史,还有明显颅内高压症状,头颅 CT 扫描在硬膜下可见高密度、低密度或等密度新月形血肿影,以资鉴别。

3. 正常颅压脑积水　也有痴呆症状,逐渐加重,但病情发展比血管性痴呆快,头颅 CT 或 MRI 不是发现梗死灶,而是脑积水。

(三)辨证

1. 髓海不足　头晕耳鸣,智能下降,神情呆滞愚笨,记忆力减退,判断能力降低,定向力障碍,半身不遂,步履艰难,言语蹇涩,齿枯发焦,舌瘦质淡红,脉沉细弱,两尺无力。

2. 肝肾亏损　头晕目眩,耳鸣耳聋,腰膝酸软,颧红盗汗,双耳重听,平素沉默寡言,肌肤不荣,面色憔悴,两目无神,神情呆钝,形体消瘦,肌肤甲错,关节屈伸不利,舌红少苔,脉弦细数。

3. 心脾两虚　表情呆滞,神思恍惚,魂梦颠倒,心悸易惊,言不达意,或沉默不语,出门不知所归,失认失算,疲倦无力,舌质淡,苔薄白,脉沉无力。或伴有口淡乏味,饮食减少,脘腹胀痛,神疲懒言。

4. 心肝火旺　神情紧张,多言乱语,喋喋不休,声高气粗,头晕头痛,目赤心烦,咽干舌燥,性急易怒,躁动不安,大便干结,小便短赤,舌红苔黄,脉弦滑数。

5. 痰浊阻窍　表情呆钝,智力衰退,或哭笑无常,喃喃自语,或呆若木鸡,倦怠思卧,伴不思饮食,脘腹胀痛,口多涎沫,头重如裹,舌质淡,苔白厚腻,脉濡滑。

6. 肝郁气滞　神情淡漠,反应迟钝,记忆力差,注意力不集中,做事马虎,情绪不稳定,易激惹,胸胁胀满,善太息,舌质淡红,苔薄白或白腻,脉弦或弦滑。

7. 瘀血阻络　表情呆滞,反应迟钝,善忘,语言不利,甚则失语,易惊恐或思维异常,行为怪异。或见意识模糊,舌质黯红,舌下脉络紫滞。脉细涩或沉细涩。或伴有肢体麻木,半身不遂,心悸怔忡,健忘多梦,局部刺痛,肌肤甲错,双目面色晦黯等。

(四)辨证要点

中风病痴呆的主要病因病机为年高体衰,七情内伤,肝肾心脾功能失调,气血不足,肾精衰枯,痰浊内生,气滞血瘀。病理实质为本虚标实,临床以虚实夹杂证多见。以精气亏虚为本,风、火、痰、瘀为标。终致脑络瘀塞,髓海失养,神机失用。

四、临床治疗

(一)针刺疗法

1. 毫针疗法

毫针一

(1)主穴:百会、神庭、风池、脑户、神门、大钟。

(2)配穴:取足三里、三阴交、通里、太冲、太溪。

(3)加减应用:血脂高加内关;烦躁吵闹加大陵;流涎加地仓;语音障碍或吞咽困难加上廉泉;下肢无力加阳陵泉;偏瘫加合谷、曲池、环跳等。

(4)操作:平补平泻,每日或隔日1次,15次为一疗程。适用于治疗脑血管性痴呆。

毫针二

(1)主穴:第一组穴取大椎、安眠、足三里;第二组穴取哑门、安眠、内关。

(2)配穴:肾俞、副哑门(第3、4颈椎棘突旁开0.5寸)。

(3)操作:平补平泻法,每日1次,两组交替使用,10天为一疗程,休息3~4天后重复治疗,共7个疗程。适用于治疗脑血管性痴呆。

毫针三

(1)主穴:风池、风府、百会、大杼、肾俞、间使、神门、足三里、三阴交、太冲。

(2)配穴:气血两虚加气海、膈俞。

(3)操作:平补平泻,每日或隔日1次,15次为一疗程。适用于治疗脑血管性痴呆。

2. 穴位注射疗法

穴位注射一

(1)主穴:肾俞。

(2)配穴:足三里、三阴交。

(3)药物:乙酰谷酰胺2ml、复方当归注射液4ml。

(4)方法:穴位常规消毒后,用5ml注射器,6号针头,抽取上药混合液,分别刺入上述穴位。针刺主穴用补法,退进针缓慢,得气后快速小幅度提插3次,再快速注入药液,每穴1.5ml,再快速出针。配穴用泻法,即进针快速,进针后即缓慢注入药液,每穴1.5ml,再徐徐出针。隔日1次,10次为1疗程,休息3天再行第2疗程。适用于治疗脑血管性痴呆。

穴位注射二

(1)取穴:百会、风池。

(2)药物:胞二磷胆碱。

(3)方法:患者端坐体位,穴位常规消毒。取5ml针管接5号针头,吸取3ml药液,分别刺入各穴,进针后轻微提插,局部有针感后,回抽针栓无回血,再注入药液,每穴注入1ml。隔日1次,10次为1疗程。适用于治疗脑血管性痴呆。

3. 电针疗法

电针一

(1)主穴:①百会、风池、太溪;②四神聪、水沟、神门。

(2)配穴:肝肾阴虚加太冲、三阴交;痰浊阻窍加丰隆、内关;心肝火盛加太冲,内关;气滞血瘀加膈俞、血海。

(3)方法:两组穴交替使用。百会、四神聪、太溪用捻转补法,其他穴平补平泻。针刺得气15分钟后。主穴接G6805电针仪,用连续波,频率2~4赫兹,强度以局部肌肉抽动及患者感舒适耐受为度。留针30分钟每日1次,针6次停1天。内服以当归芍药散为主。适用于治疗阿尔茨海默病与脑血管性痴呆。

电针二

(1)主穴:四神聪、风池、内关。

(2)配穴:髓海不足取绝骨、风府;肝肾亏虚取肝俞、肾俞、足三里;脾肾两亏取足三里、太溪;心肝火盛取太冲、行间、侠溪、神门;痰浊阻窍取丰隆、中脘、足三里;气滞血瘀取血海、开四关;半身不遂取肩髎、曲池、合谷、外关、环跳、阳陵泉、足三里；口眼㖞斜取地仓、颊车、合谷、阳白、承泣。

(3)方法：用1.5寸不锈钢毫针，进针后手法刺激得气。主穴用G6805电针仪施以连续波，频率为2～4次/秒，刺激量以耐受为度，留针30分钟。适用于治疗血管性痴呆。

3. 耳针疗法

耳针一

(1)取穴：神门、皮质下、肾、脑点、交感、心、枕。

(2)方法：针刺选用0.5寸毫针，每次选用2～3个穴(双侧取穴)，每日1次，20次为一疗程。亦可将王不留行籽用胶布固定在相应穴位上，每日按压数次。适用于治疗脑血管性痴心妄想呆。

耳针二

(1)取穴：皮质下、心、肾、枕、脑、神门。

(2)方法：每次选用3～4穴，留针30分钟，可与体针同时进行。适用于治疗脑血管性痴呆。

(二)气功疗法

本病可以采用太极纳气功法治疗，以恢复机体功能。本法多用站式，在室外选一清明安静之地，调息致匀，静守片刻。两足平行分开与肩同宽，双膝微屈，膝盖对脚尖，臀部下坐。百合、会阴、涌泉三点意对一线，含胸拔背，下颌微收，舌抵上腭，两眼垂闭。双手从体侧轻轻上抬，至肩高时，翻掌掌心朝上，手掌略高于头。要求以中指的运动来调节劳宫的开合，中指向上绷紧劳宫穴，吸气，闭息凝神，意想天地之精华从劳宫穴融融贯入体内，充实机体。呼则中指放松劳宫穴，两手慢慢从胸前下沉至两侧复原如初；同时张口，徐徐吐浊，以解除内浊之气。静守片刻，然后起身，行浴面、叩齿、咽津、鸣天鼓、摩腹等收功。

(三)饮食疗法

1. 猪肾枸杞粥　猪肾1个，枸杞25g，大米100g，姜丝3g，葱末5g，精盐2g，味精3g，熟猪油10g，料酒10ml。将猪肾洗净，剖开，剔去筋膜，入沸水锅内焯一下，捞出，沥干水分，切成小块；大米淘洗干净，备用。锅内加水适量，放入枸杞子、猪肾块、大米、姜丝、葱末、精盐、料酒共煮粥，熟后调入味精、熟猪油即成。每日1次，连服7～10天。适用于治疗脑血管性痴呆。

2. 猪骨粥　猪骨300g，大米100g，姜丝3g，葱末5g，精盐1g，味精2g。将猪骨洗净，敲碎；大米淘洗干净，备用。锅内加水适量，放入猪骨、大米、姜丝、葱末、精盐同煮粥，熟后调入味精即成。每日1次，长期食用。适用于治疗脑血管性痴呆。

3. 龙眼茶　龙眼肉5～10枚，隔水蒸熟后，沸水冲泡代茶饮。功能益智安神，用于神经衰弱、惊悸、健忘、失眠等症。无病常饮，能延年益寿。防治脑血管性痴呆。

4. 养命酒　乌药30g，益智仁24g，人参24g，加酒500ml，封存49天后饮用，每次适量，每日2～3次。功效增进食欲、消除疲劳强身安神。防治脑血管性痴呆。

5. 健脑酒　远志、熟地黄、菟丝子、五味子各18g，石菖蒲、川芎各12g，地骨皮24g，加入白酒600ml浸泡，7天后过滤取汁，平时密闭。每次10ml，每日2次。用于健忘、失眠、心悸、头痛耳鸣、腰膝酸软等。功效健脑益智、聪耳明目、安神定志。适用于治疗脑血管性痴呆。

6. 杞子炖羊脑　枸杞子50g，羊脑1具，食盐、葱、姜、料酒、味精各适量。将枸杞子、羊脑洗净放入容器，加水适量，放入辅料，隔水炖熟。食用时加入味精少许即成。本品具有补脑安神、强肝益肾的功效。适用于治疗脑血管性痴呆。

7. 木耳芝麻茶　黑木耳60g，黑芝麻15g。将炒锅置中火上烧热，然后放入黑木耳30g不断翻炒，黑木耳颜色变深后出锅待用。锅再烧热，下黑芝麻炒香后，掺入清水1 000ml，同时下入生、熟黑木耳，用中火烧约30分钟，然后用纱布过滤，装入器皿内即成。每次可饮用100ml。本品具有滋补肝肾、益智强壮的作用。适用于治疗脑血管性痴呆。

8. 雀儿粥　麻雀5只，粳米60g，葱白3茎。将麻雀去毛及内脏，洗净后用酒炒，然后与粳米一同煮粥，食前加入调味品。本品具有补肝肾、益精血、助阳气的功效。适用于治疗脑血管性痴呆。

五、调摄与护理

1. 对中风后智能障碍的治疗除通过药物和康复治疗外，积极进行情志疗法及心理疏导等调摄护理，调动患者的积极情绪，使脏腑气机条达、气血通畅、阴阳平衡，有助于疾病的治疗和康复。

2. 建立良好的医患关系，是心理情志疗法的基础。对症疏导，有的放矢，根据患者性格特点、心理、精神障碍的不同，分别予以解释、开导、劝慰，消除患者抑郁紧张、恐惧心理，解除患者心理压力。还可用精神转移法，如听音乐及鼓励患者从事感兴趣的游戏活动，引导患者谈论既往经历等，分散对疾病的注意力。

3. 同时对患者进行智力活动锻炼及日常生活能力训练，通过简单的运算学习、拼图练习、听记新闻及日常生活能力练习，重建患者计算、定向、记忆等能力。

4. 智力训练包括记忆力、计算力、定向力、思维判断力等，尽量采用娱乐的形式进行，以引起患者的重视，如用扑克牌进行趣味数字运算，玩智力拼图，有意识地收看感兴趣的当日新闻。

5. 创造良好的休养环境。整洁、安静、舒适的休养环境，可以使病人的心情愉快，身体舒适，睡眠充足，食欲增加。经常通风换气，保持病室内空气新鲜，去除秽气，又可使患者神清气爽、情绪倍增，从心理上得到相对满足，增强其生命的活力，从而促进疾病的好转。

六、按语

在我国随着人们生活水平的不断提高，脑血管疾病发病率逐渐增加，随之而来的脑血管性痴呆患者日愈增多，中西医工作者进行了大量的基础和临床研究工作，取得了一定的成绩。特别是中医中药对此病的治疗，显示出了良好的开发和应用前景。但仍然存在者如何应用现代先进的科学技术进一步阐明中药治疗本病的作用机理以及如何早期预防、早期诊断等方面的问题。这也是今后研究的一个重点问题。然而针灸、耳针、电针、推拿、刮痧、饮食等疗法，对脑血管性痴呆的治疗与恢复有很大的帮助。

第8章 帕金森病

一、概述

帕金森病,曾名震颤麻痹,是中、老年人的慢性神经系统退行性疾病,由于脑部黑质、纹状体变性,神经细胞减少,多巴胺受体受损,多巴胺减少,导致锥体外系的一系列症状。临床上表现为静止性震颤、肌张力增高、动作缓慢、姿势反射障碍四大症状。据统计,帕金森病的发病率随年龄增大而增高。50 岁以上发病率为500/10 万人口,60 岁以上明显增至1 000/10 万人口。70 岁以上患病率明显增至 1 576/10 万。国内中南地区最高患病率为 210/10 万,华北地区最低,为 9. 2/10 万。老年人帕金森病的病程较短,约 3~5 年以后,症状逐渐加重,甚至出现痴呆。另外因呛咳而导致肺部感染等。所以帕金森病是严重威胁老年人身心健康的疾病,甚至威胁老年人的生命,目前在世界范围内广泛开展的流行病研究,提示帕金森病可能是在遗传易感性基础上由多种环境因素(内源性和外源性)综合作用,在老化的影响下而引起的一种复杂性疾病。

本病属中医学“颤证”范畴,又称“震振”“振掉”“震颤”。

二、病因病理

(一)西医的病因病理

1. 病因

(1)年龄因素:60 岁以上老人可有多巴胺(DA)、去甲肾上腺素(NE)等神经递质减少,酶类代谢异常,黑质和蓝斑中色素神经细胞脱失,而本病患者约 80% 多巴胺神经元死亡,Lewy 小体较正常老人增多且广泛分布。

(2)遗传因素:流行病学调查发现,有阳性家族史或有某种素质的人易患本病,同卵或异卵双生子的同患率较高。本病的遗传类型认为是常染色体显性遗传。

(3)环境与毒物:环境与毒物可能与本病发病有关的认识始于 20 世纪 80 年代中期。研究者们发现,较长时间接触农药、杀虫剂和饮用井水与本病发病有较密切的相关性。

(4)感染因素:本病的脑脊液中疱疹Ⅰ型病毒抗体效价增高,血清中发现抗人交感神经节的细胞抗体,认为本病可能与某些病毒感染有关。

(5)免疫因素:本病病人细胞免疫功能低下,而体液免疫改变不明显。

2. 病理　本病黑质致密区中含黑色素的神经元严重缺失,残余细胞发生变性,细胞浆中出现玻璃体同心形包涵体。类似变化也见于蓝斑、迷走神经背核、下丘脑、中缝核、交感神经节。影响脑部多巴胺能神经通路纤维变性,导致居于纹状体上神经末梢处多巴胺不足或丧失,乙酰胆碱含量相对增加,使纹状体中这一对神经递质的平衡破坏,而出现本病的症状。黑质－纹状体、中脑皮质边缘及下丘脑弓状核垂体漏斗系统的多巴胺神经元广泛而严重的变性及本病的特征,此系统多巴胺功能丧失分别导致运动、精神、内分泌障碍。

(二)中医的病因病机

1. 年老体衰　中年以后阴气自半,肝肾自虚,兼加劳顿、色欲之消耗,而致阴精虚少、形体衰败,出现筋脉失濡,肌肉拘挛,发为震颤、僵直。

2. 情志因素　五志过极化火,木火太盛,克伐脾土,脾为四肢之本,故见四肢摇动;木火上冲则见头摇。若木火克土而脾虚,水液运化失司,导致痰湿内生,阻滞经络发为颤证。

3. 劳倦、思虑过度，或饮食不调，导致心脾受损，以致气血不足，不能荣养四肢，血虚风动，出现震颤。

4. 久病及肾　高年多病重叠，致使肝肾交亏，精血俱耗，出现筋脉不舒，拘急时作。

总之，本病的病理基础是肝肾阴虚、气血不足，在此基础上形成风、痰、火、瘀等病理改变，内外相互影响，导致本病出现复杂的兼夹之证。中医认为其病位在肝、肾、心、脾。肝肾不足，心脾两虚是本，风、痰、火、瘀是标。标本相互影响，从而出现震颤、僵直、行动徐缓等症状。

三、临床诊断

（一）辨病

1. 症状

（1）运动减少：随意运动减少，始动困难和动作缓慢，语声单调、低沉，进食、饮水呛咳。

（2）震颤：典型震颤为静止性震颤，多自一侧上肢开始，可以波及四肢、下颌、唇、舌和颈部。

（3）强直：多自一侧上肢近端开始，逐渐蔓延至远端、对侧及全身。行走时上肢协同摆动动作消失。

（4）体位不稳：行走时步距缩短，结合屈曲体态，出现碎步、前冲的慌张步态。晚期姿态反射进一步失常，故易倾跌。

（5）其他症状：唾液分泌增加，汗分泌增加或减少，大小便排泄困难，直立性低血压；忧郁和痴呆。

2. 体征　四肢肌张力呈齿轮样或铅管样增高，联带运动减少，面具脸，前冲步态，路标手或搓丸样动作，自主神经系统功能紊乱的体征。

3. 辅助检查

（1）脑脊液检查：少数患者脑脊液中蛋白质轻度升高，偶有白细胞轻度增多，多巴胺代谢产物高香草酸以及 5 - HT 代谢产物 5 - HLAA 含量减低。

（2）脑电图：主要为广泛性至中度异常，呈弥漫性慢波活动。

（3）CT 检查：部分病人显示不同程度的脑萎缩，表现为蛛网膜下腔增宽，脑沟加深，脑室扩大。

（4）肌电图：有静止性震颤的患者，表现为成对的主动肌及对抗肌组交替出现阵发的肌电活动。

（二）鉴别诊断

1. 老年性震颤　此类患者的年龄、震颤和震颤麻痹相似，不同之处为老年性震颤主要见于头部、肢体的震颤较细，随意运动时增重。

2. 官能性震颤　官能性震颤较细，不规律，于随意运动时增重，无震颤麻痹的其他体征。

3. 进行性核上性麻痹　此病有时与震颤麻痹很难鉴别，此病的临床表现主要为动作减少，颈部强直并稍后仰，假性延脑麻痹和向上凝视麻痹。

4. 橄榄核小脑萎缩　此病也可表现为少动、强直、甚至静止性震颤，但同时多有共济失调等小脑症状，CT 检查也可见特征性改变。血谷氨酸脱羧酶活力减低。

5. 痴呆　痴呆伴有帕金森综合征不罕见，病晚期除痴呆外，尚有少动、强直和口面多动症，但震颤麻痹痴呆多出现于晚期，而少动、强直症见于早期，故通过病史可以鉴别。

6. 正常颅压脑积水　此病表现为步态障碍、尿失禁和痴呆，有时也可出现少动、强直和静止性震颤。CT 检查对鉴别有帮助，放射性核素脑池造影对诊断正常颅压脑积水也有重要意义。

（三）辨证

1. 气血两虚　神呆懒言，面色㿠白，肢体震颤，颈项僵直；或肢体拘痉，行走不稳，气短乏力，皮脂外溢，舌质黯淡，苔薄白，脉细无力。

2. 肝肾阴虚　表情呆板，肢体震颤幅度颇大，肢体拘痉，活动笨拙，耳鸣健忘，急躁易怒，面赤多汗，腰膝酸软，舌瘦质红，舌苔少，脉细数。

3. 风痰阻络　肢体震颤，四肢拘痉，动作不利，伴胸胁满闷，痰盛流涎，舌胖质淡，舌苔白腻，脉濡。

4. 血瘀风动　表情呆板，面色灰黯，肢体僵直，震颤，伴肩背疼痛，言语謇涩，舌紫黯，脉弦涩。

(四)辨证要点

本病多于郁闷或神思过劳，故抑郁不舒，情绪紧张时震颤加剧，血虚则筋脉拘紧之症每见，又见少动；气郁生痰，而见多涎，面生油脂，苔腻脉滑；病久及肾，精亏髓少，则健忘痴呆；病久多瘀，见舌暗。证以虚实并存，为其机要。震颤为主者，气郁为重；偏于筋急者，血虚当虑；久病不愈，必有伏痰瘀血；气虚抑或精亏，又当兼顾。

四、临床治疗

(一)针刺疗法

1. 毫针疗法

毫针一

(1)穴位：第1组为四神聪、曲池、外关、足三里、阳陵泉、丰隆；第2组为风池、百会、本神、合谷、三阴交、太冲；第3组为华佗夹脊穴 T～L2。

(2)配穴：肝肾阴虚加肝俞、肾俞；气血虚弱加气海、公孙；痰浊中阻加膻中、中脘、阴陵泉；颤抖甚加少海、后溪、三间、大椎；汗多加肺俞、脾俞、气海；皮脂溢出加曲池、内庭；脘胀加梁门、中脘；便秘加天枢、支沟、气海；口干舌麻加廉泉、承浆。

(3)操作：上述3组穴位交替使用。每天或隔天治疗1次，30次为1个疗程。四神聪针刺时4个穴点的针尖均朝向百会。头部穴针刺后加用电针，选用疏波，通电20～30分钟。针刺用平针法或根据病情施用补泻。震颤甚者用大椎深刺，选用2寸毫针，刺入1.5寸左右深，使病人产生触电感向四肢或全身放射为度，有此感觉则迅速出针，不捻转、不提插，不留针。或在治疗中加刺少海、三间等穴。适用于治疗帕金森病。

毫针二

(1)主穴：四神聪、风池、本神、曲池、外关、合谷、足三里、阳陵泉、丰隆、三阴交、太冲。

(2)配穴：肝肾阴虚加肝俞、肾俞；气血虚弱加气海、公孙；痰浊中阻加膻中、中脘、阴陵泉；颤抖甚加少海、后溪、三间、大椎；僵直甚加大包、期门(均灸)、大椎(刺血)；汗多加肺俞、脾俞、气海；皮脂溢出加内庭；脘胀加梁门、中脘；便秘加天枢、气海；口干舌麻加廉泉、承浆。

(3)操作：将上述处方分成两组交替使用。每天或隔天治疗1次，30次为1疗程。四神聪针刺时四个穴点的针尖都朝向百会。头部穴针刺后加用电针，选用疏波，通电20～30分钟。针刺用平补平泻法或根据病情施用补泻。震颤甚者用大椎深刺，选用2.5～3寸毫针：刺入约0.9～2.5寸左右深，使病人产生触电感向四肢或全身放射为度，有此感觉则迅速出针，不捻转不提插不留针。或在治疗中加刺少海、三间等穴。僵直甚加灸大包、期门，每穴灸10分钟。或用三棱针刺大椎出血，再加拔大玻璃火罐，使之出血，1周或2周刺血1次。适用于治疗帕金森病。

毫针三

(1)主穴：百会、神庭、风池、合谷、太冲。

(2)配穴：肝肾不足，加肝俞、肾俞、神门、太溪；气血不足，加脾俞、胃俞、足三里、三阴交；痰热动风，加丰隆、阴陵泉、曲池。

（3）操作：每次选用4～6穴，以中等度刺激，留针30分钟，中间可间歇行针。虚寒者可加用温针灸；痰热动风者，刺激可稍强，并可在大椎、曲池点刺放血，每日1次或隔日1次。20次为1疗程。适用于治疗帕金森病。

毫针四

（1）主穴：风池、曲池、外关、阳陵泉、太冲。

（2）配穴：肝肾阴虚者加三阴交、复溜；气血不足者加足三里、合谷；风痰阻络者加丰隆；有瘀象者加血海、地机。

（3）操作：常规消毒后，将28号1.5寸不锈钢针，沿头皮斜向捻转进针，达到该穴深度后，快速捻针，每分钟120～200次，每日1次，每次30分钟，其间捻针2次，6次后休息1日。适用于治疗帕金森病。

2. 电针疗法

电针一

（1）取穴：通天透承光、风池。

（2）方法：导线正极连通天穴，负极连风池穴，选疏波，电流量以患者能耐受为度，每日1次，每次30分钟，6次后休息1日。适用于治疗帕金森病。

电针二

（1）取穴：风池、供血。

（2）方法：正极在上，负极在下，同侧连接，选疏波，使头部轻度抖动，每日1次，每次30分钟，6次后休息1日。适用于治疗帕金森病。

电针三

（1）取穴：百会，悬厘。

（2）方法：进针，稍捻转得气后连上电针机，取双向尖脉冲的连续波，波宽100～800ms，负后峰值35～50V，正向峰在50～75V之间，频率可选150～1 000次/分钟即可，刺激强度以病人感觉适宜为度，一般在40～60V左右，通电时间20～30分钟。主治震颤、肌张力高。一侧症状，针刺对侧、通电；双侧症状，两侧针刺、通电。适用于治疗帕金森病。

电针四

电针加穴位注射

（1）取穴：上肢颤动为主，取通里、曲泽、三阴交、肝俞、足三里、后溪、合谷、命门、关元；全身症状严重者，取风池、太溪、足三里、肝俞、阴陵泉、百会、命门、关元。

（2）方法：每次取穴时，除足三里、命门、关元必取外，其他穴位轮换使用。一般一次取5～7个穴为佳，原则是局部取穴，兼以对侧取穴和上下取穴。

（3）穴位注射用药：维生素B_1和维生素B_{12}注射液≥维生素B_1剂量为100mg/支，维生素B_{12}剂量为0.5mg/支。每日1次，10次为一疗程。适用于治疗帕金森病。

3. 耳针疗法

耳针一

（1）取穴：心、肝、肾、脑、皮质下、神门、相应肢体。

（2）方法：每次选用4～5穴，用轻或中等度刺激，间歇行针，留针30～60分钟，可加用电针，每日1次；亦可用王不留行籽按压以上耳穴，每天按压数次。两耳交替，20次为1疗程。适用于治疗帕金森病。

耳针二

(1)取穴:神门,皮质下,肝,肾,内分泌,肘,膝,腕,指。

(2)方法:用28号2.5寸毫针,刺入2~3分钟即可,按顺时针方向小幅度来回捻转1~2分钟,隔10分钟重复捻转一次,留针20~30分钟。适用于治疗帕金森病。

4. 头针疗法

(1)取穴:顶旁2线、顶旁1线、顶颞后斜线、顶中线。

(2)方法:用1.5~2寸毫针按头针操作常规针刺,加用电针,以连续波,留针30分钟。每日或隔日1次。20次为1疗程。适用于治疗帕金森病。

5. 皮肤针疗法

(1)取穴:①肝俞、肾俞、命门;②关元、足三里、三阴交,相应肢体肘膝关节以下路线。

(2)方法:用皮肤针选择一组穴位轻轻叩刺后,再选择1~2条经叩刺,叩至皮肤潮红为度,背部或腹部穴位加拔中或大火罐5~10分钟,每日或隔日1次,7次为1个疗程。适用于治疗帕金森病。

(二)灸治疗法

1. 取穴:百会、神庭、风池、大椎、筋缩、肾俞、脾俞、命门、足三里。

2. 操作:每次选用4~6穴,用艾条悬灸以上穴位,每穴5分钟左右,每日或隔日1次。20次为1疗程。适用于有虚寒征象者。治疗帕金森病。

(三)推拿疗法

推拿一

1. 取穴:风池、天柱、风府、哑门、心俞、膈俞、肝俞、脾俞、胃俞、肾俞、曲池、血海、悬钟等。

2. 主要手法:推法、叩法、施法、一指禅法、揉法、按法、擦法等。

3. 操作程序

(1)患者坐位,以指推法施术,分别沿督脉、膀胱经、胆经,由前发际推至后发际,再推头针疗法中的舞蹈震颤控制区,反复推数次,然后以食指尖叩击整个头部5分钟。

(2)推桥弓,左右交替施术,每侧10~20次。

(3)拿揉颈后肌肉,再以一指禅法、指揉法施术,然后点揉风池、天柱、风府、哑门等穴及压痛点。

(4)拿肩井穴,然后掌击百会穴及大椎穴数次。

(5)患者俯卧位,先以掌推法、揉按法、擦法施术于背腰部,然后点揉局部反应点及心俞、膈俞、肝俞、脾俞、胃俞、肾俞,最后以推法,分别沿膀胱经及夹脊穴自上而下施术。

(6)掌击腰阳关穴,然后以拍法施术于骶部,使全身产生震颤感,以透热为度,最后自下而上直擦督脉,再横擦肾俞部,以透热为度。

(7)以指推、指揉法施术于手足三阴经肘膝以下段,并点揉曲池、血海、悬钟等穴。

另有医者,以颜面部肌肉鱼际揉法、循经抹法、头面部腧穴揉法及点按法调理头面部任督二脉为主的经气,引虚风之阳入阴,掌颤关元穴以培补肝肾,滋水涵木。可作为一种有效的辅助治疗帕金森病,疗程需较长,应持之以恒。

推拿二

1. 常用穴位与部位:除同针灸取穴外,还有肝俞、肾俞、脾俞、面部、背部、四肢部。

2. 主要手法:一指禅推法、点按法、擦法、擦法、拿法、搓法等。

3. 操作程序

(1)患者取坐位,先以㨰法或拿法从两侧肩部操作至腕部,来回3~5遍;接着点按肩髃、曲池、手三里、外关、合谷等穴,以酸胀为度;后从肩至腕施以搓法5分钟;最后从前发际至后发际施以五指拿法3~5遍。

(2)患者改为俯卧位,先在背部从上至下以㨰法放松背部肌肉,接着自上而下沿足太阳膀胱经施以擦法,以透热为度,同时配合点按肝俞、脾俞、肾俞各1分钟。

(3)患者仍为俯卧位,用㨰法自臀部向下治疗,来回3~5遍,接着重力点按环跳、委中、阳陵泉、足三里等穴各1分钟,最后用搓法自上而下结束治疗。

(4)若出现面具脸,以一指禅推法自印堂穴开始,向上沿前额发际至头维、太阳、鱼腰、攒竹,再回至印堂穴,往返3~5遍。然后按揉四白、颧髎、颊车、地仓各1分钟,并在颧部、颊部施以搓法10~15次,或用掌根揉法5分钟;流涎者可点按颊车、廉泉;便秘者可点按天枢、足三里。适用于治疗帕金森病。

推拿三

1. 部位与穴位:风池、风府、五经、掌根、百会、大椎、腰阳关、太阳、坎宫、天门、头维、四神聪、百会、前胸、肩背、腰部、血海、三阴交,太冲等。

2. 主要手法:按法、揉法、击法、推法、揉法、掐法等。

3. 操作程序:依次按揉风池、风府,拿五经、掌根,击百会,拳背击大椎、腰阳关。自上而下单手拇指推桥弓穴,再揉太阳,分推坎宫,开天门,掐揉头维、四神聪、百会,梳理舞蹈震颤控制区。横擦前胸、肩背、腰部,再拿捏肩井,按揉极泉。由腋至腕直擦手三阴经线,并予拿捏上肢,搓手指,掐揉甲根,摇肩抖肘时按揉血海、三阴交,掐揉太冲,屈伸髋膝。10天为1疗程。适用于治疗帕金森病。

(四)饮食疗法

1. 龟甲牡蛎饮　将龟甲200g,牡蛎200g,鳖甲100g洗净、打碎,放入锅中,加水煮开,加入知母100g,再煮30~40分钟即可。频饮,再煮再饮,直至味淡。功能滋阴潜阳,平肝息风。适用于治疗肝肾不足,阴虚阳亢所致的帕金森病。

2. 天麻茶　将天麻3~5g切成薄片,干燥贮存,备用。每次取天麻片与绿茶1g放入杯中,用沸水冲泡大半杯,立即加盖,5分钟后可以饮用。头汁饮完,略留余汁,再泡再饮,直至冲淡,弃渣。适用于治疗帕金森病引起的四肢麻木、手足不遂、震颤。

3. 萸肉鸽蛋汤　先将山萸肉15g,丹皮10g,钩藤10g,白芍15g用清水洗净煎煮,煮沸20分钟后取汁去渣。将冰糖50g放入药汁中煮沸,把鸽蛋5个打破逐个下入锅内,蛋熟即成,喝汤吃蛋。适用于治疗肝肾不足动风所致的帕金森病。

4. 天麻鸭汤　将天麻干品30~40g蒸软切片,老母鸭1只去内脏,放入大瓷盆内,将天麻放入鸭肚内,淋上黄酒2匙,再将鸭头弯入肚内,用白线在鸭身上扎牢。用铁锅隔水蒸3~4小时,瓷盆敞开,让水蒸气徐徐进入,至鸭肉酥烂离火。每日食2次,先喝汤,后吃肉,天麻可分数次与鸭同吃,2~3天吃完,不宜过量。用以治疗肝肾不足引起的帕金森病。

5. 天麻黄芪鱼头汤　先将鲜鲤鱼1 250g去鳞、腮和内脏,洗净,再将川芎10g,黄芪10g,天麻25g放入米泔水中浸泡4~6小时,捞出天麻置米饭上蒸透,切片,放入鱼头和鱼腹内,置盆内,然后放入葱、生姜、绍酒、适量清水,上笼蒸约30分钟。另用淀粉、清汤、糖、盐、味精、胡椒面、麻油烧开勾芡,浇在鱼上即成。本方对于气血两虚,筋脉失养,或血瘀气滞,不能荣于四末所致的帕金森病,有较好的疗效。

6. 归芪蒸鸡汤　将嫩母鸡1只(约1 500g)洗净,炙黄芪100g,当归20g装入鸡腹内,放入沙锅，摆上葱、姜，注入清汤，加入食盐、绍酒、胡椒粉，用湿绵纸将沙锅口封严，沸水旺火上笼蒸 2 小时，取出加味精即成。本方对于气血亏虚，筋脉失养所致的帕金森病有效。

7. 天麻蛋羹　将天麻、菊花、橘红各 2g，生姜 1g，研成细末，与打在碗内的鸡蛋 2 枚共调匀，加适量水，蒸 10～15 分钟即可，酌加味素。每日 2 次。本方用以治疗痰热内蕴，阳盛风动引起帕金森病。

8. 天麻半夏粥　将天麻 10g，法半夏 5g，陈皮 5g，丝瓜 50g 洗净放入锅内，加适量清水，烧开后用文火煎约 20 分钟，去渣取汁。薏苡仁 150g，大枣 5 枚洗净倒入锅内，注入药汁，置火上煮至薏苡仁开裂酥烂即可，食用时酌加白糖。本方用于痰热互结或阳盛动风或木火太盛而克脾土所致的帕金森病。

9. 天麻蛋黄汤　将天麻、瓜蒌仁、陈皮各 5g 及白术 2g 放入锅中，水煎煮，开 10 分钟后去渣取汁，加姜 1 片、大枣 3 枚及切成小段的芹菜 30g，水沸后，将蛋黄 5 个搅匀与冰糖适量一起放入汤中，5 分钟后加味精。用于痰热动风引起帕金森病。

10. 乌梢蛇金钱龟汤　乌梢蛇 250g，金钱龟 250g，洗净，乌梢蛇去骨，金龟去壳，加水文火炖烂，放入调料，分两次食用，吃肉渴汤，隔日 1 剂。适用于治疗帕金森病。食疗对早期疗效较好，一般都能控制病情，缓解症状。

五、调摄与护理

护理的重点在调节精神、起居、饮食。在精神生活方面，应注意调畅情志，保持心情乐观、愉快，避免忧思郁怒等不良精神刺激。注意改善环境，保持安静，避免噪音和干扰。善于诱导与转移，帮助患者稳定情绪，及时有效地制止过分激动与烦恼，使其保持良好的精神状态。帕金森病患者的说话及动作都很迟缓，家属要有耐心，不能着急在旁催促。在生活起居方面，应注意生活秩序，节制房事，按时作息，保证充足的睡眠。适度的运动，避免过劳与过逸。由于老年人震颤活动不便，故不宜单独行动，在交通方面应注意安全，防止事故发生。饮食宜清淡，五味不可偏食，禁烟酒，少食辛辣刺激性食物。

六、按语

本病的药物治疗是个复杂的问题，迄今尚无根治帕金森病的药物，而药物的副作用大。目前对本病尚无理想治疗方法的情况下，针刺、灸治等疗法虽不能取代西药的作用，但作为无副作用的自然疗法，能减慢延缓病情发展，缓解症状，减少西药用量，减轻西药副作用。穴位的选用可考虑三方面：第一，旨在熄风止颤。除头部四神聪、百会、风池、本神等穴外，常用合谷、太冲这一小型处方。第二，辨证选穴，改善体质。除了根据病人阴阳气血状况用穴外，还常用背俞穴或夹脊穴以扶正治本。第三，对症用穴，减轻兼症。对病人服西药所引起的副作用，兼有的其他病症，治疗中给予兼顾将有助于控制主症。除体针外，临床常用头针治疗本病取得较好疗效，在焦氏头针的十多个刺激区中，竟发现了专门控制震颤的治疗区，20 多年来用于治疗某些锥体外系病证，这是很值得思考的，表明头部是治疗本病不可忽视的选穴部位。古人关于刺血治疗痼疾，灸法有针法某些代替不了的作用等论述，可以启迪针灸临床多法配合，治疗顽疾。但针刺选穴多从补益肝肾、调整全身功能以及照顾兼症这三方面考虑，方能取得满意的临床疗效。推拿疗法、饮食疗法对帕金森病的恢复治疗有很好促进作用。

第9章 偏头痛

一、概述

偏头痛是常见的头痛类型之一，一侧或双侧头痛为特征。其临床表现为：发作前幻视幻觉、偏盲等脑功能短暂障碍，继则呈一侧性头痛，为搏动性钻痛、刺痛或钝痛。剧烈时伴眩晕、出汗、恶心呕吐、心悸、便秘等症，持续约数小时。一般间隔数周复发，呈周期性发作。以反复发作性的头痛为特点，起病急，一般可自行缓解或经治疗很快缓解，每次发作持续时间多在几小时内，发作间歇期正常。本病为遗传素质基础上形成的局部颅内外血管对神经－体液调节机制的阵发性异常反应。气候剧变、精神刺激和某些特殊食物（如奶酪、酒精、巧克力）的摄入可诱发本病的发作。本病的发生可见于任何年龄，10～30岁是发病高峰，45岁以后随年龄的增长发病率有降低趋势。女性患病是男性的3.5倍。

本病相当于中医学“头痛”“头风”“偏头风”“脑风”“偏头痛”等病证。

二、病因病理

（一）西医的病因病理

1. 病因

（1）遗传：约60%患者有家族史，尤以典型偏头痛明显。

（2）精神因素：紧张、焦虑、精神疲劳是偏头痛的重要激发因素，在部分患者中可成为直接诱因。

（3）激素：激素与偏头痛也存在着一定的关系，多发生在女性，且多在青春期起病，发作与月经周期有联系，妊娠期发作减少或停止发作，服避孕药可使发作增频或加重。

（4）某些特殊食物：如巧克力、乳酪、啤酒、红葡萄酒、乙醇饮料、可可、高脂饮食等亦可诱发偏头痛。

2. 病理

（1）偏头痛的基础是胶质细胞功能障碍学说：平时大脑内许多神经细胞经常处于活动状态，不断的放电活动使大量的K^+释放进入细胞间隙，而胶质细胞（星形细胞）的功能之一就是保证将这大量的K^+进行重新分配，包括促使神经细胞回收K^+。在正常情况下细胞间隙内K^+维持在2.7～3.2mmol。如果大脑皮质某部位出现过度的放电活动，或血脑屏障破坏伴有大量含K^+液体向外渗出，使细胞间隙K^+超过12mmol，则胶质细胞的缓冲作用丧失。

（2）三叉神经血管反射学说：脑干接受来自大脑皮层（情绪、紧张等反应）、丘脑（过度的噪音、声、光、嗅等传入刺激）或下丘脑（内环境的改变）的刺激，同时，脑干的背中缝核（以5－HT为介质）及蓝斑（以去甲肾上腺素为介质）发出纤维通过前脑内侧束，分布至下丘脑、背丘脑及弥散性投射至大脑皮层。通过这些直接通道，蓝斑发出的冲动可使同侧皮层微血管收缩；刺激背中缝核、蓝斑或三叉神经，可引起颅外血管扩张。刺激蓝斑还可使肾上腺释放去甲肾上腺素（NE），NE与NE释放的血小板释放因子，可引起血小板释放反应，释放出的5－HT增强了血管受体的敏感性，加强了三叉神经的传入冲动，当血管扩张时产生疼痛。

（3）一氧化氮（NO）：近年发现NO在偏头痛发病机制中十分关键。NO是体内发现的第一个气体性信息分子，它既是血管内皮舒张因子，又是重要的神经递质。有研究表明NO可能参与降钙素基因相关性多肽（CGRP）的扩血管作用。NO致头痛的机制，有研究认为内源性5－HT升高激活脑血管内皮细胞的 5 - HT 2B/2C 受体释放 NO，NO 通过激活感觉神经元致神经介质释放，血浆外渗，疼痛和痛觉过敏，该结果也致无菌性炎症，认为 NO 可能是偏头痛的原因因子。有关 NO 的作用机制尚有待进一步研究。

(二)中医的病因病机

1. 肝阳上亢　情志不和，肝失疏泄，气郁化火，风阳妄动而成风火上扰巅顶之证；火盛伤阴，肝失濡养或肾阴亏虚，水不涵木致肝阳上亢。临床之头痛暴发，痛势剧变，痛止则如常人，正是肝火、风阳上扰清窍的具体表现；肝火偏亢，扰乱心神，则心烦易怒、睡眠不宁；肝开窍于目，肝阳偏亢，故面红目赤、头晕目眩；肝失疏泄，气机不畅，清气不升，浊气不降而致恶心呕吐；肝经行于头面之两侧，肝火、风阳循经上行，故见头痛或左或右；口苦、舌红、苔黄、脉弦均为肝火偏亢之征；如属肝肾阴虚、肝阳偏亢者则脉多弦细带数。

2. 痰浊阻窍　过食肥甘厚腻或思虑劳倦过度，致脾失健运，痰浊内生，阻遏清阳，痰浊上蒙清窍。清阳不升，则见头痛昏重；痰浊阻滞中焦，气机失畅，则胸脘满闷、纳呆；痰浊上逆则呕恶；苔白腻、脉弦滑亦属内有痰浊之象。

3. 瘀血阻络　或由气滞血瘀，或由气虚血行不畅，或病久不愈，入于血络，均可致气血瘀滞，脉络痹阻。致头痛屡发，经久不愈，痛如针刺，固定不移；舌紫有瘀斑，脉细涩为瘀血内阻之象。

4. 气血亏虚　素体虚弱，思虑劳倦过度，久病不愈均可致中气不足，营血亏少。中气虚衰，清阳不升，浊阴不降，清窍不利则头痛绵绵；中气不足，阳气不布，运化失权，则体倦乏力，少气懒言，食欲不振；营血亏虚，不能上荣于脑，则眩晕头痛；血不养心，故心悸怔忡、面色苍白；舌淡苔薄白，脉细弱，均为气血亏虚之象。

5. 肾精不足　肾主藏精、生髓，脑为髓海，肾虚精髓不足、髓海空虚，故头脑空痛、眩晕耳鸣；腰为肾府，肾虚则腰膝酸软，固摄失司则遗精带下，肾阳虚故畏寒肢冷；苔薄或少苔，脉沉细无力，均为肾虚之象。

三、临床诊断

(一)辨病

1. 临床表现

(1)本病常有家族史，多见于女性，往往在青春期起病，呈周期性发作。发作频度因人而异，部分女病人与月经周期有关。

(2)患者前期出现疲乏、呵欠频作、忧郁感，或出现视幻觉、视觉缺损、面唇肢体麻刺感等。经数分钟或半小时，则进入颅外动脉扩张期，患者颞动脉扩张，搏动幅度增加，出现头痛，性质呈搏动性钻痛、钝痛、或刺痛。头痛部位可在额颞部、额框部、或整个侧头部，也有少数两侧交替头痛或全头痛。头痛剧烈时常伴有恶心、呕吐、眩晕等症状。压迫颈总动脉或搏动较强的颞动脉有时可使头痛减轻。患者面色苍白，闭目畏光。每次发作约数小时，有的达 1～2 天。常于呕吐、睡眠后头痛减轻或消失，发作后大多数病人疲倦思睡。

(二)鉴别诊断

1. 颅内占位和血管病变　枕叶肿瘤和脑部血管瘤也可出现与偏头痛相类似的头痛表现，疾病初期难以鉴别，但肿瘤、血管瘤引起的头痛，每次均恒定于一侧，随病程的发展而出现颅内压增高、癫痫、蛛网膜下隙出血或持久性神经功能损害，如视野缺损、眼肌麻痹、肢体感觉和运动功能障碍等以资鉴别。必要时可作 CT、MRI 等检查。

2. 颞动脉炎　见于中老年患者，可见颞浅动脉肿胀呈索条状，伴有按痛，另外有发热、消瘦等全身症状，白细胞增多和红细胞沉降率增快等予以鉴别。

3. 癫痫　头痛性癫痫起病急骤，头痛剧烈，以双侧颞部或前额部多见，发作持续时间不一，从数分钟到10分钟不等，无前驱症状。发作均能自动停止。

4. 神经官能症　神经官能性头痛很少自青春期开始，发作过程也不相同。神经官能症的各种主诉，如头痛、失眠、记忆力减退、注意力不集中等，均属经常存在而非发作性，检查无客观体征。

5. 紧张性头痛　大多由于抑郁或焦虑所致的持久性头、面、颈、肩部肌肉痉挛，所产生的疼痛牵涉或扩散至头部，少数则由于不良姿态或头颈部其他疾病所引起。头痛为胀痛性、压迫感或束紧感，检查除偶然查得肌肉痉挛外，无其他发现。

(三)辨证

1. 肝阳上亢　头部胀痛或跳痛，以额颞部疼痛多见；或眩晕、情绪不畅；或心烦易怒、夜寐不安，口干口苦，舌红苔黄，脉弦或弦细数。

2. 风火上扰　头痛而胀，甚则头痛如裂、或跳痛，失眠多梦，面红目赤，畏光羞明，口苦口干，急躁易怒，舌红苔黄脉弦数。

3. 瘀血阻络　痛有定处，头痛如刺，经久不愈，舌质黯红或紫黯，苔薄白脉涩或弦。

4. 痰浊阻窍　头痛头胀，沉重如裹，腹泻腹痛，头晕胸闷伴恶心呕吐痰涎，纳呆食少，舌苔白腻脉弦滑。

5. 气血亏虚　头痛隐隐，或伴头晕，神疲纳少，四肢乏力，面色少华，气短心悸。诸证劳累则加剧，舌淡苔薄白，脉细或细弱。

6. 肾精不足　头脑空痛，且兼眩晕，腰膝酸软，遗精、滑精、阳痿、带下，耳鸣重听，神疲乏力，畏寒肢冷，苔薄，脉沉细无力。

(四)辨证要点

一般而言，肝阳头痛以胀跳痛、眩晕、心烦易怒，脉弦有力为特征；风火头痛以胀痛如裂、面红目赤，舌红苔黄脉弦数为特征；痰湿头痛以沉重如裹、胸闷、苔腻脉滑为特征；瘀血头痛以痛有定处、刺痛或跳痛，舌暗紫或有瘀斑为特征；气血虚头痛以隐痛，劳后发作，神疲体倦为特征；肾虚头痛以隐痛或空痛，腰酸耳鸣，脉沉弱为特征。

四、临床治疗

(一)针刺疗法

1. 毫针疗法

毫针一

(1)主穴：百会、风池、太阳、列缺、合谷、太冲。

(2)配穴：前额痛加上星、印堂、攒竹；侧头痛加头维、率谷、外关；后头痛加天柱、风府、后溪、申脉；巅顶痛加四神聪、通天、行间。肝阳上亢加中封、行间、涌泉；痰浊上扰加中脘、丰隆、足三里、太白；气血瘀滞加膈俞、血海等。

(3)操作：头痛间歇期，对于虚证用补法，虚实兼见者补泻兼施，一般头痛发作阶段，针刺用泻法，并可配用电针。针刺风池时，针尖呈水平位刺入1寸，施捻转提插手法至病人前额有麻刺感。针风府穴时，令病人低头，针尖向下颏方向刺入1.2寸，施小幅度提插捻转手法，若头部或四肢有触电感，则将针立即提起。太阳穴可用针刺法，也可用刺络出血法。适用于治疗偏头痛。

毫针二

(1)主穴：百会、风池、太阳、头维、合谷、太冲。

(2)配穴:肝阳上亢者,加用中封、行间;属痰浊上扰者,加中脘、丰隆、足三里;属气滞血瘀者,加膈俞、血海、少冲(可刺出血)、三阴交。以上穴位针刺时均施以泻法。如头痛而伴有气血虚弱者,宜加脾俞、胃俞、气海、足三里等穴,针刺施以补法,宜配合灸法。

(3)操作:每次选用4~6穴,用毫针刺,施以平补平泻手法,也可根据病情施以泻法或补法,一般留针30分钟或更长时间。也可用电针,予中等刺激。每日1次,10次为1个疗程。适用于治疗偏头痛。

毫针三

(1)主穴:丝竹空透率谷、颔厌透悬颅、合谷、足临泣、阿是穴。

(2)配穴:风邪上扰:风池、列缺;肝阳上亢:翳风、太冲;瘀血阻络:血海、地机;痰浊内停:中脘、丰隆。

(3)操作:头部诸穴沿皮刺。疼痛局部施以中强刺激,间歇运针,留针20~30分钟,也可选用1~2组穴位用电针刺激。如能在发作前期及早治疗,则往往能取得好的疗效。适用于治疗偏头痛。

毫针四

(1)主穴:风池、太阳、合谷、太冲。

(2)配穴:风湿头痛,加外关、三阳络、颅息;肝阳头痛,加阳陵泉、足窍阴、太溪;痰浊头痛,加阴陵泉、丰隆、脾俞;血虚头痛,加百会、肝俞、足三里;瘀血头痛,加膈俞、血海、期门。

(3)操作:每次选用4~6穴,以轻或中等度刺激,留针30分钟,间歇行针。每日或隔日1次,10次为1个疗程。适用于治疗偏头痛。

毫针五

(1)主穴:翳风、绝骨、水突、风池。

(2)配穴:太阳透角孙、合谷。

(3)操作:每次取1穴,效不显时可选取其中2穴,配穴酌加。翳风穴针法:局部消毒后,右手持针沿下颌角与乳突之间进针,向对侧乳突深刺1.5~2寸,以捻转为主结合提插,使针感(多为酸、麻、重、胀)向咽喉或舌根部放射。针感不明显者,可通以电针仪,连续波刺激。绝骨穴针法:进针2寸左右,以捻转结合小幅度提插,使针感向上传导。水突穴针法:令病人平卧,颈背下垫一枕头,使颈部后仰,穴区消毒后,以左手食指和中指将胸锁乳突肌前及颈总动脉拉向外侧,右手持3寸毫针自针刺部位循皮肤垂直刺入,当针尖触及横突后,将针提起少许,再向下方徐徐刺入,直抵脊柱,轻度捻转。病人即感觉酸麻胀痛等,有时向同侧颜面及上肢内侧放射。风池穴,或寻得压痛明显处进针,向对侧眼窝内下缘方向,略斜向刺入1~1.5寸,反复提插,使针感向头顶、颞部、或前额放散。太阳透角孙,平刺进针约1.5~2寸,酸胀感扩散至同侧颞部。合谷取同侧,泻法。均留针20~30分钟。每日1~2次,7日为一疗程,疗程间隔1~2日。适用于治疗偏头痛。

毫针六

(1)主穴:风池、太冲、天容。

(2)配穴:外关、阿是穴。阿是穴位置:疼痛最明显处。

(3)操作:主穴每次仅取1穴,症状重者可取2穴。配穴据症情酌加。风池穴刺法:病人端坐,头低向健侧,取患侧穴,以28号1.5寸毫针,针尖平耳垂水平向对侧眼窝方向直刺,左手以酒精棉球夹持针体,右手持针柄,双手协同慢慢刺入穴位深处,当刺至2寸左右深处时,如针尖触有橡皮样物(黄韧带),再轻轻刺入2~3分,术者觉得针下有落空感,此时患者突然一颤动,并同时出现触电样感觉传至前额一侧，此时头痛往往立即消失，应马上退针。注意，缺乏经验的医师不宜用此法，以免发生意外。太冲穴针法：嘱患者仰卧闭目，以 28 号针，刺入太冲 1～1.2 寸左右，针尖宜指向足心，提插捻转 1 分钟，针感以强烈为佳。天容穴，快速进针 1 寸左右，行平补平泻法，留针。留针期间可通以电针，连续波，强度以患者适宜为度。配穴常规针法，中等刺激。除风池穴外，余穴均留针 15～30 分钟。每日 1 次。适用于治疗偏头痛。

2. 耳针疗法

(1)取穴：颞、枕、额、皮质下、神门、相应阳性点、交感。

(2)方水地：每次选 3～4 穴，中等度或较强刺激，留针 30～60 分钟，可加用电针，每日 1 次，两耳交替。亦可用王不留行籽压迫以上耳穴，每日按压数次。10 次为 1 疗程。适用于治疗偏头痛。

3. 穴位注射疗法

(1)取穴：阿是穴、风池。阿是穴位置：风池穴直上 5 分。

(2)药物：维生素 B_{12}、注射用水。

(3)方法：维生素 B_{12}（含量 0.5mg/ml）。如双侧注射加注射用水 1ml。穴位每次仅用 1 穴，可固定选取，亦可交替使用。阿是穴在按压时多感到疼痛难忍并向同侧目眶或前额传导。以 5 号齿科针头吸入药液，刺入穴位至有酸胀后，快速注入，每日或隔日 1 次，3 次为一疗程。适用于治疗偏头痛。

4. 眼针加头针疗法

(1)主穴：上焦区、感觉区（上 1/5、下 1/5），血管舒缩区（上 1/5）。

(2)配穴：足运感区。

(3)操作：先针眼穴，双侧均取。用 5 分毫针在距眼眶缘外方 2 分处，左眼顺时针，右眼逆时针横刺进针至皮下，得气后留针 15～20 分钟，不施手法。继针头穴，用 1.5～2 寸毫针由上向下分段快速刺入头皮下，然后以 >150 次/分的频率双手快速持续捻转 3 分钟，每隔 10 分钟重复 1 次，共 3 次。上法每日 1 次，10 次为一疗程，疗程间隔 3 日。适用于治疗偏头痛。

5. 穴位埋针疗法

(1)主穴：分 2 组。①太阳、头维；②颞前线、颞后线（头穴）。

(2)配穴：上星、百会。

(3)方法：仅取 1 组穴，可固定选取，亦可交替使用。第 1 组用麦粒形皮内针，常规消毒后，以镊子夹持皮内针柄，使针体与经脉走向垂直，沿皮横刺 0.5～1.5cm，用胶布固定（有头发者宜剃去），病轻留针 1～2 日，重者 2～4 日。第 2 组用普通 2～2.5 寸毫针，以拇、食夹持针柄，快速沿皮横刺，按规定方向进针 1.5～2 寸，针柄靠头皮固定，留针 24～48 小时或以上，至疼止后起针。适用于治疗偏头痛。

6. 刺络拔罐疗法

(1)取穴：风池、天柱、太阳、丝竹空、阳白、攒竹。

(2)方法：每次选 1～3 穴，常规消毒后，用三棱针在瘀血脉络处，迅速刺入约 0.5～1cm，使自然出血，待血止后，加拔火罐，留罐 10～20 分钟。每周 1 次，3 次为 1 疗程。适用于治疗偏头痛。

（二）推拿疗法

推拿一

1. 取穴：睛明、鱼腰、丝竹空、太阳、四白、下关、地仓、风池、风府、风门、合谷、肺俞、膈俞、肝俞等。

2. 主要手法：拿法、按法、揉法、扫散法、分法、叩法等。

3. 操作程序

(1)患者卧位，用双手拇指自印堂推至发际，沿发际分推至太阳穴 8~10 次，轻揉太阳穴。

(2)用双手掌揉两侧颞部 1~2 分钟，再用双手按两侧角孙穴。

(3)用拇指按、揉风府、风池、风门及眼周诸穴各 1 分钟，以得气为度，并在项背部施捏法，反复操作 5~10 遍，继而拿风池、肩井穴各 3~5 遍，以头项部有快然舒适感为度。

(4)以右手小鱼际直擦背部两侧膀胱经，并按揉肺俞、膈俞、肝俞穴 1~2 分钟，以得气为度。对于背部有压痛点，或结节与条索均可重点按揉弹拨。

(5)用双手掌小指叩击整个头部 3~5 遍。适用于治疗偏头痛。

推拿二

1. 常用穴位与部位：印堂、百会、太阳、风池、头维、角孙、额部、头侧足少阳经。

2. 主要手法：一指禅推法、拿法、按法、揉法、扫散法、分法。

3. 操作程序

(1)患者取坐位，用一指禅推法从印堂直线向上至前发际，往返 4~5 次；再从印堂沿眉弓至太阳，往返 4~5 次；然后从印堂到一侧睛明，沿眼眶边缘治疗，两侧交替进行，每侧 3~4 次。

(2)继上，先在百会、四神聪、率角、天冲和头维等穴施以点按或点揉法各 1 分钟；再用拿法施于风池 1~2 分钟；后从前发际施用五指拿法向后直至颈部，改用三指拿法沿颈向下至大椎穴，重复 4~5 遍。

(3)继上，先从印堂分推眉弓至太阳 3~4 次，再在太阳轻揉 2 分钟；而后在头部由前向后施用扫散法 10~20 次。

4. 随证加减

(1)肝阳头痛：推桥弓、自上而下，每侧各 10~20 次，同时配合按揉太冲、行间，以酸胀为度。

(2)痰浊头痛：用一指禅推法在腹部治疗，以中脘、天枢为主，时间约 3 分钟，同时配合按揉脾俞、胃俞、足三里、丰隆等。

(3)瘀血头痛：在痛部反复施以按揉和一指禅推法约 5 分钟。然后在额部及两侧太阳穴部施以擦法，以透热为度，配合按揉膈俞、血海、三阴交。适用于治疗偏头痛。

(三)饮食疗法

1. 芎芷鱼头汤　川芎、白芷各 15g，大头鱼鱼头 1 个，文火炖 40 分钟，饮汤，对偏头痛常常有效。

2. 龙眼红枣粥　龙眼肉 30g，大枣 10 枚，粳米 50g，同入砂锅内加水 500ml，大枣煮烂，米花粥稠即可。每晚温服，3~5 天为 1 疗程。对气血亏虚型偏头痛有效。

3. 芹菜汤　新鲜芹菜 100g，煮汤常服。对肝阳上亢、风火上扰头痛有效。

五、调摄护理

本证一般不危及患者生命，应消除病人紧张、恐惧心理，控制情绪波动，保持轻松、愉快情绪，以利气血正常运行，防止头痛发作。养成良好生活习惯，按时起居，保证足够的睡眠与休息，适当参加体力劳动，发作期少用脑。按时定量进餐，饮食清淡，避免进食辛辣等刺激性食物，不饮酒、咖啡及浓茶，戒烟，尤其肝阳头痛者，禁酒更为重要。

六、按语

1. 针灸推拿治疗本病有较好的临床效果。针刺、耳针、穴位注射、三棱针等有时可起到即刻止痛的效果。但一般要求留针时间长、针感强，并加用电针为好。对发作频繁的患者，不仅在头痛发作时采用针灸，痛势未甚之时，或缓解期即要注意全身调整，以减少发作或控制发作程度。如头痛与月经周期有关，可在经前做预防性治疗。另外针刺和推拿时，除根据证型选用穴位外，还可根据经络循行选择穴位。如痛在前额，属阳明经者，用头临泣、头维、印堂、阳白、合谷、阳溪、内庭；疼痛在侧以少阳经为主者，用率谷、风池、太阳、外关、足临泣、侠溪；疼痛在后头及项部属太阳经者，选用天柱、脑户、后溪、少泽、昆仑、京骨、至阴等穴。针灸治疗本病应在疼痛发作之初，痛势未甚之时施治，效果较好，若疼痛已作，针灸可以减轻症状，但要使头痛立即停止发作较为困难。对反复发作的病人要根据病情制定治疗方案，按疗程实施治疗。

2. 在针灸治疗的同时应嘱咐病人注意消除或减少促发因素，如消除精神紧张、情绪抑郁，避免过度疲劳、强光、噪音、刺激性气味等，注意生活有规律，注意饮食的宜忌。

3. 强身锻炼，可任选太极拳、八段锦、游泳、慢长跑中一至两项进行锻炼，以增强体质；要保持大便通畅，使腑气得降，气血调顺，而不致上逆。

第10章　神经衰弱

一、概述

神经衰弱是神经官能症中最常见的一种疾病。是由于各种精神因素刺激引起脑功能活动过度紧张，中枢神经系统兴奋与抑制过程互相转化失调，导致精神容易兴奋和脑力、体力不足，并常伴有情绪烦躁等一些心理生理症状和精神障碍。本病临床特点是多发生于青壮年，以脑力劳动者居多，起病较缓，病程较长，临床表现多种多样，涉及范围甚广，主要表现为失眠、多梦、头昏、头痛，记忆力减退，注意力不集中、疲劳、神经过敏、心慌心跳、多疑、焦虑及忧郁等。但各种实验室检查缺乏器质性病理基础。由于患者长期服用一些镇静安眠类药物，容易产生耐药性、成瘾性，而且还给病人带来程度不等的不良反应。采用非药物疗法的综合治疗具有明显的优势。

本病属于中医学"不寐""虚劳""健忘"等范畴。

二、病因病理

（一）西医病因病理

1. 病因

（1）精神因素：是诱发神经衰弱最重要的因素。持续紧张心情和长期内心冲突，使精神活动强烈而持久地处于紧张状态，使得精神活动能力减弱而致病。

（2）先天和后天形成的个体生理特征和心理特征：患者的性格多偏于胆怯、自卑、敏感、多疑、依赖性强、缺乏自信或偏于主观、任性、急躁、好强、自制力差等。

（3）其他因素：感染、中毒、脑外伤或其他躯体疾病以及过度疲劳、营养不良等可诱导本病的发生。

（4）遗传因素：对本病的产生也有一定影响。

2. 病理

（1）巴甫洛夫学派认为神经衰弱的本质是大脑内抑制过程的弱化，表现为自制力减弱，兴奋性亢进。第二阶段为兴奋过程弱化，表现为易兴奋，又易疲劳。最后出现保护性超限抑制，表现为全身无力。

（2）大脑皮质功能弱化，削弱了对皮质下自主神经中枢的调节，而出现自主神经功能的紊乱。

（二）中医病因病机

1. 情志失调　长期思虑劳倦太过，伤及气血，耗伤心脾，使心脾血虚，血虚神无所养，故精神萎靡不振，心悸，健忘，失眠；或郁怒伤肝，肝阳上亢，故头晕；肝郁日久化火，心神被扰，故烦躁易怒；肝郁不舒，则胸闷，喜太息。

2. 病后失养或房劳过度　久病或房劳过度，损及肾阴，阴虚则脑窍失养，头晕耳鸣；阴虚日久，累及肾阳，导致肾阴阳两虚，则倦怠嗜睡，记忆力减退；或腰膝酸软，精关不固。

总之，本病病位在心、脾、肝、肾等脏腑，病机是本虚标实，本虚以心、脾、肾之气血阴虚为主，标实以肝火、痰热多见，病理变化总属阴阳失调。

三、临床诊断

（一）辨病

1. 症状

（1）脑力易兴奋：如工作、学习均易引起兴奋，回忆和联想增多，控制不住。特别敏感，对强光、噪音均感厌烦，稍不如意则暴怒，易激惹。

(2)脑力易疲劳：如看书、学习稍久，则感头胀、头昏、头痛，注意力不能集中，记忆差。久之，感肢体无力，工作、学习效率降低，往往有力不从心之感。

(3)睡眠障碍：多为入睡困难，难以熟睡或早醒，醒后不易再睡。常诉梦多，并认为梦多而影响睡眠。

(4)头痛：为胀痛或昏痛，多无固定部位，一般可以耐受，看书、学习时头痛加剧，如果情绪松弛，充分休息，头痛可明显减轻。同时伴有头部压迫感或紧箍感。

(5)自主神经功能紊乱：可出现心动过速，血压偏高或偏低，多汗，肢端发冷，厌食，便秘或腹泻，女子月经不调，男子遗精或阳痿等。

(6)继发性反应：过分关注身体不适，而产生疑病，从而焦虑不安，加重神经系统功能的负担，而使症状恶化。

2. 病程　病程至少3个月，具有反复波动或迁延的特点，病情每次波动多与精神因素有关。

3. 体征　一般无异常体征。

4. 辅助检查　一般理化检查均在正常范围。

(二)辨证

1. 阴虚火旺　心烦不寐，心神不安，五心烦热，头晕，耳鸣，心悸，健忘梦遗，盗汗，口干，舌质红少津，少苔，脉细数。

2. 心脾两虚　肢倦神疲，头晕目眩，多梦，心悸健忘，面色无华，纳呆，舌质淡，苔薄，脉细弱。

3. 心胆气虚　胆怯心悸，遇事易惊，多梦易醒，气短倦怠，舌质淡，脉弦细。

4. 肝郁化火　性情急躁易怒，不寐，目赤，小溲黄赤，大便秘结，舌质红，苔薄黄，脉弦数。

5. 心肾不交　头晕耳鸣，心烦失眠，烦热盗汗，神疲肢倦，健忘，腰膝酸软，遗精，月经不调，舌红少苔，脉细数。

6. 脾肾阳虚　精神萎靡，形寒肢冷，倦怠乏力，纳呆腹泻，易醒健忘，月经不调，阳痿，舌质淡，苔滑，脉沉弱。

7. 痰热内扰　心烦失眠，入睡困难，神疲健忘，容易激动，口苦口干，舌红，苔黄腻，脉弦或滑数。

(三)辨证要点

首先要抓住主症，结合兼症，审证求因；其次临床辨证须辨明虚实，虚证多属气血不足，责在心脾肝肾；实证多因肝郁化火，痰热内扰。

四、临床治疗

(一)针刺疗法

1. 毫针疗法

毫针一

(1)主穴：百会、翳明、神门、三阴交、足三里、太溪、心俞、脾俞、肾俞。

(2)配穴：脘痞纳少加中脘；便溏、便秘加天枢、气海；心悸胸闷加内关、膻中；尿频、月经不调、遗精、早泄、阳痿加关元、中极、阴陵泉、交信。

(3)操作：可将处方分成若干组，交替使用。针刺操作以补法为主，刺激不宜过强，得气为度。腹部、背部穴可适当加用灸法。留针30～40分钟。隔日1次，10次为1疗程。适用于治疗神经衰弱。

毫针二

(1)主穴:心俞、内关、三阴交、神门。

(2)配穴:肝郁化火,加行间、阳陵泉、风池、足窍阴;痰热内扰,加丰隆、内庭、公孙、大陵;阴虚火旺,加阴郄、照海、太溪、太冲;心脾两虚,加脾俞、足三里、百会、巨阙。

(3)操作:每次选用4~6穴,视病情选用刺激量,实证刺激宜重,虚证刺激宜轻,留针30分钟,间歇行针1~2次。痰火盛者可在内庭、太冲点刺出血,寒证可加用温针灸。每日或隔日1次,10次为1个疗程。适用于治疗神经衰弱。

2. 耳针疗法

耳针一

(1)取穴:心、神门、皮质下、胸、交感。

(2)方法:每次取一侧耳穴,双耳交替使用。耳郭常规消毒后,用耳毫针对准所选穴位,依次刺入,用中度刺激,留针20分钟,间以捻转,用平补平泻法。或每次取2或3个穴。每日或隔日针1次,10次为1个疗程。适用于治疗神经衰弱。

耳针二

(1)主穴:耳尖(放血)、神门、心、皮质下、枕。

(2)配穴:心脾不足型,加脾;肝郁气滞型,加肝;心虚胆怯型,加胆;心肾不交型,加肾;胃失和降型,加胃。

(3)方法:每次取一侧耳穴,双耳交替使用。主穴必取,配穴随证选加。耳郭常规消毒后,用耳毫针对准所选穴位,依次刺入,用中轻度刺激,留针15~30分钟,间以捻转,用平补平泻法或补法。每日或隔日1次,10次为1个疗程。适用于治疗神经衰弱。

耳针三

(1)取穴:①主穴:肾、神门、枕、心、胃。配穴:皮质下。②神门、肾、枕、心。③主穴:神门、肾、枕、心、胃。配穴:三焦。

(2)方法:上列3组方,随证选用。每次取一侧耳穴,双耳交替使用。主穴必取,配穴酌加。耳郭常规消毒后,用耳毫针对准所选穴位,依次进针,用中轻度刺激,留针10~20分钟,间以捻转,用平补平泻法或补法,每日或隔日针1次,10次为1个疗程。适用于治疗神经衰弱(用方①)、失眠(用方②)、多梦(用方③)。

耳针四

耳穴压迫法

(1)主穴:神门、皮质下、神经衰弱点、枕。

(2)配穴:根据辨证选定,如心脾两虚型,加心、脾、小肠;心肾不交型,加心、肝、肾;腹胀纳差者,加脾、胃、三焦、去神门。

(3)操作:每次取一侧耳穴,双耳交替使用。主穴必取,配穴随证选加。耳郭常规消毒后,先用84-1型肿瘤探诊仪(湖北仙桃产),在所取耳穴上,通电1~2分钟,并将治疗探头在穴区内移动,以寻找最佳敏感点,然后将粘有王不留行籽的胶布贴压在耳穴上,再以拇、示两指适度捏压,并嘱患者每日自行捏压数次,睡前捏压1次,每次操作以耳郭有热、胀、麻、痛等感觉为度。每日治疗1次,10次为1个疗程。每疗程间隔3~4天。适用于治疗神经衰弱。

耳针五

耳穴压迫法

(1)主穴:心、肾、神门、皮质下。

(2)配穴：患者急躁、易怒，肝阳上亢者，加肝；月经不调者，加内分泌；大便秘结，纳差者，加肺、脾、便秘点；伴有头晕、头痛、头胀者，加枕、太阳、额。

(3)操作：每次取一侧耳穴，双耳交替使用。主穴必取，配穴随证选加。耳郭常规消毒后，按操作常规，用镊子夹起准备好的粘有王不留行籽的胶布贴压在所选耳穴上，然后用手指按压耳贴，患者有酸、麻、胀、痛感，耳郭发热、发红即可。贴后嘱咐患者每日自行按压耳贴3~5次，尤其在夜间睡前半小时，要按压得耳穴感到疼痛、耳郭发热为宜。每隔2~3天换贴1次，5次为1个疗程，可连续治疗2~3个疗程。适用于治疗神经衰弱。

耳针六

耳穴压迫法

(1)主穴：心、神门、皮质下。

(2)配穴：肾、肝、胃。

(3)操作：每次取一侧耳穴，双耳交替使用。主穴必取，配穴随证选加。耳郭常规消毒后，按操作常规，先用耳穴探测仪或弹簧探棒探测，取准穴位。用7毫米×7毫米的医用胶布将王不留行籽固定在所选耳穴上。嘱患者将拇指放在耳郭后面，示指和中指放在耳郭前面，按压所贴耳穴，每日3~4次，睡前必按压1次，使其出现酸、胀、痛、热等得气感。每隔2天治疗1次，5次为1个疗程，疗程之间隔5~7天，也可连续治疗。适用于治疗失眠。

耳针七

耳穴压迫法

(1)主穴：脑、神门、皮质下、交感、神经衰弱点、失眠点。

(2)配穴：根据病情选取心、脾、胰胆、肝、肺、肾。

(3)操作：上述各穴，分2~3组，交替使用。每次选主穴2个，配穴1或2个。耳郭常规消毒后，按操作常规，取米粒大小的冰片粘贴于0.5cm×0.5cm的橡皮膏中心。贴压于双耳所取的穴位上，压紧并揉按1分钟。3天更换1次，4次为1个疗程。嘱患者每晚睡前揉按3~5分钟。适用于治疗失眠。

耳针八

耳穴放血法

(1)主穴：神门、皮质下。

(2)配穴：心悸，加心；头痛，加额、枕；食欲不振、胃痛，加交感、胃。根据临床症状辨证取穴，但取穴不宜多。

(3)方法：将未用的刮胡刀片折断，分成6~8等份，浸泡于消毒液中(消毒液的配制：亚硝酸钠5g，5%苯扎溴铵溶液27ml，蒸馏水1 000ml，三者混合溶解，搅匀即可)。患者取坐位，头伏于桌上，选取双侧耳壳背面上1/3无名小血管一条。碘酒消毒，75%乙醇溶液脱碘，术者左手拇指固定血管部，右手持刀片，利用其尖端在无名小血管处迅速点刺，横切血管，切口长约0.1cm，以切破血管出血为度，用消毒干棉球反复将血擦去，后用消毒小纱布敷创口，压迫止血，用胶布固定。再常规消毒耳正面穴位后，用刀尖轻轻点刺(割)所选之耳穴，使之出血，用消毒干棉球擦血，并压迫止血。每次双耳共选割4~6穴。体弱怕痛者，取轻割法(刀口浅而短)，出血量1~2ml；体壮肥胖者或有高血压者，用重割法(刀口深而较长)，出血量3~6ml(双耳出血量)。每20天割治1次，3次为1个疗程。适用于治疗神经衰弱。

耳针九

耳穴贴磁法

(1)取穴：神门、心、肾、皮质下、枕、耳尖。

(2)方法：每次取一侧耳穴，双耳交替使用。耳郭常规消毒后，按操作常规，将磁片或磁珠置于所选耳穴中心，上盖胶布固定之，边贴边按压，直至出现胀痛感为度。每隔2天更换1次，10次为1个疗程。适用于治疗神经衰弱。

耳针十

耳穴药物注射法

(1)取穴：神门、肾、心、皮质下。

(2)药物：0.5%～2.0%普鲁卡因溶液、复方冬眠灵、黄芪注射液、维生素B_{12}等。

(3)方法：每次取一侧耳穴，双耳交替使用。耳郭常规消毒后，将药液注入所选穴位，每穴注射0.05～0.2ml。隔2～4天注射1次，7次为1个疗程。适用于治疗神经衰弱。

耳针十一

耳穴按摩法

(1)取穴：神门、心、皮质下。

(2)配穴：失眠：肾、肝、胃、脾。

(3)操作：耳郭常规消毒后，按操作常规进行全耳按摩法，重点按摩三角窝、耳甲腔、对耳屏；全耳背按摩法，重点按摩耳根区，以及金凤展翅法、猿猴摘果法、手摩耳轮法。再按揉神门、心、皮质下、缘中穴。用示指或用按摩棒依次对准上述穴位，进行按揉，每穴1～2分钟，每日1次。然后晚上睡前30分钟，自己用两手搓摩失眠、肾、肝、胃、脾等穴。两手指配合，上下搓摩20次左右。每日1次。适用于治疗神经衰弱。

3. 皮肤针疗法

(1)取穴：背部夹脊穴、头颈项、头颞部、手厥阴、手少阴、足太阴、足少阴经四肢相应穴区。

(2)方法：以轻度手法叩刺，使局部红晕为度。隔日1次，7～10次为1疗程。适用于治疗神经衰弱。

4. 头针疗法

(1)取穴：感觉区、运动区、足运感区、晕听区。

(2)方法：头针常规操作，行捻转法，频率100次/分，留针30分钟，每隔10分钟行针1次，7次为1疗程。

(二)灸治疗法

1. 取穴：百会、心俞、肝俞、风池、气海、关元、足三里、三阴交、太溪。

2. 操作：每次选用4～6穴，用艾条悬灸，每穴灸5分钟，灸至皮肤潮红，热力内透为止。亦可用麦粒灸，每穴5～7壮，每日或隔日1次，20次为1疗程，适于虚寒征象者的神经衰弱。

(三)推拿疗法

推拿一

1. 取穴：印堂、睛明、太阳、角孙、风池、风府、肩井等。

2. 主要手法：按法、推法、揉法等。

3. 操作程序

(1)患者卧位，用单手食、中二指点按睛明穴3分钟后，两手拇指自印堂推至发际，沿发际分推至太阳穴8～10次，轻揉太阳穴1分钟。用双手掌揉两侧颞部1～2分钟，再用双手按两侧角孙穴。

(2)大拇指按揉风池、风府、肩井各2分钟，以得气为度，再用双拇指尖点按百会穴。

(3)沿手少阴心经和手厥阴心包经揉擦,往返5~7遍。重点按揉内关、神门、通里穴各1分钟。

(4)选择膻中、巨厥、气海进行指揉。先以中指指腹按于穴上、食指按于中指之上,顺时针揉动。每穴约1分钟,摩中脘、神阙、关元5~7分钟。适用于治疗神经衰弱。

推拿二

1. 取穴:膈俞、肝俞、心俞、脾俞、胃俞、肾俞、命门、腰阳关、膀胱俞、膻中、中脘、天枢、气海、关元、足三里、三阴交、内关、神门等。

2. 主要手法:揉法、滚法、拿法、点法、按法等。

3. 操作程序

(1)患者俯卧位,医者站于一侧,在患者背部、腰部督脉及膀胱经路线以掌揉法和肘臂滚法往返施术部位多遍后,再以拇指揉点膈俞、肝俞、心俞、脾俞、胃俞、肾俞、命门、腰阳关、膀胱俞。手法宜轻不宜重,使患者舒适为宜。患者仰卧位,医者站于一侧,用双手掌分别按揉胸腹部任脉及胃经路线,以腹部为重点,由上而下,沿顺时针方向按揉数遍。然后再用拇指揉点膻中、中脘、天枢、气海、关元、足三里、三阴交、内关、神门。

(2)患者坐位,医者站于一侧或身后,医者用拇指、食指、鱼际沿督脉及少阳经路线,从印堂至百会,前额中部至颞颅部、后项部、肩部,反复施推法、揉法及拿法,最后点按印堂、上星、百会、太阳、风池、肩井。心脾两虚者主要在中脘、天枢、气海、足三里、三阴交、心俞、脾俞、胃俞施术,手法宜轻揉轻点。阴虚火旺者在神门、太溪、通里、大钟、少府、然谷穴揉点。痰热内扰者主要在脾俞、中脘、内关、丰隆、内庭、公孙、神门施揉按法。肝郁化火者主要在太阳、头维、风池、肝俞、胆俞、太冲、行间施点按、揉法。一般推拿手法先在头部按摩,然后点拿四肢及背腹部腧穴。适用于治疗神经衰弱。

(四)刮痧疗法

刮痧一

1. 穴位与部位:脊柱两侧,头部各区,胸骨柄区,胸5~8椎及腰骶椎及其两侧、膝眼下。伴消化系统症状配上腹部;性功能障碍配下腹部、腹股沟区。并结合患者主诉症状的某些部位。

2. 治法:用刮痧法。先轻刮脊柱两侧3行,再重点刮胸5~8椎与腰骶椎,中刮5行至出现痧痕为止,再轻刮头部各区(也可用梅花针轻叩刺)、胸骨柄区及膝眼下,然后刮配区和患者主诉症状的某些部位。每日1次,10次为1个疗程。适用于治疗神经衰弱。

刮痧二

1. 穴位:分2组:一为风池、大杼、心俞、三焦俞、关元、内关、足三里;二为天柱、身柱、厥阴俞、肾俞、气海、神堂、三阴交。

2. 治法:用刮痧法。每取1组,轮换刺激。自上到下,从内到外,在各穴位之上下左右1寸部位进行刨刮,直至出现痧痕为止。手法力度适宜(用平泻或补法),操作范围宜较广。每日1次,10次为1个疗程。适用于治疗神经衰弱。

刮痧三

1. 穴位:风池、心俞、脾俞、合谷、内关、神门、足三里、三阴交、太冲。

2. 治法:用刮痧法。先刮风池、心俞、脾俞;再刮或点揉合谷、内关、神门;然后刮足三里、三阴交、太冲。用补法直刮至有痧痕为止。每日1次。适用于治疗神经衰弱。

刮痧四

1. 穴位:百会、太阳、风府、印堂、膻中、期门、章门、心俞、胆俞、脾俞、曲池、内关、神门、血海、三阴交。

2. 治法：用刮痧法。先用刮板边缘点揉头面部的百会、太阳、印堂，再刮风府，然后刮胸部膻中及由里向外刮期门、章门，继刮背部的心俞、胆俞、脾俞，最后刮上肢部的曲池、内关、神门及下肢部的血海、三阴交。用补法或平补平泻法，以刮至微现痧痕为止。隔日1次。适用于治疗神经衰弱。

（五）气功疗法

气功一

1. 神经衰弱采用养神动静功法有较好疗效。该功法通过自然有规律性的轻度震动，促使全身放松，减少外界环境对大脑皮层的不良刺激，对本病有显著疗效。方法是首先集中思想，排除杂念，人静，用普通呼吸调息2分钟。两脚平行同肩宽，两膝微屈收腹，头平含胸，直腰沉肩，垂肘挛掌，十指微张，舌舐上腭，全身重心移至足跟。然后两膝微弯抖动，使全身上下震动，足跟时时受压。左右两手轮流前后甩动，幅度从小到大，顺势轻击腹部、骶部，随着甩动幅度增大，依次轻叩腹、骶、腰背、肩背，而后缓慢停止震动，恢复原式。再以意顺次松头、颈、肩、臂、胸背、腰、腹、腿、膝、胫、足底。先用鼻吸气，吸气时默念“静”字，呼气时意守涌泉穴。然后两手缓慢抬起，食、中指微弯曲，叩击头部的角孙、听宫、太阳、攒竹、睛明等穴，再移至头顶部，叩玉枕、风池穴。最后两手搓热，浴面，缓缓睁眼，舌离上腭，散步收功。适用于治疗神经衰弱。

气功二

2. 辨证选功

（1）强壮功：采取坐式或站式，静呼吸或深呼吸，意守丹田。

（2）放松功：采取仰卧式或坐式，自然呼吸，意念进行三线或整体放松法。

（3）真气运行法：采取坐式，自然呼吸，行真气运行任、督二脉。

（4）太极内功：采取站式或坐式。沉气呼吸，意守命门。有遗精早泄者，配合抓闭呼吸法。

（5）抓闭呼吸法：采取站式，吐气时把气引导至脚心，呼吸停顿一下，随后吸气，引气上行经两小腿、膝关节、大腿、会阴、尾闾至命门，随吸气的同时，两手用力紧抓（握拳），两脚十趾扣地不放；舌尖紧贴于齿和齿龈之间，紧缩肛门并上提，吸气到不能再吸为止，然后停顿（闭住）；停顿后随呼气再将气慢慢顺原路线送回到脚心。手指、脚趾放松，不介意口鼻呼吸。但因这种呼吸法较猛烈，抓闭的时间不宜过长。以上5种功法都可通过辨证进行治疗神经衰弱。

气功三

3. 自我运气按摩导引法

（1）阴虚阳亢型：点助补气法、按神门、小腿内侧揉捏法。

（2）心脾两虚型：额前分推法、运气上腹横摩法、按揉中腹揉劳宫法、运气揉足三里法。

（3）肝脾失调型：运气掐四神聪法、腹直肌横摩法、内、外关运气按法、运气按摩阴陵泉。

（4）肾阳虚型：点助补气法、下腹横摩法、腹肌拿提法、运气揉腰眼法。

（5）注意事项：静功每日练功2~4次，每次30~60分钟。动功每日练1~2次，每次20~30分钟。

（六）心理疗法

催眠暗示作为心理疗法治疗神经衰弱是一种重要的方法。医生常用语言暗示病人躯体向后倾，看是否有这种暗示效果。在进行催眠时，要让患者先安坐片刻，放松全部肌肉。让其凝视头部上方的光亮灯罩，并进行诱导性暗示，直至患者进入催眠状态。暗示作用能增进和改善人的心理、行为和机体的生理机能，成为治疗疾病的一种有效的心理治疗方法。暗示既可在催眠状态下进行，也可在觉醒状态下进行。在催眠状态下，暗示的治疗作用主要是由于催眠造成了一个特殊的意识或非常狭窄的状态。被催眠者无批判地接受施术者的指令——暗示，从而使暗示的作用效果大大加强。该疗法对于缓和兴奋、调整情绪和缓和紧张状态具有良好的效果。

（七）饮食疗法

1. 龙眼鸡子粥　龙眼肉30g，鸡蛋1个，大米60g，红糖30g。制法：①将大米淘洗干净，备用。②锅内加水适量，放入龙眼肉、大米煮粥，熟后打入鸡蛋，投入红糖，搅匀即成。每日2次，连服15~20天。适用于治疗心血不足所致的神经衰弱。

2. 百合鸭肉粥　鲜百合50g，鸭肉100g，大米100g。制法：①将百合去杂，掰成小瓣，洗净；鸭肉切成细丝；大米淘洗干净，备用。②锅内加水适量，放入大米煮粥，五成熟时加入鸭肉丝，八成熟时加入百合瓣，再煮至粥熟即成。每日1~2次，连服20~30天。适用于治疗神经衰弱。

3. 银耳莲子赤豆粥　银耳15g，莲子20g，赤小豆30g，大米100g，冰糖50g。制法：①将银耳用清水泡发，去杂，洗净，撕成小片；冰糖捣碎；莲子、赤小豆、大米分别去杂，洗净，备用。②锅内加水适量，放入莲子、赤小豆、大米共煮粥，八成熟时加入银耳片、冰糖末，再煮至粥熟即成。每日1次，连服1个月。治疗神经衰弱。症见手足心热、心悸怔忡、虚烦失眠等。

4. 大枣浮小麦粥　大枣9枚，浮小麦30g，甘草10g，大米60g，冰糖30g。制法：①将浮小麦捣碎；甘草用干净纱布包好；大米淘洗干净，备用。②锅内加水适量，放入大枣、浮小麦、甘草袋、大米共煮粥，熟后拣出甘草袋，加入冰糖末，搅匀即成。每日1次，连服1个月。适用于治疗神经衰弱。

5. 猪心大枣粥　猪心1个，大枣9枚，大米100g。制法：①将猪心洗净，剖开，放入沸水锅内焯一下，捞出沥干水分，切成小块；大枣、大米分别去杂，洗净，备用。②锅内加水适量，放入猪心块、大枣、大米共煮粥，熟后即成。每日1次，连服7~10天。神经衰弱，症见血虚心悸、倦怠乏力、面色苍白等。

6. 金针肉丝粥　金针菜35g，猪瘦肉60g，大米100g。制法：①将金针菜用清水泡发、洗净，切成碎末；猪瘦肉切丝；大米淘洗干净，备用。②锅内加水适量，放入大米煮粥，五成熟时加入金针菜末、猪肉丝，再煮至粥熟即成。每日1次，连服15~20天。适用于治疗神经衰弱。

7. 龙眼莲子汤　龙眼（桂圆）干12枚，莲子10g，芡实10g，酸枣仁（捣碎）10g。制法：将上述4味共洗净，放进砂锅内，水煎30~40分钟即成。每晚1剂，睡前服下。适用于治疗神经衰弱。

8. 豆芽肉丝汤　绿豆芽120g，猪瘦肉150g，鸡蛋1只，食用油、姜丝、葱末、精盐、味精、胡椒面、香菜末各适量。制法：①将绿豆芽洗净，切碎；猪瘦肉洗净，切丝；鸡蛋打入碗内，搅匀，备用。②炒锅上火，放入食用油烧热，投入姜丝、葱末炝锅，下入肉丝略炒，加水适量，大火烧沸，文火煮3~5分钟，下入绿豆芽，再煮数沸，倾入鸡蛋汁，调入精盐、味精、胡椒面，撒上香菜末即成。每日1剂，连服15~20天。适用于治疗神经衰弱。

9. 柏仁猪心汤　柏子仁20g，猪心1个、料酒、葱段、姜片、花椒、桂皮、精盐、香油、香菜末各适量。制法：①将柏子仁洗净；猪心洗净，切片，入沸水中焯一下捞出，备用。②锅内加水适量，放入柏子仁、花椒、桂皮，文火煮沸25~30分钟，去渣留汁，加入猪心片、姜片、葱段、料酒，大火烧沸，改用文火煮15分钟，调入精盐、香油，撒上香菜末即成。每日1剂，连服7~10天。适用于治疗神经衰弱。

10. 莲子百合煲瘦肉　莲子30g，百合30g，猪瘦肉250g，加水煲熟，调味后食用。本品有补脾养心、清心安神的作用。

11. 山药杞子炖猪脑　怀山药30g，枸杞子10g，猪脑1具，加水炖服。该品具有补脾益肾、养阴填髓的功效。

12. 莲子心茶　莲子心3g,生甘草3g,开水冲泡代茶,每日频服。本品适用于心火内炽导致的烦躁不眠。

13. 丹参冰糖水　丹参30g,冰糖适量,加水300ml,煎取200ml,每次服30ml,每日2次。该品具有活血通络、除烦安神的作用。

14. 花生叶茶　花生叶洗净晒干揉碎成粗末,每次用10g,放入茶杯中,沸水冲泡代茶饮。本品具有宁心安神的作用,适用于心神不宁的失眠症。

15. 灯心竹叶茶　灯心草5g,鲜竹叶30g,共制粗末,水煎代茶饮。本品具有清心安神的作用。

五、调摄与护理

1. 合理安排工作和生活,充分休息;克服不良习惯,消除病因;积极参加文娱体育活动;正确对待疾病,消除紧张情绪,保持心情舒畅。

2. 服药时间一般应在下午4、5点和临睡前各服1次。

3. 本病患者病程较长者,治愈后易反复,故应注意康复治疗,一般可将原用有效方剂制成丸剂,继续服用几周至几个月,以巩固疗效。

应鼓励患者积极参加体育锻炼和适当的体力劳动,根据发病原因和患者个性特征,帮助患者消除不良情绪,增强信心。

六、按语

针灸治疗本病疗效肯定,且无长期口服西药的毒副作用,具有增强体质,提高免疫功能,抗疲劳与镇静安神作用。体针多取心俞、神门、内关、三阴交、取足三里补益心脾,调整脏腑功能;耳针则取心、神门、枕、皮质下、脑等镇静安神为主,尤其是耳穴埋药籽,效果好又很方便;其他方法,亦可根据临床辨证分型的不同以及病人的耐受情况随证选用。推拿、刮痧、气功、心理、饮食等疗法,治疗神经衰弱有较好的疗效,应选择使用治疗。

第11章 脑 梗 死

一、概述

脑梗死,又称局限性脑梗死,是指因脑动脉血栓形成,栓子、炎症、损伤等导致局部脑组织急性缺血而发生的坏死。局限性脑梗死的临床表现多样化,其症状随病变分布变化而不同,常见症状如:单侧或双侧肢体和(或)面部的无力、瘫痪、感觉异常以及语言障碍、视力缺陷、眩晕、甚至意识障碍。脑梗死患者约6.6%~20%死于首次发病。满5年的累积生存率为50%~70%,累积中风复发率超过25%。急性期有意识障碍者,死亡率远超过25%,以无肢体瘫痪者的生命预后最好。神经缺损症状在起病半年内迅速好转,但满1年半而生活不能自理者恢复正常机会很小。约26%~30%患者伴发认知损害。注意各种危险因素的处理可望减少复发及死亡。

中医多将脑梗死归入"中风"范畴。

二、病因病理

(一)西医的病因病理

1. 病因

(1)血管病变:最常见的是动脉粥样硬化及在此基础上发生的血栓形成,其次是高血压病伴发的脑小动脉硬化。其他还有血管发育异常、动脉炎及动脉壁创伤后的血管闭塞。

(2)血液成分改变:病变血管处内膜粗糙,使血液成分中血小板易于附着积聚以及释放更多的5-羟色胺等化学物质;血液成分中脂蛋白、胆固醇、纤维蛋白原等含量增加,可使血液黏度增高,红细胞表面负荷降低,而使血液速度减慢引起血栓易于形成。

(3)血流改变:血压的改变是影响脑局部血流量的重要因素。当平均动脉压低于70mmHg和高于180mmHg时,在血管本身存在病变的基础上,自动调节功能失效,局部脑组织的血供即发生障碍。

(4)其他导致脑梗死的另一类重要原因:是由于异常的物体(固体、液体、气体)沿血液循环进入脑动脉,造成血流阻塞,而产生脑梗死。栓子的来源可分为心源性的、非心源性的及来源不明的三大类。

(5)高血压病、心脏病、高脂血症、短暂性脑缺血发作、高血糖、超重、吸烟、饮酒等诱发因素等,均可增加脑梗死的危险性。

2. 病理　脑梗死造成脑细胞凋亡的主要机制是代谢性细胞酸中毒、细胞内钙离子超载、兴奋性氨基酸毒性作用、磷脂代谢障碍和自由基损伤。脑动脉闭塞6小时以内脑组织改变不明显,缺血区周围环绕有缺血半暗带。当缺血达8~48小时,缺血最重的中心部位发生软化即梗死,脑组织肿胀、变软,灰、白质界限不清,若病变范围大,脑组织高度肿胀时可向对侧移位,甚则形成脑疝。

(二)中医的病因病机

1. 病因　中医认为脑梗死的发生有内因、外因两方面。内因是其发病的基础,主要是由于年老体衰,心、肝、肾三脏阴阳失调,气血、津液、精髓生成不足。外因是其诱发因素,主要为情志所伤,如忧思恼怒,思虑过度,五志过极;或饮食不节,嗜食肥甘;或房事劳累等诱因。两者相互影响,同时为患。

2. 病机　本病的发病机制为年老体衰，肝肾阴虚，水不涵木，肝阳偏亢，化火生风，风性激荡，上犯于脑；痰阻于内，阳气不得宣泄，郁而生热，痰热互结，浊邪上犯，正气不足，气血运行不畅，痰阻窍络，脑用失灵。本病发生以正气内虚为本，包括阴阳、气血虚衰，尤以阴虚、气虚为主。在风、火、痰、气、血瘀的影响下相互作用而发病。

三、临床诊断

(一)辨病

1. 病史　年龄多在50岁以上，伴有高血压病、动脉硬化者多见。多在安静情况下发病。

2. 症状　表现为头昏、偏瘫、头痛、失语、偏身感觉障碍，部分患者可出现偏盲和意识障碍。

3. 体征　早期患侧肢体肌张力减低，恢复期多增高，肌力下降，腱反射活跃或减低，病理体征阳性。患侧肢体痛觉减退，出现共济失调征。优势半球梗死者可见构音障碍，严重者可有神志变化及括约肌功能改变。

根据梗死部位不同，临床表现及体征亦不同：

(1)颈内动脉：对侧肢体偏瘫、偏身感觉障碍，优势半球病变时失语。

(2)大脑中动脉：对侧肢体偏瘫、偏身感觉障碍和同向性偏盲，优势半球受累可出现失语。梗死面积大症状严重者可致颅内压增高，昏迷甚至死亡。

(3)大脑前动脉：出现对侧下肢活动及感觉障碍。因旁中央小叶受累，排尿不易控制。若双侧大脑前动脉闭塞，则出现淡漠、欣快等精神症状。

(4)大脑后动脉：梗死时出现对侧同向性偏盲和一过性视力障碍。

(5)椎基底动脉系统：主要表现为眩晕、共济失调、构音障碍、吞咽困难、眼震，甚至出现闭锁综合征。

(6)小脑后下动脉：表现为突然眩晕、恶心、呕吐、眼震、吞咽困难、霍纳征以及交叉性的感觉及运动障碍。

4. 辅助检查

(1)头颅CT：一般发病48小时以上可显示病灶区低密度改变，若病灶面积大可见周围环形水肿带。

(2)脑电图：提示病灶部位异常脑电图改变。

(3)经颅多普勒超声(TCD)：可显示大脑各血管的血流速度、波形，提示血管阻塞或狭窄情况。

(4)正电子发射断层扫描(PET)：提示梗死血管部位的血流减少、减慢，耗氧量增加情况。

(5)血小板聚集功能：发现脑梗死患者血小板最大聚集率和解聚型出现率分别高于和低于对照组。

(6)血流动力学：脑梗死患者血黏度均有增高改变。

(二)鉴别诊断

1. 脑出血　发病更急，常有头痛、呕吐等颅压增高症状及不同程度的意识障碍，血压增高明显。困难者可借助CT检查协助鉴别。

2. 脑栓塞　发病更急骤，一般缺血范围较广泛，症状较重，常有心房纤颤、细菌性心内膜炎等心脏病或其他容易产生栓子来源的病史。

3. 颅内占位性病变　少数脑瘤、脑脓肿、硬膜下血肿等可突然起病，出现与脑血栓相似的偏瘫等局灶性神经功能缺失症状，但其颅压增高明显，病程呈进展性。脑脓肿病人可发现原发感染灶和初期感染史;硬膜下血肿有颅脑外伤史,偏瘫轻,意识障碍重。必要时可做腰穿、CT 等检查以资鉴别。

(三)辨证

1. 中经络

(1)气虚内瘀:半身不遂,口眼㖞斜,舌强语謇或不语,偏身麻木,面色㿠白,气短乏力,自汗出,舌质黯淡,舌苔薄白或白腻,脉沉细或细缓或细弦。

(2)风痰瘀血,痹阻脉络:半身不遂,口眼㖞斜,舌强语謇或不语,偏身麻木,头晕目眩,吞咽不利,舌质黯淡,舌苔薄白或白腻,脉弦滑。

(3)阴虚风动:半身不遂,口眼㖞斜,舌强语謇或不语,偏身麻木,眩晕耳鸣,手足心热。舌质红绛或黯红,少苔或无苔,脉细弦或细弦数。

(4)痰热腑实,风痰上扰:半身不遂,口眼㖞斜,舌强语謇或不语,偏身麻木,腹胀便干、便秘,头晕目眩,舌质黯红或黯淡,苔黄或黄腻,脉弦数或偏瘫侧弦滑而大。

(5)肝阳暴亢,风火上扰:半身不遂,口眼㖞斜,舌强语謇或不语,偏身麻木,眩晕头痛,心烦易怒,面红目赤,舌红或绛,苔薄黄,脉弦有力。

2. 中脏腑(此类证型在脑梗死中较少见)

(1)痰湿蒙塞心神:素体多阳虚湿痰内蕴,病发神昏,半身不遂而肢体松懈瘫软不温,痰涎壅盛。舌质黯淡,舌苔白腻,脉沉滑或沉缓。

(2)痰热内闭心窍:起病急骤,神昏或昏愦,鼻鼾痰鸣,半身不遂而肢体强痉拘急,躁扰不宁,频繁抽搐,舌质红绛,舌苔褐黄而干腻,脉弦滑数。

(3)风火上扰清窍:平素多有眩晕、麻木之症,情志相激病势突变,神识恍惚、迷蒙,半身不遂而肢体强痉拘急,便干便秘,目赤面热。舌质红绛,舌苔黄腻而干,脉弦滑大数。

(4)元气败脱,心神散乱:突然神昏或昏愦,肢体瘫软,手撒肢冷汗多,重则周身湿冷,二便自遗,舌质紫暗,苔白腻,脉沉缓或沉微。

3. 辨证要点

(1)辨病位深浅和病邪轻重:中风病中络以肌肤麻木,口眼㖞斜为主症。邪中浅,病情轻。中经以半身不遂,口眼㖞斜,偏身麻木,言语謇涩,无昏仆为主症。邪中较深,病重于中络。中腑在中经的基础上有神志不清,朦胧思睡或嗜睡,重于中经而轻于中脏。中脏以卒然昏仆而半身不遂,其神志障碍较重,甚至完全昏愦无知,或九窍闭塞,如昏瞀,视一为二,视长为短,目不能瞬,言语謇涩或不语,吞咽困难,尿闭便秘,病情最重。中经络与中脏腑可互相转化,依病情之变化和治疗之适当与否而定,对此进行动态观察,可测知病情之进退吉凶。

(2)辨闭证与脱证:中脏腑主要表现为神志不清、半身不遂。有闭证和脱证不同。闭证是邪闭于内,症见目合口开,鼻鼾息微,手撒遗尿,是五脏之气衰微欲绝的表现,以虚为主。闭证又有阳闭与阴闭之分,阳闭可见风火上扰清窍,也可见痰热内闭心窍,可见目赤身热,气粗口臭,躁扰不宁,舌苔黄腻,脉弦滑而数;阴闭多为痰湿蒙塞心神所致,可见面白唇暗,静卧不烦,四肢不温,痰涎壅盛,苔白腻,脉沉缓或滑。二者也可互相转化,临证时闭证与脱证应辨别清楚,治疗不当可直接影响患者生命。也有闭脱互见的情况,治疗时又应权衡开闭与固脱的关系。

(3)辨病势的顺逆:由中脏腑转为中经络是病退,为顺;由中经络向中脏腑转化为病进,为逆。如见呃逆频频,是痰热郁闭,渐耗元气,胃气衰败的表现;如病程中突然神昏,四肢抽搐不已,由内风暴张,气血逆乱所致,也为逆;如背腹骤然灼热而四肢发凉,或见面红如妆,为阴阳离决之证。如见呕血、便血,则是由邪热猖獗,迫伤血络而致,亡血之后气随血脱,多难救治。

四、临床治疗

(一)针刺疗法

1. 毫针疗法

(1)主穴:内关、水沟。

(2)配穴:极泉、委中、三阴交、尺泽;假性延髓性麻痹加风池、翳风。

(3)操作:先刺双内关,直刺1~1.5寸,施提插结合捻转泻法,运针1分钟,复刺水沟,向鼻中隔下斜刺5分,用雀啄(震颤)法泻之,至流泪或眼球湿润为度;刺三阴交,针尖向后斜刺,与皮肤呈45°角,进针1~1.5寸,提插补法,至病人下肢抽动3次为度。极泉,直刺进针1~1.5寸,提插泻法,至上肢连续抽动3次为度,尺泽同极泉。委中仰卧抬腿取穴,进针1~1.5寸,采用提插泻法,以下肢抽动3次为度。针风池,针尖向结喉,进针1.0~2.0寸。采用快速捻转手法,运针半分钟。针刺翳风,同风池。针合谷,针尖斜向三间,第二掌骨下缘部位,采用提插泻法。每日1~2次,10次为一疗程。适用于治疗脑梗死。

毫针二

(1)主穴:百会、神庭、大椎、曲池、手三里、合谷、足三里、阳陵泉、血海、涌泉。

(2)配穴:吞咽困难加上廉泉;语言障碍加舌根。

(3)操作:每次取4~5个主穴,深刺得气后,百会、神庭、大椎、足三里、手三里施捻转补法,曲池、血海用捻转泻法,余穴用提插加捻转的平补平泻之法。上穴运针2分钟,留针30分钟,间隔5~10分钟行针1次。亦可接G6805电针仪,用疏密波,频率为5~10Hz,强度以患者可耐受为度。据症酌加配穴,上廉泉向舌根方向深刺2寸,得气后不留针。每日针1~2次,5~7日为一疗程,疗程间隔1日。适用于治疗脑梗死。

毫针三

(1)主穴:上星透百会、印堂。

(2)配穴:风池、完骨、天柱。

(3)操作:急性期上穴均用,症情好转后,酌加配穴。印堂穴,以28号1寸针沿向下皮刺0.5~0.8寸,先作捻转法,捻转幅度360°,再行雀啄术,持续1分钟。再以28~30号毫针由上星透至百会,沿皮透2~3寸(可采取分段透法),以小幅度高频率捻转手法,持续运针1~5分钟。风池向对侧眼球方向进针,刺入1~1.5寸,用捻转补法1分钟。留针30分钟,期间分别运针3次。每日针1次。适用于治疗脑梗死和脑出血。

2. 头针疗法

头针一

(1)主穴:运动区、感觉区、足运感区。

(2)配穴:肩髎、曲池、外关、环跳、足三里、太冲。

(3)方法:主穴用头针法,每次选用2~3区,均针瘫痪肢体之对侧穴区(足运感区可双侧同用)。在所选定的刺激区域,分开病人头发,常规消毒后,采用28号2.5~3寸长毫针沿头皮斜刺,依一定方向刺至该区应有的长度。以每分钟240~260次频率持续捻针3~5分钟,最好能使患侧肢体出现麻热感、抽胀感或出汗,留针15~20分钟,中间再捻针1次。亦可用脉冲电刺激,接G6805型电针仪,用疏密波,通电30分钟。头针法每日1~2次,5~7次为一疗程。疗程间隔1~2日。

(4)配穴可用穴位注射法,每次取2穴,每穴注药0.5ml。药物为血栓通(规格为70mg/

2ml）。每日 2 次，疗程同上。适用于治疗急性脑出血。

头针二

（1）取穴：①百会 - 曲鬓（太阳）；②前顶 - 悬颅。

（2）方法：任选一组。方法为，第一组，取 28 号 2 寸针，从百会垂直刺入达帽状肌腱下后，呈 15°角沿皮快速刺向曲鬓穴，进针 1.5 寸。或自百会穴至太阳穴连线，为头穴透穴针刺区。以 75% 酒精常规消毒后，以 28 号 2.0 寸毫针沿刺激区分 3 段循接针 3 针，双手夹持与头皮呈 15°角的方向刺入帽状腱膜下，深度约为 1.5 寸。要求持续捻转 3 分钟，捻转速度为 200 次/分以上，中间休息 5 分钟，然后再重复 2 次起针。捻转幅度是每一转向前约 180°，又向后约 180°；第二组穴，以 28 号 2.5 寸针，从上向下，分段沿皮刺 3 针，每针深约 2 寸。进针后大幅度快速捻转，频率 200 次/分，持续 2 ~ 3 分钟，每休息 5 ~ 10 分钟后再捻转 1 次，连续 3 次后起针，每日 1 次，15 次为一疗程。适用于治疗急性脑出血。

3. 电针疗法

电针一

（1）取穴：患侧肩髃、手三里、曲池、合谷、血海、足三里、阳陵泉、悬钟。

（2）方法：进针后用平补平泻法，得气后，接 G6805 治疗仪，选连续波，强度以病人能耐受为度，留针 30 分钟，每日 1 次，10 次为一疗程。然后选上述 2 或 3 穴注入维生素 $B_1$100mg、肌苷 2ml、维生素 $B_1$20.5mg、丹参注射液 2ml 混合。隔日 1 次，10 次为一疗程。适用于治疗脑梗死后遗症。

电针二

（1）取穴：头针穴：运动区或 CT 显示病灶在头皮的投射区。体穴：风池、廉泉、肩髃、曲池、手三里、外关、合谷、环跳、风市、阳陵泉、昆仑、太冲。

（2）方法：将运动区分三段，从头顶运动区上点向运动区下点顺刺 3 针，手捻转刺激，接 G6805 电针仪，连续波，留针 30 分钟。投射区采用围针刺法。头针后再对症选体穴电针，每日 1 次，10 次为一疗程，疗程间隔 2 天。适用于治疗脑梗死后遗症。

电针三

（1）取穴：头针穴：运动障碍取对侧运动区上 1/5 ~ 3/5 及足运感区；语言障碍取语言一区及二区；感觉障碍取对侧感觉区。体穴：患肢阳明经穴及太阳经穴为主，配少阳经穴。

（2）方法：头皮针穴用头皮针定位法，毫针接头皮针操作法进针封规定深度，接电针仪，电流强度以能耐受为度，留针 30 分钟。体穴用快速法进针入皮下捻转得气后即出针。每日 1 次，10 次为一疗程。适用于治疗脑梗死后遗症。

4. 耳针疗法

耳针一

（1）主穴：瘫痪相应部位耳穴、皮质下、缘中、肾、肝、脾。

（2）配穴：肩部肌群瘫痪，加三焦、大肠、肺；失语加心、脾；吞咽困难，加口、咽喉、耳迷，上肢瘫痪，加颌骨透肩；下肢瘫痪，加髋、膝、踝；股四头肌瘫痪，加胃。

（3）方法：耳郭常规消毒后，先在患侧或对侧的耳郭之瘫痪肢体相应区寻找敏感点，用耳毫针对准敏感点刺入，行针使“气至病所”。然后针刺其他主穴。再根据瘫痪的情况选加配穴。用直刺或透刺法。取强刺激泻的手法，留针 30 ~ 60 分钟。亦可用耳电针 30 分钟。每日针 1 次，20 次为 1 个疗程。适用于治疗脑梗死后遗症。

耳针二

耳穴压迫法

(1)主穴:患侧或对侧患肢相应部位之敏感点。

(2)配穴:皮质下、缘中、肝、脾。

(3)操作:耳郭常规消毒后,按操作常规,将王不留行籽粘于一小方块胶布中心,先贴压在主穴敏感点,用顺时针旋转按压,使得气,并嘱患者用意念配合医者的手法,使"气至病所"。再按压配穴。根据不同症状选用配穴。力争每穴都出现感传,最好获得气至病所。嘱患者如法每日按压耳贴3~5次。隔日或隔2天换贴压另一侧耳穴,20次为1个疗程。适用于治疗脑梗死后遗症。

耳针三

耳穴压迫法

(1)取穴:脑点、枕、心、脾、肾、神门、足、指。

(2)操作:每次取一侧耳穴,双耳交替使用。耳郭常规消毒后,按操作常规,将活血止痛膏剪成0.6cm×0.6cm胶布,中心粘1粒王不留行籽,每块1粒,依次贴压在所选穴位上,边贴边按压。每日按压耳贴3或4次,每次2~3分钟,从耳垂顺序向上,同时活动患肢。每隔3~5天换贴1次,10次为1个疗程。适用于治疗脑出血后遗症、半身不遂、言语不利、思维迟钝、面瘫等。

耳针四

耳穴贴磁法

(1)取穴:皮质下、脑点、肝、三焦及瘫痪部位之相应耳穴。

(2)方法:耳郭常规消毒后,按操作常规将磁片或珠贴压在所选穴位上,边贴边按压。贴后嘱患者每日自行按压3~5次。每隔2天换贴1次,10次为1个疗程。适用于治疗脑梗死后遗症。

(二)推拿疗法

推拿一

推拿除急性期推劳宫、揉按涌泉外,余均系用于恢复期。

1. 常用穴位与部位　百会、风池、颊车、地仓、华佗夹脊、肩髃、曲池、手三里、合谷、劳宫、承扶、委中、承山、髀关、伏兔、足三里、解溪、涌泉、背部膀胱经、患肢、肩关节、肘关节、膝关节等。

2. 主要手法　揉法、拿法、推法、㨰法、摇法、搓法。

3. 操作程序

(1)患者俯卧,先点压或点揉华佗夹脊、承扶、殷门、委中、承山、飞扬、昆仑等穴各1分钟;再在背之脊柱两侧涂以介质,用肘部自上而下压推;后在背部膀胱经向下至下肢后面施以㨰法3~5遍。

(2)患者仰卧,先点按或点揉肩髃、肩髎、曲池、手三里、阳池、合谷、髀关、伏兔、梁丘、血海、足三里、阳陵泉、下巨虚、悬钟、解溪等穴各1分钟;再将患肢从上到下施以拿捏法或㨰法3~5遍;后在患侧摇髋、踝关节3~5次,动作由轻、由小开始逐渐加大幅度,忌用猛力。

(3)患者坐位,先自头的前发际用五指拿法向后至风池,改用三指拿法至大椎,如此3~5遍;再拿风池,点揉百会、颊车、地仓、迎香、承浆各1分钟;后摇肩、腕关节3~5下,幅度由小渐大;最后叩击患侧肩部和搓患侧上肢3~5分钟结束治疗。

以上推拿,每周5次。适用于治疗脑梗死后遗症。

推拿二

1. 取穴:天宗、肝俞、胆俞、膈俞、肾俞、环跳、阳陵泉、委中、承山、风市、伏兔、膝眼、解溪、尺泽、曲池、手三里、合谷、印堂、睛明、太阳、角孙、风池、风府、肩井等。

2. 主要手法：按法、㨰法、推法、拿法、搓法、揉法、捻法等。

3. 操作程序

(1)患者取俯卧位，医者立其侧面，先施按法于背部脊柱两侧，自上而下 2~3 次，重点在天宗、肝俞、胆俞、膈俞、肾俞，再在脊柱两侧用㨰法治疗，并向下至臀部、股后部、小腿后部，以腰椎两侧、环跳、委中、承山及跟腱部为重点施术部位，用时配合腰后伸和患侧髋后伸的被动活动。时间约 5 分钟。

(2)患者取健侧卧位(患侧在上)，自患侧臀部沿大腿外侧经膝部至小腿外侧用㨰法治疗，以髋关节和膝关节为重点，时间约 3 分钟。

(3)患者取仰卧位，医者站其侧面，用㨰法在患侧下肢，自髂前上棘向下沿大腿前面至踝关节及足背部治疗，重点在伏兔、膝眼、解溪，同时配合髋关节、膝关节、踝关节的被动伸屈活动和整个下肢内旋动作，再用拿法施于患侧下肢，拿委中、承山，以大腿内侧中部及膝部周围为重点治疗，按揉风市、膝眼、阳陵泉、解溪，最后用搓法施于下肢。时间约 3 分钟。

(4)患者仰卧位，用㨰法自患侧上臂内侧至前臂进行治疗，以肘关节为重点，同时配合患肢外展和肘关节屈伸的被动活动，再按揉尺泽、曲池、手三里、合谷，继之在患肢腕部、手掌和手指用㨰法治疗，同时配合腕关节及指间关节伸屈的被动活动，手指关节可配合捻法，时间约 5 分钟。

(5)患者取坐位，用㨰法施于患侧肩胛周围及颈项两侧，同时配合患肢向背后回旋上举及肩关节外展内收的被动活动，然后用拿法自肩部至腕部往返 3~4 次，配合活动肩、肘、腕关节，再作肩、肘、腕部摇动，最后用搓法自肩部至腕部往返 2~3 次。时间约 3 分钟。

(6)患者取坐位，医者位其前面，用抹法自印堂至太阳往返 4~5 次，同时配合按揉睛明、太阳，再用扫散法在头侧胆经循行部位自前上方向后下方操作，每侧 20~30 次，配合按揉角孙，时间约 2 分钟。

(7)患者仍坐位，医者移至患者后侧面，按揉颈项两侧，再按风府，拿风池、肩井，时间约 2 分钟。适用于治疗脑梗死后遗症。

推拿三

1. 取穴：缺盆、肩髃、肩髎、曲池、尺泽、大陵、阳池、阳谷、手三里、合谷、环跳、居髎、风市、足三里、阳陵泉、血海、委中、承山、太溪、昆仑、解溪等。

2. 主要手法：推法、拿法、掐法、压法、掌摩法、搓法等。

3. 操作程序

(1)患者取自然平卧位，首先在偏瘫肢体和背部多用拇指平推法和掌平推法。前者是用拇指的指面接触皮肤，向一定方向推动，推时拇指着力，往回收时拇指指间关节微屈，指背接触皮肤，其他各指配合推压偏瘫肢体；后者是用手掌平伏在皮肤上进行推动，掌推时，一般都是从肢体的远端推向近端。

(2)同时配合穴位推拿法。上肢选用缺盆、肩髃、肩髎、曲池、尺泽、大陵、阳池、阳谷、手三里、合谷等穴。下肢选用环跳、居髎、风市、足三里、阳陵泉、血海、委中、承山、太溪、昆仑、解溪等穴。先用指掐法，或者单指掐压或屈指掐压，无论哪一种，掐压时必须逐渐施劲，使指端掐入，在掐压得气后，持续半分钟。也可结合穴位提拿局部，拿的强度以达到发生酸胀感为度。

(3)对于半身不遂的病人，头面及上肢可用指摩手法，是将拇指的指面平伏身体某部位摩动，摩动时主要用腕力使手回旋地摆动。在背部及下肢可用掌摩手法，是将掌心平伏在身体上进行摩动，频率要慢，按顺时针方向进行摩动。

(4)用掌搓手法治疗半身不遂临床也较常用。双手掌相对地置于被搓肢体的两侧进行搓动,在搓上肢时可取坐位,搓下肢时患者可半坐位或平卧位。搓动上肢时由肩到肘,再由肘回肩;下肢则由膝到髋、再由髋回膝地反复搓动。最后在半身不遂部位也可用捶击手法,或用握拳捶法或同侧掌捶法。操作时以腕部用劲,动作协调灵活,着力由轻而重,速度由慢而快。对完全无自动的半身不遂患者,推拿疗法是十分重要的。医生应指导患者用健侧肢体帮助活动,也可在医生、病人家属的帮助下,作患肢辅助运动,这样病人自己对患肢做意识性的用力,逐渐建立主动运动。适用于治疗脑梗死后遗症。

(三)刮痧疗法

刮痧一

1. 取穴:督脉(哑门、天柱穴至腰俞)两侧膀胱经(胸1至骶4)、肩髃、曲池、手三里、阳池、合谷、环跳、阳陵泉、悬钟、髀关、伏兔、足三里、解溪、太冲。

2. 治法:用刮痧法配以点揉法。先刮督脉和两侧膀胱经,再刮肩髃、曲池、手三里、阳池、合谷,然后刮环跳、阳陵泉、悬钟,最后刮髀关、伏兔、足三里,点揉解溪、太冲。用中、轻力度法,直至皮肤灼热,出现痧痕为止,每日或隔日1次。适用于治疗脑梗死后遗症。

刮痧二

1. 取穴:病在上肢取肩髃、肩贞、中府、曲池、手三里、外关;病在下肢取大肠俞、环跳、髀关、风市、三阴交、阳陵泉、足三里;半身不遂各取上下肢用穴3或4个。

2. 治法:用刮痧法。按病位取穴,从上而下,反复刮至皮肤出现紫红点为止。手法力度适中,操作范围宜广。每日或隔日1次,30次为1个疗程。适用于治疗脑梗死后遗症。

刮痧三

1. 取穴:分5组:一为水沟、三阴交、环跳、阳陵泉、极泉、曲池、外关、太冲;二为水沟、三阴交、环跳、阳陵泉、极泉、曲池、足三里、阴陵泉、外关、丰隆;三为水沟、三阴交、环跳、阳陵泉、极泉、曲池、上巨虚、丰隆、风市、劳宫;四为水沟、三阴交、环跳、阳陵泉、极泉、曲池、气海、足三里、关元、中脘;五为水沟、三阴交、环跳、阳陵泉、极泉、曲池、肾俞、太溪、照海、太冲。

2. 治法:用刮痧法。第1组先指按面部水沟穴、然后刮腋窝极泉再刮上肢曲池至外关,刮臀部环跳、下肢内侧三阴交及下肢外侧阳陵泉,最后刮足部太冲穴。用泻法,刮至出现痧斑为度。每日1次。

第2组先指按水沟穴,再刮腋窝极泉,然后刮下肢曲池至外关,刮臀部环跳及下肢内侧阴陵泉、三阴交,最后从下肢外侧阳陵泉刮至丰隆穴。用泻法,刮至出现痧斑为度。每日1次。

第3组先点按面部水沟穴,然后刮腋窝极泉,刮上肢曲池,并点按劳宫穴,再刮下肢内侧三阴交,然后刮臀部环跳及下肢风市、上巨虚、丰隆穴。用泻法,刮至出现痧斑为度。每日1次。

第4组先点按面部水沟穴,然后从腹部中脘刮至气海,再刮上肢极泉、曲池,刮下肢臀部环跳及下肢内侧三阴交,最后从下肢外侧阳陵泉刮至足三里。用平补平泻法,刮至欲现痧痕为止。每日或隔日1次。

第5组先点按面部水沟穴,刮背部肾俞,然后刮上肢极泉、曲池,再刮下肢内侧三阴交、太溪、照海,刮臀部环跳及下肢外侧阳陵泉,最后刮足部太冲穴。用补法,刮至微现痧痕为止。每日或隔日1次。适用于治疗脑梗死后遗症。

刮痧四

1. 取穴:人中、百会、风池、天宗、肝俞、肾俞、曲池、合谷、髀关、梁丘、承扶、足三里、丰隆、环跳、委中、承山。

2. 治法：用刮痧法。先点按头面部人中、百会，刮风池，再刮背部的天宗、肝俞、肾俞，然后刮上肢部的曲池、合谷，最后刮下肢部的环跳、髀关、梁丘、承扶、足三里、丰隆、委中、承山穴。依据患者体质、病情选用补泻手法，刮至出现痧痕为度。每日或隔日 1 次。适用于治疗脑梗死后遗症。

刮痧五

1. 取穴：太阳、印堂、颧髎、下关、颊车、天宗、肝俞、肾俞、尺泽、曲池、合谷、环跳、风市、阳陵泉、委中、承山、膝眼、解溪。

2. 治法：用刮痧法。先点揉面部的太阳、印堂、颧髎、下关、颊车，再刮背部的天宗、肝俞、肾俞，然后刮上肢部的尺泽、曲池、合谷，最后刮下肢部的环跳、风市、阳陵泉、委中、承山、膝眼（点按）、解溪。依据患者的体质、病情选用补泻手法，刮至出现痧痕为度。每日或隔日 1 次。适用于治疗脑梗死后遗症。

（四）体育疗法

1. 对于恢复期的脑梗死病人，加强功能锻炼，开展体育疗法是很重要的，但应注意早锻炼和勤锻炼。当患肢可以抬举时宜抓紧上肢拉力和下肢支撑力的锻炼，练习走路，最后练习手指及脚趾的活动，以恢复患手的握力。患者首先双臂分开上抬，然后自然下落。双臂前平举，翻掌向侧后作游泳划水样动作，反复 10 次。下肢采用抬腿运动，双腿抬高，然后复原，患肢肌力不够，可用健手辅助上抬。患者坐位，身体向前，向后摇动。病情有所恢复后，可以扶桌踏步运动，此时家属应站在旁边保护，以防病人用力不当而摔倒。然后患者练习患手握力、足踝关节、足趾关节的活动。

2. 半身不遂的肢体锻炼首先要循序渐进，运动量从小到大，逐渐增加，安排好锻炼计划。开始作被动活动，继而作主动活动。先在床上运动，以后离床在室内活动。先由别人搀扶，然后独立活动。在肢体功能恢复过程中要看到各关节恢复的不平衡，尤其是活动不完全的关节，仍需继续加强被动锻炼。通常以锻炼日常生活所必需的动作为先，以后再进行比较精细复杂的活动。

（五）心理疗法

1. 中风偏瘫使几乎所有患者在不同程度上产生消极的心理状态，因此，心理治疗是偏瘫康复不可缺少的方法。首先观察病人的一般心理状态，争取得到家属的配合，耐心向他们讲解应给予患者精神支持的语言、行为等正常规范。要鼓励病人树立正确对待疾病的态度，对那些不利于养病的思想，应及时给以开导。外界情志的刺激和病人情绪的波动既是中风的诱因又常是复中发生的根由。患者得病后，精神负担很大，为此医护人员和家属要热情、耐心地劝慰病人，打消悲观失望的情绪，振作精神，充分发挥病人自身战胜疾病的主观能动性。

2. 恢复期患者随着病程的推移，有些人就失去了信心，如有些失语病人，由于自己的语言不能被人理解而苦恼，情绪低落，觉得自己在某些方面与健康人不同，因而心情十分消沉，医生应该仔细分析患者的每句话，努力理解他讲话的内容，这可使患者感到心情舒畅，增强他说话的信心和勇气，提高语言能力。在恢复期患者的锻炼中，见有一点成绩，应及时给予鼓励。脑梗死患者的整个病变过程中都贯穿着复杂的心理活动变化，对其各个阶段的病情进行心理疗法是十分重要的。

（六）外用疗法

1. 配方：广地龙 25g，红花、桑枝、川芎、羌活各 15g，桃仁、川续断各 20g。方法：上药加清水 2 000ml煎至 1 500ml，倒入干净的沐盆内，待温，浸洗双脚并用消毒毛巾蘸药液擦洗患处。每日早、晚各洗 1 次，每次 30 分钟，15 天为 1 个疗程。适用于治疗脑梗死后遗症。

2. 配方：丹参 15g，黄芪 30g，川芎、桃仁、红花、赤芍、当归尾、干地龙各 15g，僵蚕 9g，蜈蚣

3条。方法：上药放入沙锅内，加清水1 500～2 000ml，煮沸5～15分钟，先取药液50～60ml备用，然后将其余药液倒入沐盆内，趁热（药温以40～45℃为宜）浸洗双足并用消毒毛巾蘸药液擦洗患处，每次反复擦洗30分钟左右，冷则加热后再擦洗之。每日早、晚各擦洗1次。同时加入已取出的本汤50～60ml。每日2次，10天为1个疗程。适用于治疗脑梗死后遗症。

3. 配方：蔓荆子、黄芪、地龙、乌梢蛇各20g，桃仁、山栀子各25g。方法：上药用水煎煮，去渣后浸洗双足并用消毒毛巾蘸药液擦洗患处，每次30～60分钟，水凉后加热再洗，每日3次，15天为1个疗程。适用于治疗脑梗死后遗症。

4. 配方：制川乌、吴茱萸、炮山甲、海蛤粉各9g，石菖蒲180g，四季葱白适量。方法：将前4种药用葱汁调稀糊状捏成圆饼贴在患侧足心涌泉穴，用沙布袋束紧。将菖蒲加2 000ml水煮沸，倒木桶中，中间放木凳，足踏在木凳上，周围用毛巾被裹住桶口，熏蒸患足部。待水温适合时，取出木凳足浴，此方刚患病时用1次，以后隔7天1次，1般连续3次，手足便逐渐恢复自主活动。适用于治疗脑梗死后遗症。

五、调摄护理

1. 对脑梗死的治疗目标就是避免个体或脑细胞死亡和促进缺损脑功能的恢复。后者即所谓康复治疗。应从急性期开始，要尽早开始肢体被动、主动运动和各种功能活动，有针对性地开展运动、语言、认知等缺损脑功能的康复治疗。调动病人的主观能动性、家庭和社会的积极性，坚持长期、逐步增加难度的功能锻炼。

2. 根据具体情况进行体疗、理疗、神经心理治疗、职业医疗和语言治疗。

3. 脑梗死后存在相当长时间的脑功能缺损，积极治疗仍存在改善前景。

4. 本病患者平时应注意血脂、血黏度、血压的变化，生活要有规律，不可偏食油腻肥甘饮食，禁忌烟酒等刺激性物品和动物脂肪过多的食物，少吃盐。便秘者应注意使大便保持通畅。要保持身体清洁，经常擦洗，以防止褥疮的发生及继发感染。针灸治疗期间应加强功能锻炼，防止肌肉、骨骼、关节的废用性变化。

六、按语

针灸是治疗本病的有效方法。不仅可用于恢复期、后遗症期，也可用于急性期包括闭证和脱证的治疗。有研究显示，早期采用或配合针灸治疗，可起到控制病情和减少残废发牛率和减轻其程度的效果。病情稳定后，恢复期或后遗症期，针灸推拿较之其他疗法也更有其优越性。治疗时急性期多采用针刺、耳针、头皮针；中经络或后遗症期，头针、眼针、穴位注射、舌针、推拿等都有一定效果，可根据证型或具体症状配合或交替使用。另外，病程长者，不宜强刺激，以免损伤神经。如反复刺激同一穴位，可降低穴位的敏感性。可采用健侧与患侧交替针刺的方法。对于重症昏迷患者的抢救，还应注意患者全身状况，中西药物综合治疗。

第12章 癫痫

一、概述

癫痫是一种常见病,见于各个年龄组,在神经科疾病中仅次于中风。是一组反复发作的神经元异常放电所致的暂时性中枢神经系统功能失常的慢性疾病。按照神经元的部位和放电扩散的范围,功能失常可能表现为运动、感觉、意识、行为、自主神经等不同障碍,或兼而有之。典型强直阵挛发作以意识丧失和全身抽搐为特征,表现为突然人事不知,眼球上窜,全身骨骼肌持续性收缩,牙关紧闭、尖叫,口吐白沫或血沫,10~30 秒后四肢阵挛,0.5~1 分钟后抽搐突然停止,5~10 分钟意识逐渐苏醒。发作期脑电图严重异常。我国癫痫发病率约为每年 35/10 万,患病率为 3.5%~4.8%,每年有40 万左右新癫痫病人发生,总人数约 500 万~600 万。近年来,随着一些新的电生理技术及医学影像、分子生物学等先进技术的应用,癫痫的有关研究有了飞速的进步,使癫痫学在概念、病因、病理及诊断、治疗等方面都有了明确的更新和充实。但不容置疑的是许多复杂问题没有解决,对该病深入而广泛的研究实属必要。

中医的"痫证"与西医学中癫痫大发作基本相同,俗称"羊痫风"。

二、病因病理

(一)西医的病因病理

1. 病因　按照癫痫发病原因不同,可将癫痫分为两大类:

(1)原发性癫痫:亦称特发性癫痫,发病年龄多在儿童或青春期。脑无可解释的器质性改变,但与遗传密切相关。

(2)继发性癫痫:亦称症状性癫痫,占癫痫病例大多数,见于多种脑部病变和代谢疾病等,常见原因有:

①脑先天性疾病:包括各种遗传性代谢病(如结节性硬化症、多发性神经纤维瘤病)、脑发育畸形、先天性脑积水等。发病多在婴儿或儿童期。

②外伤:颅脑损伤和产伤后遗癫痫。

③脑缺氧:脑缺氧造成的大脑神经元坏死和胶质增生,也可成为癫痫病灶。

④颅内肿瘤:在中年开始的癫痫发作中,除外伤外,以小脑幕上肿瘤为常见原因,尤其是生长较慢的肿瘤,如小脑胶质瘤、星形细胞瘤等。

⑤脑血管病:脑血管畸形引致的癫痫以年轻者居多,脑血管性癫痫多见于中老年。

⑥脑变性病:老年性痴呆、遗传性进行性舞蹈病等。

⑦感染:见于各种细菌性、病毒性、真菌性及脑寄生虫感染等的颅内感染。

⑧中毒:铅中毒、一氧化碳中毒等。

⑨变态反应性脑病:偶发的疫苗接种反应、药物反应等。

⑩营养代谢性疾病:儿童佝偻病可致癫痫。或人胰岛细胞瘤所致的低血糖、糖尿病;甲状腺功能亢进症、甲状腺功能减退症等均可引发本病。

2. 病理　癫痫发病机制十分复杂,目前尚未完全明了。近年认为神经细胞元之间结构改变、神经细胞膜电位改变、神经递质异常及电解质紊乱等,均与癫痫发作有一定的关系。癫痫可导致病灶中的部分神经元坏死、缺失而邻近部位呈神经元群结构紊乱、胶质增生、血供障碍。受损神经元的树突缩短，其分支和棘突减少。

（二）中医病因病机

中医学认为，本病多因先天遗传、七情失调、饮食不节、劳累过度等造成脏腑失调，痰浊阻滞，气机逆乱，风阳内动所致。其中痰邪作祟最为重要。以上诸因均可致脏腑受损，积痰内伏，一遇劳作过度，生活起居失于调摄，遂致气机逆乱而触动积痰，痰浊上扰，闭塞心窍，壅阻经络而发为痫病。因此心肝脾肾损伤是癫痫的主要病理基础，而风阳痰浊，蒙闭心窍，流窜经络则为造成癫痫发作的基本病理因素。此外，脑部外伤、中毒、外感时疫或虫积脑络，也可直接损伤脑窍发为痫病。而痰浊内结，气机逆乱，上行巅顶，聚而不散，则致癫痫持续状态。

三、临床诊断

（一）辨病

1. 临床表现

症状与体征：癫痫发作表现为多种形式。原发性癫痫患者在不发作时如同正常人，一般也无神经系统阳性体征；继发性癫痫可有相应的神经系统局灶性损害的症状和体征。

癫痫可见于任何年龄发病，由于致病因素不同，本病可以多种形式发作，并可出现不同的症状和体征，临床大体分为6种类型。

（1）全身性强直－阵挛性发作（大发作）：此型以意识丧失为特征。临床上分为抽搐期和抽搐后期。

①先兆期：发作之初皮质局部兴奋，先兆有肢体部分麻木，有幻听、幻视、无目的狂奔。发病前数小时可能有头痛、腹痛、脸色苍白或潮红等，也可有淡漠、压抑、易激惹等。

②抽搐期（强直－阵挛期）：先喉部痉挛发出叫声，两眼上翻，口吐白沫，突然倒地，全身肌肉强直性收缩（强直期），之后转为全身肌肉弛张交替性抽搐（阵挛期，此期持续0.5～1分钟）。此期出现心率增快，血压升高，汗、唾液和支气管分泌物增多，瞳孔扩大等自主神经症状。瞳孔对光反射、深浅反射、划跖反射均消失。

③抽搐后期（惊厥后期）：阵挛停止后肌肉仍出现短暂强直收缩，而造成咬破舌头，小便失禁，全身肌肉松弛－昏睡－意识渐恢复。自发作到意识恢复约历时5～10分钟。醒后感头痛、全身酸痛和疲乏，对抽搐无记忆。个别患者在完全清醒前有暴怒、惊恐等情感变化。

（2）失神发作：本型特点为多在2.5～12岁儿童期发病。意识短暂中断，约3～5秒。发作时患者两眼凝视、不跌倒。

（3）复杂部分性发作（精神运动性发作、或边缘脑发作）：本型特点为发作起始出现各种精神症状或特殊感觉症状，随后出现意识障碍或自动症和遗忘症。

（4）单纯部分发作：本型特点为发作时间多短促，数秒至数十分钟。

（5）婴儿痉挛：为婴儿期的一种癫痫综合征，为短促的以屈肌为主的强直性痉挛，多在睡前和醒后发作。伴智能发育迟缓，脑电图高峰节律紊乱。多为3～9个月婴儿发病。

（6）癫痫持续状态：指一次癫痫发作持续30分钟以上，或连续多次发作，在发作间歇期意识不恢复者。临床表现除癫痫大发作外，还伴有高热、脱水、血白细胞增高、缺氧和酸中毒、瞳孔散大、牙关紧闭、二便失禁、心率加快、呼吸暂时中断。

2. 辅助检查

（1）常规脑电图（EEG）：在发病间歇期作脑电图描记，部分患者可有节律紊乱、阵发性尖波、棘波或棘－慢综合波等癫痫样发放。

(2)24小时脑电图监测:可记录24小时病人在清醒、活动或睡眠期间的EEG,可提高癫痫诊断的阳性率。

(3)遥测脑电图录像监测系统(TEEG-VR):用计算机和录像系统详细记录患者发作的脑电活动与临床发作的表现,包括意识、表情、抽搐及全身表现,大大提高癫痫诊断的阳性率和正确性。

(4)影像学检查

①头颅X线平片:颅内异常钙化可提示肿瘤、结节性硬化、面-三叉神经-脑血管瘤综合征及陈旧性结核瘤。

②数字减影脑血管造影(DSA):可明确有无脑动静脉畸形、动脉瘤等病变。

③头颅CT、MRI检查:可明确脑肿瘤、脑梗死或脑出血、脑萎缩、脑积水、寄生虫等病变。

(5)正电子发射型计算机断层扫描(PET):提示病灶区在癫痫发作时显示代谢增高,发作间歇期代谢降低。

(6)单光子发射型计算机断层扫描(SPECT):提示病灶区在发作间歇期为缺血性改变,发作时呈血流异常增高表现。

(7)肌酶谱肌酸激酶、乳酸脱氢酶明显增高。

(8)血催乳素:催乳素在癫痫发作后30分钟内明显增高,而癔病发作时则不明显。

(9)脑脊液:γ-氨基丁酸降低;谷氨酸脱羧酶、亮-脑腓肽增高。

(二)鉴别诊断

1. 晕厥　晕厥是体循环障碍导致脑部广泛性短暂缺血引起的短暂意识丧失。患者可跌倒,有时伴有上肢的短促阵挛,需和各种失神发作相鉴别。和失神发作的突然发生不同,晕厥的起病和恢复都较缓慢,多见于虚弱或血管神经功能不稳定的病人,起病大多有一定的原因(见血、疼痛刺激、湿热环境中久立、排尿等)。一般发病前常有头昏、眼前发黑、心慌胸闷、恶心或冷汗等先兆症状。平卧后可逐渐恢复,清醒后常有肢体发冷、乏力等。晕厥发作时脑电图一般表现为广泛同步性慢波,发作间期脑电图多为正常,可与癫痫的脑电图鉴别。

2. 癔病　又称癔症、歇斯底里,大多突然发病,出现感觉、运动和自主神经功能紊乱、精神障碍的临床表现。癫痫和癔病的鉴别较为重要,尤其是大发作与癔病性抽搐。一般说来,癔症性抽搐常有一定的情绪因素,总有他人在场,有夸张色彩,哭叫、挥臂踢腿,逐渐跌倒而不致伤,脸色正常,发作时意识不完全丧失,大多无咬舌、跌伤及大小便失禁,瞳孔对光反射不消失;经他人抚慰或暗示性治疗后可终止发作,患者常能讲述发作经过,发作历时数十分钟至数小时或更长时间。

3. 偏头痛　偏头痛的视觉先兆以及偶然出现的肢体感觉异常或轻偏瘫需与部分性发作相鉴别。偏头痛常在青春期起病,先兆症状持续时间较长,至少数分钟,随后有更长时间的血管性头痛,常见于一侧,并常伴恶心、呕吐。发作间并无脑电图上局灶异常,如枕叶癫痫。偏头痛和癫痫偶然并存。

4. 发作性睡病　发病年龄一般多在儿童期至成年期,以10~20岁最为多见,主要表现为长期警醒程度减退和发作性的不可抗拒的睡眠。大多数患者伴有一种或数种其他症状,包括猝倒症、睡瘫症和入睡幻觉等。以上可称为发作性睡病四联症,如有此表现则较易诊断。本病应与癫痫小发作相鉴别,后者多见于儿童,是突然出现的意识丧失而非睡眠,持续时间较短。

5. TIA短暂脑缺血　发作有的表现为发作性局部感觉障碍,类似局限性感觉发作,但多为脑动脉硬化引起,中老年发病,脑电图不出现痫性活动,抗癫痫治疗无效,可资鉴别。

（三）辨证

1. 肝风痰浊　发作前常有头昏、眩晕、胸闷、乏力等症，亦有无明显先兆者。发则突然跌倒，神志不清，抽搐吐涎，或有尖叫与二便失禁等；也有仅为短暂神志不清，双目发呆，茫然所失。谈话中断，持物落地，或精神恍惚而无抽搐。

2. 肝火痰热　发作时昏仆抽搐，吐涎或有叫吼，平日情绪急躁，心烦失眠，咯痰不爽，口苦咽干，便秘，舌红，苔黄腻，脉弦滑数。

3. 瘀血内阻　平素头晕头痛，痛有定处，常伴单侧肢体抽搐或一侧面部抽动。头部或有外伤史，或继发于颅内感染性疾患，或先天脑发育不全。

4. 心血不足　平素失眠多梦，心悸气短，头晕健忘，口苦咽干；发作时精神错乱或无故游走，喃喃自语，昏仆无知，历时短暂，抽搐轻或呈短暂神志丧失，活动停止。

5. 肝肾阴虚　痫证频发，头晕目眩，两目干涩，面色晦暗，耳轮焦枯不泽，健忘失眠，腰膝酸软，便干。

6. 脾胃虚弱　痫证发作日久，神疲乏力，眩晕时作，食欲不佳，面色不华，便溏或有恶心呕吐。

（四）辨证要点

癫痫发作主要与心、肝、脾、肾四脏有关。心主血，主神明，心血不足，心火旺，神不守舍则精神错乱，自言自语，无故游走。肝藏血喜条达，肝血不足，肝风内动。或肝气郁结，日久化热，挟痰上扰，蒙闭清窍，发为痫证。肾主水，肾阴虚，肝失所养，肝风挟痰，上蒙清窍而发痫证。脾主运化，脾虚运化失职，痰湿内聚，随气上逆，清窍被蒙，突然发作。外伤瘀血，阻塞清窍，阳气被郁，或日久化热，灼液生痰，风痰气逆而发病。

四、临床治疗

（一）针刺疗法

1. 毫针疗法

毫针一

（1）主穴：大椎、腰奇、水沟、后溪、内关。

（2）配穴：百会、陶道、鸠尾、内关、神门、丰隆、筋缩、太冲。

（3）操作：以主穴为主，每次取 3～4 穴，其中内关用于戒毒者癫痫，可单独取，亦可配合其他主穴。据症情酌取配穴 2～3 穴，大椎穴以 26 号针，上斜 30°角进针 1.5 寸左右，当病人有触电感，即退出几分留针。腰奇亦须深刺、重刺（针深 1.0～1.2 寸）。以上穴位针刺应谨慎，以免意外发生。内关穴，双侧均取，发作时，用强刺激，缓解时用平补平泻法。主穴留针 15～30 分钟，中间运针 1～2 次。配穴一般不留针。大椎、腰奇去针后可加拔火罐。每日 1 次或隔日 1 次。适用于治疗癫痫。

毫针二

（1）主穴：发作时可选用百会、风府、大椎、后溪、合谷、太冲、腰奇。间歇期可用本神、身柱、腰俞、鸠尾、丰隆、行间。

（2）配穴：昏迷配人中、十宣、涌泉；牙关紧闭配下关、颊车；夜间发作配照海；白昼发作加申脉；小发作配内关、神门、神庭；局限性发作配阳陵泉、三阴交；精神运动性发作配间使、神门、丰隆、巨阙、中脘。

（3）操作：根据病情选用 4～5 穴。发作期用泻法，间歇期根据证候虚实酌用补泻。针刺百会时，可将针向四周透刺。针刺大椎时，针尖微向下，使针感沿脊柱向下放射到腰部。腰奇向上斜刺，针感沿脊柱传导。针巨阙应注意针尖偏向下，以免损伤膈肌，并使针感向下和两侧放散，肝脾肿大患者应注意针刺深度，防止刺中肝脏。每天或隔天治疗1次，若1日数发者可1日针数次，控制发作后逐渐减少至每周1~2次，连续治疗3~6个月。适用于治疗癫痫。

毫针三

(1)主穴：大椎、人中、合谷、劳宫、涌泉、足三里、太冲、长强。

(2)配穴：发作期加后溪、申脉；间歇期加风池、神门、内关、鸠尾、阳陵泉、丰隆、申脉、百会；肝郁脾虚者加肝俞、脾俞、中脘、气海、三阴交；风痰上扰者加行间、丰隆、太溪、脾俞；痰火内扰者加中脘、鸠尾、行间；心肾亏虚者加心俞、神门、太溪；多发于夜间加照海，多发于昼加申脉，昼夜不分发作频繁者加腰奇。

(3)操作：发作期施以提插之泻法，间歇期针刺施平补平泻法。适用于治疗癫痫。

2. 穴位注射疗法

穴位注射一

(1)取穴：风池。

(2)药物：异搏定注射液。

(3)方法：穴位常规消毒，用5ml注射器7号针头吸维拉帕米注射液10mg，刺入穴内，每侧穴位注入5mg。每日1次，10天为1疗程，间隔7天再进行第2个疗程。适用于治疗癫痫。

穴位注射二

(1)取穴：大椎、风池、内关、足三里。

(2)药物：牛黄醒脑注射液。

(3)方法：穴位消毒后，用皮试针头抽取牛黄醒脑注射液分别注入上述穴位。每穴0.3ml，隔日1次，10次为1疗程，疗程间休息1周。适用于治疗癫痫。

穴位注射三

(1)主穴：分2组，①间使、外关；②神门、后溪。

(2)配穴：分2组，与上对应。①鸠尾、百会、章门、本神、大陵；②鱼际、阳溪、三阴交、足三里、丰隆。

(3)药物：0.5%普鲁卡因、生理盐水溶液、维生素 B_1 注射液。

(4)方法：0.5%普鲁卡因生理盐水溶液、维生素 B_1 注射液(含量100mg/2ml)，任取1种。每次选1组穴(主穴均取，配穴取1~2穴)。以5号齿科针头深刺得气或出现感传后，推入药液。普鲁卡因每穴注入5ml(间使、足三里需10ml)，维生素 B_1 每穴0.3~0.5ml。每日1组，交替轮用，10次为一疗程。适用于治疗癫痫。

3. 电针疗法

电针一

(1)取穴：间歇期分4组取穴：头部取前顶、神庭或大椎、脑户；上腹部取鸠尾、上脘；上肢取会宗、天井或间使、内关；下肢取足三里、丰隆。发作时取百会、水沟、太溪、涌泉。

(2)方法：每次取2组穴交替使用，用毫针视病人胖瘦，头部穴沿皮斜刺3cm左右，上腹穴直刺4~7cm，上肢穴直刺2~4cm，下肢穴直刺2~8cm。用G6805电针仪疏密波，留针通电30分钟。每日1次，5天为一疗程。发作期选2穴强刺激或灸百会。适用于治疗癫痫。

电针二

(1)取穴：百会、神庭、筋缩、足三里、太溪、关元。脑电图定位灶：额区取本神透阳白；顶区取承光透通天；颞区取率谷；枕区取玉枕。

(2)方法:头穴用2寸毫针快速平刺约1.5寸,捻转得气后,接G6805治疗仪,频率为20次/分,强度以患者能耐受为度。筋缩向下刺2.5寸,针感上下传导,其他穴用补法。每次30分钟,每日1次,75天为一疗程。适用于治疗癫痫。

电针三

(1)取穴:头针穴:大小发作:运动区;伴有神经症状:情感区(运动区前4.5cm平行线;对侧头痛及肢体疼痛、麻木、感觉异常)、感觉区。

(2)操作:用2X-5型综合治疗机。以26号针进针达到所需深度后通电,脉冲频率150~200次/分钟,输出量以能承受为度,时间每次30分钟,每日1次,15次为一疗程,疗程间隔7天。适用于治疗癫痫。

4. 耳针疗法

耳针一

(1)取穴:心、肝、肾、脾、神门、脑点、皮质下。

(2)方法:每次选用2~3穴,留针20~30分钟,间歇运针或加电针,也可采用耳穴压豆治疗。适用于治疗癫痫。

耳针二

(1)取穴:皮质下、脑干、心、脑点、神门、枕、额、肾。

(2)操作:每次取4~6穴,强刺激,留针20~30分钟,每日1次,两耳交替针刺,10次为1个疗程。适用于治疗癫痫。

耳针三

(1)取穴:心、肝、肾、脾、胃、神门、枕、脑干、皮质下。

(2)方法:每次选用2~3穴,毫针用强刺激,间歇行针,留针20~30分钟,每天或隔天治疗1次。也可用埋针埋丸法。适用于治疗癫痫。

5. 头针疗法

(1)主穴:额中线、顶中线、顶旁1线、病灶相应区、癫痫区。病灶相应区位置:须依照脑电图表现,确定其病灶部位,在相应的头皮区域取穴,主额、顶、枕、颞等区。

(2)配穴:情感区、感觉区、胸腔区、枕上正中线。情感区位置:在运动区前,距该区4.5cm的平行线上。癫痫区位置:风池向内1寸再向上1寸,在斜方肌尽头处。

(3)方法:主穴每次只取一区,根据症状(如精神运动性癫痫加情感区,肢体感觉异常加感觉区等)或疗效情况酌配穴一二个。以26号或28号毫针,进针达到所需深度(长度),快速大幅度捻转1分钟,频率200次/分钟以上,留针30分钟,每隔10分钟以同法运针1次。亦可接通G6805电针仪,密波脉冲,频率50~240次/分钟,输出量以患者能耐受的强度为宜,时间15~120分钟。适用于治疗癫痫。

6. 拔罐疗法

(1)取穴:会阳、长强。

(2)方法:先将被褥分层叠成斜梯形,嘱患者伏卧其上,头胸部降低,臀部垫高,并使两股略分开,暴露会阳及长强。先在该穴区进行严密消毒。术者一手之中指置患者督脉上,食指与无名指置于两侧之膀胱经,自大椎与大杼穴至长强与白环俞穴处,从上而下推按3遍。然后取三棱针对准会阳(双侧)、长强,迅速点刺,深约0.3cm。立即用抽气罐吸拔。留罐3分钟后起罐。接着再重复上法推按、拔罐。如此反复进行3~5遍。吸拔物为血液和淡黄色黏液,一般开始时其量较多,拔2~3次后逐渐减少,以黏液出尽为止。每周治疗2次,癫痫发作频繁者,可隔日1次。

10次为一疗程，间隔5日，再行第二疗程。若作巩固治疗，可每周1次，不计疗程。治疗前长期服用抗癫痫药者，可嘱其逐渐减量。适用于治疗癫痫。

7. 穴位埋植疗法

穴位埋植一

(1)主穴：分4组。①合谷、后溪、内关、足三里；②哑门、大椎、间使、曲池；③鸠尾、腰奇、心俞；④脊中、筋缩。

(2)配穴：大椎、膻中、长强、中脘、丰隆。

(3)方法：可根据临床发作类型选取主穴，以躯体阵挛、强直为主取第1组，以感觉障碍为主取第2组，以内脏障碍为主取第3组。综合性的取第4组。配穴据症酌加，前3组用缝合针埋植法：皮肤常规消毒，局麻后，以1~3号铬制肠线穿于三角缝合针上，用持针钳夹持从一侧植入穴位正中适当深度，由另一侧穿出，剪断两侧之肠线，略提一下皮肤，使线头进入皮内(注意切不可暴露在外，以免引起感染)，盖上无菌敷料。第4组用止血钳埋植法：局麻下，在穴旁1.5~2cm处，沿脊柱方向纵形切开0.3~0.5cm，用小号止血钳向左右两侧分离皮下组织深达肌膜，以钳之弯侧直插穴位深部并按摩1~2分钟，至病人有麻、胀感，取3号羊肠线3cm对折并埋入穴位深部，以敷料固定。配穴用18号脊髓穿刺针刺入穴位下肌膜层，待有麻胀后抽出针芯，将2cm3号肠线推入穴位，盖上消毒敷料，并加以固定。每次选1个主穴，1~2个配穴。间隔20~30日，埋线1次。适用于治疗癫痫。

穴位埋植二

(1)取穴：分2组。①大椎、肝俞、丰隆；②腰奇、鸠尾、阳陵泉。

(2)治法：药线制备：胆南星10g，川芎15g，法半夏10g，全蝎5g，蜈蚣3g，桃仁10g，地龙10g，石菖蒲10g，僵蚕10g，红花5g等15味一剂，装入500ml的广口瓶中，加入95%的酒精300ml，密封浸泡15日。将醇浸液过滤后置于250ml广口瓶中，加入0/2羊肠线4~5根，浸泡10日备用。

每次取1组穴(双侧)，两组穴位交替进行。采用注射埋植法：将备用药线剪成1cm长的线段6~8根，用手术灯照射烘干，将其分别穿入8号针头内，注意线头不可外露，针头内插一根磨平针尖的消毒针灸针。然后将针头刺入所选的穴区，得气后将药线推入穴内，抽出针头，立即贴上“创可贴”膏。在针头刺入时，肝俞穴向脊柱方向斜刺、腰奇穴向上斜刺，余穴均直刺。采用肠线埋植。每25~30日埋植1次，4~5次为一疗程。适用于治疗癫痫。

8. 芒针疗法

(1)主穴：神道透腰阳关、神道透大椎、腰奇透腰阳关。

(2)配穴：额三针，昼发加申脉；夜发加照海；体虚加足三里、关元；失眠加神门、三阴交；痰多加丰隆、膻中。

(3)治法：主穴及配穴之额三针一般均选，余穴据症而加。背穴用0.6尺~1.5尺芒针进行透刺。额三针取双侧眉冲沿膀胱经透刺2针，以此连线的等边三角形另一顶点处沿督脉经透刺，余穴按常规刺法。针刺得气后，背部穴位以中等频率捻转1分钟，平补平泻法。其余穴位按证候用补法或泻法，留针30分钟。每日1次(如每周发作>3次者，每日2次)，15日为一疗程，疗程间隔3~5日。适用于治疗癫痫。

9. 穴位敷贴疗法

(1)取穴：大椎、腰俞。

(2)治法：敷药制备：活斑蝥捣碎备用，白矾和麝香另研备用。先在选好穴位消毒后，用消毒瓷片划破所选穴位皮肤，轻微出血，在出血处拔火罐，约1~2小时。取下火罐，将斑蝥、白矾和麝香自下而上依次敷于出血处，最后用风湿膏固定，保留3日，每周贴药1次，每4次为一疗程。适用于治疗癫痫。

10. 针刀加穴位埋线疗法

(1)取穴：分2组。①身柱、至阳、脊中、腰阳关、长强；②大椎、足三里、心俞透督俞、肝俞透胆俞、肾俞透气海俞、腰奇、鸠尾、丰隆。

(2)治法：第1组用针刀法。采用1号4型小针刀。身柱、至阳、脊中、腰阳关穴均向上斜刺0.5~1.0寸；长强穴紧贴尾骨前面斜刺0.8~1寸。治疗时在所取穴位上用甲紫作标记，局部常规消毒，刀线与肌肉纵轴平行，在针刀柄上加一定压力，使皮肤形成凹陷，令病人吸气后，加压迅速刺入皮下，待得气后作纵行疏通和横行剥离，再连续顺时针方向旋转针刀3~5圈，然后摇大针孔并令患者呼气，同时缓慢挑割肌纤维并逐渐退出针刀。每治疗1个穴位更换1把小针刀。再用2号玻璃火罐拔施术处，吸出约1~2ml血。消毒后用创可贴固定。每周1次，5次为一疗程。

第2组穴，用埋线法。器材：持针器、三角缝针、5ml注射器、1号羊肠线。选穴：第1次大椎、足三里；第2、第3次各用一侧心俞透督俞、肝俞透胆俞、肾俞透气海俞；第4次腰奇、鸠尾；第5次丰隆。在穴位处用甲紫作标记，常规局部消毒。标记处用2%利多卡因作局部麻醉。捏起两针孔之间的皮肤，用持针器夹住带羊肠线的缝针，于一侧局麻点刺入，从对侧穿出，放松皮肤，紧贴皮肤剪断羊肠线，无菌纱布块敷盖3天。每周治疗1次，与针刀疗法同步。适用于治疗癫痫。

(二)推拿疗法

推拿一

1. 取穴：内关、膻中、合谷、百会等。

2. 主要程序：按法、压法、揉法、拿法等。

3. 操作程序：发作时可用拇指指端以重手法按压人中穴，继以轻手法按揉内关、膻中、合谷，并用两手食指指端对称地同时按压在耳垂根下缘的苏醒穴，用力方向为向内上方，以神志清醒为宜。其目的为调节阴阳之气、疏通气血、开窍苏厥。也可采用一指托天法治疗，医生用中指指腹抵于食指二、三节背侧辅以食指着力于百会穴，由浅入深，垂直持续地点按2分钟，并同时轻按微颤，待患者苏醒后，施用揉拿手三阴法，即医生以一手握患腕背侧，另手自臂腋下循手三阴之经筋顺序揉拿到腕部，应揉而不浮，拿而不滞。

推拿二

1. 取穴：内关、神门、合谷、风池等。

2. 主要手法：揉法、拿法、一指禅推法等。

3. 操作程序

(1)医者分别揉拿患者两上肢手三阴经各5遍，并以拇指按揉内关、神门、合谷穴各2分钟，以得气为度。

(2)患者取坐位，医者位于患者身后，先以拇指揉拿风池2分钟，继而揪捏喉结10次，然后拇指按揉风府穴2分钟，最后拿肩中穴，反复提拿3~5遍，并重揉百会穴2分钟，以透热为度。

(3)患者平静后令其俯卧位，医者位于患者右侧，以拇指按揉或一指禅推肝俞穴3分钟，以得气为度。本法适用于痫证风痰闭阻发作苏醒时。

推拿三

1. 取穴：人中、涌泉、肝俞、胆俞、丰隆、三阴交、太冲等。

2. 主要手法：掐法、按法、揉法、一指禅推法等。

3. 操作程序

(1)令患者仰卧位，医者以拇指先后掐人中、涌泉穴，持续操作待患者苏醒；患者苏醒后，令其俯卧，医者位于患者右侧，以拇指按揉或一指禅推肝俞、胆俞穴各3分钟，以得气为度。

(2)患者取俯卧位，医者以掌揉法施术于双下肢足三阴经5遍，并按揉丰隆、三阴交、太冲穴各2分钟，以热达双涌泉为度。适用于痫证痰火内盛者。

(三)刮痧疗法

刮痧一

1. 取穴：分3组：一为长强、鸠尾、阳陵泉、筋缩、丰隆、行间，二为长强、鸠尾、阳陵泉、筋缩、太冲、丰隆；三为百会、肾俞、肝俞、神门、心俞。

2. 治法：用刮痧法。第1组先刮背部筋缩穴，然后刮前胸鸠尾，再点按长强穴，接着刮下肢阳陵泉至丰隆，最后重刮行间穴，用泻法，刮至出现痧斑为度。每日1次。

第2组先刮后头部风池，再刮背部筋缩穴，然后刮前胸鸠尾，点按长强，刮下肢阳陵泉至丰隆，最后刮太冲穴。用泻法，刮至出现痧斑为度。每日1次。

第3组先点按头顶百会穴，再刮背部心俞至肾俞，然后刮前臂神门穴。用补法，刮至微现痧痕为度。隔日1次。适用于治疗癫痫。

刮痧二

1. 取穴：百会、攒竹、人中、翳风、心俞、膈俞、支沟、神门、间使、内关、足三里、丰隆、太冲。

2. 治法：用刮痧法。先刮或点按头面部百会、攒竹、人中、翳风，再刮背部的心俞、膈俞，然后刮上肢部的支沟、神门、间使、内关，最后刮下肢部的足三里、丰隆、太冲穴。依据患者的体质、病情选用补泻手法，刮至出现痧痕为度。每日或隔日1次。适用于治疗癫痫。

刮痧三

1. 取穴：长强、鸠尾、阳陵泉、筋缩、心俞、丰隆、太冲、神门、百会、四神聪。

2. 治法：用刮痧、点按法。先点按头顶部百会、四神聪，刮背部心俞、筋缩，点按长强穴，再刮前胸鸠尾，然后刮上肢神门穴，最后刮下肢阳陵泉至丰隆及太冲穴。依据患者的体质、病情选用补泻手法。发作时一般以泻法为主，刮至出现痧痕为度。每日或隔日1次。适用于治疗癫痫。

(四)气功疗法

1. 姿势与呼吸　站式、坐式或卧式均可以，但以坐式比较容易放松，卧位主要用于久病体弱和不适于站式和坐式练功的人。开始练功时呼吸自然，待有一些基础之后，再逐步锻炼腹式呼吸。

2. 功法　本法为放松功，练功者以自己的意念活动，注意肌肉放松的状态和放松的感觉，并进一步以自己的意念活动诱导肌肉的放松，以逐步锻炼成主动性的放松。要做到肌肉的放松，首先要消除精神上的紧张。人们可以自上而下地分段进行放松，如先从头部放松到肩，再从肩放松到髋，从髋同时放松到两侧足部。进行放松锻炼时，也可随放松活动配合呼吸锻炼，这样可以增强放松的效果。采用坐式练功时，只放松到臀部即可。放松完毕后，即可体会“坐如钟”的意念活动，同时进行呼吸锻炼。采用站式练功时，当放松到两足之后，即可体会“站如松”的意念活动。

对躯干和某些内脏器官进行有选择性的放松法，此法也称选择性放松法。这是放松功里进行放松锻炼时针对性较强和难度较大的一种功法。这种方法对肢体或内脏器官都可使用。锻炼的方法主要靠意念活动的引导和配合呼气运动。长呼气之后，在换气时做一些自然的轻微而和缓的收缩性运动。随后，又进入以呼气、放松为主的放松性运动。如此反复地、缓缓地进行锻炼。

3. 收功　准备收功时，不论意守何处都要把意念活动转回到中丹田，意想从身体各部把气息缓缓地向中丹田集聚。初学者在收功时，可将一手掌心按在脐处，另一只手掌重叠按上，两手同时自脐中心按顺时针方向旋转，由内向外，由小圈到大圈，推转30圈。再向相反方向推转相同圈数。随后，轻搓两手，轻揉双目，按照练功注意原则进行收功。适用于治疗癫痫。

（五）饮食疗法

1. 全蝎韭菜汁　全蝎1个（不去头尾），放在洗干净瓦片上，文火焙干研成细粉。新韭菜250g，洗净晾干，将全虫粉与韭菜混合一起揉汁，用干净纱布过滤，汁中放红糖50g，搅拌均匀入锅内蒸熟，空腹1次服下，每日1次，可连服15~20天，适于风痰阻络之痫证。

2. 苦竹叶粥　苦竹叶50g，粟米50g。以水二大盏半，煮苦竹叶，取汁去滓，加米煮成粥，空腹食用。清心火，利小便。适于气分温邪，肺、胃、心经热盛，引起肝风而致的高热、惊厥、抽搐。

3. 刘氏定痫汤　天麻12g，钩藤15g，橘红15g，姜半夏12g，栀子9g，天竺黄12g，胆南星15g，竹沥12ml，远志9g，茯苓12g，川贝12g，生甘草6g。服法：每日1剂，水煎服，连服2个月为1疗程。适用于气痰风火之痫证。

4. 癫痫丸　巴豆霜5g，杏仁20g，赤石脂50g，代赭石50g。研末为丸如小豆粒大小，每次3~5粒，1日3次，饭后服，1~2月为1疗程。适于风痰阻络之痫证。

（六）其他疗法

1. 通关散每以少许，吹入鼻内，取喷嚏而开窍。适用于痫证神昏。

2. 将定痫丸方中犀角易成3倍量的水牛角，以姜汁化开擦胸，临床应用有利于救治。

3. 以炉贮炭火，时时泼醋，熏其鼻即"熏鼻法"，对病发不省人事者适宜，以开窍醒神。

五、调摄护理

1. 避免劳逸无度及精神刺激，保持心情舒畅。患者不宜驾驶、高空、水上作业，以免发生意外。饮食宜清淡，忌辛辣刺激及肥甘厚味，多吃素菜，或选山药、苡米、赤豆、绿豆、小米煮粥，可收健脾化痰之功。

2. 发作时应特别注意神志的改变、抽搐的频度、脉息的快慢与节律、舌之润燥、瞳孔之大小、有无发绀及呕吐、二便是否失禁等，防止唇舌咬伤。对昏仆抽搐者，凡有义齿者均应取下，并用纱布或压舌板放入病人口中；加用床档，以免翻坠下床。常翻身防褥疮，保持室内清净。

3. 鼓励患者树立战胜疾病的信念，坚持服药半年以上。

六、按语

癫痫发作时，针刺用穴要少而精，便于操作，头部如人中，四肢选用合谷、太冲、后溪等位于腕、踝关节以下的穴位，针身受肢体抽搐的影响较小，行针频率要快、幅度要大，以促使苏醒。并应立即侧卧，尽量让痰涎吐出，以防吸入肺内。并将小毛巾折叠成条状或缠绕在压舌板上塞进口中，防止咬伤舌头。解开衣领，保持呼吸通畅。癫痫持续状态时要及时采取抢救措施，如吸氧，有高热脱水要降温补液，脑水肿要给予脱水。癫痫的间歇期应坚持一段时间的针灸治疗，尤其对于原发性癫痫，针灸与中西药物的综合治疗，可使多数病人症状得到控制与缓解。针灸治疗过程中，病人不宜马上停止已服的抗癫痫药物，而要在医生指导下逐渐减少。

目前，特别在成人或儿童癫痫全身强直-阵挛发作的针灸治疗上进行了较多深入的观察，证明有较好的疗效。另外，对于预防癫痫发作及减少发作的频次，也有一定效果。在所有的穴位刺激方法中以穴位埋线应用最为普遍。目前，针灸防治癫痫的总有效率在80%左右。临床实践证实，针灸不仅可以较为有效的控制戒毒者的癫痫，而且有一定的镇静、止瘾作用，达到标本兼治的双重效果。

第13章　周期性麻痹

一、概述

周期性麻痹是以周期性发作的弛缓性瘫痪为特点的肌肉疾病，多数伴有钾离子代谢异常，以低钾性周期性麻痹最为常见，也可见血钾增高或正常者，在我国有家族史者不常见。依据发病时血钾的浓度，可分为低血钾、高血钾和正常血钾性三类。伴发甲状腺功能亢进、肾功能衰竭和代谢性疾病等的发作性麻痹称为继发性周期性瘫痪。有遗传史者称为家族性遗传性周期性麻痹。本病发病突然，常持续数小时至数日后恢复，发作时大多伴有血清钾异常。常以情绪激动、受凉、月经、过饱与劳累而诱发，发作频率不一，有每晚发作者，也有一生中仅发作一次者。发病年龄在30岁以前，以青春期为多，35岁以后发作逐渐减轻，以至消失。男女患者比例为3∶1。本病预后一般良好。每次发作运动功能恢复后仍可能有短时间的肌肉疼痛或僵硬感，发作间隙期病人恢复如常，一般不留任何症状，仅有个别在多年频繁发作后可能有固定性肢体近端肌力减退甚至轻度肌萎缩。

根据发病特点和临床表现，本病主要与中医学的“痿证”等病证相关。

二、病因病理

（一）西医的病因病理

1. 钾离子代谢异常　普遍认为周期性麻痹是一种与钾离子代谢障碍有关的疾病。低钾性周期性麻痹发作时，肌细胞内K^+增多，细胞外液K^+减少，使细胞内外K^+浓度差过大，致使细胞膜电位过度极化，膜电位下降，而引起肌无力或瘫痪；高钾性周期性麻痹发作时，K^+自细胞内到细胞外，而Na^+代偿性进入肌细胞内，使细胞膜电位较间歇期低于正常的电位进一步降低。

2. 遗传因素　本组疾病除罕见的正常血钾性周期性麻痹尚未确定外，其余两者均为常染色体显性遗传性疾病。低血钾性周期性麻痹多为散发性，高血钾性周期性麻痹外显率高。

3. 其他学说　发生低血钾性周期性麻痹的可能因素：①胰岛素、肾上腺皮质激素分泌增加；②肌纤维膜的离子通透性异常；③间脑病变。高血钾性周期性麻痹可能与肌细胞膜电位降低，膜对钠的通透性增加及肌细胞内钾、钠转换能力的缺陷有关。

（二）中医病因病机

1. 脾胃虚弱　脾为后天之本，主四肢肌肉，由于饮食不节，或过度劳累损伤脾胃，脾胃功能失调，致使津液及水谷精微来源不足，筋脉肌肉失养，以致肢体痿弱无力。

2. 肝肾不足　肾主骨，肝主筋。肾为先天之本，素体肾虚，致肾阴阳俱虚，阳不化气，气血不足，筋脉失养，出现四肢瘫软无力。肝肾同源，肾阴不足，致肝血不足，血不养筋，亦可造成肢体酸软无力等症。

3. 外感湿邪　久居潮湿之地，或淋雨受凉，寒湿浸淫筋脉肌肤，致气血运行不畅，筋脉弛缓，肢体痿软不用；若感受湿热，或寒湿化热，湿热下注，经脉不利，也可致肢体痿弱无力。

三、临床诊断

（一）辨病

1. 症状

（1）低血钾型：国内常见。多属散发、少数为常染色体显性遗传。发病以20~40岁多见。诱因常是过度疲劳、饱食、寒冷、精神紧张和激动等。多在半夜熟睡中醒来时感到四肢无力或瘫痪。无力从下肢向上发展，近端较远端重。可伴肢体麻木，持续数小时至数天。

（2）高血钾型：为常染色体显性遗传，国内少见。多在10岁以前起病，运动后休息及黄昏时突然出现肢体无力，下肢近端首先受累，累及躯干、上肢和神经支配肌肉，并伴肌肉疼痛、痉挛和肌肉僵直，症状持续几分钟至数小时。

（3）正常血钾型：为常染色体显性遗传，国内甚少见。多在10岁以前起病，诱因与低血钾型相同。常在清晨醒来或夜间醒后发生四肢麻痹，或部分肌肉无力，如肩胛肌、小腿肌等。有时因累及颅神经支配肌肉而出现发音低弱，吞咽困难甚至呼吸困难。症状可持续10天，个别长达3周。

2. 体征　低血钾型和正常血钾型表现为弛缓性瘫痪，腱反射减弱或消失，高血钾型发作时检查可发现肌肉强直和痛性痉挛。周期性麻痹一般无客观感觉障碍，无病理反射。

3. 辅助检查

（1）血清钾测定：对本病诊断及分型有重要价值。发作时血钾降低较常见。

（2）心电图：低血钾型可出现T波降低或倒置，U波出现，S－T段下降，P－R、QRS与QT间期延长。高血钾型T波幅度增高。

（3）肌电图：低血钾型发作时运动单位电位幅度降低，数量减少甚至消失。电刺激亦无反应，神经传导速度正常。高血钾型发作时可出现肌强直电活动。

（4）诱发试验：葡萄糖、胰岛素可诱发低血钾型周期性麻痹。口服氯化钾3～9g/日可诱发高血钾和正常血钾型周期性麻痹发作。

（5）影像学检查：肌肉CT显示少数患者发病多年后主要受累的肢带肌群发生缓慢进行性肌病，可出现肌肉萎缩，肌肉组织逐渐被结缔组织和脂肪取代，肌肉在扫描时可出现散在的低密度区。

（6）运动诱发试验：让患者蹬自行车，车上加有400～750kg的阻力，持续蹬30～60分钟，停车后30分钟如诱发肌无力伴血钾升高，可诊断为高血钾性周期性麻痹。

（7）冷水诱发试验：将前臂浸于11～13℃水中，如为高血钾性周期性麻痹患者，20～30分钟可以诱发肌无力，停止浸冷水10分钟后可恢复。

（二）鉴别诊断

1. 急性感染性多发性神经炎　血清钾含量正常，脑脊液蛋白－细胞分离，肢体瘫痪时间长而恢复慢，常有周围性感觉障碍，且无反复发作史。

2. 急性脊髓炎　可借传导束性感觉障碍和膀胱直肠功能障碍鉴别。

3. 多发性肌炎　发病缓慢，伴发热，肌肉疼痛，雷诺氏现象，血CPK增高，持续时间很少短于数周或数月。

4. 钡中毒　除肌无力外，还有肌震颤、恶心和呕吐、腹泻等胃肠症状，以及进食含钡成分过多的食盐或药物史。

5. 低血钾软病　多发生于产棉区和进食生棉籽油史的患者，除发作性四肢无力外，常伴有胃肠症状，对氯化钾治疗有效。

6. 甲状腺功能亢进合并低钾性周期性麻痹　有甲亢的临床表现，血T_3、T_4升高，甲状腺功能正常后周期性麻痹停止发作。

7. 癔病性瘫痪　多在精神因素下激发，白天发作较多，四肢远端、近端瘫痪程度无明显特点，腱反射不减弱，肌电刺激反应正常。

8. 原发性醛固酮增多症　伴高血压、高血钠和碱中毒，血浆醛固酮水平增高。

(三)辨证

1. 脾胃虚弱　四肢无力,甚至瘫痪,下肢较重,神倦乏力,食少便溏,腹部胀满不适,面色萎黄,舌淡苔白,脉濡弱。辨证要点为四肢无力,食少便溏,腹部胀满不适,面色萎黄。

2. 肝肾阴虚　四肢瘫痪,面色萎黄,腰膝酸软,头晕目眩,耳鸣遗精,心悸恐惧,舌红少苔,脉细数。辨证要点为腰膝酸软,头晕目眩,耳鸣遗精,舌红少苔,脉细数。

3. 气血两虚　病情日久不愈,反复发作,面色苍白无华,四肢麻木无力,呼吸短促气弱,动则气喘,头晕心悸,失眠,舌质淡,苔薄白,脉细弱无力。

4. 寒湿浸淫　突发肢体软弱无力,行动不便,呈进行性加重,甚则双下肢瘫痪,身体困重,形寒肢冷,舌质淡,舌苔白腻,脉缓或濡。

5. 湿热下注　突发肢体软弱无力,呈进行性加重,甚则双下肢瘫痪,大便偏溏,小便色黄,舌质红,舌苔黄腻,脉濡数。

6. 肺热伤津　四肢瘫痪,消瘦,呛咳咽燥,口干心烦,小便黄,大便干,舌质红,脉细数。

(四)辨证要点

本病与中医肝、脾、肾三脏有关,过度劳累,饮食不节为常见诱因,无论脾胃气血不足,或是肝肾两虚均导致筋脉肌肉失养而发本病,而外感寒湿等因素又为常见兼症。

四、临床治疗

(一)针刺疗法

1. 毫针疗法

毫针一

(1)主穴:中脘、足三里、脾俞、肾俞、肝俞、大椎。

(2)配穴:上肢加肩髎、曲池、外关、合谷;下肢加环跳、伏兔、风市、阳陵泉、悬钟、太冲等。

(3)操作:强刺激,或以频率120~200次/分、强度1.5mA的电针仪通电15分钟,肌力常在半小时内即有所改善。适用于治疗周期性麻痹。

毫针二

(1)主穴:髀关、伏兔、梁丘、足三里、阴陵泉、三阴交、解溪、内庭、大椎、脾俞、胃俞、肝俞、肾俞。

(2)配穴:肺热加尺泽、肺俞;上肢瘫痪加肩髎、曲池、合谷、阳溪;呼吸困难加天突、膻中、尺泽、列缺。

(3)操作:针刺得气后根据证候施以补泻。留针30至50分钟,间歇行针,也可加用电。适用于治疗周期性麻痹。

2. 耳针疗法

耳针一

(1)取穴:肺、胃、脾、肝、肾、神门及肢体相应部位。

(2)方法:每次选用一侧穴位,用毫针轻刺激。或用压丸法,两侧耳穴交替使用。适用于治疗周期性麻痹。

耳针二

(1)取穴:肝、脾、肺、肾、骨、三焦。

(2)方法:用0.5~1寸毫针,直刺达软骨,施小幅度捻转,每穴1分钟,留针30分钟,10分钟捻转1次,每日1次,或用耳揿针埋藏,3日换1次。适用于治疗周期性麻痹。

耳针三

耳针贴压法

(1)穴位与部位:相应肢体、脾、胃、睾丸、肝、肾、神门。

(2)操作:每次3~5穴,较强度刺激,留针15~20分钟,隔日1次,10次为1个疗程;或每次取一侧耳穴,埋磁珠或王不留行籽,3~5日1次,两耳交替使用。有健脾养胃,补肾强筋之功。适用于治疗周期性麻痹。

3. 皮肤针疗法

取督脉旁开5寸、1.5寸、3寸,手阳明经循经,萎缩肌肉局部,皮肤针自上而下反复轻叩,每次3遍。适用于治疗各型周期性麻痹。

4. 穴位注射疗法

(1)取穴:曲池、足三里、萎缩肌肉局部。

(2)药物:人参注射液、当归注射液或10%葡萄糖注射液。

(3)方法:曲池、足三里用5ml空针,牙科5号针头,直刺稍提插,有针感后注入药液每穴1ml,萎缩肌肉局部用10ml空针,心内注射针头,刺入皮下,边退针边注药,每次注入2~5ml,隔日1次。适用于治疗各型周期性麻痹。

5. 口针疗法

(1)取穴:上臂、前臂、大腿、膝关节、小腿等穴。

(2)方法:毫针刺,留针30分钟,每日1次,10次为1疗程。适用于治疗各型周期性麻痹。

6. 蜡针疗法

(1)取穴:肩髃、曲池、尺泽、手三里、外关、列缺、合谷、太渊、环跳、风市、阳陵泉、阳市、足三里、三阴交、绝骨、昆仑、解溪、太冲、丘墟。

(2)操作:每次取5~6穴,用毫针刺得气后,于针柄上套上加热后稍冷却之石蜡小瓶,留针10分钟,以皮肤红晕为宜,每日1次,10次为1疗程。适用于治疗虚寒型周期性麻痹。

7. 太乙神针疗法

(1)取穴:肩髃、手三里、曲池、髀关、伏兔、足三里、解溪。

(2)操作:采取按灸法,每次操作10次左右。适用于治疗虚寒型周期性麻痹。

8. 埋线疗法

(1)取穴:曲池、手三里、髀关、伏兔、阳陵泉、足三里。

(2)操作:每次选2~3穴,埋入3号羊肠线,2~3周埋1次。适用于治疗各型周期性麻痹。

(二)灸治疗法

灸治一

(1)取穴:肩髃、曲池、合谷、髀关、梁丘、足三里、阳陵泉、解溪。

(2)配穴:肺热型,加肺俞、尺泽;湿热型,加脾俞、阴陵泉;肝肾阴亏型,加肝俞、肾俞;瘀血型,加血海;肝气横逆型,加期门、太冲。

(3)操作:每次灸3~5穴,每穴灸5~10壮,或用艾条悬灸,每日1次,10次为1疗程。适用于治疗周期性麻痹。

灸治二

(1)取穴:百会、大椎、中脘、气海、脾俞、肾俞、手三里、足三里、伏兔、阴陵泉。

(2)操作:每次选用3~5穴,用艾条温和灸,每穴灸5分钟,使局部出现红晕,每天或隔天治疗1次。适用于治疗周期性麻痹。

(三)推拿疗法

1. 取穴：臂臑、手三里、合谷、肩髃、曲池、阴廉、承山、昆仑、伏兔、承扶、殷门、腰阳关、环跳、足三里、委中、犊鼻、解溪、内庭、肝俞、肾俞、太溪、三阴交、中脘、脾俞、胃俞、阳陵泉、绝骨、太冲等。

2. 主要手法：揉法、捏法、搓法、推法、按法等。

3. 操作程序：上肢拿肩井，揉捏臂臑、手三里、合谷部肌筋，点肩髃、曲池等穴，搓揉臂肌来回数遍。下肢拿阴廉、承山、昆仑，揉捏伏兔、承扶、殷门部肌筋，点腰阳关、环跳、足三里、委中、犊鼻、解溪、内庭等穴，搓揉股肌来回数遍。肺热津伤者，加按揉少商、尺泽；肝肾亏虚者，加按揉肝俞、肾俞、太溪、三阴交；脾胃虚弱者，加掌按中脘，按揉脾俞、胃俞、捏脊 3 遍；湿热浸淫者，加掌按水分，禅推阳陵泉、绝骨、太冲。适用于治疗周期性麻痹。

(四)砭木疗法

上肢萎软，用砭木在第 1 胸椎至第 4 胸椎两侧及患肢施剁击基本手法，然后推揉天柱、大椎、肩井、曲池、外关等穴，最后梳刮患肢、下肢萎软，用砭木着重在腰骶部及患肢施剁击基本手法，然后推揉八修、环跳、伏兔、阳陵泉、足三里、解溪等穴，最后梳刮患肢。适用于治疗各型周期性麻痹。

(五)外用疗法

1. 薄贴疗法　乌头 9g，当归、熟地各 30g，白芷 15g，桐油 500ml，以桐油煎药，去渣再煎至滴水成珠，加入铅丹 90g，离火至无烟时加鹅不食草粉 30g，肉桂、血竭各 15g，田七 7g，摊成膏药贴患肢穴位(上肢贴肩髃、曲池，下肢贴环跳、阳陵泉)，贴前先以药酒揉擦患肢。适用于治疗各型周期性麻痹。

2. 泉水浴疗法　选用温泉或氡泉或硫化氢泉，全身温水浸浴，每日 1 次，或隔日 1 次，15 次为 1 疗程。适用于治疗各型周期性麻痹。

(六)饮食疗法

1. 虫草炖鸭　冬虫夏草 15g，老雄鸭(去毛、内脏，洗净)1 只，加酒、葱、姜、盐等调料，加水炖煮，熟后食用。适用于肝肾不足的周期性麻痹。

2. 当归兔肉汤　当归 50g，兔肉(洗净，切块)500g，再加适量酒、葱、姜、盐等调料，煮汤食用。适用于治疗周期性麻痹。

3. 牛骨髓粥方　牛骨髓油 15ml，黑芝麻 15g，糯米 60g，桂花卤 6g，白糠 60g，清水 1 000ml，将糯米、黑芝麻分别淘洗干净，放入锅内，加清水上火烧开，熬煮成粥，加入牛骨髓油、白糖稍煮，撒上桂花卤即可食用。适用于治疗肾虚周期性麻痹。

4. 赤小豆 50g，薏苡仁 50g，土茯苓 90g，共煮粥，煮熟后去土茯苓，常服。有健脾化湿之功效。适用于治疗周期性麻痹。

5. 银耳 10g，莲子 30g，红枣 20g，栗子 100g，用文火共煮至熟烂，加糖常食。有健脾补肾，润养筋骨之功。

6. 赤小豆、龙眼肉、绿豆、核桃、芫荽、山慈菇、百合，含钾量高，可单用，也可加其他中药，水煎服食。适用于治疗周期性麻痹。

7. 可将含钾量高的黄豆、蚕豆、花生、荞麦、莲子、苋菜、菠菜、马铃薯、荸荠、蘑菇、香菇、银耳、虾米等，作辅助治疗，日常服食。用于低钾型患者，并限制钠盐和高糖的摄入。血钾高的患者应少服上述食品，限制钾盐摄入。

五、调摄与护理

发作的急性期，应使病人保持安静，解除心理上和精神上的恐惧感。不做剧烈的活动。低血钾性周期性麻痹患者采用高钾低盐饮食，在发作间歇期可首选长期服用小剂量氯化钾每日1～2g，若效果欠佳也可联用乙酰唑胺或螺旋内酯。对高血钾性周期性麻痹和正常血钾性周期性麻痹患者，可给予高碳水化合物饮食并避免进食含钾多的食物，如肉类、香蕉、菠菜、薯类。

六、按语

周期性麻痹，部分有家族遗传史，发作时通过调节钾离子代谢得以缓解。中医药在预防复发和远期疗效方面有一定优势。须注意生活调摄，避免酗酒、高糖食品等多种诱因。坚持综合保健，能预防发作，巩固疗效。对症情较重者应及时送医院救治，以免发生呼吸肌瘫痪、严重的心律失常而危及生命。

第14章　进行性肌营养不良症

一、概述

进行性肌营养不良症是一种肌肉的遗传性疾病。临床上主要表现为由肢体近端开始的，两侧对称性的，进行性加重的肌肉萎缩和无力。多发生于儿童和青少年，男性多于女性。

本病属中医"痿证"范畴。

二、病因病理

（一）西医的病因病理

1. 病因　现已发现患者存在糖、蛋白质、肌酸、肌酐等多种代谢障碍。目前已有血管性、神经性、肌纤维再生错乱等学说。有人认为，肌细胞或红细胞膜的先天代谢障碍可能是主要的致病因素。

2. 病理　病理改变包括肌纤维粗细不等，灶性坏死，肌纤维横纹消失，空泡形成。肌细胞核增多而呈链状靠近肌膜排列，肌核增大可见核仁、肌浆嗜碱性、肌纤维分裂，提示肌纤维有不完全增生。晚期病者肌纤维普遍坏死，残存的肌纤维之间有大量脂肪细胞和结缔组织沉积。

（二）中医的病因病机

先天禀赋不足，肾阴虚损，肺阴失养而致"肺热叶焦"，气血不布，肌肉失养造成。脾为后天之本，主运化，布精微，化水湿；肾为先天之本，温养脏腑经络。脾气虚弱，生化乏源，不能荣养肌肉四肢；肾虚则骨软髓少而骨不坚，故肢体痿软无力，行走困难；肾主骨生髓，腰为肾之府，先天肾之精气不足，不能荣养腰府，肾虚而骨软髓少，则腰背无力，乙癸同源，肾精不足累及肝肾阴虚，不能濡养筋脉而出现肢体无力；脾失健运，不能运化水湿，化生气血，而酿生痰浊，由于脾肾气虚，久则气无力以推动血液运行渐至血瘀之证，痰浊血瘀互结，留着肌肉，阻滞经脉，日久局部肌肉假性肥大，肌肉增粗变硬而无弹性。

三、临床诊断

（一）辨病

1. 症状

（1）假性肥大型：多见于学龄前男孩，隐匿起病。为步行时挺腹，骨盆及下肢摇摆状，似"鸭步"。自仰卧起立时必需先俯卧屈膝，前臂支持躯干，逐步竖立。四肢无力，跑跳不能，上下楼均困难。小腿肌肉异常增粗、变硬。

（2）肢带：多见10～30岁，性别无差异。为步履缓慢，鸭步、起蹲困难，或举臂、梳头无力。随着病程进展而缓慢出现起坐不能，依靠轮椅行走。肌无力主要累及骨盆带及肩胛带肌，初期两侧可不对称，病程数年后两侧无差别。

（3）面－肩－肱型：起病以青春期多见，无性别差异。为表情淡漠，口唇突出增厚，闭眼不全，闭嘴不紧，喝水时水从口角流出。逐渐发展至两臂举高困难。经过长时间后亦可累及躯干及骨盆带肌肉，但一般不影响远端肌肉。

（4）远端型：该型肌营养不良最为少见，一般在40～60岁起病，表现为进行性远端小肌肉萎缩，逐步向近端发展，进展缓慢，不影响寿命。

(5)眼肌型：临床少见，主要症状为一侧或两侧眼睑下垂、复视、瞳孔大小正常。病程进展缓慢，一部分病人出现头面部、咽喉部、颈部或肢体肌肉无力和萎缩。

2. 体征　不同临床类型体征的差异主要为受累肌群和部位不同。假性肥大型主要表现在骨盆带和肩胛带肌萎缩无力、翼状肩胛、腓肠肌假性肥大、鸭步和 Gowers 征；面－肩－肱型通常在青春期起病，首先影响面部和肩胛带的肌肉，表现为特殊的急病面容，肩胛带肌肉受累可见垂肩、翼状肩胛等；肢带型的特征性体征为肢体近端肌肉萎缩，骨盆带肌的严重萎缩可使髋关节过度外屈、屈曲、膝关节的伸直不能和屈曲挛缩、肩胛带肌严重萎缩而出现翼状肩胛和颈部支撑困难等严重畸变；眼肌型多在 20 岁左右起病，眼睑下垂常为首发症状，数年后眼球固定，瞳孔大小正常，病情发展数年后可逐渐累及面肌、颈肌、四肢肌群；远端型以肢体远端肌肉萎缩无力为特征，神经系统检查可见手和足的骨间肌、蚓状肌萎缩，特别是鱼际肌萎缩明显，早期腱反射正常，病情发展逐渐出现踝反射消失，全身感觉正常。肌营养不良症不伴感觉障碍，腱反射常减低或消失，无病理反射征。

3. 辅助检查

(1)酶学检查：血肌酸磷酸激酶(CPK)及其同工酶，对早期诊断肌营养不良症和检测本病携带者有重要价值。此项检查非常敏感，在肌肉注射和针极肌电图检查后，可能出现假阳性。血丙酮酸激酶(PK)亦很敏感。醛缩酶(ALD)、乳酸脱氢酶(LDH)，谷草及谷丙转氨酶(GOT、GPT)亦可增高。

(2)肌电图：本病呈典型肌源性损害表现：放松时出现正锐波、纤颤电位、运动单位电位时限缩短，多相电位增多，重收缩时呈病理干扰相等，在与神经源性肌萎缩鉴别时有较大价值。

(3)肌活检：光镜下肌纤维大小不等，吞噬坏死现象与再生纤维共存，内核增多，肌内膜、肌束膜结缔组织增生等。上述改变有助于诊断。

(4)心电图：可出现房室传导阻滞及心律失常，多见于假性肥大型。

(5)肌肉 CT 扫描与 MRI 检查：病变肌肉作 CT 扫描检查发现有密度减低区。这对了解骨骼肌的受损范围帮助很大。MRI 检查可见变性肌肉呈轻度不等的“吞蚀现象”。这项检查可以探查肌肉变性的程度和范围、可以提供肌肉活检的优选部位，有助于早期诊断本病。

(二)鉴别诊断

1. 重症肌无力　肌无力在运动后加重，休息后减轻，肌肉萎缩少见，无假性肥大。肌电图和肌肉活检有助鉴别。

2. 多发性肌炎　病程发展较快，受累肌肉常有明显压痛和痛觉过敏。肾上腺皮质激素和免疫抑制剂治疗有效。

3. 萎缩性肌强直　最易累及胸锁乳突肌，具有肌强直的特征，常伴白内障、脱发、性腺萎缩。

4. 进行性脊肌萎缩症　为手部小肌肉萎缩无力，伴肌束颤动明显，肌电图示神经源性损害改变。

(三)辨证

1. 脾虚湿滞　足软无力，行走不稳，语言低微，垂头不语，喜坐喜卧，神情呆滞，口中黏腻，纳少恶心，便溏。舌淡，苔白腻，脉细滑。

2. 脾肾亏虚　肢体痿软无力，肌肉萎缩，行走不稳，腰膝酸软，面黄白无华，舌淡苔薄，脉细弱。辨证要点为腰膝痠软，面黄白无华，脉细弱。

3. 肝肾不足　行走较晚，易于跌倒，鸭行步态，头晕耳鸣，腰膝酸软，肌肉萎缩，舌红苔少，脉细数。

4. 胃阴不足　肢体无力，肌肉萎缩，走路摇摆，口眼闭合无力，上睑下垂，表情运动微弱或丧失。舌红少苔，脉细数。

5. 湿热浸淫　肢体无力，步履困难，腹胀纳少，肌肉萎缩，倦怠无力，便溏，小便黄少，肢体瘫痪，舌体胖嫩有齿痕，舌苔黄腻，脉濡数。

6. 气血两虚　肢体无力，肌肉萎缩，筋脉弛缓，行走缓慢，症状逐渐加重，直至瘫痪，心悸气短，头晕眼花，面色苍白无华，神疲乏力，舌体胖，舌质淡，舌苔薄白，脉细弱无力。

(四) 辨证要点

本病主要累及脾肾两脏，其病因既有先天禀赋不足，亦有后天脾亏失养气血不足，临证应以气、血、阴、阳为纲，辨明主次，恰当施药。

四、临床治疗

(一) 针刺疗法

1. 毫针疗法

毫针一

(1) 主穴：合谷、曲池、髀关、伏兔、梁丘、足三里、三阴交、解溪。

(2) 配穴：肺胃热盛，加尺泽、太渊、肺俞、曲池；湿热浸淫，加大椎、阴陵泉、脾俞、胃俞。

(3) 操作：每次选用6～8穴，用毫针刺以中等或较强刺激，留针30分钟，中间可间歇行针。热盛者可在曲池、尺泽、大椎点刺出血，每日或隔日1次，20次为1疗程。适用于治疗进行性肌营养不良症。

毫针二

(1) 取穴：脾俞、肾俞、中脘、足三里、大椎、大杼。

(2) 操作：上肢加肩髃、曲池、合谷；下肢加环跳、髀关、承山、伏兔。每日1次，20次为1疗程。留针20～30分钟。适用于治疗进行性肌营养不良症。

毫针三

(1) 主穴：曲池、足三里、三阴交、脾俞、胃俞。

(2) 配穴：骨盆带肌肉萎缩加腰1～5夹脊、次髎、伏兔、殷门、委中、上巨虚、阳陵泉等；肩胛带肌肉萎缩加天柱、百劳、巨骨、肩髎、极泉、天泉、天宗、秉风等；面部肌肉萎缩加阳白、地仓、颊车、合谷、风池。

(3) 操作：针刺用补法，以小幅度与小角度提插捻转，留针60分钟，间歇行针，每天或隔天治疗1次，30次为1疗程。适用于治疗进行性肌营养不良症。

毫针四

(1) 主穴：取脾俞、肾俞、大肠俞、环跳、悬钟。

(2) 配穴：足三里、大椎、三阴交。

(3) 操作：主、配穴各取2～3穴，针刺或电针20～30分钟。每日1～2次，10次为1个疗程。适用于治疗进行性肌营养不良症。

2. 耳针疗法

(1) 取穴：脾、肝、肺、肾、胃、内分泌及相应上、下肢穴位。

(2) 方法：每次选用4～5穴，用轻或中等度刺激，留针30～60分钟，间歇行针，可加用电针，每日1次；亦可用王不留行籽按压以上耳穴，每天按压数次。两耳交替，20次为1疗程。适用于治疗进行性肌营养不良症。

3. 穴位注射疗法

(1)取穴:足三里、髀关、伏兔。

(2)药物:三磷酸腺苷。

(3)方法:将三磷酸腺苷 3ml 分注上穴各 1ml。每日 1 次,20 次为 1 个疗程。适用于治疗进行性肌营养不良症。

4. 梅花针疗法

(1)部位:脊柱两侧,上、下肢外侧和前侧。

(2)方法:用梅花针叩刺,每日 1 次,10 次为 1 个疗程,休息 3 日,再行第二疗程。有通络活血作用。适用于治疗进行性肌营养不良症。

5. 点穴疗法　先掐指甲根、趾甲根、指关节、趾关节,5~10 遍,再按翳风、垂根、颈后、听宫、风池、人迎,用重手法叩打颈胸椎两侧刺激线 3~5 遍,再叩打头部两侧;再用缓解手法,沿脊背第一、第二侧线自颈部向骶部顺序拍打 2~3 遍。以调节神经系统的功能,促进病变部位组织细胞的恢复或再生能力。适用于治疗进行性肌营养不良症。

6. 陶针疗法　将旧陶瓷片擦拭洗净,刀脊轻击使其分裂成锋,水煮沸 30 分钟,或用 75% 乙醇浸泡 1 小时,蒸汽消毒,背廓全刺,肩棱、上下肢两前棱、下肢外后棱、股关节扇形环刺,外踝环刺,上肢麻痹加肩胛环,下肢麻痹加骶鞍。有宣导经络,通调气血之功。适用于治疗进行性肌营养不良症。

7. 皮肤针疗法

(1)部位:手足阳明经肘膝以下部位,萎缩肌肉局部。

(2)操作:按皮肤针叩刺常规、先叩刺局部萎缩肌肉,手足阳明经肘膝以下部位,叩至局部皮肤潮红为度,背部加艾条灸 10 分钟左右。隔日 1 次,7 次为 1 疗程。适用于治疗进行性肌营养不良症。

(二)灸治疗法

1. 取穴:曲池、合谷、尺泽、太渊、列缺、手三里、肩髃、环跳、风市、阳陵泉、阴市、足三里、绝骨、昆仑、丘墟、三阴交。

2. 操作:每次 3~5 穴,交替使用。以上有调理气血,濡养筋骨之功。适用于治疗进行性肌营养不良症。

(三)推拿疗法

推拿一

1. 取穴:阳陵泉、委中、承山、风市、伏兔、膝眼、解溪、尺泽、曲池、手三里、合谷、风池、风府、肩井等。

2. 主要手法:按法、㨰法、搓法、捻法、拿法、弹拨法等。

3. 操作程序

(1)患者取俯卧位,医者立其侧面,先施按法于背部脊柱两侧,用㨰法治疗,并向下至臀部、股后部、小腿后部,以腰椎两侧、环跳、委中、承山及跟腱部为重点施术部位,时间约 5 分钟。

(2)患者取仰卧位,医者站其侧面,用㨰法在患侧下肢,自髂前上棘向下沿大腿前面至踝关节及足背部治疗,重点在伏兔、风市、足三里、膝眼、解溪,用搓法施于下肢,时间约 3 分钟。

(3)患者仰卧位,用㨰法自患侧上臂内侧至前臂进行治疗,以肘关节为重点,按揉尺泽、曲池、手三里、合谷,继之在患肢腕部、手掌和手指用㨰法治疗,手指关节可配合捻法,时间5~7分钟。

4. 治法:揉、拿肌肉萎缩部位,拿手法,以补为主,通经活络,导引气血,皮肤热重为宜。在有阳性反应物部位按摩,较强刺激,以松解软化之。经筋痉挛、萎缩部位,用弹拨手法行强刺激,以患者能忍受为度,缓解挛缩,掐手、足经脉五俞穴。适用于治疗进行性肌营养不良症。

推拿二

1. 穴位:尺泽、曲池、手三里、合谷、环跳、阳陵泉、中脘、气海、委中、承山、风市、伏兔、足三里、解溪、脾俞、胃俞、膈俞等。

2. 主要手法:一指禅推法、推法、按法、揉法、摩法、㨰法、擦法等。

3. 操作程序:先令病人俯卧,用一指禅推法、按揉法等施于脾俞、胃俞、膈俞、委中、承山等穴各2分钟。再令病人仰卧,在中脘、气海等穴作顺时针方向的团摩5分钟。最后在足三里、三阴交,曲池、合谷等穴用一指禅或按揉法各1~2分钟。再循手三阳经施以㨰法或擦法,以透热为度,在下肢可循足阳明、足太阴经在膝以下的循行部位施以擦法,以透热为度。适用于治疗进行性肌营养不良症。

(四)气功疗法

本病治疗过程中,可辅以自我气功治疗。如属肝风夹痰夹瘀证患者,可练平阳祛风导引左右连续尽力14次,1天两次。配合保健功中鸣天鼓、叩齿36次。属脾气虚者可练内养功,坐式或仰卧式,每次30~60分钟。还可练八段锦功中调理脾胃,须单举,两臂上举各30~50次,一天练3次。适用于治疗进行性肌营养不良症。

(五)外治疗法

肉桂6g,丁香10g,川乌、草乌、乳香、没药各9g,红花、当归、赤芍、川芎、透骨草各15g,共研细末,过筛,加凡士林500g,调成药膏,涂于布上,敷贴两下肢腓肠肌处,两小腿置于热水袋上加温。每日4~6小时。有温经活血通络作用,适用于治疗进行性肌营养不良症。

(六)饮食疗法

1. 杜仲爆羊腰　杜仲15g,五味子6g,羊腰500g,油及调料适量。杜仲、五味子加水适量,煎煮40分钟,去渣加热浓缩成稠糊状液。再将羊腰切碎以素油爆炸至嫩熟,调适量酱油,葱姜等与杜仲、五味子浓缩液一起服用。长期食用,补肾益精。主治肝肾亏虚所致进行性肌营养不良症。

2. 猪肚粥　猪肚500g,大米100g,葱、姜五味调料。猪肚加水适量,煮七成熟,捞出切成条再以大米100g,猪肚丝100g,猪肚汤适量煮成粥,加葱姜五味调料。经常食用,补益脾气。主治脾气虚弱所致进行性肌营养不良症。

3. 芝麻粳米粥　黑芝麻30g,粳米60g,加水煮成稀粥,食用,有补肝肾、健筋骨作用。主治肝肾两虚所致进行性肌营养不良症。

4. 栗子猪肾粥　栗子45个,猪肾1个,粳米100g;将栗子去皮切碎,猪肾切片,同粳米共入锅中,加水煮粥;每日清晨空腹食用,连用5~7天为一疗程,有补肾强腰作用。主治肾虚所致进行性肌营养不良症。

5. 用鹿角片300g,酒浸一夜,熟地150g,附片45g,用大麦粉调和,蒸熟焙干为末,大麦粥和为丸。每次6g,每日3次,米饭送服。可补益肝肾,主治肝肾不足所致进行性肌营养不良症。

6. 用猪、牛骨髓煮熟,捣烂,加米粉、白糖调和服食。可补肾填精。用于肝肾阴虚所致进行性肌营养不良症。

五、调摄护理

1. 注意防寒保暖，可进行太极拳、气功等锻炼，对各关节进行充分被动和主动运动。

2. 加强营养，给予高蛋白质低脂肪饮食。

3. 防止长期卧床，预防肺部感染和褥疮。

六、按语

进行性肌营养不良是缓慢进行性疾病，发病年龄越早，进行越快越重；晚期可累及全部肢体、躯干的肌肉。饮食宜高动物蛋白质。坚持功能锻炼，经常被动运动和推拿按摩，防止肌肉萎缩。对久病卧床者，应定时翻身，按摩受压部位，保持皮肤清洁，防止褥疮发生。要保持精神乐观，积极抗病。

根据脾主四肢肌肉的理论，选用手足阳明经穴及背俞穴、夹脊穴为主，针刺用补法，留针时间要长，由于属遗传性疾病，疗程要长，应考虑两组或两组以上穴位交替使用。同时可考虑针灸与药物综合治疗。

第六篇　内分泌、血液系统疾病

第1章　甲状腺机能亢进症

一、概述

甲状腺机能亢进症(简称甲亢),是由于多种病因引起的甲状腺激素分泌过多所致的一组常见内分泌疾病。临床上以弥漫性甲状腺肿伴甲亢和结节性甲状腺肿伴甲亢占绝大多数。本章重点讨论弥漫性甲状腺肿伴甲亢。本病临床上以高代谢症群、神经兴奋性增高、甲状腺弥漫性肿大,不同程度的突眼症为特征。本病起病缓慢,精神刺激如恐惧、悲伤、盛怒等均为重要诱因。临床上以急躁亢奋、多食消瘦、恶热多汗、心悸心慌、大便量多、目突颈肿为其特点。本病女性多见,男女之比为1∶4~1∶6。各年龄组均可发病,但以20~40岁者最为多见。女性人群的患病率为2%,且每年发生率高达2‰~3‰左右。

本病属于中医“瘿病”“心悸”等病的范畴。

二、病因病理

(一)西医的病因病理

1. 病因

(1)自身免疫:活动期患者血中可测出抗甲状腺球蛋白抗体和抗微粒体抗体。更重要的是另外两种刺激甲状腺的抗体:①长效甲状腺刺激物,能刺激动物和人的甲状腺增生,并促进甲状腺的碘摄取、甲状腺激素的合成和释放。提示LATS可能是本病中引起甲状腺素分泌过多的原因。②长效甲状腺刺激物保护物,它是近年来在患者血中发现的另一种具有刺激甲状腺作用的物质,能与人甲状腺提取物结合,并和长效甲状腺刺激物相竞争,阻碍长效甲状腺刺激物和人甲状腺提取物结合,从而保护了长效甲状腺刺激物,使其不失去活性。它只刺激人的甲状腺,对其他动物的甲状腺无作用。90%的患者血清中可测出长效甲状腺刺激物保护物,而且患者血中浓度和甲状腺摄碘率之间呈正相关。因此有人认为长效甲状腺刺激物保护物可能是引起甲亢的主要原因,但是血中长效甲状腺刺激物保护物浓度和甲亢的严重程度也无明显的关系。

(2)遗传:自身免疫病一般均有家族史或遗传史。甲亢患者的家族中常常发生甲状腺疾病。故遗传是本病的易感因素。

(3)精神因素:临床证实多数患者在发病前有精神刺激或创伤的病史。有人认为精神刺激可扰乱机体免疫系统,增加对感染的易感性,减少抗体产生,促进自身免疫疾病的发生。

(4)环境因素:不论过去是否有缺碘史、碘摄入过量,均可使甲状腺组织淋巴细胞浸润,甚至形成淋巴滤泡,导致甲状腺自身抗体产生并诱发甲状腺功能亢进,高碘地区Graves病的发生以及缺碘地区补碘后Graves病患病者增多皆与此因素密切相关。

(5)感染因素:耶尔森细菌肠道感染患者常有甲状腺抗原,而Graves病人可有抗耶尔森抗体,而且TRAb可阻断放射标记的TSH与耶尔森菌菌体蛋白结合,说明两者有一定关系。

2. 病理　甲状腺呈不同程度的弥漫性肿大,腺体内血管扩张,增生,血流充沛。腺泡上皮细胞增生,由静止时的立方形变为柱状,泡壁增生皱折呈乳头状突起伸向滤泡腔。腺泡内胶质减少。间质组织中有大量淋巴细胞及浆细胞浸润。全身淋巴组织包括脾和胸腺中淋巴组织增生。

在浸润性突眼的患者中，球后组织脂肪增加，淋巴细胞浸润、水肿，黏多糖（包括透明质酸）沉积，眼外肌水肿变性。此外还可有胫前局限性黏液性水肿，常呈对称性皮肤增厚、淋巴细胞浸润、黏多糖沉积、胶原纤维断裂、水肿等变化，骨骼肌、心肌变性、心脏增大、肝脂肪浸润、骨质疏松等改变。

（二）中医的病因病机

1. 病因

（1）情志所伤：长期忧郁恼怒致肝气郁结，肝失条达，气机郁滞，久则津聚痰凝壅结颈前，气血运行不畅，血脉瘀阻，而成气郁、痰凝、血瘀之患。

（2）饮食所伤：水土失宜，饮食失调或五味偏嗜，或属于高山地区水土不服，致脾胃运化功能失调。

（3）体质因素：素体阴虚，内热伤津耗液，炼液成痰而致本病。素体阴虚之人，或产后气阴俱亏，或女子发育，哺乳期间，尤易耗伤肝经阴血，故本病以青年、中年女性较多见。

2. 病机　本病主要由情志内伤、饮食等因素损伤肝气，肝旺克脾，脾失运化，气机郁滞，津聚痰凝，痰气交阻，壅结于颈前而成瘿瘤；凝结眼部而成目突；痰气郁结日久，化火伤阴，则出现心烦不寐、口干目涩、消谷善饥，心悸不宁等心、肝、胃阴虚之证。风阳内动，则见手抖；邪热内迫，津液外泄可见恶热、自汗；阴虚及肾，则出现女子闭经、男子阳痿、性功能减退等肾精亏损之证。重症患者阴虚之证随病程长而加重，出现烦躁不安、高热、脉疾等“甲亢危象”，为病情危重的表现。

总之，本病初起多实，其主要病理因素为气滞，肝火，痰凝，而以气郁为先；久病多虚或虚实夹杂，虚者以阴虚为主，其病位在颈前，与肝、肾、心、脾、胃关系密切。

三、临床诊断

（一）辨病

1. 临床表现

（1）高代谢综合征：患者怕热多汗，皮肤红润潮湿，尤以手掌、面、颈、腋下为著。可有低热，危象时可有高热。常有心动过速、心悸，食纳明显亢进，体重下降，疲乏无力。

（2）神经系统：患者易激动、精神过敏，两手平举向前伸出时有细颤，多言易动、失眠、紧张，思想不集中，焦虑烦躁，多猜疑等。有时出现幻觉，甚至有躁狂症。

（3）甲状腺肿大：甲状腺呈弥漫性、对称性、轻度至中度肿大，质软，表面光滑，吞咽时上下移动。由于甲状腺的血管扩张，血流加速，在腺体两侧叶外上下扪及震颤和听到血管杂音。

（4）眼征有：①眼裂增宽，目光有神，很少瞬眼，伴突眼（大多属于非浸润性突眼），突眼度不超过16mm；②上眼睑挛缩，眼向下看时，上眼睑不能及时跟随眼球向下移动；③两眼聚合欠佳；④眼向上看时，前额皮肤不皱起。预后良好，病情控制后减轻或消除。另外，浸润性突眼又称恶性突眼。较少见，病情较严重，突眼度常超过19mm，双侧多不对称。

（5）心血管系统：循环系统活动加强，心率加快，血流加速，周围血管扩张，患者有心悸、心动过速、收缩压增高、舒张压降低、脉压增大，出现水冲脉及毛细血管搏动。心搏动增强，第一心音亢进，常有收缩期杂音。病情重者常有心脏增大，心律失常，甚至发展为心力衰竭。

（6）消化系统：胃纳亢进，多食易饥，大便次数增加或腹泻，含有未消化食物。肝脏脂肪浸润，可有肝损害及肝肿大。

（7）血液和造血系统：本病时周围血中白细胞总数偏低，淋巴细胞的百分比和绝对值增多，血小板寿命缩短、易出现紫癜。由于消耗增加、营养不良及铁利用障碍可出现贫血。

(8)运动系统:甲状腺素过多使蛋白分解代谢加速,呈负氮平衡,加之钙质排出增多,可导致骨质疏松和脱钙,故可发生骨痛。骨骼肌、眼球肌、心肌中贮存的磷酸肌酸等减少,引起肌肉软弱无力。偶见肌肉萎缩。少数患者可伴有低钾型周期性麻痹或重症肌无力。

(9)生殖系统:女性有月经减少,周期延长,甚至闭经。男性多阳痿、偶见乳房发育。

(10)皮肤改变:少数患者有典型对称性胫前黏液性水肿。多见于小腿胫前下段,有时可沿及足背和膝部,也可见于面部及上肢等。初起时呈紫红色皮损,皮肤粗厚,以后呈片状或结节状叠起,最后呈树皮样改变,可伴继发感染和色素沉着。

(11)内分泌系统:甲状腺激素过多除可影响性腺功能外,肾上腺皮质功能于本病早期较活跃,而重症(或危象)患者则相对减退或不全。

(二)鉴别诊断

1. 神经官能症　无代谢增高的表现,有时虽怕热,但亦怕冷,无食欲亢进,入睡后心率减慢,甲状腺肿大或突眼,甲状腺功能检查正常。

2. 单纯性甲状腺肿　除甲状腺肿大外,并无上述症状和体征。虽然摄^{131}I率可增高,但高峰不提前,且T_3抑制试验有助于两者鉴别。

3. 自主性高功能性甲状腺结节　扫描可见放射线浓聚于结节,经TSH刺激后重复扫描可见结节放射性增高。

4. 风湿热　可有风湿热病史,常有低热,心动过速,但有皮肤、关节改变;甚者有心脏瓣膜病变的体征,必要时作甲亢的实验室检查予以鉴别。

5. 其他　如甲状腺癌,甲状腺炎,慢性结肠炎,不明原因低热,心动过速等。

(三)辨证

1. 肝郁气滞、痰气郁结　颈前瘿肿,弥漫对称,肿块光滑、柔软,颈部觉胀。精神抑郁或紧张易激动,心烦失眠,而胁胀痛或胸闷不舒,咽部阻塞感,舌质黯或正常,苔白腻,脉弦滑。

2. 痰结血瘀　颈前出现肿块,按之较硬或有结节,声音嘶哑,纳差,胸闷,呼吸不畅,舌苔薄白或白腻,脉弦或涩。

3. 肝火亢盛　颈前轻度或中度肿大;柔软光滑无结节,眼突、目光炯炯,形体消瘦,性情急躁易怒,心悸烦躁,恶热自汗,消谷善饥,口苦口干,大便量多,舌质红,舌苔黄燥,脉弦滑。

4. 阴虚阳亢　瘿肿或大或小,质软,头昏眼花,心悸失眠,性情急躁,虚烦多梦,纳亢而消瘦,汗多眼突,舌质绛红,舌苔薄黄,舌体颤动,脉细数弦。

5. 气阴两虚　瘿肿、心慌气短、汗多纳差,潮热,倦怠乏力,腹泻便溏,舌苔薄白,脉细或细数无力。

6. 心肾阴虚　颈前肿大,目突手颤,口干目涩,心悸心烦,消谷善饥,女子月经不调或闭经,男子阳痿,性欲下降,腰膝无力,舌红无苔或少苔,脉沉细数。

7. 脾肾阳虚　瘿肿质较软,表现淡漠甚或神情呆滞,神疲乏力,畏寒肢冷,纳差,腹胀便溏,头晕目眩,腰膝酸软;或面浮足肿,舌质淡胖,舌边齿痕,舌苔薄白或薄腻,脉沉细弱或沉迟。

(四)辨证要点

1. 辨瘿肿虚实　若皮色红紫、肿块坚硬大小不等,有疼痛及按压痛者,多属火毒壅滞,内伤血分,以邪实为主;若皮色不变、肿块柔软光滑无疼痛者,为邪气不甚,以正虚为主。

2. 辨突眼症　若眼球突出而胀者,白睛红赤,多属肝阳上亢,肝胃火旺,气郁内鼓之证;若仅见眼球突出，眼睑肿胀者，多为气郁痰结或气虚血瘀之证。

3. 辨转归　本病患者的转归主要决定于正气的盛衰，感邪的轻重，以及诊疗的及时和正确与否，调护是否得当等，一般而言本病虽以本虚为主，但就诊者每以本虚标实者为多。加之病情发展，或医者失治误治，使气、火、痰、瘀肆行横逆则病情日渐加重，变生为气阴两虚、正虚邪恋。如标实者失于诊治，邪气动风入血，痰火上扰于心者，当辛凉透邪法综合治疗，否则邪气闭，阴阳有阻格之危。如果正虚日久不复，邪浊泛侵于上下内外，则每有阴虚水泛，痰结血瘀之证显现，诸般恶候蜂起，治疗较难。

四、临床治疗

（一）针刺疗法

1. 毫针疗法

毫针一

（1）主穴：夹脊穴颈3～颈5、间使、三阴交、人迎、天突。

（2）配穴：阴虚火旺者取气舍、天容、太冲、太溪、足三里等；气阴两虚者取天鼎、扶突、合谷、关元、照海；突眼加风池、天柱；潮热加大椎、劳宫；多汗加复溜、阴郄；失眠心悸者加内关、神门、心俞；血常规白细胞下降取肾俞、脾俞、足三里、血海。

（3）操作：在针刺颈部俞穴，要避开颈总动脉。每日1次或隔日1次，留针20～30分钟，15～20次为1个疗程。适用于治疗甲状腺机能亢进症。

毫针二

（1）主穴：扶突、天突、间使、合谷、足三里、丰隆、阴陵泉、复溜。

（2）配穴：心悸，加心俞、神门；失眠，加天柱、三阴交；心律不齐，加内关；多食消瘦，加脾俞、胃俞、中脘、内庭；低热，加阴郄、太溪、照海；突眼，加风池、丝竹空；精神过敏，加中封、太冲；久病虚弱、阳痿、闭经，加肾俞、气海、关元。

（3）操作：每次选3～4穴，刺用平针法，或酌情轻泻或轻补，每周5次，不拘疗程。适用于治疗甲状腺机能亢进症。

毫针三

（1）主穴：天突、人迎、扶突、合谷、丰隆、太冲。

（2）配穴：气滞痰凝，加脾俞、丰隆、太白、期门；肝火亢盛，加行间、阳陵泉、内庭、足窍阴；心肝阴虚，加肝俞、心俞、三阴交、太溪、大陵。

（3）操作：每次取4～6穴，轻或中等度刺激，留针30～60分钟，每隔10～15分钟间歇行针1次，肝火亢盛者可在行间、内庭点刺出血。适用于治疗甲状腺机能亢进症。

毫针四

（1）主穴：内关、间使、神门、足三里、三阴交、太溪、复溜、太冲、照海、关元。

（2）配穴：甲状腺肿大，加气瘿穴（相当于水突穴，视甲状腺肿大程度，定位稍有出入，针时应避开血管）、平瘿穴（颈3～5夹脊正中线旁开0.5寸）；眼球突出，加上天柱（天柱穴上0.5寸）、风池。

（3）操作：每次选取一对穴位，多捻转；肢体部位穴用提插捻转补泻法，颈部气瘿穴用斜刺泻法，上天柱和风池穴均采用徐入徐出的导气法，使针感达到眼区部位为宜。留针30分钟。隔日针刺1次，3个月为1个疗程。适用于治疗甲状腺机能亢进症。

2. 穴位注射疗法

注射疗法一

(1)取穴:太冲。

(2)药物:灭菌注射用水。

(3)方法:穴位皮肤常规消毒,用注射器抽取注射用水,快而垂直进针刺入皮下 0.1 寸,再呈 45°角向上斜刺,稍作提插针后,经回抽无血,将药液注入。每穴注入 2.5ml,每 3 天注射 1 次,10 次为 1 疗程。适用于治疗甲状腺机能亢进症。

注射疗法二

(1)取穴:甲状腺内。

(2)药物:地塞米松注射液。

(3)方法:在甲状腺处皮肤常规消毒,用 2ml 注射器吸入药液,在甲状腺最高点刺进腺核心部位,缓慢注入药液,每侧甲状腺内各注射 2.5mg。每周 1 次,10 次为 1 疗程。同时根据病情用他巴唑、甲状腺素片等常规抗甲亢治疗。适用于治疗甲状腺机能亢进症。

注射疗法三

(1)取穴:双侧上天柱(天柱穴上 5 分)。

(2)药物:透明质酸酶 1 500 单位,醋酸氢化可的松 25mg。

(3)方法:穴位处常规消毒,用注射器吸入药液,进针后向前方深入 1~1.5 寸,待有针感向同侧眼部或头部放射时,缓慢推入上述药物的混合液。隔日 1 次,10 次为 1 疗程,停 10 天,再进行第 2 疗程。适用于甲状腺功能亢进症并有突眼症。

3. 电针疗法

(1)取穴:甲状腺局部、太阳、内关、神门。

(2)方法:用输出为 25 伏的直流脉冲仪,以电极板代替针刺,将高频与音频的两端置于肿大的甲状腺外侧,强刺激。二组低频输出线,一组置于太阳穴,弱刺激;另一组置于内关,神门穴,中等刺激。每日 1 次,每次 30 分钟,20 次为 1 疗程。适用于治疗甲状腺机能亢进症。

4. 耳针疗法

耳针一

(1)主穴:甲状腺、皮质下、内分泌。

(2)配穴:心动过速者加心穴、神门;烦躁不安者加耳尖、肝穴;食欲亢进者加饥点;消瘦乏力者加口、脾、肾穴;怕热汗出者加交感穴。

(3)方法:用毫针中度刺激,留针 20 分钟,每日 1 次,10 次为 1 个疗程。适用于治疗甲状腺机能亢进症。

耳针二

(1)取穴:颈、肝、脾、肾、内分泌、皮质下、交感。

(2)方法:每次取一侧耳穴,两耳交替使用。耳郭常规消毒后,用耳毫针对准所选穴位,用中刺激,留针 30 分钟,5~10 分钟运针 1 次。每日 1 次,10 次为 1 个疗程。适用于治疗甲状腺机能亢进症。

耳针三

(1)主穴:神门、皮质下、内分泌。

(2)配穴:酌情加心、脾、脑点、神门。

(3)方法:取上述穴位之压痛点针刺。每次取 2~3 穴,耳郭常规消毒后,用耳毫针对准所选耳穴压痛点,用中或强刺激,留针 15~30 分钟,时加捻转,每日 1 次,10 次为 1 个疗程。适用于治疗甲状腺机能亢进症。

耳针四

(1)取穴:颈、肝、脾、肾、内分泌、神门、心、眼。

(2)方法:每次取一侧耳穴,两耳交替使用。耳郭常规消毒后,找准耳穴压痛点,用耳毫针对准所选耳穴压痛点,用中刺激,垂直刺入,留针30分钟,时加运针,用平补平泻法。每日针治1次,10次为1个疗程。适用于治疗甲状腺功能亢进。

耳针五

耳穴压迫法

(1)取穴:颈、肝、脾、肾、交感、皮质下、内分泌、神门。

(2)操作:每次取一侧耳穴,两耳交替使用。耳郭常规消毒后,按操作常规,将王不留行籽贴压在所选穴位上,边贴边按压,贴紧固定。嘱患者每日自行按压3~5次。隔日换贴1次,10次为1个疗程。适用于治疗甲状腺功能亢进及甲状腺肿大。

耳针六

耳穴埋针法

(1)取穴:神门、皮质下、内分泌。也可加用心、肺。

(2)操作:每次取一侧耳穴,两耳交替使用。每次取2~3穴。耳郭常规消毒后,按操作常规在所选耳穴上进行埋针,嘱患者每日自行按压各埋针点3~5次。1周后更换,10次为1个疗程。适用于治疗甲状腺功能亢进及甲状腺肿大。

5. 梅花针疗法

(1)取穴:颈甲状腺局部、脊柱两侧胸及腰骶椎。

(2)方法:用梅花针叩击颈部和甲状腺局部及脊柱两侧的膀胱经,待症状好转,叩击点改为胸椎8~11及腰骶椎部两侧,隔日叩击一次,10次为1疗程。适用于治疗甲状腺功能亢进及甲状腺肿大。

6. 针挑疗法

(1)取穴:肺俞、心俞。

(2)方法:穴位消毒局部麻醉,用小刀片切开穴位表皮约1cm,用三棱针挑断皮下纤维组织,深度0.3~0.5cm,挑1~4次后,外涂碘酊,无菌纱布敷盖,胶布固定。每隔7~10天1次。适用于治疗甲状腺功能亢进。

7. 穴位敷贴疗法

(1)主穴:心俞、肾俞、肝俞、太冲、太溪。

(2)配穴:颈粗瘿肿者,加穴水突或肿块部;肝火亢盛,加穴足三里、三阴交;心悸加穴内关、神门;肾阴虚,加穴三阴交、关元;心阴虚,加穴厥阴俞、三阴交。

(3)方法:可选用柴胡、黄连、郁金、龙胆草、生地、白芥子、玄参、栀子、牛膝、莪术、丹参、川椒、香附、青皮等疏肝理气,滋阴降火,活血通络化痰中药,研末贮瓶备用。治疗时可适量药末以生姜汁或75%酒精调膏状敷于穴位上,每日1次,每次3~5个穴。敷贴时间以局部潮红,灼痒为度,1个月为1个疗程。适用于治疗甲状腺功能亢进及甲状腺肿大。

8. 穴位埋线疗法

(1)取穴:腺内穴(喉结与天突穴联线的上1/3处旁开0.1寸)。

(2)方法:用常规无菌操作法,局麻后把0~1号医用羊肠线用埋线针埋于穴位下,深约0.5公分,羊肠线长约4~5公分。2个月埋线1次。对甲状腺肿大特别明显者,可1次一侧埋入2~3根线。适用于治疗甲状腺功能亢进及甲状腺肿大。

9. 激光疗法

(1)主穴:扶突(双侧)穴。

(2)配穴:耳门或睛明。

(3)方法:用氦-氖激光照射穴位,主穴照5~7分钟,配穴照3~5分钟,两侧交替照射。每日1次,10次为1疗程。适用于治疗甲状腺功能亢进及甲状腺肿大。

(二)灸治疗法

灸治一

(1)取穴:天突、大椎、风池、天府、膻中。

(2)操作:每穴灸10~20分钟,每日1次,连灸6天;以后隔日1次,2周为1疗程。适用于治疗甲状腺功能亢进。

灸治二

(1)取穴;心俞、大杼、肺俞、大椎、身柱、肾俞、风池。

(2)操作:每次选用3~5穴,用艾条悬灸,每穴灸7~10分钟,灸至皮肤潮红,热力内透为止,适用于阳虚者。亦可用艾炷施无瘢痕灸,每穴灸5~7壮。每日或隔日1次,10次为1疗程。适用于治疗甲状腺功能亢进。

(三)推拿疗法

推拿一

1. 常用穴位与部位:颈3~5夹脊、风池、天柱、水突、天鼎、天窗、天容、心俞、肝俞、脾俞、肾俞、气户、库房、屋翳、间使、合谷、足三里、三阴交、背部膀胱经。

2. 主要手法:揉法、点按法、擦法、㨰法等。

3. 操作程序

(1)患者坐位:先点揉天柱、颈夹脊、天窗、天鼎、天容、天突等穴各1分钟;再在甲状腺肿大部位轻揉3分钟;后拿风池1分钟。

(2)患者俯卧:先在背部两侧的膀胱经施以㨰法5分钟;再在心俞、厥阴俞、肝俞、脾俞、胃俞、肾俞各点按1分钟;而后在背部施以横擦法2~3遍。

(3)患者仰卧:先以手指螺纹面点揉气户、库房、屋翳、膻中、中府等穴各1分钟;再点按间使、内关、阳池、合谷各1分钟;而后揉按下肢的足三里、丰隆、三阴交、太溪、太冲各1分钟;最后擦足底3~5遍,以透热为度。适用于治疗甲状腺功能亢进。

推拿二

1. 穴位:百会、风池、翳风、大杼、心俞、肝俞、曲池、内关、劳宫、曲泉、太冲、行间、公孙、涌泉。

2. 主要手法:揉法、点按法、擦法、㨰法等。

3. 操作程序

(1)患者取坐位,用轻柔手法以百会为中心点按头顶部诸穴,以患者觉酸胀为度,按揉翳风,拿捏风池及项部脊柱两侧足太阳膀胱经,以拇指按揉项部夹脊穴,并以双手拔伸颈项数次;以拇指、大鱼际按揉上肢手厥阴、手少阳、手阳明和手少阴经,并重点按揉曲池、内关等穴,以小鱼际斜擦掌心劳宫穴。

(2)患者仰卧,以拇指和大鱼际自膝关节处向下揉按足厥阴、足太阴、足阳明、足少阳经,重点揉按曲泉、太冲、行间、公孙等穴,以小鱼际斜擦足心涌泉穴。

(3)患者俯卧,以掌根在背部脊柱及脊柱两侧行按揉、㨰法,以患者背部发热为度,从大杼向下以拇指按揉背部脊柱两侧膀胱经，重点按揉心俞、肝俞，直擦膀胱经，并在背部行分法和搓法，令患者背部透热，拿捏双侧肩井部。每日或隔日1次，1个月为1疗程。本法适于治疗肝气郁结型的甲状腺功能亢进。

推拿三

1. 穴位：间使、内关、大陵、通里、合谷、膈俞、肝俞、膻中、玉堂、期门、血海、阴陵泉、足三里、三阴交、丰隆、太冲。

2. 主要手法：一指禅推法、揉法、点按法、擦法、滚法等。

3. 操作程序

(1)患者仰卧，以一指禅推膻中、一指禅推法、玉堂和期门，并搓揉两胁；以拇指和大鱼际揉按上肢手厥阴、手少阴和手阳明经，重点按揉间使、内关、大陵、通里、合谷等穴，再揉按下肢足太阴、足厥阴和足阳明经，重点揉按血海、阴陵泉、足三里、三阴交、丰隆、太冲等穴。

(2)患者俯卧，以掌根在背部脊柱及脊柱两侧行按揉、滚法，以患者背部发热为度，自上而下以拇指按揉背部脊柱两侧膀胱经，重点按揉膈俞、肝俞，直擦膀胱经，并在背部行分法和搓法，令患者背部透热，拿捏双侧肩井部。每日或隔日1次，1个月为1疗程。本法适用于痰瘀交结型的甲状腺功能亢进。

(四)刮痧疗法

刮痧一

1. 部位：脊柱两侧，肩上区，颈侧区，颈前区，眼区，肘弯区，手掌区，颈4~7及其两侧，以及患者主诉症状的某些部位。

2. 治法：用刮痧法。先在脊柱两侧轻刮3行，至泛红为度，颈侧区至肩上区1~3行，再重点在颈4~7，及其两侧刮3行。用拧痧法施于颈前区，均至出现痧痕为止，然后用梅花针叩刺或点揉法施于眼区，刮肘弯区、手掌区以及患者主诉症状的某些部位。每日1次，手法力度中等。适用于治疗甲状腺功能亢进症。

刮痧二

1. 部位：分3组：一为风池、风门、肾俞及膀胱经(命门至肾俞)；二为人迎、天突、内关、神门、手三里、太冲；三为阴陵泉、三阴交。

2. 治法：用刮痧法配以夹痧、点揉法。先刮第1组穴至出现痧痕为止，再在第2组穴以夹痧法施于人迎，其余各穴用点揉法，每穴3~5分钟，至有得气感为止，然后刮第3组穴。每日1次。适用于治疗甲状腺功能亢进症。

刮痧三

1. 部位：颈1~7及其两侧3行，胸1至腰椎及其两侧5行，颈前、颈侧区、肘弯区、肘下内侧区、手掌区、小腿内外侧区以及异常反应部位。

2. 治法：用刮痧法。先在颈椎至腰刮至出现痧痕为止，颈前区用拧、夹痧法至出现痧痕为止，再刮颈侧区、肘弯区、肘下内侧区、手掌区，然后刮小腿内外侧区及异常反应部位。每日1次。适用于治疗甲状腺功能亢进症。

刮痧四

1. 部位：夹脊(胸3~5)、气舍、天突、期门、间使、内关、神门、太渊、合谷、足三里。

2. 治法：用刮痧法。先刮背部夹脊(胸3~5)，再刮天突、气舍及胁部期门，然后刮上肢部的间使、内关、神门、太渊，最后刮下肢足三里。用泻法，刮至出现痧痕为度。每日1次。适用于治疗甲状腺功能亢进症。

（五）气功疗法

1. 姿势与呼吸　有行功和散功。前者练功时闭目，宜进行原地慢行运动，两腿要虚实分明，重心稳定，以腰为枢，带动上肢并协调运动；后者练功时垂帘收视返听，肢体采用随意散漫式，然后通过配合呼吸、意念诱导，使心身达到最大限度的逍遥舒散。

开始采用自然呼吸，然后应用聚散呼吸法，即先吸气时，气由丹田幽抵会阴而上，日久气聚腰骶，聚中有散，散无止处；呼气时继吸气之散而散。也可使用周天升降呼吸法，当内气充盈后而行周天之运。在自然基础上，通过1∶3鼻呼吸的配合和意念活动，加速任、督内气运行。先后天呼吸相互配合，如采用呼吸降升方式，即呼气时以神驭气，沿任而降；吸气时以神驭气，循督而升，如此即可产生周天运行。

2. 意守　意守自身部位也是意守的一大类，它把意念集中在自己身体的某一部位上，常用的有意守腧穴和意守经络法。如意守丹田，不仅集中注意感觉丹田部位的变化，而且常要随呼吸的一起一伏来体会丹田的起伏运动。意守丹田可分三段进行练功。其一，开始练功后，随即把意念轻轻地放在脐至关元腹部处，然后进行调息的锻炼。在呼吸逐步调匀，并自觉腹部丹田形成了起伏运动后，再进行腹式呼吸的训练。其二，当丹田部的自然腹式呼吸形成后，即可进行深长的腹式呼吸。其三，是在意守丹田，在深长、细匀的腹式呼吸的基础上，随着练功的逐步深入，会出现自然的、短暂的呼吸“停顿”现象。

（六）外治疗法

1. 熏洗法　蒲公英30g，野菊花30g，水煎，趁热熏洗眼部，每天1次。用于甲亢突眼。

2. 电离子导药　用柴胡、香附、夏枯草、生牡蛎、鳖甲等药物炮制的药液，浸泡5cm×3.5cm的两块布垫，敷于两侧甲状腺，导药20分钟，隔日1次。适用于治疗甲状腺功能亢进症。

（七）饮食疗法

1. 猪胰淡菜汤　猪胰1具，淡菜50g。先将淡菜浸泡。洗净后放入砂锅内加水适量炖煮，水沸10分钟后放入猪胰，共煮到熟透，调味食用。本品具有消瘿瘤，补阴血的功效。适用于治疗甲状腺功能亢进症。

2. 紫菜汤　紫菜干20g，用冷开水洗净，以麻油、盐、味精调味佐膳。本品甘咸性寒，化痰软坚，清热利水，具有消瘿瘤作用。适用于治疗甲状腺功能亢进症。

3. 糖醋海蜇皮　海蜇皮50g，浸泡切碎洗净，加糖、盐、米醋，凉拌食之。本品具有清热化痰，消积软坚的功效。适用于治疗甲状腺功能亢进症。

4. 烧海参　水发海参500g，油菜心1棵，料酒、鸡油、猪油、葱、酱油、味精、食盐各适量。先将海参、菜心洗净，用开水冲一下。把猪油放入一锅内烧热，把海参下锅，加入清汤100g和以上佐料一半，用微火炖烂。将海参捞出放盘内，将菜心放在海参上，锅内放清汤和剩下的调料，用玉米粉，淋在菜心上即成。本品具有补肾养血，润燥软坚的作用。适用于治疗甲状腺功能亢进症。

5. 淡菜粥　淡菜50g，冰煎去渣，再入粳米100g煮粥，空腹食之。具有补肝肾、益精血、消瘿瘤的功能。主治阴液未戡唇干，口渴，形瘦，腰膝酸软，脉沉细之甲状腺功能亢进症。

6. 燕窝粥　燕窝10g，布包隔汤，炖数沸后取出，入粳米50g煮粥，空腹食之。具有补虚损，益精气，滋阴液功效。主治气阴两虚型甲状腺功能亢进症。

7. 枸杞玉竹粥　枸杞子20g，玉竹20g，粳米100g。用枸杞子、玉竹加水煎汤取汁，加粳米，煮粥食用。有滋肾养阴益胃的功能。适用于治疗甲状腺功能亢进症。

8. 枸杞清蒸鱼　枸杞子30g，鳊鱼1尾（150g，去鳞剖腹去肠洗净）。加调味品、盐适量，清蒸食用。有补肾养体的功能。适用于治疗甲状腺功能亢进症。

9. 虫草炖鸡汤　冬虫夏草10g，母鸡1只（约1 500g，开膛洗净），共入锅内，中火炖烂，加入食盐、调味品食用。有益肺补肾的功效。适用于治疗甲状腺功能亢进症。

10. 百合石斛沙参饮　百合10g，沙参20g，石斛10g。洗净煎煮取汁代茶饮。有养阴润肺散结的功效。

11. 黄芪百合麦冬粥　生黄芪20g，百合10g，麦门冬10g，粳米100g。先将三药加水煎煮取汁，然后加入粳米煮粥食用。有益气润肺养阴的功效。适用于治疗甲状腺功能亢进症。

12. 百合枸杞粥　冰糖30g，百合20g，枸杞子20g，沙参20g，粳米150g。共洗净加水煮粥食用。有养阴散结和胃的功效。适用于治疗甲状腺功能亢进症。

13. 参贝百合饮　沙参20g，浙贝母20g，百合15g。共煎煮入冰糖取汁代茶饮。有养阴清热、散结消瘿功效。适用于治疗甲状腺功能亢进症。

五、调摄与护理

1. 患者应合理安排饮食，膳食应以营养丰富的高蛋白、高维生素的饮食为主，忌食温热性食物，宜淡薄滋味之品，不要过食肥甘厚味，以免助热、助湿、生痰、化热。尤要忌烟酒、油腻、煎炸、辛辣及刺激性食物和饮料，如咖啡等。

2. 调理情志，肝气郁结型的患者可欣赏愉快、欢乐的音乐；肝阳上亢的患者可以听轻松和缓的音乐为宜。

3. 节制房事，适当增减衣被，并可适当增加体育活动，增强正气。

六、按语

针刺、灸治等治疗本病主要着眼于甲状腺肿大、突眼和高基础代谢症候群。对于本病引起的心悸、消化道症状、神经衰弱症状等，针刺的对症处理也可发挥良好的作用。临床报道总有效率可达80%左右，甚或达90%以上。针刺不仅能有效控制临床表现，还能有效地纠正亢进的甲状腺功能，使血清总T_3、T_4含量向正常恢复。经统计发现，治疗甲亢的甲状腺肿大应用最多的穴位是腺体局部穴，浮白、平瘿、气瘿也是治疗甲状腺体肿大的经验穴，其次是合谷、内关、曲池、三阴交、心俞、肝俞、脾俞、肾俞、足三里、太冲等。有人认为，天柱和风池是治疗甲亢性突眼的最佳穴位。在服用抗甲状腺功能亢进药物的同时，配合针刺治疗，可以见效快，又可减少药物的副作用，当临床症状缓解后，继续针灸，逐渐停药，一般能使病变稳定，不致反复。但若针刺治疗后，病情无明显改善，并有加重趋势，出现高热、呕吐、谵语等症状，应考虑甲亢危象之可能，必须及时中西医结合抢救；甲状腺肿大明显出现压迫症状者，如见胸闷气急，呼吸困难，可考虑手术治疗。

本病患者应时常保持精神愉快，减轻精神紧张，避免情绪激动，慎防七情内伤，注意劳逸结合，应补充足够的热量及糖、蛋白质和B族维生素等营养物质，但又不可暴饮暴食或饮食偏嗜，以免损伤脾胃。

第2章 甲状腺机能减退症

一、概述

甲状腺机能减退症(简称甲减),是由于甲状腺合成或分泌甲状腺素不足引起的疾病。因起病年龄不同,甲状腺功能减退程度不同对患者病理生理的影响不同,所产生的临床表现及临床类型也各异。机能减退始于胎儿期或新生儿期,称为呆小症。机能减退始于发育前儿童期,称为幼年型甲状腺机能减退症。机能减退始于成年期,称为甲状腺机能减退症。幼年型成年型病情严重时称为黏液性水肿。本章重点讨论成年型甲状腺机能减退症。成人型甲减以40~60岁之间为多,本病起病缓慢,多见于女性,尤以中老年女性多见,男女之为1∶5。临床上以畏寒肢冷、乏力懒言、反应迟钝、毛发稀疏、皮肤干燥、厌食腹胀、性功能减退等症为其特点。

本病属中医学"虚劳"之气虚、阳虚范畴。

二、病因病理

(一)西医的病因病理

1. 病因

(1)由于甲状腺激素缺乏所致,病变在甲状腺本身,可分为原发性和继发性两种。

①原发性:发病原因不明,可能与甲状腺自身免疫性损害有关,约83%的患者血中可检出高效价抗甲状腺抗体。此组病例发生甲状腺萎缩较为常见。少数患者是由甲状腺机能亢进症转化而来。

②继发性:a. 甲状腺破坏:甲状腺手术或放射性核素碘或放射治疗甲状腺疾患,使甲状腺组织被切除或被破坏过多,导致其机能减退。b. 甲状腺炎:特别是与自身免疫有关的慢性淋巴细胞性甲状腺炎后期为多。c. 伴甲状腺肿的功能减退:慢性淋巴细胞性甲状腺炎多见,偶见于侵袭性纤维性甲状腺炎。d. 腺体内广泛病变:见于癌肿,如类肉瘤、淋巴瘤和转移性肿瘤等。e. 药物影响:长期服用大剂量的抗甲状腺药物;摄入碘化物过多;使用阻碍碘化物进入甲状腺的药物,如过氯酸钾、硫氰酸盐等;甲状腺机能亢进患者经外科手术或碘治疗后,对碘化物的甲状腺阻断作用常不敏感,故再服用含碘药物则易发生甲减。

(2)由于促甲状腺激素不足所致,又分为垂体性与下丘脑性两种:

①垂体性:由于垂体前叶机能减退使促甲状肪激素分泌不足所致。

②下丘脑性:由于下丘脑疾患使促甲状腺释放激素分泌不足所致。

2. 病理

(1)甲状腺腺体较正常为小,腺泡大部分被纤维组织所替代,兼有淋巴细胞浸润,残余的腺泡上皮细胞矮小,泡内胶质含量较少。服用硫脲类药者腺体增生肥大,胶质减少而充血,继发于垂体机能减退者垂体有囊性变或纤维化,甲状腺腺体缩小,腺泡上皮扁平,腔内充满胶质。

(2)甲状腺外组织的病理变化包括皮肤角化,真皮层有黏液性水肿,内脏细胞间也有相似情况,严重者胸膜腔、心包腔、腹膜腔可有积液,全身肌肉包括骨骼肌、平滑肌及心肌都表现有间质水肿、肌纤维肿胀、断裂且有空泡和退行灶,心脏扩大,肾脏可有基底膜增厚而出现蛋白尿,胃肠黏膜萎缩,脑组织可有黏蛋白沉积或灶性霉行性变,病程长者常有动脉粥样硬化。

(二)中医的病因病机

1. 病因

(1)先天不足:在胎儿期,因母体体弱多病,气血亏虚,胎儿失养;或其母进食有毒食物,影响了胎儿的发育,以致先天肾气不足,故出生后发育生长迟缓,发展为呆小症。

(2)饮食不当:由于饮食不当,损伤脾胃,中气不足,运化失常,饮食水谷不得运化,痰饮内生;痰湿壅盛,阻碍气机,损伤脾阳。脾为后天之本,脾阳虚弱,久则肾失滋养,以致脾肾双亏。

(3)情志刺激:由于精神刺激,致肝气郁结,而见精神抑郁、沉默懒言。若肝郁脾虚,运化失常,内生痰湿;或脾虚气弱,正气亏虚,气虚无力帅血,致气虚血瘀,痰瘀互结,经隧被阻,血水不利。

(4)外邪侵袭:多见风热毒邪,从口鼻入侵,毒邪结聚于颈前,则见咽部及颈前肿、痛;若过用寒凉之品,内伤阳气,虽颈部热毒祛除,疼痛消失,但可见发音低沉、怕冷,甚则浮肿等症。

(5)手术创伤或药物中毒:由于施行瘿病切除手术或服用某些有毒药物,损伤人体正气,致脏腑失养,功能衰退,可表现为一派虚损证候。

(6)失治或误治:久病或新疾,用药不当,苦寒太过,吐泻失度,损伤脾胃,耗伤阳气。

(7)烦劳过度:过度劳累,房事不节,纵情色欲,损伤肾气。

2. 病机 本病主要病机为脾肾阳气不足,脏腑功能衰减。脾气不足,化源衰亏,则五脏之精减少而肾失所藏,肾虚阳衰,脾失温煦,脾阳更虚,运化失职,水湿停留,形成脾肾阳虚证。肾虚水泛,水气凌心,出现心阳虚衰证。阳气不足,水谷之精不能禀阳气而化生气血,终至气血双亏,阴阳两虚。

三、临床诊断

(一)辨病

1. 症状与体征

(1)一般表现:畏寒,无力,表情淡漠,反应迟钝,面色苍白,声音嘶哑,浮肿,体重增加,眼睑浮肿,鼻翼增大,唇厚,舌大,皮肤蜡黄、少汗、粗糙、落屑、缺乏弹性,毛发稀疏、脱落,指(趾)甲脆而增厚等。

(2)神经系统:常见智力减退,记忆力、注意力、理解力减弱,听力下降,感觉灵敏度降低,有些病人有感觉异常、麻木,嗜睡,严重者出现昏迷。检查时见腱反射收缩期敏捷,松弛时间延缓。

(3)循环系统:病重者常觉心悸,气短,心脏扩大,心动过缓,下肢浮肿,多为不可凹性,有时可伴有心包、脑腔或腹腔等多浆膜腔积液。一些病人的血压可升高。

(4)消化系统:厌食、便秘、肠胀气,严重者可出现腹水。

(5)血液系统:甲状腺激素缺乏使造血功能遭到抑制,红细胞生成素减少,胃酸缺乏使维生素 B 吸收障碍,加之月经过多,约 1/3 的患者可有轻、中度贫血。

(6)生殖系统:性欲减退,男性患者常有阳痿,女病人可有月经不调,不易怀孕。

(7)肌肉、关节:①肌肉:有疼痛、强直、痉挛、无力、水肿及肥大;②关节:非炎性黏性渗出,软骨钙质沉着,关节破坏及屈肌腱鞘炎等;③腕管综合征:由于腕管中黏蛋白在神经外堆积,引起手指麻木,或感觉异常。

(8)内分泌系统:肾上腺皮质功能较正常为低,血、尿皮质醇降低,ACTH 兴奋试验反应延迟。对胰岛素敏感性增强。

(9)泌尿系统:肾血流量降低、肾小球基底膜增厚可出现少量蛋白尿。

(10)黏液性水肿昏迷:多见于未经治疗的重型患者,由于寒冷、感染、创伤、麻醉等原因诱发昏迷。表现为呼吸浅慢,心动过缓,心音低弱,血压下降,体温可低至35℃以下,四肢肌肉松弛,反射减弱或消失,可伴心、肾功能衰竭。

2. 辅助检查

(1)甲状腺功能检查:①血清总T_4偏低。血清T_3在轻症患者为正常,重症患者可降低。②血清蛋白结合碘(PBI)降低。③甲状腺摄碘率呈低平曲线。④基础代谢率降低,可达30%~45%以下。

(2)血清促甲状腺激素(TSH)测定:一般采用放射免疫法测定TSH,如本病由甲状腺本身破坏引起者显著升高。若继发于下丘脑、垂体的甲减,则显著降低。

(3)促甲状腺激素(TSH)兴奋试验:给患者皮下注射TSH 10单位后观察甲状腺摄碘率变化,以了解甲状腺对TSH刺激的反应。从而鉴别本病原发于甲状腺还是继发于下丘脑、垂体。若给TSH后摄碘率比给药前明显升高(可达100%),提示本病继发于垂体或下丘脑。如用TSH后摄碘率不升高,提示病变原发于甲状腺。

(4)促甲状腺释放激素试验(简称TRH兴奋试验):用TRH刺激后引起血中TSH明显升高,说明病变在下丘脑。若血中TSH不升高,表明病变在垂体。如原来TSH属偏高,TRH刺激后升高更为明显,表明病变在甲状腺。

(5)抗甲状腺抗体测定:发病与自身免疫有关的病例,血中可测出抗甲状腺球蛋白或线粒体等抗体。

(6)其他:①血胆固醇、甘油三酯、p脂蛋白升高。②空腹血糖正常或偏低,口服葡萄糖耐量曲线低平。③血红蛋白及红细胞减少。④心电图示低电压,窦性心动过缓,T波低平或倒置。⑤尿常规检查常有少量蛋白。

(二)鉴别诊断

1. 贫血　本症可并有贫血,同时有对冷敏感,活动减少,语音低沉,高脂血症及甲状腺功能减低表现,可与单纯贫血鉴别,服甲状腺片后贫血可纠正。

2. 肾炎及肾病综合征　本症与肾病均有贫血,皮肤苍白,水肿、纳差、心脏增大,血脂高,BMR低。但慢性肾病有尿及肾功能改变,高血压,视网膜渗出及出血和低白血症等改变。

3. 因精神神经功能紊乱,要与精神病鉴别,可行必要的实验室检查。

(三)辨证

1. 肾阳虚弱　形寒怯冷,无汗,精神萎靡,头昏嗜睡,表情淡漠,呆板,面色苍白,毛发稀疏,性欲减退,月经不调,体温偏低。舌淡体胖,脉沉缓细。

2. 脾阳不足　畏寒肢冷,纳差,面白虚浮,倦怠神疲,脘腹冷痛喜温按,带下清稀色白量多,舌质淡胖有齿痕,苔白滑,脉象沉迟无力。

3. 脾肾阳虚　面浮苍黄,或皖白无华,神疲乏力,肢软无力,手足麻木,懒言喜卧,腰膝酸软,肢体不温,记忆力减退,头昏耳鸣;纳差腹胀,便秘或便溏,全身浮肿;男子阳痿,女子月经不调,舌质淡胖边齿痕。舌苔白润,脉沉细迟。

4. 心肾阳虚　气促、心悸怔忡;面皖虚浮,头昏目眩,神倦嗜睡,形寒肢冷、周身浮肿、或有胸闷胸痛,舌质淡嫩,舌苔白滑腻,脉沉细迟结代。

5. 肾阴阳两虚　头昏目花,皮肤粗糙,干燥,少汗,动作迟缓、呆板、面色苍白,头发干枯,稀疏、脆弱,声音低微,大便秘结,舌淡苔少,脉来迟细。

6. 心肾阳衰、阴浊内闭　面色苍白晦滞，四肢厥冷，呼吸低微，少气难续，尿少或尿闭，全身浮肿，嗜睡，渐至昏迷，舌质淡舌体胖，脉微欲绝。

（四）辨证要点

1. 畏寒无汗的辨别　畏寒无汗时间长，每从肌肤而起，遇热则解，多属脾阳不足之证；畏寒无汗时间长，脊背尤甚，遇寒加重者，多为脾肾阳虚证。

2. 虚肿的辨别　皮色苍白不泽，按之凹陷即起，多发于颜面、手足，无汗畏寒者为虚肿；皮色光亮，按之凹陷不起，多发于眼睑及足跗，汗出恶寒者，多为水肿。

3. 病势顺逆的辨别　病人形气未脱，饮食尚可，虚肿不甚，尿量尚多，无气短不续，舌苔尚存，脉象沉弱、虚、迟，属顺，说明正伤不甚，尚可治疗，预后良好。若肉削形脱，脊痿，厌食，气短声哑，尿少肿甚，神萎昏迷，舌光无苔，脉象浮大弦疾，属逆，说明正邪格拒，虚不受补，预后不良。

四、临床治疗

（一）针刺疗法

1. 毫针疗法

毫针一

（1）取穴：人迎。

（2）操作：选用迎随补泻和《神应经》中论述的“三飞一进”为补的方法：进针至人迎穴部位静候5分钟，用指甲轻弹针柄3次，以喉头为中心，往喉头方向向上向内搓针3下（名为飞法），再把针推进0.5～1cm，将针向喉头方向拨一下（此为一进）每日1次，10次为一疗程。适用于治疗甲状腺机能减退症。

毫针二

（1）取穴：人迎、肾俞、脾俞、太溪、足三里、关元。

（2）配穴：肾阳虚甚者加命门、气海穴；浮肿少尿者加阴陵泉、三阴交穴；心悸者加心俞、内关穴；痴呆者加大钟、百会、心俞穴；狂躁者加百会、人中穴；甲状腺肿大者加气舍、水突穴。

（3）操作：采用温补手法针刺，刺激量可较强，留针15～30分钟。或在针刺同时加艾条温灸，或取背腹部穴位施以隔附子饼灸，灸5～10壮。适用丁治疗甲状腺机能减退症。

毫针三

（1）主穴：大椎、命门、膻中、风池、丰隆、关元、天突。

（2）配穴：精神症状，加百会、四神聪、神门；厌食，肠胀气者，加脾俞、胃俞、中脘；便秘者，加天枢、大肠俞、上巨虚；水肿明显者，加肺俞、脾俞、三焦俞。

（3）操作：以上穴，每次选取5～7穴，行提插捻转补法，刺激宜轻，留针时间要长，可安静留针40～60分钟，必要时，加行温针灸，燃完艾后，再上新的艾绒，每穴可烧3～5壮，治疗隔日1次，10次为1疗程。适用于治疗甲状腺机能减退症。

毫针四

（1）主穴：大椎、肾俞、膻中、关元、脾俞、中脘、足三里。

（2）配穴：心律不齐加内关、神门；多汗加复溜；有精神症状者加百会、四神聪；便秘加天枢、上巨虚；低血压加百会、足三里。

（3）操作：采用温针灸每次选2～4穴，每穴灸2～3壮，每日一次，7天为一疗程，疗程间隔休息一周。适用于治疗甲状腺机能减退症。

毫针五

(1)主穴:脾俞、肾俞、命门、气海、关元、足三里。

(2)配穴:脾虚痰湿,加阴陵泉、太白;虚寒便秘,加天枢、大横、大肠俞;痰蒙清窍,加百会、人中;肌肉无力者,可取相应肢体穴位。

(3)操作:每次取4~6穴,针刺以轻或中等度刺激,得气后采用温针灸,每次每穴可灸2~3壮。隔日治疗1次,10次为1疗程。适用于治疗甲状腺机能减退症。

2. 耳针疗法

耳针一

(1)取穴:内分泌、皮质下、心、神门、交感、相应部位。

(2)方法:每次取3~5穴,每日或隔日1次,用轻或中等刺激;或可用王不留行籽贴在相应穴位上,1周更换2~3次,每天病人可自行按摩埋针或穴贴处数次。20次为1疗程。适用于治疗甲状腺机能减退症。

耳针二

(1)取穴:内分泌、皮质下、三焦、甲状腺。

(2)方法:每次取2~3穴,毫针刺入后,行平补平泻法,留针20~30分钟,隔日1次,30次为1疗程。亦可用王不留行籽作耳穴按压,选取上述穴位,贴敷后每日按压3~5次,以局部发热为佳,3天后更换,两耳穴交替使用。适用于治疗甲状腺机能减退症。

(二)灸治疗法

灸治一

1. 取穴:膻中、中脘、气海、肺俞、脾俞、肾俞、命门。

2. 操作:大艾炷隔附子饼灸,或用温补回阳的中药粉铺在穴位上(约1cm厚)施灸,以直径4cm的艾炷,温度以病人舒适,或自觉有热气向腹中传导为度。每周灸3次,每次6~8穴,每穴灸3~5壮,4个月为1疗程。适用于治疗甲状腺机能减退症。

灸治二

1. 取穴:肾俞、脾俞、命门。

2. 操作:选用二味温补肾阳中药(如附子、肉桂、生鹿角屑、益智仁、细辛等)研粉,铺在穴位上,厚度为1cm,然后将直径为5cm的空心胶木圈放在药粉上,以大艾炷(直径4cm)在药粉上施灸,每穴3~5壮,每周3次,4个月为一疗程。适用于治疗甲状腺机能减退症。

灸治三

1. 取穴:肾俞、脾俞、神阙。

2. 操作:大艾炷隔附子饼灸。每穴3~5壮,隔日一次。20次为一疗程。适用于治疗甲状腺机能减退症。

(三)推拿疗法

推拿一

1. 常用穴位与部位:风池、颈夹脊、水突、脾俞、天突、肾俞、中脘、气海、足三里、阴陵泉、公孙、涌泉、颈部、背部膀胱经、足内侧部、足底部。

2. 主要手法:揉法、一指禅推法、擦法、点压法等。

3. 操作程序

(1)患者坐位:先轻揉颈后颈侧约10分钟;再拿揉风池2分钟;用一指禅推法施于扶突、天鼎、天突等穴各1分钟。

（2）患者俯卧：先自上而下直推膀胱经5分钟；再点压心俞、膏肓、脾俞、胃俞、肾俞、志室各1分钟；而后于背部自上而下施以擦法3分钟。

（3）患者仰卧：先点揉中脘、梁门、气海、关元、足三里、阴陵泉、公孙、涌泉各1分钟；再在腹部自上而下施团摩法5分钟；最后在足内侧部和足底部施以擦法，以透热为度。适用于治疗甲状腺机能减退症。

推拿二

1. 取穴：肺俞、脾俞、胃俞、肾俞、中脘、足三里、命门、气海俞、太溪。

2. 主要手法：揉法、擦法、点压法等。

3. 操作程序

（1）患者俯卧位，医者在其右侧，以双手掌在腰背部按揉数次，以两手拇指和食指分置于脊柱两侧肺俞、脾俞、胃俞、肾俞、气海俞、命门诸穴，各1分钟；以两掌根置于脊柱正中，向两侧脾俞、肾俞穴分推数次，至局部温暖舒适为度。

（2）患者仰卧，医者居其右侧，以手掌运摩小腹部5~7分钟，重点按揉中脘、气海、关元穴，至局部温热感向下传导为度。

（3）患者仰卧，下肢伸直，医者居其右侧，以食指背屈揉按足三里、三阴交、太溪穴，各2分钟。适用于治疗甲状腺机能减退症。

（四）刮痧疗法

刮痧一

1. 部位：脊柱两侧，肩上区，颈侧，颈前区，颜面各区，颈椎4~7至胸椎1~12，腰椎1、2及其两侧，上、下腹部，手足背区以及患者主诉症状的某些部位。

2. 治法：用刮痧法。均用补法轻刮。先在脊柱两侧3行和肩上区1行刮至泛红为止，刮颈侧，夹颈前，刮颜面各区（用棉纱团刮），重点刮颈椎、胸椎、腰椎及其两侧5行，刮至出现痧痕为止。然后刮上、下腹部，手足背区以及患者主诉症状的某些部位。每日1次，10次为1个疗程。适用于治疗甲状腺机能减退症。

刮痧二

1. 部位：分2组：一为风池、膏肓、三阴交、足三里、中脘、关元；二为翳风、脾俞、肝俞、阳陵泉、神门、中极。

2. 治法：用刮痧法。每选1组，交替使用。在所选上述穴位皮区，以补法轻刮至出现痧痕为止。每日1次。适用于治疗甲状腺机能减退症。

刮痧三

1. 部位：脾俞、肾俞、中脘、气海、关元、足三里。

2. 治法：用刮痧法。先刮背部脾俞、肾俞，再刮腹部的中脘、气海、关元，然后刮下肢足三里。用补法，刮至微现痧痕为度。隔日1次。适用于治疗甲状腺机能减退症。

（五）外治疗法

外治一

穴位敷贴疗法

1. 取穴：大椎、命门、膻中、风池、丰隆、关元、天突。

2. 药物：选用温补肾阳中药研末备用，如生附子、肉桂、生鹿角屑、雄黄、益智仁、白术、党参、川芎、当归、蛇床子、细辛、延胡索、甘遂、川椒、胡椒、干姜等药物均可选用。

3. 方法：用时可取适量药粉用生姜汁或白醋调成膏状，再在4cm×4cm的胶布中心位置放置药膏适量，固定于所选穴位上。每日或隔日1次，如觉局部皮肤灼热，可揭去膏药，一般每次可贴4～12小时。亦可用上述诸药仿古人黑膏药治法熬成膏药敷贴穴位。适用于治疗甲状腺机能减退症。

外治二

穴位敷贴疗法

1. 主穴：人迎、肾俞、脾俞、太溪、足三里、关元。

2. 配穴：肾阳虚甚者加命门、气海，浮肿者加阴陵泉、三阴交，心悸者加内关，智力障碍者加百会、心俞，甲状腺肿大者加气舍、水突。

3. 药物：生附子、肉桂、细辛、吴茱萸、生鹿角屑、雄黄、白术、当归、蛇床子、甘遂、川椒、干姜研末备用。

4. 方法：用时取适量药末，用生姜汁或白醋调膏，穴位用胶布固定，每日或隔日1次。有温补脾肾，推动气血的作用。适用于治疗甲状腺机能减退症。

（六）饮食疗法

1. 补虚正气粥　先将黄芪30g，人参10g加工成薄片，加水同煮45分钟，去渣取汁。再入粳米150g煮粥，空腹食之。常食此粥大补脾气，扶虚益损。主治甲减的脾阳不足型。见畏寒少气，神疲乏力，形体羸瘦，舌淡脉虚者。

2. 苁蓉羊肉粥　肉苁蓉30g加水煮烂，切细与精羊肉250g，粳米150g同煮成粥。煮熟后放入少许葱、姜、蒜、酱、盐即成。主治甲减脾肾阳虚型：见畏寒肢冷，腰酸便秘，阳痿闭经，舌淡，脉沉迟阳虚不复者。

3. 鹿茸粉　将鹿茸研细末，口服每次1g，每日3次。或用鹿角粉代，或用全鹿丸。用于甲减神疲乏力，畏寒肢冷，腰酸，男子阳痿，女子崩漏。

4. 当归羊肉汤　选用精羊肉90～120g，当归10～15g，生姜3片，同煮，吃肉喝汤，每日1次。适用于甲减腰膝酸软，畏寒肢冷等。

5. 红烧狗肉　选用狗肉200g，生姜3片，适量葱、黄酒、酱油等佐料，加适量水，红烧炖烂食之。取其温补作用。主治甲减脾肾阳虚型。

6. 麻雀肉　选用麻雀3～5只，将其烫去羽毛，除内脏，置锅中炖煮，放入佐料，喝汤食肉。具有温补肾阳作用。主治甲减肾阳虚型。

7. 小豆煮鸡汤　雄鸡1只，去毛除内脏，洗净后入锅加水、赤小豆100g同煮，炖烂食之，并饮汁令尽。用于甲减面浮肢肿，神疲乏力等症。

8. 红枣粥　大枣15个，龙眼肉30g，粳米60g，煮粥，供早、晚餐食用。用于甲减伴贫血者。

9. 佛手甜粥　取佛手10g，煎汤去渣，再入粳米60g，冰糖少许，同煮为粥，供早晚餐食之。用于甲减胃弱气滞，胸膈饱闷，消化不良，食欲不振等症。

10. 烧海参　海参200～300g，加佐料烧熟食之。用于甲减神疲乏力，畏寒肢冷，阳痿等肾阳虚弱者。

11. 泽泻羹　新鲜泽泻花叶125g，以水3 000ml煮至1 500ml，去滓，下羊肚、葱、豉等于汁中，煮羹香熟，任意食之。适用于黏液性水肿者。

12. 黄芪黑豆粥　黄芪、黑豆各20g，粳米100g，共煮粥食用。有健脾补肾利水的功效。

13. 虫草红枣泥鳅汤　冬虫夏草5～10g，红枣50g，活泥鳅200～250g，共煮汤食用。有健脾补肾行水的功用。

五、调摄护理

要避免外伤邪侵袭，注意保暖，预防感冒、创伤感染。同时要坚持体育活动，以畅通气血。杜绝损伤脏腑气血，应禁房事，劳逸结合，心情舒畅。饮食应忌生冷和膏粱厚味，宜温软可口易于消化，可常吃羊肉、狗肉、牛肉等温补食物。调节情志，保持心情舒畅。

六、按语

1. 针刺、灸治对本病有一定的疗效，尤其是灸法，可有一定的症状改善作用。客观地说，针灸对于本病仅有一定症状调节作用，临床上可作为中西药物治疗的一个辅助方法。对根据本病的临床表现，中医辨证其主要病机是脾肾亏损。症轻者，以脾虚血亏为主，主要表现为头昏神疲，面白肤燥，身倦肢重，纳呆腹胀等，治疗以补中益气，养血润燥为主，可取膈俞、脾俞、胃俞、气海、足三里、三阴交等为主穴，针用补法，多加艾灸。症重者，则以脾肾阳虚为主，除上述诸症外，更有形寒肢冷，全身浮肿，毛发脱落，血压偏低，心率减慢等，治疗重点应温补脾肾，可以百会、脾俞、肾俞、命门、关元、太溪等为主穴。

2. 临床观察指示，药物结合针刺治疗对本病的症状改善有积极的意义。对缺碘引起的甲状腺功能减退应在针灸治疗的同时补充碘的摄入量。对较严重的甲减病例，应配合中药益肾温阳之剂，有助于病情的改善，补肾壮阳之中药，长期调治，则疗效更好，且较巩固。

3. 本病的针灸治疗机理目前尚不清楚，有关实验证明，针灸能有效地改善甲状腺功能，并对垂体－甲状腺轴功能亦有良好的双相调节作用，通过针灸既可以调节甲状腺机能，又能影响全身内分泌系统，针灸刺激对于甲减这一以垂体－甲状腺轴为中心，涉及全身多系统异常的病证颇有益处。

第3章 肥 胖 病

一、概述

肥胖病又称肥胖症。是由于人体内脂肪堆积过多所造成的,分为单纯性和继发性两大类。若无明显病因可寻,单纯由于营养过度或能量消耗过少所造成的全身性脂肪过量积聚为单纯性肥胖症;继发于其他疾病如遗传性疾病、内分泌代谢疾病等的病理性肥胖称为继发性肥胖症。临床上单纯性肥胖症多见,继发性肥胖所占比例甚少。一般所称的肥胖病系指单纯性肥胖,当除外由于水钠潴留或肌肉等因素影响体重增加时,而体重超过标准的20%以上称为肥胖症。

运动量不足、饮食过度和饮食结构不合理是造成肥胖的主要原因。北京的调查中,不运动或运动量不足所导致的肥胖比例占57%,饮食过量占43.4%,有家族肥胖史者占32%。据北京市1987年调查34 006人(新生儿~81岁),肥胖者3 560人,占总检人数的10.5%。且与年龄有关,以50岁以上组最高。

随着经济的不断发展,接踵而至的是肥胖症的患病率迅速增高,随之而来的还有与肥胖密切相关的高脂血症、高血压病、糖尿病、动脉硬化性心脑血管疾病等的发病率及病死率急剧上升。因此,对肥胖症这一严重威胁人类健康的疾病,必须给予充分的重视与积极的防治。

本病属中医的“肥人”“肥满”证范畴。

二、病因病理

(一)西医的病因病理

1. 病因

(1)遗传:人类遗传流行病学研究表明,单纯性肥胖症可呈一定的家族倾向,遗传因素在单纯性肥胖的发病中起着重要的作用。据国外报告,父母双方有一方肥胖者,其子女肥胖可能为40%,父母双方肥胖,其子女约60%肥胖。

(2)过量摄入:饮食热量摄入过多是导致肥胖症发生的重要因素,肥胖者多喜食油炸食品、肉类、甜食,且食欲旺盛。长期摄入热量超过消耗热量,剩余的热量转化为脂肪积聚在体内而引起肥胖。成年人每日需要脂肪量50g即足够。据北京市调查,1959年城市居民脂肪摄入量为31g(动物性脂肪占10%),而1982年上升到68.7g(动物性脂肪占50%),增长率为121.6%,可能是肥胖人增多的重要原因。

(3)不运动或运动不足:这不仅是单纯的能量消耗减少导致营养过剩而引起脂肪积蓄,而且在肌肉组织中,由于胰岛素抵抗性增大而直接导致糖耐量减低,这些都有利于肥胖的发生。活动散步每分钟消耗2.9kcal能量,跑步每分钟消耗9kcal能量,而坐时每分钟仅消耗1.9kcal能量。因此长期不活动与运动少是肥胖发生的另一个原因。据北京市2 331例肥胖人调查,缺少运动者竟达1 328例,占57%。

(4)环境因素:肥胖不仅受遗传因素的影响,还与某些偏离行为及社会因素之间存在密切关系。英国的一项研究表明,吸烟者比不吸烟者和已戒烟者的肥胖症低,其中男性戒烟者的肥胖症最高,男性吸烟者的肥胖症最低。男性吸烟者能量吸收显著高于非吸烟者,吸烟者多不饱和脂肪与饱和脂肪的比值亦最低。临床试验表明,吸烟和食物摄入均能增加静息能量消耗,而食物摄入比吸烟更能增加静息能量消耗,故吸烟者体重比不吸烟者为轻。

(5)性别与职业：肥胖患者女性多于男性，北京市调查3 560肥胖患者中女性有2 345人，占总数的67.3%。肥胖发生与职业有一定的关系，炊事员肥胖高达60%，食品厂、啤酒厂工人也高达44%，而一般工人仅为15%。

(6)精神因素：在肥胖的形成中有着不可忽视的作用。大脑饮食中枢受制于精神状态，当精神高度紧张时，交感神经兴奋，食欲会受到抑制；而迷走神经兴奋时，胰岛素分泌增多，食欲异常亢进而引起肥胖。中枢神经系统可调节食欲、营养物的消化和吸收。

(7)年龄：50岁以后肥胖发生增高。

(8)代谢因素：肥胖人合成代谢亢进，在休息及活动时能量消耗均较一般人为少。肥胖人在不活动时对冷的反应差，不如一般人那样增加代谢率消耗脂肪。肥胖人常伴有脂质代谢紊乱，在饥饿下不易发生酮症。

(9)内分泌因素：肥胖人胰岛素分泌过多，促进脂肪合成，随年龄增加。甲状腺功能、性腺功能低下时，脂肪代谢紊乱，体内脂肪分解减慢而合成增多，使脂肪堆积。是随年龄增加而肥胖增多的原因之一。

2. 病理　肥胖时脂肪积蓄于皮下、大网膜、肠系膜、肾周围，形成脂肪库。腹部隆突、横膈上升，心肺受压影响血液循环及换气。心脏周围有大量脂肪影响心脏舒张功能。脂肪在心脏内沉积形成脂肪心，可能是老年人在体力负荷下引起急死原因。血管壁也可有脂质沉着形成脂纹、脂块。脂肪在肝内形成脂肪肝。因肥胖体重过重可引起骨关节炎。

(二)中医的病因病机

1. 病因

(1)年老体衰：肥胖常为衰老的表现，与肾气虚衰关系密切，肾为先天之本，又为水脏，能化气行水。中年以后，肾气由盛转衰，水湿失运，痰瘀渐生，尤其是经产妇或绝经期女性，肾气衰退，不能化气行水，致使湿浊内聚，而产生肥胖。

(2)过食肥甘：暴饮暴食，尤其是过食肥甘厚味是产生肥胖的原因之一。由于暴饮暴食，肥甘厚味常可损伤脾胃，水谷运化失司，湿浊停留体内。且肥甘又能滋生湿热，蕴酿成痰。痰热湿浊聚集体内，蕴积肌腠，引起体重增加，形成肥胖。

(3)久坐少动：中医认为"久坐伤气"，好坐好静，气血流行不畅，脾胃呆滞；运化失司，水谷精微失于输布，化为膏脂和水湿，留滞于肌肤、脏腑、经络而致肥胖。

(4)久病正虚：久病之人可见气血阴阳虚衰，气虚运血无力，阳虚阴寒内生，血行涩滞，痰瘀湿浊内生，常可形成肥胖。故肥胖不仅能以单一病证出现，亦可表现为其他病证后的继发症状，如消渴病常伴有肥胖。

(5)七情：中医认为"心宽体胖"，心情开朗，情绪不易紧张、激动的人，脾胃机能良好，水谷精微充分吸收转化，容易形成肥胖人；而经常忧思恼怒，精神高度紧张者，容易使脏腑功能失调，吸收减少，而不易形成腹型肥胖。

(6)另外，北方地寒多燥，北方人质禀刚强，食多肉荤，膏粱厚味，故肥胖人多；南方地热多湿，南方人体质相对柔弱，"气浮而薄"，且食多菜蔬、鱼贝，又勤于劳作，故肥胖人少。

2. 病机

(1)主要是由于脾胃受损，运化失司，脾不能健运，木乘土虚，而成痰湿；肾为先天之本，又为水脏，能化气行水，水湿失运，痰瘀渐生。日积月累痰湿积聚肌腠，经气不运而发肥胖。久病及肾，形成脾肾两虚之症。病机特点是本虚标实，本虚表现以脾胃气虚为主，可兼见心肺气虚及肝胆疏泄失调；其标实以痰浊高脂为主，兼有水湿、瘀血、气滞等。痰可化火，湿可蕴热，气郁日久也可化火，故又可见痰火、湿热、郁热、虚热之象。本病初期以痰湿标象为主，中期则以痰湿夹瘀，或热痰互结为多，至后期则产生各种变证，并且可呈肾脾亏虚之象。

(2)另外，在正虚的基础上，因生活安逸、进食过多、心情舒畅、好坐好静，均为诱发或增加肥胖的重要因素，所以中医将肥胖人称为“肥贵人”。历来不同医家治病的着重点不同，因此有“肥人多气虚”“肥人多痰”“肥人多湿”等不同提法。

三、临床诊断

(一)辨病

1. 症状

(1)稍事活动即易气短，乏力，嗜睡，动辄气促，甚至气喘。重度肥胖者可出现间歇性呼吸困难，发绀，不能平卧。严重时可引起呼吸性酸中毒、肺动脉高压，甚至形成慢性肺心病、心力衰竭，故后期可出现下肢水肿。

(2)心悸，动则尤甚，胸部憋闷胀满，甚则胸部疼痛，面色紫黯。这主要是因为肥胖人有效循环血量、每分钟心输出量均增加，心脏负荷加重所致。而心脏或心包脂肪沉着，使心脏收缩及舒张功能均受到影响，因而容易导致心脏扩大，心力衰竭。

(3)食欲亢进，不耐饥饿；妇女月经紊乱，闭经，不孕；男性轻度阳痿，早泄，性欲减退，不育。

(4)由于体重过高，骨关节病变致腰背痛、关节痛。由于脂肪过多，散热不良而怕热、多汗等。

2. 体征

(1)体重超标：标准体重的测量方法很多，大致有以下几种：

①国内常用：

成年人标准体重(kg) = [身高(cm) - 100] × 0.9

1 岁以上幼儿的标准体重(kg) = 年龄 × 2 + 8

半岁至 1 岁的幼儿的标准体重(g) = 出生时体重 + 月龄 × 500

6 个月以下婴儿的标准体重(g) = 生时体重 + 月龄 × 600

②国际上常用：

标准体重(kg) = 身高(cm) - 100(身高在 165cm 以下)

标准体重(kg) = 身高(cm) - 110(身高在 165cm 以上)

临床上以超过标准体重的 10% ~ 19% 为超重；超过 20% 为肥胖；超过 20% ~ 30% 为轻度肥胖，超过 30% ~ 50% 为中度肥胖；超过标准体重的 50% 以上即为重度肥胖。

(2)皮脂厚度测定：最简单方法是用弹簧式或游标式皮皱卡尺测量肩胛下(右肩胛肌下角与脊柱呈 45°角处)、三角肌(肩峰与肘关节连线中点)、腹部(脐部)的脂肪厚度。用 X 线片能估计皮肤厚度。超声波法不论是直接法或间接法(加水囊)，均能较正确地反映皮脂厚度。

3. 辅助检查

(1)利用水下称重法与水移位法、超声波法、放射性核素钾测定法、腰髋比值法、阻抗法、电子计算机 X 射线断层照相法、红外线法、中子活化法、光子吸收法、双能 X 射线吸收法、皮褶厚度法等测定体脂厚度和重量，男性体脂超过 25%，女性体脂超过 30% 即为肥胖。

(2)血脂检查：肥胖病人血脂测定常显示血清胆固醇、甘油三酯、低密度脂蛋白、极低密度脂蛋白水平升高，高密度脂蛋白、高密度脂蛋白亚组的浓度降低。

(3)血清胰岛素及胰岛素抵抗测定：肥胖病人呈持续高胰岛素血症，肌肉、成纤维细胞等靶组织对胰岛素的敏感性降低，甚至不发生反应。糖耐量降低。

(4)肾上腺皮质激素：肾上腺皮质功能亢进，尿17-羟皮质类固醇和17-皮质酮类固醇高于正常，皮质醇半衰期缩短，血浆皮质醇含量较正常人低。

(5)儿茶酚胺：交感神经功能低下，血中肾上腺素水平降低。

(6)脂肪细胞：脂肪细胞直径增大，含脂量较正常人增加一半，脂肪细胞数目增加2~3倍。

(二)鉴别诊断

1. 高胰岛素血症肥胖　多见于胰岛P细胞瘤。本病特点：①反复发作低血糖，伴有阵发性精神症状。②血中胰岛素水平明显增高。③用D860可诱发低血糖发作。④病位在胰岛。

2. 甲状腺功能减退症　由于甲状腺素分泌减少，基础代谢低，热量消耗少而呈肥胖。这种病人的体重包括黏液水肿的液体储积，且有皮肤干燥粗糙、无汗、脱皮、脱发、畏寒、精神淡漠等症状，心脏扩大，实验室检查可见基础代谢率降低，血浆蛋白结合碘降低和甲状腺吸^{131}I率及血清T_3、T_4降低，经甲状腺素治疗后容易恢复。

3. 库欣综合征　由于肾上腺皮质增生、腺瘤、癌等病变引起皮质醇分泌过多所致。亦可见于垂体嗜碱性细胞瘤，多为20~40岁的女性。其特点为：①肥胖呈向心性，有"水牛背""满月脸"之称。②颜面红，多粉刺，毛发增多，腿、肩部皮肤多紫纹，女性月经紊乱甚至闭经或男性化，男性阳痿，血压升高，头痛背痛，并可有抑郁、记忆力减退、失眠、脾气暴躁等精神症状。③实验室检查示血糖升高，尿钙增高，血浆皮质醇含量增高及骨质疏松等可资鉴别。

4. 下丘脑性肥胖　因脑炎、脑膜脑炎、脑脓肿、脑肿瘤、脑外伤等使下丘脑腹内侧核的饮食中枢被破坏，解除了对腹外侧核摄食中枢的抑制，以至多食而肥胖。鉴别要点：①多发生在20岁以下的男性，脂肪主要分布在颈、肩、胸、小腹及臀部、乳房、外生殖器等部位，而四肢细小。②性发育延迟、性功能减退、睾丸小且常未下降，无生殖能力。女孩仅以肥胖为主，有时伴乳腺萎缩等。③本病患者多为侏儒，有称为肥胖性生殖无能综合征，或以周期性睡眠障碍伴有食欲亢进和精神症状为主。

5. 遗传性肥胖　这类疾病很少见，自幼年起病，伴有智力发育迟缓，生长发育迟缓，肌张力低，步态不稳，身材矮小，色素性视网膜炎，性器官发育不良，多指畸形等。实验室检查可见性激素和促性腺激素水平明显减低，睾丸活检发现精子缺乏或无成熟精子。

(三)辨证

1. 脾虚湿阻　肥胖而有浮肿，疲乏无力，肢体困重，腹胀纳呆，尿少或便溏，苔白腻，舌质淡，脉细滑。

2. 胃热湿阻　肥胖人头晕头胀，消谷善饥，口渴善饮、腹胀中满，大便秘结，苔薄黄，舌质红，脉弦滑或数。

3. 肝气郁结　肥胖患者胸胁苦满，烦躁易怒，胃脘痞满，口苦舌燥，腹胀纳呆，月经不调，舌苔腻，脉弦。

4. 气虚血瘀　肥胖患者心悸气短，胸胁作痛，痛有定处，月经不调，色黑有块，舌苔薄，舌质暗有瘀斑，脉细弦涩。

5. 痰浊中阻　素体肥胖，喜食甜肥食品，头晕头胀，脘腹胀满，肢体困重，手足麻木，咳吐黏痰，苔腻，脉滑。

6. 脾肾阳虚　体胖肢冷，喜暖畏寒，神疲乏力，腰酸腿软，肢体浮肿，腹胀纳呆，尿少便溏，舌淡苔薄，脉沉细。

(四)辨证要点

肥胖病以虚为本，气虚多见，常为脾虚、肾虚，标证为气滞、痰浊、湿邪，或湿邪化热，瘀血为多。病初起时年轻体壮以实证为主,中年以上肥胖病患者以虚证为主。因此治疗上攻补兼施为主要原则,结合具体证候可以先攻后补,或先补后攻。

四、临床治疗

(一)针刺疗法

1. 毫针疗法

毫针一

(1)主穴:合谷、上巨虚、阴陵泉、三阴交。

(2)配穴:脾胃俱旺,加天枢、支沟、丰隆、梁丘、曲池、内庭;脾胃俱虚,加脾俞、胃俞、足三里、中脘;真元不足,加肾俞、命门、太溪、关元、气海。

(3)操作:每次取7~8穴,脾胃俱旺者可用较重刺激,虚者以轻或中等度刺激,得气后留针20~30分钟,每隔10~15分钟间歇行针1次。每日或隔日1次,20次为1疗程。适用于治疗肥胖病。

毫针二

(1)取穴:内关、丰隆、梁丘、关元、足三里、天柱、曲池。

(2)操作:隔日一次,平补平泻法,留针20分钟,15~20天为一疗程。适用于治疗肥胖病。

毫针三

(1)取穴:天柱、水道、箕门、风市、环中、肾俞。

(2)操作:隔日1次,泻法留针20分钟,15~20天为一疗程。适用于治疗肥胖病。

毫针四

(1)主穴:脾俞、胃俞。

(2)配穴:痰湿内蕴加中脘、丰隆;气虚加气海、足三里、梁丘;便秘加天枢、支沟;肢体浮肿加阴陵泉、三阴交。

(3)操作:实证用泻法、虚证用补法。也可使用电针,隔日一次。适用于治疗肥胖病。

毫针五

肥胖减肥经验方:

减肥验方一

穴位:内关、丰隆。手法:泻法。功效:化痰降脂。

减肥验方二

穴位:天枢、下巨虚、气海、太冲。手法:补气海,泻余穴。功效:调肝肾,泻胃消脂。

减肥验方三

穴位:神阙、偏历。手法:偏历用毫针泻法,留针30分钟,神阙隔姜灸7壮,每日或隔日1次。功效:温肾、健脾、减肥。

减肥验方四

穴位:曲池、足三里、三阴交、天枢。手法:泻法。功效:清胃泻热。

减肥验方五

穴位:神门、太渊、肺俞。手法:补法为主。功效:消脂减肥。

减肥验方六

穴位:梁门、公孙、足三里。手法:强刺激手法,以泻为主;后施以穴位按摩,以局部酸麻感为度。功效:健脾和胃,化痰消脂。

2. 电针疗法

(1)取穴:曲池、内关、公孙、丰隆。

(2)方法:毫针针刺得气后,接电针治疗仪,选用疏波或疏密波,强度以患者能忍受为度,通电30分钟。每日1次,15次为1疗程。适用于治疗肥胖病。

3. 芒针疗法

(1)取穴:腹哀、神阙、大横、三阴交。

(2)方法:选28~30号7寸芒针,从腹哀进针后沿皮透刺神阙,从大横进针后沿皮透刺阴交,轻捻缓进,以得气为度,也可使针感在腹部扩散,不留针。隔日1次,15次为1疗程。适用于治疗肥胖病。

4. 耳针疗法

耳针一

(1)取穴:口、胃、脾、肺、内分泌、神门、交感、脑、肝、饥点。

(2)方法:每次选3~5穴,两耳交替应用,用0.5寸毫针,进针后行小幅度捻转,得气后留针20~30分钟,隔日1次,10次为1疗程;也可用埋针法或压豆法,每次选5~7穴。两耳交替应用,夏天2~3天更换1次,冬天5~7天更换1次,治疗期间,患者每天自行按压3~5次,每次3~5分钟,10次为1个疗程。适用于治疗肥胖病。

耳针二

(1)取穴:内分泌、脾、肾、口、神门、三焦。

(2)方法:每次取一侧耳穴,双耳交替使用。耳郭常规消毒后,用耳毫针对准所选穴位刺入,中度刺激,留针30分钟,间以捻转,用平补平泻法。每日针1次,10次为1个疗程。适用于治疗肥胖病。

耳针三

(1)主穴:胃、口、神门、下屏。

(2)配穴:内分泌、肾上腺、皮质下、缘中、三焦、肺、小肠、胃。

(3)方法:每次取一侧耳穴,双耳交替使用。主穴必取,配穴每次选加2或3个。耳郭常规消毒后,用耳毫针对准所选穴位刺入,中度刺激,留针15~30分钟,间以捻转,用平补平泻法。每日针1次,10次为1个疗程。适用于治疗肥胖病。

耳针四

(1)取穴:脾、肾、肾上腺、内分泌、口、神门、三焦。

(2)方法:每次取一侧耳穴,双耳交替使用。耳郭常规消毒后,用耳毫针对准所选穴位,依次刺入,中度刺激,留针15~30分钟,间以捻转,用平补平泻法。每日针1次,10次为1个疗程。适用于治疗肥胖病。

耳针五

(1)主穴:脾、胃、口、食道、肾上腺。

(2)配穴:头晕头痛配缘中、交感、耳背沟;气短多汗配心、神门;便结配大肠;食欲亢进配饥点、渴点、三焦;嗜睡配神门、脑、内分泌、耳背沟;痰湿壅盛配三焦、肺、脾、交感。

(3)方法:每次取穴3~5个,可单侧或双侧取穴,也可将相关穴位编组,交替使用。每日针1次,10次为1个疗程。适用于治疗肥胖病。

耳针六

耳穴埋针法

(1)取穴:胃、口、神门。

(2)方法:每次取一侧耳穴,双耳交替使用。耳郭常规消毒后,按操作常规,胃穴用皮内针,从胃穴透耳中穴、口和神门穴埋揿针。外用胶布固定。每隔3~7天换1次。埋针时间:夏天短些,冬天长些。7次为1个疗程。适用于治疗肥胖病。

耳针七

耳穴埋针法

(1)取穴:脾、肾、内分泌、三焦、口、神门。

(2)方法:每次取一侧耳穴,双耳交替使用。耳郭常规消毒后,按操作常规,按所选穴位进行埋针(揿针),外用胶布固定。每隔3~5天换1次,10次为1个疗程。适用于治疗肥胖病。

耳针八

耳穴埋针法

(1)取穴:神门、胃、大肠、内分泌、肺、心、三焦。

(2)方法:每次选用1或2穴,交替使用。耳郭常规消毒后,按操作常规进行埋针,并用小块胶布固定,中等刺激,每次留针5天,5天治疗1次,5次为1个疗程。适用于治疗肥胖病。

耳针九

耳穴压迫法

(1)主穴:饥点、口、肺、脾。

(2)配穴:内分泌、直肠下段、肾。

(3)操作:每次取一侧耳穴,双耳交替使用。主穴必取,配穴1或2个。耳郭常规消毒后,按操作常规,将白芥子或王不留行籽粘在1小方块胶布中心,每块胶布1粒,贴压在所选穴位上,边贴边按压2~3分钟,贴后嘱患者每日自行按压3~5次。每周换贴1次,5次为1个疗程。适用于治疗肥胖病。

耳针十

耳穴压迫法

(1)主穴:口、胃、脾、胰胆、内分泌、大肠。

(2)配穴:脑点、肾。

(3)操作:每次取一侧耳穴,双耳交替使用。耳郭常规消毒后,按操作常规,用王不留行籽分别贴敷于上述穴位上,边贴边按摩,直至穴位出现胀痛感与耳郭出现灼热感为止。隔日换贴1次,贴后嘱患者每日自行按压3~5次。10次为1个疗程,或每次选用4穴。适用于治疗肥胖病。

耳针十一

耳穴压迫法

(1)主穴:胃、口、神门、下屏。

(2)配穴:内分泌、肾上腺、皮质下、缘中、三焦、肺、小肠、肾。

(3)操作:每次取一侧耳穴,双耳交替使用。除取主穴外,再随证选用2~3个配穴。耳郭常规消毒,按操作常规,将粘有王不留行籽的小胶布块贴压于所选穴位上,边贴边按压。若有食欲过盛者,嘱患者吃饭前及感到饥饿时按压耳穴数分钟,每穴压80次以上。隔日换贴1次,10次为1个疗程。疗程间休息1周。适用于治疗肥胖病。

耳针十二

耳穴注射法

(1)取穴:胃(双)、下屏(双)。

(2)药物:2%普鲁卡因溶液或生理盐水。

(3)方法:耳郭常规消毒后,按操作常规,将上述药液注射到双侧胃、下屏穴,每次0.5%ml。第1周隔日注射1次,第2周注射2次,第3周埋针。埋揿针期间嘱患者进食前80分钟按压揿针2~3分钟。3周为1个疗程。休息1周,连续治疗3个疗程。适用于治疗肥胖病。

耳针十三

耳穴注射法

(1)取穴:脾、胃、口、神门、内分泌。

(2)药物:生理盐水2ml。

(3)方法:每次取一侧耳穴,双耳交替使用。耳郭常规消毒后,按操作常规,将上述药液注入所选穴位,每穴注射0.1~0.3ml。隔2天注射1次,5次为1个疗程。适用于治疗肥胖病。

耳针十四

耳穴按摩法

(1)取穴:脾、胃、口、胰胆、内分泌、大肠、神门、十二指肠、食道、皮质下、三焦、肺、缘中、肾、脾、交感、小肠、外鼻。

(2)操作:耳郭常规消毒后,按操作常规,重点按掐上述穴位,每穴1~2分钟,再进行全耳按摩法。饭前15分钟,揉按胃、脾、交感、内分泌、肾、缘中穴。也可自我按摩,即可一手拿小镜对照,一手示指指端掌侧依次对准上述穴位,拇指指腹置于耳背相应部位进行揉按,每穴1~2分钟;还可以搓摩外鼻、皮质下、便秘点、大肠、小肠。用示指指端对准上述穴位,拇指指腹置于耳背相应位置进行上下搓摩3~5分钟。每日按摩1次,10次为1个疗程。适用于治疗肥胖病。

5. 拔罐疗法

(1)取穴:中脘、三阴交、天枢、巨阙、大横、腹结。

(2)操作:每次选用4~5穴,根据患者肥胖程度选用中号或大号火罐,以闪火法拔罐,留罐5~15分钟。每日1次,15次为1疗程。适用于治疗肥胖病。

6. 穴位埋线疗法

穴位埋线一

(1)取穴:脾俞、大肠俞、天枢、丰隆。

(2)操作:每次选用2穴,皮肤常规消毒后,用埋线针或腰穿针将0.5~1公分的羊肠线埋入肌层,退出针具,局部用无菌敷料贴敷3~5天。15~20天后换用穴位再行埋线,4次为1疗程。适用于治疗肥胖病。

穴位埋线二

(1)取穴:水分、三阴交、天枢、丰隆。

(2)操作:打开手术包,向弯盘中倒入少许生理盐水,将羊肠线置于其中泡软,剪成长1.5~2cm的若干段;暴露穴位并指切留痕后,穴处常规消毒,铺敷孔巾,用1%利多卡因表皮局麻,取一段羊肠线从磨平针芯尖部的12号腰穿针前端穿入,后接针芯,将腰穿针沿局麻针孔刺入,得气后边退针边推针芯,把羊肠线垂直埋入穴位内;查看针孔处无暴露羊肠线后用纱布贴敷针孔。每月埋线1次,3次为1疗程。适用于治疗肥胖病。

(二)灸治疗法

(1)取穴:脾俞、胃俞、中脘、下脘、气海、足三里、阴陵泉、丰隆。

(2)操作:选中艾炷,点燃后施灸,每穴5~9壮,或用清艾条点燃后施以温和灸,以局部皮肤潮红为度。每日1次,15次为1疗程。适用于治疗肥胖病。

（三）推拿疗法

推拿一

1. 取穴：肩井、璇玑、大椎、中庭、肺俞、脾俞、胃俞、三焦俞、膻中、中脘、天枢、足三里、三阴交、内庭。

2. 主要手法：按法、揉法、摩法、提法、拿法、点法、抹法等。

3. 操作程序

（1）患者取坐位，医者位其身后，用两手掌心交替从头部枕后自上而下抹颈项部30~50次；两手轻握轻轻捶叩肩部30~50次，拿项部、肩井各20~30次，两手拇指与其他四指置于胸胁，自上而下直推20~30次。

（2）患者取坐位，医者以一手掌心置于患者胸骨璇玑穴处，另一手掌心横置于背部上方大椎穴处，自上而下沿胸、背正中线各摩动至胸前中庭穴处及背下方至阳穴处，反复操作3~5分钟。

（3）患者取仰卧位，医者位其一侧。用右手掌根部在膻中穴顺时针揉30次，逆时针揉30次，用双手拇指点按中脘、天枢穴各1~2分钟，用掌摩法按顺时针方向摩腹3~4分钟，用一手掌紧贴少腹做小幅度的反复回旋揉动3~5分钟。

（4）双手前后交叉将腹直肌提起，自上腹部提拿至下腹部，反复数次，以四指在左右腹上中下等距离选定三点上下颤动，每点颤动7~10次。

（5）患者取俯卧位，医者用双手拇指按揉脾俞、胃俞、三焦俞穴各1分钟。适用于治疗肥胖病。

推拿二

1. 取穴：曲池、支沟、合谷、足三里、阴陵泉、三阴交、丰隆、太溪、太冲、神阙、水分、天枢、关元、太乙、大横。

2. 主要手法：按法、揉法、一指禅推法、摩法、震颤法等。

3. 操作程序：以拇指、大鱼际揉按上肢手三阴经，并以拇指反复揉按曲池、支沟、合谷，以明显酸胀为度；以拇指、大鱼际自膝关节向下揉按足太阴、足阳明、足厥阴三经，并以拇指反复揉按足三里、阴陵泉、三阴交、丰隆、太溪、太冲；以明显酸胀为度；以大鱼际顺时针方向反复揉按神阙，然后以神阙为中心反复揉按中腹部，至局部温热为度，以一指禅推水分、天枢、关元、太乙、大横，并以中指指腹震颤诸穴；以掌根揉按双侧腹直肌，再双手相对，以小鱼际切按在侧腹部，然后边快速震颤，边向腹中线切去，同时用力将腹部脂肪拢起，反复进行；以双手环绕顺时针方向摩腹，至腹内明显觉温热感为度，并自上而下斜擦两胁至少腹部。每次约40分钟，每日或隔日1次，15次为1疗程。适用于治疗肥胖病。

推拿三

1. 可根据不同部位及脂肪厚度选择不同的按摩方法。

2. 主要手法：按法、摩法、推法、振法、捏法、拍手法等。

3. 操作程序：腹部按摩以按、摩、推、振法为主，可结合捏、拍手法。按摩前用热毛巾擦局部皮肤或在浴后局部涂以减肥霜、减肥乳等以增加减肥效果。女性臀部容易堆积脂肪，按摩手法拟推、拿、拍、捏、按等亦可配合减肥霜、乳剂等用疗效更佳，每次10~15分钟，每日2~3次。还可点穴法进行按摩。腹部可选中脘、下脘、天枢、气海、关元、足三里等；臀部、下肢可取环跳、委中、承山、昆仑等；上肢可选三肩穴、曲池、手三里、内关等；头面部可选百会、率谷、颊车、风池、太阳、合谷等穴。

4. 另外，还可借助各种按摩器械进行减肥。目前市面上有多种按摩器材出售，如按摩椅、按摩垫、按摩器、振荡器等。

(四)刮痧疗法

刮痧一

1. 取穴:脊柱两侧,胸椎3至腰椎5及其两侧,臀部,上、下腹部,前后肋间区,四肢部与异常发现部位。

2. 治法:用刮痧法。以补法轻刮疗之,先在脊柱两侧轻刮3行,再重点刮胸椎3至腰椎5及其两侧5行与异常发现部位,至出现痧痕为止,然后刮臀部、上腹部、下腹部、前后肋间区及四肢部等。每日1次,10次为1个疗程。适用于治疗肥胖病。

刮痧二

1. 主穴:大椎、大杼、膏肓、神堂。

2. 配穴:华盖、膻中、上脘、中脘、气海、尺泽、鱼际、外关、足三里、期门、章门、三阴交。

3. 治法:用刮痧法。先用泻法刮拭主穴至出现痧痕为止,再刮配穴,每日1次。待体重显著减轻后,继用补法刮拭配穴。适用于治疗肥胖病。

刮痧三

1. 取穴分3组:一为脾俞、胃俞、肾俞;二为中脘、关元、列缺;三为丰隆、梁丘、三阴交。

2. 治法:用刮痧、点揉法。先刮第1组穴,再刮第3组穴,均刮至出现痧痕为止,然后点揉第2组穴,每穴3~5分钟,至有得气感为止。每日1次,10次为1个疗程。适用于治疗肥胖病。

刮痧四

1. 主穴:夹脊(胸1~12、腰1~5)、天枢、大横、气海、关元、足三里、梁丘、血海、丰隆、公孙。

2. 治法:用刮痧法。先刮背部夹脊(胸1~腰5),再刮腹部的气海、关元、天枢、大横,然后刮下肢部的血海、梁丘、足三里、丰隆、公孙穴。用泻法,刮至出现痧痕为度。每日1次。适用于治疗肥胖病。

刮痧五

1. 取穴:膻中、中脘上下部位、脐周、天枢、关元、肾俞、三阴交、丰隆、足三里。

2. 治法:用刮痧法。先刮背部肾俞,然后刮胸部膻中,再刮腹部中脘上下,脐周、天枢、关元,刮下肢内侧三阴交,最后刮下肢外侧足三里至丰隆穴。用补泻兼施法,刮至出现痧痕为度。隔日1次。适用于治疗肥胖病。

(五)气功疗法

1. 蟾吸真功

(1)坐椅上,双足着地,双膝分开与肩同宽,双肘置于膝上,右手握拳,左手抱于右拳外(女子左内右外),上身略前倾,额头轻放于拳心处,眼微闭,全身放松。

(2)调整意念,心情舒畅。思想集中于呼吸上,先随意吸一口气入腹部,再缓慢、细细、均匀地吐出,全身随之放松,感觉腹部也变得松软。然后用鼻细、缓、匀地吸气,自觉小腹四周渐渐饱满,停止吸气2秒钟后再短吸一下,立即将气徐徐呼出,即呼、吸、停、短吸的呼吸方式。整个过程胸部没有起伏,只有腹部一鼓一瘪的动作。

(3)每次练功15分钟,练完后勿睁眼,抬头,双手在胸部相搓10余次,再用十指梳头5分钟,睁开眼。双手握拳上举伸伸腰,深吸一口气,徐徐呼出,随之松手放下。适用于治疗肥胖病。

2. 莲花座功

(1)可坐于椅上,亦可盘腿坐于床上,双手相叠,手心向上,置于腹前大腿上,男右手、女左手在上。身体不靠椅背，腰略伸直，含胸拔背，下颌微收，双目微闭，眉宇舒展，舌尖轻抵上腭，全身松而不懈，自然。

(2)心静神怡，将呼吸调整得深、长、细、匀，又十分自然，胸腹部无明显起伏，持续5分钟左右。其后，呼时全身放松，无声且深、长、细、匀，吸时任其自然，约5分钟。再后，呼与吸均任其自然，使其若有若无、似守非守，然后又回到意守呼吸的状态，持续10分钟后收功。适用于治疗肥胖病。

不管是哪一种气功，都必须集中意念，精神内守，全身放松，调匀呼吸，只有这样，才能真正起到减肥作用。

需注意的是，有内脏器质性病变、严重的精神神经系统病变、内脏出血、急性病期、妊娠、哺乳期应避免练气功减肥。练气功时，不应“辟谷”，只需少食淀粉、糖及脂肪类食物即可，适当增加蔬菜、水果等。

(六)运动疗法

1. 肥胖是由于能量储积过多所致，因此，设法增加能量的消耗是减肥的重要途径之一。运动干预对预防和治疗肥胖症有显著的效果，且能增强体质，可谓一举两得，故历来被视为经典的减肥方法。然而，并非所有的肥胖患者都适合运动疗法，只有严格掌握运动疗法的适应证和禁忌证，才能发挥最大的运动治疗效果。

2. 实施运动减肥疗法之前，首先要注意运动方式的选择。运动处方的制定强调个性化原则，主要表现在运动强度和时间上的不同。对于肥胖者来说，应该选择以有氧代谢为特征的动力性运动。所谓有氧代谢的动力性运动是指慢跑、中速以上的步行、游泳、体操、爬山、跳高、球类运动和太极拳等。此类运动能使人体在运动过程中大量地吸入氧气，增加肺活量，并可使交感神经兴奋，血浆胰岛素减少，而儿茶酚胺、胰升血糖素和生长素分泌增加，从而促进脂肪分解；同时，还能降低6-磷酸葡萄糖脱氢酶的活性，阻止游离脂肪酸的合成，又能促进α-磷酸甘油脱氢酶的活性升高，两者综合的结果则是降低血脂浓度。

3. 近年来，跳舞逐渐成为人们喜爱的一项运动。它不仅促使人们增进交往，而且让人们在愉快的心情中进行运动而达到减肥健身的目的。跳舞时，为了保持身体平衡和舞姿的优美，必须使全身运动才能做到动作协调。各种跳法的运动量差别很大，节奏快、动作幅度大的跳法如迪斯科舞运动量大、减肥效果好。跳1小时的迪斯科舞相当于跑8~9公里或骑车20~25公里，消耗能量多。由于有音乐伴奏，节奏感强，心情愉快，富于趣味，因而容易坚持。跳迪斯科舞时，腰及髋部摆动幅度比较大，臀部与大腿肌肉受到较强的活动锻炼，有利于肌肉的发达和脂肪的减少，对于主要以臀部和大腿部位肥胖的患者尤为适宜。

4. 以无氧代谢为特征的柔道、举重等静力性运动，虽能消耗热量但却产生大量乳酸，增加食欲，减肥效果不明显，故不可取。

(七)行为矫正疗法

1. 行为矫正疗法是指肥胖患者通过发现和记录自己的不良生活行为(即易导致肥胖的生活方式)和不健康的饮食习惯，从而有针对性地矫正这种不良行为并逐渐导入正确的生活习惯的一种基础治疗方法。

2. 众所周知，肥胖症除了与遗传有直接关系以外，还与饮食习惯、生活节律和活动行为密切相关。而肥胖患者由于家庭的生活习惯和环境影响，在长期生活过程中，不自觉地形成了这种不良习惯。由于习以为常，积重难返，给肥胖症的治疗带来很大的障碍。因此，让患者正确地了解自己,认识自己,作自我分析,找出错误的生活习惯,采取适当的行为矫正疗法,建立良好的行为规范,才是治疗肥胖症的关键和维持减肥疗效、保持体重,预防并发症的有力保证。

(八)饮食疗法

1. 冬瓜粥　新鲜连皮冬瓜 80~120g,或冬瓜子干品 10~15g 鲜者 30g,粳米适量,先将冬瓜洗净,切成小块,同粳米适量一并煮为稀粥,或用冬瓜子煎水,去渣,同米煮粥。一般以 10~15 天为一疗程,每天早晚食用。功可利小便,消水肿,消热毒,止烦渴,可辅治脚气浮肿,肥胖症。

2. 赤小豆粥　赤小豆、粳米各 50g。先将赤小豆温水浸泡 2~3 小时,然后放水约 500ml 左右,先煮赤小豆,待将烂时,入粳米共煮为稀粥。早晚温热顿服。有利小便,消水肿,健脾胃,止泻痢作用。主治老年性肥胖症,手足浮肿,小便不利,湿脚气以及大便稀等。

3. 荷叶粥　新鲜荷叶 1 张(或干荷叶 20g),粳米 100g。将荷叶切成细丝,加水煎成 200ml,去渣加粳米煮成稀饭食用。用于治疗内热型单纯性肥胖症。

4. 萝卜粥　新鲜连皮萝卜 500g,粳米 100g,将萝卜切成小块同煮成粥食用。适合于内热便结的肥胖症患者。

5. 冬瓜粥　新鲜连皮冬瓜 100g(或冬瓜仁 20g),粳米 100g。将冬瓜切成小块(或将冬瓜仁煎水去渣)与粳米同煮成粥供食用。适用于湿浊中阻、内热炽盛的肥胖症患者。

6. 醋拌黄瓜　新鲜黄瓜 500g,食醋 10g,精盐 6g,调味品少许。将新鲜黄瓜切成薄片在沸水中烫一下加精盐、食醋及调味品即可食用。适用于痰热壅盛的肥胖症患者。

7. 海带烧木耳　鲜海带 250g,黑木耳 20g,芹菜 100g,香醋 12g,调味品适量做成菜肴食用。适用于瘀血阻滞的肥胖症。

五、调摄与护理

1. 饥饿疗法　尽量减少食物摄入量,使患者处于饥饿状态,或几天进极少量食物(每日 200 卡),甚至禁食。这种方法有迅速降低体重的作用。在开始 24 小时可降 2~3kg。此方法对有心、脑、肝、肾疾病者不宜采用,且需住院在密切监护下施行。

2. 净蛋白饥饿疗法　每天只供给 40~100g 蛋白质、乳、蛋、瘦肉及无机盐、维生素,也需在医生观察下进行。

3. 低热能平衡疗法　在限制热能的基础上,蛋白质、脂肪、碳水化合物配比适宜,并有充足的维生素、无机盐供给,此方法安全、合理,因此比较常用。

4. 运动与体力劳动运动(包括体力劳动)与节制饮食对减肥有同等重要意义　两者配合将会有更好的效果。有人认为运动时主要消耗脂肪,而不影响肌肉力量,而单纯饮食控制,所减体重中除脂肪外,尚有很大部分的是非脂肪组织,容易发生乏力。运动而且有利于调节血压,降低血脂,改善血液流通性和血管弹性,对肥胖并发症的防止有重要意义。运动及活动的项目很多,如步行、跑步、打拳、做操、爬山、打球、游泳等。可根据各人的体力、年龄、肥胖程度、有无合并症来选择合适的项目。但都必须逐渐增加运动量。

六、按语

1. 减肥是一项长期而艰苦的工作,主要靠患者自己的思想认识和毅力。很多患者认为减肥成功与否决定于医生的医术和药物的功效,完全依赖于医生和药物,这是非常错误的。药物减肥只有在饮食疗法、运动疗法和行为矫正疗法失败的情况下才能考虑。因为减肥药物或多或少都有副作用,所以,在使用药物减肥时,要严格把握适应证、禁忌证、用药的量和服用的时间,同时,也不能因为一些暂时的不良反应而立即停药,尤其是要长期按时服用药物,需要坚强的毅力,否则，达不到减肥的目的。

2. 就药物减肥而言，中药的减肥效果不如西药迅速和明显，但中药的副作用小，对各种并发症的防治作用是西药所无可比拟的。因此，对轻、中度肥胖症在其他减肥疗法失败后可选用中药治疗，对重度肥胖症先采用西药减肥，并配合中药治疗以增强减肥效果。中药可以水煎服，也可以煎水代茶饮用，还可以做成丸剂或胶囊，以便于携带和长期服用。

3. 针刺、灸治推拿治疗本病效果良好。研究显示针灸能够调整肥胖患者的神经和内分泌的功能，既抑制肥胖患者亢进的食欲，减少其进食量，又可抑制患者亢进的胃肠道消化吸收机能，减少机体对营养物质的吸收，从而减少能量的摄入。针灸还可以促进能量代谢，增加能量的消耗，促进体脂的动员及脂肪的分解，而达到减肥效应。一般1个疗程，近期有效率为85%左右，针灸治疗疗程越长疗效越高，故一般要求病人能够坚持治疗多个疗程。另外，针灸取效的时间因人而异，对过食性的肥胖，呈现实证征象者效果好。内分泌功能紊乱或产后肥胖者针刺推拿亦有效，但取效慢，且多有反复。临证时须辨证施治、注意配穴与手法。当病人取得减肥效果达到预定的体重范围后，要求病人能坚持巩固治疗1~2个疗程，以防体重回升。

4. 对于肥胖症的治疗，方法与途径越来越多，不管采取哪一种方法，都要病人持之以恒，否则，即使减肥成功，也很快就会恢复原来的体重。明白这一点是非常有必要的。

第4章 缺铁性贫血

一、概述

缺铁性贫血是指人体对铁剂的摄入不足、吸收不良、消耗过多,使体内储存铁消耗殆尽,血红蛋白合成受到影响的一种小细胞低色素性贫血。是世界各地包括我国贫血中最常见的一种。本病发病率甚高,几乎遍及全球,无论城市或乡村,儿童、成年或老年人均可发生。在各年龄组均可发病,以育龄妇女、婴儿发病率尤高。患者常表现贫血症状,如皮肤、黏膜苍白,疲乏无力,心悸,气短,头晕等,以及含铁蛋白酶缺乏所致组织黏膜的变化如口炎、舌炎、萎缩性胃炎等。据WHO调查报告,全世界约有10%~30%的人群有不同程度的缺铁。男性发病率约10%,女性大于20%。亚洲发病率高于欧洲。

本病属中医学中"萎黄""黄胖""虚损""虚劳"等范畴。

二、病因病理

(一)西医的病因病理

1. 病因

(1)摄入不足及需铁量增加:单纯因饮食中缺少铁而发生缺铁性贫血是少见的,但可以发生于婴幼儿,青春期男女,妊娠期、哺乳期、月经期的妇女。婴幼儿由于生长快,对铁的需要量较大,故最多见的贫血就是缺铁性贫血。青春期女青年易发生轻度或中等度的缺铁性贫血,这是因为此时生长发育较快,体重增加快,对铁的需要量也较大。妊娠期中平均每日需铁量大。哺乳期每日从乳汁中也丢失少量铁。妊娠期中虽然肠道铁的吸收有所增加,但如果不适时增加含铁丰富的食物或铁剂,缺铁几乎不可避免。

(2)铁的吸收不良:因肠道对铁的吸收障碍而发生缺铁性贫血,多见于胃肠手术后,由于食物迅速通过胃至空肠影响了铁的吸收。另外,萎缩性胃炎,胃酸缺乏,肠黏膜病变,脂肪泻或肠道功能紊乱,均可使铁吸收不良。

(3)铁损失过多:慢性失血占缺铁原因的首位,但是几次急性大出血也可造成缺铁性贫血。钩虫病、胃或十二指肠溃疡,食道或胃底曲张静脉破裂、胃炎、胃癌、肠癌、痔疮等是消化道出血最常见的原因。其他各种不同原因引起的反复咯血,也可导致缺铁性贫血。供血者如供血时间相隔过短,也常发生缺铁性贫血。

(4)游离铁丢失增加:肠道上皮细胞内含有游离铁。衰老的肠上皮细胞不断脱落,游离铁随之丢失。萎缩性胃炎、胃大部切除及脂肪泻等不仅有铁的吸收不良,且因上皮细胞更新加快,游离铁丢失,加重了铁的负平衡。

(5)原因不明的缺铁:见于绝经期妇女,用铁剂口服治疗有效。此种贫血目前还未找到真正的原因,故称为特发性低色素性贫血,应注意除外早期肿瘤的可能。

2. 病理　缺铁性贫血最明显的病理改变是人体许多组织中缺少铁。体内铁的分布最早受影响的是骨髓、肝、脾等贮藏铁的器官。在组织中,铁蛋白和含铁血黄素消失,接着幼红细胞中的铁小粒也消失,血清铁浓度降低至正常范围以下,最后出现贫血,典型的小细胞低色素性贫血出现于晚期缺铁较严重时。作为对贫血的功能代偿,骨髓造血功能活跃,红髓量增多。

（二）中医的病因病机

1. 脾胃虚弱　饮食水谷为血液赖以化生的初始物质，然水谷必借胃府受纳腐熟，脾脏运化方能化为血液。因此说脾胃为后天之本，气血生化之源，若饮食不节，饥饱失常则易损伤脾胃，或情志失调，肝郁乘脾或素体禀赋不足，均可致脾胃虚弱，运化无力，气血生化无源出现贫血。

2. 失血过多　脾不统血，肝不藏血，血不循经，或阴虚血热，迫血妄行，可见反复吐血、便血、咳血、衄血、崩漏不止，血失过多，气随血脱，气血两虚而成贫血。

3. 肾虚精不化血　由于肾脏素虚，或其他脏腑病变，不能将其精气输送至肾而藏之；或因房劳或烦劳过度损及肾脏，使肾脏虚衰则精不能化血，而致血虚。肾虚不能主水，则见浮肿，甚则有腹水、男子阳痿、女子经闭等脾肾两虚的证候。

4. 虫积　如钩虫侵入人体引起脾胃受损，运化失司，而见腹胀、便溏、恶心呕吐、异嗜癖等症状，或虫栖肠中，大量吸收人体精微，导致气血虚弱，且由于脾胃受损，气血生化乏源，故见气血亏虚之象。

三、临床诊断

（一）辨病

1. 症状

（1）隐性缺铁期：缺铁性贫血时，体内缺铁变化是一个渐进的发展过程。在缺铁初期，仅有贮存铁减少，即在骨髓、肝、脾及其他组织贮存备用的铁蛋白及含铁血黄素减少，血清铁不降低，红细胞数量和血红蛋白含量也维持在正常范围，细胞内含铁酶类亦不减少。当贮存铁耗竭，血清铁降低时，可仍无贫血表现，本阶段亦称缺铁潜伏期。

（2）缺铁性贫血早期：当贮存铁消耗，血清铁开始下降，铁饱和度降至15%以下，骨髓幼红细胞可利用铁减少，红细胞生成受到限制，则呈正细胞性正色素性贫血，临床上开始表现轻度贫血症状。

（3）重度缺铁性贫血：临床表现主要有皮肤和黏膜颜色苍白，疲乏无力，头晕耳鸣，眼花，记忆力减退，严重者可出现眩晕和晕厥，活动后心悸，气短，甚至心绞痛，心力衰竭。恶心呕吐，食欲减退，腹胀、腹泻等。

2. 体征

（1）消化道黏膜病变：舌乳头萎缩，舌苔光红，舌有烧灼感，口腔黏膜变薄，上皮细胞角化，口腔炎，舌炎，唇炎，口角皲裂等，均为组织细胞中缺铁和维生素B属缺乏所致。缺铁性贫血患者约有1/2的病例由于胃黏膜功能降低招致胃酸分泌缺乏，有时可发生萎缩性胃炎，后者又可使铁质吸收困难，使贫血进一步加重。

（2）外胚叶组织病变：指（趾）甲缺乏光泽，脆薄易裂，出现直的条纹状隆起，重者指（趾）甲变平，甚致凹下呈勺状，称为反甲。皮肤干燥，皱褶、萎缩。头发蓬松，干燥少津，脱落。贫血严重者，除面色皖白或苍黄外，皮肤常有微肿，这在严重钩虫病患者多见，农村称为“黄胖病”。少数患者可有轻度脾肿大。

3. 实验室检查

（1）血象：贫血轻时红细胞仍属正细胞性正色素性，在血片中可以看到细胞大小和形状几乎完全正常或仅有极轻度不规则。当贫血严重时，红细胞呈典型特征性小细胞低色素性。钩虫病患者，可有轻度嗜酸粒细胞增多。

（2）骨髓：红细胞系增生活跃，但骨髓增生程度与贫血程度缺乏呈明显的平行关系。幼红细胞比例增多，以中、晚幼红细胞增生为主。在缺铁和贫血较重的病例中，幼红细胞胞浆较少，胞浆迟迟不能血红蛋白化，体积较小，边缘不规则，核染色质致密，早幼红和中幼红细胞比例增多，而晚幼红细胞减少。

(3)血清铁、总铁结合力和铁蛋白：未经治疗病例的血清铁浓度常明显降低，总铁结合力增高，铁饱和度降低。

(4)红细胞内游离原卟啉：由于铁的缺乏，血红素的合成减少，缺铁性贫血的红细胞中游离原卟啉的浓度增高。

(5)胃液分析：常见有胃酸分泌减少或缺乏，即使用组织胺法也有1/4～1/2的患者无反应。贫血可致胃黏膜病变，而发生胃酸缺乏，也可能先有慢性胃炎，引起胃酸缺乏，然后导致缺铁性贫血。

（二）鉴别诊断

1. 慢性感染性贫血　多为正色素性小细胞性贫血。血清铁及总铁结合力均降低，但骨髓铁增多，骨髓幼粒细胞常有中毒性改变。

2. 铁粒幼细胞性贫血　由于血红素在幼红细胞线粒体内的合成发生障碍，引起铁失利用性贫血。周围血片上可见双型性贫血表现(有的红细胞为正色素性，有的为低色素性)，血清铁升高，总铁结合力下降，铁饱和度增高，骨髓内细胞外铁增加，铁粒幼细胞特别是出现环状铁粒幼细胞。

3. 地中海贫血　多有家族史，周围红细胞可找到多量靶形红细胞，胎儿血红蛋白或血红蛋白A增加，血清铁蛋白和骨髓铁均增多，血红蛋白电泳异常。

（三）辨证

1. 脾气虚弱　面色萎黄或皖白，神疲乏力，纳少便溏，舌质淡，苔薄腻，脉沉细。

2. 心脾两虚　面色苍白或皖白，倦怠乏力，头晕心悸，失眠，少气懒言，食欲不振，毛发干脱，爪甲裂脆，舌质淡胖，苔薄，脉濡细。

3. 肝脾血亏　面色无华，头晕，目眩，肢体麻木，筋脉拘急，食少，腹胀，便溏，疲乏，妇女月经不调或闭经，舌质淡，苔白，脉细弱。

4. 脾肾阳虚　面色萎黄或苍白无华，形寒肢冷，唇甲淡白，周身浮肿，甚则可有腹水，心悸气短，耳鸣眩晕，神疲肢软，大便溏薄或有五更泻，小便清长，男子阳痿，女子经闭，舌质淡或有齿痕，脉沉细。

5. 虫积致虚　面色萎黄少华，腹胀，善食易饥，恶心呕吐，或便结或便溏，异食癖，心悸气短，神疲乏力，形体消瘦，头晕耳鸣，舌淡，苔白，脉虚弱。

（四）辨证要点

1. 辨病因病位　由脾虚者多有食少，纳呆，腹胀，便溏等症状。由失血引起者，多有呕血，便血，月经过多等病史。由虫积引起者，多有面黄肌瘦，善食易饥，或有嗜异表现。由肾虚引起者多有腰膝酸软，阳痿遗精等。肾阳虚者多见形寒肢冷，腹泻便溏；肾阴虚者可见潮热盗汗，五心烦热等症。

2. 辨虚实轻重　缺铁性贫血多属虚证，但由虫积引起者，则为虚中夹实证。病轻者病变损及脾胃，常见食少便溏，腹胀不适，心悸气短，倦怠乏力等症。病重者多损及心肾，出现心悸气短，头晕耳鸣，形寒肢冷，阳痿闭经，甚则周身浮肿等症。

四、临床治疗

（一）针刺疗法

1. 毫针疗法

毫针一

（1）取穴：足三里、合谷、膏肓俞、膈俞、悬钟。

（2）操作：采用中等度刺激，留针时间30～60分钟，间歇行针，每日或隔日1次。或用温针灸，10次为1疗程。适用于治疗缺铁性贫血。

毫针二

（1）取穴：膈俞、血海、足三里、合谷、悬钟、膏肓俞。

（2）操作：穴位常规消毒，进针得气后用提插捻转补法，留针30分钟，间歇行针。每日或隔日1次，10次为1疗程。适用于治疗缺铁性贫血的气血两亏型。

毫针三

（1）取穴：心俞、神门、脾俞、太白、气海、足三里。

（2）操作：穴位常规消毒，毫针刺，诸穴均用补法。心俞、脾俞、气海、足三里可针后加灸，或用小艾炷直接灸。适用于治疗缺铁性贫血的心脾两虚型。

毫针四

（1）主穴：肝俞、肾俞、太溪、太冲。

（2）配穴：遗精加关元；月经过多加隐白。

（3）操作：诸穴均用补法，留针30分钟，间歇行针，不灸。每日1次，10次为1疗程。适用于治疗缺铁性贫血的肝肾阴虚型。

2. 穴位注射疗法

穴位注射一

（1）取穴：足三里、合谷、关元、气海、膏肓俞、膈俞。

（2）药物：维生素B_{12}、当归注射液。

（3）方法：用维生素B_{12}、当归注射液注入以上各穴位，每穴注射1～2ml，每日或隔日1次，10次为1疗程。适用于治疗缺铁性贫血。

穴位注射二

（1）主穴：脾俞、膈俞、心俞。

（2）配穴：肾俞、肝俞、悬钟。

（3）药物：维生素B_{12}、当归注射液。

（4）方法：每次选主配穴各1个，用注射器吸入上述药中之一种，在穴位常规消毒后，刺入穴内，有针感后，缓慢推注药液，每穴每次0.5ml，每日1次，各穴轮流使用，10次为1疗程。适用于治疗缺铁性贫血。

穴位注射三

（1）取穴：肝、胰。体穴：膈俞、绝骨。

（2）药物：复方卡古地铁注射液1ml。

（3）方法：每次取一侧耳穴，双耳交替使用。耳郭常规消毒后，按操作常规，将上述药液注入所选穴位，体穴每穴注射0.4ml，耳穴每穴注射0.1ml。每日注射1次，10次为1个疗程。适用于治疗缺铁性贫血。

2. 耳针疗法

耳针一

(1)取穴:肝、脾、内分泌、膈、胃、小肠。

(2)方法:每次取一侧耳穴,双耳交替使用。耳郭常规消毒后,用耳毫针对准所选穴位刺入,轻刺激,留针30分钟,不捻针,用补法。隔日针1次,10次为1个疗程。适用于治疗缺铁性贫血。

耳针二

(1)取穴:脾、胃、肾、肾上腺、内分泌、肝。

(2)方法:每次取一侧耳穴,双耳交替使用。耳郭常规消毒后,按操作常规,用耳毫针对准所选穴位刺入,轻刺激,留针10~20分钟,用补法。隔日针1次,10次为1个疗程。适用于治疗缺铁性贫血。

耳针三

(1)取穴:脾、胃、肝、心。

(2)方法:取上穴,施以捻转手法,每次20~30分钟,每日或隔日1次,或用王不留行籽穴位贴压或埋针。适用于治疗缺铁性贫血。

4. 穴位埋线疗法

穴位埋线一

(1)取穴:脾俞、肾俞、肝俞、血海。

(2)方法:用植线法。穴位消毒局麻后,将埋线针挂上0号羊肠线2cm,从穴旁斜刺入穴下肌层,施以补法。退针后外盖敷料。每次埋线选用2穴,15天埋线1次,3次为1疗程。适用于治疗缺铁性贫血。

穴位埋线二

(1)主穴:心脾两虚取心俞、脾俞、气海、足三里。

(2)配穴:肝肾阴虚取肝俞、肾俞、太溪、三阴交;脾、肾两虚取脾俞、肾俞、膈俞、命门、足三里。

(3)方法:用注线法。穴位消毒局麻后,装上羊肠线,刺入穴内,背俞穴斜向脊柱刺入2~3cm,埋入0号羊肠线1cm两根。腹部穴和下肢穴直刺入肌层,埋入2cm 0号羊肠线。外盖敷料。15天埋线1次,3次为1疗程。适用于治疗缺铁性贫血。

(二)灸治疗法

1. 取穴:足三里、合谷、膏肓俞、气海。

2. 操作:每次取2~3穴,用艾条每穴灸5~10分钟,以局部热、红为度。每日1次,10次为1疗程。适用丁治疗缺铁性贫血。

(三)外治疗法

1. 外敷疗法

外敷一

(1)药物:用党参、苍白术、茯苓、黄芪、丹参、骨碎补、陈皮、使君子、莱菔子、丁香、肉桂、冰片制成药膏。

(2)取穴:血海、足三里、三阴交、膈俞、神阙、气海、中脘。

(3)治法:每次选单侧穴位4个,每穴位敷药直径为1cm,隔3天换药,每周换药2次,10周为1疗程，共敷药20次。适用于治疗缺铁性贫血。

外敷二

(1)取穴：关元、气海、神阙、膏肓俞、膈俞。

(2)治法：以补气补血的中药，打粉末后，用黄酒加饴糖调成糊状，敷于穴位之上，每次选2~3穴，敷3~5天换1次，每天用热水袋或在贴敷穴位上加热，30天为1疗程。适用于治疗缺铁性贫血。

2. 矿泉浴疗法　酌取食盐泉、铁泉浴疗，并酌取铁泉饮用，可增加铁的吸收。

(四)摩腹疗法

从脐下两横指处的气海开始，手掌紧贴腹壁，作以脐为中心的顺时针方向，直径由小到大，呈螺旋状的揉摩运动，一直扩展到整个腹部，如此反复数次。功能益气健脾，生血补元。

(五)体育疗法

对慢性虚弱性疾病，以轻度活动为主，太极拳最为适宜，可调摄精神，促进气血运行，改善脏腑器官功能。

(六)饮食疗法

1. 党参红枣茶：党参30g，红枣10枚，煎水代茶饮用。功效：益气健脾补血。

2. 猪血煲豆腐：猪血200g，豆腐1~2块，大枣10枚，共煮汤用盐调味服食。功效：养血补血。

3. 红豆大枣粥：红豆100g，红枣50g加红糖适量，煮成粥食用。功效：健脾养血。

4. 八珍鸡汤：母鸡1只(去杂，洗净)，党参、茯苓、白术、当归、熟地、白芍、川芎、甘草各5g(纱布包，塞入鸡腹内)，加调料隔水炖煮，熟后服食。功能大补气血。

5. 菠菜血肝汤：菠菜(洗净)、猪血(已凝成血块)或鸡鸭血各250g，猪肝150g。先将猪肝煸炒，加猪血或鸡鸭血、菠菜，煮汤服食。功能养血补虚。

6. 赤豆红枣粥：赤豆50g，红枣50g，粳米100g，煮粥。功能补气养血，健脾和胃。

7. 龙眼柏子仁糕：龙眼肉、柏子仁各50g，面粉、白糖适量。先将龙眼肉煮烂，柏子仁炒后研碎，与白糖、面粉制糕。功能养心补血。

五、调摄与护理

1. 注意休息，轻度贫血适当运动，避免劳累，重度贫血应卧床休息。

2. 饮食宜富于营养，给予高蛋白高维生素及富含铁质饮食如绿叶蔬菜、豆类、肉类、肝、蛋类、水果等。服药期间忌饮茶。

3. 注意皮肤护理、经常保持皮肤清洁，对受压部位应经常按摩促进血循环，经常翻身，防止褥疮发生。

4. 观察有无消化道、泌尿道或妇科、痔疮等导致出血的疾病，急性失血患者，应做好心理护理，避免精神紧张，并密切观察血压、脉搏、呼吸的变化。

5. 注意起居，谨防外感。

六、按语

缺铁性贫血起病有因，当先明确诊断，针刺等疗法对病因施治，预后良好。平时应注意饮食的宜忌，饮食有规律，有节制，易于消化而富于营养，不食刺激脾胃的食物。

第5章　白细胞减少症

一、概述

白细胞减少症是指外周血液中白细胞数持续低于4 000～10 000时，统称为白细胞减少症。临床特征以乏力、头晕为主，伴见食欲不振、失眠、心悸、低热等症状。有原发性和继发性两种，后者常继发于其他疾病。本病在发病上无性别差异，任何年龄均可发病，若病情进一步发展，可导致粒细胞的减少或缺乏。

本病属于中医"虚损""虚劳"的范畴。

二、病因病理

(一)西医的病因病理

1. 病因

(1)急性感染

①细菌性感染：伤寒和副伤寒是引起白细胞减少的常见原因。布氏杆菌也可引起白细胞减少症。严重的细菌感染如粟粒性肺结核、败血症，尤其是革兰氏阴性菌感染亦可引起本症，且在骨髓储备功能差、营养不良、年老体弱者易发生。

②病毒感染：常见流感、麻疹、病毒性肝炎、水痘、风疹、登革热等常引起白细胞减少症。

③立克次体病：如斑疹伤寒。

④原虫病：如黑热病、疟疾。

(2)物理、化学因素

①物理因素：放射线如X线、Y射线、γ射线、中子射线等。

②化学因素：如苯、二甲苯、二硝基苯、某些有机溶剂等。

③药物：抗癌药如马利兰、环磷酰胺、阿糖胞苷等；镇痛药如氨基比林、保泰松等；抗甲状腺药如硫氧嘧啶、甲亢平等；抗癫痫药物如三甲双酮、大仑丁；磺胺类药物；抗生素如氯霉素、链霉素等；安定药如眠尔通、氯丙嗪。

(3)血液疾病：如再生障碍性贫血、恶性贫血、阵发性睡眠性血红蛋白尿、严重缺铁性贫血、多发性骨髓瘤、淋巴瘤、白细胞减少性急性白血病、恶性组织增生性疾病、其他组织肿瘤转移至骨髓疾病者等。

(4)结缔组织疾病：如系统性红斑狼疮、类风湿性关节炎等。

(5)过敏性疾病：如异性蛋白或抗生素所引起的过敏性休克。

(6)遗传性疾病：如遗传性中性粒细胞减少症等。

2. 病理

(1)白细胞生成障碍，包括由于细胞的增殖减低或再生障碍。

(2)白细胞破坏过多，由于感染、免疫学因素而使白细胞破坏过多，使外周血中白细胞减少。

(3)粒细胞分布异常，由于各种原因而使边缘池中白细胞增多，循环池中白细胞减少，亦可形成白细胞减少症。

(二)中医的病因病机

1. 先天不足　因父母体虚，胎气不足，或胎中失养，临产受损等，致使婴儿脏腑不健，生机不旺。

2. 饮食不节　饮食不节易损伤脾胃，久则脾胃功能衰弱，不能化生精微，而使气血来源不足，内不能调和五脏六腑，外不能洒养于营卫经脉，渐至表里俱虚。

3. 房劳过度　劳倦过度影响脏腑功能而易致损。房劳过度损及肾精更是致虚劳的主要原因。

4. 疾病暴作　因大病暴疾邪气太盛，毒邪入血，伤及骨髓而致此症；或病后脏气过伤，正气虚损。加之失于调治，影响气血生成而罹此症；或热证日久耗伤气阴所致；或其他慢性疾病日久不愈，反复传变，精血暗耗亦致本病。

5. 外邪侵袭　六淫之邪入侵，迁延失治，邪气久羁，正气耗伤；或邪毒入里，伤及营血，毒及骨髓，而致生血不利；或用药不当，伤及脏腑，损及脾肾，导致生血之源被扼，而致此病。

总之，本病以心、脾、肾虚损为本，亦可兼夹外感温热之邪，正虚复感温热之邪者，其传变遵循温病之卫气营血的传变规律。根据病位不同，又有邪在卫分、邪在气分、邪入营血等不同。

三、临床诊断

（一）辨病

1. 症状与体征　白细胞减少症虽然其病因有所不同，但其临床症状相似，由于中性粒细胞减少的程度不同，在症状的严重性上有所差别。若白细胞减少呈慢性病程者其症状以乏力、头晕为最常见，此外还有食欲减退、四肢酸软、失眠多梦、低热、畏寒、腰酸、心慌等症。若白细胞减少是由严重感染所致，则有高热、恶寒、身体酸软等症，但大部分患者不一定经常发生感染或不出现明显症状。在粒细胞缺乏时，多突然发病，畏寒高热、多汗、咽痛、感染部位常呈迅速进行性坏死，继发败血症，可数日内死亡。

2. 辅助检查

（1）血象：白细胞总数常在 2 000～4 000。

（2）骨髓象：骨髓多无变化。粒细胞缺乏者，红细胞和血小板多无明显变化。

（二）鉴别诊断

1. 非白血性急性白血病　此病除贫血、血小板减少及不同部位的出血外，骨髓检查和血沉棕黄层制作的血涂片内几乎常有异常的原始细胞和其他幼稚血细胞的存在。

2. 某些传染性单核细胞增多症　由于溃疡性咽峡炎和粒细胞的减少，易与粒细胞减少症混淆。然后仔细观察淋巴结肿大的程度与分布，血片内发现较多的异型淋巴细胞，结合嗜异凝集试验阳性就不难与粒细胞减少症相鉴别。

3. 再生障碍性贫血　粒细胞缺乏症发病急，无出血，贫血不显，白细胞及粒细胞极度减少甚至完全消失，血小板及网织红细胞均正常，骨髓象呈现粒系受损成熟障碍；而后者起病或急性或慢性，多有出血且贫血显著，白细胞减少尤以中性粒细胞明显，血小板及网织红细胞均明显减少，骨髓象呈现三系细胞减少。

（三）辨证

1. 脾胃气虚　困乏倦怠，少气懒言，四肢无力，食少纳呆，脘腹胀满，大便溏薄；舌质淡红，舌体胖大有齿痕，苔薄白或白厚，脉弱。

2. 心脾两虚　面色萎黄，神倦乏力，不思饮食，纳少便溏，心悸气短，失眠健忘；舌质淡，舌体大，苔薄白，脉细弱。

3. 脾肾阳虚　面色皖白，精神萎靡，畏寒肢冷，腰背冷痛，小便清长或夜尿频多，下利清谷，阳痿不举，遗精早泄，舌淡体胖有齿痕，苔白，脉沉缓。

4. 肝肾阴虚　头晕耳鸣，双目干涩，两颧发红，咽干口渴，腰膝酸软，五心烦热，夜寐盗汗，男子遗精，女子经少；舌边尖红，苔少，脉细数。

5. 正虚邪盛　壮热不退，面红目赤，咽喉肿痛，口渴多饮，心中懊侬，甚则躁狂谵妄，大便干，小便短；舌红绛，苔黄，脉洪数。

（四）辨证要点

本病以心、脾、肝、肾虚损为本，故可见乏力、心悸、头晕、眠差、腰酸肢冷、五心烦热、少气懒言、精神不振、纳谷不香、脉沉细等；但辨证时应注意兼夹瘀血及外感之实证，临床可见肌肤甲错，舌紫暗，或发热不退，面赤咽痛，口干欲饮，舌质淡，或红绛，紫暗，脉沉涩或滑数等。

四、临床治疗

（一）针刺疗法

1. 毫针疗法

毫针一

（1）主穴：大椎、膈俞、脾俞、肾俞、血海、足三里。

（2）配穴：气阴两虚者，加气海、三阴交、太溪；脾肾阳虚者，加关元、章门。

（3）操作：每次取4～6穴，针刺以轻刺激，留针30分钟，中间行针1次；或得气后采用温针灸。每次每穴可灸2～3壮。隔日治疗1次，20次为1疗程。适用于治疗白细胞减少症。

毫针二

（1）取穴：足三里、三阴交、大椎、血海、脾俞、肾俞、膈俞。

（2）操作：得气后，施用提插捻转补法，持续刺激2～3分钟，留针30分钟，间歇行针2～3次。每日或隔日1次，15次为1疗程。适用于治疗白细胞减少症。

毫针三

（1）主穴：足三里、三阴交、绝骨、血海、膈俞。

（2）配穴：太冲、太溪。

（3）操作：每日或隔日针刺1次，多用补法，得气后留针30分钟，中间行针2次，6～10天为一疗程。适用于治疗白细胞减少症。

2. 穴位注射疗法

穴位注射一

（1）取穴：足三里。

（2）药物：地塞米松注射液1ml、肌苷注射液2ml。

（3）方法：用5ml注射器及7号针头抽取药液后，分别刺入双侧足三里穴，得气后，抽无回血，即把药物注入穴位。每穴1.5ml，每日1次。适用于治疗白细胞减少症。

穴位注射二

（1）取穴：大椎、脾俞、肾俞、膈俞、足三里。

（2）药物：醒脑静注射液。

（3）方法：每次选2穴。用注射器吸入药液，穴位皮肤常规消毒后，刺入穴内，膈俞，脾俞向脊柱斜刺，余穴直刺。得气后回抽无血即注入药液，每穴推注2ml，隔日1次，10次为1疗程。适用于治疗白细胞减少症。

穴位注射三

（1）取穴：足三里、膈俞。

(2)药物：地塞米松注射液2ml、肌苷注射液1ml。

(3)方法：用注射器吸入药液，皮肤常规消毒。将针头刺入穴内，足三里直刺3～4cm，膈俞向脊柱斜刺1～1.6cm，得气后回抽无血，缓推药液；足三里穴注入1ml，膈俞注入0.5ml。每日1次。适用于治疗抗甲状腺药致白细胞减少。

穴位注射四

(1)取穴：足三里、血海。

(2)药物：当归注射液。

(3)方法：穴位消毒。用5ml注射器及6号针头吸入药液，快速刺入穴位，得气后回抽无血，缓慢推注药液，每穴0.5ml。每日1次，5次为1疗程。适用于治疗白细胞减少症。

3. 耳针疗法

(1)取穴：脾、肾、肝、内分泌、心、神门、交感。

(2)方法：每次取2～4穴，用轻刺激；或用王不留行籽贴在相应穴位上，1周更换2～3次，每天病人可自行按摩埋针或穴贴处数次。20次为1疗程。适用于治疗白细胞减少症。

(二)灸治疗法

1. 取穴：大椎、膈俞、关元、气海。

2. 操作：每次选2～4穴，每穴用艾条温灸15～30分钟，或用补中益气中药研末制成药饼，以枣子大艾炷隔药饼灸9～11壮。每日或隔日1次，15次为1疗程。适用于治疗白细胞减少症。

(三)推拿疗法

1. 取穴：劳宫、神门、内关、足三里、三阴交、太溪、神阙、气海、关元、心俞、膈俞、脾俞、肝俞、肾俞等。

2. 主要手法：揉法、按法、摩法等。

3. 操作程序

(1)嘱患者仰卧位，医者坐于患者右侧，以右手沿足太阳膀胱经两侧线，揉按3～5遍，再用双手拇指点按心俞、膈俞、脾俞、肝俞、肾俞穴各2分钟，使热力内透。

(2)以摩揉法顺时针方向摩腹，自脐部神阙开始逐渐向四周呈螺旋形扩大摩腹的轨迹，再逐渐缩小收归于脐部，再如上法逆时针摩腹共5分钟，以腹内温暖舒适为佳，在气海、关元穴处停留时间稍长些；点揉双侧的足三里、三阴交、太溪，每穴1分钟。

(3)患者取坐位，医者位于患者前方，分别按揉劳宫、神门、内关穴各1分钟，以透热为度。适用于治疗白细胞减少症。

(四)刮痧疗法

刮痧一

1. 穴位与部位：脊柱两侧，胸椎1～5和胸椎11、12与腰椎1、2及其两侧和上、下腹正中线，小腿外侧区，膝弯区。

2. 治法：用刮痧法中的补法轻刮。先在脊柱两侧(从颈，至命门穴)刮3行，至泛红为止，再重点刮胸椎1～5和胸椎11～12及其两侧7行和腰椎1、2及其两侧5行，至出现痧痕为止，然后刮上、下腹正中线，小腿外侧区及膝弯区(诱导)。每日1次。适用于治疗白细胞减少症。

刮痧二

1. 取穴：百劳、大椎、膈俞、脾俞、气海、关元、足三里。

2. 方法：用刮痧和点揉法。先刮前4穴，再点揉气海、关元(每穴3～5分钟)，然后刮足三里。均用补法,每日1次。适用于治疗白细胞减少症。

刮痧三

1. 取穴:脾俞、膈俞、肾俞、气海、关元、血海、阳陵泉、足三里、三阴交。

2. 方法:用刮痧法。先刮背部的脾俞、膈俞、肾俞,再刮腹部的气海、关元,然后刮血海、阳陵泉、足三里、三阴交。用补法,有感染症状者则用泻法。刮至出现痧痕为度。每日或隔日1次。适用于治疗白细胞减少症。

(五)饮食疗法

1. 鱼蒸黄芪　鲫鱼1条,黄芪10g,将鲫鱼剖腹去肠杂洗净,黄芪布包纳入鱼腹内,加调料蒸熟即可,吃鱼。适用于治疗白细胞减少症。

2. 蘑菇粥　蘑菇100g,粳米100g,蘑菇洗净切片,粳米淘尽加水和蘑菇一起煮粥,加盐、味精、麻油调味。每日早、晚温热服食。适用于治疗白细胞减少症。

3. 黄芪银耳汤　银耳10g,黄芪9g,每日一剂,水煎两次上、下午分服。适用于治疗白细胞减少症。

4. 栀子羊血汤　栀子10g,山羊血适量、冰糖适量,先将山羊血入沸水中烫,然后和冰糖、栀子一起加水煎服,每日1~2次。适用于治疗白细胞减少症。

5. 牛筋血藤骨脂汤　牛蹄筋50g,鸡血藤30~50g,补骨脂10~20g,几味洗净共水煎,60分钟后筋熟烂,取汁服用。适用于治疗白细胞减少症。

6. 牛肉补损膏　黄牛肉(去筋、膜,切片)1 000g,山药(盐炒)、莲肉、白茯苓、小茴香(炒)各250g,红枣250g。先将黄牛肉洗净,加黄酒文火煮烂,将山药、莲肉、白茯苓、小茴香研为细末,红枣煮熟去皮核。以上诸物共搅拌均匀如膏状,置锅上蒸一次,即可服用。每日早、晚各1次,每次3~5匙。适用于治疗白细胞减少症。

7. 黄精蹄筋汤　黄精30g,猪蹄筋或牛蹄筋15~20g。先将蹄筋用水泡软,再与黄精同煮,待蹄筋熟后,饮汤食蹄筋。适用于治疗白细胞减少症。

8. 炖灵芝猪蹄筋　灵芝10~15g,猪蹄筋或牛蹄筋100g。将灵芝洗净,装入纱布袋中。蹄筋下油锅,加热至膨胀后冷却,反复3次,使蹄筋泡软酥松,切段。将蹄筋与灵芝放于砂锅中,加水共炖,炖至蹄筋熟烂,饮汤食蹄筋。适用于治疗白细胞减少症。

五、调摄与护理

1. 注意休息,病轻者适当劳动及散步,病重者宜卧床休息。

2. 安慰、鼓励病人保持乐观情绪,增加战胜疾病信心。

3. 对外感温热之邪毒盛者,宜定时测量体温、脉搏、呼吸、血压。注意神志、眼神变化。

4. 高热者给予物理降温,如头枕冰袋、酒精擦浴、戴冰帽。注意水、电解质平衡。

5. 注意口腔、皮肤清洁护理、注意隔离消毒、防交叉感染,病房每日用紫外线消毒30分钟,用来苏液拖地。

6. 注意饮食补益作用,进食易富于营养、易消化。对于阳虚患者宜食温补类食物,忌食寒凉瓜果。阴虚患者宜食淡薄滋润类食物,忌食辛热之品。

六、按语

1. 白细胞减少症,但近年的研究显示,针刺、灸治等治疗本病有一定的效果。针刺、灸治等疗法可通过神经和体液调节等促进白细胞的生成并向外周血液中释放,减少白细胞的过多消耗与破坏;针灸还能增强机体的细胞和体液免疫功能,提高机体抗病能力,有效地预防各种继发感染。临床治疗时，仍以辨证论治健脾养肾为主。如热象不显可多使用灸法。针刺时刺激宜轻，主要着眼于升高白细胞和改善症状，不可滥施手法。

2. 针刺疗法只是本病的配合治疗方法之一，在接受针灸治疗的同时，应积极治疗原发病或去除病因，这样才能从根本上治愈本病。另外，避免滥用各种可能引起白细胞减少的药物，及减少各种化学及物理伤害对本病的预防十分重要。

第6章 过敏性紫癜

一、概述

过敏性紫癜是血管性紫癜中最常见的出血性疾患。属于一种变态反应性毛细血管炎。其发病主要是由于机体对某些物质发生变态反应，进而引起毛细血管壁的通透性和脆性增高。临床主要表现是以皮肤紫癜为主，常伴有黏膜出血、关节炎、腹痛和肾炎等症状，少数患者还伴有血管神经性水肿。可以发病于各年龄组，一般以儿童和青少年较多见，约占70%～80%，2岁以前及20岁以后较少见，男性稍多于女性。春秋两季发病者居多。

本病属于中医学的“血证”及“斑疹”范畴。

二、病因病理

（一）西医的病因病理

1. 病因

（1）感染：细菌或病毒感染是引起本病的最常见的病因。细菌感染尤以溶血性链球菌所致上呼吸道感染最多见，其他如金黄色葡萄球菌、结核杆菌等亦可导致本病。病毒感染常见为风疹病毒、水痘病毒、腮腺炎病毒等。此外寄生虫感染也为本病的较常见病因，以蛔虫多见，其次为钩虫、鞭虫、丝虫等。

（2）食物：主要是动物异体蛋白对机体引起过敏所致，主要有鱼虾、蟹、牛奶、蛋糕、羊肉等。

（3）药物：常用的抗生素（青霉素、链霉素等）、各种磺胺类、解热镇痛药（水杨酸类、氨基比林、安乃近）、镇静剂（苯巴比妥类、水合氯醛盐酸三氟拉嗪）、激素类（雌激素、丙酸睾丸酮）、抗结核药（对氨柳酸、异烟肼）。

（4）其他：如植物花粉，寒冷，外伤，昆虫咬伤，结核菌素试验，预防接种，更年期及精神因素等。

2. 病理　皮肤病变主要是真皮层毛细血管及小动脉呈无菌性、坏死性血管炎，血管壁有纤维素样坏死及血小板血栓形成。血管周围有浆液渗出并有炎细胞浸润，严重病例有坏死性小动脉炎、出血及水肿，胃肠道及关节有类似的病理变化。肾小球病变多为局灶性，预后良好；弥漫性增殖性肾小球肾炎则预后较差。少数病例可累及胸膜、心脏及颅内血管。荧光显微镜观察，皮肤血管、肾小球基底膜及其系膜有IgA、C_3及纤维蛋白/纤维蛋白原沉积，部分患者尚有IgG、IgM、C1q及C_4存在。肾脏受累以肾小球系膜最为明显，被认为是本病特征性肾脏病理变化。

（二）中医的病因病机

1. 外感风热　风热毒邪侵袭腠理，深入营血，燔灼营阴；或素体阴虚血分伏热，复感风热，风热与血热相搏，壅盛成毒，致使脉络受损，血溢脉外。

2. 饮食失节　饮食不节或食入不适之物，常致脾胃运化失司，内热聚生，外发于肤，迫血外溢而发为斑。另外，饮食不洁会导致虫积而诱发本病。

3. 瘀血阻滞　风热入里，燔灼营血，血热壅滞，血行不畅，乃成瘀血；又因离经之血留而不去，亦成瘀血，瘀血阻络，血不循经，常致反复出血。瘀血阻滞经络、关节，则成痛证。

4. 气虚血亏　久病不愈，失血过多则血虚，血为气之母，血亏久则气之生化乏源，终致气虚血少，血虚则脉络失养，气虚则统摄无权，而致出血。

5. 肝肾阴虚　素体肝肾阴虚，或劳倦内伤，或胃阴虚久，均可导致肝肾阴虚，虚热骨蒸，损伤脉络，迫血妄行。血溢肌肤则为发斑；下溢膀胱则为溲血。

总之，本病病位在皮肤，涉及气分、血分，与肺、脾、胃、肝、肾等脏腑有关。其基本病机是本虚标实。本虚以气血亏虚、肝肾阴虚为主，标实以风热血热多见，部分可见血瘀证。

三、临床诊断

（一）辨病

1. 病史　主要见于儿童和青少年，男性略多于女性，多数在发病前期 1～3 周有病毒或细菌感染史，出现低热、咽痛、上呼吸道感染及全身不适等症状。

2. 症状

（1）皮肤紫癜：为出血性皮疹，多见于四肢、臀部，尤以双下肢伸侧、关节附近为多，躯干较少见。皮疹多呈对称性分布，分批出现，反复发作，偶有痒感或不适。开始为鲜红色，继而为黯红色，以后转成棕色，再逐渐消退。

（2）关节：紫癜出现前或后有关节酸痛或肿胀。多见于膝、踝、肘、手指等关节，可呈游走性，可有积液，愈后不留畸形。

（3）消化道：多见于儿童，紫癜出现前或后有腹痛，呈发作性绞痛，反复发作，通常位于脐周或下腹部，可伴恶心、呕吐、腹泻、便血等。

（4）肾脏：多见于儿童，表现为血尿、蛋白尿、管型尿，常有水肿、血压升高等。可在腹痛和关节炎等症状消失后才发生，其中以起病 4～8 周后发生最多，极少数在 3～5 个月才出现。可很快恢复或持续数月而痊愈，但也有转为慢性肾炎，甚至很快发生肾功能衰竭的。

（5）心血管：气短心悸、心前区痛、胸闷。

（6）神经系统：可有头痛、头晕、呕吐、癫痫、神志恍惚、烦躁不安、双手震颤、惊厥、抽搐、中枢性瘫痪以及昏迷，严重者可导致死亡。

（7）呼吸道：咳嗽、胸痛、咯血、哮喘等。

（8）其他：极少数有睾丸肿胀、胆囊积水。

3. 体征　皮肤可见对称分布，大小不等，新旧不一，高出皮面的斑丘疹样紫癜或呈渗出性红斑。有些病例可伴发荨麻疹、神经血管性水肿、多形红斑，甚至水疱、溃疡及坏死。如有腹痛，可出现腹部压痛，但无反跳痛，以脐周及右下腹为主，亦可涉及全腹。受累关节周围组织可有红肿、压痛及活动障碍，关节腔内可有浆液性渗出液。

4. 辅助检查

（1）毛细血管脆性试验：半数以上阳性。毛细血管镜检查可见毛细血管扩张、扭曲及渗出性炎性反应。

（2）尿常规检查：肾型或混合型者可有血尿、蛋白尿、管型尿。

（3）粪常规：有寄生虫感染者，便中可查出虫卵。腹型者，粪便潜血试验可阳性。

（4）血象：白细胞轻至中度增高，可伴有嗜酸性粒细胞增多。

（5）血小板计数、功能及凝血检查均正常。BT 可能延长。

（6）免疫学方面检查：血沉轻度增快，抗“O”可增高。约半数患者血清 IgA 升高。

（二）鉴别诊断

1. 单纯皮肤型与血小板减少性紫癜相鉴别　后者主要为皮肤黏膜出血，表现为不规则分布，无关节及肾炎等症状（结缔组织疾病除外），出血时间延长，血块收缩不佳，血小板减少是鉴别的要点，骨髓中巨核细胞有质量及数量异常。

2. 关节型与风湿热相鉴别　若关节肿痛发生在紫癜之前并伴有发热，需与风湿热相鉴别，后者在关节症状出现前后常有环状红斑或皮下结节，血沉增快，抗“O”试验多阳性。

3. 腹型需与急性阑尾炎、坏死性小肠炎相鉴别　急性阑尾炎的腹痛为麦氏点持续性疼痛，进行性加剧，局部有肌紧张、压痛及反跳痛，外周血白细胞及中性粒细胞增高。坏死性小肠炎患者全身中毒症状严重，呈持续性疼痛阵发性加剧，伴有压痛及反跳痛，甚至出现休克，外周血白细胞及嗜中性粒细胞比例明显增高，大便有脓细胞及红细胞。

4. 肾型需与急性肾小球肾炎、狼疮性肾炎相鉴别　详细追问病史、系统的体格检查以及必要的实验室检验，与后两者的鉴别一般不难。但要特别注意本病皮肤紫癜消失后遗留的肾脏损害易与上述疾病相混淆，应仔细鉴别。

（三）辨证

1. 风热伤络　起病急骤，肌肤斑色鲜红，多呈腰以下对称分布，皮肤瘙痒或起风团，身热面赤，五心烦热，咽红肿痛，舌尖红，苔薄黄，脉浮数。

2. 血热妄行　起病急骤、肌肤斑色鲜红或紫黯，甚或发黑，稠密量多。发热，烦渴，溲赤便干，或关节腰腹疼痛，甚则剧烈头痛、呕吐、抽搐、舌红苔黄，脉滑数或细数。

3. 阴虚火旺　起病较缓，肌肤斑色鲜红或紫红，头晕目眩，五心烦热，潮热盗汗，腰膝酸软或尿血，舌红少苔或无苔，脉细数。

4. 湿热痹阻　肌肤紫斑，色鲜红或黯红，或痒感，膝、踝、肘、腕关节肿胀疼痛，心烦，发热，纳呆，舌红苔腻，脉濡数。

5. 邪犯肝脾　突然腹痛，转侧不安，腹软拒按，呕吐泄泻，斑疹泛发，或有痒感，眩晕乏力，舌红苔黄腻，脉弦数。

6. 气滞血瘀　病情反复发作，斑疹紫黯，神疲倦怠，饮食减少，舌淡边尖有瘀点瘀斑，苔薄白，脉细弱。

7. 肾气不固　紫斑日久色紫褐或淡红，反复发作，神疲乏力，面色㿠白，腰膝酸软，畏寒溲短或余沥不尽，舌质淡，脉沉弱。

（四）辨证要点

1. 以紫癜色变审病因　发病急骤，紫癜出没迅速，紫癜色红或红紫，皮肤瘙痒或出现风团，多为风热外侵，或风热与血热相搏所致，治疗较易。病情反复，紫癜出没迟缓，色紫或紫暗，多为瘀血阻络，血不归经。病程迁延，紫癜时隐时现，色较淡，散在稀疏，多为气血亏虚，脾失统摄所致。

2. 以伴症求病源　除皮肤紫癜外，兼见身热口渴，咽痛，舌红苔黄，脉数者，为外感风热；兼五心烦热，尿血，舌红少苔，脉细数者，为素体阴虚复感风热；兼眼睑青黯，皮肤粗糙，白睛布紫色血丝，咽干，舌暗或有瘀斑，脉涩者，为离经之血不能速散，血不归经所致；兼有神疲乏力，心悸气短，蛋白尿，舌淡苔白，脉细者，为气不摄血所致。伴有腹痛者多为瘀血阻碍气机；伴有关节痛者为血瘀挟湿。病邪深入脏腑者病程较长。本病属于阳斑者居多，属于阴斑者居少。

四、临床治疗

（一）针刺疗法

1. 毫针疗法

毫针一

（1）主穴：合谷、大椎、三阴交、曲池、血海。

(2)配穴：血热妄行加行间、大敦；阴虚火旺加爵俞、太溪、复溜；气虚失摄，足三里、气海；腹痛呕吐，内关、中脘、天枢；关节肿痛，膝眼、阿是穴。

(3)操作：主穴均取，配穴据症酌加。嘱患者仰卧，取28～30号1.5寸毫针，一般而言，合谷用28号毫针得气后作提插捻转泻法，三阴交以30号毫针施补法。余穴平补平泻。血热妄行，均用泻法；阴虚火旺，曲池用泻法，余用补法；其余证候，均平补平泻。留针30分钟，留针期间运针2～3次，每次运针1分钟。亦可加用电针。每日1次，10次为一疗程，疗程间隔3日。适用于治疗过敏性紫癜。

毫针二

(1)主穴：大椎、膈俞、血海、足三里。

(2)配穴：有热者加泻曲池、合谷、太冲；无热而长期反复发作者加补脾俞、气海、三阴交；关节痛者加阿是穴；腹痛者加天枢、气海；肾病者加肾俞、筑宾、太溪。

(3)操作：用平针法，留针30分钟，可配合电针中弱刺激，每日1次。适用于治疗过敏性紫癜。

毫针三

(1)主穴：曲池、足三里、合谷、血海。

(2)配穴：腹部疼痛者加三阴交、内关、太冲；关节疼痛者加肘髎、风市、腕骨、尺泽、阴陵泉及解溪等；蛋白尿或血尿者加肾俞、膀胱俞、中极、三阴交、行间、太溪等。

(3)操作：用平针法，留针30分钟，可配合电针中弱刺激，每日1次。适用于治疗过敏性紫癜。

毫针四

(1)取穴：中脘、天枢、足三里、阴陵泉、三阴交、血海。

(2)操作：穴位常规消毒，毫针刺，针用泻法，留针30分钟，间歇行针。每日1次，7次为1疗程。

毫针五

(1)取穴：肾俞、太溪、尺泽、血海、三阴交。

(2)操作：穴位常规消毒后，血海用2～3寸针，针尖斜向上刺，使针感达到臀部。其余穴位常规操作，针用补法，留针30分钟，每10分钟行针1次。每日1次，7次为1疗程。适用于治疗过敏性紫癜。

毫针六

(1)取穴：气海、脾俞、三阴交、足三里、血海。

(2)操作：穴位常规消毒后，三阴交用2～3寸毫针针刺，行捻转补法，使针感向上传导。其余穴位均常规针刺，行补法，留针30分钟，每10分钟行针1次。每日1次，7次为1疗程。适用于治疗过敏性紫癜。

2. 电针疗法

(1)主穴：肾俞、大椎、内关、足三里、阳陵泉。

(2)配穴：合谷、胃俞、脾俞、血海、三阴交。

(3)方法：穴位常规消毒，以毫针刺入，得气后接通G6805电针仪，调节电流量，中等刺激。每次5～10分钟，每日1次，7次为1疗程。适用于治疗过敏性紫癜。

3. 穴位埋线疗法

(1)取穴：足三里、血海、气海、脾俞、肾俞。

(2)方法：常规消毒，局麻，切开皮肤及皮下组织约1cm，分离肌层后，在深部寻找敏感点，出现感传现象后，用特定的诱因手法，扩大基底面，埋入适量的消毒肠线，并与切口成一定角度，冲洗消毒后，缝切口，用纱布覆盖并固定，7日拆线。适用于治疗过敏性紫癜。

4. 穴位埋药疗法

(1)取穴：耳穴膈部。

(2)方法：白胡椒1份，去皮大蒜2份，研末成泥，膈部用三棱针刺破表皮，然后取少许椒蒜泥(约米粒大)，胶布固定，左右耳交替，3~5日1次，10次为1疗程。适用于治疗过敏性紫癜。

5. 穴位注射疗法

(1)取穴：血海、阴陵泉、足三里、尺泽。

(2)药物：5%普鲁卡因和当归注射液。

(3)方法：每次选用1~2穴，局部常规消毒，用7号针头5ml注射器，抽取5%普鲁卡因和当归注射液1ml，进针得气后，每穴注入0.2ml。每日1次，7次为1疗程。适用于治疗过敏性紫癜。

6. 耳针疗法

耳针一

(1)取穴：肾上腺、脾、内分泌、肺、枕部。

(2)方法：两耳交替取穴。穴位常规消毒，取1.5寸毫针快速进针，行针1分钟，中等刺激，留针5~10分钟。每日1次，7次为1疗程。适用于治疗过敏性紫癜。

耳针二

(1)取穴：肺、脾、下屏尖、屏间、三焦穴。

(2)方法：每次取2~3穴，局部常规消毒后，用0.5寸毫针刺之。行针1分钟，热毒炽盛型可用强刺激，留针5~10分钟。每日1次，7次为1疗程。适用于治疗过敏性紫癜。

(二)推拿疗法

推拿一

1. 取穴：肾俞、三焦俞、命门、腰眼。

2. 主要手法：摩法、点法、按法等。

3. 操作程序：先将两手掌互相搓热，然后同时摩擦腰背区域，重点在以上穴位，配合点按各穴，中度用力，每穴1分钟。每日1次，10次为1疗程。适用于治疗过敏性紫癜。

推拿二

1. 取穴：腰阳关、三阴交、大椎、脾俞、血海、心俞、肾俞、八髎、内关、中脘。

2. 主要手法：按法、揉法等。

3. 操作程序：每次选5~6穴，以拇指按揉为主，先轻后重，逐渐加大刺激量，以感到沉重酸胀为度。每次20分钟，每日1次，10次为1疗程。适用于治疗过敏性紫癜。

(三)体育疗法

对本病非急性发作期，可适当运动，如太极拳、散步、练功十八法、八段锦等。有利于气血调和，身体强壮，加快疾病康复。

(四)气功疗法

患者仰卧位，两臂自然舒伸，掌心向下，放于两侧。下肢自然伸直，双目微闭。轻轻闭口，以鼻呼吸，吸气时舌抵上腭，呼气时舌随之落下。然后再次吸气用意领气下达小腹。患者练功时要意守丹田，意守时应自然做到似守非守。呼吸要力求自然，尽量保持深、长、细、匀，不要憋气，以防出偏。适用于治疗过敏性紫癜。

(五)饮食疗法

1. 大枣汤　红枣15个,浸泡半小时,文火炖汤服用,1日3次,7天为1个疗程。本品治疗过敏性紫癜有较好的效果。

2. 白茅根饮　白茅根30g,藕节3个。将两者共煮30分钟,每日2次。本品具有凉血清热、止血消癜的功效。

3. 荷叶茅根汤　鲜荷叶1张,鲜白茅根60g,加水适量,煎煮30分钟,分2次口服。该品具有清热凉血、止血消癜的作用。

4. 玉米须汤　玉米须50g,黄芪30g,糯稻根30g。上述三物共煮30~60分钟,分次服用。本品具有消除蛋白、浮肿等功效,适用于肾型过敏性紫癜。

5. 龟枣煎　红枣10枚,龟肉200g,共煎煮。每日1剂。可滋阴养血,用于阴虚者。

6. 羊骨枣子粥　羊胫骨1根(洗净敲碎),大枣15枚,血糯米50g,水1 000ml,同煮至米开汤稠,加红糖适量,粥熟服食。每日1剂,分早中晚服。用于脾肾不足者。

7. 扁豆粥　白扁豆100g,大枣20枚,冰糖50g,粳米100g,加水煮粥。每日1剂。功能健脾摄血。

8. 二仙饮　鲜藕(连节)100g,鲜茅根100g,洗净切片,煎汤代茶饮。功能凉血止血。

9. 参枣茶　党参15g,黄芪15g,大枣30g,煎汤代茶饮。功能:益气健脾摄血。

10. 阿胶糖　阿胶100g,冰糖500g。阿胶烊化与冰糖同熬成糖。功能:补血填精,益肾补肝。

11. 当归猪血汤　当归50g,猪血凝块500g,加调料煮汤。功能:补血止血。

12. 紫草红枣汤　紫草12g,红枣10枚,煎汤饮服。功能清热凉血,健脾止血。

13. 红枣炖兔肉　兔肉250g,洗净切块,同红枣100g,红糖适量一起放入锅内隔水炖熟,可分次服食。功能:温中补气,活血消瘀。

五、调摄与护理

1. 发作时卧床休息,避免外伤。

2. 留心过敏因素,除去过敏源,如为食物、药物引起,则禁用过敏药物、食物;如为上呼吸道感染引起,则应避免受凉,清除慢性感染灶如扁桃体炎、龋齿;如因寄生虫引起,则治疗寄生虫病。

3. 关节型病人应在出血停止、关节肿消后,鼓励下床活动。

4. 密切观察腹痛、腹泻、黑便及关节疼痛、肿胀情况。

六、按语

过敏性紫癜为毛细血管的变态反应性疾病,及时对症治疗,病情不会进一步加重。此外,自我养生十分重要,除平时的食疗、饮食宜忌应严格掌握,避免辛辣刺激之品,注意休息,劳逸结合。

第七篇 结缔组织、代谢系统疾病

第1章 风 湿 热

一、概述

风湿热是一种反复发作的、由A族乙型溶血性链球菌感染后引起的急性或慢性全身性结缔组织炎症,主要累及关节和心脏,其次可侵犯皮肤、浆膜、血管和中枢神经系统,引起多发性、非化脓性炎症损害。其临床特征是发热、毒血症、皮疹、皮下结节、游走性多关节炎、心脏炎、皮肤损害和舞蹈症等,本病多发生于气候多变的温带地区,寒带地区患病率亦不低,发作季节以寒冬、早春居多。多见于儿童和青少年,初发年龄多在5~15岁之间。3岁以内的婴幼儿极为少见。男女患病的机会大致相等,本病有反复发作的倾向,心瓣膜炎症反复发作可导致慢性风湿性心脏病。急性风湿热发病率,随着社会经济状况的改善而有明显下降。据1986年广东6~18岁学生调查广州市风湿热检出率为0.11%,风心病检出率为0.27%,比农村为低,比1980、1984年有所下降。近30年来由于抗生素的应用及居住、营养条件等的改善,发病率已明显下降,欧洲、北美、日本等发达国家已经少见,但近年又稍有回升趋势,根据风湿热权威Zabriskie的估计,发展中国家每年仍有1 500万~2 000万新发病例,因此风湿热及其后遗症,仍然是一个重大的医疗和社会问题。

本病属中医"湿热痹""心痹""心悸""怔忡"等范畴。

二、病因病理

(一)西医的病因病理

1. 病因

(1)链球菌感染:多数新发风湿热患者可用血清学方法及咽培养,证实近期有A族乙型溶血性链球菌感染。合适的抗链球菌感染措施,可使风湿热发病率下降达90%;抗链球菌治疗失败病例,10%发生风湿热;应用抗生素可以防止风湿热的复发。虽然风湿热的发病与A族乙型溶血性链球菌感染有密切关系,但并非直接感染关系。感染途径亦至关重要,链球菌咽部感染是风湿热发病的必须条件。下列几种因素在发病机制中似已肯定:①A族乙型溶血性链球菌的存在;②链球菌抗体反应提示新近感染的指征;③咽峡部细菌持续提供一个足够时间的条件;④咽部感染的局灶性定位。

(2)病毒:柯萨奇病毒感染于狒狒后,产生类似风湿热性心瓣膜病变,将链球菌与柯萨奇病毒同时感染的小白鼠,则使心肌炎的发病率增多。表明病毒感染对风湿热的发病可能有关系。

(3)遗传因素:风湿热在家族中有流行倾向,单卵双胎风湿热共同发生率较双卵双胎为高。认为可能与遗传因素有关。

2. 病理 每个风湿热患者几乎均有心脏损害,但轻重程度有很大不同。活动期后较轻的患者可以完全恢复,而多数患者发展造成慢性风心病。风湿热关节炎所致的关节滑膜及周围组织水肿,黏液性变、纤维素性变、炎性细胞浸润等,均易被吸收,一般不引起粘连。活动期后不产生关节强直等后遗症。风湿活动会累及动脉各壁层,易导致形成血栓,多见于冠状动脉、肾、胰、肠系膜、肺、脑等动脉。在肺内可发生不规则的轻度实变。脑部形成环绕小血管的小结，分布于纹状体、黑质及大脑皮质。在纹状体病变显著的患者常有舞蹈病的表现。其他尚有皮下小结、风湿性胸膜炎、腹膜炎等。

（二）病因病机

1. 病因

（1）内因：是先天禀赋不足、后天调理失宜以致身体虚弱，腠理不密，卫外不固，容易为外邪所侵。

（2）外因：为四时不正之气、风寒湿热之邪。外邪侵袭人体，多发生在冬、春季节，寒冷、潮湿之时。其常见诱因为居处潮湿、涉水淋雨、井洞工作、湿水作业以及气候剧变、起居不慎等。人体感受风寒湿热之邪后，易使肌肉、关节、经络痹阻而形成痹证。

2. 病机　由于人体正气虚弱，腠理空虚，卫阳不固，复因饥饱劳倦、雨淋等，使病邪与风、寒、湿、热乘隙而入。一般由表入里，由气入血，久之病邪由经络波及脏腑，使气血壅塞不通。病在肌肉筋脉则可见皮下小结。侵袭经络关节，则出现关节疼痛。热入营血，出现红斑。累及心脏，便成心痹。

三、临床诊断

（一）辨病

1. 症状

（1）前驱期症状：多数病人发病前1～4周，有急性咽炎、扁桃腺炎，可有发热、咽喉疼痛、颌下淋巴结肿大、周身乏力、出汗、贫血、体重下降等症状，部分人亦可无任何不适。

（2）典型症状

①心脏炎：为最严重的病变，多见于青少年风湿热患者，心脏炎发病率和严重程度随发病年龄增长而渐减。轻者无症状，心包、心肌、心内膜可个别受累，或同时三层不同程度受累称为全心炎。

②心肌炎：症状取决于心肌受侵的范围与程度，可有心悸及心前区不适；严重者并发心力衰竭，出现咳嗽、呼吸困难、出汗等，常是急性期患儿死亡的主要原因。

③心内膜炎：凡有心脏炎者，几乎都有心内膜炎的表现，常累及左房、左室的内膜和瓣膜，二尖瓣最易受累，主动脉瓣次之，三尖瓣及肺动脉瓣极少累及。

④心包炎：为风湿性全心炎或浆膜炎的一部分。发生心包炎者约占风湿热患者的60%。常先有纤维蛋白的渗出，患者有胸痛，可闻及心包摩擦音，继之可有浆液渗出形成心包积液，但液量常不多，可同时有胸膜炎或肺炎，渗出液吸收后不遗留明显病征。

⑤充血性心力衰竭：多由急性风湿性心肌炎所致，表现为呼吸困难、肝脾肿大、浮肿等；尤其在年龄较小的患者，病情凶险。在成年人中，心力衰竭多在慢性瓣膜病的基础上发生。

（3）关节炎：是风湿热最常见的临床表现。随着年龄的增长约半数以上的病人有关节炎，其特点为非对称性、游走性、大关节炎。其严重程度差异较大，轻者只有关节痛而无炎症表现，典型者可有红肿热痛，活动受限。炎症消退后关节功能恢复，不留畸形。关节炎与心脏炎症严重程度不相关。成人风湿热患者多以关节炎为突出表现，而青少年、幼儿则以心脏病变为主。

（4）皮肤表现：环形红斑及皮下结节为特征性表现。环形红斑多发生于躯干或四肢的内侧，为一种轮廓清楚易消退的淡红色环形红斑，周边可有轻度隆起，中央苍白，常呈一过性。皮下结节为2～5mm大小的皮下硬结，圆形或椭圆形，不与皮肤粘连，无压痛，可移动。常出现于大关节的伸侧，尤其是肘、膝及腕关节、枕骨区或胸腰椎棘突等部位。皮下结节多与心脏炎同时存在。近年来皮下小结较为少见。

(5)舞蹈症：成人中少见，在儿童中发生率也很低，多见于女孩。在链球菌感染后数月出现。由于风湿脑血管病变引起，为无意识不协调的手足动作，有时面部抽搐，常与心脏炎并存。其特征是无目的的不自主快速运动，常伴有肌肉软弱和(或)行为异常。舞蹈症常是风湿热晚发的症状，这时其他的风湿热特征可有可无。

(6)其他表现：其他心外风湿活动还有①风湿性肺炎或胸膜炎；②以腹痛为主的腹膜炎；③风湿性肾炎，其肾功能正常，可有蛋白尿及血尿；④风湿性脉管炎。

2. 体征　风湿热累及心肌时可闻及二尖瓣及主动脉瓣杂音，心脏浊音界扩大，并常可闻及奔马律，第一心音减弱，累及心包时，可闻及心包摩擦音。舞蹈症者可见肌张力减低，四肢腱反射减弱或消失。

3. 辅助检查

(1)血清溶血性链球菌抗体测定：抗链球菌溶血素"O"(ASO)增高，>500 单位。抗链球菌激酶(ASK)升高，>80 单位。抗透明质酸酶>128 单位，抗 M 蛋白抗体、抗脱氧核糖核酸酶 B 测定为阳性。

(2)非特异性血清成分测定：血沉增高，可能与球蛋白及纤维蛋白原升高有关，前者与免疫反应有关，后者与炎症反应有关，但合并严重心衰或经抗风湿治疗后，血沉可不增高；血清黏蛋白增高，增高到 40mg/L 时示风湿活动。血清 C 反应蛋白阳性；蛋白电泳：白蛋白降低，而 γ 球蛋白和 α 球蛋白常升高。

(3)白细胞检查轻中度升高，中性粒细胞增多。尿常规有少量蛋白、红白细胞。咽培养有时可培养出溶血性链球菌。

(4)心电图检查 P－R 间期延长最为常见，其他有 ST－T 改变，Q－T 间期延长，心室内传导阻滞，Ⅱ度或Ⅲ度房室传导阻滞，心动过速，各种早搏，心房颤动等。当有心包炎时胸前各导 S－T 段抬高。

(5)X 线检查可见心脏扩大，有心包炎时心脏外缘平直，心影下部增大，如烧瓶样；平卧时心底部明显增宽，心腰消失。

(6)咽拭子培养：要采取新鲜标本，采后立即培养。有时可培养出溶血性链球菌，阳性者只说明有此菌感染，阴性者不能排除风湿热。

(7)80%的患者抗心肌抗体呈阳性，且持续时间长，可达 5 年之久，复发时又可增高。

(二)鉴别诊断

1. 类风湿性关节炎　为多发性对称性小关节炎或脊柱炎，后期常伴关节畸形，指间关节梭状肿大。X 线显示关节面破坏，关节间隙变狭窄，骨质疏松。血清类风湿因子阳性，免疫球蛋白 IgG、IgA 和 IgM 增高。

2. 亚急性感染性心内膜炎　多发于原有心瓣膜病变患者，有进行性贫血、脾脏肿大、瘀斑、杵状指或栓塞现象，血培养阳性。

3. 系统性红斑狼疮　有对称性脸部蝶形红斑，白细胞计数减少及血、骨髓内可找到狼疮细胞，有助于鉴别诊断。

4. 链球菌感染后状态　在扁桃体炎或上呼吸道感染后出现低热、关节酸痛、血沉及抗链球菌溶血素"O"轻度增高，心电图有一过性早搏或轻度 ST－T 改变。但无心脏扩大或明显杂音。在应用青霉素或小量激素治疗后很快恢复正常，不再反复发作。其预后风湿热不同，称为"链球菌感染后状态”。须注意与“不典型风湿热”、或称“可能风湿热”相鉴别。后者治疗后恢复慢，且易反复，心脏炎明显。

(三)辨证

1. 湿热痹　发热汗出、关节红肿热痛，或呈游走性疼痛，环形红斑及皮下结节，口渴欲饮，纳呆腹胀，小便黄赤，大便秘结，苔黄厚腻，脉细数或滑数。

2. 寒湿痹　关节酸痛而不红肿，遇寒加剧，得温而减，怕冷不发热或有低热，皮下结节，气短乏力、心悸、怔忡，苔薄白，脉沉细或细数。

3. 心气不足　心悸气短，劳累后明显，疲乏无力，低热，胸闷憋气，或有心前区疼痛，不协调的手足动作，有时面部抽搐，舌苔薄，舌质淡或紫暗有瘀点瘀斑，脉沉细无力或数。

4. 心脾阳虚　心悸怔忡，动则气短，甚者不能平卧，面色无华，浮肿尿少，手足不温或有咳喘，不协调的手足动作，有时面部抽搐，舌苔薄或白腻，脉沉细数或结代。

5. 气阴两虚　发热后期，低热潮红，乏力自汗或盗汗，皮下结节，心悸气短，声低懒言，口干舌燥，舌苔薄或无，舌质红，脉沉细无力。

(四)辨证要点

本病初起为外邪侵袭，发热征明显，有实热和虚热之分。高热不退，口渴溲赤、便秘为正邪相搏、病邪亢盛。发热日久，高热已退，邪气减退，正气亦已出现阴虚、气阴两虚的证候。如果发热持续不退，外邪入里，侵犯心脏则有胸闷心痛、心悸气短。病久心阳、脾阳亦虚，使水湿运化失调，发生水肿、作喘。甚至肾不纳气，脉结代等证候。关节痛为本病另一大症状，风寒、热邪入侵后，痹阻经络关节引起关节疼痛肿胀。

四、临床治疗

(一)针刺疗法

1. 毫针疗法

毫针一

(1)主穴：分2组。①项丛刺15穴：下脑户、风府、哑门，以两完骨穴(乳突后下方凹陷中取之)为两点，沿颅骨底作一连线，分成12等份，每1等份为1个穴位。②大椎、曲池、郄门、三阴交。下脑户位置：风府穴上1寸。

(2)配穴：八邪、合谷、中渚、腕骨、外关、八风、解溪、丘墟、阳陵泉、阴市。

(3)操作：主穴为主，每次针1组，2组交替轮用；如效不显，加配穴。项丛刺穴，用点刺法，平补平泻，垂直进针0.5~0.8寸，留针20~30分钟。大椎、郄门用补法，余穴均用泻法，补泻手法以捻转、提插、呼吸、迎随相配合的复式手法。留针时间同上。每日上午针第1组穴，下午针第2组穴。10天为一疗程，疗程间隔3天。适用于治疗急性风湿性关节炎。

毫针二

(1)主穴：曲池、阳陵泉、(腰)阳关、环跳。

(2)配穴：肩髃、肩髎、睛俞、合谷、尺泽、外关、腕骨、居髎、悬钟、犊鼻、梁丘、申脉、丘墟、照海。

(3)操作：主穴每次选1~2个，配穴据症情选2~3个。针刺得气后，押手使针身稳定于获得针感的深度，刺手向同一方向捻转，直至提针手下有明显沉紧感时停止捻转。撤去押手，而针仍不易捻动和拔出，即已达到滞针手法目的。此时患者感到针刺感应十分强烈，留针15~30分钟，留针期间每5分钟行单方向捻转1次。每日1次，10次为一疗程。适用于治疗急性风湿性关节炎。

毫针三

(1)主穴:曲池、合谷、肩髃、外关、后溪、环跳、阳陵泉、绝谷、风市、足三里、膝眼。

(2)配穴:心脏炎常用穴位为内关、间使、神门、郄门、心俞、膻中。

(3)操作:深刺,中强刺激,以泻法为主,根据体质而定。亦可采用透针法,如肩髃透极泉,曲池透少海,阳陵泉透阴陵泉等。每日1次,每次取3~5穴,每7~10天为一疗程。适用于治疗慢性风湿热。

毫针四

(1)主穴:内关、间使、神门、郄门、心俞、膻中。

(2)配穴:大椎、曲池、合谷、少商。

(3)操作:每次取主穴3个,配穴1个,平补平泻针刺,每日1次。适用于治疗风湿热的心悸、气短、脉律不整者。

毫针五

(1)主穴:百会、风池、大杼、肝俞、神门。

(2)配穴:肾俞、合谷、阳陵泉。

(3)操作:每次选主穴3个,配穴1个,平补平泻法针刺。适用于治疗风湿热的本病舞蹈症者。

2. 穴位注射疗法

(1)主穴:阿是穴、委中。阿是穴位置:局部红肿热痛处。

(2)配穴:肩肘关节:条口、肩髃、巨骨、曲池;腕指关节:外关、合谷、中渚、阳池;胯股关节:八髎、环跳、风市、阴市;膝关节:犊鼻、阳陵泉、阳关、曲泉;踝趾关节:解溪、昆仑、照海、八风。

(3)药物:维生素 B_1 100mg/2ml,维生素 B_{12} 500mg/ml,使用时临时混合。

(4)方法:主穴每次仅取1穴,其中阿是穴以三棱针刺破放血,再行拔罐,留罐15~30分钟,取罐后如出现水泡,可用消毒针刺破放水,并以纱布覆盖固定。委中穴采用穴位注射,将上述药物分注于两侧。上法隔日1次。配穴据症选用,以毫针刺至得气后,用泻法,留针20~30分钟,每日针1次。适用于治疗急性风湿热。

(二)灸治疗法

灸法用于强壮体质,防止复发,预防链球菌感染。并可用于寒湿证关节疼痛治疗。采用温和灸法或温针灸。方法为在针刺得气后,将毫针固定在适当深度,将10cm长艾绒条放在针柄上点燃,直到燃完为止,使热力通过针身传入。适用于治疗慢性风湿热。

(三)推拿疗法

1. 穴位与部位:曲泽、尺泽、曲池、少海、手三里、气冲、髀关、血海、伏兔、足三里、阳陵泉、三阴交、解溪、肩髎、天宗、曲池、合谷、后溪、肩部、肩前、肩后三角肌等。

2. 主要手法:抚法、按法、揉法、揿法、捏法、拿法、掐法等。

3. 操作程序:在肘关节处抚、按、揉、滚;按揉曲泽、尺泽。在曲池、少海、手三里等穴处用拿法,助患者作肘关节运动。对下肢关节,可按压气冲、髀关、血海、伏兔、足三里、阳陵泉、三阴交、解溪。在下肢内、外侧用拿法,在下肢前面用揿法,最后在下肢上拍、扣、轻抚而结束。对肩关节,可点按肩髃、天宗、曲池、合谷、后溪及压痛点。在肩部、肩前、肩后三角肌处用揿法,再捏拿肩部、上臂部,用托肘掐或握手掐,尽可能使肩关节活动到最大限度。对缓解关节疼痛有一定效果。

(四)气功疗法

在本病治疗和恢复过程中,可辅以自我气功治疗,如练习内养功和保健功。急性期宜卧床休息,不宜做气功。

（五）外治疗法

1. 敷贴疗法

(1)定心膏穴位贴药:琥珀、莲子心、冬虫夏草、珍珠,以上四药比例量为1∶2∶0.2∶0.3。按实际需要确定制备数量,四药研末加少许冰片,混匀,瓶装备用。临用时取药粉4g加当归注射液适量调成糊膏状,分贴心俞(双)、膻中、乳根穴,每日换药1次。适用于治疗风湿热的心悸、脉律不整者。

(2)四黄水蜜调敷:大黄、黄连、黄芩、黄柏等分研末,每次约用30g,加温开水及少许蜜糖调成糊状,外敷患处,每日更换1次。适用于治疗风湿热的关节红肿热痛者。

(3)取洋金花流浸膏50ml,马钱子浸膏50ml,月桂氮革酮2g,乳膏基质适量制成100g乳膏,每克乳膏相当含洋金花0.5g,制马钱子0.5g。将乳膏薄涂肿痛关节,涂药范围与肿胀范围相同,塑料纸贴盖,外用胶布固定,用量每次1g,每天换药1次,10天为1疗程,可连续应用到关节肿痛消失。适用于治疗风湿热的关节红肿热痛者。

(4)取洋金花(质量控制在含生物碱以东莨宕碱计算为0.3%)、制马钱子(质量控制在含生物碱以士的宁计算为0.8%)各100g,加60%酒精970ml、冰醋酸10ml,浸泡1周后提取液过滤,加入甘油10ml,月桂氮革酮10ml,混均装瓶备用。酊剂约含洋金花、制马钱子生药各10%。用酊剂浸湿棉球涂擦肿痛关节,局部轻揉按摩每个关节5~10分钟,每天3~4次。可连续应用到关节肿痛消失。适用于风湿热的关节红肿热痛者。

(5)豨莶草20g,当归15g,海风藤30g,天南星10g,白芷10g,生大黄10g,川芎12g,生半夏10g,独活12g,羌活12g,麻黄12g。上药共煎之。用手蘸药物热敷于患处,其功效为舒筋活血,疏风定痛。适用于治疗风湿性关节炎患者。

2. 熏洗疗法

(1)连翘10g,金银花30g,蒲公英30g,野菊花30g,薄荷(后下)12g,青蒿(后下)12g,水煎,趁热外熏。适用于本病风热外袭者。

(2)虎杖、忍冬藤、豨莶草、海桐皮、桑枝各100g,羌活、两面针各50g。将上药加水约1桶煮沸30分钟左右,将滤药液倒进浴缸中,再将温水注入缸中使水温调至35~45℃,裸身浸药浴,每次15~30分钟。适用于本病关节红肿疼痛者。

3. 药泡疗法

(1)石龙芮(为毛茛科植物,其同属植物毛茛亦可供药用),全草洗净,切碎,捣成糊状,加面粉适量,混匀后分装瓶内,密封,置干燥处备用。

(2)用法:①将药物放入直径约4cm的酒杯内,平杯口为度,勿压紧。②倒扣酒杯外敷患处,一般取其穴位或压痛点。如病变在膝关节,则敷双膝眼;在肘关节,敷曲池;在脊柱,敷阿是穴;风湿性心脏病患者,加步廊穴。③外敷后用脱脂棉条围在杯口周围,再用胶布固定,防止药液外流。④敷药6~8小时,病人觉敷处有烧灼痛感或蚁走感奇痒时,即将酒杯取下,局部可见许多小水泡,逐渐融合成一大水泡,由淡黄色变为深黄色。⑤用消毒镊子撕去水泡表皮,可见黄色分泌物外流或见黄色凝固物。⑥放泡后局部切勿用凡士林纱布处理,而用无菌敷料覆盖。如局部有渗出液。可勤换灭菌纱布。无渗出液时,局部可见出血点,此时轻涂四环素软膏或金霉素软膏于表面,覆以灭菌纱布。1~2天后揭开,皮肤受损处即可痊愈。

（六）饮食疗法

1. 五加皮酒　五加皮、当归、牛膝各60g,糯米1 000g,甜酒曲适量。将上述三药洗净,煎取浓汁,再以药汁、米、曲酿酒。酌量饮之。舒筋活络,祛风除湿止痛。适于风湿痹证,主治关节疼痛。

2. 猪心枣仁汤　猪心 1 具,茯神 15g,酸枣仁 15g,远志 6g。将猪心剖开,洗净,置砂锅内,再将洗净打破的枣仁及洗净的茯神、远志一并放入锅内,加清水适量,先用武火烧沸,打去浮沫后,改用文火,烧至猪心熟透即成。只食猪心及汤。食时加食盐调味,每次 1 小碗,一日 2 次,5 ~ 7 天为一疗程。养心安神,适于治疗风湿热的心神失养心悸、烦燥、失眠者。

五、预防与康复

1. 风湿热是一种可以预防的疾病。应注意饮食及居室卫生,加强体育锻炼,防止上呼吸道感染,防止集体交叉感染。

2. 预防给药,如口服金莲花片,每次 3 ~ 4 片,一日 3 次。对已有急性扁桃体炎、咽炎、中耳炎、淋巴结炎、猩红热等患者,要积极治疗,青霉素为首选药物。注意对于慢性扁桃体炎及咽炎的治疗要积极。

3. 风湿热患者应卧床休息,直到无明显心脏受损情况,热退,血沉正常后才可起床活动。如有心脏扩大、心包炎、持续心动过速、明显心电图异常,则需在急性症状消失,血沉恢复正常后,持续卧床休息 3 ~ 4 周左右。

4. 患者汗出较多,应注意保持皮肤、衣服、被褥整洁,注意预防褥疮。

5. 饮食宜高热量、高蛋白、多维生素、富营养、宜消化为原则,忌生冷、油腻、过甜、辛辣等物,并需戒烟。

6. 患者居住环境宜安静,尤其对舞蹈症患者要注意避免噪声的干扰,加强精神护理。

第2章　类风湿性关节炎

一、概述

类风湿性关节炎，简称类风湿，是一种以关节为主的慢性全身性自身免疫性疾病。凡构成关节的各部分组织均可受到侵犯。其突出的临床表现呈对称的多发关节炎，特别以手足指、趾、腕、踝等小关节最易受累。早期或急性期发病关节呈红、肿、热、痛和运动障碍，晚期则关节强直或畸形，并有骨和骨骼肌萎缩。由于可出现全身多系统受损，如浆膜炎、动脉炎、巩膜炎、虹膜炎、间质性肺炎、肾淀粉样变、神经病变、淋巴结肿大、脾大、类风湿结节等，又认为本病是免疫系统调节紊乱所致的炎症反应性疾病，故称为类风湿病，属弥漫性结缔组织疾病。基因和环境因素控制着炎症反应的进程、范围和类型。

本病为常见病、多发病。据国外统计，人群发病率为0.25%。国内专家估计，我国有1 000万人发病。各省市都有散发，患病率约0.36%，好发年龄为20～50岁。女性发病率高于男性，男女之比约1：4。

类风湿属于中医“痹证”范畴。为《灵枢》所描述的“周痹”；《金匮要略》中“历节”病；后世医家亦称之为“顽痹”。

二、病因病理

(一)西医的病因病理

1. 病因

本病的病因尚不明确。一般认为其发病与自身免疫、遗传、感染等有关。

(1)免疫因素：病损滑膜组织上有大量的淋巴细胞和浆细胞浸润，滑液中有变性的IgG和类风湿因子组成的免疫复合物。类风湿因子(RF)有两种类型，即IgG－IgGRF和IgG－IgMRF。其中IgG－IgGRF可以再与补体结合，形成一种复合物。由于免疫复合物沉积在关节滑膜上，激活了机体的补体系统，使大量的中性粒细胞向滑膜和关节腔内渗入引起炎症，并促使中性粒细胞和巨噬细胞的吞噬作用，吞噬了与补体结合的免疫复合物，便形成了类风湿细胞。在消除复合物的过程中，类风湿细胞的溶酶体释放大量的酶，对关节的一些组织起到破坏作用，引起了局部病变。

(2)遗传因素：类风湿发病可能与遗传有关。有学者对类风湿发病情况作了调查，认为近亲发病率较高，提示类风湿与遗传相关。现已知人类白细胞抗原(HLA)是一个重要的遗传基因系统，位于第六对染色体上，具有A、B、C、D、DR、DQ和DP位点，每点控制着不同数目的抗原，HLA－DRt抗原和类风湿相关。

(3)感染因素：有人怀疑链球菌、类白喉杆菌、支原体、病毒等为类风湿病原体。曾在动物身上用感染的方法制造出类风湿模型，但是临床上尚未得到证实，故感染还是一种可疑因素。

(4)其他因素：寒冷、潮湿、外伤、营养不良、精神刺激等多为本病的诱发因素。

2. 病理

(1)关节病变：本病关节损害始于滑膜，表现为渗出和水肿。随着病情发展，滑膜逐渐生长出血管翳，血管翳向关节腔内伸展，由于它含有水解酶的作用，使关节软骨破坏，软骨下骨质受侵蚀，晚期肉芽组织可纤维化或骨化，使关节面互相融合，形成强硬关节。关节附近的肌肉和皮肤逐渐萎缩，骨骼有脱钙和骨质疏松表现。

(2)类风湿结节：类风湿结节直径为0.2～3cm。典型结节由三层组织组成：中央层为坏死区，有细胞残渣，纤维蛋白样细丝，网状纤维和胶原纤维；中间层为栅栏状的纤维细胞和少数多核巨细胞；外层为慢性的肉芽组织。

(3)脉管炎：脉管炎可广泛存在，受累的多为小动脉，其病变可由严重的坏死性脉管炎到局限性节段性的动脉炎。由于损伤处有免疫反应物质存在，因而认为脉管炎是属于免疫反应性的。

(二)中医的病因病机

1. 素体阳胜，感受风湿热邪，外袭肌肤，内舍于关节，三邪相搏，致经脉闭阻，郁而化热，则关节红肿热痛，甚则局部焮热不可触近。

2. 阳虚之体，感受风寒湿之邪，或因天气严寒，或因风寒外侵；或因居住潮湿，或因冒雨涉水，湿邪外渍，皆致阳气不发，气血郁闭，关节不利。由于阳虚之体得风寒湿邪则从寒化，故表现关节常肿胀凉痛，喜温怕凉。

3. 痹证日久，耗气伤血，损及脏腑，导致正虚体寒，则屡发不已。有的可从经络受邪，内舍于脏。致心病者，心慌气短；肺病者，喘咳气不足以息；脾病者，脘胀不能食；肝病者，胁痛胀满；肾病者，腰痛浮肿，使精血皆化为水。有的病久邪深，内脏虚损，正不胜邪，使津液凝滞，化作痰水而瘀阻络脉，交阻于骨节、筋膜之间，终致骨节畸形肿痛，肢体活动失灵。

三、临床诊断

(一)辨病

1. 全身症状　患者常表现疲乏无力，低热，胃纳不佳，体重减轻，肌肉酸痛，四肢麻木，手指发凉，还有贫血等症状。这些症状可能与免疫复合物对机体损害、营养不良、血管舒缩功能失常、精神不振等因素有关。

2. 关节表现　类风湿病变常以对称性的累及四肢及关节，局部可表现为肿胀、疼痛、活动受限等。

(1)晨僵：晨僵虽不是类风湿病的特有症状，但却是构成诊断的主要症状之一。通常起床后，受累关节僵硬疼痛，活动受限，随着时间延长，活动增加，而僵硬状态缓解。僵硬最早发生在手指关节，晨起不能握拳，若病情发展，可出现全身强直感。

(2)疼痛：往往指、腕、趾、踝关节首先肿痛，或单发，或多发，此起彼落，逐渐波及肘、肩、膝、髎以及颞颌关节，呈对称性发病。疼痛是其突出的症状，疼痛和肿胀是平行的，越肿越痛，压痛也更明显。肿痛常因天气变化，寒冷刺激而加重。当病情处于活动时，疼痛剧烈。病情缓解时，疼痛减轻。

(3)肿胀：发病关节腔内有炎性积液，表现为关节处漫肿，或红肿，四肢小关节易肿，手指关节多呈梭形肿大，膝关节多为鹤膝样肿，当病情缓解时，或静止期，关节肿胀可以消失。

(4)运动障碍：类风湿早期，由于炎症疼痛和软组织肿胀而引起活动障碍。若肿痛缓解，运动可以恢复正常。随着病情发展，肌肉萎缩，骨关节内纤维组织增生，关节周围组织也变得强硬，虽无肿痛症状，但运动功能也不能恢复正常。病情发展到晚期，病变关节强硬畸形，膝、肘、手、腕关节均固定于曲位，掌指关节呈半脱位，形成特征性的尺侧偏向畸形，运动功能障碍，动弹不得。

3. 其他　临床表现部分患者在关节的周围，如上肢的鹰嘴突、腕部及下肢的踝部出现皮下小结节，坚硬如橡皮。还有少数患者淋巴结及肝脾肿大，眼部有巩膜炎、角膜炎、结膜炎。侵犯心肺时，出现二尖瓣病，胸膜炎，表现为心慌、胸痛、咳嗽等症。

4. 辅助检查

(1)血沉(ESR)：在本病活动期多增快。

(2)C 反应蛋白(CRP):在炎症早期浓度增高,所以活动期阳性率可达 70%～80%。

(3)类风湿因子(RF):在 RA 患者阳性率可达 80%,常以 1∶80 以上有意义,对诊断本病的价值较高。

(4)血红蛋白:本病活动期常有轻度或中等程度贫血。血清铁、铁结合力可正常或偏低。

(5)本病患者对体液免疫和细胞免疫的影响:由于本病存在着免疫调节的紊乱,因此在急性活动期,常可见体液免疫亢进,尤其以 IgG 增高为最明显,IgM、IgA 变化轻微,补体 C_3 升高,总补体降低,循环免疫复合物(CIC)一般在稳定期时含量较低,有部分病例细胞免疫功能低下,尤其是抑制性 T 淋巴细胞明显减少。

(6)X 线检查:早期关节 X 线示无特殊改变,仅有关节周围间隙变窄,邻近骨质疏松。晚期可见两骨间关节面融合而关节腔消失,甚至可见关节半脱位、畸形关节邻近骨骼骨质疏松。

(二)鉴别诊断

1. 骨关节炎　又称肥大性关节炎、退行性关节炎、增生性关节炎、骨关节病等。发病年龄多在 40～60 岁,一般营养状况较好,无全身症状;多为负重关节受累,膝关节、脊椎关节或手指的远端指间关节等;关节周围软组织无红肿,一般关节畸形不明显;血沉、类风湿因子多无变化,发生于膝关节的中晚期患者多有关节积液;起病时间多不明确,常以隐匿起病为主;X 线检查显示退行性骨关节病改变、骨质增生、骨关节边缘密度增高等。

2. 风湿性关节炎　由于溶血性链球菌感染后所引起的,常为急性发作,伴有发热等全身症状,多见于青少年。关节红、肿、热、痛,早期多呈游走性,与天气变化关系密切,多累及大关节,皮肤易见皮疹、红斑或环形红斑、结节性红斑。白细胞增高,血沉增快,抗链球菌溶血素 O(AsO)增高。易累及心脏,出现心悸气急,心律不齐等。一般应用抗生素和抗风湿药物治疗效果满意。

3. 痛风性关节炎　是一种嘌呤代谢紊乱所引起的急性和慢性痛风性关节炎伴反复急性发作,血液尿酸浓度增高;起病骤急,多数患者在夜半突感关节剧痛,伴以发热等全身症状而惊醒,受累关节以大趾及跖趾关节部最多,其次为踝、手、腕、膝、肘及足部其他关节等,肩、髋关节甚少波及。久病者有痛风石沉积,常导致关节畸形,并有肾脏病变,常并发肾石症等。

4. 系统性红斑狼疮　可引起对称性关节炎,非常类似本病的关节症状,但红斑狼疮患者面部常有蝶形或盘状红斑,伴肝、肾等多脏器损害,全身症状较严重,无畸形的关节炎或关节痛;有雷诺现象或血管炎,口腔黏膜溃疡,浆膜炎,光过敏,神经精神症状。实验室检查:血沉增快,白细胞降低,血小板降低或溶血性贫血,蛋白尿或管型尿,高丙球蛋白血症,血液和(或)骨髓涂片狼疮细胞阳性,抗核抗体(ANA)阳性和血清补体 C_3 下降。5 年存活率为 75%～80%,10 年存活率 60%。死亡的主要原因为慢性肾功能衰竭。

5. 硬皮病　本病分为局限性和系统性两种类型,好发于 20～50 岁女性,女和男的比例为 3∶2,多有指端雷诺现象,常表现关节疼痛、手指僵硬。皮肤硬化可分为水肿期、硬化期、萎缩期。皮肤硬化水肿期患者易与类风湿关节炎混淆,该病皮肤硬化、发紫,可见张口困难,出现苦笑状面孔,并有胃肠道症状及体质衰弱。

(三)辨证

1. 湿热痹　病势急,关节红肿热痛,身热有汗不解,病痛关节屈伸不利,晨起僵硬,烦躁,小便短赤,舌苔黄,脉数。

2. 寒湿痹　肢节剧痛,不可屈伸,甚则强直拘紧,时轻时重,遇寒加重,得热则缓,每遇阴雨天为甚,舌苔薄白,脉弦紧或濡缓。

3. 毒热痹　关节红肿，焮热跳痛，不可触近，更不能转侧，皮下红斑，发热寒战，心烦，口渴，溲黄，大便干，苔黄，脉弦滑数。

4. 肝肾虚痹　痹病日久，累及肝肾，骨枯筋萎，关节强直变形，身体羸瘦，生活不能自理，溲少，便干，苔少舌体瘦削，脉细数。

（四）辨病要点

1. 辨标本　本病以正气虚弱、气血不足、肝肾亏损为本，风寒湿热、痰浊、瘀血为标。

2. 辨虚实　本病一般新病多实，久病多虚。病初多因外邪侵入，痹阻气血，以邪为主，如反复发作，邪气缠滞，营卫不和，聚湿成痰，血脉瘀阻，痰瘀互结，多为正虚邪实；病久入深，气血亏耗，肝肾损伤，以正虚为主。而临床常见正虚邪实，多证候相兼。

3. 辨寒热　本病证型不外寒热两端，临床主要为寒湿和湿热两大证候，寒湿胜者以关节肿大、冷痛、触及不热，喜热畏寒，天阴加重，舌淡苔白腻为特点；湿热胜者以关节肿大、热痛、触及发热，舌红苔黄腻为特点。

4. 辨体质　素体阳盛或阴虚体质多热化而成热痹，素体阴盛或阳虚体质多寒化而为寒痹。

5. 辨病　关节疼痛游走不定多为风邪；痛处固定，挛急痛剧，遇寒加重为寒邪凝滞；关节肿胀，重着酸楚，缠绵难愈为湿邪粘滞；关节红肿热痛，触及发热，身热口腔渴为热邪燔灼；关节痛如针刺、麻木、肿胀、变形、僵硬，舌暗苔腻为痰瘀互结。

6. 辨病位　早期病位一般在肌肉、血脉、关节；继则筋骨、关节；中晚期病重多在筋骨。甚则入脏。

四、临床治疗

（一）针刺治疗

1. 毫针疗法

毫针一

（1）常用穴位：全身有风池、大椎、曲池、气海、关元、神阙、足三里、三阴交、血海、合谷等。局部取穴：肩关节有肩髎、巨骨、臂臑，肘关节有尺泽、少海、手三里，腕关节有阳池、阳溪、大陵、合谷；掌指关节有八邪、合谷、三间，指关节有四缝、后溪，髋关节有环跳、秩边、阳陵泉；膝关节有膝眼、梁丘、委中、膝阳关、曲泉、阳陵泉；踝关节有昆仑、太溪、解溪、丘墟，趾关节有八风、内庭、太冲。

（2）配穴：多汗者加合谷、复溜；心烦加神门；尿黄赤者加三阴交。

（3）操作：每次全身取穴 4～5 穴，局部关节 2～3 穴，针用平补平泻法。寒痹针刺加灸，热痹单针不灸，痹证日久、疼痛固定不移者可用针刺放血。每次留针 20～30 分钟，每日 1 次。适用于治疗类风湿性关节炎。

毫针二

（1）主穴：大椎、身柱、神道、至阳、筋缩、脾俞、肾俞、委中、足三里、太溪。

（2）配穴：上肢受累加天宗；下肢受累加秩边；患在脊椎关节加夹脊穴；骶髋关节加小肠俞、膀胱俞；根据病变所犯关节不同，随证加减。

（3）操作：以上各穴均双侧取穴，每次选取 3～4 对穴位，行中强刺激，肌肉丰厚部位可行合谷刺，肌腱韧带附近可行恢刺法，若见穴位附近有小络外浮，可挑刺其血络，关节肿胀者，可用三棱针局部散刺出血，针后拔罐，以消其肿，关节畸形者，可行关刺，或用长针透刺。得气后可酌行补泻手法，使针感趋于病所。留针 20～30 分钟。对于寒湿偏盛者，亦可针后加灸或温针灸；湿热明显者，以单纯针刺或刺血为胜；疼痛明显者，选穴还可配合电针，频率为80次/分，强度以病人能耐受为度。急性期病情重者可每日针刺1次，慢性期则隔日1次，10次为1疗程。适用于治疗类风湿性关节炎。

毫针三

(1)取穴：指关节：八风、八邪、合谷；腕关节：阳池、外关、阳溪、腕骨；肘关节：曲池、曲泽、手三里；肩关节：肩髃、肩髎、膈俞；颈部关节：大椎、天柱、风池；脊柱关节：大椎、身柱、腰阳关、肾俞；髋前关节：环跳、居髎、秩边；膝关节：膝眼、阳陵泉、膝阳关、梁丘；踝关节：昆仑、丘墟、解溪、照海。

(2)配穴：风胜，配风池、血海、膈俞；寒胜，配肾俞、关元；湿胜，配足三里、商丘；热胜，配大椎、曲池、合谷。

(3)操作：每次选穴4~6个，实证用泻法，虚证用补法，每日或隔日一次，每15~20次为一疗程。适用于治疗类风湿性关节炎。

2. 龟针疗法

龟针一

(1)取穴：天宗、外关、曲池、肾俞、昆仑。

(2)方法：常规消毒后，各穴直刺1~1.5寸，得气后捻转1~2分钟，留针20~30分钟，每隔10分钟捻转1~2分钟，每日1次，12次为1疗程。适用于治疗类风湿性关节炎。

龟针二

(1)取穴：气海、三阴交、太溪、合谷、曲池、昆仑、阳陵泉。

(2)方法：气海、三阴交、太溪、曲池直刺1.2~1.5寸，太溪直刺0.8~1寸，昆仑直刺0.5~1寸，阳陵泉直刺1.5~2寸，得气后行捻转手法1分钟，留针20~30分钟。每隔10分钟捻转1次，每次捻转1分钟。每日1次，10次为1疗程。适用于治疗类风湿性关节炎。

龟针三

(1)取穴：曲池、外关、合谷、风市、血海、足三里、悬钟。

(2)方法：常规消毒局部皮肤，针刺得气后，诸穴均施以平补平泻法，留针30分钟。每日1次，12次为1疗程。适用于治疗类风湿性关节炎。

龟针四

(1)取穴：足三里、关元、命门、肾俞、外关、合谷、阳谷、解溪、太冲、照海、申脉。

(2)方法：先针刺命门、肾俞2穴，得气后，施捻转的平补平泻法，留针10分钟；出针后针刺关元穴，得气后，施提，插补泻法。其他诸穴，根据疾病的虚实，得气后施以相应手法，留针30分钟。每日1次，15~20次为1疗程。适用于治疗类风湿性关节炎。

3. 穴位注射疗法

穴位注射一

(1)取穴：肩髎、合谷、曲池、足三里、阳陵泉、肾俞。

(2)药物：雷公藤注射液、风湿灵注射液、川芎注射液。

(3)方法：用雷公藤注射液、风湿灵注射液、川芎注射液，选一种或交替使用，皮肤严格消毒后，常规操作。针刺得气后，回抽无血，每穴注射药液0.2~0.5ml。隔日1次，7次为1疗程。适用于治疗类风湿性关节炎。

穴位注射二

(1)取穴：关节肿胀点或疼痛敏感点、曲池、外关、合谷、阳陵泉、悬钟、解溪、大椎、身柱、大杼、至阳、膝阳关、命门。

(2)药物：醋酸强的松龙注射液、红当川注射液或骨碎补注射液。

(3)方法：用醋酸强的松龙注射液、红当川注射液或骨碎补注射液作穴位注射，每穴注入药液0.5～0.8ml，每次选用3～6个穴位，每隔3天治疗1次，10次为1疗程。也可用患者自体血清作敏感点的穴位注射，每次选取1～2个最主要的压痛点，每穴注入血清1ml左右，每周治疗1次，10次为1疗程。适用于治疗类风湿性关节炎。

穴位注射三

(1)取穴：指关节取阿是穴、八邪；腕关节取阿是穴、内关、鱼际；肘关节取阿是穴、曲池；肩关节取肩贞；踝关节取三阴交；膝关节取膝眼、阳陵泉。

(2)药物：2%盐酸普鲁卡因4ml、曲安奈得混悬液10ml。

(3)方法：每次根据病情选用上述穴位中的4～6穴。穴位皮肤常规消毒，用注射器吸入上药混匀，快速进针刺入皮下，稍作提插得气后，回抽无血，注入药物，每隔5～7天注射1次，2次为1疗程。适用于治疗类风湿性关节炎。

穴位注射四

(1)取穴：上肢：肩髃、曲池、外关；腕关节肿痛：阳池、神门；手指关节肿痛：手指四缝对侧关节。下肢：环跳、足三里、膝眼、悬钟、昆仑；足关节痛：大都、行间。

(2)药物：醋酸确炎舒松－A注射液。

(3)方法：穴位皮肤常规消毒，用注射器吸入药物，刺入穴内，有针感后回抽无血，注入药液，每穴注入药物0.5ml，每次取5个穴位，上述穴交替使用，每周1次。适用于治疗类风湿性关节炎。

3. 耳针疗法

耳针一

(1)取穴：病损关节的相应耳穴。

(2)方法：每次选取6～8个穴位，用耳针强刺激，每日1次，20次为1疗程。亦可在耳穴埋压王不留行籽治疗。适用于治疗类风湿性关节炎。

耳针二

(1)取穴：根据关节疼痛部位，分别取相应区压痛点、交感、神门、内分泌。

(2)方法：中度刺激，留针10～20分钟。每日或隔日1次，10次为1个疗程。适用于治疗类风湿性关节炎。

4. 梅花针疗法

(1)主穴：脊柱两侧、肩胛部、患部关节。

(2)治法：上肢关节痛重点叩刺颈椎4～7、胸椎1～4两侧及肩胛骨内缘和患部关节；下肢痛重点叩刺腰椎4～骶部、臀部及患部关节；急性关节肿痛者，重点叩刺关节周围；有肌肉萎缩者重点叩刺关节周围部、足三里、大椎；有关节强直、运动障碍者可重点叩胸椎8～12两侧，强直关节区密刺。也可以根据疼痛局部不同，选阿是穴叩刺出血。隔2日1次，5次为1个疗程。适用于治疗类风湿性关节炎。

5. 电针疗法

(1)取穴：分为3组，其一为膝眼、鹤顶、阳关、委中；其二为梁丘、血海、阴陵泉、阳陵泉；其三为足三里、三阴交、昆仑、照海。

(2)方法：每次取各组2～3穴，隔日1次，交替取穴。针刺得气后接电针仪，电针用疏密波20～30分钟，刺激强度以能耐受为度，10次为1个疗程。适用于治疗类风湿性关节炎。

6. 激光针疗法

(1)取穴:头面部取颊车、下关;上肢关节疾患取合谷、曲池、肩髃等;下肢关节疾患取环跳、秩边、膝眼、犊鼻;腰部疾患取肾俞、命门、背俞穴与夹脊穴;肩关节疾患取肩髎、肩露;腕关节疾患取阳池、腕骨、阳溪;膝关节疾患取膝眼、梁丘、血海;踝关节疾患取商丘、丘墟、昆仑、申脉、照海等。

(2)方法:用氦-氖激光照射,每次每穴10分钟,每日1次,10次为1个疗程。适用于治疗类风湿性关节炎。

7. 头针疗法

(1)主穴:取相应部位区域。

(2)配穴:取病变对侧区域。

(3)方法:用26号1寸毫针刺入,深达骨膜为准。针刺后捻转,有酸困重感即可。留针30分钟,每日1次,10次为1个疗程。适用于治疗类风湿性关节炎。

8. 三棱针疗法

(1)取穴:上肢取腕骨、合谷、手三里、尺泽;肩背取大椎、肩髎、肩髃;腰部取命门、委中;下肢取阴陵泉、解溪、厉兑。

(2)方法:局部常规消毒后,用三棱针点刺出血。隔日1次,5次为1个疗程。三棱针点刺放血疗法对本病治疗也有较好疗效。适用于治疗类风湿性关节炎。

(二)灸治疗法

1. 取穴:①膻中、中脘、气海、足三里。②膈俞、肝俞、脾俞、命门。

2. 方法:取以上两组穴位交替使用,使用隔药饼灸。将艾炷置于附子药饼(附子40份、丁桂散9份、冰片1份,共研粉末,等量饴糖拌和而制成直径约2cm、厚0.6cm左右的圆形饼)上,燃艾炷3~4壮,以不灼伤皮肤为度,隔日或每日1次,50次为1疗程。亦可在上述穴位施以灸罐灸法,热力深透,火足气到,但也应以不灼伤皮肤为宜。每日1次,10次为1疗程。适用于治疗类风湿性关节炎。

(三)推拿疗法

推拿一

1. 常用穴位及部位:气海、关元、大杼、肾俞、命门、三焦俞、病变的关节部等。

2. 主要手法:点揉法、摩法、擦法、㨰法、捻法等。

3. 操作程序

(1)患者仰卧位,医者以掌摩法顺时针方向摩腹3~5遍,然后点揉气海、关元穴5分钟。

(2)患者俯卧位,医者以㨰法施于背部两侧足太阳经,往复于大杼至三焦俞之间,直擦督脉自大椎至长强,横擦肾俞、命门共8分钟。

(3)继上,在病变大关节周围施以㨰法,再按揉病变关节周围穴位。在病变的小关节周围施以捻法,同时配合关节被动运动,以滑利关节。适用于治疗类风湿性关节炎。

推拿二

1. 主要手法:按法、摩法、牵伸法、振动法、拿法、点压法、推法等。

2. 操作程序

(1)病变在四肢者采用点穴按摩手法。操作要领:患者俯卧,医者立于一侧,用推拿手法施于臀部,向下至小腿后侧,顺髋、膝、踝、趾关节作重点治疗,并配合牵伸法,以出现透热感为宜。

再让患者取坐位，医者立于一侧，用掌心按法，置于患者臂内、外侧施治，从肩部至腕部，反复点按6遍。有关节活动障碍者，医者可使用振动法，同时配合关节屈伸、旋转等被动活动，时间约为10分钟左右。然后患者取仰卧位，医者立于一侧，先用按拿法以疏松大腿至小腿的内、外侧肌肉。再进行下肢的外旋、外展活动，踝关节的屈伸及内外翻活动。对髋、膝、踝关节病变部位可行牵伸法，以促进血液循环，以患肢有热感为宜。

(2)病变在脊柱者采用点压、按摩、推振手法。患者取坐位，医者立于患者一侧，用掌推振患者颈项两侧及肩部，并配合颈部左右旋转及后伸活动。运气推振时以患者颈部有热感为宜。再让患者取俯卧位，医者侧立，于患者腰背部沿脊柱两侧，从大椎穴至命门穴上下反复施用推拿法，或配合用振颤等手法，以疏通督脉及膀胱经。再用气功点压法施于脊柱两旁，从大椎穴至八髎穴，向下再点压两下肢至涌泉穴，反复6遍，或配合平推手法，反复进行6遍。

本病是较顽固的慢性疾病，应采取早期治疗和加强功能锻炼，一般能恢复或基本恢复病变关节的活动功能。适用于治疗类风湿性关节炎。

(四)医疗体操疗法

医疗体操的作用早期主要是改善全身状态，改善局部血液循环，促进炎症吸收，防止软组织粘连、肌肉萎缩和关节挛缩；晚期主要是松解挛缩的关节囊和韧带，增强关节周围肌肉群的力量，扩大关节的活动范围。

1. 颈项运动　低头、仰头、左转头、右转头、头部左右旋转。各个方向各做10次。

2. 手腕运动　手指伸直、握拳、背伸、掌屈、旋前、旋后。反复练习10~20次。

3. 肘肩运动　两上肢前伸平举、上举、放下；两上肢侧平举、屈肘、手指触肩、上肢放下。各做10~15次。

4. 扩胸运动　两上肢屈曲于胸前，向两侧分开，同时扩胸。反复练习10~15次。

5. 腰背运动　两上肢上举，身体前倾，同时手指触足趾，复原。然后项背过伸，以使背肌牵伸为度。反复练习10次。

6. 膝髋运动　两下肢伸直，单侧膝关节屈曲，足底着床，复原，或下蹲运动与向前抬腿运动。反复练习10次。

7. 趾踝运动　两下肢伸直，蹰趾背伸、跖屈；踝关节内旋、外旋。反复练习10~15次。适用于治疗类风湿性关节炎。

(五)气功疗法

本病可以采用八段锦、内养功、气动功、保健功等功法治疗，目的是使病变关节的肌肉、骨骼、韧带得以调理。

1. 两脚平行开立，与肩同宽。双臂徐徐自左右方向上举过头，十指交叉，翻转掌心朝上托，两臂充分伸展，同时缓缓抬头上观，慢慢吸气。翻转掌心朝下，到胸高时随落随翻转掌心，眼随手运。

2. 马步站式，上体正直，两臂平屈于胸前，左臂在上，右臂在下。两手握拳，左手缓缓向左平推，左臂展直，同时右臂肘向右拉回，右拳位于右肋前，拳心朝上，如开弓状。

3. 左手自身前成竖掌向上高举，左臂伸直后，左手翻掌上撑，指尖向右，同时右掌心向下按。

4. 两臂下垂或叉腰，仅仅头部缓缓向左移，眼看后头，配伍呼吸。头颈或颈腰同时向右转，恢复平视。全身放松，配合呼吸。

5. 马步站立，双手叉腰，缓缓呼气后按腰向左，将余气缓缓呼出，头部自左方经体前至右上方。拧腰恢复马步站势。同时全身放松,呼气末尾,两手同时作节律掐腰数次。

6. 两掌向前伸屈,上体缓缓向前伸屈,两膝保持挺直,同时两掌沿尾骨、大腿后侧向下按摩。上肢展直,两手沿两大腿内侧按摩至脐旁。双掌沿带脉,两手抵住腰骶部。

7. 马桩站势,取展拳掌,臂外旋握拳抓回,呈仰拳置腰间。

8. 两足与肩同宽,两臂自身侧上举过头,足跟提起,同时配合吸气;两臂自身前下落,足跟亦随之放下,配合呼气,全身放松。

(六)外治疗法

1. 磁疗法　取患部局部和邻近穴位,或以压痛点为取穴部位,其一用铁氧体磁片穴位贴敷,磁场强度100~900高斯,磁片直径0.8~4.0cm。其二用钴磁片穴位贴敷,场强1 000~3 000高斯,直径0.7~2cm。其三用磁疗机每日治疗30分钟。3组均以2周为1个疗程,疗程间隔7~10天。适用于治疗类风湿性关节炎。

2. 物理疗法

物理疗法一

水疗法:水疗的康复应用一般是指浴法治疗而言。浴法可分为全身、半身及局部治法,病人也可在水池内或盆池中治疗。本病急性期过后,当关节炎的疼痛和肿胀已减轻时,即可进行水疗或矿泉浴。水温宜从37℃开始,在浴中逐渐增加热水,使水温加到40~42℃,以病人感到舒适并有轻度疲劳感为宜。每日1次,每次15~20分钟。在水疗法中,温热作用于人体,改善全身及关节局部的血液循环,使新陈代谢旺盛,促进关节炎症的吸收。同时温热可解除肌肉的挛缩,改善关节囊、韧带、肌腱的伸展性,可以改善关节功能障碍。适用于治疗类风湿性关节炎。

物理疗法二

温热疗法:这是一种将砂粒、粘土、石蜡等物质加热,通过温热、机械和化学的刺激作用,达到治疗目的的方法。这些热疗是古老的也是常用的理疗方法。如石蜡疗法,因石蜡热容量大,导热差,故应用60~70℃的石蜡,也不致烫伤皮肤;又因石蜡冷却后体积自行收缩,紧贴皮肤,所以石蜡不仅有较高的热效应,而且还有压缩组织、增加血液回流、减轻局部慢性水肿的作用。蜡疗之所以能缓解类风湿性关节炎的疼痛和肿胀,是由于温热使关节局部血管扩张,血液循环改善,增加了关节局部的营养。适用于治疗类风湿性关节炎。

物理疗法三

热熨:是将发热的物体置于患病部位。有几种方法:①用热水袋装热水(60~70℃),外包一块毛巾置患病部位;②用湿热毛巾敷患处;③坎离砂250g,倒入陈醋50~100ml,待其发热后装入布袋,热敷患处,以能耐受为度,每次熨20~40分钟,每日一两次。现有热敷袋用之更方便。用于治疗类风湿性关节炎的风寒湿痹型。

3. 泉水疗法　用泉水的温热(25~37℃或37~40℃)、静水压力、浮力和水微粒的摩擦作用,以改善微循环,发挥镇静、镇痛、松弛肌肉和消肿作用。对类风关亚急性期和慢性期疗效较好,可起到延长缓解期和恢复关节功能的作用。

4. 离子透入疗法　用经皮肤的电刺激仪,在病变部位上用药液湿敷(如配置中药颗粒剂溶液、新磺片调液、风痛宁针剂等),使药液离子透入,每次5~10分钟,每日1次,30次为一疗程。据报道,可使血沉、类风湿因子、抗链"O"等下降,受累关节肿痛好转。

5. 湿泥疗法

(1)天然泥:如淤泥(无机的),多存在井底、池沼、盐水湖、矿泉等地,可含调节自主神经的微量元素。热泥治寒性病,寒泥治热性病。

（2）人工泥：可制药物泥（药物研细或水煎液和泥，或热泥加热至50°～60°），敷于患处，外包裹，每日1～2次，每次15～20分钟，10～15次为一疗程。

6．药物外用疗法

（1）“痹痛定”外涂：生川乌20g，洋金花2g，闹羊花16g，陆英20g，紫肉桂20g，花椒6g，樟脑3g。为粗末，用75%酒精300ml，浸泡5～7天，过滤去渣棉签蘸药液涂患处，日2次。用于治疗类风湿性关节炎的风寒湿痹型。

（2）“风痛散”热敷：桂枝、细辛、白芷等药按一定比例研细末，纳入铁砂（致热源），透膜包裹，外敷，每日1次。用于治疗类风湿性关节炎的风寒湿痹型。

（3）生川乌15g，生草乌15g，生附子15g，生半夏15g，洋金花3～6g，冰片6g。煎汤熏洗，每次30～40分钟，日2次。或研末，水调或黄酒调或醋调成薄饼，外敷肿痛关节处，日1次。用于治疗类风湿性关节炎的风寒湿痹型。

（4）生半夏30g，生南星30g，丁香9g，乳香、没药各6g，肉桂6g，冰片6g。煎汤熏洗，每次30～40分钟，日2次。或研末，水调或黄酒调或醋调成薄饼，外敷肿痛关节处，日1次。治疗痰瘀互结者。

（5）药浴：将祛风除湿、舒筋活络、活血化瘀的中药煎煮制成洗剂，按1剂汤剂用2次的比例加入45～50℃的温水中配成中药浴液，置于药浴室自动循环与多孔冲浪式特制搪瓷浴缸内，让患者全身或病变患肢浸泡于药液中。每次30分钟，每天2次，15天为1疗程。适用于治疗类风湿性关节炎的各证型。

（6）发泡外敷：用某些能引起局部发泡的药物，捣碎敷于病痛部位或穴位上。

①鲜毛茛60g洗净捣烂敷关节部位，起泡后，用消毒针挑破，揩干后纱布包扎。

②白芥子60g研细末，用白酒或黄酒和如糊状，摊布上，包裹于关节肿痛处，干后即换，以局部发泡为度，泡破干痛，可涂以麻油。

（7）熏洗：用药物煎汤的热蒸汽熏蒸患处。

①如取羌活、独活、威灵仙、松树叶、狗脊各60g，煎煮后趁热熏洗患处。每日1～2次，每次60分钟。

②熏蒸药物根据中医辨证配制，根据痛度有分局部熏蒸和全身熏蒸。如中药汽疗仪（无锡产），每次30分钟，以42℃左右为宜。局部皮肤黏膜吸收药物后，可加速血液、淋巴液的循环，促进新陈代谢，加快代谢产物的清除。

（七）饮食疗法

1．酒　黄芪、当归、红花、威灵仙、生地、蕲蛇各30g，白酒600ml，浸泡1个月后饮。每次10ml，每日2次。有益气养血，祛邪通络之功。适用于治疗类风湿性关节炎的各证型。

2．辣椒50g，羊肉250g，加油、盐、酒、姜煸炒，服食。用于治疗类风湿性关节炎的风寒湿痹型。

3．猪肉500g（切块），加盐、酒、姜，炖七成熟，加木瓜100g，再煮熟服食；粳米100g，薏苡仁50g，煮粥常服。用于治疗类风湿性关节炎的风湿热痹型。

4．猪肉骨500g，黄豆200g，加酒、姜、盐，炖食。可益肾壮骨，祛风通络。用于治疗类风湿性关节炎的病久肝肾亏虚型。

五、调摄护理

1．防范风寒、潮湿是预防本病发作的重要因素。炎热之天，且不可汗出当风，或睡于风口，或卧于地上,或露宿达旦,所谓"虚邪贼风,避之有时",截其来路乃是预防之良策。

2. 保持精神愉快和情绪乐观,对本病的治疗有着积极的影响。

3. 坚持不懈的锻炼,提高抗病能力,使全身气血流畅,调节体内阴阳平衡,是提高疗效的根本保证。

4. 有病早医　病在初,治尚易;病延长,病情深,难治愈。

5. 精神护理　是本病治疗方案中的重要组成部分。尤其是对急性期患者,病情不能一时控制,情绪急躁,求愈心切,更需加以宽慰,说明本病反复发作的特征,告知只有及时治疗,才能使病情控制,症状缓解。

6. 生活护理　由于疾病的影响,患者的生活有许多不便,需要帮助与指导。每日测体温,汗出及时擦干,勤洗澡或洗脚,促使血液通畅。对肢体功能丧失卧床不起者,要防止褥疮发生。对严重关节功能障碍者,要防止跌仆、骨折等意外发生。饮食要有节制,正确对待药补及食补,不能蛮补滥补,应在医生指导下选择应用。

7. 姿态护理　由于本病患者姿态异常,往往影响工作和生活。姿态护理的目的是及时纠正患者的不良姿态、体位。如膝部伸直时疼痛更甚,病人就在平卧时与膝下垫 4 公分枕头以求舒适。但久而久之,膝关节就固定在半屈曲位,不能伸直,行走时屈膝、鸭步。有的病人肘关节屈伸不利,屈曲挛缩,日久则僵硬固定,刷牙、洗脸等动作均受限制,甚至持筷不能将饭送进口内。有些病人急性发作期关节活动不利,症状减轻后又不注意功能锻炼,因而关节僵硬,活动受限。医护人员应对患者的站、坐、行、睡的姿态和四肢安放的体位等予以经常指导,及时纠正不正确的姿势,防止贻害终生。

8. 功能锻炼护理　通过关节功能锻炼,避免出现僵直挛缩,防止肌肉萎缩,恢复关节功能,促进机体血液循环,改善局部营养状态,振奋精神,保持体质。如手捏核桃或健身球,锻炼手指关节功能;两手握转环旋转,锻炼腕关节功能;脚踏自行车,锻炼膝关节;滚圆木、踏空缝纫机,锻炼踝关节等。锻炼时切勿超过自己的耐受力,适可而止,活动量应逐步增加,循序渐进。锻炼必须持之以恒,方能发挥效果。

六、按语

类风湿性关节炎是临床常见的疑难病证之一,针刺、灸治等治疗本病疗效肯定,主要是对减轻本病的关节疼痛、肿胀等较为显著,但对疾病后期骨关节僵硬、畸形效果差,对长期类固醇激素依赖性患者也很难奏效。体虚复感风寒湿邪,经络闭阻,是类风湿性关节炎的主要原因,早期治疗,以局部取穴为主,晚期须整体与局部结合,扶正与祛邪兼顾,补泻并用。因为本病为较难治的疾病,针刺、灸治等治疗的同时,应配合药物治疗,但在症状改善后,撤激素时要慎重、耐心,防止引起反跳现象,加重病情。

针刺、灸治等治疗本病的作用机理进行了大量研究,主要研究重点是针灸对类风湿性关节炎病人免疫功能的影响,实验表明,温针灸可调节病人的白细胞介素、免疫球蛋白、C 反应蛋白、免疫循环复合物等;穴位注射还对患者 NK 细胞活性有明显的升高作用。针刺、灸治等治疗,可能通过调整患者的免疫功能而达到治疗的目的。

在急性发作期具有发热、关节肿痛等,病情活动阶段的患者,应尽可能卧床休息,但必须注意休息时所采取的姿势,以免日久形成畸形。一般严重病人卧床 1～2 周,中度病人 3～7 天,视具体病情而定,受累关节经过休息可以减轻症状,又能使负重关节减轻负担,在病情稳定阶段,要坚持体育锻炼,以防止肌肉萎缩,维持和改善关节活动。

第3章　系统性红斑狼疮病

一、概述

系统性红斑狼疮病(SLE)是一种较为常见的典型的自身免疫性炎症性结缔组织病，属非器官特异自身免疫病范畴。常累及全身多个器官，特别是皮肤和肾脏，血清有多种自身抗体，特别是抗核抗体，是本病的特征性标志。病因迄今不明，其发病率为0.01%～0.08%，患者性别男女之比为1∶7～9；发病年龄大多为15～35岁，以年轻女性多见，但亦见于儿童及老人，在这两个年龄组中男性发病显著高于女性。

中医无系统性红斑狼疮这一病名，根据其临床表现，近似于“阳毒发斑”或类似“鬼脸疮”。

二、病因病理

(一)西医的病因病理

1. 病因

(1)遗传因素：SLE有明显的遗传倾向。近亲发病率高达5%～12%。研究孪生子的发病率，发现同卵孪生子的要较异卵孪生子为高。

(2)病毒因素：不少学者认为SLE可能与慢病毒(C型RNA病毒)感染有关。在SLE动物模型NZB/NZW，小鼠的组织中可分离出C型病毒。并在这些小鼠的肾小球沉积物中能够测得大量的抗C型病毒相关抗原的抗体。SLE患者的肾组织、皮肤以及周围淋巴细胞在电镜下曾见到有管网结构的包涵体，极似副黏病毒。此外，在患者血清中亦曾测得某些病毒(如麻疹、副流感、单纯疱疹、EB、风疹等)，抗体滴度增高，但迄今未能在SLE患者组织中分离出C型病毒或其他病毒。

(3)激素因素：大部分SLE患者都是育龄妇女。在实验动物中亦相似，NZB/NZW第一代杂交鼠的雌性小鼠较雄性小鼠发病率高，且病情严重。注射雄性激素可减轻雌性小鼠的肾脏病变，并延长寿命。

(4)环境因素：对某些SLE患者的发病有密切关系。日光中的紫外线照射可使DNA转化为胸腺嘧啶二聚体。后者抗原性较强，易刺激机体产生全身性免疫反应。

(5)药物因素：服用某些药物如普鲁卡因酰胺、苯妥英钠、肼苯哒嗪和异烟肼可引起狼疮样综合征，血清中出现抗核抗体，如抗RNP抗体和抗ssDNA抗体，但血清补体正常，无抗dsDNA抗体和Sm抗体。极少发生免疫复合体性肾炎和中枢神经系统损害。停药后症状和自身抗体均可消失。

(6)饮食因素：含有补骨脂素的食物(如芹菜、无花果)具有增强SLE患者光敏感的潜在作用。蘑菇，某些食物染料(比如酒石酸类物质)及烟草含有可诱发药物狼疮的联胺。其他如刀豆素主要存在于苜蓿类种子和新芽以及多种类豆荚植物中。限制热量及脂肪酸摄入可降低鼠狼疮的严重程度。

(7)其他因素：严重的心理压力、过度劳累可诱导疾病的突然发作。反应性芳香胺染发剂都可能与SLE发病有关。

2. 病理

(1)血管炎：主要为急性坏死性血管炎改变。常累及肌型小动脉及细动脉，早期有纤维素物沉积，病变发展可有血管节段性坏死、内皮细胞和纤维素增生、血管周围淋巴细胞浸润及水肿。

(2)皮肤损害：表皮角化过度，毛囊口扩大，有角质栓塞，棘层萎缩，基底细胞液化变性，真皮上部嗜色素细胞增加，胶原纤维水肿，有纤维蛋白变性。

(3)肾脏损害：狼疮性肾炎的特异性病理表现，在免疫荧光检查时各种免疫球蛋白及补体阳性而出现"满堂亮"现象，肾间质及沿肾小管基底膜部位免疫荧光阳性率达60%，肾小管上皮细胞核阳性达40%~50%；在光镜下见有：苏木紫小体，核破裂，纤维素样坏死，银耳环透明血栓，组织学类型转变相当常见，可见混合性组织学类型。

(二)中医的病因病机

1. 先天不足　本病多有先天禀赋不足，阴阳失调，肾阴亏耗。女子体阴而用阳，阴常不足，少妇、少年正值气火旺盛之时，故多有阴虚内热，外邪乘虚而入，"邪入于阴则痹"，痹阻先在阴分，阴虚为本，血虚有火；若房事不节，命相火动，水亏于下，火炎于上，阴火消灼，真阴愈亏，病久阴血暗耗，阴损及阳，气阴两虚，时有外感引发病深则阴阳两虚。

2. 外邪侵袭　六淫之邪或其他阳邪外侵，以至阳热亢盛，消灼阴液，特别是暑热由皮肤而入酿成热毒，外能伤肤损络，内能波及营血；或病邪与气血相搏，阻滞脉络，化热伤阴。

3. 瘀血阻络　血热则瘀，血寒则凝。因本病多为阴血亏虚为本，易外感六淫之邪，外邪郁而化热，血热互结，阻塞脉络，故本病瘀热为多，瘀寒为少。瘀毒、热邪或阻塞体表脉络，或壅塞三焦，损伤肺、肝、肾等内脏，或上入巅脑，则临床表现为四肢皮肤瘀点瘀斑、血尿、蛋白尿、月经不调、胸水、腹水、浮肿、瘼疢、偏瘫，以致阴阳气血失于平衡。热毒为主要内邪。毒邪入里燔灼阴血，瘀阻经脉，伤于筋络或脏腑。热伤血络，血热外溢，凝滞肌肤；毒热凝滞，阻隔经络；毒热内攻犯脏则五脏六腑受累。热耗肾阴，真阴亏损；阴亏及阳，肾阳式微。

本病基本病机为素体阴虚，肝肾不足，热毒内盛，痹阻络脉，内侵脏腑。病位在经络血脉，以三焦为主，与肝、脾、肾密切相关，并可遍及全身多个部位、脏腑。本病病理性质为本虚标实，以阴阳气血亏虚失调为本，毒热瘀血为标。治法上以益气养阴、调补肝肾、活血化瘀通络治其本，清热、解毒治其标。

本病初病在表，四肢皮肤脉络痹阻，疾病由表入里而损及内脏，甚至弥漫三焦，五脏六腑俱损，表里同病，发为重症，若上入巅顶最为危重。

三、临床诊断

(一)辨病

1. 症状　起病变化多端，可为急性、暴发性或隐匿性。一般先累及一个系统，以后扩展到多系统损害。多数患者有乏力、发热、关节痛、皮疹及某一脏器受累的相应症状。可以自发性发病，或自然缓解，亦可被某种因素诱发，如阳光照射、感染、妊娠、分娩、某些药物、手术或精神创伤等。

2. 体征

(1)皮肤、黏膜：80%患者有皮肤损害，最常见的在皮肤暴露部位，出现对称性皮疹，典型者在两面颊和鼻梁部位呈蝶形红斑。这种皮损为不规则的水肿性红斑，色鲜红或紫红，边缘清楚或模糊，表面光滑、有时可有鳞屑。于疾病缓解时红斑可消退留有棕黑色素沉着，较少出现萎缩现象，在系统性红斑狼疮患者中也可以见到盘状红斑的皮损，这与蝶形红斑略有不同，常呈不规则的圆形，边缘略凸出，毛细血管扩张明显，红斑的皮肤毛囊扩大，粘有鳞屑，晚期可出现皮肤萎缩、疤痕和皮肤色素消失，以面、颈、臂部较为多见。活动期患者可有口、鼻腔黏膜无痛性溃疡，或可有鼻中隔穿孔。亦偶有阴道溃疡。

(2)关节、肌肉:90%以上的病例累及关节。关节肿痛往往是首发症状,最为常见的是对称性手的近端指间、足、膝、腕和踝关节,而肘及髋关节较少受累。一般骨质无异常。少数患者可有近端指间关节过伸和远端指间关节屈曲,使手指形成"鹅颈样"畸型,甚或伴有明显的手指尺侧偏斜。约50%患者有肌痛和压痛,如伴有显著的近端肌肉萎缩,应考虑与多发性肌炎重叠。

(3)浆膜:1/3以上患者有双侧或单侧性胸膜炎、多数为少量或中等量的胸膜渗液,患者感胸痛、气短和胸膜摩擦音。25%患者有心包炎,可伴有心前区痛或心包摩擦音,多数为少量或中等量心包积液,而由大量心包积液所引起的心包填塞者罕见。约5%患者有少量腹腔渗液,系由腹膜血管炎和肠壁浆膜炎所致。

(4)肾脏;严格地说几乎所有SLE皆累及肾脏,但在临床上仅约半数有尿液异常。按全身性红斑狼疮性肾炎临床病理分型可分为四型:①系膜型:此型最轻、预后最好,有少量蛋白尿和显微镜下血尿,肾功能代偿佳,糖皮质激素治疗反应良好;②膜型:主要表现为肾病综合征,病程进展慢,糖皮质激素治疗反应有时仍好,但最后可发生肾功能衰竭;③局灶型:患者可有少量或中等量蛋白,血尿少见,糖皮质激素治疗反应尚好,极少发生肾功能衰竭;④弥漫增殖型:此型最严重,可有重度蛋白尿、血尿、管型尿及高血压,其预后多和病理改变的程度密切相关,如以增殖为主则应用大量糖皮质激素,仍能逆转病情;但如以硬化为主,则激素无效,预后极差。

(5)心脏:约10%累及心脏及心内膜。如心动过速和二尖瓣区杂音不能以发热贫血解释,应考虑有心肌炎或赘疣性非细菌性心内膜炎可能。近年观察到长期应用激素治疗的患者,冠心病和心肌梗塞发生率有所增高。

(6)肺:约10%患者有狼疮性肺炎,其特征为肺部有斑状浸润,可由一叶转向另一叶,激素治疗能使阴影消除。5%有间质纤维化,患者可无症状,但肺功能和肺活量均有减退。

(7)消化道:约21%有恶心、呕吐、食欲减退或腹痛。显著的腹部痉挛性疼痛常为SLE活动的表现,偶可有急腹症如肠梗阻、肠穿孔或急性胰腺炎。

(8)中枢神经:约50%累及中枢神经,威胁患者生命。最常见的表现为癫痫样发作(以大发作多见)和器质性脑病,如行为异常、忧虑、定向障碍、过度兴奋、抑郁、幻觉、强迫观念或偏执狂等精神病症状。

(9)眼:约15%有巩膜炎,20%~25%患者累及视网膜及角膜。视网膜可有渗出、出血和细胞样小体,个别严重者可引起视觉障碍甚至失明。

(10)月经及妊娠方面:月经不规则,或过多,或两者兼有。妊娠头3个月流产机会高,难产后能使病势加重。患者须在医师指导下控制病情活动,6~12个月后(肾上腺糖皮质激素用量在15mg/d以下)才允许妊娠。有些女性在妊娠期或产前发生SLE;产后SLE加重,需及时加强治疗。

(11)脱发:弥漫性脱发,头发脆性增加,失去光泽,枯萎则为"狼疮发"。

(12)淋巴结病变:50%~75%的患者伴有淋巴结肿大,病理改变以滤泡增生为主。

3. 辅助检查

(1)血液检查:SLE贫血常见,呈正常细胞性正色素性贫血。白细胞减少,少数可增高。T细胞减少与细胞免疫功能减退有关,B细胞计数亦下降,其功能检测却显示增强。血小板减少,存活时间缩短,现发现与抗心磷脂抗体有关联。血沉增快,血清白蛋白降低,β球蛋白增高,白、球蛋白比例倒置。血清IgG、IgA、IgM在病情活动期增高,尤以IgG为著,非活动期不增高,在长期大量蛋白尿的肾病患者IgG可降低。类风湿因子约40%病例阳性,梅毒血清学2%~15%呈假阳性,抗凝血因子Ⅷ和Ⅸ抗体阳性。

(2)LE 细胞检查:约半数病例检测阳性,具有诊断价值。

(3)抗核抗原抗体(ANA)试验:常作为筛选试验,敏感性高,特异性差,大多数病例阳性,尤以活动期高,反复测定累积阳性率更高。但 ANA 持续阴性,有其他免疫学特征,可能是一个亚型。

(4)抗 ds-DNA 抗体检查:测用间接免疫荧光法检测,活动期患者阳性率高达 90% 以上,缓解稳定病例,阳性率下降,抗 ds-DNA 抗体具有一定特征性,是诊断 SLE,监测其活动性和判断预后的一项重要指标。

(5)抗 ENA 抗体试验:抗 ENA 抗体中主要包括抗 Sm 抗体。在 SLE 的阳性率近达 1/4。

(6)抗心磷脂抗体:SLE 患者血清中可测出阳性率近达 50%。

(7)狼疮带试验:皮损处阳性率 SLE 为 92%,SLE 外观正常皮肤曝光处为 70%,非曝光处为 50%。

(8)细胞免疫功能测定低下或阴性。

(9)皮肤试验:自身或同种白细胞皮试、小牛胸腺核蛋白皮试、小牛胸腺脱氧核糖核酸皮试等呈不同程度的阳性。

(二)鉴别诊断

1. 类风湿性关节炎　SLE 与类风湿性关节炎均多发生于青年女性,均有多关节病变和全身多脏器损伤。且部分 SLE 患者实验室检查类风湿因子也可阳性。类风湿性关节炎约近 10% ~ 20% 的患者免疫荧光抗核抗体也可阳性。但是,SLE 关节病变的特点是:关节的疼痛、肿胀、晨僵等均较类风湿性关节炎轻且持续时间短,少有骨质侵蚀,不遗留关节畸形,且多伴有特征性的皮疹,以及肾脏、血液、中枢神经等多系统的损害,脏器受累多且重,一般无类风湿结节。

2. 类狼疮综合征　是指因长期使用某些药物(如普鲁卡因酰胺、肼苯哒嗪、异烟肼等)而引起的类似 SLE 的症候群,虽然其临床表现与 SLE 极为相似,但内脏损害的程度远较 SLE 为轻,口腔溃疡、雷诺氏现象和严重脱发也较少见。且停用诱发药物后症状很快消失。

3. 皮肌炎　SLE 与皮肌炎都可有类似的皮肤肌肉病变,均可有多脏器损害和抗核抗体及 LE 细胞阳性。但皮肌炎的皮损多累及上眼睑,以弥漫性紫红色的肿性红斑为特点,肌肉损害以四肢近端的横纹肌为主,内脏损害以影响食管上段以及肺脏为主,很少累及肾脏,故常伴有吞咽困难、声音嘶哑、呛咳以及肌疼痛和肌肿胀,而 SLE 的皮损则以面部蝶形红斑为主,很少累及上眼睑,且弥漫性肌无力症状和肌疼痛均较皮肌炎为轻,绝大多数患者伴有肾脏损害。

4. 混合性结缔组织病　混合性结缔组织病除了具有 SLE 的某些特征以外,还常伴有类似皮肌炎和系统性硬化症的临床表现,如肌肉疼痛、肌无力、手指肿胀、皮肤绷紧、弹性差、频繁发生的雷诺氏现象和食道功能不全的表现,肾脏和中枢神经病变少见,实验室检查常有肌酶和肌电图异常以及食道功能不全的 X 线征象,高滴度的抗 RNP 抗体阳性是本病的特征。混合性结缔组织病对皮质激素的治疗反应也较 SLE 为好,因此预后也较好。

5. 结节性多动脉炎　虽然结节性多动脉炎也可出现多形红斑、结节性红斑、猩红热样皮疹以及关节肿胀疼痛等皮肤、关节病变,肾脏也是最常受累的器官,但其常见皮下结节如黄豆大小,沿动脉排列或聚集在血管近旁,有压痛、关节病变多表现为大关节肿痛,血白细胞明显增多,且以中性多核细胞和嗜酸性粒细胞增多为主,抗核抗体和类风湿因子阳性者罕见。

6. 慢性肾小球肾炎　对有面部蝶形红斑或颊部红色丘疹等典型皮损的狼疮性肾炎,临床不难鉴别,但对缺乏典型皮损的 SLE 患者,当累及肾脏时应注意与慢性肾炎相鉴别。SLE 除肾脏损害以外,往往具有多系统和多脏器受累的表现,且某些免疫学检查,如抗核抗体、抗双链 DNA

抗体、抗 Sm 抗体、LE 细胞和 LBT 试验等均呈阳性。对早期不典型临床难以确诊者，必要时可进行肾活检鉴别。

（三）辨证

1. 毒热炽盛型　高热或高热不退，面部及其他皮肤可见红斑、出血斑，肌肉酸痛、无力，关节痛、烦热不眠、精神恍惚。严重时神昏、谵语、抽搐，并可见吐血、衄血、便血等出血症状。自觉口渴思凉饮，舌质红或紫暗，苔黄白腻或光面舌，脉弦滑数。

2. 阴血亏虚型　长期低热、手足心热、心烦无力、懒言、面浮红、自汗、盗汗。腰膝、关节疼痛，舌质红，镜面舌或剥苔，脉细数而软。

3. 毒邪攻心型　心悸、心慌、气短、胸闷、烦热、自汗、面色苍白，四肢逆冷，舌质淡、苔薄白，脉细弱或结代。

4. 肾阴亏损型　腰疼无力，面热，神疲，浮肿，舌胖嫩质淡尖红，脉沉细软。

5. 邪热伤肝型　胁痛，腹胀，月经失调，皮肤红斑、瘀斑，头晕，失眠。舌质红，苔黄，脉弦数。

（四）辨证要点

1. 辨虚实　本病临床表现多端、病机复杂、临床辨证要首分虚实，实是指邪气实主要以热毒、痰瘀多见，临床如高热、神昏、发斑、出血、脉弦滑数或结代，苔腻质红绛或紫。虚是指正气虚、如乏力、自汗、低热缠绵、神疲、眩晕、脉沉细弱、苔薄白质嫩胖、边有齿痕，或舌光无苔等。

2. 定脏腑　本病因有多脏器损害，涉及脏腑较多，临床要注意腑脏辨证定位。如神昏、心悸、怔忡、不眠为主症者，应归属心经病变；眩晕腰痛、耳鸣浮肿、带下缠绵，经少愆期为主症者，多应归属肾经病变；腹胀、纳呆、便溏乏力为主症者，多归属脾经病变；胁痛、目胀，视忆、关节疼痛为主症者，多归属肝经病变。临床症状虽交互并见，但应分清主次轻重以便指导治疗用药。

3. 审气血　本病气滞者较少，气虚者较多，血虚者较少，血瘀者较多，故纵观本病发展过程中以气虚血瘀者多见，但气虚不能运血可导致或加重血瘀，血瘀不能载气，血不能“为气之母”，也能加重气虚，临床辨证要注意辨别主次先后，以决定治疗原则的不同侧重。

四、临床治疗

（一）针刺疗法

1. 毫针疗法

毫针一

（1）主穴：大椎、曲池、合谷、劳宫、委中、商阳、少商。

（2）配穴：高热不退或见神志症状加取曲泽、风府、神门；低热不退加取太溪、照海；抽搐者加阳陵泉、筋缩；大便干结加取天枢、人横；肌衄发斑加取血海、膈俞；湿热明显，舌苔厚腻加取中脘、丰隆、阴陵泉。

（3）操作：每次取 3～5 穴，采取强刺激手法，留针 30～40 分钟，大椎、委中、商阳、少商可用三棱针点刺出血。适用于治疗红斑性狼疮的热毒炽盛型。

毫针二

（1）主穴：期间、行间、太冲、阳陵泉、支沟。

（2）配穴：胁下肝脾肿大，疼痛，加取章门、痞根；血瘀甚加取膈俞、血海；脾虚明显加取脾俞、足三里、气海；热毒偏盛者加取大椎、曲池；月经不调加血海、三阴交；头晕、失眠明显者，加取风池、百会、神门。

（3）操作：每次选用 3～5 穴，采用强刺激手法，留针 20～30 分钟。适用于治疗红斑性狼疮的肝经郁热型。

毫针三

(1)主穴:丰隆、中脘、内关、膈俞、血海、合谷、委中、三阴交。

(2)配穴:头晕、昏朦加百会、风池、风府;肢麻较甚加阳陵泉、阴陵泉;胸闷加膻中;腹胀纳少加通谷、梁门、腹哀、腹结、天枢。

(3)操作:每次选用3~5穴,采用强刺激手法,膈俞、血海、委中可结合刺络拔罐,留针30~40分钟。适用于治疗红斑性狼疮的痰瘀阻滞型。

毫针四

(1)主穴:脾俞、肺俞、肾俞、章门、太渊、足三里、三阴交、太溪。

(2)配穴:气虚甚加气海、关元;脾虚明显而致便溏、食少,加梁门、天枢、上巨虚;阴虚明显而致口干咽燥、干咳,加取照海、鱼际、中府;虚烦难眠加取神门透阴郄、心俞。

(3)操作:每次选用3~5穴,采用中等刺激强度,留针30~40分钟。适用于治疗红斑性狼疮的气阴两伤型。

毫针五

(1)取穴:大椎、委中、合谷、内庭、大陵。

(2)操作:皮肤常规消毒,选28号1.5寸毫针快速刺入,进针角度约45°,进针深度为0.8~1寸。得气后行提插捻转泻法,留针30分钟。每日1次,15次为1疗程。本法适用于治疗红斑性狼疮的热毒炽盛型。

2. 穴位注射疗法

穴位注射一

(1)穴位:肝俞、膀胱俞、血海、三阴交。

(2)药物:当归或红花注射液。

(3)方法:皮肤严格消毒,选用1ml注射器,采用当归或红花注射液,快速进针,得气后每穴推注0.2ml,隔日1次,10次为1疗程。适用于治疗红斑性狼疮的气滞血瘀者。

穴位注射二

(1)穴位:肝俞、膈俞。

(2)药物:生脉注射液。

(3)方法:皮肤严格消毒,选用1ml注射器,采用生脉注射液,快速进针,得气后施雀啄术提插增强针感,每穴推注0.3~0.5ml,隔日1次,10次为1疗程。适用于治疗红斑性狼疮的阴血亏虚者。

穴位注射三

(1)穴位:脾俞、中脘。

(2)药物:$VitB_1$或三磷酸腺苷注射液。

(3)方法:皮肤严格消毒,选用1ml注射器,采用$VitB_1$,或三磷酸腺苷注射液,快速进针,行提插捻转补法,每穴推注0.3~0.5ml,隔日1次,10次为1疗程。适用于治疗红斑性狼疮的阳气虚衰者。

穴位注射四

(1)穴位:阳台、四白、巨髎、下关、颊车、大迎、承浆。

(2)药物:0.25%鲁普卡因注射液。

(3)操作:皮肤严格消毒,每次选3~4穴,交替选用,采用0.25%鲁普卡因注射液先作皮丘,然后垂直刺入，缓慢推注 1～3ml，隔日 1 次，10 次为 1 疗程。适用于治疗盘型红斑狼疮。

穴位注射五

(1)穴位：合谷、百会、太冲、阳陵泉、大椎、曲池、风池、血海、膈俞、身柱、肾俞、膻中、中脘、足三里、丰隆诸穴。

(2)药物：维生素类注射液、复方柴胡注射液、当归注射液、胎盘组织液等，每次选其中一种交替使用。

(3)方法：选用 5ml 注射器及 6 号针头，穴位皮肤常规消毒，快速刺入穴位，得气后回抽，如无回血，再将药液缓慢注入。透刺穴位时必须边推边将针退至浅层，或将注射器退至皮下更换方向注入药液，穴位轮换使用，每次选 4～6 个穴位，每穴注入 0.3～2ml 药液不等。药量多少依所在部位及病情灵活掌握，如风池穴则注射 0.3ml，曲池、足三里等肌肉丰厚部位可注射 2ml，隔日 1 次，15 次为 1 个疗程，疗程之间休息 3～4 天。适用于治疗红斑性狼疮。

3. 耳针疗法

耳针一

(1)取穴：心、肺、神门、肾上腺、皮质下。

(2)方法：选用 0.1～0.5 寸毫针刺激或选用皮内埋针、王不留行籽耳穴按压，每次取 3～4 个穴位(因耳针刺激量较大，应适当减少穴位；耳穴压迫法因刺激量较小，故应适当多选穴)，取双侧耳针刺，留针不少于 30 分钟。针刺或埋针法，隔日 1 次。耳压法 3～5 天换压 1 次，10 次为 1 个疗程。每疗程间隔 3～4 天。适用于治疗红斑性狼疮的虚寒证、痰瘀证或虚实夹杂证以虚象为主者。

耳针二

耳压疗法

(1)取穴：肝、肾、肺、内分泌、皮质下、交感、神门、面颊。

(2)方法：耳郭常规消毒，两耳交替选穴，每穴采用王不留行籽 1 粒，胶布固定，并嘱每天按压 3～5 次，每次持续 1 分钟，隔日 1 次，10 次为 1 疗程。适用于治疗红斑性狼疮。

4. 围刺疗法

(1)取穴：阿是穴(皮损区)。

(2)方法：先用生理盐水擦净皮损区，然后选用 26 号毫针沿皮损边缘围刺 4 针，施以泻法，使其针感向四周扩散，每日 1 次，10 次为 1 疗程。适用于治疗红斑性狼疮。

5. 针挑疗法

(1)取穴：大杼、风门、肺俞。

(2)方法：皮肤严格消毒，并施以局麻。选用三棱针破皮约 0.2cm，然后用直圆针挑起肌筋膜，左右摆动以不挑断筋膜为宜，然后用消毒纱布包扎，并注意防止感染。每次挑 1 对穴，间隔 30 天，3 次为 1 疗程。适用于治疗红斑性狼疮。

6. 电针疗法

(1)穴位：膝眼、鹤顶、曲池、合谷、阳陵泉、血海、足三里、三阴交、照海。

(2)方法：本病以关节疼痛为主者，可选用膝眼、鹤顶、曲池、合谷、阳陵泉、血海、足三里、三阴交、照海等穴，每次取 6～8 穴，隔日 1 次，电针用疏密波 20～30 分钟，刺激强度以能耐受为度。10 次为 1 个疗程。适用于治疗红斑性狼疮。

7. 芒针疗法

(1)取穴：大椎、身柱、灵台、命门、腰阳关、太冲、曲池、足三里、丰隆。

（2）操作：用透刺法。如大椎透身柱、身柱透灵台、命门透腰阳关、足三里透丰隆等。用4寸以上长针透刺，对得气敏感者，用直径略细芒针，反之选用粗芒针透刺。针对本病的实际情况，可采用适量的补法或泻法。留针半小时左右。适用于治疗红斑性狼疮。

8. 声电针疗法

（1）取穴：厥阴俞、肝俞、心俞、神门、曲泽、内关、合谷、大陵、太溪、阳陵泉、三阴交。

（2）操作：关节疼痛处相关穴位，每次取5穴，毫针刺入，得气后通入乐曲声电波。每次30分钟，每日1次。有滋阴凉血，泻火通络，益肾养心疏肝功能，对抗炎止痛消肿有一定作用。

（二）推拿疗法

推拿一

1. 取穴：风池、大椎、间使、合谷、足三里、复溜、肺俞、心俞、膈俞、肝俞、脾俞、肾俞。

2. 主要手法：一指禅推法、滚法、按法、拿法、揉法、擦法等。

3. 操作程序

（1）患者取坐位，医者立于患者背后，先以一指禅推法于风池、大椎各1分钟，再用拿法施于双侧风池及项后大筋2分钟。

（2）患者取俯卧位，医者用拇指按揉背部足太阳经走行区，及肺俞、心俞、膈俞、肝俞、脾俞、肾俞诸穴，自上而下，每穴持续按压1分钟，使背部发热，热感放射至前胸部为宜。

（3）患者取仰卧位，医者位于患者左侧，先点揉双侧间使、合谷、足三里、复溜穴各1分钟，滚前臂内侧曲泽至大陵之间2分钟，再擦曲泽至大陵之间3～5遍，然后以腹部掌揉法，施术于全腹部，反复操作5分钟，使快感直透丹田，下传至涌泉穴为度，最后以腹部掌按法及揉运法，自上而下，向下按揉至腹部及下腹部。施术时，腹部掌揉法与运法交替运用，持续操作5分钟，以局部温热感为度。适用于治疗红斑性狼疮。

推拿二

1. 部位：以关节疼痛症状为主要表现的可采用按摩手法治疗。

2. 主要手法：搓法、拿法、揉法、点法、推法、拔法等。

3. 操作程序

（1）患者坐位，医者立其后，在臂部和手部作搓法，重点在肘下，以热为度；医者用双手拿上肢部，往返约10次。

（2）医生一手拿前臂，另一手揉三角肌、肱三头肌等，然后用多指揉前臂，作肩关节屈伸、旋前、旋后运动。然后医者再一手握腕部作肘关节的屈伸运动，两侧腕部均作旋转屈伸运动3分钟。用双手作拿法，从大腿至踝关节，自下而上往返10次。用双掌搓膝、踝关节和足背部，以有热感为度。然后用多指揉膝关节、踝关节及足趾关节，并做髋、膝、踝关节的屈伸运动。腰部不适者，用手掌在背、腰、骶部上的膀胱经路线上作推法，用手掌搓督脉，从大椎穴至长强穴往返搓，并双手握拔筋板，在骶棘肌上面作拔法，从上至下往返5～10次。

（3）用双拇指或点穴器点大椎、风门、身柱、肝俞、肾俞、命门、八髎、环跳、委中。适用于治疗红斑性狼疮。

（三）体育疗法

坚持打太极拳，做保健操，对调摄精神，运行气血，平衡阴阳，强健体魄，促进症状改善有良好作用。

(四)音乐疗法

本病慢性迁延,情志不畅是病情加重的诱因之一。常听舒缓柔慢的乐曲,能使身心松弛愉快,有利病情稳定。

(五)外用疗法

1. 药物外敷:以白矾0.5g,枯矾0.5g,五倍子2g,混合研成粉末,过细筛备用。在红斑狼疮的黏膜有糜烂溃疡处直接用药撒敷。

2. 用茜草、大黄、大青叶各30g,水煎,凉洗湿敷皮肤红斑。有清热解毒凉血的作用。

(六)饮食疗法

1. 土茯苓糖水　土茯苓30~50g,白糖或红糖适量,加水煎汤饮用,每日1剂。清热解毒除湿。可以用于本病急性期或慢性活动期。

2. 山药枸杞粥　山药30~60g,枸杞子20~30g,粳米100g。前二味煎水取汁,再加粳米煮成粥,早晚食用。滋补肝肾,益精明目。用于肝肾不足,腰背酸痛、头晕眼花等症。本病后期可长期服用。

3. 生地、麦冬各10g,金银花30g,煮沸后多次冲泡,代茶饮;梨汁、藕汁(或甘蔗汁)、鲜芦根汁各20g,加水煮沸饮服。以上有滋阴凉血,清热解毒的作用。

4. 绿豆芽250g,煸炒,服食。可清热解毒。

5. 水发银耳100g(切细末),豆腐250g(切小块),开水烫,加麻油、盐、味精拌匀,服食。有滋阴清热的功效。

6. 新鲜马兰头500g(洗净,切末),沸水烫透,香豆腐干150g(切末),加调料拌匀,服食。有凉血止血,清热解毒作用。

7. 干马兰头200g,猪肉500g(切块),加酱油、酒、糖,煨煮,服食。功能清热止血,养血。以上各型可选用。

五、调摄与护理

1. 及时有效地控制感染,阻断引起不正常的免疫反应。

2. 慎用某些诱发药物,以避免本病的发作。

3. 树立乐观情绪,生活规律化,注意劳逸结合。

4. 避免曝晒日光和紫外线等照射。

5. 患者应节育,活动期避免妊娠。有肾功能损害或系统损害者,宜早作治疗性流产。

6. 内热重的病人宜食凉性食物。羊肉、牛肉、狗肉、马肉、驴肉等温性食物,可能诱发和加重病情。水果也宜选用生梨、西瓜、生藕等。菠菜能发疮和增加尿蛋白及管型,花菜能加重脱发,宜忌口。不宜饮酒,也不宜用药酒、补酒等治疗。

7. 根据病情轻重,定时测体温、脉搏、呼吸、血压等,定期化验血常规、尿常规、心电图等。要避免日光照射,病室消毒不要用紫外线,可采用其他理化方法消毒。

8. 高热病人应定时测体温,并予物理降温,反复查血常规和血培养,仔细检查有无感染病灶。对肾功能不全者,要记24小时尿量和出入量,有腹水要记录腹围,低盐低脂饮食,控制蛋白质摄入,增加碳水化合物。肾功能、血清蛋白、电解质、血气分析、心电图等要随时检查。要防止褥疮,防止尿路感染、皮肤感染、口腔霉菌感染。

六、按语

1. 本病的治疗应辨证与辨病相结合。中医药、针灸与西药治疗结合,其疗效明显优于单纯西药治疗。本病在初期、活动期,宜投以西药类固醇激素治疗,适当应用中医药针刺、灸治等配合治疗;待病情稳定后,应以针灸为主,西药激素治疗为辅,且逐渐递减激素用量。针灸治疗具有明显的优点,如能迅速控制病情的发展,减少西药激素用量和不良反应,降低反跳率,提高疗效,较长时期稳定病情,部分患者可趋于好转。临床研究发现,在针灸治疗一阶段以后,病人的各种临床症状、体征都得以减轻,肾、肝、心等主要脏器功能好转或转为正常;但因故较长时间停止针灸治疗后,多数指标出现反跳,自我症状明显。

2. 在辨证的前提下,以调整脏腑功能为主,力求治本。本病无论是属于何种类型,都存在着脏腑功能紊乱,即使是盘状红斑狼疮,也是脏腑功能失调反映于体表皮肤的病理表现。在取穴时应注意选取原穴、背俞穴、募穴、合穴或下合穴。

3. 在重点取穴的基础上,要多经广取穴位。本病病理变化较多,病机复杂,涉及病位、病经广泛,非取数穴、数经针灸治疗所能及之,必须在数经上同时取穴针灸,最多时全身可取到10多个及至20余个穴位。

4. 总观整个病程,多以虚为主,故针灸治疗应以补气益阴温阳为扶正的宗旨。背俞、原穴及对扶正具有特殊作用的穴位如足三里、大椎、气海、关元等都应在治疗中注意选取,并在针刺手法方面尽可能多用补法,对于明显虚象的可多用灸法。

5. 针灸杂合以治。本病需长期治疗,在辨证论治的前提下,每个疗程用一两种针灸方法,诸法交替,可提高疗效。

第4章　强直性脊柱炎

一、概述

强直性脊柱炎是一种慢性进行性疾病，主要侵犯骶髂关节、脊柱、脊柱旁软组织及外周关节，并可伴发关节外表现。严重者可发生脊柱畸形和关节强直。强直性脊柱炎是脊柱关节病的原型，称原发性强直性脊柱炎，其他脊柱关节病并发的骶髂关节炎为继发性强直性脊柱炎。现代研究发现，本病的发生与遗传、环境因素及内分泌等有关。原发性强直性脊柱炎的发病年龄在15～50岁之间，以20岁为多见；继发性强直性脊柱炎在各年龄组均可发病。

本病发病形式较隐匿，早期有厌食、低热、乏力、消瘦和贫血等症状；少数病例可见长期低热、体重减轻和关节痛等酷似风湿热的表现。腰背痛、晨僵、腰椎各方向活动受限和胸廓活动度减少是强直性脊柱炎的典型症状。

本病属中医"痹证"范畴，古人称"龟背风""竹节风""骨痹""顽痹"等。

二、病因病理

（一）西医的病因病理

1. 病因　本病的病因目前不清楚，可能与遗传、感染、免疫、环境因素有关。

（1）遗传因素：遗传因素在本病的发病中具有重要作用，据流行病学调查，本病病人HLA－B27阳性率高达91%，而普通人群仅为2%～7%；HLA－B27阳性者本病发病率为10%～20%，而普通人群发病率为1%～2%，相差约100倍，故HLA－B27在本病的发病中是一个重要因素。

（2）感染因素：实验表明，肠道肺炎克雷伯杆菌感染与本病发病密切相关，推测肺炎克雷伯杆菌可能通过分子模拟机制诱发了针对HLA－B27或HLA－B27相关结构的自身免疫反应，并因此导致发生本病。

（3）自身免疫因素：本病病人大部分病例血清补体增高，血清中有循环免疫复合物。以上现象提示免疫机制参与了本病发生。

（4）其他因素：创伤、内分泌代谢障碍和变态反应等也被认为可能是发病因素。

2. 病理　本病病理特征性改变是韧带附着端病变，病变发生部位是韧带和关节囊的附着部，即肌腱端的炎症，导致韧带骨赘形成、椎体方形变、椎骨终板破坏、跟腱炎和其他改变。

心脏病变特点是侵犯主动脉瓣；肺部病变特点是肺组织呈斑片状炎症，进一步可发展成肺间质纤维化。

（二）中医的病因病机

1. 病因

（1）先天不足：先天禀赋不足，阴阳失调，肾气亏虚，外邪乘虚而入。若兼房事不节，命相火妄，水亏于下，火炎于上，阴火消灼，真阴愈亏；病久阴血暗耗，阴损及阳，时有外感风寒湿邪，寒湿深侵肾肝，筋骨失荣。

（2）肾督亏虚：肾主骨生髓，肾气不足，寒湿内盛，兼受寒湿之邪乘虚内侵，内外合邪，使气血运行不畅，不通则痛。因脊柱乃一身之骨主，骨的生长发育又全赖骨髓的滋养，而骨髓乃肾中精气所生，故肾中精气充足，骨髓充盈，则骨骼发育正常，坚固有力；肾中精气不足，骨髓空虚，则骨质疏松，酸软无力。肾虚寒湿深侵，肾气不足，督脉失养，脊骨受损而致本病。

(3)感受外邪：风寒湿邪由腠理而入，经输不利，营卫失和，气血阻滞脉络，经脉痹阻，不通则为病。

2. 病机　本病的基本病机是禀赋不足，素体虚弱，肾肝经血不足，肾督亏虚，风寒湿邪乘虚深侵肾督，筋脉失调，骨质受损。其性质为本虚标实，肾督虚为本，风寒湿为标，寒湿之邪深侵肾督，督脉受病，又可累及全身多个脏腑。

三、临床诊断

(一)辨病

1. 病史　本病发病年龄早，多在40岁以下，男性多见，有一定的家族发病倾向。

2. 症状　大多隐匿起病，进展缓慢，全身症状轻。早期常有晨起僵硬和下腰背痛，活动后可减轻。重症患者可伴有发热、乏力、食欲减退、消瘦等症状。开始时疼痛为间歇性，数月数年后发展为持续性，脊柱由下而上部分或全部强直，出现驼背畸形。女性患者一般病变较轻，进展较慢，外周关节较多受累。

(1)关节病变表现：本病有多关节病变，绝大多数患者骶髂关节首先受累，以后上行发展至胸、颈椎，髋关节也可受累。而女性患者膝关节首先发病者多见。骶髂关节炎的发病特点为：腰骶部僵硬感，晨起更甚；间歇性或两侧交替出现腰痛和两侧臀部疼痛，且可放射至大腿，可表现为夜间痛，活动后或服消炎止痛药能缓解。有些患者无骶髂关节炎症状，仅X线检查发现有异常改变。腰椎、颈椎、胸椎受累时均可表现疼痛、功能受限、畸形，尤其是腰椎在前屈、侧弯、后仰3个方向均受限，胸部扩张受限。约20%患者可累及外周关节，分布多不对称，下肢关节及大关节较多见，部分患者可发生肌腱炎和筋膜炎。

(2)关节外表现：本病的关节外病变大多出现在脊柱炎后。本病可累及多个器官，患者可有乏力、体重下降、低热贫血。

心血管病变：主动脉根部的慢性非特异性炎症造成局部管壁、主动脉瓣叶及室间隔的纤维增殖，使主动脉瓣关闭不全或传导阻滞。心脏受累时临床可无症状，也可有明显症状。

眼部病变：25%本病患者可发生急性结膜炎、虹膜炎、眼色素膜炎、葡萄膜炎，眼部病变常为自限性，有时需用肾上腺糖皮质激素治疗，若治疗不当可致失明。

肺部病变：少数患者可出现肺上叶纤维化，并有囊肿形成与实质破坏，表现咳嗽、气喘，甚至咯血，并可能伴有反复的肺炎、胸膜炎。

2. 体征

(1)骶髂关节定位试验：病人仰卧，医者右手放在患者双膝下部，使髋关节屈曲成直角位，左手压住患者膝部，使其骨盆紧贴检查台。令患者肌肉放松，以大腿为杠杆，将骨盆向右和左挤压。如有骶髂关节炎，患侧受挤压时疼痛较轻，而拉开时疼痛明显。

(2)“4”字试验：病人仰卧，一腿伸直，另一腿屈膝将足置于对侧大腿上。医者一手压住直腿侧髂嵴，另一手握屈膝上搬、下压。若下压时臀部发生疼痛，提示屈侧存在骶髂关节病变。

(3)骶髂关节压迫试验：骶髂关节位于两侧髂后上棘连线相当于第2骶骨水平的中点，直接按压此处，如出现疼痛，提示该关节受累。

(4)骶髂关节推压试验：病人仰卧，医者双手放其髂嵴部，拇指放髂前上棘处，手掌按髂结节，用力推压骨盆。如骶髂关节周围疼痛，提示该关节有病变可能。

(5)指地距：患者直立，弯腰、伸臂，测指尖与地面距离。

(6)胸廓活动度：患者直立，用刻度软尺测其第4肋间隙水平(女性乳房下缘)深吸气和深呼气之胸围差，小于 5～6cm 者为异常。

（7）枕墙试验：患者直立，足跟、臀、背贴墙。收颈、眼平视，测量枕结节与墙之间的水平距离。正常应为 0，若大于 0，即表示枕骨结节触不到墙，为异常。

3. 辅助检查

（1）血液检查：多数患者血沉增快，C 反应蛋白增高，IgA、IgM 增高，RF、ANA 阴性，HLA－B27 大多数阳性，15% 有轻度贫血，部分患者 AKP 增高。血常规可见轻度的白细胞升高、贫血和血小板增多，发生率不高，一般不超过 20%。

（2）尿常规：一般正常。若尿蛋白升高，应警惕继发淀粉样变和药物毒副作用。

（3）关节液检查：同一般炎症性关节炎，补体一般正常；而与类风湿关节炎不同，部分病例可检出吞噬了变性多核白细胞的吞噬细胞。

（4）X 线检查：对 AS 的诊断有极为重要的意义。本病的早期最特征的变化是在骶髂关节，约 98%～100% 的患者早期即有骶髂关节 X 线改变，这是诊断本病的重要依据。通常按纽约标准分级：0 级为正常骶髂关节；Ⅰ级为可疑骶髂关节病变；Ⅱ级骶髂关节边缘模糊，略有硬化和微小侵蚀，关节腔轻度变窄；Ⅲ级骶髂关节两侧硬化，关节边缘模糊不清有侵蚀病变伴关节腔消失；Ⅳ级关节完全融合或强直伴残存的硬化。

（5）脊柱 X 线改变：90% 自下而上改变，早期椎间小关节椎体骨小梁模糊，椎体“方形椎”，晚期脊柱强直，其典型影像为“竹节样”改变。

（6）骶髂关节 CT 或磁共振成像检查：因早期骶髂关节炎 X 线表现有时不明显，难于确诊，故 CT 或磁共振成像检查有利于发现骶髂关节轻微的变化，适于本病的早期诊断以及随访了解病情变化。对于临床可疑病例而 X 线片尚未显示明确的或 2 级以上的双侧骶髂关节炎改变者，可建议 CT 或磁共振成像检查。

（二）鉴别诊断

1. 类风湿性关节炎　两病的主要区别在于：强直性脊柱炎男性多发，而类风湿性关节炎则女性居多；强直性脊柱炎无一例外地有骶髂关节受累，而类风湿性关节炎则很少有骶髂关节病变；强直性脊柱炎为全脊柱自下而上地受累，而类风湿性关节炎只侵犯颈椎；外周关节炎在强直性脊柱炎为少数关节、非对称性，且以下肢关节为主，而类风湿性关节炎则为多关节、对称性和四肢大小关节均可发病；强直性脊柱炎无类风湿结节。

2. 椎间盘脱出　椎间盘脱出是引起炎性腰背痛的常见原因之一。该病限于脊柱，无疲劳感、消瘦、发热等全身表现，所有实验室检查包括血沉均正常。它和强直性脊柱炎的主要区别可通过 CT、MRI 或椎管造影检查得到确证。

3. 弥漫性特发性骨肥厚综合征　弥漫性特发性骨肥厚（DISH）综合征发病多在 50 岁以上男性，患者也有脊椎痛、僵硬感以及逐渐加重的脊柱运动受限。其临床表现和 X 线所见常与强直性脊柱炎相似。但是，该病 X 线可见韧带钙化，常累及颈椎和低位胸椎，经常可见连接至少 4 节椎体前外侧的流注形钙化与骨化，而骶髂关节和椎小关节无侵蚀，晨起僵硬感不加重，血沉正常。根据以上特点可将该病和强直性脊柱炎区别。

4. 髂骨致密性骨炎　本病多见于女性，其主要表现为慢性腰骶部疼痛和发僵。临床检查除腰部肌肉紧张外，无其他异常。诊断主要依靠 X 线前后位平片，其典型表现为在髂骨沿骶髂关节之中下 2/3 部位有明显的骨硬化区，呈三角形者尖端向上，密度均匀，不侵犯骶髂关节面，无关节狭窄或糜烂，故不同于强直性脊柱炎。

5. 急性或慢性腰肌劳损　为引起腰背疼痛的最常见病因之一，多见于青壮年，有腰部外伤史。疼痛常为放射性，以骶髂关节处最为严重，可以有轻度肌肉痉挛，脊柱活动检查正常。血沉正常，X线检查无阳性发现。

6. 脊柱结核　临床出现发热、椎旁疼痛或压痛、脊柱强直或畸型、肌痉挛、肌萎缩者。当注意与脊柱结核相鉴别。脊柱结核严重者可有下肢神经症状甚至瘫痪，X线表现以锥体破坏为主，椎间隙狭窄，可发生锥体楔形变。骶髂关节多正常，合并骶髂关节结核时，常为单侧性受累。

（三）辨证

1. 肾虚督寒　腰骶、脊背疼痛，痛连颈项，背冷恶寒，肢节游走性疼痛，酸楚重着，或晨起项背、腰骶僵痛，或僵硬弯曲、行动不利，得温痛减，舌苔薄，脉沉弦迟。

2. 肝肾两虚、筋骨失荣　腰背疼痛，腰骶及项背强直畸型，活动功能障碍，胸廓不张，低热形瘦，腰膝酸软，头晕目眩，耳鸣耳聋，畏寒肢冷，舌质略红，少苔，脉沉细数，尺脉弱。

3. 督脉邪壅、郁久化热　背脊钝痛，腰、髋部酸着重滞，甚或掣痛欲裂，脊柱强直、畸型、活动严重障碍，形体消瘦，五心烦热，或有低热、口干、肌肉触之热感，肢体喜放被外，不久又怕冷，大便干，小便黄，舌质红，舌苔黄厚，脉滑数弦。

（四）辨证要点

1. 辨病史　本病发病前多有受寒、受潮或外伤史。有长时间的腰背部僵硬疼痛或四肢大小关节的肿痛史。

2. 辨主证　本病主要表现为关节或肌肉疼痛加剧，肢体酸胀重着，关节浮肿，甚则变形，肢体僵硬，屈曲难伸，汗出烦心。

3. 辨全身症状　全身乏力、沉重酸胀、低热或怕风冷、多汗、心烦。

4. 辨关节症状　本病腰背或四肢大小关节固定性剧烈疼痛；四肢大小关节肿胀，或有积液；关节屈曲难伸，或有僵直、畸型。

5. 辨寒热　寒证疼痛固定，其痛彻骨，肢冷恶寒，得热痛减，舌淡苔白，脉弦紧；热证则关节红肿灼热，体温增高，汗出烦心，舌红苔黄，脉滑数。

6. 辨虚实　本病早期病多实证，日久病深，气血耗损，湿聚成痰，营卫不行，络脉瘀阻，痰瘀互结，正虚邪恋，病邪深入，腐蚀骨节，关节僵直或屈曲畸形，行动艰难，痛苦万状。

7. 辨病位　本病位或在腰背中轴，或在四肢。病在腰背者，多见于青少年或老年体弱者，其病机当以肾虚为主；病在四肢者，多见于青壮年，其病机以邪实为主。

四、临床治疗

（一）针刺疗法

1. 毫针疗法

毫针一

（1）取穴：肝俞、肾俞、足三里、相应病变部位局部的华佗夹脊穴。

（2）操作：皮肤常规消毒后，选用1～1.5寸毫针，快速刺入穴位。肝俞、肾俞、足三里均用补法，不留针；局部华佗夹脊穴针刺得气后，先泻后补，留针5～10分钟。每日或隔日1次，7次为1疗程。适用于治疗正虚邪留性的强直性脊柱炎。

毫针二

（1）取穴：大椎、气海、关元、神阙、身柱、腰阳关、相应病变局部的华佗夹脊穴。

（2）操作：局部皮肤常规消毒后，用1～1.5寸毫针快速刺入。针刺得气后，用平补平泻法，留针20～30分钟。每日或隔日1次，7次为1疗程。适用于治疗风湿性的强直性脊柱炎。

毫针三

（1）取穴：大椎、身柱、曲池、腰阳关、相应病变局部的华佗夹脊穴。

（2）操作：皮肤常规消毒后，先针大椎、身柱、曲池，中强刺激泻法，不留针；后针华佗夹脊穴、腰阳关，用轻中等刺激，留针10～15分钟，出针时摇大其针孔，令其出血。每日1次，10次为1疗程。适用于治疗风热湿性的强直性脊柱炎。

毫针四

（1）主穴：背部阿是穴、华佗夹脊穴胸3至腰4椎体、肾俞、大肠俞、环跳、委中、绝骨、昆仑、承山。

（2）配穴：痰阻者加丰隆、足三里；瘀阻者加膈俞、血海；肝肾亏虚者加太溪、太冲。

（3）操作：每次选用6～8穴，以痛处所在的督脉、足太阳经、华佗夹脊穴为主要穴位，可取4～5穴，四肢选两侧2～3穴。配以电针，疏波或疏密波为主。适用于治疗强直性脊柱炎。

毫针五

（1）主穴：肝俞、膈俞、夹脊穴、肾俞、血海、足三里；

（2）配穴：合谷、委中、阿是穴、丰隆、阳陵泉、曲池、风池、三阴交、悬钟、环跳、太冲、承山。

（3）操作：取主配穴中的3～5个轮流使用，用毫针刺法，根据辨证选用补泻手法。根据病变脊柱选用相应夹脊穴向脊柱方向斜刺，其余穴位均直刺。并用G－6805治疗仪连接阿是穴、夹脊、阳陵泉、环跳、悬钟、足三里、承山等穴，连续波刺激半小时，再配腰背局部穴拔罐，每日1次，10次为1疗程，休息2～3天，再进行下一疗程，经3～8个疗程的治疗。认为此疗法可补肝肾、强筋骨，祛风、寒、湿、痰、热，配以火罐能达到活血通络、温阳固气、鼓动经脉气血、增加治疗效果的目的。适用于治疗强直性脊柱炎。

毫针六

针药并施治

（1）取穴：华佗夹脊穴火针为主，5日1次，10次为1疗程，加上循经及辨证取穴（足三里、阳陵泉、昆仑、悬钟、环跳、秩边、五枢、维道、居髎、带脉、肾俞、命门、阿是穴等）。

（2）操作：每日1次，每次留针30分钟，采用平补平泻手法，每隔10分钟行针1次，10次为1疗程。内服自拟中药方，药用：狗脊、骨碎补、续断、牛膝、鸡血藤、杜仲、生地黄、丹参各15g，地龙、桃仁各10g，制乳香、制没药各5g，血竭8g；随证适当加减，每日1剂，水煎2次分服。并配合局部正红花油外搽后推拿。适用于治疗强直性脊柱炎。

毫针七

针药并施治

（1）取穴：长强、腰阳关、命门、悬枢、脊中、中枢、筋缩、至阳、灵台、神道、身柱、陶道、大椎。

（2）操作：依据病变所在脊柱阶段选择位置相应的几个腧穴，长强与大椎为每位患者必选。长强穴向上斜刺，腰部诸穴及大椎穴直刺，腰俞及胸椎段诸穴向上斜刺，用平补平泻手法，每15分钟行针1次，每次留针45分钟。并结合药浴疗法，用羌活、独活、细辛、防风、防己、制川乌、淫羊藿、杜仲各200g，煎煮后分10次浸泡洗浴。适用于治疗强直性脊柱炎。

毫针八

针药并施治

（1）取穴：百会、风府、大椎、脾俞、肝俞、肾俞、命门、八髎、委中、太溪、关元、气海、中脘、足三里。

（2）操作：先针头颈背部腧穴，得气后用G－6805－Ⅱ电针仪，连续波刺激，并配合特定电磁波辐射仪(TDP)照射,约25分钟;后针腹部腧穴,约15分钟;起针后用皮肤针在脊柱及两侧叩刺并拔走罐或闪罐,每日1次,10次为1疗程。内服自拟中药,药用全蝎、独活各9g,防风、当归、桂枝各10g,桑寄生、陈皮、川芎各12g,制川乌9g,牛膝、赤芍、透骨草、伸筋草各15g,杜仲、茯苓各20g,甘草6g。每日1剂,水煎服,药渣装布袋外敷患处。适用于治疗强直性脊柱炎。

2. 穴位注射疗法

穴位注射一

(1)取穴:大椎、腰阳关、阿是穴。

(2)药物:威灵仙注射液。

(3)方法:将上述诸穴严格消毒后,用5ml注射器及5~6号注射针头抽取威灵仙注射液,针刺得气后,回抽无血,即可注药,每穴注入药液1~2ml。每3日1次,6次为1疗程。适用于治疗强直性脊柱炎。

穴位注射二

(1)取穴:大椎、身柱、命门、至阳、肾俞、腰阳关。

(2)药物:威灵仙、川芎、丹参、红花注射液。

(3)方法:选其中一种,每穴注入0.5~1ml,隔日1次,10次为1疗程。适用于治疗强直性脊柱炎。

3. 刺络拔罐疗法

(1)取穴:按病变关节取穴,或在肿胀强直明显处。

(2)操作:皮肤严格消毒后,用皮肤针叩刺出血,然后加拔火罐,拔出血水,并使皮肤轻度青紫。每日或隔日1次,10次为1疗程。适用于治疗强直性脊柱炎。

4. 耳针疗法

(1)取穴:神门、交感、压痛点。

(2)方法:严格消毒耳郭处皮肤,捻转快速进针。得气后;进行强刺激15~20分钟。每日或隔日1次,10次为1疗程。适用于治疗强直性脊柱炎。

5. 针挑疗法

(1)取穴:阿是穴、大椎、身柱、筋缩、脊中、腰阳关、肾俞、大肠俞、华佗夹脊胸4~腰5椎体。

(2)方法:每次选用4~6穴,用挑针或消毒后的缝衣针尖穿过皮肤,加大针体作左右摇摆的动作,把挑起的表皮拉断,挑开口后,便可挑出一些稍具黏性的皮内纤维,直至把针口周围的纤维挑完为止。适用于治疗强直性脊柱炎。

(二)灸治疗法

艾炷灸:用细艾绒捏成大小不等的艾炷直接放在俞穴上,点燃后至患者觉灼热感后去除,每次每穴灸5壮,每次选3~4穴。适用于治疗强直性脊柱炎。

(三)推拿疗法

推拿一

1. 穴位及部位:气海俞、关元俞、肾俞、命门、腰阳关等。

2. 主要手法:㨰法、按法、扳法、擦法等。

3. 操作程序

(1)患者俯卧,医者站于患者一旁,用㨰法施于腰部病变处及腰椎两侧。配合指按命门、腰阳关、气海俞、关元俞、大肠俞;或掌根按脊椎两旁夹脊,接着用㨰法从腰部到臀部治疗。

(2)患者侧卧,医者站于前方,用斜扳法活动腰椎,左右各1次。

(3)患者坐姿:上身略向前俯,两手撑在大腿上,医者站于一旁,用擦法施于腰椎及两侧,可配合热敷治疗。适用于治疗强直性脊柱炎。

推拿二

牵引推拿法

1. 部位:脊柱两侧。

2. 主要手法:推、揉、弹拨、闪颤等推拿法。

2. 操作程序:医者立于患者的一侧或前方,进行平行或对抗牵引推拿,在逐渐加大牵引力的同时,给予适当的推、揉、弹拨、闪颤等推拿法,重点作用脊柱和脊椎两侧的软组织,使关节松动,尽量舒展肌肉和韧带,有时可听到明显的弹响声。每日1次,10次为1疗程。适用于治疗强直性脊柱炎。

推拿三

一指禅推法

1. 部位:脊柱两侧。

2. 操作程序:患者取俯卧位,医者用单手或双手拇指腹着力于脊柱的两侧。操作时,医者上肢肌肉放松,沉肩坠肘、悬腕,将力量贯注于着力指端,并且有节奏地往返作直线向前推进。注意要以肘关节为支点,用腕部的摆动带动拇指的摆动,使之产生持续均匀的推力。每日1次,每次20~30分钟,10次为1疗程。适用于治疗强直性脊柱炎。

推拿四

1. 部位:脊柱两侧。

2. 主要手法:摩擦法

3. 操作程序:医者用指腹或掌指面紧贴于患者脊柱两侧的皮肤上,做直线往返摩擦,产生一定的热量,往返距离要长,不要跳跃、停顿。每日1~2次,每次20~30分钟,20次为1疗程。适用于治疗强直性脊柱炎。

推拿五

1. 部位:腰部。

2. 主要手法:踩跷法。

3. 操作程序:患者俯卧,医者双手扶住预先设置好的横木,以控制自身的体重和踩跷的力量。同时用脚踩踏患者腰部并作适当的弹跳动作。弹跳时足尖不要离开患者的皮肤。根据患者的体质和病情,可逐渐加重弹跳幅度。每日1次,每次10~15分钟,10次为1疗程。适用于治疗强直性脊柱炎。

推拿六

1. 取穴:脊柱两侧,秩边、环跳、昆仑。

2. 主要手法:接揉法。

3. 操作程序:患者俯卧,上胸部和腹部分别垫2~3个枕头,使前胸悬空,两手臂肘关节弯曲,放于枕旁。医者在患者腰背部沿脊柱及其两侧,用掖法治疗,同时另一手掌按压患者背部进行揿按动作。并嘱患者呼吸,当呼气时向下揿按,吸气时放松。指按或肘按脊柱两侧膀胱经、秩边、环跳、复溜。每日1次,15次为1疗程。适用于治疗强直性脊柱炎。

推拿七

1. 主要手法:悬吊式推拿法。

2. 操作程序：对颈椎关节活动受限者进行悬吊式推拿；医者立患者的后方或左、右侧，在持续牵引的同时，给予适当强度的推、揉拨和一指禅推法等治疗手段，反复推拿 10～15 分钟。矿泉浴：水温 38～41℃，每日 1 次，每次 15～20 分钟，星期天休息。电疗：红外线、超短波、音频、直流电等，根据病情选用 1 种，每日 1 次。适用于治疗强直性脊柱炎。

推拿八

1. 主要手法：脊柱拉压法。

2. 操作程序：采用 JQ－1 型脊柱牵引机，患者俯卧机上，背腰部按摩分固定骨盆和腋部，根据患者体重，脊柱长度及病情选定拉力、拉距及床面角度，慢速牵引 2～3 次，配合按揉挤切，点叩摇晃，拍击理助，按摩舒筋，推拿松骨等手法，施术 15 分钟。鼓励患者术后锻炼背腰肌。综合矿泉浸浴，水温 39～41℃，每次 15～20 分钟，每日 1 次；配合红外线、超短波和体疗，必要时配合中药辨证治疗等。适用于治疗强直性脊柱炎。

推拿九

自我推拿疗法

1. 颈部自我推拿：用同侧手除拇指外的其余四指由风池穴沿头长肌、颈长肌往下拨、揉到肩部冈上肌上缘、前斜角肌和胸锁乳突肌。酸胀、痛者，用对侧手除拇指外的其余四指由下颌骨往下拨，揉至锁骨，反复拨、揉。痛处重点揉，按摩后配合颈部自我锻炼效果最佳。适用于治疗强直性脊柱炎。

2. 肩部自我推拿

(1)冈上肌痛：用对侧手除拇指外的其余四指压冈上肌，拨、揉冈上肌，痛处多揉 10 分钟，患臂后背，由对侧后握患侧手，拉伸 50 次。

(2)肩痛：也可患臂平伸。患肩下垂，用对侧手拇指在前，其他四指在后由肩峰往下拿至肱骨上 2/3 处，后侧酸痛处；三角肌酸痛者用四指抠、揉痛处，反复做 10 分钟较佳，然后配合肩部自我锻炼。适用于治疗强直性脊柱炎。

3. 髋关节自我推拿：髋关节疼痛，用同侧手掌揉髋肌前群，揉腹股沟和股四头肌上缘，然后揉髋关节外侧、股骨上缘、后侧臀大肌，用空拳轻敲髋关节，施术 20 分钟。适用于治疗强直性脊柱炎。

4. 腰部自我推拿：腰部自我推拿取坐式，用中指、无名指抠、拨、揉、捻痛点处，然后用空拳敲，再用大面积推、揉腰部 20 分钟，也可点肾俞穴，亦可使用按摩器沿腰椎部上、下推动 20 次。适用于治疗强直性脊柱炎。

(四)心理疗法

发挥病人的主观能动性，树立与疾病作斗争的决心和信心，加上设计合理，安排得当的中西医结合的各种治疗方法，对绝大多数人来说确实可以做到减轻疼痛，预防和矫治关节畸形，改进或重建关节功能的目的。临床上对那些病情严重，各种治疗后无效，终至严重残废的病人，只占极少数，约 5%。即使对这些严重残废的病人，采取适当的手术治疗，也可减轻残废，改进功能。因本病确属相当难治的慢性病，不但见效慢，还易出现反复。病人、家属和经治医生若没有充分的思想准备，一旦治疗遇到挫折，就易灰心丧气，甚至半途而废。因此，医生必须向患者解释清楚，平时多交流，帮助病人树立战胜疾病的信心。

病人心理教育是强直性脊柱炎治疗成功的前提保证，其作用有：

1. 早期诊断，尽早治疗以减少治疗的难度和复杂性，降低致残率。

2. 对于确诊病人，帮助他们了解本病病程和预后，使之认识治疗的意义及其长期性，从而调动病人治疗的积极性和恒心。

3. 了解药物的作用和可能发生的副作用以及处理办法,以免发生不必要的用药中断或发生不良后果。

4. 使病人认识正确行为和医疗体育的重要性并给予指导,如戒烟,注意卧、坐、行姿势等,以保证即使脊柱强直,也能保存最佳功能位置。

5. 鼓励和促进病人间的联系交流,以吸取各人经验教训作为借鉴。

6. 鼓励病人保持乐观精神,正确处理社会、经济、亲友关系并取得支持。

(五)体育疗法

体育运动是强直性脊柱炎病人康复的重要内容之一,传统的体育运动作为治病和康复的方法有着十分悠久的历史,为历代医家所重视,并创造了许多有针对性,行之有效的运动方法。

1. 五禽戏可以使机体各部功能改善,达到通经活络、调和气血、强筋壮骨的目的,保持人体躯体的正确姿势和灵活性,尤其是防止驼背的发生。

具体操作方法有五个动作:

(1)熊撼动

①要领:身体自然站立,全身放松,两脚分开与肩宽,两臂下垂,双目平视前方。

②方法:呼气,右腿屈膝,身体微向左转,同时右肩向前下晃动,肘微屈,右臂亦随之下沉,左肩则向后外舒展,左臂微屈上提。吸气,动作与前面相同,方向相反。

③注意事项:练功时要在沉稳中寓于轻灵,外静而内动,可使头脑虚静,意气相合,真气贯通;要求意守脐内而调和气血。

(2)虎寻食

①要领:身体直立,呈立正姿势,全身放松,双目平视,调匀呼吸,两臂自然下垂。

②方法:屈膝抱拳,右脚尖着地,成右虚步。吸气两拳上举至头前,呼气拳外翻变掌,向前按出。同时右脚向右前斜跨一步,左脚跟进半步,两脚间距 33cm 左右,向左动作同上,方向相反。

③注意事项:要取虎之神气,善用爪力和摇首摆尾、鼓动周身动作,要意守命门。同时手足动作与呼吸运动相一致。

(3)鹿长跑

①要领:身体自然站立,两臂自然下垂,双目平视,呼吸均匀,全身放松。

②方法:右腿屈膝,身体后倾,左腿前伸,左膝稍弯,成左虚步,双手前伸,左前右后,掌心相对。两臂在身前同时逆时针方向旋转,左手环绕比右手大些,同时旋转腰、胯尾闾作逆时针方向旋转,同时带动手臂在体前旋转,方向同腰胯,左右交替,方向相反。

③注意事项:模仿鹿象,要求坠肘沉肩,善运尾闾。

(4)猿摘果

①要领:脚跟靠拢成立正姿势,双臂自然下垂,两目平视,呼吸均匀。

②方法:屈膝左脚向前迈出,足跟抬起,成左虚步。左手沿胸前上举至口前,由掌变成爪,成猿爪形,自然下垂,左手同时收至左肋下,随之右脚向前轻灵迈出,动作同前,左右交替,反复动作多次。

③注意事项:要意守脐中,外练肢体灵活性,内练抑制思想活动,求形动而神静。

(5)鹤飞翔

①要领:两脚平行站立,两臂自然下垂,双目平视前方,全身放松,呼吸均匀,意守气海。

②方法:左脚向前迈一步,右脚尖虚点地,同时两臂慢慢从身前抬起,掌心向上,两臂左右举

起，举臂时深吸气。右脚向前，两脚相并，两臂自侧方下落，同时屈膝下蹲，两臂在膝下相抱，掌心向上，随之深吸气，右式同左式，反复运作。

③注意事项：练功时要轻轻发动，均匀平稳，缓缓停下，意守气海，伸展时吸气，屈体时呼气，连续作多次。

2. 医疗练功

(1)维持关节正常活动度的运动（伸展运动）：旨在保持躯体的正确姿势和灵活性，首要是防止驼背的发生。应使病人了解，本病驼背的发生和发展过程，其缓慢程度往往使人难以觉察。因此日常注意躯体姿势实为重要。

①经常想到保持躯体挺直，不论行、坐、站都应记住躯体挺直，不要坐沙发及低椅子，尤其避免坐轮椅。

②用墙壁检测站立姿势：站直背靠墙，足跟靠墙，双目平视，正常人头枕部应能触到墙壁，若不能，尽量后靠，坚持5秒钟，放松后再做一次，也可照镜子检测自己躯体的姿势。

③伸展躯体运动：立位，双臂上举，设想自己正在爬梯，以求达到最高梯阶，觉得足趾至指尖都在伸展，放松后重复几次，以感觉全身舒展为止。

④保持良好的睡眠姿势：睡硬板床不用枕头（或特制枕头，低凸弧形枕），也有助于保持躯体平直。俯卧姿势较仰卧姿势好，尽管一般人不习惯，但可预防驼背和髋、膝屈曲畸形，即使有轻度畸形，通过经常俯卧，也可得到纠正。仰卧姿势较侧卧为好。

枕头以低枕或不用枕头为好。如无枕头不能入睡，可用特制的薄枕头或折叠的毛巾置于颈下。侧卧时，可置一合适的枕头于耳下，以使头颈与躯体处同一水平，避免头颈部受到牵扯。

(2)克服晨僵的运动

①床上伸展运动：晨起，仰卧位，双臂上伸过头，手指尖，足跟向每个方向伸展，待感到伸展满意后，放松；伸展双腿，足跟下伸，足背向膝上方向屈，至满意后放松，重复几次。

②膝胸运动：仰卧后，双足着床板，屈膝，慢抬起一膝向胸部方向屈曲，双手抱膝后继续拉向胸前，至满意为止；恢复原双足位置。另一膝作上述运动。左右各重复2~3次后，放松，做双手抱双膝运动2~3次，至僵硬感消失为止。

③日常的运动：日常应时时记住保持身体挺直。在坐立时尽量挺胸收腹，避免懒散的驼背姿势。写字时桌子要高，椅子要低。如水温合适，游泳也是很好的运动，既包括扩胸，活动肢体关节，又有利于维持正常的生理曲度，在国外十分提倡。但本病病人严禁跳水，以免造成颈椎和颈髓损伤的严重后果。

有针对性的矫形体操是预防和纠正脊柱，关节畸形的主要措施。如简单的深呼吸运动和扩胸运动，可预防肋椎关节强直，增加肺活量，还间接起到预防驼背作用。太极拳的锻炼对本病病人较合适。

④运动锻炼的原则：为了保证运动锻炼的顺利进行并从中得益，首先应做到持之以恒。根据各人具体情况，选择适当的时间，坚持有规律的锻炼；其次是做好运动前的热身准备，以免运动中出现损伤，如先热身，做准备运动，或理疗，热水浴等等；第三是选择锻炼方法，根据各人病情，侧重某些方面的运动，并注意循序渐进；第四是避免运动量过度，以免事与愿违。活动时，"恰如其分"很重要，如果活动后症状减轻，疼痛没有加重，可适当增加些运动量，反之，运动后疼痛，不适加重，则运动量过大，应适当减少或在一段时间内增加休息。休息和运动应相辅相成。

（五）气功疗法

气功，是中医学宝贵遗产的一部分，有疏通经络，调和气血，平衡阴阳，强健筋骨，扶正祛邪的功效。当强直性脊柱炎渐次累及胸椎乃至颈椎，而相继出现胸背痛、呼吸困难以及颈部疼痛和僵硬等症状时，宜采用静功，因局部的静能减少关节的渗出与损伤，动则加重关节的炎症。全身的静功，即通过训练“意、气、身”调节神经系统与内分泌系统的整体协调功能，有利于免疫功能的康复，古人云“精神内守病安从来”就是这个道理。一旦渡过急性期即可进入动功的锻炼阶段，练强壮功或太极拳等，在意识的导引下，开合虚实，刚柔相济，轻松自如地活动全身关节和肌肉群。同时通过横膈膜的不断起伏“吐故纳新”，大量吸收氧气，排出二氧化碳，加强血液循环，促进内脏运动，恰当地运用动静功，其康复效果相得益彰。

这里要强调一点，选功要谨慎，每种气功都有防病治病的作用，但这种作用的大小和功效长短有差别，选择的原则是简单、方便、易行、效显，不要选技术复杂的功种。患者只要选好功种，稳步前进，持之以恒，必会改善健康状况，而达到康复之佳境。

（六）泉浴疗法

泉浴疗法，主要指温泉浴，矿泉浴，或浴泳。中医认为温泉可以温通经络，活血化瘀，强筋壮骨，通痹止痛，在强直性脊柱炎的康复治疗中是一种较好的方法。水温最适宜在37～45℃，若水温过热，体力消耗大，心肺负担加重，尤其是老年人，心脏病患者要慎用，每次15～30分钟，舒适为度。若水温过低，时间太短，则疗效多不佳。在西方国家多提倡温泉游泳疗法，它不仅能预防和矫正脊柱及其他关节的畸形，缩短晨僵时间，增加关节活动度，另在水面下游泳，需深呼吸，这可改善胸部活动，增加肺活量，进而使水下游泳时间加长，运动量增加，具有全身性运动和神经调节作用，效果较好。

（七）外治疗法

1. 敷贴疗法

（1）全蝎乳香散：治诸风湿，遍身骨节疼痛，不可忍者。川乌头、马蔺子各30g，全蝎、穿山甲（炮）、乳香各15g，苍术30g。上为细末，用白芥子90g，研烂如膏，和前药末，敷贴痛处，热甚则易之。

（2）治五种腰痛不止方：吴茱萸30g，捣细，箩为散，每用9g。生姜30g，同研令匀，摊在极薄纸上，贴于痛处。

2. 外搽疗法　筋骨酸痛药水：治筋骨酸痛。生川乌、生草乌、生南星、香白芷、甘松、苏木屑、新红花、西羌活、片姜黄、山柰、生川军、威灵仙、樟脑、制乳香、制没药。上药切片或捣碎，用高粱酒、醋等量浸渍，十余日后滤去渣，取出备用。先用手掌按搓疼痛部位，待肌肉温热柔和，用药棉蘸药水擦患处，至肤热为度。

3. 热熨疗法

（1）疗腰痛大豆熨法：治风湿腰痛。大豆六升，水拌湿炒令热，以布裹，隔一重衣温熨痛处，令热气散，冷即易之。

（2）延年疗腰痛熨法：治风湿腰痛。菊花120g，芫花120g，羊踯躅60g。上三味，以醋拌令湿润，分为2剂，笼中蒸之，适寒温，隔衣熨之，冷则易熨。

（八）饮食疗法

1. 桃仁粥　桃仁15g，粳米160g。先将桃仁捣烂如泥，加水研汁，去渣，用粳米煮为稀粥，即可食服。有活血化瘀，通络止痛之功。用于治疗强直性脊柱炎有瘀血征象者。

2. 狗（或羊）脚肉连骨2kg，植物油、生姜、葱白少许，橘皮干2只，桂皮10g，花椒少许，红干辣椒1只，黄酒、细盐、酱油适量；冬季再加麻黄10g，附子10g。小火烧至肉酥烂，当佐餐食用。

有温肾阳、强筋骨、祛风湿之作用，用于治疗强直性脊柱炎的肾阳虚腰膝冷痛之证。

3. 羊脊骨羹方　羊脊骨一具槌碎，葱白4握去须切段，煎骨取汁。每取汁250ml，粳米适量，以葱白、椒盐、酱作羹，空腹食之。有温肾添精、祛风散寒之功。治疗肾脏风冷，腰膝疼痛，转动不能的强直性脊柱炎。

4. 牛筋汤　牛筋50g，续断、杜仲各15g，鸡血藤50g。水煎，食筋饮汤。有强腰膝、壮筋骨，活血通络之功。宜于腰膝酸软无力的强直性脊柱炎。

5. 蛇肉汤　蛇肉、胡椒、生姜、食盐适量，炖汤，肉汤尽服，早晚各1次。可阴阳两补，祛风散寒。适宜于阴阳两虚兼风湿阻络的强直性脊柱炎。

6. 葱姜羊肉汤　羊肉100g，大葱30g，生姜15g，大枣5枚，红醋30g，加水适量，做汤1碗，日食1次。有温经散寒，益气养血的作用。用于治疗强直性脊柱炎的气虚畏寒，四末欠温，关节冷痛等症。

7. 辣椒根汤　瘦猪肉100g，辣椒根90g，共煮汤，调味后服食。每天1次，连服5~7天。有温经散寒止痛之作用。用于寒邪偏盛，疼痛剧烈的强直性脊柱炎。

8. 木瓜汤　木瓜4个，蒸熟去皮，捣烂如泥，白蜜1kg，炼净。将两物调和匀，放入净瓷器内盛之。每晨起用开水冲调1~2匙饮用。有清热、祛湿、通络的作用。凡属湿热阻滞经脉而引起的筋骨疼痛，可服用此汤。

9. 防风苡仁粥　防风10g，薏苡仁10g，水煮，每日1次，连服1周。有清热除痹之效。用于有湿热征象的强直性脊柱炎。

10. 葛蕤蛇汤　粉葛根150g，葳蕤30g，水蛇1条。水适量煮汤，油盐调味，食蛇饮汤。有养阴清热、祛风除湿之效。用于阴虚兼湿热的强直性脊柱炎。

11. 牛膝茎叶粥　牛膝茎叶干品，每次20g，甘草6g，加水200ml，煎至100ml，去渣留汁，入粳米100g，再加水500~700ml，煮成稀粥，每日早、晚分2次服用。10天为一疗程。适用于治疗强直性脊柱炎的肝肾不足之关节疼痛、腰膝酸痛、筋骨无力等。

（九）饮食调理

辨证论治是饮食调理的基本原则，“虚者补之，实者泻之”，“寒者热之，热者寒之，温者清之，凉者温之”等为其大法。配膳时要根据“证”的阴阳、虚实、寒热，分别给予不同的饮食。一般而言，风盛者宜葱、姜等辛温发散之品；寒盛者宜胡椒、干姜等温热之品，而禁忌生冷；湿痹宜用茯苓、薏苡仁、白扁豆等；热痹者宜用黄豆芽、绿豆芽、丝瓜、冬瓜等，而不宜吃羊肉及辛辣刺激性食物；虚证者，宜多食富含营养的食物，如牛肉、羊肉、鸡肉、鱼等。

凡食疗物品，一般不用炸、烤、熬、爆等烹调方法，以免其有效成分破坏，或使其性质发生变化而失去治疗作用。应该采取蒸、炖、煮、煲汤等方法。

五、调摄与护理

1. 加强营养，多食高热量、高蛋白质和维生素类的食物。
2. 加强补肾壮督，防止房事过劳，以使肾气充足、精足髓满、筋骨强壮。
3. 及时有效地控制感染病灶，阻断不正常的免疫反应。
4. 适当休息，主动运动，以免加重关节强直和肌肉萎缩。
5. 早期预防，早期诊断，早期治疗，矫正不良姿势，坚持活动和各种锻炼。
6. 卧床患者应鼓励参加日常活动和工作，每日按时作体操锻炼，加强脊柱旁肌肉功能，以维持直立姿势；要适当活动各关节，定期作扩胸运动，挺直躯干及深呼吸运动；睡觉应仰卧于木板床上，不用枕或用薄枕；要消除病人的精神压力，医患密切配合，树立战胜疾病的信心；如畸型进展时，可用支架或器械矫正；可配合药浴或物理疗法。

7. 平时注意防范风寒、潮湿等尤为重要，特别是在身体虚弱的时候。当季节变化，气候剧变的时候，要及时增减衣服；夏日酷暑或炎夏分娩，不可当风而卧；居处潮湿或梅雨季节，晴天宜经常曝晒，以祛潮气，天晴时更宜打开窗户，以通风祛湿等等。在日常生活中注意避风、防寒、祛湿，截其来路，是预防调养之良策。

8. 精神调理　由于强直性脊柱炎是一个顽固的慢性疾病，长期、反复的病痛折磨，必然给患者带来精神上的痛苦，而这些不良的精神因素可直接或间接地使病情加重，影响治疗效果。首先，要减轻病人心理负担，使其能正确地认识和对待疾病。对疾病早期、病情较轻的患者，必须讲清楚本病的顽固性、反复性、危害性和遵守医嘱、接受治疗的重要性；对急性发作期、病情一时难于控制的患者，必须加以宽慰，帮助其树立战胜疾病的信心；对病情比较严重的患者，要适当地将其病情告知，使其对自己的病情有所认识，懂得治疗需有一定的过程，了解目前治疗的要求和目的，增加对医护人员的信任感，这样对疗效的要求也不至于脱离实际。此外，还要争取亲友和家属的积极配合，通过亲人在生活上的帮助和照顾、精神上的鼓励以及心灵上的抚爱，将会减轻患者肉体上的痛苦，使患者情绪稳定，有利于病情缓解，增强治疗效果。

六、按语

强直性脊柱炎的治疗，同其他疾病一样，以提高疗效为首务。本病是一较为复杂的疑难病，西医尚缺乏较为有效的治疗方法，单纯依靠某一疗法，对治愈或控制病情发展方面，均显得有些不足。因此，临床上要积极采取多元性的治疗方法，以提高疗效。除内服药物外，其他如针灸、按摩、膏帖、熏洗、穴位注射、离子导入、磁疗、体疗、手术等综合疗法，无疑将会使强直性脊柱炎的临床疗效得到进一步的提高。

第5章 白塞病

一、概述

白塞病又称白塞综合征，系一原因不明的全身性自体免疫性疾病。本病累及部位广泛，主要表现为复发性口腔溃疡、外阴部溃疡和眼色素膜炎的三联征，也可见到皮肤、黏膜、关节、消化道、心血管、中枢神经系统等多器官损害的症状表现。

本病病因尚不清楚，国外有关学者认为与病毒感染有关，也有学者提出本病的病原可能与链球菌感染有关；国内有些学者发现，本病的发生与结核病有密切关系。这三种论点皆在深入研究中，尚待作出肯定结论。但不排除本病是一异质性疾病，由多种原因引起。

本病所累及的组织、器官的基本病变是血管炎改变，大多为渗出性，少数为增生性，有时二者同时存在。本病多见于中国、朝鲜、日本、中东及地中海沿岸国家，流行病学调查显示高发区位于丝绸之路范围。性别差异在各国的报道中不同，在大多数国家男性患者较女性为多，发病年龄4~70岁，主要侵袭16~40岁者。

白塞病属于中医“狐惑”范畴。

二、病因病理

（一）西医的病因病理

1. 病因

（1）微生物感染：研究者从本病患者的受累部位通过原位杂交及cDNA技术在本病患者的外周血淋巴细胞中发现有单纯疱疹病毒（HSV）基因。在本病患者的血清中可以检测到抗单纯疱疹病毒抗体以及针对该病毒的循环免疫复合物。链球菌抗原在皮肤测试中可以诱导系统性本病，患者口腔溃疡中有较高的链球菌检出率。除链球菌抗原外，我国学者认为结核感染可能与本病密切相关。

（2）热休克蛋白（HSP）：一些微生物如分枝杆菌的肽结构与人的线粒体HSP显示有较高的同源性，成为特异性免疫反应的启动因素并且产生交叉炎症反应。

（3）免疫因素：许多学者注意到本病的发病与免疫机制紊乱有关。有人曾报告在40例眼、生殖器综合征的患者中，发现17例有抗口腔黏膜的循环抗体，同时发现本病活动阶段血清丙种球蛋白和黏蛋白水平增高。也有人发现患者血中存有较高滴度的抗黏膜、皮肤组织的自身抗体，而此抗体又能和眼、口腔、生殖器皮肤黏膜发生特异性的自身性抗原抗体反应，破坏了的组织，重新游离抗原，形成反复发作的恶性循环，于是，广泛侵犯全身许多组织。

（4）性激素影响：男性本病患者的临床表现较重，肺栓塞、中枢白塞病、肠白塞病的发病与男性高度相关。雌激素在鼠内皮细胞诱导的葡萄膜炎中有保护作用，同时显示炎症细胞的浸润在雄性鼠及卵巢切除术后的鼠有较明显的增加。

（5）遗传因素：本病的家族聚集性长期以来一直被关注，在土耳其同胞兄妹患病的危险比是11.4%~52.5%。日本系列报道约5%有家庭聚集现象。

2. 病理　病理基础以血管炎改变为特征，可累及全身各大、中、小血管，常累及毛细血管、小静脉及少数小动脉，大血管中静脉受累多于动脉。组织病理学改变的特点是：血管周围淋巴、单核细胞浸润，血管壁可有IgG、IgM、C_3沉积，大静脉血栓形成，大动脉由于变性、坏死而形成动脉瘤。血管炎有渗出和增生两种改变：渗出性改变为管腔充血，管壁水肿，内皮细胞肿胀，纤维蛋白沉积等；增生性病变是内皮细胞和外膜细胞增生，管壁增厚，有时有肉芽肿形成。

（二）中医的病因病机

1. 湿热内蕴　久处潮湿之地，感受湿毒侵袭，蕴久化热，结于脏腑；或情绪紧张，忧思郁怒，致肝郁化火，脾虚生湿，而酿成湿热。湿热蕴结，弥漫于三焦，内扰心神，外攻于口、眼、外阴、关节，乃发生本病。

2. 感受外邪　饱经风霜寒冷，寒邪直中脾胃，损伤脾阳，致脾失健运，湿从内生，积久酿成湿热；或过食肥甘厚味，损伤脾胃，聚湿化热；或素体脾虚，又过用苦寒克伐之剂，更伤脾胃，运化失常，水湿潴留，积久化热等。湿热熏蒸，上扰心神，循经络上攻下注，也成本病。

3. 阴虚内热　热病后期，余邪留恋，伤津耗液，致阴虚内热，误用汗、下等法，更伤阴津，虚火妄动等。虚火内扰心神，又迫灼津液而成湿热，湿热流注，也引起本病。

总之，湿、热、火、毒为本病的病理基础，其病位涉及心、肝、脾、肺、肾、胃、胆等，病机不外邪热内扰，湿热熏蒸，上攻口、眼，下注外阴，外犯肌肤、关节，搏于气血，而形成多脏腑损害，表现为虚实夹杂的证候。初期多以邪实为主，中晚期则见虚中夹实、本虚标实之证。

三、临床诊断

（一）辨病

1. 症状

（1）复发性口腔溃疡：口腔溃疡为本病最常见症状，往往又是最早出现的症状。1 年发作至少 3 次，见于舌、口唇、齿龈、颊黏膜、软腭等各个部位，病变处为红色小结，继而出现水疱或丘疹，48 小时后可发展为痛性溃疡，溃疡直径 2 ~ 3cm，于 1 ~ 2 周自行愈合。

（2）复发性外阴溃疡：发生率为 75%，与口腔溃疡症状相似，女性常见于外阴及阴道，男性在阴囊和阴茎，也可见于龟头、肛周和子宫颈等处，男性疼痛重于女性。

（3）皮肤病变：发生率 56% ~ 99.1%，皮损多样，有结节红斑、假性毛囊炎、痤疮样毛囊炎及非特异性皮肤过敏等。

（4）眼部病变：发生率平均 66%，常见的眼部病变为葡萄膜炎和视网膜血管炎，视神经萎缩，玻璃体炎及眼底出血等。前葡萄膜炎即虹膜睫状体炎，可伴有或不伴有前房积脓，后葡萄膜炎和视网膜血管炎是影响视力的主要原因。眼炎反复发作可造成严重的视力障碍甚至失明，是本病致残的最主要原因。

（5）神经系统损害：男性神经系统损害多于女性，多在病后数年出现，中枢神经受损较周围神经多见。神经型患者治疗效果差，复发率高，是本病死亡的主要原因。

（6）关节炎：见于 30% ~ 60% 的患者，大小关节均可受累，常为非对称性的单个或少数关节疼痛，以膝关节最常见，大多数为一过性，关节红肿少见，极少引起关节变形，关节 X 片一般无明显异常或仅有轻微破坏。

（7）消化道损害：消化道任何部位均可受损，但以回盲部多见，其次是升结肠、降结肠、胃等处，为多发性溃疡可有瘘管形成，甚至穿孔。临床症状有右下腹疼痛、恶心、呕吐、腹胀、消化道出血、急腹症等。

（8）心血管损害：可累及各种动脉和静脉，静脉受累较动脉多见。大血管受累时可表现为动、静脉阻塞，动脉瘤及静脉曲张。动脉受累可表现为无脉症，肾动脉狭窄致肾性高血压。静脉受阻常见上、下腔静脉阻塞综合征，心脏的血管炎可影响到心肌、心瓣膜及传导系统，出现相应症状，如心悸、心绞痛、心律失常等。

(9)肺部损害：肺部的临床表现较少见，主要为咯血，多发于男性，可能是肺内小动脉瘤破裂形成支气管瘘或肺梗死所致。

(10)肾脏受累：出现间歇性蛋白尿、血尿。其他症状可见低热，甚或高热，一般在38℃左右，少数患者可达40℃。

2. 体征　当患者某一系统损害时，就可有该系统的体征，如神经系统损害，会出现脑膜刺激征、颅内压升高等。

3. 辅助检查

(1)血、尿、便常规：急性期白细胞计数可轻度增高，反复发作者可出现贫血。肾脏受累时可出现血尿、蛋白尿。消化道受累时便潜血呈阳性。

(2)血生化检查：C反应蛋白 α_1、α_2、β_γ 球蛋白可增高，部分患者冷球蛋白阳性。免疫球蛋白异常。

(3)血液凝固状态异常：α_1、α_2、β_γ 球蛋白溶解时间延长，纤维蛋白裂解产物增多。指甲皱微循环检查可见红细胞聚集，血流缓慢，血液呈高凝状态。

(4)其他检查：神经白塞病时，脑脊液可出现压力增高、白细胞增高、蛋白增高等，脑电图出现弥漫性a波等，CT、MRI在急性期(增强后)呈高密度影和周围水肿，陈旧性病灶呈低密度影。大血管受累时相应的血管造影可出现异常。另外，肺、胸膜、心脏、消化道等受累时相应的X线检查、心电图等可出现异常。

(二)鉴别诊断

1. 瑞特综合征　多见于男性，患者阴部溃疡、眼炎症以及皮疹，有时与白塞病难以鉴别，但瑞特综合征阴部溃疡较白塞病更深，皮肤毛囊样皮损后结痂，角质层肥厚，临床与病理均同角化性淋病相似，生殖器常伴有渗出性红斑样改变。口腔溃疡少见，黏膜溃疡极少疼痛，一般不会有胃肠道和中枢神经系统受累。

2. 结节病　与白塞病一样，两者都为全身性疾病，都表现为眼色素膜炎、多发性关节炎、中枢神经系统受累、心血管病变、皮肤结节红斑样病变和胸部X线检查异常，但结节病组织学上呈肉芽肿，结核菌素试验阴性，血钙代谢异常，血清血管紧张素转化酶升高，可与白塞病鉴别。

3. 炎症性肠病　肠白塞病可有炎症性肠病的表现，而炎症性肠病也有肠外表现，诸如眼色素膜炎、红斑结节、黏膜溃疡及关节症状，因此有时颇难区分。肠白塞病结肠炎主要位于右半结肠，病变不连续，偶尔累及直肠。

4. 单纯疱疹病毒感染　有发热、皮疹、口腔溃疡、阴茎溃疡、眼葡萄膜炎和关节炎，但一般不引起严重血管炎，病程较短，有自限性，疱疹病毒抗体阳性，病变部位细胞核内可包涵疱疹病毒。

(三)辨证

1. 阴虚内热　口、咽、外阴、眼溃烂灼痛，局部色暗红，目赤肿痛，畏光羞明。午后低热，五心烦热，神情恍惚，失眠多梦，口干口苦，小便短赤，大便秘结，舌质红绛，或光红无苔，脉弦细数。

2. 湿热下注　多以外生殖器溃疡为主，外阴红肿疼痛，行走困难，伴有脘腹胀闷，关节疼痛，神疲乏力，头面躯干或四肢可有毛囊炎或脓疱发生，小便淋涩，口苦，咽干，舌红苔黄腻，脉滑数。

3. 寒凝血瘀　反复发生口腔，外阴溃疡，面色苍白，食少乏力，畏寒，下肢红斑结紫暗，关节疼痛，下肢浮肿，舌暗或有瘀斑，脉细涩。

4. 肝肾阴虚　多见于后期，病久缠绵不愈，除眼、口、生殖器、皮肤症状外，伴有午后潮热、头晕耳鸣、视物模糊、心烦失眠，舌红少苔，脉弦细。

（四）辨证要点

主要是掌握其发病特点，细察其病变部位，了解病程的早、中、晚期及虚实的转化。早期多为热邪内扰，湿热毒邪熏蒸，表现以邪实为主。热毒扰及心神，则坐卧不宁，神情不安，恍惚迷乱；邪热壅于脾胃，则纳食失常，厌食恶心，漾漾欲吐；湿热毒邪循经上攻于口，下注于外阴，则出现目赤、口烂、阴溃等症；若湿热内蕴不得宣泄，故口、眼、外阴等部常溃烂而化脓，病情趋于严重。中晚期多表现阴虚津亏，邪热留恋，呈本虚标实之证，除见口、眼、外阴三联征及神情方面症状以外，更见午后低热、五心烦热、头晕失眠、舌红绛或光红无苔等表现。

四、临床治疗

（一）针刺疗法

1. 毫针疗法

毫针一

（1）取穴：肺俞、肝俞、脾俞、肾俞、风池、三阴交。

（2）操作：皮肤常规消毒，选用28号1.5寸的毫针快速进针。进针角度约45°左右，进针深度以0.8～1寸为宜，得气后施提插捻转补泻法，留针30分钟。每日1次，10次为1疗程。适用于治疗白塞病。

毫针二

（1）取穴：合谷、少冲、内关、风池、足三里。

（2）操作：皮肤常规消毒，选用28号1.5寸的毫针快速进针。进针角度约45°，进针深度约0.8～1寸，得气后施平补平泻法，留针20～30分钟。每日1次，10次为1疗程。适用于治疗白塞病。

2. 耳针疗法

耳针一

（1）取穴：脾、肺、皮质下、交感、内分泌。

（2）方法：每次留针15～25分钟，间日1次，3～5次为一疗程。以王不留行籽贴压，2～3天1次，轮换穴位。适用于治疗白塞病。

耳针二

（1）取穴：心、肾、皮质下、内分泌、三焦。

（2）方法：针刺隔日1次，3～5次为一疗程，或以耳穴压丸即可。适用于治疗白塞病。

耳针三

（1）取穴：三焦、脾、肾、交感、内分泌。

（2）方法：每次留针15～25分钟，间日1次，3～5次为一疗程。以王不留行籽贴压穴位，2～3天1次，每次取2～3个穴位，交替选穴。适用于治疗白塞病。

耳针四

（1）取穴：神门、肾上腺、皮质下、内分泌。

（2）方法：每次留针15～25分钟，间日1次，3～5次为一疗程。以王不留行籽贴压穴位，2～3天1次，每次取2～3个穴位，交替选穴。适用于治疗白塞病。

耳针五

（1）取穴：肝、脾、肾、神门、皮质下。

(2)配穴：若是口腔溃疡加耳穴口、咽；外阴溃疡加耳穴外生殖器、内分泌；眼部病变加耳穴眼。

(3)方法：耳郭严格消毒，选用28号0.5寸长的短毫针，每次3～5穴。进针时左手拇食二指固定耳郭，中指托住耳穴部位的耳背，采用捻转进针法、避免刺穿软骨。得气后留针30分钟。出针时宜缓退，减少出血，出针后宜用消毒干棉球压迫片刻。每日1次，1日次为1疗程。适用于治疗白塞病。

耳针六

耳压疗法

(1)取穴：神门、肾、皮质下、口、眼、外生殖器。

(2)方法：耳郭常规消毒，选用王不留行籽压于耳穴上，并外贴胶布固定。嘱咐患者每日按压3～5次，每次1分钟左右。2～3日贴1次，10次为1疗程。适用于治疗白塞病。

3. 穴位注射疗法

(1)取穴：大椎、肾俞、血海。

(2)药物：$VitB_{12}$、$VitB_1$。

(3)方法：皮肤严格消毒，选用5ml注射器，采用$VitB_{12}$ 500mg、$VitB_1$100mg混合液，针刺得气后，每穴推注0.5～1.0ml，隔日1次，5次为1疗程。适用于治疗白塞病。

4. 粗针疗法

(1)取穴：神道、至阳、中枢、悬枢。

(2)方法：皮肤常规消毒，选用26号4～5寸长毫针，神道透至阳，中枢透悬枢。进针时要求对准穴位，快速刺入，得气后留针4小时，隔日1次，5次为1疗程。适用于治疗白塞病。

5. 拔罐疗法

(1)取穴：大椎。

(2)操作：先用2%普鲁卡因局麻，然后用三棱针在大椎穴挑拨，将皮下肌纤维挑断8～10丝，再拔火罐10分钟。起罐后敷盖消毒纱布。每周1次，10次为1疗程。适用于治疗白塞病。

(二)外治疗法

1. 苦参　苦参100g，蛇床子50g，白芷15g，金银花15g，菊花100g，黄柏15g，地肤子15g，菖蒲10g。水煎去渣，外洗，临用时可加猪胆汁4～5滴，每日1次，用于治疗外阴溃疡疼痛的白塞病。

2. 银花甘草汤　金银花10g，甘草5g。用水2碗，煎成1碗，漱口，每日5～6次，用于治疗口、咽溃疡疼痛的白塞病。

3. 三黄洗剂　大黄、黄柏、黄芩、苦参各等份，共研细末。上药10g，加入蒸馏水100ml，医用石炭酸1ml。用时摇匀，以消毒棉花棒蘸药水搽患处，每日4～5次，用于治疗口腔、外阴溃疡的白塞病。

4. 青黛散　青黛50g，石膏100g，滑石100g，黄柏50g。共研细末，和匀，涂于患处，具有清热解毒，燥湿收敛之功，用于治疗口、咽、外阴部溃疡的白塞病。

5. 冰硼散　元明粉10g，朱砂1.2g，硼砂10g，冰片0.8g。共研细末，和匀，用吹药器喷入患处，每日2～3次，用于治疗口、咽、外阴部溃疡灼热疼痛的白塞病。

(三)饮食疗法

1. 赤小豆粥　赤小豆30g，白米15g，白糖适量。先煮赤小豆至熟，再加入白米作粥加糖。

具有清热解毒之功。适用于治疗口、眼、外阴溃疡的白塞病。

2. 元参炖猪肝　猪肝500g洗净，元参15g，同放铝锅内，加水适量煮1小时，捞出猪肝切成小片备用，油锅中以素油煸炒葱、姜，再放入猪肝片，烹酱油、糖、黄酒少许兑加原汤少许，勾淀粉收汁即可，顿食或分顿佐食用。适用于治疗阴虚内热证的白塞病。

五、调摄护理

1. 生活应有规律，劳逸结合，避免劳累。症状严重时应注意休息，配合治疗。

2. 饮食应清淡，避免进食葱、蒜、辣椒等刺激性食物。不宜饮酒，也不宜饮药酒和各种补酒。热盛病人，不可食羊肉、狗肉、驴肉等温热性食物。

3. 注意室内卫生，避免接触有害气体及污染的环境。室外活动应注意衣着，预防感冒。

4. 常规护理根据病情的轻重，定期测体温、呼吸、脉搏、血压等，定期化验血常规、尿常规、心电图等，注意有无胃肠道、心血管系统、神经系统的损害。

5. 特殊护理注意室内卫生，保持清洁，保持面部清洁卫生，勿用手指揉眼。定时清洁口腔，每日用2%龙胆紫液或2.5%金霉素甘油涂擦溃疡处。外阴部每日应用1∶5 000高锰酸钾液坐浴浸泡，然后在溃疡处涂氯霉素鱼肝油软膏。

第6章 痛 风

一、概述

痛风是由于长期嘌呤代谢紊乱所致的疾病，临床特点是：高尿酸血症、特征性反复发作的急性关节炎、痛风石沉积、痛风石性慢性关节炎和关节畸形，常累及肾脏引起慢性间质性肾炎和尿酸性肾结石形成。本病可分为原发性和继发性两大类，原发性痛风的病因除少数由于酶缺陷引起外，大多未阐明，常伴高脂血症、肥胖、糖尿病、高血压、动脉硬化和冠心病等，属遗传性疾病。继发性痛风可由肾脏病、血液病及药物等多种原因引起。

痛风的发病率随地区和种族的不同而有明显差异，在欧美其患病率达0.3%，是欧洲流行的最古老的疾病之一。以往在我国认为原发性痛风比较少见，随着营养条件改善，平均寿命延长，以及对本病逐渐注意等因素，现已有较多发现，并呈逐年上升的趋势。本病在高原游牧地区如青海和西藏较为多见。痛风患病率随年龄渐增，男性多发，女性大多发生在绝经期后。脑力劳动者及经济营养良好阶层发病较多。

本病属于中医"痹病""痛风""白虎历节"等范畴。

二、病因病理

（一）西医的病因病理

1. 病因

（1）嘌呤合成与尿酸排泄障碍：尿酸为嘌呤代谢的最终产物，主要由细胞代谢分解的核酸和其他嘌呤类化合物以及食物中的嘌呤经酶的作用分解而来。高尿酸血症是痛风重要的生化基础。各种因素导致的嘌呤合成增多，或血液病、化疗使核酸分解加速，均可使尿酸增多；各种肾脏疾病或药物因素，或乳酸、酮酸浓度增高，慢性铅中毒，均可导致尿酸排出减少，使血尿酸增高。

（2）痛风的遗传障碍：痛风具有家族性发病倾向，约5%～8%的患者有家族史和遗传性。

（3）环境因素：性别、体重、酒精、高嘌呤饮食及心、脑、肾疾病等因素，导致高尿酸血症及尿酸盐结晶沉积，其作用的大小造成了种族和地域间的差别；近年来认为，诸多的环境因素所以导致痛风和高尿酸血症，是由于ATP加速分解，细胞内其含量下降所造成。

另外过去曾认为进食高嘌呤类食物可能是原发性痛风的病因，但目前认为进食高嘌呤类食物只有在有痛风素质的人，才会引起发病。

2. 病理　在急性关节炎期，尿酸沉积于关节组织内，尿酸钠盐被白细胞所吞噬，引起细胞死亡而释放溶酶体酶类，导致急性关节炎症。慢性关节炎期，尿酸盐沿软骨面、滑囊周围、筋膜表面及皮下结缔组织等处沉积形成痛风石，导致慢性炎症，滑囊增厚，血管翳形成，软骨退行性变，骨质侵蚀而缺损，尤以骺骨部为多见。骨边缘增生，关节周围纤维化，以致骨关节畸形，尿酸盐沉积于肾小管，引起Henle袢萎缩变化，管腔扩张，附近间质组织中有巨细胞炎症反应，相应肾小球纤维化，毛细血管基底膜增厚，以髓质及锥体部最明显。

（二）中医的病因病机

1. 病因　可分为外因和内因两个方面。

（1）外因：感受风寒湿热之邪，常见的是风寒湿、风湿热等多邪杂感。

①风寒湿邪侵袭人体：由于居处、劳动环境寒冷潮湿，或涉水淋雨，或长期水下作业，或气候

剧变，冷热交错等原因以致风寒湿邪侵袭人体而致痛痹。

②风湿热邪侵袭人体：外感风热，与湿相并，而致风湿热合邪为患，或风寒湿痹，郁而化热，而致热痹。

③瘀血阻滞：湿热、痰浊久滞体内，必影响气血运行，不仅如此，而且瘀血气滞又可为湿热痰浊胶结之处凝聚之所而成为痛痹。

④痰浊阻络：饮食不节，嗜食膏粱厚味，积热既久，熏蒸津液为痰，痰浊留滞经络，一旦为外邪触动，气血愈加凝滞不通，则发为着痹。

(2)内因：正气不足。

①劳逸不当：劳倦过度，耗伤正气，或劳后汗出当风，或汗后冷水淋浴，外邪乘虚而入而致脏腑痹。

②体质亏虚：素体虚弱或病后、产后气血不足，腠理空虚，卫外不固，外邪乘虚而入而致脏腑痹。

2. 病机

(1)外邪阻滞经络，气血运行不畅，以致关节、肌肉疼痛，麻木、重着、屈伸不利而形成痹证。由于感邪性质不同，或有偏胜，临床表现亦不同，风邪偏胜者为行痹；风邪善行而数变，故关节疼痛游走不定；寒邪偏胜者为痛痹，寒主收引，其性凝滞，故关节疼痛有定位；湿气胜者为着痹，湿性重着粘腻，故而肌肤关节麻木重着肿胀。热偏胜者为热痹，经络蓄热，故见关节红肿灼热、痛不可近。

(2)痹证初起属实，久则正虚邪实，虚实挟杂。痹证容易出现下述三种病理变化：一是痹证日久不愈，气血津液运行不畅，血脉瘀阻，津液凝聚，以致瘀血痰浊痹阻经络，出现关节肿大、关节周围瘀斑、结节、屈伸不利等症；二是病久气血伤耗，呈现气血双亏或肝肾亏损的证侯；三是痹证不愈，由经络及脏腑，出现脏腑痹的证侯。

三、临床诊断

(一)辨病

1. 症状

(1)无症状高尿酸血症：无临床症状，只是血尿酸浓度增高。临床不少高尿酸血症患者可以持续终生不出现症状。血尿酸浓度愈高，时间愈长，则发生痛风和尿酸结石的机会愈多。

(2)急性痛风性关节炎：典型发作起病急骤，多因午夜足痛惊醒，如刀割或咬噬样。最初发作时90%侵犯单一关节，以蹋趾及第1跖趾关节为多见，其他受累关节根据发生频率依次为足弓、踝、跟、膝、腕、指和肘等，偶有双侧同时或先后发作，后期可发展为多关节炎。病人可有发热，血白细胞数增多，红细胞沉降率增高。急性期缓解后，病人全无症状，称为间歇期。此期可持续数月或数年，少数病人仅有一次单关节炎，以后不再发作，但多数病人在1年内复发。受寒、劳累、感染、关节外伤、手术、饮酒、高嘌呤饮食、紧张及某些减少尿酸排泄的药物常为本病的诱发因素。

(3)慢性关节炎：多由急性关节炎反复发作发展而来，每见于未经治疗或虽治疗而未达到治疗目的的病人。尿酸盐在关节内沉积增多，炎症发作进入慢性阶段而不能完全消失，引起关节骨质侵蚀缺损及周围组织纤维化，表现为多关节受累，发作较频，间歇期缩短，疼痛日渐加剧，甚至发作后疼痛亦不完全缓解并出现关节畸形、僵硬，活动受限。痛风石为本期常有的表现，于耳轮、前臂伸面、跖趾、手指、肘部等处易见。

(4)肾脏病变：临床所见历时较久的痛风病人约1/3有肾脏损害，表现为三种形式：

①痛风性肾病：早期可仅有蛋白尿和显微镜血尿，且呈间歇出现，随着病情进展，蛋白尿转为持续性，肾功能尤其浓缩功能受损，出现夜尿增多、尿比重偏低等现象，病情进一步发展，由慢性氮质血症发展到尿毒症。

②急性肾功能衰竭：由于大量尿酸结晶广泛阻塞肾小管腔，导致尿流梗阻而产生急性肾功能衰竭症状。

③尿路结石：原发性痛风患者约20%～25%并发尿酸性尿路结石，部分病人肾结石的症状早于关节炎的发作。

(5)痛风患者常伴高血压、肥胖、动脉硬化、冠状动脉粥样硬化性心脏病等。心肌、主动脉瓣及二尖瓣膜上偶有痛风石形成。

2. 体征　急性关节炎期，关节及周围软组织出现明显红、肿、热，大关节受累时可有关节渗液。慢性关节炎期，尿酸盐结晶可于耳轮等处形成小如芝麻、大如鸡蛋或更大的痛风结节（或痛风石）。结节初起质软，随着纤维组织增生，质地越来越硬。在关节附近易磨损处的结节，其外表皮菲薄，容易溃破成瘘管，可有白色粉末状尿酸盐结晶排出，但继发性感染较少见，瘘管周围组织呈慢性炎症性肉芽肿，不易愈合。

3. 辅助检查

(1)血尿酸测定：急性发作期血尿酸超过420Umol/L，缓解期可以正常。

(2)X线摄片检查：在受累关节，可发现骨软骨缘邻近关节的骨质，有圆形或不整齐的穿凿样透亮缺损区，系由尿酸盐侵蚀骨质所致。为痛风的X线特征。早期可无异常发现。

(3)急性发作期关节腔穿刺：取滑囊液进行旋光显微镜检查，可发现白细胞内有双折光现象的针形尿酸盐结晶。

(4)痛风石特殊检查

对痛风结节可作活组织检查，或特殊化学试验（Murexide）鉴定，还可作紫外线分光光度计测定及尿酸酶分解测定。

(5)急性发作期患者血中白细胞升高、血沉增快、C反应蛋白阳性，病程较长的患者可有蛋白尿、血尿及脓尿。

（二）鉴别诊断

1. 类风湿性关节炎　多见于中青年女性，好发于手足近端小关节和腕、膝、踝等关节，表现为对称性多关节炎，可引起关节僵硬畸形，本病在慢性病变基础上反复急性发作，易与痛风混淆。但本病指趾小关节呈对称性梭性肿胀，与单侧不对称性的痛风性关节炎截然不同；X光片示关节面粗糙、关节间隙变窄、骨质普遍稀疏，与痛风性骨质缺损有明显不同；活动期类风湿因子阳性，关节液无尿酸结晶查见，血尿酸多正常。

2. 化脓性关节炎与创伤性关节炎　痛风初发时常易与化脓性关节炎或创伤性关节炎混淆，但后两者血尿酸不高，滑囊液检查无尿酸盐结晶。其中化脓性关节炎主要为金黄色葡萄球菌所致，可发现原发感染或化脓病灶；多发生于负重大关节如髋、膝关节，并伴有高热、寒颤等症状；关节腔穿刺液为脓性渗出液。创伤性关节炎常有关节外伤史，受累关节固定、无游走性。

3. 蜂窝组织炎　痛风急性发作时关节周围软组织常呈明显红肿，若忽视关节本身的症状，极易误诊为蜂窝组织炎，后者血尿酸盐不高，畏寒、发热及白细胞增高等全身症状更为突出，而关节疼痛往往不甚明显。

4. 假性痛风　由焦磷酸钙沉积于关节软骨引起，尤以A型急性发作时表现与痛风酷似。但本病老年人多见；病变主要侵犯膝、肩、髋等大关节；X 线摄片见关节间隙变窄和软骨钙化灶呈密点状或线状，无骨质破坏改变；血清尿酸含量往往正常；滑液中可查见焦磷酸钙单斜或三斜晶体；秋水仙碱治疗效果较差。

（三）辨证

1. 风寒湿痹　关节肌肉疼痛，风邪偏胜关节游走疼痛；寒邪偏胜关节痛剧，痛有定处；湿邪偏胜，肢体关节重着疼痛、肌肤麻木。均于阴雨天加重，舌苔薄白，脉弦紧或濡缓。

2. 风湿热痹　关节红肿热痛，病势较急，伴发热、口渴、烦闷不安、溲赤、汗出不解，舌红，苔黄，脉数。

3. 痰瘀痹阻　痹证日久不愈，反复发作，关节疼痛时轻时重，关节肿大，甚至强直畸形，屈伸不利、皮下结节，舌淡体胖或舌有瘀斑，舌苔白腻，脉细涩。

4. 气血亏虚　久痹不愈，反复发作，或呈游走性痛，或呈酸楚重着，甚则关节变形，活动不利，腰脊疼痛，神疲乏力，气短自汗，面色㿠白，舌淡苔薄白，脉细或细弱。

（四）辨证要点

首先应辨别风寒湿痹与热痹之不同，热痹以关节红肿灼热疼痛，发热，舌红，脉数等为特点，风寒湿痹则以关节痛、阴雨天加重，舌苔白，脉紧或缓或迟为特征。风寒湿痹又当分辨风寒湿偏胜之不同。病久痹痛，应注意辨明有无痰瘀阻络、气血亏虚及脏腑损伤的症候。临床上应与“痿证”相鉴别，痿证以痿弱不用为其特点，常表现为肌肉瘦削，以下肢为多见，关节一般不痛。而痹证则以关节疼痛为主。

四、临床治疗

（一）针刺疗法

1. 毫针疗法

毫针一

（1）主穴：阿是穴、三阴交、丘墟、太溪、太冲、足三里。阿是穴位置：红肿处。

（2）配穴：趾部加大都，踝部加商丘，膝部加犊鼻。

（3）操作：以主穴为主，每次取 3～4 穴，据发病部位加配穴。阿是穴用梅花针叩刺，红肿甚者叩刺出血，局部肿胀不显者，叩至局部潮红，其他穴位用 28 号 1.5 寸毫针，刺之得气后，施提插捻转手法或急性期用泻法，恢复期用平补平泻法。留针 30 分钟，每隔 10 分钟施手法 1 次。每日 1 次。针刺用药均以 7 天为一疗程，一般需治疗 2 个疗程。适用于治疗痛风。

毫针二

（1）主穴：分 2 组。①足三里、阳陵泉、三阴交；②曲池。

（2）配穴：分 2 组。①内踝侧：太溪、太白、大敦；外踝侧：昆仑、丘墟、足临泣、束骨。②合谷。

（3）操作：病变在下肢，均各取第 1 组；在上肢各取第 2 组。以主穴为主，据部位酌加配穴。以 1～1.5 寸 28 号毫针刺入，得气后采用捻转提插补泻手法；急性期用泻法，恢复期用平补平泻法，均留针 30 分钟。每隔 10 分钟行针 1 次，每日或隔日 1 次，7～10 次为一疗程，疗程间隔 3～5 日。适用于治疗痛风。

毫针三

（1）取穴：局部红肿区压痛点。

（2）配穴：风热、大椎、曲池。痰瘀：中脘、丰隆、血海。

（3）操作：局部红肿区用三棱针点刺出血加拔火罐。其余各穴皆用泻法。隔日一次、或每周二次。静止期，取局部腧穴以疏导经气，活血化瘀。适用于治疗痛风。

毫针四

(1)取穴：阿是穴。阿是穴位置：痛风石所在的部位。痛风石多为隆起结节，小如芝麻，大似鸡蛋，好发于耳轮、趾、指及肘部等处。

(2)操作：寻得阿是穴后，沿痛风石的基底部从左右前后方向刺入4针，再沿痛风石正中与刺入痛风石基底部针垂直方向刺入1针，采用提插捻转法，得气后留针20分钟。起针后以拇指用一指禅手法推患部，同时采用按压挤揉法，时间为15分钟。隔日1次，5次为一疗程。适用于治疗痛风。

毫针五

下焦湿热：

(1)取穴：阳陵泉、膝阳关、梁丘、照海、昆仑、丘墟、申脉。针用强刺激，泻法，或刺血法，不用灸法，每日或间日一次，5~7日为一疗程。

瘀血阻络：

(1)取穴：曲池、合谷、尺泽、外关、肩髃、阴陵泉、犊鼻、丰隆、血海等穴。针用泻法或平补平泻法，每日或间日一次，5~7日为一疗程。

痰热挟风：

(1)取穴：阳溪、腕骨、外关、阳陵泉、梁丘、申脉等穴。针用泻法或平补平泻法，每日1次，7日为一疗程。

气血两虚：

(1)取穴：脾俞、肾俞、足三里、大椎等穴，用补法或平补平泻法，留针15~20分钟，并可加用灸法。每日1次，7~10次为一疗程。

毫针六

火针疗法

(1)主穴：阿是穴、行间、太冲、内庭、陷谷。阿是穴位置：病灶部位。

(2)配穴：丘墟、大都、太白、血海、膈俞、丰隆、脾俞、太溪、三阴交。

(3)操作：主穴每次取2个，根据症情配穴酌取1~2个。患者取舒适体位，让病变部位充分暴露，病变部位局部常规消毒，根据病变部位、性别、年龄、体质强弱的不同选用粗细不同的火针，如足部腧穴用粗火针，踝关节以上腧穴用细火针。针足部穴位时，令患者取直立位或坐位，双足垂地，在足下垫几层草纸，穴位行碘酒、酒精严格消毒后，将火针在酒精灯上烧至通红转白亮时，对准穴位速刺疾出，深度为0.3~1寸左右，每穴刺1~3针，出针后即有暗红色血液从针孔喷出，待出血达10~30ml后才可止血。一般而言，出血初为暗红色，待血色由暗至淡时，会自行止血，若出血不止，可加压止血。踝以上穴位可取坐位，每穴刺1针。对痛风性关节炎急性发作者，可在红肿的患部即阿是穴散刺数针，使浆性渗出物排出。针后嘱患者在48小时内保持病变局部清洁干燥，以免局部感染。上法每周治疗1~2次，10次为1个疗程。适用于治疗痛风。

毫针七

(1)取穴：主要是受累关节局部取穴。

跖趾关节：取阿是穴、八风、内庭、太冲；踝关节：阿是穴、昆仑、丘墟、解溪、太溪；掌指、指间关节：阿是穴、四缝、八邪、三间；腕关节：阿是穴、阳池、阳溪、合谷；膝关节：内外膝眼、阳陵泉、梁丘、委中、膝阳关、足三里。

(2)配穴：风热湿盛者，加大椎、身柱、曲池；痰瘀痹阻，加膈俞、血海、脾俞、内关、膀胱俞。

(3)操作:大椎、身柱、曲池及诸背腧穴行中强刺激,不留针。再针病变关节处之俞穴,可行齐刺、扬刺、关刺、输刺等方法,以疏通关节的气血瘀滞,针后也可摇大针孔,或用粗针针之,使局部出血。以上治疗每日1次,15次为1疗程。关节肿痛严重或梭形者,可在局部用三棱针点放血,配以拔罐,拔出瘀血,每隔2~3日复行1次,5次为1疗程。适用于治疗痛风。

2. 穴位注射疗法

穴位注射一

(1)取穴:病变相应关节部位及邻近穴位。

(2)药物:红当川注射液、威灵仙注射液。

(3)方法:每次选取疼痛最严重部位2~3穴,所用药物是红当川注射液,或威灵仙注射液,每穴注入药液3~5ml不等,隔日治疗1次,15次为1疗程。适用于治疗痛风。

穴位注射二

(1)取穴:足三里、环跳、肩髎、曲池。

(2)药物:当归注射液、野木瓜注射液。

(3)方法:采用当归注射液或野木瓜注射液等,每穴注入药液注射1~2ml,间日1次,7~10次为一疗程。适用于治疗痛风的瘀血阻络或气血两虚证。

穴位注射三

(1)取穴:太冲、内庭、昆仑、太溪、合谷、外关、手三里、曲池、尺泽、梁丘、曲泉、血海。

(2)药物:野木瓜注射液、当归注射液、丹参注射液。

(3)方法:除曲池、血海外,再根据病变部位选取2~4穴,共4~6穴,将野木瓜注射液或当归、丹参注射液以每穴0.5~1ml按穴位注射常规操作注入穴内。每日1次,10日为1疗程。适用于治疗痛风的瘀血阻络或气血两虚证。

穴位注射四

(1)取穴:以病变关节相关穴位为主,蹈趾关节:阿是穴、八风、内庭、太冲;踝关节:阿是穴、昆仑、丘墟、解溪、太溪;掌指、指间关节:阿是穴、四缝、八邪、三间;腕关节:阿是穴、阳池、阳溪、合谷;膝关节:内外膝眼、阳陵泉、梁丘、委中、膝阳关、曲泉、足三里。

(2)药物:当归注射液、丹参注射液、威灵仙注射液。

(3)方法:每次选2~3穴,常规消毒。针刺得气后,每穴注入当归、丹参、威灵仙等注射液0.5~1.0ml,隔日1次,10次为1个疗程。适用于治疗痛风。

3. 耳针疗法

耳针一

(1)取穴:神门、内分泌、肝、肾、交感、相应肢体关节穴。

(2)方法:每次3~5穴,用0.5寸毫针刺入,留针30分钟。隔日1次,或用耳穴压豆法,10次为1个疗程。适用于治疗痛风。

耳针二

(1)取穴:取相应病变部位,内分泌、交感、下脚端、神门、肾。

(2)方法:每次选取耳穴3~5穴,用毫针刺入,留针30分钟,隔日1次,10次为1疗程。痛甚者亦可日行1~2次,间歇行针,适当久留针。亦可用埋针法。适用于治疗痛风。

耳针三

(1)取穴:耳穴相应部位,神门、内分泌、脑、肾、皮质下、风溪。

(2)方法:在相应部位寻找敏感点,每次选3~5穴,两耳交替使用。痛风急性发作者,用0.5

寸毫针针刺，行强刺激，隔日1次，5次为1疗程；间歇期或慢性关节炎、痛风性肾病者，采用埋揿针或压豆法，2~3天更换1次，10次为1疗程。适用于治疗痛风。

耳针四

耳穴压豆法

(1)取穴：神门、内分泌、肾上腺、相应肢体穴位。

(2)方法：用王不留行籽压穴，双耳交替使用。取相应区压痛点、交感、神门、内分泌、肾、脾等穴，针刺每日或间日1次，或以王不留行籽贴压，7次为1个疗程。适用于治疗痛风。

4. 电针疗法

(1)取穴：①曲池、合谷、外关、尺泽；②足三里、阳陵泉、绝谷、太冲。

(2)方法：病变以上肢为主者，选用①组穴位，病变以下肢为主者选用②组穴位，毫针刺入得气后，接电针治疗仪，选用密波或疏密波，强度以患者能忍受为度，通电20分钟。每日或隔日1次，10次为1疗程。适用于治疗痛风。

5. 三棱针疗法

(1)取穴：尺泽、委中、阴陵泉、太冲、厉兑、阿是穴。

(2)方法：尺泽、委中、阴陵泉、太冲、厉兑采用点刺放血法；阿是穴采用散刺法，并加拔火罐5分钟。隔日1次，5次为1疗程。适用于治疗痛风。

6. 刺络拔罐疗法

(1)取穴：阿是穴。阿是穴位置：红肿明显处。

(2)操作：患者采用仰卧位或端坐位，选受累关节局部为施术部位，常规消毒，梅花针重叩刺至局部出血，注意：要将红肿处全部叩遍。选不同型号玻璃火罐，用闪火法在叩刺局部拔罐10~15分钟，观察充血、出血状况，每罐出血量在10~15ml，若因跖趾关节等小关节处可用去底磨平之青霉素小瓶以抽气法拔之等瘀血出净，取罐，用干棉球擦去瘀血。每处每次宜拔出瘀血5~10ml为宜。隔日1次，或每周3次，5次为1个疗程。适用于治疗痛风。

(二)灸治疗法

灸治一

1. 取穴：阿是穴。

2. 操作：每次选1~4穴，选用中等大小的艾炷，点燃后于阿是穴上施灸，当烧至剩余2/5或1/4左右时，患者觉微微灼痛，则更换艾炷再灸，每穴灸7~9壮。每日1次，5次为1疗程。适用于治疗痛风。

灸治二

1. 取穴：病损部位腧穴、肾俞。

2. 操作：适用于静止期，用艾条雀啄灸拇趾及踱趾关节周围的穴位，每穴5分钟，日1个次。适用于治疗痛风。

(三)推拿疗法

推拿一

1. 取穴：风池、大椎、肩髃、肩贞、曲池、手三里、外关、合谷、阳池、外劳宫。

2. 主要手法：搓法、揉法、摇法、抖法、按法、捻法、拔伸法等。

3. 操作程序：按揉风池、大椎，自大椎而下拿捏手三阳和手三阴经，点按上肢诸穴，对掌指关节、指间关节施以捻法、拔伸法，反复操作，搓揉上肢，以摇法和抖法活动肩、肘、腕关节。每次约

25 分钟，每日 1 次，10 次为 1 疗程。本法适于痛风偏于上肢关节者。

推拿二

1. 取穴：风池、大椎、梁丘、血海、曲泉、阴陵泉、阳陵泉、三阴交、太溪、行间、地五会。

2. 主要手法：搓法、揉法、摇法、抖法、点法、按法、捻法、拔伸法等。

3. 操作程序：按揉风池、大椎，拿捏项部、肩井部位，然后从膝关节以上开始，揉按足三阳和足三里，点按下肢诸穴，对跖趾关节、趾间关节施以捻法、拔伸法，反复操作，搓揉小腿，以屈伸法、摇法和抖法活动髋、膝、踝关节。每次约 25 分钟，每日 1 次，10 次为 1 疗程。本法适于痛风偏于下肢关节者。

推拿三

1. 用穴位与部位：患部、病部四周、足部。

2. 主要手法：㨰法、揉法、摩法、点按法等。

3. 操作程序

(1) 患者仰卧，医者在患病局部的四周施以㨰法 5 分钟；再在患部施以轻柔的㨰法或揉法 3 分钟；后点按昆仑、解溪、太溪、公孙、冲阳、涌泉等各 1 分钟。

(2) 继上，在患部施以一指禅推法 3 分钟，再在足跗和足底施以擦法，以透热为度。适用于治疗痛风。

(四) 外治疗法

1. 外敷疗法

(1) 芙黄膏：芙蓉叶、生大黄、赤小豆各等份，共研细末，按 4∶6 之比加入凡士林，和调成膏，外敷患处，每日 1 次。适用于治疗痛风的湿热痹阻型。

(2) 侧柏叶 30g，大黄 30g，黄柏 15g，薄荷 15g，泽兰 15g。共研末，加蜜适量，再加水调糊外敷。适用于治疗痛风的湿热蕴结型。

(3) 回阳玉龙膏：草乌、煨姜各 90g，赤芍、白芷、天南星各 30g，肉桂 15g。共为细末，加四倍量凡士林，调匀成膏，外敷患处。适用于治疗痛风的瘀血型。

(4) 制川乌、制草乌、木瓜、红花各 30g，加水 2 500ml，煎成 2 000ml，浸洗患处。适用于治疗痛风的瘀血阻络型。

(5) 柳树花 30g，金银花 30g，蒲公英 30g，土茯苓 30g，紫花地丁 30g，生大黄 30g。加水适量，煮沸后约 30 分钟，浸洗患处。适用于治疗痛风的湿热痹阻型。

(6) 青黛散 20g，黄柏 15g，煅石膏 60g，乳香、没药各 10g，共研细末，醋调敷患处，可清热化痰，通络止痛。适用于治疗痛风。

(7) 生川乌、草乌、生南星各 15g，肉桂、白芷各 10g，共研细末，蜂蜜调敷患处，可温散寒湿，通络止痛；白芥子 20g，白附子 15g，大黄、当归、地龙、地鳖虫各 10g，共研细末，醋调敷患处，可化痰活血，通络止痛。适用于治疗痛风。

(8) 按 100∶16∶280 取虎杖、樟脑和医用凡士林。先将虎杖打粉过 80 目筛，樟脑用适量 50% 酒精溶化后倒入虎杖粉中。凡士林加热融化成液状，把虎杖粉倒入，同时不断搅拌均匀，加盖放置冷却成膏状即成。用时依据患病关节的大小形态，裁剪合适的敷料，将药膏涂在敷料上约 2~3mm 厚，敷在患处，纱布绷带包扎，隔日换药 1 次，直至痊愈。用于湿热瘀阻型痛风。

2. 熏洗疗法

(1) 马钱子、生半夏、艾叶各 20g，红花 15g，王不留行 40g，大黄、海桐皮各 30g，葱须 3 根，煎汤 2 000ml，置于桶内，以热气熏蒸患部，待药液变温后，浸洗患处，每日 2 次，7 天为 1 个疗程。

适用于治疗痛风。

(2)樟木屑洗方:樟木屑1.5~2.5公斤,置急流水中煮开,乘热浸洗,每次40分钟,一日1次,连洗7~10次,主治痛风关节疼痛。

(3)外用药酒方:生川乌、生草乌、全当归、白芷、肉桂各15g,红花10g,白酒500ml,浸泡24小时后去渣取酒,再加入10瓶风油精,装瓶中。用时涂于患处,一日数次,10天为1个疗程,主治痛风关节疼痛。

(4)红花15g,马钱子、生半夏各20g,王不留行、大黄、海桐皮各30g,葱须3g,艾叶20g,水煎,熏洗患病部位。每日2次。活血化痰,通络定痛。用于痛风各型。

(五)饮食疗法

1. 炒笋丝　竹笋250g。切丝,用植物油30ml炒熟,酌加食盐调味即成,宜常服。用于痛风未发作时。

2. 加味萝卜汤　萝卜250g,柏子仁30g。萝卜洗净切丝,用植物油50ml炒后,加入柏子仁及清水500ml,同煮至熟,酌加食盐即可,可常服。用于痛风发作时。

3. 防风薏米粥　防风10g,薏苡仁10g。水煮每日1次,连服1周。清热除痹,适用于湿热痹阻型痛风。

4. 桃仁粥　桃仁15g,粳米150g。先将桃仁捣烂如泥,加水研汁,去渣,用粳米煮粥,即可食服。活血祛瘀,通络止痛,适用于瘀血痰浊痹阻型痛风。

5. 薯蓣薤白粥　生怀山药100g,薤白10g,粳米50g,清半夏30g,黄芪30g,白糖适量。先将米淘好,加入切细怀山药和洗净半夏、薤白,共煮,加适量糖可食服,不拘时间和用量。益气通阳,化痰除痹。适用于因脾虚不运,痰浊内生而导致的气虚痰阻之痛风证。

6. 白芥莲子山药糕　白芥子粉5g,莲子粉100g,鲜怀山药200g,陈皮丝5g,红枣肉200g。先将怀山药去皮切成薄片,再将枣肉捣碎,与莲子粉、鲜白芥子粉、陈皮丝共和,加适量水,调和均匀,蒸糕作早餐食之,每次50~100g。益气化痰通痹,用于痰浊痹阻、脾胃气虚型痛风。

7. 红花饮　红花、苏木、当归、红糖、白酒适量。先煎红花、苏木,然后加入当归,再加白酒煎,滤汁去渣,兑入红糖。分3次,食前温服。主治痛风的关节肿胀、皮下结节者。

8. 茄子250g,蒸熟切条,用麻油、盐、味精拌食;慈菇250g,植物油20g,煸炒熟,加盐、味精,服食,有促进尿酸排泄的作用,用于痛风急性发作时。

9. 萝卜250g(切丝),加植物油、盐、味精煸炒,与大米50g,煮粥服食,有促进尿酸排泄的作用,用于痛风急性发作时。

10. 鲜葡萄30g,大米50g,煮粥,有促进尿酸排泄的作用,用于痛风急性发作时。

五、调摄护理

1. 急性期及早使用药物治疗,及时控制炎症,迅速终止急性发作。

2. 血尿酸增高达8mg%以上时,应使用排尿酸或抑制尿酸合成的药物,使血尿酸浓度恢复正常。

3. 节制饮食,防止过胖,避免进食高嘌呤食物如肝、肾、心、脑、鱼卵、沙丁鱼、豆类、发酵的食物。每日多饮水,使尿量不少于2 000ml,以利尿酸排出。

4. 防止和治疗尿酸钠盐结晶在关节、肾脏或其他部位沉积所引起的合并症,防止尿酸结石形成。

5. 防止或治疗能使痛风恶化的疾病,如高甘油三酯血症、高血压、肥胖等。

6. 急性发作期应卧床休息，抬高患肢，以减轻疼痛，一般休息至关节痛缓解 72 小时后可恢复活动。

7. 注意保暖、避寒，多饮水，忌食肥脂厚味、辛辣、酒浆、高嘌呤食物。

8. 关节疼痛较甚者，可采取热敷，或将每日煎服的中药渣加水再煎，以熏洗、外敷痛处或配合针灸、理疗等外治疗法。

9. 若并发心血管、肾脏等病变，如高血压病、冠心病、肾结石、尿路感染、肾功能衰竭等病症时，应参照有关病症处理。

六、按语

痛风易反复发作而出现关节畸形、肾结石、肾损害等严重后果，给患者带来极大的痛苦。近年来随着生活水平的提高、饮食方式的改变、社会的老龄化以及对本病认识的加强，痛风的患病率逐渐增加。尽管原发性痛风除少数由于酶缺陷引起外，其病因大多未阐明。但其属遗传性疾病，高嘌呤食物对于具有痛风素质者易为发病的促进因素；肥胖、糖尿病、动脉硬化、冠心病、高血压等常与痛风伴发；肾脏病、血液病及药物可引起继发性痛风。

痛风的针刺、灸治治疗早在 20 世纪五六十年代即见于临床报道，其治疗原则与临床选穴均与其他类型的关节痛相似。临床观察发现，针灸疗法对缓解局部关节的红肿热痛，改善全身症状，均有一定的疗效。但对于病情较重者，仍需服用秋水仙碱等抗痛风药物，单纯针灸治疗并不能有效控制病情进展。与药物治疗相同，针灸也不能对本病的磷酸核糖焦磷酸酰胺合成酶活性增加，以及黄嘌呤－鸟嘌呤磷酸核糖转换酶的缺乏起作用，故不能从根本上解决高尿酸血症的问题，针灸治疗对于本病也只是症状治疗而已。

第7章 糖 尿 病

一、概述

糖尿病是一种由遗传基因决定的全身慢性代谢性疾病。由于体内胰岛素的相对或绝对不足而引起糖、脂肪和蛋白质代谢的紊乱，其主要特点是高血糖及糖尿。临床表现有多饮、多食、多尿、烦渴、善饥、消瘦或肥胖、疲乏无力等症群，严重时发生酮症酸中毒。常见的并发症及伴随症有急性感染、肺结核、动脉粥样硬化、肾和视网膜等微血管病变以及神经病变。自从胰岛素和抗生素药物广泛应用后现在酮症及感染已少见。

糖尿病有原发性和继发性（又称症状性）两类。原发性糖尿病（简称糖尿病）占绝大多数，继发性糖尿病占极少数，大都继发于造成胰岛组织广泛损害的疾病，或继发于分泌拮抗胰岛素作用的激素过多的疾病。本章主要叙述原发性糖尿病。

糖尿病在世界各地都有，分布极广，国外糖尿病发病率为1%～5%，国内的发病率据初步估计约占人口的1%以下。各种年龄均可发病、发病率随年龄增加而增多，患病高峰在50～70岁。国内住院患者中统计男性略高于女性，国外统计则相反。

本病属于中医学"消渴"范畴。

二、病因病理

（一）西医的病因病理

1. 病因

（1）遗传因素：糖尿病有遗传倾向已比较肯定。国内报道糖尿病患者有阳性家族史者占8.7%。国外报道达25%～50%，发生糖尿病的双胞一致率为30%～50%。不论是依赖型和非依赖型均有遗传因素。关于遗传方式尚未阐明，目前一般认为是多基因遗传缺陷。

（2）病毒感染因素：某些地区在病毒感染流行后糖尿病发病率显著增高，并且患者血清抗柯萨奇B病毒效价持续升高，病毒感染可能直接或间接损伤胰岛组织。

（3）自身免疫因素：胰岛素依赖性组中不少患者的发病与自身免疫有关，包括细胞免疫和体液免疫。细胞免疫的证据有：糖尿病者家属可伴有多种其他免疫性疾病，如弥漫性甲状腺机能亢进症、恶性贫血等；可伴有脏器特异抗体，如抗甲状腺及抗肾上腺抗体等。体液免疫的证据有：胰岛细胞抗体免疫荧光测定阳性，阳性率可高达85%；胰岛素颗粒抗体免疫过氧化酶示踪测定阳性。

（4）拮抗胰岛素的激素因素：糖尿病患者血浆胰升血糖素浓度均高于正常，且不受高血糖抑制，反映胰升血糖素不适当地分泌过多，可能是糖尿病发病机理中的次要因素。

（5）诱发因素：糖尿病的基因型需有内在或外在因素的诱发才能发展成为糖尿病表型，可能的诱发因素有感染、肥胖、妊娠、吸烟、年龄、体力活动、食物及应激等等。幼年型糖尿病的发病与病毒感染有显著关系。成年型糖尿病肥胖是最重要诱发因之一，糖尿病的发病率与肥胖成正比。

2. 病理　糖尿病时全身很多脏器及组织均可发生病理改变，但其病变性质和程度很不一致。胰腺B细胞数减少，细胞内颗粒减少及细胞水样变，胰岛玻璃样变性，胰岛纤维化，淋巴细胞浸润。大部分糖尿病患者（约70%）的全身小血管及微血管可发生一系列改变，称为糖尿病性微血管病变，常见于视网膜、肾、横纹肌、心肌、神经及皮肤等组织，突出改变是毛细血管基底膜增厚、呈 PAS 染色阳性，具有一定的特异性。糖尿病中的大、中血管病变主要为动脉粥样硬化及高血压引起的中、小动脉硬化，称为大血管病变。糖尿病的神经病变主要是末梢神经纤维，呈脱髓鞘、糖原沉积、神经鞘膜细胞基底膜增厚、或轴素崩解等，亦可累及神经根、脊髓旁交感神经节及颅神经、脊髓及大脑小脑病变罕见。肝脏常见脂肪沉积和变性的病理变化。此外常有血红蛋白与葡萄糖基半乳糖结合成的 HbAIC 增高，氧解离困难而引起组织缺氧、循环中血小板功能及体内抗凝血作用异常、血黏稠度增高。

（二）中医的病因病机

1. 病因

（1）先天禀赋不足，五脏虚弱：五脏六腑之精藏于肾，精为人生之本，若精气不足，五脏虚羸，气血虚弱，肾亏之精不可藏；复因调摄失宜，或中老年、脏腑气血更衰，终至精亏液竭而发病。五脏皆柔弱者，善病消瘅。易发生本病。

（2）饮食不节，形体肥胖：原辛苦劳累，营养欠佳，后因生活条件改善，甘美厚味，食无节制，日久形体转胖。或久嗜肥甘，炙煿煎炸，饮酒无度，损伤脾胃，酿成内热，热甚阴伤，渐致五脏干燥，燥热火盛，伤津耗液，阴液干涸，脏腑经络皆失濡养而发本病。

（3）精神刺激，情志失调：长期过度的精神刺激，情志不舒，或郁怒伤肝，肝失疏泄，气郁化火，上灼肺胃阴津，下灼肾液；或思虑过度，心气郁结，郁而化火，心火亢盛，耗损心脾精血，灼伤胃肾阴液，均可导致糖尿病的发生。

（4）外感六淫，毒邪侵害：外感六淫，燥火风热毒邪内侵，旁及脏腑，燥热伤津，亦可发生本病。

（5）久服丹药，化燥伤津：在中国古代，自隋唐以后，常有人为了壮阳纵欲或延年益寿而嗜服矿石类药物炼制的丹药，使燥热内生，阴津耗损而发生本病。

（6）长期饮酒，房劳不节：长期嗜酒，损伤脾胃，积热内蕴，化火伤津；劳伤过度，肾精亏耗，虚火内生，灼伤阴津，均可发生本病。

2. 病机

（1）阴虚为本，燥热为标：阴虚与燥热互为因果，燥热甚则阴愈虚，阴愈虚则燥热愈甚。病变重点在肺、胃、肾，而以肾为关键。三者之中可有偏重、互相影响。上焦肺燥阴虚，津液失于输布，则胃失濡润，肾失滋源；中焦胃热偏盛，灼伤津液，则上灼肺津、下耗肾阴；下焦肾元虚衰，肾阴不足，阴虚火旺，上炎肺胃，致使肺燥、胃热、肾虚三焦同病，出现多饮、多食、多尿等症状。

（2）本病病程迁延，阴虚燥热，耗损阳气，日久必阴损及阳，故多见气阴两虚及阴阳两虚之证。

（3）痰浊与血瘀：痰浊与瘀血本为消渴病过程中的病理产物，但又可成为病因，消渴病人早期形体多胖，中医认为肥人多痰，痰湿蕴积脾胃，化热生火，导致消渴，故早在《内经》就认为消渴为肥美人之疾。消渴之疾可累及五脏和血行，或痰浊碍气，血脉受阻；或气虚运血无力，血行缓慢而成瘀；阴亏无以载血，血液干涸易成瘀；阴虚发热，热邪内耗，久则灼血成瘀。故瘀血为贯穿消渴病病程始终的重要病机，后期各种并发症的发生无不是瘀血而为。瘀血内结，阻滞气机，至心脉则胸痹，至肢体则麻痛，至目则视蒙，至脑脉则半身不遂等。

（4）变证：阴虚燥热，肺失滋润，日久可并发肺痨；肾阴方损，肝失涵养、肝肾精血不能上承于目，可并发白内障、雀盲、失明、耳聋；燥热内结、营阴被灼、络脉瘀阻，蕴毒成脓，发为疮疖、痈疽；阴虚燥热内炽，炼液成痰，痰阻经络，蒙蔽心窍而为中风偏瘫；阴损及阳、脾肾阳衰，水湿停滞，泛滥肌肤成为水肿；若阴液极度耗损，可导致阴竭阳亡而见昏迷、四肢厥冷、脉微细欲绝的危候。

三、临床诊断

（一）辨病

1. 病史　有糖尿病家族史；年龄大于40岁的肥胖者；高血压、高血脂者；女性有婴儿过大、妊娠过期或死产史；服用肾上腺糖皮质激素及雌激素药等。

2. 症状

（1）主要临床表现：不同类型的糖尿病有不同的临床表现，然而糖尿病最典型的症状为“三多一少”，即多饮、多食、多尿和体重减轻。国内报道，多尿约占58%～78%，烦渴多饮约占58%～67%，疲乏消瘦者占51%左右。不同类型的糖尿病出现这四种主要表现的时间及顺序可能不同，但这些临床表现在各种类型糖尿病的自然病程中均可能出现。

（2）其他临床症状：随着糖尿病的进一步发展，由于慢性并发症的出现而可以表现为各种不同的临床症状。如合并眼部并发症时视力减退、眼底出血及失眠等；合并肾病时浮肿、贫血；合并神经病变时肢体酸痛、麻木，性欲减退、月经失调、阳痿，便秘、腹泻，体位性低血压，大汗淋漓，大小便失禁以及眼肌麻痹，膝腱、跟腱反射减退或消失及难治性疖肿，足部破溃等症状。

3. 体征　糖尿病的早期，绝大多数患者无明显体征；多尿明显而饮水不足情况下，患者可能出现脱水征。久病患者可能因为营养障碍、继发性感染，心血管、肾脏、眼部、神经系统、皮肤、关节肌肉等并发症而出现各种相应的体征。少数患者可出现皮肤黄色瘤、皮肤胡萝卜素沉着症。

4. 辅助检查

（1）血糖检查：包括空腹血糖测定及餐后2小时血糖测定。新发现或没有系统治疗的糖尿病患者多有空腹及餐后血糖升高。

（2）葡萄糖耐量检查：对无症状的早期糖尿病患者或亚临床型糖尿病患者，虽空腹正常，仍需进一步做口服葡萄糖耐量试验（OGTT）以明确诊断。但对于已经明确诊断的糖尿病患者则不需作为常规检查项目。

（3）尿糖检查：尿糖受肾糖阈高低不同的影响，有些糖尿病患者即使血糖较高也并不一定会出现尿糖。

（4）尿酮体检查：尿酮体测定对酮症酸中毒患者极为重要。正常人尿酮体阴性。

（5）尿微量白蛋白检查：主要用于糖尿病肾病早期的诊断。

（6）血浆胰岛素检查：主要用于糖尿病的诊断及分型。1型糖尿病患者在葡萄糖负荷后血糖上升很高，而胰岛素的分泌很少；2型糖尿病患者在葡萄糖负荷后，胰岛素的分泌曲线呈不同程度的提高，但与血糖的升高不成比例。对于测定前需要对胰岛素治疗的患者应注意测定结果的评价方法。

（7）血脂检查：血脂是人体所必需的，但高血脂时易发生动脉硬化，有些患者为了使血糖降低，食用较多的脂肪食物，危害性较大。主要表现为高脂血症和高脂蛋白血症，尤以肥胖的患者为多。生化分析可发现高胆固醇血症、高甘油三酯血症及高密度脂蛋白降低、低密度脂蛋白升高。

（8）血清酮体检查：糖尿病患者并发酮症或酮症酸中毒时出现血清酮体升高。

（9）血液流变学检查：可作为糖尿病诊断、治疗、疗效观察的指标之一。糖尿病患者可以出现全血黏度增高（包括高切黏度及低切黏度）、血浆及血清黏度增加、红细胞电泳时间延长、血小板黏附性增强及聚集性升高。

（10）血乳酸检查：糖尿病乳酸中毒、糖尿病非酮性高渗综合征、糖尿病酮症酸中毒是糖尿病患者有可能发生的三种急性并发症。老年及重症糖尿病患者,特别是肝、肾功能不全,加之降糖灵及降糖片使用过多,可使血中乳酸增加。

（二）鉴别诊断

1. 肾性糖尿　多因为肾小管重吸收功能低下,肾糖阈降低所致,可见于多种肾脏病。肾性糖尿时,血糖及糖耐量正常。

2. 食后糖尿　因摄食大量含糖食物或太快时,均可出现暂时性高血糖和糖尿,但空腹血糖及糖耐量试验正常。

3. 尿崩症　多饮、多尿、消瘦与糖尿病相似,但尿崩症血、尿糖均正常,尿比重 <1.004,可与糖尿病相鉴别。

4. 应激性糖尿　颅脑外伤、脑血管意外急性心肌梗死患者,可出现暂时性高血糖和糖尿,应激因素消除,血糖可恢复。

5. 继发性糖尿病　胰腺炎、胰腺癌、血色病、嗜铬细胞瘤、甲状腺机能亢进、皮质醇增多症、肝脏疾病,可从病史及临床上鉴别。

（三）辨证

1. 肺热津伤　口渴喜饮,随饮随渴,咽干灼热,食量如常,小便较多,色黄,或有甜味,舌红少津,苔薄黄,脉数。

2. 胃热炽盛　口渴多饮,多食易饥,形体日渐消瘦,大便燥结,小便频数,舌红苔黄,脉滑数或细数。

3. 湿热困脾　多饮、多尿等本期常见症状加胸脘腹胀,纳后饱满,肌肉酸胀,四肢沉重,舌胖嫩红、苔黄厚腻,脉象滑数。若为肝胆湿热,则有胁肋胀痛,恶心、口苦,或有巩膜、甲床、皮肤黄染,尿黄,苔黄腻,脉弦滑。若为湿热下注,可有尿频、急,热痛;或大便溏泻,灼热不畅,或带下秽浊,或二阴湿痒。

4. 脾胃气虚　渴饮不多,面色萎黄,体乏无力,饥不能食或虽能食,稍饥则馁,或浮肿,便溏,舌淡,脉弱。

5. 肾阴亏损　尿频量多,浊如脂膏,味甜,口干舌燥,或渴而多饮,五心烦热,头昏乏力,腰膝酸软,遗精,失眠,舌红,脉细或细数。

6. 气阴两虚　乏力,自汗,气短,动则加重,口干舌燥,多饮多尿,五心烦热,大便秘结,腰膝酸软,舌淡红暗、或红暗,舌边齿痕,苔薄白少津、或少苔,脉细弱。

7. 阴阳两虚　乏力自汗,形寒肢冷,面色黧黑,腰膝酸软,耳轮焦干,多饮多尿,混浊如膏。或浮肿少尿,或五更泄泻,阳痿早泄,舌淡、苔白,脉沉细无力。

8. 瘀血阻滞　面色晦黯或有黧黑斑,多食善饥,渴不欲饮,胸中刺痛,四肢麻木,半身不遂,舌质暗或有瘀点。

9. 阴阳欲绝　见于糖尿病酮症酸中毒昏迷及糖尿病高渗性昏迷的患者,症见神志淡漠、迟钝、木僵、嗜睡、神昏,气急深大,呼吸有酮味(酮症酸中毒),皮肤干燥,多尿,舌红干,脉微细欲绝,或脉细微数。

（四）辨证要点

1. 糖尿病三消症状虽有侧重但多为同时并见,辨证时宜以脏腑、气血、阴阳辨证方法为主。脏腑辨证多见肺、脾、胃、肾等脏腑病证,气血辨证则多见气虚、血瘀病证,阴阳辨证则多见阴虚内热、阴阳两虚及气阴两虚证候。

2. 本病见三消症状有所侧重时可采用三焦辨证,上焦多肺燥,中焦多胃热,下焦多肾虚。

3. 本病多火证,有虚实之分,以虚火证为多见,虚者多属肺肾阴虚燥热,实者多属胃热心肝火旺。

4. 本病多见兼挟证,临证时应细察,特别是有合并症时,如合并血管病变时兼血瘀证,合并皮肤病时兼湿热证、血热证等。

5. 本病消渴应与其他类证鉴别,如伤寒热结阳明,邪入厥阴,热病余热在肺,肺燥津伤,劳倦口干,水饮内停的蓄水证、酒渴、多食果子致渴等进行鉴别,上述各证得饮可瘥,且有相应的临床症状可以鉴别。

四、临床治疗

(一)针刺疗法

1. 毫针疗法

毫针一

(1)主穴:胰俞、脾俞、肾俞、足三里、太溪、三阴交。

(2)配穴:上消口渴多饮:心俞、肺俞、鱼际;中消多食喜饥:胃俞、中脘、内庭;下消饮一溲二:命门、关元、复溜。

(3)操作:根据临床辨证分型,主穴每次基本都用,再附以兼症选穴,每次选用5~6穴,每日或隔日一次,也可选1~2组主穴加电针治疗,20次为1疗程。适用于治疗糖尿病(消渴病)。

毫针二

(1)主穴:膈俞、脾俞、肝俞、肾俞、然谷、太溪、三阴交、足三里、曲池、内关。

(2)配穴:烦渴多饮者加金津、玉液;多食易饥者加胃俞、内庭;肢体疼痛或麻木者,上肢加肩髎、外关、合谷;下肢加风市、阳陵泉、解溪;视力模糊者加睛明、太阳、光明、风池;皮肤瘙痒者加曲池、血海;高血压者加人迎、太冲;便秘者加天枢、支沟。

(3)操作:每次选用5~7穴,先嘱患者俯卧针刺背俞穴,得气后不留针,再令患者仰卧针刺四肢部穴位,留针30分钟,每日1次,20次为1疗程。适用于治疗糖尿病(消渴病)。

毫针三

(1)取穴:肺俞、肾俞、少府、鱼际、列缺、承浆、照海。

(2)操作:常规针刺得气后,肺俞、照海用补法;肾俞、少府、鱼际、列缺均行泻法;承浆行平补平泻。留针30分钟,每日1次,20次为1疗程。适用于治疗糖尿病的肺热津伤型。

毫针四

(1)取穴:脾俞、胃俞、膈俞、公孙、内关、内庭、足三里、三阴交。

(2)操作:常规针刺得气后,脾俞、胃俞、膈俞、足三里、三阴交行平补平泻;公孙、内关、内庭行泻法。留针30分钟,每日1次,20次为1疗程。适用于治疗糖尿病的胃热炽盛型。

毫针五

(1)主穴:胰俞、肺俞、胃俞、肾俞、合谷、太冲、三阴交。

(2)配穴:肺胃燥热,加内庭、太渊、少府、曲池;肾阴亏虚,加太溪、复溜、照海;阴阳两虚者,加足三里、关元、命门、腰阳关。

(3)操作:每次取7~8穴,肺胃燥热者可用较重刺激,阴虚或阴阳两虚者以轻或中等度刺激,得气后留针20~30分钟,每隔10~15分钟间歇行针1次。肺胃燥热盛可在尺泽、内庭点刺出血;阴阳两虚则可加用温针灸,每日或隔日1次,20次为1疗程。适用于治疗糖尿病。

毫针六

(1)主穴:胰俞、脾俞、肾俞、足三里、太溪。

(2)配穴:上消口渴多饮:少商、鱼际、膈俞、心俞;中消多食善饥:中脘、胃俞、内庭、三阴交;下消多尿口干:关元、复溜、水泉、命门。

(3)操作:主穴每次必用,临床斟酌加配穴,可分若干组交替使用,每日针刺1次。或隔日针刺1次,留针30分钟,补泻兼施。关元、命门、足三里可用艾条温和灸或艾炷灸,亦可配合使用电针疗法,针刺得气后接上电针仪,通电20分钟,隔日治疗1次,20次为1疗程。适用于治疗糖尿病。

毫针七

(1)取穴:肝俞、肾俞、太溪、复溜、气海、曲髎、灵道。

(2)操作:常规针刺得气后,肾俞、太溪、复溜、气海行碉法;肝俞行平补平泻;曲泉、灵道行泻法。留针30分钟,每日1次,20次为1疗程。适用于治疗糖尿病的肾阴亏虚型。

毫针八

(1)取穴:肾俞、命门、关元、足三里、然谷、三阴交、百会。

(2)操作:常规针刺得气后,诸穴均行补法。留针30分钟,每日1次,20次为1疗程。适用于治疗糖尿病的阴阳两虚型。

毫针九

(1)主穴:

背部俞穴:胰俞、肺俞、脾俞、肝俞、膈俞、胆俞、肾俞。

腹部募穴:中脘、关元。

四肢穴位:曲池、三阴交、足三里、阳陵泉。

(2)配穴:临床以背部俞穴配四肢穴位,或以腹部募穴配四肢穴位,两者可交替运用,均要随证加减:烦渴,口干多饮者加鱼际、复溜,并加承浆、金津、玉液;多食易饥、便结者加中脘、内庭、丰隆;多尿者加关元、太冲、复溜;上肢疼痛或麻木加肩髎、曲池、合谷;下肢疼痛麻木加风市、解溪;癃闭加次髎、关元、大赫、中极、太溪。

(3)操作:以虚实施以补泻,或平补平泻。糖尿病以虚为本以实为标,故多用补法或平补平泻,少用泻法。留针30分钟,每日1次,20次为1疗程。适用于治疗糖尿病。

2. 穴位注射疗法

穴位注射一

(1)取穴:肺俞、脾俞、肾俞、足三里、三阴交。

(2)药物:当归注射液或黄芪注射液。

(3)方法:每次选用2~4穴,将当归注射液或黄芪注射液以每穴0.5~1ml按穴位注射常规操作注入穴内。每日1次,10日为1疗程。适用于治疗糖尿病。

穴位注射二

(1)取穴:缘中、内分泌、肾上腺、肾、三焦、肺、肝、脾、胃、神门、下屏、上屏。

(2)药物:50单位胰岛素粉针剂,溶于2ml生理盐水中。

(3)方法:每次选3~5个穴,余穴交替使用。耳郭常规消毒后,按操作常规,将上述药液注入所选穴位,每穴注射0.1ml。即每次注入胰岛素量为8~12单位。每日或隔日注射1次。待血糖降至正常范围内,可改为隔3天或7天1次,或改口服降糖药。适用于治疗胰岛素功能减退而引起的糖尿病。

穴位注射三

(1)取穴:胰胆、肾、内分泌。

(2)方物:注射用水。

(3)方法:每次取一侧耳穴,双耳交替使用。耳郭常规消毒后,按操作常规,将上述药液注入所选穴位,每次每穴注射0.5ml。隔日注射1次。适用于治疗糖尿病(Ⅱ型)。

3. 电针疗法

电针一

(1)穴位:肺俞、脾俞、肾俞、胰俞、足三里、三阴交。

(2)方法:每次选用背俞穴1组,足三里、三阴交1组,常规针刺得气后,接G6805电针治疗仪,采用频率为50~100Hz的密波,强度以患者能忍受为度,通电20分钟。隔日1次,10次为1疗程。适用于治疗糖尿病。

电针二

(1)主穴:关元、天枢。

(2)配穴:阴虚燥热配曲池、复溜;气阴两虚配列缺、地机;肾阴亏虚配双太溪;阴阳两虚取委中、阴谷。

(3)方法:针刺得气补泻后,接电子脉冲针灸治疗仪,用连续疏密波20~30分钟,电针频率60赫。取针后给予摩腹、按穴,推膀胱经等经穴按摩法。每日1次,20次为1疗程。适用于治疗糖尿病。

电针三

(1)取穴:百会、三阴交、太溪、然谷、胰俞、中脘。

(2)方法:用1.5~2寸毫针针刺穴位,按上正下负、背正腹负、动脉正静脉负的原则,将SMS-0.3型治疗仪导线的正负极分别接在针柄上,输出信号强度为10^{-8}~10^{-10},安级量。每人每次接2付导线。治疗1小时,每日1次,45~60次为1个疗程。适用于治疗糖尿病。

电针四

(1)取穴:上消:肺俞、照海、胃俞、三阴交;中消:肺俞、照海、胃俞、三阴交;下消:肾俞、京骨、然谷、三阴交。

(2)方法:上穴交替使用。针刺后接电子冷热针灸仪。第1疗程温度在零下5~10℃,留针10分钟,第2、3疗程温度在0℃左右,留针15~20分钟。10天为1个疗程。适用于治疗糖尿病。

4. 耳针疗法

耳针一

(1)取穴:胰胆、内分泌、肾、三焦、耳迷根、心、肝、肺、胃、相应部位。

(2)方法:每次取3~5穴,毫针刺用轻或中等刺激,留针30分钟,每日或隔日1次;或用王不留行籽贴在相应穴位上,1周更换2~3次,每天病人可自行按摩穴贴处数次。20次为1疗程。适用于治疗糖尿病。

耳针二

(1)取穴:胰胆、内分泌、皮质下、心、肝、肾、神门、耳迷根、肺。

(2)方法:每次选5~7穴,两耳交替应用,用0.5寸毫针,进针后行轻刺激,得气后留针20~30分钟,隔日1次,10次1疗程;也可用埋针法或压豆法,每次选5~7穴,两耳交替应用,夏天2~3日更换1次,冬天5~7天更换1次,治疗期间,患者每日自行按压3~5次,每次3~5分钟。适用于治疗糖尿病。

耳针三

(1)主穴:胰胆、缘中、内分泌、肾上腺。

(2)配穴:肾、三焦、肺、肝、脾、胃、神门、上屏、下屏。

(3)方法:每次取一侧耳穴,双耳交替使用。除取主穴外,再随证选用2或3个配穴。耳郭常规消毒后,按操作常规,将王不留行籽粘于一小方块胶布中心,每块胶布粘1粒,然后贴压在所选穴位上,边贴边按摩,用平补平泻手法或泻法。贴后嘱患者每日自行按压3~5次。隔日换贴1次,10次为1个疗程。适用于治疗糖尿病。

耳针四

(1)取穴:胰胆、肾、肺、胃、内分泌、神门。

(2)方法:每次取一侧耳穴,双耳交替使用。耳郭常规消毒后,按操作常规进行贴丸。操作同上。适用于治疗糖尿病。

5. 皮肤针疗法

皮肤针一

(1)取穴:取颈夹脊、第3~12胸椎棘突两侧旁开1.5寸的膀胱经。

(2)操作:采用皮肤针以中刺激叩刺,患者可稍觉疼痛,以局部皮肤潮红但无渗血为度。每次治疗约15分钟,隔日1次,20次为1疗程。适用于治疗糖尿病。

皮肤针二

(1)取穴:胸6~12夹脊、腰1~5夹脊、足三里、合谷、中脘、三阴交。

(2)操作轻轻叩刺以局部皮肤微红为度,隔日1次,15次为1疗程。适用于治疗糖尿病。

6. 穴位埋线疗法

(1)取穴:胰俞、足三里、肺俞、脾俞、肾俞。

(2)方法:以胰俞、足三里为主穴,上消加肺俞,中消加脾俞,下消加肾俞,每次选1穴。穴位皮肤常规消毒后,用埋线针或腰穿针将0.5~1cm的羊肠线埋入肌层,退出针具,局部用无菌敷料贴敷3~5日。15~20日后换用穴位再行埋线,3次为1疗程。适用于治疗糖尿病。

7. 梅花针疗法

梅花针一

(1)取穴:脊柱两侧,以胸椎7~10为重点。

(2)方法:穴区叩刺,隔日1次,或每日1次,每次5~10分钟,10~30次为1疗程。适用于治疗糖尿病。

梅花针二

(1)主穴:脊柱两侧、颌血部为主,配合三阴交、内关、足三里、中脘。

(2)配穴:若口渴引饮较多者取后颈、胸椎5~10两侧;若消谷善饥偏重者取胸椎8~12两侧、后颈、骶部;若小便频数者取脊椎两侧、颌下部。重点叩打胸椎8~12两侧。

(3)方法:以中度或较重刺激,隔日1次,10次为1个疗程。适用于治疗糖尿病。

8. 电脉冲穴位疗法

可选用涌泉、中脘、足三里以脉冲低频电刺激治疗。也可选用胰俞、膈俞、肺俞、脾俞以电脉冲刺激法治疗,疗效确切。该法简便易行、费用低、无毒副作用,值得推广、研究。适用于治疗糖尿病。

(二)灸治疗法

灸治一

(1)取穴:关元、气海、肾俞、命门、脊中、水道、委阳、照海、列缺。

(2)操作:每次选用4~6穴,采用艾条施行温和灸,每穴5~10分钟。隔日1次,20次为1疗程。适用于适用于治疗糖尿病的阴阳两虚型。

灸治二

(1)主穴:肺俞、胃俞、脾俞、肾俞。

(2)配穴:上消配合谷,中消配足三里,下消配关元。

(3)操作:每次选用3~5穴,用艾条悬灸,每穴灸7~10分钟,灸至皮肤红晕,热力内透为度,隔日1次。适用于治疗糖尿病的阴阳两虚型。

(三)气功疗法

本法适宜糖尿病病情稳定者。以益肺、健脾、固肾法。后化功、调神功、鹤翔庄功及扭转乾坤等交替练习,早晚各一次,每次半小时至一小时。也可运用内功推拿治疗。1个月为一疗程。适用于治疗糖尿病。

(四)推拿疗法

推拿一

1. 取穴:肺俞、脾俞、胰俞、胃俞、肾俞、中脘、足三里、气海、太溪。

2. 主要手法:按法、揉法、一指禅推法等。

3. 操作程序

(1)患者俯卧位,医者在其右侧,以拇指按揉或一指禅推法施术于肺俞、脾俞、胰俞、胃俞、肾俞,每穴操作约1分钟。

(2)以两掌根置于脊柱正中,向两侧肺俞、胃俞、肾俞穴分推数次,至局部温暖舒适为度。

(3)患者仰卧,医者居其右侧,以手掌运摩小腹部5~7分钟,重点按揉中脘、天枢、气海、关元穴,以热觉深透为度。

(4)患者仰卧,下肢伸直,医者居其右侧,以食指背屈揉按足三里、三阴交、内庭、太溪穴,各2分钟。适用于治疗糖尿病。

推拿二

1. 穴位及部位:肺俞、胃俞、肾俞、三焦俞、膈俞、合谷、鱼际、曲池、尺泽、中脘、天枢、梁门、廉泉、足三里、三阴交、太溪、照海、手三阴经、足三阴经。

2. 主要手法:按法、揉法、推法、拿法、提法等。

3. 操作程序

(1)患者取俯卧位,医者以揉按法施于肺俞、胃俞、膈俞、肾俞、三焦俞,每穴约1分钟;继用掌按法施于命门穴,以透热为度。

(2)患者取坐位,医者先用揉拿法施于手三阴经,反复施术1~2分钟;继用拇指点按合谷、鱼际、曲池、尺泽,每穴施术约1分钟;然后用拇指点按廉泉穴约1分钟,以有酸胀感为度。

(3)患者取仰卧位,医者以掌按法施术于中脘、天枢、梁门,每穴持续按压约5分钟,以热感深透胃腑为度。

(4)继上,医者先用提拿法施于足三阴经,反复施术1~2分钟,继而用按揉法施于足三里、三阴交、太溪、照海,每穴持续操作约1分钟,以得气为度。适用于治疗糖尿病。

推拿三

1. 取穴:风池、大椎、肩井、肺俞、心俞、膈俞、胰俞、肝俞、脾俞、胃俞、三焦俞、肾俞。

2. 主要手法:按法、揉法、推法、拿法、擦法、分法、搓法等。

3. 操作程序：患者取俯卧位，拿风池、肩井，以掌根揉按推椎、脊柱及脊柱两侧1.5寸膀胱经，约5分钟；点按肺、裔心俞、膈俞、胰俞、肝俞、脾俞、胃俞、三焦俞、肾俞穴，然后在颈部、背部反复行㨰法，约15分钟；直擦膀胱经，横擦腰骶部，以透热为度3分钟；并在背部行分法、搓法，反复操作3分钟。每日或隔日1次，15次为1疗程。适用于治疗糖尿病。

推拿四

1. 取穴：百会、太阳、承浆、曲池、内关、中脘、神阙、关元、血海、足三里、三阴交、涌泉。

2. 主要手法：按法、揉法、一指禅推法、拿法、摩法等。

3. 操作程序：患者取仰卧位。点按百会、太阳、承浆，并沿头顶督脉、足少阳、足太阳反复拿捏，约3分钟；点按曲池、内关，揉按手三阴经，点按血海、足三里、三阴交，从膝关节向下揉按足三阴经，约12分钟；一指禅推中脘、神阙、关元，并在腹部分别以中脘、神阙、关元施行摩法，约12分钟；轻揉涌泉穴，擦足底，以发热为度。每日或隔日1次，15次为1疗程。适用于治疗糖尿病。

（五）刮痧疗法

刮痧一

1. 部位与穴位：脊柱两侧（从大椎至长强）和腰骶椎及其两侧、肺俞、中脘、下腹部、腹股沟区、膝弯区以及异常发现部位、患者主诉症状的某些部位。

2. 治法：用刮痧法。先在脊柱两侧轻刮3行至出现泛红为止，再重点刮肺俞和腰骶椎及其两侧5行，手法力度中等，刮至出现痧痕为止，点揉中脘，刮下腹部、腹股沟区和异常发现部位、患者主诉症状的某些部位及膝弯区。每日1次，10次为1个疗程。适用于治疗糖尿病。

刮痧二

1. 取穴：大椎、大杼、膏肓俞、神堂。

2. 配穴：脾俞、肾俞、廉泉、中脘、关元、太渊、神门、三阴交、然谷。

3. 治法：用刮痧法。先刮主穴至出现痧痕为止，再刮配穴。每日1次。继用补法刮配穴。适用于治疗糖尿病。

刮痧三

1. 取穴：四分4组：一为肺俞、肝俞、神门、足三里；二为肾俞、膏肓、中脘、太渊；三为脾俞、廉泉、阳池、三阴交、然谷；四为关元、命门。

2. 治法：用刮痧加灸法。每次取1~3组的1组穴，在所选上述穴位皮区刮至出现痧痕为止，并每日艾灸第4组穴。每日1次，10次为1个疗程。适用于治疗糖尿病。

刮痧四

1. 取穴：大椎、肺俞、肝俞、脾俞、肾俞、命门、中脘、关元、曲池、太渊、鱼际、合谷、足三里、三阴交、内庭、太溪、太冲。

2. 治法：用刮痧法。先刮背部的大椎、肺俞、肝俞、脾俞、肾俞、命门，再刮腹部的中脘、关元，然后刮上肢部的曲池、太渊、鱼际、合谷，最后刮下肢部的足三里、三阴交、内庭、太溪、太冲穴。用补法或平补平泻法，刮至微现痧痕为度。隔日1次，10次为1个疗程。适用于治疗糖尿病。

（六）外治疗法

1. 黄连10g，黄柏15g，醋炒，肉桂3g，共研细末，每次少许撒脐内，胶布固定，有清热滋肾引阳入阴的功效；黄连、知母、荔子核各等量，晒干研末，取适量药末用姜汁调膏状，敷于肺俞、脾俞、肾俞、胰俞、肠俞、神厥，每次3穴，隔日1次，有清热滋阴降糖的作用。适用于治疗糖尿病。

2. 桂枝、附子各30g，丹参200g，忍冬藤100g，生黄芪200g，乳香、没药各20g，水煎，温后浸足至膝部。每晚20分钟,连浸3日。有活血化瘀、通络止痛的作用。治疗糖尿病性末梢神经炎,但皮肤溃破者忌用。

(七)体育疗法

目前世界各地公认体育锻炼是治疗糖尿病的一项重要措施。适当的体育运动可使肌肉组织内葡萄糖得到充分利用,使血液中的葡萄糖迅速到达肌肉和其他组织内,从而使血糖降低。一般轻、中型的糖尿病患者都可进行医疗体育,对肥胖型糖尿病患者尤为适合。在医疗体育中首选耐力性运动,如步行、慢跑、游泳、骑自行车等。步行最好在早晨空气新鲜的地方进行,每日1~2次,1日的总运动量一般不超过5km,老年体弱或合并心肺功能不全的糖尿病病人一般采用慢速步行为适宜。

(八)饮食疗法

1. 山药糯米粥　山药150g,糯米100g,腐乳2块。将山药去皮,洗净,切成小块;糯米淘洗干净,备用。锅内加水适量,放入糯米煮粥,五成熟时加入山药块,再煮至粥熟即成。食时佐以腐乳块。每日2次,长期食用。适用于治疗糖尿病。

2. 苦瓜豆腐粥　苦瓜120g,豆腐90g,大米100g。将苦瓜洗净,切成小块;豆腐切成小块;大米淘洗干净,备用。锅内加水适量,放入大米煮粥,五成熟时加入苦瓜块、豆腐块,再煮至粥熟即成。每日2次,长期食用。适用于治疗糖尿病。

3. 南瓜肉丝粥　南瓜150g,猪瘦肉50g,大米100g。将南瓜洗净,切成小块;猪瘦肉切丝;大米淘洗干净,备用。锅内加水适量,放入大米煮粥,五成熟时加入南瓜块、猪肉丝,再煮至粥熟即成。每日2次,长期食用。适用于治疗糖尿病。

4. 黄鳝肉丝粥　黄鳝头150g,猪瘦肉60g,大米100g,姜丝2g,葱末2g,精盐1g,味精2g,料酒10ml,熟猪油10g。将黄鳝头洗净;猪瘦肉切丝;大米淘洗干净,备用。锅内加水适量,放入黄鳝头、猪肉丝、大米、姜丝、葱末、精盐、料酒共煮粥,熟后调入味精、熟猪油即成。每日1~2次,长期食用。适用于治疗糖尿病。

5. 香菇豆腐粥　水发香菇60g,豆腐100g,大米100g。将水发香菇去杂,洗净,切成小块;豆腐切成小块;大米淘洗干净,备用。锅内加水适量,放入大米煮粥,五成熟时加入香菇块、豆腐块,再煮至粥熟即成。每日2次,长期食用。适用于治疗糖尿病。

6. 猪胰煲山药　猪胰1个,山药60g,共煮汤,少加食盐调味,每日1~2次。本品具有润肺补脾、益气养阴的作用。适用于治疗糖尿病。

7. 猪胰海参蛋　猪胰、海参、鸡蛋各1个,先将海参泡发切片与猪胰同炖,熟烂后将鸡蛋去壳放入,加酱油调味,每日1次。适用于治疗肾阴不足的糖尿病。

8. 枸杞炖兔肉　枸杞子15g,兔肉250g,加水适量,文火炖烂熟后,加盐调味,饮汤食肉,每日1次。适用于治疗肝肾阴虚的糖尿病。

9. 山药苡米粥　山药60g,苡米30g,共煮粥食,每日2次。适用于治疗各类型的糖尿病患者。

10. 洋葱兔肉粥　洋葱120g,兔肉60g,大米100g,咸鸭蛋1个。将洋葱洗净,切成小块;兔肉切丝;大米淘洗干净,备用。锅内加水适量,放入大米煮粥,五成熟时加入洋葱块、兔肉丝,再煮至粥熟即成。食时佐以咸鸭蛋。每日2次,长期食用。适用于治疗糖尿病、高血压患者。

11. 笋片鹅肉粥　笋片120g,鹅肉丝60g,大米100g。将大米淘洗干净,备用。锅内加水适量,放入大米煮粥,五成熟时加入笋片、鹅肉丝,再煮至粥熟即成。每日2次,连服15~20天。适用于治疗糖尿病。

12. 蟹肉丝瓜粥　蟹肉120g，丝瓜100g，大米100g。将丝瓜洗净，切片；大米淘洗干净，备用。锅内加水适量，放入大米煮粥，五成熟时加入蟹肉、丝瓜片，再煮至粥熟即成。每日1～2次，连服15～20天。适用于治疗糖尿病。

13. 枸杞猪肝粥　枸杞子15g，猪肝20g，大米100g。将猪肝洗净，切片，放入沸水锅内焯一下。捞出，沥干水分，备用；大米淘洗干净，备用。锅内加水适量，放入大米、枸杞子煮粥，五成熟时加入猪肝片，再煮至粥熟即成。每日2次，连服10～15天。适用于治疗糖尿病。

14. 猪肚豆豉粥　猪肚120g，淡豆豉25g，大米100g，葱白末5g，精盐1g，味精2g。将猪肚洗净，放入沸水锅内煮熟，捞出，沥干水分，切片；大米淘洗干净，备用。锅内加水适量，放入大米煮粥，五成熟时加入淡豆豉、猪肚片、葱白末，再煮至粥熟即成。每日2次，空腹服用，连服15～20天。适用于治疗糖尿病。

15. 鹌鹑豇豆粥　鹌鹑2只，豇豆120g，大米200g，料酒15ml，姜丝2g，葱末5g，精盐2g，味精3g，香油3g。将鹌鹑宰杀，去毛、内脏，洗净，剁成大块；豇豆、大米分别去杂，洗净，备用。锅内加水适量，放入大米、豇豆、鹌鹑块、姜丝、葱末、料酒、精盐共煮粥，熟后调入味精、香油即成。每日1剂，分2次服完，连服10～15天。适用于治疗糖尿病。

16. 兔肉汤　兔肉200g，食用油、姜丝、葱末、精盐、味精、胡椒粉、香菜末各适量。将兔肉洗净，切块备用。炒锅上火，放入食用油烧热，投入姜丝、葱末炝锅，下入兔肉略炒，加水适量，大火烧沸，改用文火煮10分钟，调入精盐、味精、撒上香菜末即成。每日1剂，2次分服，连服5～7天。适用于治疗糖尿病。

17. 冬笋豆腐汤　冬笋100g，豆腐120g，水发冬菇25g，虾仁15g，食用油、酱油、料酒、姜丝、葱末、精盐、味精、香油、胡椒粉、香菜末各适量。将豆腐洗净切块；冬笋洗净切片；冬菇去蒂，洗净切片，备用。炒锅上火，放入食用油烧热，投入姜丝、葱末炝锅．加入豆腐块、冬笋片、冬菇片、虾仁、酱油、料酒、精盐，再加水适量，大火烧沸，改用文火煮15～20分钟，调入香油、胡椒粉，撒上香菜末即成。每日1剂，连服15～20天。适用于治疗糖尿病。

18. 绿豆南瓜汤　绿豆100g，南瓜250g。将绿豆淘洗干净；南瓜去瓤洗净，切成小块，备用。锅内加水适量，放入绿豆，大火烧沸，改用文火煮15分钟，加入南瓜块，再煮沸15分钟即成。每日1剂，连服20～30天。适用于治疗糖尿病。

19. 苦瓜茶　苦瓜干30g。水煎作茶饮，日1剂。适用于治疗糖尿病，症见口干口渴、多饮，烦躁，饮食正常或多，舌红苔黄。

20. 枸杞菊花茶　枸杞子15g，白菊花5g。水煎作茶饮。适用于治疗糖尿病白内障、视物模糊者。

21. 三豆饮　绿豆、赤小豆、黑大豆各30g。水煎煮成糊状，食用，日1次。适用于治疗糖尿病，证属中消，善饥多食、烦渴多饮者。

22. 黄芪山药粥　黄芪30g，山药60g。先将黄芪煮汁去渣，后入山药粉拌成粥，日分2次服。适用于糖尿病日久脾肾虚弱者。

23. 洋葱汤　新鲜洋葱90g（切片），瘦猪肉60g。先将猪肉炖熟，再入洋葱，煮熟服。适用于糖尿病，症见尿频喜饮，形体倦怠之下消。

五、调摄与护理

1. 随着社会的进步，人民生活水平提高，生活模式发生了变化，糖尿病的患病率逐年上升。预防糖尿病的发生，需要加强有关糖尿病知识宣传，进行群体教育活动。

2. 对于糖尿病患者，合理用药的同时，科学的饮食、规律生活、调畅情志也是糖尿病综合治疗的重要部分。

3. 加强体育锻炼尤其对于年龄超过 40 岁，而且逐步有体重增加趋势的更应该加强体育锻炼。

4. 慎起居，适寒暑，季节变换，适时增减衣服，积极防止感受外邪，以防加重病情。

5. 戒除不良习惯，如吸烟、赌博等。

六、按语

糖尿病是一种常见病，近年来无论在发展中国家或发达国家，糖尿病患者都在不断增加。糖尿病是一种终身性慢性疾病，危害性大，不易治愈，成为继心血管、脑血管疾病之后危害人类的第三大疾病。

目前糖尿病综合治疗法的基本措施包括糖尿病基本教育、心理治疗、运动治疗、饮食治疗和自我监测血糖。以上五种措施能用好，对病情较轻的患者可使病情稳定。若病情不能稳定，针刺、灸治及推拿治疗、气功疗法。无论采取何种治疗方法，均要监测血糖及尿糖、血脂、糖化血红蛋白、血压、体重及临床症状，只有以上指标趋向正常，才能说明糖尿病得到了有效控制。

据针刺、灸治、推拿研究报告，辅助治疗效佳，副作用少，值得推广运用。但各个医家的研究，由于疗效标准、观察指标、检测方法不尽相同，研究病例数少，要得出一个比较肯定的结论尚有一定的困难。因此，有条件的研究机构，在进一步研究的时候，应该制定较可靠的观察指标、检测方法。针刺、灸治、推拿等方法治疗糖尿病，其疗效是肯定的，对轻型和中型病人疗效较好，同时，针刺、灸治的治疗对糖尿病的并发症，亦有很好的疗效。在本病的治疗取穴方面，使用频率高的穴位是足三里、三阴交，其次是脾俞、胰俞、肾俞、肺俞、曲池等穴，常用耳穴依次为内分泌、肾上腺、脾、肾、神门，胰俞（背侧第 8 椎旁开 1.5 寸处）对控制血糖和尿糖均有较好的效果。对胰岛素完全依赖型糖尿病针灸疗效较差，应予药物治疗。针灸可以治疗本病，但其疗效强度有限，目前只作为本病治疗的辅助疗法，须配合内服药物以提高疗效。临床发现，肥胖、中等体型患者较消瘦型为好，针感强烈者较针感迟钝者好，口服降糖药依赖者，针灸作用较差。

针刺、灸治、推拿等方法治疗本病的优点在于可避免导致低血糖等不良反应，但应注意糖尿病患者抗病力差，针灸时必须严格消毒，以免引起感染。严格按照食谱进食，限制碳水化合物，增加蔬菜、蛋白质及脂肪类食物的摄入。针刺、灸治、推拿等治疗本病的同时，尚须配合控制饮食，并适当增加运动锻炼。

第八篇　传染病

第1章　流行性感冒

一、概述

流行性感冒是由流感病毒引起的急性呼吸道传染病，简称“流感”。其临床特点是起病急、高热、全身疼痛乏力、毒性症状重和轻度呼吸道症状，病程短，发病后在1～2天内达到高峰，体温波动在38～41℃之间，有恶寒、头痛、咽痛、周身疼痛和疲乏无力等症状。流鼻涕、咳嗽等现象可能出现较迟，病程一般在一周左右，但疲乏可持续几个星期，病后有一定性的特异性免疫力。

流感病毒易于变异，传染性大，传播迅速，易发生流行甚至大流行，四季均可流行，而以冬春季较多，南方有时在夏季流行，在儿科内发病率高，并发症、病死率与老年人相似。流感病毒于1933年首次分离成功。

本病属中医“时行感冒”范畴。

二、病因病理

（一）西医的病因病理

流感病毒呈球形或丝状，含N、H、NP三种抗原。其病毒经呼吸道侵入人体，根据最终病毒繁殖、复制的部位，可出现不尽相同的症状。可引起呼吸道广泛炎症，上皮细胞坏死脱落，常伴发广泛间质性水肿和炎性细胞浸润。病毒经过淋巴系统及血循环传播到其他组织，其毒素对全身器官有毒性作用。

（二）中医的病因病机

外邪袭扰由口鼻而入，郁于肺、胃两经，而见咳嗽、流涕、干呕、恶心等；外束肌表而发热；滞于经络而头痛、项痛、周身疼痛；邪实正虚则来势凶猛，病情急骤。临床可根据四时当令之邪不同，灵活辨证。冬日流感，可因感冒寒邪或受非时之气；春日流感，可因感冒风邪；夏日流感，可因暑热或暑、湿、风三气夹杂；秋日流感，又分凉燥与温燥。症状因病因不同各异，治疗则因风、寒、暑、湿、燥、火各有侧重而各有特点。

三、临床诊断

（一）辨病

1. 症状与体征

（1）流感潜伏期最短几小时，最长4天，常为1～2天。发病与性别无明显关系。甲型、乙型病毒感染临床表现相同，丙型偶在临床上见到，表现为普通感冒样或典型流感表现。

（2）典型流感：好发于成年人、青少年与学龄儿童。急性起病，高热39～41℃，畏寒、头痛、背痛、四肢疼痛、无力、面颊潮红、结膜充血、干咳、鼻塞，流清涕等为早期症状。1/2以上患者有咽痛，1/3患者可伴腹泻，可有流泪、畏光、眼球疼痛或烧灼感，发热持续2～5天，可呈双峰热型。发病第2～4天呼吸道症状突出，干咳、犬吠样咳或刺激性频咳，持续4～7天，甚至2周。乙型流感病毒感染周身症状轻，但鼻、眼部症状突出，可致肌炎，肌肉疼痛明显，有腓肠肌、比目鱼肌压痛。病程 1～2 周或更长，约 10% 患者可有肺部 X 线改变，可持续较长时间的咳嗽与周身无力，体力衰弱等表现。婴幼儿可并发喉炎、气管炎、支气管炎、毛细支气管炎、肺炎，可发生哮喘。较少部分有心肌炎、中耳炎和皮疹出现。新生儿则鼻塞、流涕症状出现早，可表现为败血症样。老年人则亦累及呼吸系统。

（3）轻型流感：起病急，发热轻，全身症状与呼吸道症状均轻，病程 1～2 天。散发病例单从临床症状难以确诊，仅由血清抗体测定证实。

（4）肺炎型流感：即流感病毒性肺炎，24 小时内病情迅速加重，高热、乏力、烦躁、剧咳、呼吸困难、发绀，可有血痰、双肺密布湿性啰音和喘鸣，脉快细弱。中毒症状重，常于 2～5 日内死亡，病死率高。由痰中可分离出流感病毒。抗生素治疗无效。

2. 辅助检查

（1）血象：白细胞计数正常或减少，平均约为 $4 \times 10^9/L$，中性粒细胞减少，淋巴细胞相对增加，单核细胞增加，约持续 10～15 天。并发肺炎时白细胞计数及中性粒细胞增高，并有核左移。

（2）病毒分离：发病 3～5 天内阳性率高。

（3）血清学检查：用双份血清标本做补体结合试验、中和试验或血凝抑制试验，做回顾性诊断。于病初与恢复期抽血 2 次，痊愈期滴度 4 倍以上增高，即有诊断价值，阳性率 60%～80%。

（4）荧光抗体检查：对呼吸道分泌物作直接荧光抗体检查，可做出快速诊断。

（5）其他：X 线检查可见肺内并发症；血培养可见继发感染的病原菌；并发心肌炎可有心电图异常，心肌酶增高等改变。

（二）鉴别诊断

1. 急性病毒性上呼吸道感染　以临床表现不易区别，需根据流行病学资料进行鉴别。

2. 急性扁桃体炎　起病急、发热、咽痛并充血，扁桃体肿大伴有脓性分泌物，血白细胞总数及中性粒细胞均增高。

3. 其他　应与流脑、麻疹、脊髓灰质炎早期相鉴别。

（三）辨证

1. 冬日流感　恶寒发热，头痛身痛，身无汗出，口不干渴，舌质不红，薄白苔，脉浮紧，属伤寒；感受非时之气，不寒反温，为冬温；发热甚，微恶寒或不恶寒，头痛鼻塞，口微渴，无汗或汗少不彻，舌尖红，苔微黄苔，脉浮数，则属温病。

2. 春日流感　发热不恶寒或微恶寒，口不渴或微渴，头痛，有汗或汗出不彻，咳嗽，咽痛，舌质红，舌苔薄白，脉弦数。

3. 夏日流感　发热，头痛头胀，恶心呕吐，胸闷身倦，腹痛腹泻，或渴或不渴，舌质红，舌苔白滑，脉浮数。

4. 秋日流感　头痛恶寒，发热鼻塞，咽干咳嗽，痰稀，无汗，舌苔薄白，脉浮。温燥之邪侵袭，症见头痛身热，不恶寒，口渴咽干，咳嗽无痰或稠痰不易咯出，有汗，舌尖红，舌苔薄黄，脉数。

（四）辨证要点

1. 中医认为“时行感冒”，季节不同，所受“六淫”不正之气不同，表现之证不同，治疗用药各不相同。

2. 治疗中应顾及正气。本病中常用辛温、辛凉之品，应注意护及阴分，勿伤及阳气。

3. 时行感冒来势凶猛，传变迅速，治疗中须把握时机，防止传变，辨证论治。

4. 同为本病，可有夹食滞、夹痰热等夹杂证，应认证及时，采取相应措施。

四、临床治疗

(一)针刺疗法

1. 毫针疗法

毫针一

(1)主穴:风池、风门、列缺、合谷。

(2)配穴:风热者加刺大椎、曲池;热毒炽盛者刺十宣出血;风寒者常配合灸法。

(3)操作:刺用泻法。风寒型之体虚者用平补平泻。留针30分钟,可每日1~2次。适用于治疗流感。

毫针二

(1)主穴:合谷、风门、风池、鱼际、曲池、支正、足三里。

(2)配穴:风寒束表,加列缺、迎香、太阳;风热犯肺,加尺泽、大椎、外关;暑湿袭表,加孔最、中脘、支沟。

(3)操作:每次取3~5穴,虚证用补法,实证用泻法,留针20分钟。每日或隔日1次,10次为1个疗程。适用于治疗流感。

毫针三

(1)主穴:大椎、风池、外关、合谷。

(2)配穴:风寒配风门、列缺,风热配曲池、尺泽、鱼际;暑湿配阴陵泉、委中;合谷配足三里;鼻塞配迎香;头痛配太阳、印堂;咽痛配少商;全身酸楚配身柱。

(3)操作:主方各穴均用提插结合捻转泻法,留针并反复运针,加强针感,以疏散表邪;风寒风门、大椎拔火罐,各穴均可加灸、温针;风热尺泽、大椎点刺出血,并在大椎拔火罐;迎香向鼻孔方向斜刺,使针感到鼻孔内;少商、委中点刺出血;太阳向后斜刺;印堂向下斜刺。每日1次,留针20~30分钟;身热重者,每日针刺2次。适用于治疗流感。

2. 耳针疗法

耳针一

(1)取穴:肺、气管、内鼻、咽、额、肾上腺。

(2)方法:各穴均浅刺捻针,留针30分钟;或用揿针埋藏或王不留籽贴压,每3~5日更换1次。适用于治疗流感。

耳针二

(1)取穴:下屏尖、神门、内鼻、额、枕、咽喉、上屏尖、耳尖。

(2)方法:毫针刺,留针30分钟,留针间歇运针3次,每次2~3分钟。适用于治疗流感各证。

3. 三棱针疗法

(1)取穴:十宣、曲泽、委中、大椎、十二井穴。

(2)方法:以三棱针刺委中穴约1分,刺出血液5~10ml,余穴以三棱针点刺出血3~5滴。适用于风温邪热气分,热盛不退的流感。

4. 皮肤针疗法

(1)部位:颈部前后及鼻翼部,配合前额及颞部。

(2)方法:采用双侧刺法,每侧3~4行,每行隔1cm,前额部及颞部用轻刺激,颈部前后用重刺激,鼻翼部用中等刺激,刺激时注意分清部位界限。适用于流感各证。

5. 穴位注射疗法

(1)取穴;风池或外定喘穴。

(2)药物:维生素 B_1 或5%当归注射液。

(3)方法:每穴注入维生素 B_1 或5%当归注射液0.3~0.5ml,每日1次。适用于各型感冒。

6. 激光针疗法

(1)取穴:大椎、风池、膈俞、合谷、曲池、鱼际、外关。

(2)方法:每次选取2~4穴,用氦-氖激光器照射,功率一般为10~30毫瓦,照射距离为20~30cm,每日照射1次,重证每日2次,每次每穴照射2~5分钟。适用于各型流感。

7. 拔罐疗法

(1)取穴:大椎、风门、肺俞。

(2)操作:用三棱针点刺后以闪火法将中号罐吸附于穴位上,出血1~2ml,留罐15分钟,每日1次。适用于风热型流感。

(二)推拿疗法

推拿一

1. 穴位与部位:印堂、太阳、迎香、风池、肩井、风门、列缺、合谷、督脉、背上部膀胱经。

2. 主要手法:一指禅推法、揉法、推法、擦法等。

3. 操作程序

(1)患者坐位:先以一指禅推法施于印堂约1分钟;再由印堂沿鼻旁用一指禅推法推至迎香3~5遍;接着由印堂向上作抹法至前发际3~5遍;后从印堂分推眉弓至太阳3~5遍。

(2)继上,先从前发际至后发际施以五指拿法3~5遍,接着由风池向下用三指拿法至大椎3~5遍;再从大椎向下直推督脉至至阳5~7遍;后点按大杼、风门、肺俞、附分等穴各1分钟;并在上背部以膀胱经为重点施以擦法5分钟。

(3)继上,先点揉百会、头维、太阳、迎香各1分钟;再点揉或拿外关、合谷各1分钟;接着拿风池、肩井各1分钟;最后在头部作扫散法,结束治疗。

(4)随证施治:无汗者,加揉列缺、复溜;高热者,加按揉大椎,拿曲池;肌肉酸痛者,在局部酌情施以擦法或揉法;咽痛者,加揉扶突,掐少商。适用于治疗流感各证。

推拿二

1. 穴位与部位:攒竹、印堂、太阳、大椎、肩井、合谷、曲池、外关、尺泽、鱼际、委中、足太阳膀胱经、颈部、项部、背部以及百会、风池、神庭等。

2. 主要手法:按法、揉法、擦法、掌法等。

3. 操作程序

(1)首先用拇指按揉、禅推攒竹、印堂、太阳、大椎、肩井、合谷、曲池、外关、尺泽、鱼际、委中、足太阳膀胱经、颈部、项部、背部以及百会、风池、神庭诸穴。

(2)继而抹面部、眉弓及太阳等穴;最后擦、掌揉颈、项、背部诸穴,重点为背部足太阳膀胱经。适用于治疗风热型流感。

(三)气功疗法

1. 保健功:擦鼻,擦面,每日3~4次。适用于治疗流感各证。

2. 六字气诀:咽字诀,每日2~3次,每次12~36遍。适用于治疗流感各证。

(四)饮食疗法

1. 白连头30g(洗净),淡豆豉12g,加水浸没为度,武火煮取汁,加黄酒10g,趁热饮服。有发汗解表之功。适用于治疗风寒型流感。

2. 西瓜翠衣60g,煎汤代茶频饮。有清热祛暑之功。适用于治疗暑湿型流感。

3. 绿豆、薏苡仁各50g,洗净,煮熟后加粳米50g,共煮粥,再取鲜荷叶1张,盖粥上20分钟后取去,即可服食。每日早晚各1次。适用于治疗暑湿型流感。

4. 鲜荸荠(连皮)250g,生石膏30g,水煎30分钟,加冰糖,随意食荸荠,喝汤。每日1剂。有清热解毒之功。用于风热型流感。

5. 绿豆茶饮:绿豆50g洗净捣烂,加绿茶5g,冰糖15g,用开水冲沏,约20分钟饮用。适用于治疗流感引起的咽痛,咳嗽。

6. 生姜9g,红糖50g,姜与糖捣匀,开水冲泡,调匀温服。服后盖被微汗。日1次,连服2~3天。适用于治疗流感各证。

7. 葱白3根,豆豉15g,生姜9g,甘草9g,水煎服,每天1次,连服2~3天。适用于治疗流感各证。

8. 银花20g,茶叶6g,白糖50g,水煎服,每日1次,连服2~3天。适用于治疗流感各证。

五、调摄与护理

在时行感冒流行季节,预防措施很重要,据研究服用预防药物,一般可使流感发病率降低50%左右。保持室内空气新鲜,注意口鼻卫生,避免进出公共场所,家庭可用紫外线照射、熏醋等预防流感。在预防用药上有所区别,广泛流行用板蓝根、大青叶、菊花等;冬春季可加用贯众、紫苏、荆芥;夏季可加用藿香、佩兰、薄荷;常用的葱、蒜、姜、醋亦有一定的预防调摄作用。

六、按语

1. 流行性感冒是常见的传染病,收效较快。但老幼体弱者须防变他病。针刺、拔罐、推拿疗法,对流感引起的高热、全身骨痛等临床症状的治疗,疗效迅速,效果好。

2. 饮食、气功疗法对防治流感有较好的疗效,应给予综上所述综合性充分治疗。

第2章 流行性腮腺炎

一、概述

流行性腮腺炎是由腮腺炎病毒所致的急性呼吸道传染病。是以腮部非化脓性肿胀、疼痛为主要特征，常伴有发热，亦可累及全身其他腺组织，常见的并发症有脑炎、胰腺炎、睾丸炎或卵巢炎等。

本病一年四季都有发生，冬春易于流行，学龄前及学龄儿童发病率高，10岁前发病率达85%，2岁以下少见。一次发病终生免疫。预后良好，死亡者极少。

本病中医称为"痄腮""颌肿""时行腮肿"。

二、病因病理

(一)西医的病因病理

1. 病原体 病原体为腮腺炎病毒，对腺体和神经组织易亲和，属于副黏液病毒，核糖核酸(RNA)型。病毒的核蛋白核心具有溶性抗原(S抗原)，其外层表面含有神经氨酸酶和一种血凝素糖蛋白，具有病毒抗原(V抗原)。S抗原和V抗原各有其相应抗体。S抗体先出现，其效价上升迅速。V抗体出现略晚，但持续较久。本病毒很少变异，各毒株间的抗原性均甚接近。于病程早期，可自唾液、血液、尿液、脑脊液、甲状腺等分离出病毒。

2. 发病机理 一般认为病毒通过飞沫传播，首先由口腔黏膜和鼻黏膜侵入。在上皮组织中大量增殖，进入血循环，引起病毒血症，经血流到达腮腺和其他器官，并在其中增殖，然后再次进入血循环，并侵犯上次未波及到的组织器官。本病的传染过程中脑膜炎可先腮腺炎出现或在病程中腮腺始终不肿大，仅有睾丸炎等。各种腺组织如睾丸、卵巢、乳腺、胰腺、肠浆液造酶腺、胸腺、甲状腺等都可受累，脑、脑膜、肝及心肌也可被侵犯，致使临床上有多种表现。

3. 病理变化 以腮腺的非化脓性炎症为主要特征，腺体及其周围组织充血、水肿，腺体间质有浆液纤维蛋白渗出及淋巴细胞浸润，腺泡间血管充血，腺管上皮水肿、坏死，管腔中充满坏死腺细胞及渗出物，使导管堵塞，唾液的排出受阻。因在摄入酸性饮食时由于唾液分泌增多、潴留而有胀痛感，同时唾液中的淀粉酶也因排出受阻，而经淋巴进入血流，导致血中淀粉酶增高。胰腺和肠浆液造酶腺也分泌淀粉酶，被累及时使血和尿中淀粉酶增加，睾丸受累时腺体充血水肿，间质亦水肿，纤维蛋白渗出。曲精管上皮细胞充血、坏死淋巴细胞浸润。胰腺充血水肿，胰岛细胞轻度退行性变及脂肪变性。

(二)中医的病因病机

痄腮的病因系外感风温时毒之邪，从口鼻而入，或感受风寒，郁久化热；内有积热蕴结，蕴热风邪互结，壅阻少阳、阳明经络，经脉失通，气血郁滞，凝结局部，发为腮部漫肿疼痛。若瘟毒炽盛，可化火内陷心肝，而见神昏惊厥。少阳与厥阳互为表里，相互传变，足厥阴之经脉，贯胁腹，绕阴器，故可累及肝，出现脘腹胸胁疼痛，较大男孩和成人还有睾丸肿痛。

三、临床诊断

(一)辨病

1. 症状与体征

(1)潜伏期：一般12~24日，平均为18日。

(2)前驱期:大多数患者无前驱期症状,而以耳下部肿为最早病象,只部分病例在腮腺肿大之前1~2日内,可有发热、倦怠、肌肉酸痛、食欲不振、呕吐、头痛、结膜炎、咽炎等症状。偶可首先出现脑膜刺激征。

(3)腮肿期:腮腺肿胀一般先于一侧,隔1~7日后波及对侧,两侧同时肿胀者亦不少见。腺体肿大以耳垂部位为中心,迅速向周围蔓延,肿胀范围上可达颧骨弓,后可达胸锁乳突肌。下延至颌骨下而达颈侧,以致脸面变形,肿胀为非化脓性。腺体肿大明显时,局部疼痛及感觉过敏,张口咀嚼及进酸性食物时更甚。表面灼热、皮肤紧张有触痛,但多不红。颌下腺和舌下腺可先后被累及,颊内腮腺导管口红肿。腮腺高度肿大可持续约4~5日,以后逐渐消退,整个肿胀过程约1~2周,腺体肿胀最初3~5日,伴有发热、乏力、头痛、食欲减退等全身症状。少部分病例无腮腺肿胀只有单纯睾丸炎或脑膜炎症状。

2. 辅助检查

(1)血象:白细胞计数大多正常或稍增加,淋巴细胞相对增多。有并发症时白细胞计数增高。

(2)血清和尿淀粉酶测定:90%病例血清淀粉酶在早期有轻度和中度增高,尿中淀粉酶也有增高。淀粉酶增高幅度常和腮腺肿大程度有关,但也与胰腺受累有关。

(3)血清学检查:中和抗体试验,低滴度如1:2即提示特异免疫反应。补体结合试验,两次测定血清早期4倍以上效价增高或一次血清效价达1:64者即有诊断意义。S抗体增高表明新近感染。V抗体增高而S抗体不增高仅表明以往曾受过感染。血凝抑制试验,两次测定血清效价相差10倍以上亦有诊断意义。

(4)病毒分离:病程早期能从患者唾液、尿液、脑脊液中分离到腮腺炎病毒。

(5)尿液:尿常规检查大都正常。但肾脏受累时尿中可出现蛋白、红细胞、白细胞等。

(二)鉴别诊断

1. 急性淋巴结炎　急性淋巴结炎多为细菌感染引起的淋巴结炎性病变,以耳前、颈部、颌下淋巴结肿大,疼痛为主,淋巴结压痛明显,有时有波动感,同时头、面、咽、扁桃体、牙龈等处可有感染病灶。

2. 急性化脓性腮腺炎　是以细菌感染所致,多由口腔、腮腺侵入,患者有高热,全身不舒,多见一侧腮部肿大,皮肤红肿,明显压痛,有波动感,挤压时颊黏膜,腮腺管口可有脓液溢出。白细胞及中性粒细胞增高。

3. 其他病毒所致的腮腺炎　如A型流感、副流感病毒3型、柯萨基病毒A型、单纯疱疹和巨细胞病毒等可引起腮腺炎,需借助血清学、病毒学检查才能明确。

(三)辨证

1. 温毒在表(轻型)　轻微发热恶寒、头痛,一侧或双侧腮腺部漫肿疼痛、咀嚼不便,或有咽红,舌苔薄白或淡黄,古质红,脉浮数。

2. 热毒蕴结(重型)　壮热头痛,烦躁口渴,食欲不振或伴呕吐,腮部漫肿,胀痛,坚实拒按,咀嚼困难,咽红肿痛,舌红苔黄,脉滑数。

3. 变证

(1)邪毒内陷心脏:腮部未肿大或腮肿后突然发热,头痛项强,甚则嗜睡、昏迷、抽搐,舌绛,脉细数。

(2)邪毒引睾窜腹:睾丸一侧或双侧肿胀疼痛,伴发热、少腹疼痛、呕吐、小便短涩,舌质红,脉数。

（四）辨证要点

1. 辨轻重　温毒侵犯少阳经者为轻；热毒入里，内犯厥阴经者为重。

2. 辨常证与变证　以腮部肿胀症状为主，无其他征象为常证；若见高热，睾丸肿痛，少腹疼痛，即为邪毒引睾窜腹；也有少数重症患儿出现高热、头痛、嗜睡、昏迷、抽搐之变证。

四、临床治疗

（一）针刺治疗

1. 毫针疗法

毫针一

(1)主穴：大椎、曲池、合谷、中渚、足临泣、颊车、翳风。

(2)配穴：咽喉肿痛加少商、扶突；头痛甚加风池、头维；火郁肝经，睾丸作痛者，取大敦以黄豆大艾炷直接灸5～7壮，再针足临泣、曲泉、归来；若邪毒内陷，神昏抽搐者，可加劳宫、百会、人中、十宣放血，以清心开窍，熄风止痉。

(3)操作：主方各穴均用提插捻转泻法，使针感向四周放散；颊车、翳风两穴进皮后，针尖斜向病所，深约1.5寸，使局部出现较强的酸胀感。留针30分钟，每日针刺1～2次。少商、十宣点刺放血不留针。适用于治疗腮腺炎。

毫针二

(1)主穴：翳风、颊车、合谷。

(2)配穴：发热加曲池、大椎；头痛加风池、侠溪；并发睾丸肿痛加血海、三阴交。

(3)操作：采用强刺激，不留针，每日1次。适用于治疗腮腺炎。

毫针三

(1)取穴：颊车、翳风、风池、曲池、外关、合谷。

(2)随症施治：如睾丸肿痛加太冲、曲泉、三阴交；惊厥神昏加人中、涌泉。

(3)操作方法：针用泻法，留针20～30分钟，每日1～2次。适用于治疗腮腺炎。

2. 电针疗法

(1)取穴：双侧合谷、角孙患侧腮腺刺激点。

(2)方法：针患侧腮腺时，由肿大的患部上缘取45°角刺入组织深部约1～1.5寸。进针得气后通电，频率为100～120次/分，留针10～15分钟，电流强度以患者能耐受为度。起针后，再取双侧少商穴点刺放血3～5滴，每日放1～2次。适用于治疗腮腺炎。

3. 耳针疗法

(1)取穴：腮腺颊穴、交感、神门。

(2)方法：直刺或斜刺，强刺激，间歇行针，每日1次。适用于治疗腮腺炎。

4. 氦－氖激光针

(1)取穴：涌泉。

(2)操作：以波长6 328埃，功率40瓦，电流15毫伏，直接照射涌泉穴。每次20分钟，每日2次，照射次数双侧各12次。适用于治疗腮腺炎。

（二）灸治疗法

1. 取穴：角孙。

2. 操作：行灯芯灸法。用灯芯1根，蘸麻油点燃后，对准病侧角孙穴迅速点灸皮肤，一点即起，灸时可听到一声清脆的爆竹声即可。本法疗效肯定，一般轻证，治疗1次即可消肿，如未全消，次日可重复1次。也有人以灯芯灸手虎口略下的手背微窝处，左病治右，右病治左。适用于治疗腮腺炎。

(三)推拿疗法

推拿一

1. 部位与穴位：肺经、天河水、六腑、合谷、曲池、翳风、颊车。

2. 主要手法：按法、揉法等。

3. 操作程序：仰卧位，清肺经、天河水，推六腑，按揉合谷、曲池、翳风、颊车。适用于治疗腮腺炎。

推拿二

1. 部位与穴位：肺经、天河水、心经、小天心、风池、合谷、涌泉。

2. 主要手法：掐法、按法、揉法等。

3. 操作程序：清肺经、天河水各400次，掐心经、小天心各300次，按揉合谷1分钟，推六腑600次，揉风池3分钟，推脊柱600次；推涌泉400次；如有昏厥，掐水沟、老龙、十宣各3～5次，醒后即止。适用于治疗腮腺炎。

(四)外敷药疗法

1. 如意金黄散　清热消肿、散瘀止痛。用于痄腮，腮腺肿胀疼痛者。每袋15g，取药面少许，以茶水或用食醋调成糊状外敷患处。适用于治疗腮腺炎。

2. 紫金锭　清瘟解毒，消肿止痛。用于痄腮各型。取适量锭剂与醋调涂患处，每日外涂次数不限。适用于治疗腮腺炎。

3. 青黛散　以醋调敷腮部，每日3～4次。

4. 鲜蒲公英、紫花地丁各30g，白矾6g，共捣烂，加鸡蛋清适量，搅匀如糊状，摊于纱布上，敷患处，每日1次。适用于治疗腮腺炎。

5. 鲜蚯蚓20条，白糖25g，拌在一起，化为水液，外涂腮肿部位，每日数次。适用于治疗腮腺炎。

(五)食物疗法

1. 绿豆菜心粥　绿豆100g，加水煮成粥，加白菜心3个，再煮20分钟。每日2次，连用4天。有清热解毒之功，主治腮腺炎各个时期。

2. 银花连翘饮　金银花30g，连翘15g，煎取汁加白糖适量，随时饮用。有清热解毒，利咽止痛作用，治疗扁桃体炎，各型腮腺炎。

3. 银翘粥　鲜银花30～50g(干品15～30g)，粳米20g，连翘10g，冰糖适量。先煎银花、连翘，取汁去渣，将粳米洗净煮粥，待粥熟时，入药汁共煮至熟，加入冰糖调味。分2～3次服完。适用于治疗各种腮腺炎。

4. 绿豆粳米粥　绿豆60g，白菜心2个，粳米50g。将绿豆、粳米洗净，加水适量，煮烂成粥前加入白菜心，再煮20分钟。每日2次，连吃4日。清热解毒。适用于小儿腮腺炎。

5. 黄花菜粥　鲜黄花菜50g(干品20g)，粳米50g，食盐适量。将黄花菜加水适量煎煮，入粳米煮粥。吃菜喝粥，每日1次。适用于流行性腮腺炎等。

6. 板蓝根粥　板蓝根30g，夏枯草20g，粳米30g，白糖适量。将上二味药煎水，取汁去渣，加入粳米、白糖，同煮为粥。每日2～3次，温热服。适用于腮腺炎肿痛发热有硬块者。

7. 三豆粥　绿豆60g，赤小豆50g，黄豆30g，粳米100g，红糖30g。将豆浸24小时，与粳米同煮，豆烂熟粥成，加红糖食之。每日1剂，分1～3次服完。适用于流行性腮腺炎。

五、调摄与护理

1. 预防隔离患儿至腮肿消失为止。流行期间经常注意小儿腮部，如有可疑可给板蓝根冲剂，服3～5天。按时作好腮腺炎减毒活疫苗接种。

2. 护理患儿发热时要卧床休息，饮食以流质或半流质为宜，禁食油腻和不易消化食物，不食酸辣和硬性食物。若出现严重并发症应注意处理，并观察脉搏、呼吸、面色情况。并发睾丸炎应用软纸或丁字带。

六、按语

针刺、推拿、外用、饮食疗法，治疗流行性腮腺炎，疗效肯定。对并发睾丸炎，有较好的效果，应进行辨证综合治疗。

第3章　细菌性痢疾

一、概述

细菌性痢疾简称菌痢，是由痢疾杆菌引起的急性传染病。终年均有发生，但夏秋多见。其传染源为病人及带菌者，痢疾杆菌随粪便排出，通过染菌的食物、饮水等传播。人群普遍易感，幼儿及青壮年发病率较高。临床以频繁腹泻，排脓血便、腹痛、里急后重和发热等全身中毒症状为主要特点。本病有急性、慢性之分，急性者治疗不及时，不彻底治疗，易转为慢性；急性中毒型菌痢未能及时诊治者预后不良。

本病属于中医的“痢疾”范畴。

二、病因病理

（一）西医的病因病理

1. 病因　为志贺菌，属肠杆菌科志贺菌属，由于抗原结构不同，根据国际分类法分为痢疾、福氏、鲍氏及宋氏等四个志贺菌群及42个血清型。各型志贺菌死亡后均可产生内毒素，是引起全身中毒症状、感染性休克和肠道病变的重要因素。痢疾志贺菌还产生外毒素，动物试验可引起肢体麻痹与死亡，并可促使大量水和电解质从肠壁内渗出，属于肠毒素与神经毒素反应，因而临床症状较重。

2. 病理

（1）本病的肠道病变分布于结肠，尤其以乙状结肠与直肠最为显著。重症患者可以累及整个结肠，回盲部、甚至回肠末端。

（2）病变主要在肠黏膜及黏膜下组织。早期为充血、水肿、炎性渗出，进而组织坏死，发生溃疡、出血，出现脓血便。其溃疡一般仅止于黏膜下层，故很少穿孔。

（3）中毒性菌痢的肠道病变轻微，多数仅见充血、水肿，少量白细胞浸润，黏膜上皮黏液分泌增加。但全身病理变化较重，尤其是大脑及脑干水肿、神经细胞变性、肾上腺充血及肾上腺皮质萎缩等更为突出。

（4）慢性菌痢则主要是溃疡性病变和肠壁增厚。溃疡不断形成和不断修复，修复处黏膜上皮再生，形成凹陷性疤痕。部分病例可因疤痕组织收缩而形成肠腔狭窄。

（二）中医的病因病机

1. 病因

（1）原发病因：夏秋之季，天之暑热之气下迫，地之湿气上蒸，暑湿热交互蒸迫，滋养酿生出疫毒秽浊之邪，经口侵入机体，疫毒与秽浊之物内蕴于肠中，与气血相搏，伤及肠腑脂膜及血络，而成痢疾。

（2）诱发因素：常因误进已为之污染的腐败变质的不洁食物，或饮用为疫毒之邪所污染的饮水，或感触疫毒之邪而发病。

2. 病机

（1）发病：痢疾具有传染性，多于一地区流行，易相传染，发病较急。若疫毒内客不除，留恋体内，迁延不愈，可反复发作。

（2）病位：主要病位在大肠，与脾胃关系密切，并可涉及肝肾。

(3)病性:急性期多实证,慢性期多本虚标实证。

(4)病势:湿性黏滞、重浊、趋下,因而病势易于向下、向里,先入肠胃,久则损伤脾胃、肝肾。

(5)病机转化:痢疾的病机转化取决于人体正气的盛衰和感染毒邪的轻重。急性期若人体正气充盛,又暴感疫毒之邪,正邪交争,而成热毒炽盛,若救治不及时,则有热陷心营、热动肝风、内闭外脱等逆传之证。若疫毒之邪夹暑湿,或素体阳盛,则多成湿热蕴结证;若疫毒之邪夹外在寒湿,或素体阳虚,则多成寒湿困脾证。急性痢疾若失治误治,或迁延日久而转为慢性痢疾,此时因失治、误治,治不彻底,正气受伤,邪气留恋,或素体质弱,正气亏虚,虽经正确系统治疗,仍不能彻底祛邪外出形成正虚邪恋,反复发作的慢性痢疾,久痢不愈,伤及脾肾,肾气不固则可致下痢无度。

三、临床诊断

(一)辨病

1. 急性菌痢　根据全身中毒症状与肠道症状轻重又分为:

(1)普通型(典型):起病急,畏寒,发热,体温可达39℃左右,伴头痛,乏力,食欲减退,并出现腹痛、腹泻。大便初为水样,1~2天后转为脓血便,每天可达数十次,每次大便量少,里急后重明显。部分病例腹泻一开始即为脓血便,患者常有肠鸣音亢进,左下腹压痛。

(2)轻型(非典型):全身中毒症状不明显,体温正常或稍高,腹痛、腹泻均较轻,每日大便10次以内,稀黏便,可无脓血。可有左下腹压痛。

(3)重型:发病急,多有严重的中毒症状,高热,恶心,呕吐重,大便次数频繁以至失禁,稀水脓血样便。腹痛剧烈、腹胀及里急后重显著,由于严重失水可引起周围循环衰竭。

(4)中毒性痢疾:大多发生在体质较好的儿童。起病急骤,突起高热39~40℃,烦躁、谵妄、惊厥反复发作,继而面色苍白、四肢厥冷、少尿,迅速发生周围循环衰竭等。

2. 慢性菌痢　病程超过2个月以上,称为慢性菌痢。临床上可分为以下三型:

(1)慢性迁延型:急性菌痢后迁延不愈,常反复出现不同程度的腹痛、腹胀、腹泻、黏液便或脓血便,或便秘、腹泻交替,左下腹有压痛,久病者可伴营养不良表现。大便常间歇排菌。

(2)慢性菌痢急性发作:有慢性痢疾史,常因饮食不慎、受凉、过度疲劳等因素诱发。表现轻微发热或不发热,腹痛、腹泻加重,脓血便。

(3)慢性隐匿型:既往有菌痢史,已相当长时间无临床症状,大便培养可检出志贺菌,乙状结肠镜检查可有异常发现,在流行病学上有重要意义。

3. 辅助检查

(1)粪便检查:肉眼呈脓血黏液便,镜检可见成堆脓细胞及吞噬细胞,可培养出志贺菌。无腹泻者可用肛拭子取标本检查。

(2)血象:急性者常有白细胞增多及中性粒细胞增高。

(3)乙状结肠镜检查:慢性菌痢患者必要时做乙状结肠镜检查,可见结肠黏膜充血、水肿及浅表溃疡等改变。

(4)X线检查:对慢性菌痢应用钡餐或钡剂灌肠,可见小肠与结肠蠕动增强、肠壁增厚、肠腔狭窄及肠段缩短等改变。

(二)鉴别诊断

1. 阿米巴痢疾　起病一般较慢,少有毒性症状,便次较少,腹痛及压痛多在右下腹。典型者粪便呈果酱样,有腐臭,镜检仅有少许白细胞,红细胞凝集成团,常有夏科－雷登氏晶体,可找到阿米巴滋养体。乙状结肠镜检查肠黏膜正常,亦可有散在溃疡,溃疡边缘活检能找到滋养体或包囊,血中阿米巴补体结合试验常阳性。

2. 沙门氏菌属感染　常集体发病,呕吐显著,腹泻水样便,无脓血便,极少里急后重,细菌培养可确诊。

3. 溃疡性结肠炎　可有反复发作的腹泻、肠胀气,偶排黏液便或脓血便,且伴有贫血或衰弱。乙状结肠镜和钡餐灌肠很难与慢性菌痢区别,而且有些溃疡性结肠炎是在急性菌痢后发生的,临床有时难于鉴别。若反复大便培养,发现痢疾杆菌,则可予以鉴别。

4. 急性胃肠炎　与急性菌痢初期症状易混淆,但稍后菌痢可见脓血便与里急后重、发热等症,急性胃肠炎无脓血便及里急后重,一般不发热,大便培养及镜检有助鉴别。

5. 空肠弯曲菌肠炎　发病率仅次于菌痢,轻者腹痛,水样便,伴明显呕吐,病程短,可呈自限性,大便培养及镜检有助于鉴别。

6. 大肠杆菌腹泻　表现为水样腹泻,伴呕吐、腹痛也可类似菌痢,但大便培养及肠毒素测定有利于鉴别。

(三)辨证

1. 湿热痢　由于外感暑湿寒热,或饮食不节而致病,发病多急骤。急性菌痢大多属湿热痢,慢性菌痢的不同阶段也可见本证。根据湿胜或热胜又可分为:

(1)热重于湿:壮热口渴,烦躁不安,下痢频数,赤白相兼,里急下迫,肛门灼热,小便短赤,舌红苔黄,脉洪数。

(2)湿重于热:身热不扬而汗出不透,口渴不欲饮,心烦欲呕,胸膈痞闷,身困倦怠,腹胀纳差。下痢白多赤少,滞下不爽。舌苔黄腻,脉濡数。

2. 疫毒痢　疫毒痢又名"疫痢""暴痢""热毒痢"。疫者指其有传染性;毒者言其毒害之意;暴者指其发病之快。本病类同于中毒性痢疾。根据病情可分为:

(1)毒邪内闭:突起高热,烦躁谵妄,反复惊厥,神志不清,或呼吸似断似续,初起不下痢,舌红光泽,舌苔黄厚,脉数。

(2)内闭外脱:在高热、抽风、昏迷的同时,出现面色青灰,皮肤青紫或发花,四肢厥冷或冷汗出。脉微细欲绝,舌质较淡,苔黄腻。

3. 久痢　为气血伤耗之证,下痢日久,气血损耗,病情多由实转虚。伤气者,多为虚寒;伤血者,多为虚热。故又分为:

(1)虚热痢:下痢日久或痢疾后期,症见午后低热,心烦口干,手足心热,腹中热痛,小便短黄。舌红少津或少苔,脉细数。

(2)虚寒痢:下痢迁延不愈,面唇青白,四肢不温,倦怠少食,口不渴,痢下白黏,甚则滑泄不止,腹痛绵绵,喜热喜按。舌质淡苔白,脉沉细而迟。

4. 休息痢　愈而又复,时作时止,积年累月,不能断根。便则乍红乍白,或硬或溏,无一定形,面黄肌瘦,纳差无力。苔薄质淡,脉沉无力。

(四)辨证要点

痢疾本为肠胃积滞,外感暑湿毒邪所致,古人多以湿热论治。由于夹杂时邪疫毒的不同,素体强弱的差异,病程长短的不同,在临床上见证不尽一致。体质强壮者,病多为实;体质怯弱,或脾胃不和者,病多属虚。初病多实,且多夹表证;久痢多虚,又常虚中夹实。虚寒多见面白肢疼,少言懒语;湿重多见腹胀满不适,肢重体困;实热者则面赤,壮热口渴。小儿痢疾,湿热之证尤多见，且易于化火，内陷厥阴，其痢反而不下，迅速出现高热、抽风、昏迷，由实转虚，由闭转脱，病势凶险。

四、临床治疗

（一）针刺疗法

1. 毫针疗法

毫针一

（1）主穴：天枢、上巨虚、足三里。

（2）配穴：高热加大椎、曲池；呕吐加内关、中脘；里急后重加关元、长强；抽风惊厥酌选水沟、十宣、印堂；呼吸衰竭酌选素髎、内关、涌泉、太冲；循环衰竭酌选百会、水沟、十宣、素髎。

（3）治法：主穴每次取2穴，其中上巨虚与足三里可交替轮用。配穴据症情选用。

（4）普通型治法：以泻法为主。针刺略深，得气后，紧提慢按结合捻转反复运针，刺激强度可适当增大。留针30～60分钟，留针期间宜多次运针，增强针感。重症每8小时针1次，轻中症可日针1～2次，症状缓解改为每日1次，直到痊愈。本病针刺恢复较快，不需计疗程。下同。

（5）中毒型治法：除用上法外，应抓住退热、止痉两要点。退热，大椎、曲池均以三棱针点刺出血，一般病初起用大椎，热久者加曲池；止痉，亦宜刺血。针刺治疗本病，治愈率在90%～100%。适用于治疗细菌性痢疾的各证型。

毫针二

（1）主穴：天枢、巨虚、曲池、气海。

（2）配穴：湿热痢加大椎、足三里；寒湿痢加阴陵泉、隐白；疫毒痢加十宣、人中、神阙、神门；噤口痢加中脘、内关；休息痢加脾俞、肾俞、三阴交；里急后重甚者加中胃俞；脘闷者加中脘；恶心呕逆者加内关、内庭；夹有食积者加璇玑、公孙。

（3）操作：行提插结合捻转的泻法。提插幅度宜大，捻转频率宜快，反复行针以加强针感。留针1～2小时，每隔5～10分钟行针1次，留针期间如有便意，给予行针即可控制，腹痛在此期间多可缓解。在开始治疗的第1、2次，特别是第1次治疗常为成败的关键，应严格按要求操作，以期顿挫病势。随着症状的缓解，逐渐减轻刺激。初始可每天针刺2～3次，直至大便细菌培养连续3天阴转后停针。适用于治疗细菌性痢疾的各证型。

毫针三

（1）主穴：天枢、气海、上巨虚。

（2）配穴：发热38%以上者，加大椎、曲池、合谷；初起有恶寒体痛等表证者，加风池、合谷；后重甚者，加中胃俞；脘闷胃呆者，加中脘、足三里；恶心者加内关、内庭；噤口不能食而且呕吐者，加上脘、下脘、内庭、内关；湿重于热者，加中脘、阴陵泉、三阴交。

（3）操作：行提插结合捻转的泻法。提插幅度宜大，捻转频率宜快，反复行针以加强针感，以天枢、气海之针感向四周放射，上巨虚向上下传导为宜。留针1～2小时，每隔5～10分钟行针1次，留针期间如有便意，给予行针即可控制，腹痛在此期间多可缓解。在开始治疗的第1、2次，特别是第1次治疗常为成败的关键，应严格按要求操作，以期顿挫病势。随着症状的缓解，逐渐减轻刺激。初始可每天针刺2～3次，直至大便细菌培养连续3天阴转后停针。适用于治疗细菌性痢疾的各证型。

2. 头针疗法

（1）取穴：颞旁二线。

(2)治法：取28号1.5~2寸毫针，以15°角进针。病情急，病程短，腹泻超过5次者用泻法：令病人深吸气时进针，当针刺到蜂窝质层后，即快速捻转推进。得气后用力后退，如此反复运针3~5次，留针2~3小时。病情缓、病程长，腹泻在4次以下者，用平补平泻手法：令病人平稳吸气时进针，针刺入蜂窝质层后，即以缓慢捻转推进至得气，再作反复运针数次，留针1~4小时，上法均隔日1次，10次为一疗程。适用于治疗痢疾各证型。

3. 穴位注射疗法

穴位注射一

(1)主穴：天枢、上巨虚。

(2)配穴：足三里、关元、气海。

(3)药物：维生素 B_1 注射液、25%葡萄糖注射液、当归注射液、注射用水。

(4)方法：用维生素 B_1 注射液、25%葡萄糖注射液、当归注射液、注射用水，任选一种。每次选2~3穴，仅取一侧。按穴位注射要求，针刺入穴，得气后略作提插，加强针感，回抽无血，每穴按不同药物注射剂量，分别注入0.5~1ml。其中，注射用水初次每穴注入0.5ml，1小时后再注入1~2ml，以后均每日1次，重者日可2次，左右交替。适用于治疗痢疾各证型。

穴位注射二

(1)取穴：天枢、足三里。

(2)药物：25%葡萄糖注射液或维生素 B_1 注射液。

(3)方法：每穴注入25%葡萄糖注射液或维生素 B_1 注射液0.5~1.0ml，每日1次，7日为1疗程。适用于治疗各型痢疾。

穴位注射三

(1)取穴：长强、天枢、足三里。

(2)药物：仙鹤草素2ml，黄连素4ml。

(3)方法：用仙鹤草素2ml，黄连素4ml，以5~7号针头，消毒后快速进针，得气后回抽无血，将仙鹤草素2ml注入长强穴，黄连素毫升注入天枢穴和足三里穴各2ml，每日1次。适用于治疗各型痢疾。

4. 针刺放血疗法

针刺放血一

(1)主穴：曲池、内庭、人中。

(2)配穴：二间、上巨虚。

(3)治法：以三棱针点刺出血，出黑血3~5滴，或血色变淡为度。对于疫毒痢邪热高热不解者，还应于十二井穴点刺放血，热甚极者，在尺泽、委中处找静脉放血。适用于治疗痢疾中毒型。

针刺放血二

(1)主穴：阿是穴。阿是穴位置：脐周1cm处。

(2)治法：令病人仰卧，以三棱针作对角刺，刺入皮肤2~3mm深，以出血为宜，用闪火法将直径为4cm的玻璃火罐拔在穴处，留针15~20分钟，每日1次，不计疗程。适用于治疗痢疾各证型。

5. 耳针疗法

耳针一

(1)主穴：大肠、小肠、直肠下段。

(2)配穴：皮质下、交感。

(3)方法：以主穴为主，效不明显加配穴。每次选2~3穴（单侧）。寻得敏感点，毫针刺入，快速捻转，尽量用病人能耐受的较强刺激，留针15~45分钟，并间断地作持续运针，直至病人便意及腹痛明显减轻或消失。症状重者，每日2~3次，待控制后，改为每日1次。亦可在上述耳穴穴位注射维生素 B_1 注射液，每穴0.1ml，每日1次，左右交替，双侧轮用。适用于治疗痢疾各证型。

耳针二

(1)取穴：大肠、小肠、胃、脾、肾、直肠下段、神门、下脚端、脑。

(2)方法：每次选3~4穴，毫针刺，用中、强刺激，留针20分钟，每日1~3次。适用于治疗各型痢疾。

耳针三

(1)取穴：大肠、小肠、皮质下、神门、交感。

(2)方法：每日1次，中强刺激，留针20分钟。症状严重者，每日2~3次，症状缓解后，每日1次。适用于治疗各型痢疾。

6. 拔罐疗法

拔罐一

(1)取穴：大肠俞、胃俞、三焦俞、中脘、天枢、关元、足三里。

(2)操作：患者仰卧位或俯卧位，取大小适宜的火罐，用闪火法或架火法将罐扣在穴位上留罐5~10分钟，隔日1次，两组穴交替使用。适用于治疗痢疾的虚寒型。

拔罐二

(1)取穴：大椎、脾俞、肝俞；大肠俞、胃俞；天枢、中脘、关元等组穴。

(2)操作：以上3组穴，每日取1组。患者仰卧位或俯卧位，常规消毒后，用不锈钢三棱针对所选的一组穴位刺入皮肤2~3cm深，以出血为宜，然后取大小适宜的火罐，用闪火法扣在所选穴位上，留罐15分钟，每日1次。适用于治疗痢疾的虚寒型。

(二)灸治疗法

灸治一

1. 主穴：分2组，①神阙；②关元、气海。

2. 配穴：阿是穴。阿是穴位置：气海穴旁开各4寸。

3. 治法：主穴每次取1组，第1组加配穴。神阙隔盐灸，布盐于脐孔厚1mm或填满脐孔，上置艾炷，灸2~4壮（每壮约2g左右）；第2组穴用洗净的独头大蒜1枚，切成2.5~4mm厚的4片，艾卷在离蒜片5~10cm处以雀啄法熏灸，主穴约灸8分钟，配穴灸2~4分钟，均须出现红晕。每日灸3~6次。适用于治疗痢疾的虚寒型。

灸治二

1. 取穴：神阙、关元、足三里、大肠俞、气海。

2. 治法：每次选择2~3穴，小艾炷灸7~10壮。神阙穴用隔盐灸，其他穴均可用隔姜灸或隔蒜灸，每日1~2次。亦可用艾卷灸，每穴5~10分钟。适用于治疗痢疾的虚寒型。

灸治三

1. 主穴：足三里、天枢、上巨虚、气海。

2. 配穴：热甚加内庭、曲池；寒重加神阙、关元；噤口痢加中脘、内关；休息痢加脾俞、胃俞。

每次取3~5个，每日施灸2~3次，每穴5~7壮，或以艾条悬灸，或隔蒜灸。适用于各型痢疾。

（三）推拿疗法

推拿一

1. 穴位：神阙、关元、内关、足三里、阳陵泉、上巨虚、下巨虚、神阙、关元、涌泉、脾俞、胃俞、大肠俞、中脘、天枢、肾俞等。

2. 主要手法：掌摩法、掌按法、施法、揉法、掌摩法、一指禅推法等。

3. 操作程序

（1）先用腹部掌摩法、掌按法作用于腹部，重点施法于神阙、关元；再用拇指按揉内关、足三里、阳陵泉、上巨虚、下巨虚、神阙、关元、涌泉。适用于湿热痢。

（2）先用腹部掌按法作用于腹部，重点施法于中脘、神阙；继用腹部掌摩法施术于全腹部；最后再用拇指按揉中脘、神阙、足三里、阳陵泉、脾俞、胃俞、大肠俞。适用于寒湿痢。

（3）先用腹部掌按法、掌揉法作用于腹部，重点施法于天枢；再用拇指按揉天枢、百会、上巨虚、下巨虚、肺俞、膈俞、脾俞、大肠俞；最后掌揉法施术于背部，重点为肺俞、膈俞、脾俞、大肠俞。适用于疫毒痢。

（4）先用腹部掌揉法作用于腹部，重点施术于中脘、神阙；再用拇指按揉法施术于中脘、神阙、脾俞、胃俞、大肠俞。适用于休息痢。

（5）先用腹部掌按法、掌揉法作用于腹部，重点施术于神阙、天枢；再用拇指按揉、禅推法作用于神阙、天枢、足三里、脾俞、胃俞、肾俞、大肠俞，重点施术于足三里、脾俞、肾俞。适用于虚寒痢。

推拿二

自我疗法以自我按摩为主。

1. 按摩脐部　两手轮换做绕脐按摩，每日50次左右。

2. 按压腹部　用3个手指从上腹到下腹缓缓用力下按，每点按至不能再按的深度，然后慢慢抬起，算做1次，每日点按3～5次。适用于治疗痢疾各证型。

（四）刮痧疗法

刮痧一

1. 取穴：分3组：一为手掌区、足三里、三阴交、膝眼下；二为神门、合谷、中脘、天枢、涌泉；三为十宣、委中、尺泽。

2. 治法：第1组穴用刮痧法中的泻法，刮至出现痧痕为度；第2组穴用点揉法，根据患者体质决定，一般以患者有得气感应为度，每穴3～5分钟；第3组穴用放痧法，十宣用捏紧放血法，委中、尺泽用放血法。均用三棱针点刺放血各1～5滴。若四肢厥冷，上用平补平泻法，再加灸关元穴，多1次即效。适用于治疗中毒性痢疾。

刮痧二

1. 取穴：分2组：一为脾俞、大肠俞、曲池、合谷、阴陵泉、上巨虚、下巨虚；二为天枢、气海。

2. 治法：用刮痧、点揉法。第1组穴用泻法刮至出现痧痕为止，第2组穴用点揉法，每穴3～5分钟，至有较强的得气感应为度，每日1次。适用于治疗痢疾的热痢型。

刮痧三

1. 主穴：①颈部三道：自风府至大椎一道，风池至大杼左右各一道；②背部五道：自大椎至长强一道，大杼至白环俞左右各一道，附分至秩边左右各一道；③大椎、大杼、间使。

2. 配穴：退热加神门、内庭、侠溪；止痉加合谷、内关、涌泉、印堂、水沟、百会；呼吸衰竭加素髎、迎香、承浆、少商；循环衰竭加素髎、水沟、百会、内关。

3. 治法：先以三棱针在大椎穴刺血，并于针眼上扣上半个经消毒的花椒皮，以胶布固定，然后针刺大杼、间使，泻法不留针。继而应用刮法，具体方法是：采用铝制压舌板、小瓷盅或瓷匙等作刮器，消毒后蘸少量凡士林，在颈部和背部按上述所示线路，以均匀的压力，自上至下反复刮治，直至皮肤出现青紫色或瘀斑。如1小时内热不退，加神门、内庭、侠溪等，如出现惊厥、呼吸循环衰竭，均可酌选配穴。针法上都采取反复提插捻转2分钟后留针，直至症状缓解。留针其间可多次。适用于治疗中毒型痢疾。

（五）外治方法

1. 穴位敷贴疗法

（1）将生大黄60g，黄连30g，黄柏30g，生姜60g，共研细末，取适量凡士林软膏与之混合调匀，取药膏适量贴敷于神阙、大肠俞固定，每日1次，连续7日。适用于治疗湿热痢。

（2）取神阙、脾俞、足三里，将胡椒10粒，绿豆3粒，去壳巴豆3粒共研细末，与红枣2枚捣融如膏，取药膏1/3份，贴敷于穴位固定，每日1次，连续2~3次可愈。适用于治疗寒湿痢。

（3）取马钱子3个，母丁香24粒，麝香0.3g（可用冰片或樟脑代替），将马钱子放锅内炒黄，候冷，与丁香共研细末，过筛，再和麝香混合研极细粉，开水调膏，如豌豆大，敷神阙、脾俞、止泻穴处，外用胶布固定，每日1次，一般7~10次即可见效。适用于治疗虚寒痢、休息痢。

2. 药物外敷及局部用药

（1）湿热痢

①大黄30g，川黄连、木香各20g。共研细末，取药末适量与食醋拌和调成厚泥状，纳入脐中，以纱布覆盖，胶布固定，每天换药1次。

②苦参研细末，用水调成糊状，纳脐中以纱布覆盖，胶布固定，每天换药1次。

③车前草15g，滑石6g，甘草1g。共捣烂如泥敷脐，以纱布覆盖，胶布固定，每天换药一次。

④诸葛行军散：姜粉1.5g，硝石1g，牛黄15g，雄黄25g，硼砂15g，冰片15g，人工麝香15g，珍珠15g，共研为细末，装瓷瓶内，每次用药末0.6g，纳入脐中，以胶布固定，每日1次。

（2）寒湿痢

①吴茱萸、胡椒各10g，共研为细末，醋调成膏，敷神阙穴、涌泉穴（双），每日换药1次。

②胡椒、绿豆、巴豆仁各2g。共研为细末，用熟大枣肉调成膏，敷神阙穴，每日换药1次。

③大蒜捣烂，敷神阙及涌泉穴，局部发赤有刺痛感时去掉，左右足交替敷。

④巴豆3粒，黄蜡10g，共捣成膏，贴敷神阙穴，胶布固定，1日1换。

3. 熏洗疗法

（1）取乌梅500g，清水煎汤，将药汁倒入盆内，先趁热气熏肛门，温度降至45~50℃时，用药汁坐洗肛门，每日1次，连用3~5日即见效。适用于噤口痢、休息痢。

（2）取黄芪、防风、枳壳各50g，清水煎汤，将药汁倒入盆内，先熏后洗肛门，每日1次，连续3~5日。适用于虚寒痢。

（六）饮食疗法

1. 马齿苋粥　新鲜马齿苋50g（洗净切碎，或用干马齿苋30g），粳米100g，一起熬粥食。适用于湿热痢疾。

2. 大蒜粥　紫皮大蒜20瓣，粳米150g，一起熬粥食。适用于湿热痢疾、急性肠炎等病证。

3. 荔枝粥　干荔枝肉50g，山药10g，莲子10g，加水煎煮至熟烂，加大米适量，煮至米熟粥成后食用。适用于休息痢。

4. 干姜粥　干姜10g，粳米60g。将干姜研为细末，同粳米煮粥，每日2次，空腹食之。适用于休息痢。

5. 白面醋蛋饼　白面150g，鸡蛋3枚，米醋30ml，将鸡蛋与白面和做饼，切碎用米醋炒熟，当主食吃，每日2次。适用于痢疾腹痛甚者。

6. 松花蛋蘸白糖方　松花蛋若干枚，白糖适量，先让患者断食半日，待饿时取松花蛋3枚蘸糖吃，不拘时。适用于赤白痢下，久治不愈者。

7. 白矾鸡蛋　鸡蛋1枚，白矾、面各少许，将鸡蛋去皮，油炒，加白矾、面少许，一次吃完。适用于久痢不愈。

8. 大蒜鸡蛋　独头大蒜2枚，鸡蛋1枚，将锅置火上，蒜放锅内，再把鸡蛋打碎浇蒜上，盖严，候蒜熟，空腹食下。适用于久痢不不愈。

9. 马齿苋绿豆汤　鲜马齿苋200g，绿豆100g，洗净后共煎汤，顿服，连用3~4次。适用于湿热痢。

10. 独头蒜2头，红、白糖各少许。将独头蒜去皮捣烂，兑入适量开水泡4~6小时，然后滤取清汁，放入适量红、白糖，一次服下。适用于治疗虚寒痢。

11. 老母鸡1只，胡椒20粒，山楂30g，干姜10g，红糖适量。将鸡去毛退净，除内脏切成小块，与胡椒、山楂、干姜、红糖一起入锅内，添水煮烂，吃肉喝汤。适用于治疗虚寒痢。

12. 生姜15g，乌梅肉30g，绿茶5g，红糖适量。生姜切成细丝，乌梅肉剪碎共放保温瓶中，沸水冲泡，浸半小时后，入红糖，顿服，日3次。适用于治疗久痢不愈。

13. 山药60g，薏苡仁60g，粳米200g，红糖适量。山药、薏苡仁共研细末，粳米洗净加水煮粥，待要煮熟时，加入山药、薏苡仁共煮，等煮好后，加入红糖适量服食。适用于治疗久痢不愈。

五、调摄护理

1. 饮食宜清淡易消化，少食多餐为原则，不吃不洁、变质饮食，少吃含纤维素多的蔬菜，忌肥腻、生冷硬物和瓜果及辛辣食物。生活有规律。

2. 急性期，病重者除补充水分外，应予流质或无渣半流质饮食；病情好转时，也应以清淡素净、易于消化、富含营养的半流质为主。

3. 恢复期，可逐渐改用软饭，仍以细、碎、软、烂食物为主，忌肥甘厚味、油腻煎炸、生冷瓜果、硬固难化食品，牛奶及豆制品也要慎服，以免胀气。应鼓励患者多饮浓绿茶、淡盐水以补充水分，防止脱津。

4. 慢性痢疾发作者，可服姜茶、乌梅汤、烧酒杨梅等杀菌止痢；体虚者多食莲子、山药、芡实、藕粉等健脾益气之品。注意适当休息，避免过劳受凉，保持心境平和，并采取必要的消毒隔离措施，预防传染。

六、按语

1. 细菌性痢疾系常见的肠道传染病，应及时正确治疗，以免加重或迁延而成慢性。多因饮食而起病，故饮食调理对本病恢复和治疗尤为重要。

2. 针灸治疗痢疾，《针灸》就有记载肠道便血的针灸治疗方法，其后的《备急千金要方》、《针灸资生经》和《针灸大成》也有治疗经验记载，为后世对本病的治疗提供很好的借鉴。

3. 针刺、饮食、刮痧疗法，治疗急性细菌性痢疾，不仅能迅速有效控制高热、腹痛、下痢等症状，而大便培养也随之转阴，其疗效是较为肯定。灸治、推拿、饮食疗法，对防治慢性痢疾有较好疗效。

4. 临床观察发现：针刺、灸治疗法治疗本病必须掌握两个关键：一是穴位选择，二是针刺手法。大肠俞及下合穴的相互配合的临床效果观察对比明显优于其他穴位。

第4章 麻 疹

一、概述

麻疹是由麻疹病毒引起的急性呼吸道传染病。人群普遍易感,以5岁以下儿童发病率最高,占全部发病人数的90%左右。全年均可发病,但以冬春二季为流行高峰,以往其发病率及病死率几乎占传染病首位,我国从1963年广泛接种麻疹疫苗以来,已有效地控制了麻疹的流行。

本病属于中医"温病"的范畴。

二、病因病理

(一)西医的病因病理

1. 病因　麻疹病毒属副黏液毒科,仅一个血清型。患麻疹或接种活疫菌后能产生血凝抑制和血溶抑制抗体,后者更能代表人体的免疫水平。病毒易在原代人肾或猴肾细胞中培养,也可在鸡胚细胞中培养。

2. 发病机理　麻疹病毒借飞沫从鼻咽部或眼结膜侵入,初期在黏膜上皮细胞内繁殖,以后病毒进入原发病灶的局部淋巴结、血循环到全身网状内皮系统,主要是肝、脾、胸腺、骨髓、阑尾、肺等淋巴组织内大量繁殖,引起病毒血症及受累器官产生病理变化。

3. 病理　主要病理变化是全身淋巴组织增生及在鼻咽部、扁桃体、脾脏、支气管旁、肠系膜淋巴结等处的淋巴组织中有多核巨细胞形成;麻疹皮疹乃由于病毒直接侵入,引起真皮内毛细血管内皮细胞肿胀、增生,单核细胞浸润及毛细血管扩张,伴红细胞及血浆渗出表皮层所致。覆盖于皮疹上面的表皮细胞亦发生肿胀、空泡、变性、坏死,继而角化、脱屑。麻疹黏膜斑的病变与皮疹相似,但黏膜下充血、水肿、渗出更严重,形成水泡及周围血管扩张。

(二)中医的病因病机

麻毒时邪,从口鼻而入,首犯于肺卫,因肺主皮毛属表,开窍于鼻,司呼吸,故现发热、咳嗽、流涕、打喷嚏等肺卫症状。继而毒邪由肺及脾,脾主肌肉四肢,热毒外窜于肌肤,发为红疹,遍及全身,达于四肢,疹透出后,邪随疹泄,热势渐轻,皮疹也逐渐收没,如无其他变证,此为顺证。若人体正气虚弱或热毒炽盛,致营卫不和,阳气被郁,气血不能达于四末,邪毒不能从肌肤发泄,则入里而发生变证。如热毒炽盛而郁闭于肺,则喘急胸高,呼吸不利;如麻毒攻喉,可致气道不畅,喉痛声嘶;如肺胃热毒上炎于口,可使口舌肿痛糜烂;若麻毒移热于大肠,则大肠传导失司而腹痛腹泻;若热毒内陷营血,气血相搏,则出现壮热持续,热灼心包可出现神昏谵语或惊厥,疹色深红,或紫暗成片,或衄血等;如病邪伤及气阴,正气不支,损及心阳,则面色苍白,肢体厥冷,额出冷汗,脉细微欲绝,心阳虚衰等危急证候。以上种种是为变证,凡出现变证者病情多危笃。

三、临床诊断

(一)辨病

1. 症状与体征

(1)潜伏期:一般为6~21天。重症麻疹或因输血而感染者可短至6日。接受过被动或主动免疫预防措施,可延长至3~4周。

(2)前驱期:自发热到麻疹时期约3~5天。急起发热常日低夜高,体温逐日升高伴全身不适，继而出现咳嗽、流涕、眼结膜充血、流泪、畏光、眼睑浮肿并有浆液脓性分泌物，呈现典型的"麻疹面容"。发病后约2~3天在口腔黏膜上出现特征性体征——麻疹斑，该斑黄白色，散在于鲜红、湿润的颊黏膜上，很快增多且发生融合，扩散至唇、齿龈、咽部黏膜，偶见于眼结膜，一般持续2~3天。

(3)出疹期：起病3~4天后开始出疹，首先见于耳后、发际，然后渐及前额、面、颈，再至胸背、腹、部，最后达手心足底。皮疹初为淡红色丘疹，大小不等，散在分布，出疹高峰时皮疹增多呈鲜红色，可融合，颜色亦渐转暗，但疹间有正常皮肤。皮疹为充血性，偶见细小出血性皮疹或小疱疹。出疹期间，全身中毒症状加重，体温可达40℃左右，精神萎靡、嗜睡或烦躁不安，咳嗽加重，有痰，咽部红肿，颈部淋巴结肿大，肝脾可触及。出疹期历时约3~4天。

(4)恢复期：皮疹出齐后，中毒症状及呼吸道症状迅速减轻，食欲增加，体温在12~24小时内降至正常。一般热退后2~3天皮疹按出疹顺序依次消退，出现糠麸状细小脱屑，遗留浅棕色色素沉着，约经2~3周消退。若无合并症，麻疹全病程约为10~14天。

2. 辅助检查

(1)血象：白细胞总数在前驱期增高，出疹期减少，淋巴细胞相对增多。

(2)多核巨细胞检查：在麻疹各期阳性率均高，以出疹前2天阳性率最高，故有早期诊断价值。

(3)荧光抗体染色检查：于出疹期取鼻、咽、眼分泌物及尿沉渣涂片，直接荧光抗体染色镜检，可查到麻疹抗原。

(4)血清抗体测定：血凝抑制试验较中和试验及补体结合试验更为常用。于病程早期和恢复期各测1次，抗体效价增高4倍以上或早期特异IgM增高均有诊断价值。

(5)病毒分离：必要时采用。取前驱期患者鼻咽分泌物、血液、尿或死者脑组织等进行病毒分离，但阳性率较低。

(二)鉴别诊断

1. 风疹　发热及上呼吸道症状轻，无麻疹黏膜斑。皮疹迅速见于全身，消退后不留色素沉着，耳后、枕后、颈部淋巴结常肿大。

2. 幼儿急疹　多见于1岁以内婴幼儿。骤起高热，热退后出现皮疹，呈散在玫瑰色斑丘疹，躯干为多，疹退不脱屑，无色素沉着。

3. 猩红热　前驱期发热、咽痛明显，1~2日全身出现针头大小红疹，疹间皮肤一片猩红，压之褪色，疹退可见大片脱皮，白细胞总数及中性粒细胞增高。咽拭子培养可确诊。

(三)辨证

1. 顺证疹点依正常顺序透发。

(1)疹前期：证见突然发热，微恶风寒，鼻流清涕，打喷嚏，咳嗽，眼睑红赤，泪水汪汪，无汗，或有汗热不解，精神困倦，不愿进食。发热2~3天后，口腔两颊黏膜红赤，近臼齿处可见白色小点，周围有红晕，由少增多。小便短赤，或大便稀。舌尖红，苔薄白或微黄，脉浮数。

(2)出疹期：发热3~4天后进入出疹期。证见壮热不退，烦躁不安，咳嗽频剧，口渴思饮，面目微肿，畏光羞明。皮疹从耳后、发际、额面开始，向躯干、四肢顺序遍布全身，最后见于手心足底，方为疹透出齐。疹子颜色由初始红润、日渐加深。舌质偏红，苔黄燥或黄厚，脉滑数。本期约3~4天。

(3)收疹期：证见发热渐退，咳嗽减轻，精神好转，食欲增加，疹子由上而下依次渐回，皮肤有糠麸样脱屑，并留有棕色疹痕，于1～2周方消失。舌红少津，苔少，脉细数。

2. 逆证

(1)麻毒闭肺：证见壮热持续，咳嗽喘憋，喉中痰鸣，鼻翼煽动，面目红赤，口周青紫，躁动不宁，疹色深暗，或疹点早回，或隐伏难出。舌质红绛，苔黄厚或少苔，脉细数。

(2)麻毒攻喉：证见咽喉肿痛，声音嘶哑，咳嗽声如犬吠。重者可出现呼吸困难，喘鸣肩息，饮水作呛，躁动不宁，面色青灰、紫绀。舌质红，苔黄腻，脉细数。

(3)热移大肠：证见泻痢频作，每日达10余次以上，脓血兼见、气味腥臭，肛门灼热，口渴腹痛，尿短赤，舌苔黄，脉数。

(4)麻毒陷心：证见高热不退，躁动不安，谵语，惊厥，神昏，皮疹稠密成片，色紫暗。舌质红绛起刺，苔黄或少苔，脉细数。

(5)麻后口疳：证见麻后口舌生疮，或齿龈红肿出血，甚者口臭，齿龈溃烂，形成走马牙疳。大便秘结，尿短赤。舌质红，苔黄，脉细数。

(四)辨证要点

本病辨证重点在于辨其顺逆。若发热，有汗不过多，咳嗽不剧，疹出有序，其色红活，疹透出3～4天后又依次消退，精神转佳，咳嗽减轻，日趋康复，此为顺证，预后良好。若正气虚弱，邪毒较重，或护理不当，出现壮热持续，咳嗽喘急，或身热骤降，四肢厥冷，或疹出不透，一出即隐，或疹色紫暗，或咳嗽声如犬吠、声嘶急促者，均为疹毒内陷，属逆证。甚者面色青灰，惊厥神昏，此为险证。预后凶险。

四、临床治疗

(一)针刺疗法

1. 毫针疗法

毫针一

(1)取穴：麻毒闭肺，取肺俞、尺泽、大椎、曲池、身柱；麻毒攻喉，取少商、尺泽、合谷、陷谷、关冲；邪陷心肝，取大椎、曲泽、水沟、百会、太冲、血海、曲池、委中。

(2)操作：用三棱针刺浮络出血。适用于治疗麻疹重证。

毫针二

(1)取穴：风池、合谷、列缺、大椎、风府、十宣。

(2)操作：三棱针点刺，可见紫血溢出，疹即可透。适用于麻疹疹出不畅者。

(二)推拿疗法

推拿一

1. 主要手法：推法、拿法、按法、揉法等。

2. 操作程序：先推攒竹100次，分推坎宫50次，推太阳50次；继按风门2分钟，推天柱300次，拿风池10次，按、揉肺俞1分钟；然后推肺经400次，清脾经500次，清胃经300次，揉外劳宫1分钟，推三关300次，清天河水300次。适用于治疗麻疹的毒郁肺脾型(前驱期)。

推拿二

1. 主要手法：推法、拿法、按法、揉法等。

2. 操作程序：先推攒竹、坎宫、太阳各50次；继按、揉肺俞1分钟，推脊柱500次；最后清脾经、胃经、肝经、肺经各300次，掐、揉小天心1分钟，揉一窝风2分钟，掐、揉二扇门1分钟，清天河水400次。适用于治疗养院出疹期热毒炽盛者。

推拿三

1. 主要手法：推法、拿法、按法、揉法等。

2. 操作程序：推攒竹、坎宫、太阳各 50 次；补脾经、肺经、肾经各 400 次，揉二人上马、板门各 200 次，清天河水 300 次；摩中脘 5 分钟，按揉足三里 1～2 分钟；按揉肺俞、脾俞、胃俞各 2 分钟，最后捏脊 3～5 遍。适用于治疗麻疹的热毒伤阴型。

（三）刮痧疗法

刮痧一

1. 部位：脊柱两侧，胸 1～6 及其两侧与异常发现的部位、颈部和肘弯区。

2. 治法：用刮痧法。先在脊柱两侧轻刮 3 行至出现泛红为止，并重点刮胸椎 1～6 及其两侧 5 行与异常发现的部位，轻刮至出现痧痕为止，然后刮颈部及肘弯区（诱导）。每日 1 次。适用于治疗麻疹（疹前期与出疹期）。

刮痧二

1. 部位与穴位：前胸，后背两部及风府、肩俞 2 穴。

2. 治法：用刮痧加点刺法。在上述部位和穴位上轻刮至出现痧痕为止，刮后在瘀斑瘀点上以针点刺至黑紫血流出即可。适用于治疗麻疹出而不透，或七八日不见者。

刮痧三

1. 穴位：分 2 组：一为大椎、肺俞、曲池；二为十宣。

2. 治法：用刮痧、放痧法。第 1 组穴用刮痧法轻刮至出现痧痕为止；第 2 组穴以针点刺各出血 1 或 2 滴。适用于治疗麻疹高热。

（四）外用法

1. 搽药疗法

（1）朱砂 2.5g，牙皂 3.5g，枯矾 2g，白芷 1.5g，雄黄 2.5g，防风 2g，桔梗 2g，半夏 2g，麝香 0.3g，藿香 2g，贯众 2g，陈皮 2g，薄荷 2g，细辛 1.5g，甘草 2g，苍术 3g，苍耳子 2g，辛夷 2g，共为细末，加 90% 凡士林制成软膏备用，用时以棉棒蘸少许软膏，轻轻涂搽于鼻前庭，每日涂 1 次，6 日为 1 疗程。用于麻疹的预防，对已患病者能减轻症状。

（2）取鲜芫荽蘸热黄酒，推擦手足心及心前区，疹可随之而出。适用于治疗麻疹疹出不畅。

（3）生麻黄 9g，桂枝 9g，浮萍 15g，西河柳 15g，樱桃核 15g，芫荽子 15g，水煎 1 000ml，煎好后用毛巾趁热蘸湿，轻轻擦熨头面、心胸部皮肤，稍冷即换，如此反复 5～10 分钟，每日 4～5 次，每剂药使用 2～3 次后更换，2～3 日为 1 疗程。适用于治疗麻疹透出不畅。

（4）西河柳 120g，芫荽 30g，水煎加黄酒适量，趁温推擦皮肤。适用于治疗麻疹透出不畅。

2. 敷贴疗法

（1）浮萍 30g，用开水浸泡后，趁热敷脐部 2 小时，如热未退，可另换新的再敷。适用于治疗暑天麻疹，高热不退者。

（2）牵牛子 15g，明矾 30g，研末，加少许面粉，用醋调成糊状，敷双侧涌泉穴，每日 1 次，5～7 日为 1 疗程。适用于治疗麻疹并发肺炎者。

3. 鸡蛋疗法

（1）鸡蛋 1 枚，生葱 3 株，胡荽 2.5g，将鸡蛋连壳放入药汤内煮熟，取蛋备用，趁热用蛋搓患儿，从头面躯干，次至上肢、下肢，蛋凉再煮再搓，连续 3～4 遍后，盖衣被取微汗，每日 1 次，连用 2 次为 1 疗程。适用于治疗麻疹疹发不畅。

(2)取鸡蛋1枚，用蛋清调和荞麦面1团，再加少量菜油，在患者前胸与后背上滚搓，以皮肤微红为度，周身其他部分也同时搓擦，不能遗漏，每日数遍，同时可用芦根、薄荷叶煎水服用。适用于治疗麻疹透出不畅。

4. 外洗疗法

(1)生麻黄30g，芫荽子30g，浮萍30g，布包，水蒸或加黄酒250g煮，以蒸汽熏面部，或用纱布蘸药水擦拭患处。每日2次。可使麻疹透发。

(2)鲜柚子叶50g，水煎外洗。每日1次。能助疹外发。

(3)鲜芫荽叶60g，西河柳60g，加水煮沸，加黄酒蒸发，使居室内空气湿润，能助疹透枯。

(五)饮食疗法

1. 天花粉粥　以天花粉30g温水浸两小时，加水200ml，煎至100ml去渣留汁，入此粳米50g，再加水400ml，煮至米花粥稠。每日2～3次，凉后食。适用于治疗麻疹的津伤肺热干咳者。

2. 鸽蛋大米粥　鸽蛋2枚，粳米50g。做法：先将粳米煮粥，将熟时，入鸽蛋，调匀，煮成稀粥。每日2次，空腹服食，连服5日。用于预防麻疹。

3. 芦笋粥　芦笋(芦笋的嫩苗)30g，粳米50g。先煎芦笋，去渣，后入粳米煮为稀粥。每日2次，空腹服用。适用于治疗小儿疹出不畅，症见发热、烦躁、喘咳、呕吐等。

4. 大米冬笋粥　冬笋、粳米各50g。将冬笋洗净切片，与粳米同煮为稀粥。每日2次，空腹服。适用于治疗小儿麻疹，疹出不畅。

5. 肉末米粥　瘦猪肉末、粳米(或小米)各50g。将肉末与粳米(或小米)同煮为粥。每日分3次，温热服食。适用于治疗小儿麻疹恢复期，为保证身体对热量营养的需要。

6. 五汁饮　甘蔗汁60ml，荸荠汁30ml，萝卜汁、梨汁各30ml，西瓜汁60ml。将五种不同的汁隔水共蒸熟，凉后代茶饮。每日1～2剂。适用于治疗麻疹的出疹期。

7. 莲子冰糖羹　莲子、百合各30g，冰糖15g。将莲子去心，与百合冰糖文火慢炖，待莲子百合烂熟即可。日1剂，连服7～10天，随意服。适用于治疗麻疹恢复期。

8. 鲫鱼豆腐　豆腐250g，鲫鱼2条(洗净)煮汤分次饮食，连食2～5日。适用于治疗麻疹出齐尚有余热。

五、护理与调摄

1. 患者宜卧床休息。

2. 忌见杂人，保持病室安静，空气要湿润流通，但须避免直接风吹和过强的阳光。夜间避强灯光。

3. 用具要消毒，保持清洁，可先用肥皂水再用清水洗刷用具。

4. 以流质饮食、半流质饮食为主。多吃清淡易消化食物，以少食多餐为宜。戒油腻荤腥之品，对腹泻患儿宜减少授乳和水果，疹后暂戒鱼、虾、蟹等。

5. 本病如在病初按前驱期、出疹期、恢复期发展为顺，治疗护理得当，按期收没，预后良好。如患儿年幼体弱，营养不良，护理失宜，则可引起其他变证，危及生命，因此麻疹的预防和护理最为关键。

六、按语

外用、饮食疗法，可帮助透疹，缩短疗程，预防并发症。针刺疗法可提高机体的免疫力，提前消疹，加速痊愈。

第5章 疟 疾

一、概述

疟疾是由疟原虫引起的传染病。主要借蚊虫叮咬传播，也可由输入含疟原虫的血液，使用被疟原虫污染的注射器而感染，孕妇患者可通过胎盘破损处传给胎儿。临床特点为周期性的发冷、发热、出汗、脾肿大与贫血。由于疟原虫的种类不同，临床表现亦有差别，常见的有间日疟、恶性疟与三日疟，卵形疟则颇为罕见，间日疟、三日疟可反复发作而成为慢性；恶性疟有侵犯内脏引起凶险发作的倾向，多发于夏秋季节。

中医亦称本病为“疟疾”，又名“痎疟”，依其临床特点又有日作疟、间日发疟、间二日发疟、寒疟、温疟、风疟等多种称谓，为表达其传染性而有“疫疟”之名。

二、病因病理

（一）西医的病因病理

西医学认为，疟疾是由疟原虫在红细胞内进行裂体增殖与破坏，全身与局部循环改变，以及机体免疫反应等诸因素所致。疟疾发作的循环系统改变，主要是寒战期血管收缩及发热期血管扩张，恶性疟在血管扩张的同时，常伴有毛细血管通透性增加，血浆渗出，导致有效血容量不足，常出现低血压；由于血液浓缩，血液黏度增高和恶性疟原虫感染的红细胞相互凝集附于毛细血管壁，致使管壁腔堵塞或血管内凝血，导致组织缺氧，造成脑、肝、脾、肾等脏器病理损害。

（二）中医的病因病机

1. 病因　外因感受风寒暑湿，疟邪、瘴毒乘虚侵入人体；内因起居不慎、饮食劳倦、情志所伤而诱发。疟邪、瘴毒夹杂时令之邪及痰食、劳倦、情志等因素而形成不同的疟疾证候。所以本病以疟邪、瘴毒为原发病因，而以风寒暑湿等时令之邪及饮食、劳倦、情志所伤为诱发因素，其中尤以暑湿诱发者居多，因夏秋暑湿当令之际，正是蚊虫、疟邪猖獗之时，故极易导致发病。

2. 病机

（1）发病：疟疾的发病与人体正气的盛衰有密切关系。若正气强盛，虽感疟邪，但正能胜邪而不发病；若正气虚弱，正不胜邪或正虽强而感受大量疟邪，均可使疟邪侵入人体而发病。

（2）病位：本病病位，以邪在少阳，半表半里者居多。

（3）病性：本病初期为邪实而正不虚，病久则表现为虚实夹杂之证。虚者为气血亏耗，实者为疟邪、痰瘀交织体内，一般呈现虚多实少之证。

（4）病势：疟邪伏于少阳半表半里，正邪交争则寒热互作；正胜邪伏则寒热休止。其休作时间及疟发的迟早与疟邪伏藏的深浅、部位有关。

（5）病机转化：疟疾的病机转化决定于感受疟邪的轻重、外感时邪的轻重及人体正气的强弱等。正气强、感邪轻，疟发的部位以少阳为主；若正气虚，复受暑热、瘴毒之邪，与体内伏藏之疟邪交结而动，邪势猖獗，除在少阳与正气相争外，还可波及肝胆，热迫津液；或壅阻肠道，伤及脂膜血络，甚则邪闭心脑而成险候。晚期每多耗伤阴血而成肝肾不足之证。若感寒湿、瘴气而发者，入侵少阳而伤及脾胃，健运失职，聚津成痰。若疟久不愈，则易耗伤气血，或气滞痰凝，或血瘀阻滞，而成痞块、积聚之证候。

三、临床诊断

(一)辨病

1. 症状

(1)典型发作疟疾,发作形式为寒战-高热-汗出。初起寒战可持续10分钟至1小时不等,继而发热,体温可达39~41℃,持续4~8小时,然后突然全身汗出,体温骤降,感全身疲劳。

(2)特殊类型脑型、肺型、胃肠型疟疾发病较特殊,病情亦较凶险。脑型疟疾以儿童多见,表现为剧烈头痛、谵妄、昏迷、抽搐、超高热(42℃以上);肺型疟疾表现为呼吸浅表、面色苍白、昏迷、脉细弱;胃肠型疟疾表现为腹痛、腹泻,每日数十次。

2. 体征　急性期患者有脾肿大、贫血。间歇期出现口唇疱疹。

3. 辅助检查

(1)涂片查疟原虫:寒战时,末梢血液涂片或骨髓片可找到疟原虫。这是确诊疟疾的主要依据。一般疟疾发作6小时内,血内疟原虫较多,易于查出。一次血涂片检查阴性不能排除疟疾,应反复多次检查。

(2)血象:血白细胞总数正常或偏低,红细胞及血红蛋白降低。

(3)免疫学检查:常用间接荧光抗体试验、间接红细胞凝集试验。发病后一周出现阳性,持续数月至数年。

(二)鉴别诊断

1. 伤寒与副伤寒　本病起病多缓慢,持续高热,一般无寒战及大汗,可有听力减退、相对缓脉、玫瑰疹、血清肥达试验多为阳性。血和骨髓培养可有致病菌生长。

2. 败血症　革兰阴性杆菌败血症颇似疟疾。败血症虽有寒战、发热,但无定时规律,全身中毒症状严重而无缓解间歇。多有原发局部感染灶和(或)迁涉性化脓病灶,血培养可有致病菌生长。

3. 钩端螺旋体病　本病有下稻田接触疫水史,急性起病持续高热,腹股沟淋巴结肿大并有压痛,腓肠肌疼痛与压痛。白细胞总数升高,中性粒细胞增加等特点。

4. 流行性乙型脑炎　一般无寒战、多汗,脾不肿大,无贫血、白细胞计数升高,脑脊液可呈浆液性改变。

5. 中毒性细菌性痢疾　突起高热,昏迷、抽搐,甚至呼吸衰竭与休克。白细胞总数和中性粒细胞增加,肛检有痢疾的特有改变。

(三)辨证

1. 正疟　寒战壮热,休作有时,先有呵欠乏力,继则寒栗鼓颔,寒罢则内外皆热,头痛面赤,口渴引饮,终则遍身汗出,热退身凉,舌红,苔薄白或黄腻,脉弦。

2. 温疟　热多寒少,汗出不畅,头痛,骨节酸痛,口渴引饮,便秘尿赤,舌红苔黄,脉弦数。

3. 寒疟　热少寒多,口淡不渴,胸脘痞闷,神疲肢倦,苔白腻,脉弦。

4. 瘴疟

(1)热瘴:热甚寒微,或壮热不寒,头痛,肢体烦痛,面红目赤,胸闷呕吐,烦渴饮冷,大便秘结,小便热赤,甚至神昏谵语,舌质红绛,苔黄腻或垢黑,脉洪数或弦数。

(2)冷瘴:寒甚热微,或但寒不热,或呕吐腹泻,甚则神昏不语,苔白厚腻,脉弦。

5. 劳疟　倦怠乏力,短气懒言,食少,面色萎黄,形体消瘦,遇劳则复发疟疾,寒热时作,舌质淡,脉细无力。

(四)辨证要点

对疟疾的辨证着重根据病情的轻重、寒热的偏盛、正气盛衰及病程久暂而定型,临床以正疟为见,而热偏盛者为温疟;寒偏盛者为寒疟;由瘴毒所致为瘴疟;疟邪久留,耗伤气血,遇劳即发则为劳疟;疟久不愈,痰凝血瘀,结于肋下则为疟母。

四、临床治疗

(一)针刺疗法

1. 毫针疗法

毫针一

(1)取穴:

第一组,大椎、曲池、间使、后溪、阴陵泉、胸3~12夹脊。

第二组,陶道、内关、血海、三阴交、复溜、胸3~12夹脊。

发作期用第一组,间歇期用第二组。

(2)配穴:热甚,刺十二井穴出血;脾肿大,加章门、痞根、太冲、丰隆;头痛,加风池、太阳;痉厥加内关、水沟。

(3)操作:首先,应掌握好针刺的时机,以疟发前1~2小时针刺为最佳。疟止后,须连续治疗,直至疟原虫三次检查为阴性为止。大椎一般宜提插泻法,紧提慢按,加强针感,使之向下传导,能到达胸椎第4~5椎以下者,可以确保疗效。间使亦应用泻法,以感应向上传导为合适。曲池也应加强针感,使之向上下传导,以达到清热的目的。基本操作原则是强刺激,每5~10分钟间歇行针,留针30分钟。适用于治疗疟疾的各证型。

毫针二

(1)主穴:大椎、间使、合谷、后溪、液门、足临泣。

(2)配穴:热重加曲池、商阳、关冲;久疟加脾俞、胃俞、足三里;疟母加章门。

(3)操作:每次选用3~4穴,发病前1~2小时针刺,泻法,留针30~60分钟,间歇运针,可每日1次。一般1~3次能控制症状,疟病停止发作后,仍应针刺2~3次,以防再发。适用于治疗疟疾的各证型。

毫针三

(1)主穴:取大椎、间使、陶道。

(2)配穴:足三里、至阳、脾俞、合谷等穴。

(3)操作:采用强刺激留针20~30分钟,一般于发病前2小时针刺,每日1次,5天为1疗程。或主穴大椎,配穴间使、后溪,头痛加太阳穴,进针后施提插手法,要求强烈得气感,留针20~30分钟,每隔5分钟运针1次,3次为一疗程。适用于治疗疟疾。

毫针四

(1)主穴:大椎、陶道、内关、间使、合谷、后溪、商阳、关冲、阳陵泉、血海。

(2)配穴:若发作时热甚者,加刺曲池,用泻法,十宣点刺出血;疟母者,加章门、痞根、肝俞、脾俞。

(3)操作:发作前2~3小时毫针刺,用泻法,不留针或留针15~30分钟,每日1~2次。10次为1疗程。适用于治疗疟疾。

2. 耳针疗法

耳针一

(1)取穴:下屏尖、脑、屏间、肝、胆、脾。

(2)方法:发作前1~2小时毫针刺,强刺激,留针1小时,连续针刺3日。适用于治疗疟疾。

耳针二

(1)取穴:下肾上腺、皮质下、内分泌、肝、脾、缘中。

(2)方法:在发作前2小时针刺,留针至预计发作后1~2小时,间歇运针2~3次,连续针治3天。适用于治疗疟疾。

耳针三

(1)取穴:肾上腺、皮质下、内分泌、神门、肝、脾、胆、耳尖。

(2)方法:每次取一侧耳穴中3~5穴,两耳交替使用。耳郭常规消毒后,用耳毫针对准所选穴位,用强刺激,留针15~20分钟,5分钟行针1次,用泻法。耳尖采用三棱针点刺出血,均在发作前2~3小时施治。每日针治1次,中病即止。适用于治疗疟疾。

3. 三棱针疗法

(1)取穴:陶道、阳辅、大椎、后溪。

(2)方法:用三棱针点刺出血3~5滴,每日1次,5次为1疗程。适用于治疗疟疾。

4. 皮肤针疗法

(1)取穴:大椎、陶道、风府、身柱、间使、太溪、合谷、太冲、大杼、胸5至骶夹脊。

(2)方法:疟疾发作前反复叩击至皮下充血为度。适用于治疗疟疾。

(二)灸治疗法

灸治一

1. 取穴:大椎、内关、神阙、完骨、陶道、间使、身柱、脾俞、章门、公孙。

2. 操作:每次选3~5穴,于发作前1~2小时用艾条温和灸,每穴灸10~15分钟,每日1次,10次为1疗程。适用于治疗疟疾。

灸治二

针刺加艾灸疗法

1. 取穴:大椎、后溪。

2. 操作:发病前2小时针上两穴,得气后用艾条雀啄法温灸大椎,潮红为度,留针及温灸30分钟,期间不定时作捻转手法。适用于治疗疟疾。

灸治三

1. 取穴:大椎、内关、神阙、完骨、陶道、章门、身柱、间使。

2. 操作:每次选用2~4个穴,以艾条悬灸,每穴每次灸10~15分钟,以局部皮色充血发红为度。或以艾炷隔姜灸,每穴5~7壮,每日1次,于发作前1~2小时施灸。适用于治疗疟疾。

(三)梅花针疗法

1. 取穴:大椎、陶道、风府、身柱、间使、太溪、合谷、太冲、大杼、胸椎5~骶椎6夹脊。

2. 操作:

(1)先叩背部俞穴,大椎、大杼和陶道宜重叩出血,脊椎两侧以叩至潮红为度。在疟疾发作以前反复叩击为佳。

(2)在第一至第八胸椎棘突上寻找压痛点按压,以压痛难忍为度,连续按压15分钟,有数个压痛点者,可轮流按压。每日早晨1次,连续3~4日。可调整阴阳,增强机体抗病能力。

（四）推拿疗法

推拿一

1. 穴位：肩井、章门、丰隆、大椎、陶道、间使、三阴交。

2. 主要手法：提法、按法、揉法、点法等。

3. 操作程序：先用双手提拿双侧肩井，点按大椎、陶道，再揉拿手三阴经，点按间使、后溪、少海。然后施双点章门法，捏拿足三阴经，最后点按丰隆、三阴交。适用于治疗疟疾。

推拿二

1. 取穴：大椎、陶道、间使、后溪、合谷。

2. 主要手法：揉法、拿法、按法、点法、震颤法等。

3. 操作程序：医者用双手揉拿颈项，点按大椎、陶道，再揉拿手三阴经，点按间使、后溪、合谷。然后施用双运太阳法，最后运用震颤法。适用于治疗疟疾。

推拿三

1. 穴位：大椎、陶道、间使、少商、人中、丰隆。

2. 主要手法：提法、拿法、揉法、点法等。

3. 操作程序：先提拿颈项，点按大椎、陶道。然后点掐人中，揉拿三阴经，点按间使、后溪、少商，再施用点三脘开四门法（四门指幽门、章门、期门、梁门），最后点按丰隆。适用于治疗疟疾。

（五）自我疗法

根据个人身体恢复的情况而定。体质恢复较慢者，每天可以适当锻炼，如晨起室外散步，打太极拳、练气功等均可促进康复。

（六）刮痧疗法

刮痧一

1. 取穴：大椎、大陵。

2. 治法：用挑痧法先在大椎穴上先刮（由轻到重），至出现痧痕后，再在痧点上挑至出血，然后温灸大陵。适用于治疗疟疾。

刮痧二

1. 取穴：分2组：一为大椎、脾俞、胆俞；二为陶道、肝俞、太陵。

2. 治法：用刮痧法。每取1组，交替轮用。用泻法（由轻到重）刮至出现痧痕为止，每日1次。适用于治疗疟疾。

刮痧三

1. 取穴：大椎、陶道、曲池、间使、内关、关冲、足三里。

2. 治法：用刮痧法。先刮背部的大椎、陶道，再刮上肢部的曲池、间使、内关、关冲，然后刮下肢部的足三里穴。用平补平泻法，刮至微现痧痕为止，每日或隔日1次。适用于治疗疟疾。

（七）外治疗法

1. 外敷疗法

（1）桃叶10g，于疟未发前捣烂，敷寸口，约一炷香之久，男左女右。治疗恶性疟疾。

（2）胡椒15粒研细末，置于胶布中央，贴大椎穴上，敷贴1周，症状消失后再更换贴7日。治间日疟。

（3）穴位发泡：用鲜毛茛或野薄荷，或独头大蒜适量，捣烂，将约黄豆大小的药泥捏成饼块，于疟发前3~4小时，敷于双侧内关或间使穴，使之发泡。待水泡涨满后，局部常规消毒，在水泡下方用注射针头刺破，使液体流出，取消毒纱布覆盖，胶布固定，防止感染，可控制发作。

(4)胡椒粉外贴法：用针刺大椎穴，并少量放血，取白胡椒粉0.3g，撒在半寸见方胶布上贴于大椎穴，在疟疾发作前2~3小时使用，连用2~3日。适用于治疗疟疾。

(5)二甘散：甘草100g，甘遂100g，研细末混合，收贮藏瓶中备用，治时取药末0.5~1g，以消毒棉花包裹，使其呈球状，放置脐窝中，外敷4cm的胶布，四周固定粘紧，勿使泄气，每次贴药1~2天，在发疟前3小时贴药，对症状较甚者，可酌情再用药1~2次。适用于间日疟、恶性疟疾。

2. 取嚏疗法

(1)辟瘟散：取少许，嗜鼻取嚏。适用于恶性疟疾。

(2)生半夏、冰片、雄黄各等份，共研极细末，取少许，嗜鼻取嚏。适用于疟疾。

(3)常山、草果、陈皮、甘草各等份，研细末，取少许，嗜鼻取嚏，每日数次。适用于疟疾发作时。

3. 鼻塞疗法

(1)皂矾、冰片各适量，皂矾煅去水分，研为细末，加59/6的冰片，调匀，研极细末，装瓶贮备，用棉签或纱布包裹少许，塞鼻中。适用于温疟。

(八)饮食疗法

1. 鳖1只，猪脂60g，加水适量，炖至烂熟，入盐，分次食用。补肝益血，扶正祛邪，主治久疟不愈。

2. 头蒜5个，捣烂，黄酒适量加热后冲调蒜泥，于疟疾发作前2小时服。有温中行滞，辟邪解毒之功。用于寒疟者。

3. 鲤鱼1条(去鳞、内脏，洗净)，陈皮12g，生姜30g，葱结2个，红枣30g加水共煮，鱼熟后加黄酒、盐，喝汤食鱼。有健脾和中，清热解毒之功。用于疟疾日久不愈，体虚乏力者。

五、调摄护理

发作时卧床休息，寒颤期注意保暖，高热时宜物理降温，汗后多饮开水。饮食宜清淡素净，易消化的流质、半流质、软食，忌生冷油腻海腥发物。口渴伤津者应补充鲜果汁及水分。病后应注意营养，予清补食物，保持情志舒畅，冷暖适度，劳逸结合，以防变生他症。

针刺、灸治疗法，能提高患者体内的免疫力，并可使疟原虫转阴，因此对疟疾的防治，疗效肯定。外治、饮食疗法，治疗疟疾有较好的效果，而没有药物副作用，应进行综合治疗。

第6章　百日咳

一、概述

百日咳是最常见的急性呼吸道传染病，百日咳杆菌是本病的致病菌，传染性强，冬春季多见，其他月份也可见流行。成人与儿童均能发病。其特征为阵发性痉挛咳嗽，咳嗽末伴有特殊的吸气吼声，病程较长，可达数周甚至3个月左右。

本病属于中医“顿咳”的范畴，部分医籍称之为“疫咳”或“天哮”。

二、病因病理

（一）西医的病因病理

1. 病原　百日咳病原菌是鲍特菌属百日咳杆菌，为革兰氏染色阴性小球形杆菌，在长期转移培养过程中，细菌可出现四个变异相，仅第一相保持毒力，能致病，抗原性强。其次还分离出副百日咳杆菌。其在形态上与百日咳杆菌类似，其抗原与百日咳杆菌无交叉免疫，亦可引起流行，但病情轻，病程短，称为“百日咳综合征”。

2. 发病机理　百日咳杆菌侵入人体呼吸道后，首先附着于喉、气管、支气管、细支气管等黏膜上皮细胞的纤毛上，于此繁殖并产生毒素，使上皮细胞的纤毛麻痹，上皮细胞蛋白合成降低，亚细胞器破坏，致使呼吸道炎症所产生的黏稠分泌物排出障碍，不断刺激黏膜内神经末梢，兴奋咳嗽神经中枢，引起反射性、剧烈、连续咳嗽，直至分泌物排出。阵咳后，必须大量吸入空气，急速通过痉挛的声门，因而产生一种特殊的高调“鸡鸣样”吼声。

3. 病理　百日咳的病理主要是支气管、细支气管黏膜的损害，鼻咽部、喉、气管也有病变。表现为黏膜上皮细胞的基底部有多核白细胞和单核细胞浸润，并可见细胞坏死。肺部病变常由并发症所引起，继发性支气管肺炎或间质性肺炎。若分泌物阻塞支气管时，可引起肺不张，支气管扩张等。

（二）中医的病因病机

由于外感时行风邪，伤及肺卫，外则卫气郁闭，内则肺气受伤，肃降失调。若与内蕴伏痰搏结，郁而化热，则煎津熬液，酿成痰浊，阻滞气道，肺失肃降，肺气不宣，而致肺气上逆，而痉咳阵作。故病初起，可见肺卫表证，继而痉咳发作，甚则数十声不已，必待痰涎咳出，气机得畅，咳嗽方可缓解。若邪热鸱张，内窜厥阴，可并发抽风惊厥之惊风急症。

三、临床诊断

（一）辨病

1. 一般分为四期：

（1）潜伏期：一般为7～10天，最长21天。

（2）炎症期：此期症状与普通感冒相似。除咳嗽外，并有流涕、喷嚏，偶有轻微发热，食欲不振，身骨疼痛等。经治疗感冒症状消失，但咳嗽逐渐加重，夜间尤剧，并逐渐趋向于阵发性、痉挛性的典型症状。

（3）痉咳期：表现为明显的阵发痉挛性短咳，连续不断，成串且紧迫，十几声至数十声后发出一种高音调的鸡啼样的吸气声。反复数次直到将呼吸道积聚的大量分泌物排出为止。痉咳时面青目赤，眼睑浮肿，涕泪交流，舌向外伸，小婴儿甚至窒息。

(4)恢复期：此期不再出现痉挛性咳嗽，逐渐恢复至咳嗽消失。

2. 辅助检查

(1)血象：白细胞总数及淋巴细胞增高。

(2)细菌检查：鼻咽部分泌物涂片，通过吸附荧光的特异性抗体作用，在荧光显微镜下检查出病原菌，并可作细菌培养。

(3)血清检查：血清凝集试验和补体结合试验，一般在病后2～3周始出现阳性反应。

(二)辨证

本病辨证可按病期分为三型：

1. 初咳期　咳嗽初起，证候与伤风感冒相似，又可分为：

(1)外感风热：发热重，恶风，身骨疼痛，鼻塞，流脓涕，咳嗽，痰黏稠或黄，咽红。舌红，舌苔薄黄，脉浮有力，或指纹深红。

(2)风寒束表：恶寒发热，身重，鼻塞，流清涕，咽痒不红，咳嗽，痰稀白量不多，舌深红。舌苔薄白，脉浮而指纹淡滞。

2. 痉咳期(痰热闭肺)　咳嗽阵作，日轻夜重，咳时连声不已，咳至尾声伴有深吸气性鸡鸣样回声，咳甚时须吐出痰涎或食物方可缓解。痉咳反复发作。常伴有涕泪俱作，弯腰曲背，胁痛眼肿，甚则面红耳赤，或双目出血，或鼻衄，或痰中带血。舌质红，舌苔黄腻，脉滑数。

3. 恢复期(肺脾两虚)　痉咳渐缓，发作减少而轻，咳而无力，神怯气弱，困倦乏力，食欲不振，大便溏泻，舌质淡红，舌苔少或光剥无苔，脉细数，重按无力，或指纹淡滞。

(三)辨证要点

本病辨证分期明确，易于掌握。初咳期见外感表证，常有发热，恶风寒，偏热者，则痰黄，舌红，苔黄，脉数；偏寒者，则痰稀白，舌淡苔薄白；痉咳期属于痰热闭肺，出现典型阵发性痉咳的顿咳证候；恢复期则邪衰正虚，呈现虚象咳少，无力，体弱，神困，舌淡少苔，脉细无力等。

四、临床治疗

(一)针刺疗法

1. 毫针疗法

(1)主穴：风门、肺俞、尺泽、孔最、足三里、丰隆。

(2)配穴：外邪束表，加合谷、外关；胸胁痛者，支沟、期门；舌系带溃烂，加金津、玉液；痰中带血，加鱼际、膈俞；鼻出血者，加上星、迎香；肺脾二虚者，可加脾俞、肺俞。行捻转补法，轻刺即出针。

(3)操作：风门、肺俞浅刺，用捻转泻法，上下肢各穴可行提插泻法，婴幼儿浅刺即出针，稍大儿童能配合者，可留针5～10分钟，每日1次。加减用穴中期门应斜刺，迎香向鼻翼斜刺，上星向下沿皮斜刺，其余各穴均用浅刺疾出法。适用于治疗百日咳。

2. 穴位注射疗法

(1)取穴：肺俞、尺泽。

(2)药物：0.25%普鲁卡因或蒸馏水。

(3)方法：每穴注入0.25%普鲁卡因或蒸馏水1～5ml，每日1次，8次为1疗程。适用于治疗百日咳各期。

3. 耳针疗法

耳针一

(1)取穴:肺、支气管、平喘、神门、交感。

(2)方法:每次选取2~3穴,短针刺入耳穴,行浅刺法,捻转后即出针或留针30分钟,两耳交替使用,每日1次。亦可用王不留行籽贴于耳穴,每日按压3~5次,3天后更换。适用于治疗百日咳。

耳针二

(1)取穴:肺、支气管、下屏尖、下脚端、咽喉、平喘、神门。

(2)方法:每次选单侧2~3穴,两耳交替使用,毫针刺,留针20~30分钟,每日1次,5次为1疗程。适用于百日咳各期。

4. 三棱针点刺疗法

(1)取穴:四缝。

(2)方法:以三棱针点刺四个穴点,刺入0.1~0.2寸,挤出少量黄白色透明黏液或出血少许,以酒精棉球按压针孔,每日或隔日1次,每次1侧,两侧交替使用,3次为1疗程。可用于百日咳的痉咳期。

5. 梅花针疗法

(1)主穴:发病初期,取后颈部、骶部气管两侧。

(2)配穴:太渊、天突;发病中期或恢复期取后颈部、胸椎1~7两侧、大椎、中脘、内关、太渊、剑突下。

(3)方法:用梅花针在各穴及各经线上叩打,反复几遍,使局部潮红为度,每日1次。适用于治疗百日咳。

6. 拔罐疗法

(1)取穴:风门、肺俞、脾俞、胃俞、中府、膻中。

(2)操作:用小火罐吸拔,背胸部交替使用,每日1次,适宜于轻症。亦可配合针刺治疗,针后拔罐,以提高疗效。适用于治疗百日咳。

7. 挑针疗法

(1)取穴:身柱。

(2)操作:局部常规消毒后,用三棱针挑刺局部出血,并用径小的火罐拔5~10分钟,间日治疗1次。适用于治疗百日咳。

(二)推拿疗法

1. 根据百日咳分期治疗如下:

(1)先推攒竹、坎宫、太阳各50次,揉风池10次;清肺经、补肾水各300次,推四横纹、揉掌小横纹各100次,分推腕阴阳50次,清天河水、推六腑各300次,推三关300次,掐揉二扇门50次,揉膻中5分钟。适用于初期邪束肺卫。

(2)先清肺经、清胃经、揉掌小横纹各300次,掐揉小天心、推四横纹各100次,逆运内八卦、分推腕阴阳各50次;揉天突20次,分推膻中、揉中脘各100次,揉丰隆50次;推天柱骨50次,揉肺俞30次,分推肩胛骨100次。适用于治疗百日咳中期痰热互结。

(3)取脾土、肺经、肾经、肾顶、四横纹、内八卦、掌小横纹、外劳宫、三关、膻中、中脘、足三里、肺俞、脾俞、胃俞。补脾土、肺经、肾经各300次,揉肾顶、推四横纹各100次,逆运内八卦50次,揉掌小横纹100次,揉外劳宫50次,推三关300次;揉膻中100次,摩中脘5分钟,按揉足三里50

次;最后揉肺俞、脾俞、胃俞各50次。适用于治疗百日咳末期肺脾两虚。

（三）外用疗法

1. 涂擦疗法　鲜生姜（或大蒜）、蜗牛液（或鸡蛋清），在胸骨部由上而下反复涂擦，每日2次，每次20~30分钟，7日为1疗程。适用于治疗百日咳各期。

2. 药熨疗法　白芥子、紫苏子、莱菔子各40g，生姜5片，食盐250g，上药焙干，混合并共研细末，炒热至50℃左右，装入薄纱布袋，扎紧袋口，在患儿背部两侧及腋下来回熨烫30~40分钟，每日2~3次，1剂药可连续使用2~3日，每次治疗前，药末必须经过加热。适用于百日咳各期。

3. 敷贴疗法

（1）大蒜适量，先将大蒜捣烂备用，用时将双足底薄涂上一层猪油或凡士林，然后将大蒜泥敷在涌泉穴，用纱布包扎固定，临睡时敷上，次日清晨去除。适用于百日咳各期。

（2）吴茱萸、生大蒜、细辛、葶苈子、檀香、百部各10g，甘遂5g，麝香1g，研极细末，用时取药粉10g，用胆汁（猪胆汁或鸡胆汁）适量调至稠膏状，分别贴于涌泉、神阙、身柱、膏肓等穴，每日1次，1次贴8~12小时。适用于百日咳各期。

（3）百部、麻黄、白及、黄连、甘草各60g，芦根150g，麻油熬枯，去渣，过滤，沉淀，再熬至滴水成珠时，下黄丹收膏备用，用时取药膏贴于气户、库房、风门、肺俞、身柱穴，一次取穴3~4个，轮流贴药，每日1次，每次贴12~24小时，连用7日为1疗程。适用于百日咳各期。

（四）饮食疗法

1. 枇杷叶粥　枇杷叶10~15g，粳米100g，冰糖适量。将枇杷叶用纱布包好放入砂锅内，加水200g，煎至100g，去渣入粳米、冰糖，再加水600g，煮成稀薄粥。每日早、晚温热服之。适用于治疗百日咳痉咳期，痰多，呕吐。

2. 全蝎大蒜粥　全蝎1条（焙干为末），大蒜10g，大米30g，白糖适量。将大蒜去皮捣烂，大米煮粥，粥将熟时，兑入大蒜汁、全蝎细末及白糖，稍煮即成。每日2~3次，温服。适用于治疗百日咳痉咳期。

3. 黄芪阿胶粥　黄芪15g，阿胶10g，粳米30g。黄芪水煎取汁，煮粳米为粥，烊化阿胶，兑入粥中。每日1次，温服。适用于治疗百日咳恢复期。

4. 百部粥　百部10g，大米30g，蜂蜜适量。做法：先煎百部，取汁去渣，入大米同煮成粥。每日2次，温热服。食前调入蜂蜜。适用于治疗百日咳，有特效。

5. 用大蒜头50g（去皮），蜂蜜15g。大蒜捣烂，开水浸泡，待凉后，再炖1小时，取汁调蜂蜜，服食。每次10ml，每日3次，连服4~6日。有杀菌解毒功效，在流行期具有预防百日咳作用。

6. 用银耳25g（洗净），百合1个（洗净），加清水适量，文火煨烂，当点心服食。用于治疗百日咳恢复期干咳体弱患儿。

7. 用鸭蛋2个，冰糖30g。先将冰糖放入热水中搅拌熔化，凉后打入鸭蛋搅匀，上笼蒸熟。每日1次，连食7日。用于治疗百日咳干咳少痰。

8. 用新鲜鸡胆汁，加白糖，调成糊状，蒸熟内服。每日每岁1/2个，最多不超过3个。用于治疗百日咳痉咳期痰多患儿。

9. 用蒜头3个，冰糖适量。将去膜的蒜片浸在冷开水的密闭容器中六七小时后，用纱布将蒜头滤清，加入打碎的冰糖，再用小罐子装好，密封，要用时打开即可。须注意的是，做蒜头冰糖时动作要快，若让臭味散发掉效果就差了，蒜头冰糖最好当天用完，尽可能在它的气味最浓时用完，效果才好。适用于治疗百日咳各期治疗。

五、预防与护理

1. 早发现早隔离患者。适当活动，提高免疫力，进行预防接种。目前自动免疫常用的白百破（白喉类毒素、百日咳菌苗、破伤风类毒素）三联疫苗进行基础免疫，出生后3个月即可开始预防接种。

2. 病室环境宜安静，冷热适宜，空气应新鲜流通。检查与治疗患儿时，力避刺激、哭啼等，以免诱发阵咳。宜予以易消化，营养丰富饮食，呕吐者应少量多餐。

六、按语

1. 本病病程较长，痉咳期病势又较重，正确诊断，积极治疗，可使病程缩短，病情减轻。针刺、灸治疗法，对控制临床症状，有较好的疗效，并能减少并发症。

2. 外用、饮食疗法，对防治百日咳，也能取得一定效果，应积极进行综合治疗。

第7章 肺结核

一、概述

肺结核是由结核分支杆菌引起的肺部感染性疾病，属于一种慢性传染病，多在人体抵抗力低下时发病。本病可见于各年龄组的人，以青壮年居多。临床上多呈慢性经过，少数可急性起病。常有低热、乏力等全身症状和咳嗽、咯血等呼吸系统表现。病理特点是结核结节和干酪样坏死，易于形成空洞。目前我国结核病疫情不仅严重，而且下降缓慢，尤以农村为重。我国1984～1985年流行病学调查，肺结核患病率为550/10万，涂阳率为156/10万。估算全国有活动性肺结核患者570万(542～598万)，涂阳患者162万(150～173万)，疫情仍相当严峻。

中医认为本病属于"肺痨""痨瘵"等范畴。

二、病因病理

(一)西医的病因病理

1. 病因　结核病是结核杆菌引起的，但结核杆菌侵入机体后能否发病，不仅取决于结核杆菌的数量和致病力的大小，而且取决于人体免疫力的强弱和变态反应的高低。当人体抵抗力处于劣势时，结核杆菌容易侵入并发病，反之感染后不易发病，即使发病也较轻，而且易于痊愈。免疫力包括非特异性和特异性，对结核病的防治有极其重要的意义。

2. 病理

(1)渗出性改变：表现为小血管充血和渗出，渗出物以浆液及细胞成分为主。肉眼观察：渗出病灶呈灰白或灰黄色半透明混浊状的改变，边缘模糊，分界不清。渗出物可吸收消散，或好转呈增生性改变，或恶化呈干酪样坏死。

(2)变质性改变：表现为组织呈干酪样坏死，坏死呈凝固性是本病特点之一。肉眼观察：病变部位的坏死组织呈灰黄色或浅黄色，干燥、质硬略似干酪。坏死组织中常有大量结核杆菌。

(3)增生性改变：形成特殊的结核性肉芽组织，即结核结节，是增生性病变的主要特征。肉眼观察：病灶呈灰白或灰黄色粟粒样大小结节，境界清楚，随着病变发展，结核结节逐渐增大、融合，从而形成更大的结核病灶。结节的最外层常有不等量的淋巴细胞浸润，并有少量成纤维细胞及结缔组织增生。

(二)中医的病因病机

1. 病因　一为风寒外感，内伤体虚正气不足；二为病邪"痨虫"经口鼻而入肺部，肺病后又传变他脏。《肘后方》中称"传至旁人，乃至灭门"，即说明本病有高度传染性。

2. 病机　肺痨之病机，"痨虫"犯肺起始，致肺病而损伤肺阴，发病后积年累月，久病不愈，致肺阴更虚，继传变于其他脏腑，特别是肾及脾。肺、肾、脾三脏有相互传变、资生、制约的作用，一脏虚甚，则必致其他脏俱虚，故本病之病理性质以阴虚为主。根据慢性进展经过，其病理阴虚类型亦有差异。

三、临床诊断

(一)辨病

1. 症状

(1)以咳嗽、咳痰、咯血、胸痛或发热为主。早期轻咳痰少，约1/2～3/4患者有咯血，量不等。

胸痛部位不定，隐痛者多见肺结核。发热可呈不规则低热、弛张热或稽留热。盗汗多在入睡或睡醒时，可湿透衣服。多见急性血播型结核或干酪性肺炎。

（2）功能症状随肺损伤加重合并肺气肿或胸腔大量积液，肺心病可有气急，重则呼吸困难，不能平卧，见重度肺结核。

2. 体征

（1）呼吸音减低，触诊震颤增强，叩诊呈浊音（肺实变、胸膜增厚）或高清音（空洞、大泡或气胸）。听诊呈支气管肺泡呼吸音或湿性啰音（空洞）。肺部体征出现多见于中重度肺结核。

（2）结核性胸膜炎体征胸痛时可听到胸膜摩擦音，胸腔积液多时，患侧胸廓饱满，肋间隙消失，气管及心脏向健侧移位，叩诊实音，听诊呼吸音减弱或消失。

（3）结核性变态反应疾病表现如眼部损害，有疱疹性角膜结膜炎、虹膜睫状体炎、视网膜静脉周围炎、巩膜炎、疱性结膜炎或虹膜炎；皮肤损害，有结节性红斑，皮下结节；关节损害，有多或单关节炎；口腔有复发性口腔溃疡。

3. 辅助检查

（1）细菌学检查：痰菌计数或培养菌落计数可十分准确地确定病因诊断和监测治疗效果。

（2）血象：轻症肺结核一般血象无明显变化，重症（急性粟粒性或病变广泛）可继发有一类血象或全血细胞减少。白细胞增多或类白血病反应。

（3）血沉：活动性肺结核血沉增速，但无特异性。

（4）结核菌素试验（结试）：结试阳性是感染结核菌后变态反应存在的表现，结试对结核感染的流行病学调查是必不可少的手段，但对临床诊断价值是相对的。成人结试强阳性者，30 岁以下者，应药物预防，30 岁以上者应为监测对象。

（5）X 线检查：胸透或胸片上有异常影像，能进一步为病因（细菌学）检查提供对象或作为综合判断的依据或参考，但不能诊断所有肺结核。

（二）鉴别诊断

1. 肺炎　肺炎链球菌肺炎起病急，常有高热、寒战、咯铁锈色痰，周围血白细胞明显增多。痰菌培养及药敏试验常可获得诊断和治疗的理想结果。有效抗生素治疗后肺部病灶 3 周左右消失。

2. 肺癌　中央型肺癌常有咳嗽、咯血、肺门附近有块状影，多见于 40 岁以上男性，常有长期吸烟史，常无结核毒性症状。周围型肺癌呈球块形者较多，病灶边缘常有切迹、毛刺，常缺乏播散病灶。在抗结核治疗下病灶增大者应考虑肺癌。

3. 肺脓肿　起病急、发热高、脓痰多，痰中无结核杆菌，有多种其他化脓性细菌，血白细胞及中性粒细胞增多，抗生素治疗有效。

4. 支气管扩张　主要表现为咳嗽、咯血，应与肺结核鉴别。前者常从幼年发病，慢性咳嗽，咳大量脓痰，可有臭味，常有杵状指（趾），X 线检查病变多在下叶，仅有肺纹理粗乱，有时呈卷发状阴影，痰结核菌阴性，支气管造影可显示扩张的支气管。

5. 慢性支气管炎　发病年龄较大，常无明显的全身中毒症状，慢性咳嗽，咳痰，很少咯血，痰检无结核菌，X 线仅见肺纹理改变，抗炎治疗有效。

（三）辨证

1. 阴虚肺热　干咳少痰、痰质黏色白或痰中带血，伴形体消瘦，午后潮热，面赤颧红，口燥咽干，失眠多梦，手足心热，胸闷隐痛，舌尖红苔薄少津，脉细数。

2. 肺肾阴虚　骨蒸潮热，盗汗，干咳气急，伴腰酸耳鸣，两颧潮红，心烦失眠，午后潮热，女子经期延迟量少或经闭，男子遗精、体瘦，痰黄稠或咯血量较多，舌质红，脉细数。

3. 气阴两虚　咳嗽无力，潮热盗汗，动则汗出，伴声低，乏力，气喘，神疲，气短，痰清稀色白而多，间有血丝；舌胖苔白，脉细无力。

4. 阴阳两虚　潮热不除，口燥咽干，形寒肢冷，自汗盗汗，面浮肢肿，眼睑或下肢浮肿，咳逆喘息，气不接续，动则更甚，痰白或有暗紫色血块，伴声低，乏力，男子阳痿遗精，女子经少或经闭，舌淡或有瘀斑苔剥落，脉虚大无力或微细而数。

（四）辨病要点

1. 辨病理属性　区别阴虚、阴虚火旺、气虚的不同，掌握肺与脾、肾的关系。临床总以肺阴亏损为多见，如进一步演变发展则表现为阴虚火旺，或气阴耗伤，甚至阴阳两虚。

2. 辨主证　临床上根据潮热、盗汗、咳嗽、咯血四大主症的主次轻重及病理特点，结合其他兼证，辨其证候所属。

四、临床治疗

（一）针刺疗法

1. 毫针疗法

毫针一

（1）主穴：尺泽、肺俞、膏肓俞、大椎、三阴交、太溪、百劳。

（2）配穴：阴虚潮热，加鱼际、劳宫；盗汗，加阴郄、复溜；咯血：加中府、孔最、膈俞；音哑，加太渊、照海；遗精：加志室、关元、三阴交；经闭：加血海、地机；阳虚者加脾俞、肾俞、关元、中脘。

（3）操作：肺痨属虚证，以上各穴原则上均用提插捻转补法，偏阳虚者，针后加灸，留针10～30分钟。但如咳嗽较重，尺泽可酌用泻法以止咳，燥热重者，大椎行提插法，先泻而后补之。加减穴位中，鱼际穴进针后，应反复行针，使针感向上下传导，效果较好。阴郄、复溜用平补平泻法以清热敛汗；太渊、照海以平补平泻法以通行经气，能开肺窍。主穴和配穴交替使用，每次取3～4穴，每日或间日1次，连续治疗方能奏效。适用于治疗肺结核。

毫针二

（1）主穴：肺俞、中府、大椎、膏肓、列缺、足三里。

（2）配穴：阴虚火旺者加泻尺泽、太溪；兼有脾气虚者，加脾俞、胃俞、中脘、内关；兼有肾气虚者，加肾俞、气海俞、气海、关元、阴谷、太溪；阴阳两亏者，加脾俞、肾俞、中脘、气海，并用灸法；盗汗者加阴郄、复溜；咯血者加孔最、膈俞。

（3）操作：补法或平针法，留针30分钟，每周5次或隔日1次，20次为1个疗程，可持续几个疗程。适用于治疗肺结核。

2. 穴位注射疗法：

穴位注射一

（1）穴位：风门、肺俞、尺泽、孔最穴。

（2）药物：复方功劳叶注射液、百部注射液。

（3）方法：用以上两种药物分别注射于风门、肺俞、尺泽、孔最穴，每日1～2次。

（4）随症加减：阴虚火旺者，异烟肼100mg或链霉素0.5g，注于上穴，每日2次；伴有脾虚者，加黄芪注射液4ml，注于肺俞、脾俞、胃俞、足三里；伴有肾虚者，加补骨脂注射液4ml，注于肾俞、气海俞、气海、阴谷、筑宾等穴；气阴两虚者，加生脉注射液2～4ml，每日1次；阴阳俱虚者，生脉注射液4ml合2ml混合注射，每日1次。适用于治疗肺结核各型。

穴位注射二

(1)取穴：肺俞、天突、丰隆穴。

(2)药物：胎盘组织液。

(3)方法：用5ml注射器，皮试针头，常规皮肤消毒后，将针刺入穴，肺俞、丰隆直刺，天突穴针尖向下斜刺，抽无回血，再将胎盘组织液注入，每穴注0.5ml，隔日1次，10次为1疗程。适用于治疗肺结核各型。

3. 耳针疗法

耳针一

(1)取穴：肺区敏感点、肾、心、脾、内分泌、神门、大肠。

(2)方法：一般可用毫针法、电针法，隔日1次，10次为1疗程。也可在耳穴注射药物，可用0.25%奴佛卡因0.1ml加链霉素0.01~0.05g或0.25%奴佛卡因0.1ml加异烟肼5~10mg。将药物注射入敏感区内，局部隆起黄豆大药物肿泡，两耳或单耳注射，每日1次，每次注射2~3穴，2周为1疗程。适用于治疗肺结核各型。

耳针二

(1)取穴：肺、脾、肾、神门、脑、下屏尖、气管。

(2)方法：每次取3~4穴，以揿针埋入留针2日，或用王不留行籽或白芥子压贴一侧耳穴，嘱患者按压药籽，每日3~4次，每次每穴40次，3日后除去，改贴另一侧耳穴，两耳交替使用。适用于治疗肺结核各型。

4. 穴位埋植羊肠线疗法

(1)取穴：一组取结核穴，厥阴俞透肺俞，中府透云门。二组取膏肓、肺热穴。

(2)配穴：痰多加丰隆；咳血加孔最；发热加曲池。

(3)治法：两组交替埋植羊肠线，间隔20~30天。适用于治疗肺结核各型。

5. 拔罐疗法

(1)部位：第1~12胸椎两侧，足太阳膀胱经背部第1侧线上。

(2)方法：两侧各拔火罐5~6只，隔2~3日拔罐1次。用于本病的辅助治疗。

(二)灸治疗法

灸治一

1. 主穴：膏肓俞、肺俞、膈俞、胆俞。

2. 配穴：足三里、三阴交、大椎、身柱。

3. 治法：以上穴位每次选取2~3穴行艾炷直接灸或隔姜灸，每穴灸3~10壮，配穴用艾条悬灸。也可根据病情，在配穴先行针刺，针后加灸。每周2~3次，连续治疗10次，3个月为1个疗程。适用于治疗肺结核。

灸治二

1. 主穴：膏肓。

2. 配穴：足三里、三阴交。

3. 治法：隔姜灸：取生姜切成1分厚片，置灸穴上，以半个枣核大艾柱灸5~7壮。主穴作隔姜灸，配穴用艾卷灸，10日为1疗程，休息10日再灸第2疗程，主穴取膈俞、胆俞，配穴同前。适用于治疗吸收期患者。

灸治三

1. 取穴:双侧百劳、肺俞、膏肓、中府、足三里、膻中、关元穴,分两组交替使用。

2. 治法:用隔蒜灸法,每穴灸七壮(每壮含甲级纯艾绒 250mg),每周灸 3 次。3 月为 1 疗程。艾灸期间,除每日给予异烟肼 300mg 外,停用其他抗痨药。适用于治疗肺结核。

(三)推拿疗法

推拿一

1. 常用穴位及部位:中府、膏肓、夹脊、背部膀胱经、上肢手太阴经。

2. 主要手法:按法、揉法、一指禅推法、擦法、㨰法、点法、搓运法、推法等。

3. 操作程序

(1)患者取俯卧位,先用拇指按、揉法于肺俞、膏肓穴,每穴操作 1~2 分钟,再用揉法或㨰法施于膀胱经第 1 侧线,从肺俞至肾俞以及胸椎段夹脊穴,反复操作 5~10 分钟,后用擦法,以透热为度。

(2)患者仰卧位,用拇指按、揉或一指禅推法于中府、膻中、彧中穴,每穴 1~2 分钟,再用掌擦法自锁骨下沿肋间隙反复横擦 5 分钟,后于上肢手太阴经循行部施擦法,以透热为度。

(3)随症施治:脾虚者,加按揉脾俞、中脘、足三里,并在下肢足阳明经施以擦法,以透热为度;肾虚者,加按揉肾俞、气海俞、气海、关元、阴谷、太溪,并在下肢足少阴经施以擦法,以透热为度。以掌擦法擦背部足太阳膀胱经及胸部各 5 分钟,拇指按压肺俞 1~2 分钟。虚热肺痿者,加揉肾俞、太溪、尺泽,以养阴清热,润肺生津;虚寒肺痿者,以拇指按压脾俞、足三里、中府各 1 分钟,掌揉气海 1 分钟,以滋肺益气。

4. 根据不同的证型治疗方法如下:

(1)肺阴亏虚:揉按、点按肺俞、结核、百劳。循背俞施搓运夹法,同时点按心俞、膏肓。揉拿手三阴法,点按内关、太渊等穴;再施梳胁开胸顺气法。

(2)阴虚火旺:于背部轻推慢揉,点按肺俞、百劳。用双龙点肾法,梳胁开胸顺气法,揉拿手三阴法,点按劳宫、鱼际、内关、神门,用提拿足三阴法,提拿足三阳法,点按足三里、三阴交、太溪穴。

(3)气阴耗伤:于背部施以揉按及搓运,再点按肺俞、脾俞、大椎、风门、结核穴。以梳胁开胸顺气法,点按太溪、三阴交;用揉拿手三阴法,同时点按百劳、列缺、手五里、间侠、鱼际、神门,再施推脾运胃法,点按中脘。但咯血时不能用按摩手治疗。

(四)气功疗法

本病在治疗恢复过程中,可辅以自我气功治疗,如放松功、内养功、膻中开合法等。

(五)外治疗法

1. 敷贴疗法

(1)用党参 3g,白术 6g,炙甘草 3g,干姜 3g,共研细末,每次 2g,加华山参浸膏 20ml,调匀研细,用酒调膏,纱布包裹,敷神阙穴,外用脐布固定,3 日换药 1 次,连敷 4~5 次。适用于治疗肺结核的虚寒型。

(2)用全瓜蒌 1 枚,贝母 50g,青黛 15g,将全瓜蒌、贝母烘干,研细为末,过筛,再和青黛调均匀,用炼蜂蜜调成膏,取黄豆大,分别贴肺俞、大杼、后溪穴,1~2 日换药 1 次。适用于治疗肺结核的虚热型。

(3)用猫眼草、蟾蜍皮、木鳖子、独角莲、守官、乳香、没药。制法:上药置油中熬枯去渣,加入黄丹收膏,待温加入麝香等药,摊在布上或纸上备用。用法:将此膏用微火烤,外敷于结核病灶在前胸或后背体表相应部位上,以及大椎、肺俞、膻中等穴,隔 5 日换药 1 次,2 个月为一疗程。适用于治疗肺结核各型。

（六）饮食疗法

1. 草鸡羹汤　乌骨鸡 200g，冬虫夏草 10g，怀山药 30g。取水 4 大碗入乌骨鸡，旺火炖开，即下冬虫夏草、山药片，改用文火，1 小时后即可食用，届时加食盐味精。早晚饭前各服一小碗。可养阴益气、止血化痰。适用于治疗肺结核的阴虚肺热之初患者。

2. 鳝鱼汤　鳝鱼 2 条（约 150g），北沙参 10g，百合 10g。将鳝鱼剖腹刮去脊刺，切成小段，放入生姜武火烧开，即入沙参、百合，改用文火，半小时后即可。食用时酌加食盐和味精。可经常服用，养阴清肺，养血宁心。适用于治疗肺结核的阴虚肺热之患者。

3. 鳖血黄酒饮　取活鳖，用刀将头剁下，收集鳖血，按 2∶1 比例与黄酒混合。以上为 1 日量，隔日 1 次，炖热服用。1 个月为 1 疗程。适用于治疗肺结核所致的低热、盗汗、咯血等。

4. 燕窝羹　燕窝 4g，川贝母 10g，瘦猪肉 150g。选择色白而略呈透明的燕窝 4g 水发胀大，瘦猪肉剁细，川贝母打碎皮包，三物共置容器中，入清水 3 碗旺火烧开，文火熬炖，半小时即可。食用时，放盐及味精（或冰糖），每晚服一小碗。其功能养阴清肺，化痰止咳。用于治疗肺痨潮热咯血等症。

5. 豆浆粥　黄豆浆 1 500ml，糯米 100g。用新鲜黄豆浆同糯米同煮成粥，加入冰糖即可食用。每日早饭前服用。可益气滋阴，最宜于治疗肺结核病气阴两虚者。

6. 沙参玉竹煲老鸭汤　用沙参、玉竹各 30～50g，老鸭半只或 1 只，去毛和内脏，洗净，放入瓦煲内文火闷煮 1 小时以上，调味后，饮汤吃鸭。适用于对肺结核病的辅助治疗。

7. 鱼鳞羹　新鲜鱼鳞 500g，桔饼 62g，冰糖 125g。鱼鳞与桔饼煮成羹，拌冰糖服。早晚饭前各服 10～20ml，水中温化，温开水送服。一剂可服 30～40 天。一般 3～4 个月见效。

8. 蜜水炒芹菜根　芹菜根 30g，蜂蜜水 10ml。芹菜根洗净切碎，入锅加蜜水炒熟吃。每日 2～3 次。适用于对肺结核病的辅助治疗。

9. 莲子百合炖瘦肉　莲子（去心）、百合各 30g，瘦猪肉 200～250g。三物洗净，隔水炖熟烂，加盐、味精调服。佐餐食用。适用于对肺结核病的辅助治疗。

10. 海参粥　海参适量，粳米或糯米 100g。海参浸胀发好，剖洗干净，切片煮烂与米一同煮成粥。经常食用。适用于对肺结核病的辅助治疗。

11. 党参百合猪肺汤　党参 15g，百合 30g，猪肺 250g。三物加水适量，文火煎煮，熟后调味，饮汤食猪肺。分二次服，每天 1 次，连服 15～20 天。适用于对肺结核病的辅助治疗。

五、护理与调摄

1. 休息　注意适当休息，动静结合。咯血、潮热、盗汗等症状严重者，应卧床休息，好转后可适当活动，加强锻炼，适当进行气功、太极拳、保健操等运动。

2. 饮食　应增加富有营养的食物，如牛肉、羊肉、甲鱼、豆浆、水果等；宜食补肺润燥生津之品，忌辛辣刺激动火劫液之品。

3. 调情志　注意病人的思想和精神调养，劝慰患者禁恼怒，息妄想，树立战胜疾病的信心及决心。

4. 慎起居，远房事。

六、按语

肺结核是慢性传染病，因结核杆菌毒素产生的中毒和全身性反应，使机体长期消耗增多，蛋白分解代谢显著增强，影响全身功能。针刺、灸治疗法，对本病的疗效从症状表现看，具有良好的镇咳与止血作用。咳嗽是本病主症之一，反复咳嗽，可咳伤血络而致咯血，还可恶化病情，故镇咳对肺结核病很重要。因而治疗肺结核病过程中始终保持清肺止咳、润肺止咳、补肺止咳治疗原则。

第8章　病毒性肝炎

一、概述

病毒性肝炎是由多种肝炎病毒引起,以肝脏炎症和坏死病变为主的一组传染病。主要通过粪便、口、血液或体液而传播。临床以疲乏、食欲减退、肝肿大、肝功能异常为主要表现,部分病例出现黄疸;无症状携带感染者常见。目前确定的病原体有6种,分别为甲(A)、乙(B)、丙(C)、丁(D)、戊(E)和庚(G)型肝炎病毒,各自引起相应的肝炎,各型间无交叉免疫。甲、戊型肝炎病毒(HAV、HEV)多呈急性自限性感染,乙、丙型肝炎病毒(HBV、HCV)既可致急性肝炎,也可慢性化,部分发展为肝硬化,少数发生肝细胞癌。丁型肝炎病毒(HDV)多和乙型肝炎病毒(HBV)重叠或同时感染,庚型肝炎病毒(HGV)可致急、慢性肝炎,为继乙、丙后致慢性肝病的肝炎病毒。戊型的慢性化罕见或无,但孕妇患者容易发生肝功能衰竭。我国乙型肝炎发病率最高,约有1.2亿人为肝炎表面抗原携带者,其中10%~20%为慢性肝炎患者,且多与丙型和丁型肝炎合并,预后较差。

本病在中医中属"黄疸""胁病""温病""癥积"等范畴。

二、病因病理

(一)西医的病因病理

1. 病因

(1)甲型病毒性肝炎是由甲肝病毒(HAV)对肝细胞直接杀伤所致。根据近年来研究结果,目前认为,甲型病毒性肝炎的发病机理倾向以宿主免疫反应为主。

(2)乙型病毒性肝炎的组织损伤主要由于机体的免疫应答所致,但也不排除病毒本身引起的组织损伤的可能性。乙型肝炎慢性化的发病机理还未充分明了,但有证据表明免疫耐受是关键因素之一。

(3)丙型病毒性肝炎肝细胞损害免疫反应,多倾向于细胞毒性T细胞介导的细胞免疫反应,抗体依赖性细胞毒(ADCC)效应也可能参与其中。

(4)丁型病毒性肝炎的发病机理尚未清楚,很可能是HDV对肝细胞的直接致病作用,也有宿主免疫介导。

(5)戊型病毒性肝炎的肝细胞损害,可能由细胞免疫反应所介导,戊型肝病毒(HEV)没有直接细胞致病性。

(6)庚型肝炎病毒,目前发病机理还不清楚。

2. 病理　各型病毒性肝炎的病理变化主要有肝细胞呈弥漫性变性、坏死、再生,以及间质细胞的增生和炎性细胞的浸润。根据病变轻重以及病程经过可分为急性、慢性和重症肝炎3种类型。丁型病毒性肝炎可能与HDV直接对肝细胞的损伤有关,HDV是一种缺陷病毒,依赖于乙肝病毒的存在,因此,丁型肝炎常与乙型肝炎重叠或混合感染,有的可引起重症肝炎,有些则与单纯乙肝相似,也可有慢性病毒携带状态,其机理尚不十分清楚。

(二)中医的病因病机

1. 病因

(1)湿热:湿热导致黄疸。

(2)疫疠:疫毒流行,亦可致黄。

(3)热毒:热毒或湿热过盛可发为黄疸,且病多危急。

2. 病机

(1)发病:发病急骤,多以黄疸、胁痛、腹胀腹泻、乏力为首发症状,亦有发病较为缓慢者。

(2)病位:本病病位主要在肝(胆)、脾(胃)及肾诸脏腑。

(3)病性:本病急性期患者无论有无黄疸,多以湿热疫毒实证为主,病久多虚实夹杂或以虚证为主。

(4)病势:本病总的趋势,不论患者是素体阳虚还是素体阴虚,最终可出现气血阴阳俱虚、痰瘀阻络的病证。

(5)病机转化:本病初起以肝胆湿热、疫毒蕴结为主。慢性肝炎患者由于湿热疫毒久羁,缠绵不愈,可使肝、脾、肾三脏功能失调和衰退,最终导致气血阴阳俱虚。肝炎慢性期,在正邪交争的整个过程中,湿热疫毒虽属余邪残存,但易死灰复燃。

三、临床诊断

(一)辨病

1. 临床表现

(1)全身症状:常见乏力,精神不振乏力,肝区疼痛,心烦失眠,或有发热,黄疸。

(2)消化系统症状:食欲减退,恶心,呕吐,厌油腻,腹胀,腹泻,腹痛。

(3)体征:肝脏肿大或缩小,有肝区叩击痛。可见黄疸、蜘蛛痣、面色萎黄、肝掌或脾肿大。

2. 临床分型

(1)急性病毒性肝炎

①急性黄疸型:以甲肝、戊肝多见,病程约3至4个月。起病较急,有畏寒、发热、乏力。食欲减退,厌油腻,恶心呕吐,肝区胀痛,腹胀,腹泻。几天后,尿色加深,继而球、巩结膜皮肤出现黄染,约一周达到高峰,黄疸明显者皮肤瘙痒。大便呈灰白色。体格检查除黄疸外,肝肿大,压痛,肝区叩痛,脾肿大。肝功能异常,血清胆红素增高。2~5周消化道症状消失,黄疸渐消退,肝脾渐回缩。少数病人肝区疼痛、腹胀,持续时间较长。极少数甲肝及部分乙肝转为慢性。

②急性无黄疸型:多见于乙、丙型肝炎。起病缓,多数不发热,整个病程中始终无黄疸出现,其他症状和体征与黄疸型肝炎相似,但较轻。其发病率则较黄疸型高。大多数于3~6个月内恢复健康,部分迁延转为慢性。

(2)慢性病毒性肝炎:多见于乙、丙、丁型病毒性肝炎,病程至少6个月以上。本病是具有不同程度肝细胞坏死和炎症的临床综合症。慢性病毒性肝炎可由急性肝炎迁延不愈所致,可有或无临床症状,有慢性肝炎的标志。有症状患者经常或间断出现乏力、恶心、腹痛、肌肉关节酸痛、尿色加深、黄疸、食欲不振、消瘦。体格检查可有面色晦暗、肝掌、蜘蛛痣及脾大等,有的可出现肝外损害表现:如关节炎、肾炎、结节性多动脉炎、皮疹或干燥综合症等。由于慢性肝炎的临床症状与肝炎的严重程度及愈后并不完全一致,故需分别进行分类。

(3)重症病毒性肝炎

①急性重症肝炎(暴发型):多见起病急,以急性黄疸性肝炎起病,病程多在10天左右,迅速恶化,黄疸迅速进行性加重,出现严重消化道症状,极度乏力。同时出现精神症状:嗜睡、烦燥不安、性格改变、行为反常、昏迷。肝脏进行性缩小,有出血倾向,可出现胆酶分离,胆固醇降低,凝血酶原时间延长。

②亚急性重症肝炎:急性黄疸性重症肝炎,经10天以上8周以内病情不见减轻,反而加重,黄疸迅速加深,恶心呕吐,食欲减退,高度乏力,高度腹胀及腹水,出现明显的出血倾向,肝逐渐缩小,出现意识障碍以至昏迷,出现Ⅱ度肝性脑病,肾功能衰竭。

③慢性重症肝炎:临床表现同亚急性重症肝炎类似,但有慢性肝炎或肝硬化的病史、体征及肝功能损坏。

④淤胆性肝炎:较急性黄疸型病毒性肝炎症状轻,但黄疸明显,尿色深,常有皮肤瘙痒,大便灰白色,肝肿大。肝内阻塞性黄疸持续至少3周以上,除外其他梗阻性黄疸。

3. 辅助检查

(1)血象:白细胞总数正常或稍低,淋巴细胞相对增多,偶见异常淋巴细胞。重症肝炎白细胞总数及中性粒细胞增高。慢性肝炎可见血小板降低。

(2)肝功能检查:谷丙转氨酶、谷草转氨酶、血清胆红素增加。淤胆性肝炎血清碱性磷酸酶(AKP)增高。重症肝炎凝血酶原时间明显延长及活动度、胆固醇明显降低。

(3)血清免疫学及病毒学检查:

①甲型肝炎:患者抗HAV-IgM(+),PCR法检测血清或粪便HAVRNA(+)。粪便免疫电镜找到HAV颗粒或用ELISA法验出HAV-Ag。

②乙型肝炎:测定乙肝表面抗原(HBsAg)、e抗原(HBeAg)、乙肝病毒脱氧核糖核酸(HBVDNA)、HBVDNA多聚酶、肝内HBcAg、抗HBc-IgM,均可阳性。

③丙型肝炎:ELISA法测抗HCV阳性,PCR法查HCVRNA阳性。

④丁型肝炎:血清抗HD-IgM或抗-HD或HDAg、HDVRNA阳性。

⑤戊型肝炎:血清抗HEV或免疫电镜粪检病毒、HEVRNA阳性。肝穿活检病理检查对各型肝炎的病理改变程度和分型均具有重要意义。

(二)鉴别诊断

病毒性肝炎应与钩端螺旋体病、立克次体、流行性出血热、溶血性黄疸、药物中毒性肝炎、酒精性肝炎、自身免疫性肝炎、淤胆性肝炎、传染性单核细胞增多症、脂肪肝、阿米巴肝病等鉴别。淤胆型肝炎应与肝外梗阻性黄疸鉴别。

(三)辨证

1. 急性肝炎

(1)湿热熏蒸(阳黄):症见面目周身俱黄,黄色鲜明,如橘子色,或黄色不甚鲜明。呕吐,纳呆,胁痛腹胀,口苦而干或口中黏腻,烦热脘闷,心中懊恼,倦怠无力或头重身困,小便黄赤或黄浊,大便秘结或溏垢。舌苔黄腻,脉象弦滑而数或濡数。

(2)肝气郁结:症见胁肋胀痛,右胁为甚。脘腹胀满,食欲不振,恶心呕吐,口干口苦,厌油腻,嗳气,头昏目眩。舌质红,苔薄白,脉弦。

2. 慢性肝炎

(1)寒湿困脾:症见身目发黄,晦暗不泽,脘闷腹胀,食欲减退,身体困倦,大便稀溏。舌淡,苔白厚腻,脉沉细弱。

(2)肝郁脾虚:症见两胁胀痛,脘腹痞胀午后为甚,肢困乏力,食欲不振,大便稀溏。舌淡苔薄白,脉弦沉细。

(3)气滞血淤:症见两胁刺痛或痛有定处,胁下痞块,皮肤甲错,面色晦暗,赤缕红掌。舌质紫暗或夹有淤斑,脉弦涩。

(4)肝肾阴虚:症见右胁隐痛,两目干涩,腰膝酸软,失眠多梦,五心烦热,头昏目眩,或午后潮热。舌质红,少苔,脉细数。

3. 重症肝炎　热毒炽盛,起病急骤,巩膜及皮肤黄疸迅速加深,呈深黄色。脘腹胀满,极度乏力。口有肝臭味,小便深黄如浓茶,或伴高热,烦躁不安,神昏谵语,衄血。舌质红绛,苔黄厚而干,脉弦大。

(四)辨证要点

1. 黄疸的辨别　以目黄、身黄、小便深黄为主症。湿热黄疸多色黄鲜明如橘皮;寒湿黄疸多色黄晦黯如烟熏;血虚黄疸多色黄萎淡;瘀血黄疸多色黄而夹见赤缕红斑;肾虚黄疸多色黄兼青,甚则黧黑;瘟毒黄疸则色败肌衄,甚则皮肤花斑。

2. 力的辨别　不耐劳作,无力持重,为肝血虚;四肢不温,肌萎困乏,为肝木克脾土,中阳失运;腰膝无力,足跟酸痛,甚则晕眩欲仆,为血不生精,肾精亏虚。

3. 痛的辨别　以胀痛为主,时而掣痛,触之加重者,属湿热;以窜痛为主,痛无定处,时痛时止者,属气滞;以闷痛为主,愤郁加重,有灼热感者,属郁热;以刺痛为主,痛有定处,或触之坚实者,属血瘀;以坠痛为主,托举舒适,久立加重者,属气虚;以隐痛为主,劳累加重,卧床减轻者,属血虚。

四、临床治疗

(一)针刺治疗

1. 毫针疗法

毫针一

(1)主穴:肝俞、期门、脾俞、章门、大椎、至阳、膻中。

(2)配穴:黄疸明显,加腕骨、阳纲;肝区疼痛加支沟、大肠俞;脘痞纳呆,加内关、中脘;神昏、谵妄者,加中冲、水沟、十二井。

(3)操作:主方各穴均宜采用提插结合捻转泻法,反复行针,然后留针。热重时,应用紧提慢按法。湿重时,可用平补平泻法。期门应斜刺,均行捻转泻法。对于肝肾阴亏的虚证则宜用补法。肝肿硬者,章门、痞根亦可用泻法,以消肿胀。适用于治疗各型肝炎。

毫针二

(1)主穴:行间、足三里、阳陵泉、支沟。

(2)配穴:热重加大椎;湿重加阴陵泉;黄疸加至阳、腕骨;腹泻加天枢;胁痛加期门、三阴交;腹胀加中脘。

(3)操作:针用泻法,下肢穴可配合电针中强刺激,留针30分钟,每日、间日1次或每周5次。适用于治疗各型肝炎。

毫针三

(1)主穴:合谷、外关、阳陵泉、足三里、中封、阴陵泉。

(2)配穴:后溪、太冲、期门、外关、三阴交、阳陵泉、足三里、中封、大椎、至阳、肝俞、胆俞。每次选主穴1~2个,配穴2~3个。

(3)操作:湿热并重型用迎随、徐疾手法的泻法,留针15分钟;热重于湿型用徐疾手法的泻法,留针15分钟;湿重于热型用徐疾提插手法的泻法,留针15分钟。适用于治疗各型肝炎。

2. 耳针疗法

耳针一

(1)取穴:肝炎点、肝炎区、肝、胆、交感、三焦、脾、肝阳、内分泌。

(2)方法:每次选3~4穴,用28~30号0.5~1寸长的毫针垂直捻进穴内,一般刺达软骨即可,不可刺透耳后皮肤,留针10~40分钟,留针时可用补泻手法捻转1~4次,每日或隔日1次,7~14日一疗程。如系慢性肝炎,可用特别的螺旋形耳针行皮内久留针,即将针刺入反应区后,上盖以少许消毒纱布或棉花,再以橡皮膏固定,一般留针1~7天。埋针过程中可让病人自己每天按压刺激1~2次,对慢性肝炎、肝炎后综合征尤为适用。

耳针二

(1)取穴:肝、胆、脾、胃、膈、腹(或皮质下)。

(2)方法:每次取一侧耳穴,双耳交替施治。耳郭常规消毒后,用耳毫针对准所选穴位刺入,用中强度刺激,留针15~30分钟,捻转3次,用泻法。每日针1次,10次为1个疗程。用于治疗急性黄疸型肝炎。

耳针三

(1)主穴:肝、交感、脾、肝炎点、肝阳。

(2)配穴:胆、内分泌。

(3)方法:每次取一侧耳穴,双耳交替施治。主穴必取,取穴随证选取。耳郭常规消毒后,用耳毫针对准所选穴位刺入,用中强度刺激,留针15~30分钟,捻转3次,以增强刺激。每日针1次,10次为1个疗程。用于治疗急、慢性肝炎。

耳针四

耳穴压迫法

(1)主穴:肝、胆、脾、三焦。

(2)配穴:胃、胰、内分泌、神门、交感。

(3)方法:每次取一侧耳穴,双耳交替施治。主穴必取,配穴随证选加。耳郭常规消毒后,以王不留行籽粘于小块胶布中心压迫耳穴。边贴边按压。每隔3天换另一侧耳穴。并嘱患者自己每日压3~4次,每次1~2分钟。同时内服维生素C、维生素B,若进食少,静脉点滴10%葡萄糖溶液500ml,维生素C 2.5g,15天为1个疗程。用于治疗急、慢性肝炎。

耳针五

耳穴按摩法

(1)取穴:肝、胆、脾、胃、肾、三焦、十二指肠、内分泌、角窝中。

(2)操作:耳郭常规消毒后,按操作常规进行全耳背按摩法和全耳按摩法,再用按摩棒或示指依次重点点、按、揉、压上述穴位,每穴1~2分钟。每日1次,10次为1个疗程。用于治疗急、慢性肝炎、肝硬化。

(二)灸治疗法

灸治一

1. 取穴:内关、石头子穴(太渊上3寸)

2. 治法:用中药毛茛嫩叶捣烂敷之,发泡后,用针挑破,流尽黄水,再敷以消炎膏。用于治疗急性肝炎。

灸治二

1. 取穴:膈俞、肝俞、脾俞、右期门、足三里、天枢、承满。

2. 治法:每次取2~3穴,每2日1次,艾如米粒大,每穴灸五壮。用于治疗慢性肝炎。

(三)外治疗法

1. 敷脐疗法　用百部烘干,研为细末,用酒调膏敷神阙穴,再用少量糯米饭、纱布覆盖,胶布固定。用于黄疸型肝炎。

2. 保留灌肠　用大黄 10～20g，水煎取汁，加醋 20～30ml，保留灌肠，用以清除肠道有毒物质，适用于重型肝炎内毒素血症或肝肾综合征。

（四）推拿疗法

1. 部位与穴位：右下胸至右上腹、脐部、右下腹、太冲、足三里、阳陵泉、合谷、内关、肝俞、胆俞、脾俞、胃俞、中脘、三阴交等。

2. 主要手法：按法、摩法、揉法等。

3. 操作程序

（1）肝区按摩仰卧位，脱去衣服或穿衬衣均可。用右手掌在右下胸至右上腹来回磨擦，可双手交替使用，按摩 100～200 次。每天早起及入睡前各做一次，对改善肝区血液循环有益。

（2）腹部按摩用揉按法，从右下腹起，围绕脐部，经右上腹，左上腹至右下腹，作环形揉按，用手掌操作，手法要轻柔。对改善消化功能和治疗大便不畅有益。

（3）患者可用自己拇指或中指按压自身穴位，也可请家人按压。急性肝炎者以太冲、足三里为主穴，配穴可选阳陵泉、合谷、内关、肝俞、胆俞、脾俞、胃俞，可以重按重压进行强刺激；慢性肝炎者可取足三里、中脘、内关、三阴交，轻压进行弱刺激。长期坚持，每日按压二至三次，可以得到促进食欲和睡眠的效果。

以上三种方法，每晚一次，睡前进行，三个月为一疗程。

（五）气功疗法

适宜练静功，如内养功等，以卧式为主。稳定期或恢复期者可练坐式功或站式功。动功对肝炎病人弊多利少。

（六）体育疗法

以传统保健体育如太极拳、太极剑、推手，五禽戏、八段锦以及练功十八法最为适宜。

（七）饮食疗法

1. 茵陈粥　茵陈 30～60g，粳米 50～100g，白糖适量。方法：先将茵陈洗净煎成汁去渣入粳米后加水适量煮粥，欲熟时加糖适量稍煮一二沸即可。每日 2～3 次服用，7～10 天为宜。主治急性黄疸型肝炎。

2. 猪肝粥　猪肝 100～150g，大米 50g。以鲜猪肝煮汤，用汤加大米煮粥用，熟猪肝加调料食之。主治重症肝炎恢复期和各型慢性肝炎患者。

3. 石麦粥　石膏 50g，麦冬 30g，先水煎 1 小时，取汁，加粳米 50g，急火烧沸，再加药汁煮成薄粥。功能清热生津，用于治疗肝炎引起的高热烦渴者。

4. 莲子带心 20g，糯米 30g。莲子先用文火煮半熟，加粳米煮成薄粥。有养心安神，健脾补中之功。用于急性肝炎热退后出现心烦失眠纳少者。

5. 苡仁绿豆粥　薏苡仁 30g，绿豆 30g，粳米 60g，淘洗干净，加水 1 000g，用文火煮 1 小时，可代早餐，亦可加白糖和匀食用。本药健脾益气，清热化湿，用于急、慢性肝炎脾虚兼湿热者。

6. 玉米须蚌肉汤　玉米须 50g，蚌肉 120g。先将蚌肉放入罐内文火煮熟，再放玉米须一起煮烂，每日一次吃蚌肉 30g，喝汤 100ml。急性黄疸期每日 2 次，黄疸消退后隔日 1 次。玉米须甘平，利胆利尿，蚌肉甘寒，清热解毒，共奏利湿热、平肝退黄之功，治疗黄疸型肝炎。

7. 甘蔗荸荠汁　甘蔗、荸荠各 1 000g，洗净去皮，捣烂绞榨取汁，代茶饮。有清热除烦、生津利尿之功。用于热盛伤津者，肝炎恢复期。

8. 黄芪山药羹　黄芪30g，加水煎煮半小时，滤去药渣，放入鲜山药片60g，再煮约30分钟，加白糖适量。早晚可当点心食用。本药可补气养血、健脾益肾，用于慢性肝病，有辅助治疗作用。

9. 枸杞蒸蛋　鸡蛋两只，去壳，加枸杞子30g，精盐少许和水适量搅匀，隔水蒸熟，佐餐用。本药可滋补肝肾、益阴养血。用于慢性肝炎患者。

10. 虫草炖鸭　选取老鸭一只，除去内脏毛杂，洗净，在腹腔内放入冬虫夏草10～20枚，先用大火煮开，然后用小火煨炖，熟后放进调料，吃肉喝汤，佐餐用。本药滋补肺肾之阴，并可止血化瘀，对于慢性肝病免疫功能低下，肝功能长期不能恢复而有阴虚临床表现者有效。

11. 山药桂圆炖甲鱼　山药片30g，桂圆肉20g，甲鱼1只（约重500g）。先将甲鱼宰杀，洗净去内脏，连甲带肉加适量水，与山药片、桂圆肉清炖，至炖熟。食用时，吃肉喝汤。滋阴潜阳，散结消，补阴虚，清血热。适用于肝硬化、慢性肝炎、肝脾肿大患者。

12. 枸杞红枣煮鸡蛋　枸杞30g，红枣6个，鸡蛋2个。将上述材料加水蒸煮，等鸡蛋熟后去壳再煮若干时间。吃蛋饮汤，每日1次。适用于病毒性肝炎的辅助治疗。

13. 田螺煮鸡骨草　田螺250g，鸡骨草50g。将田螺在清水中养1～2天后，洗净污泥，剪去尾部少许，与鸡骨草同煮，然后放入适当调味品即可。饮汤食肉，佐餐食用。适用于病毒性肝炎的辅助治疗。

14. 鲤鱼茶　红茶20g，鲤鱼一条，将上述两味材料同煮汤，不加盐食用。鲤鱼味甘寒，无毒，入肺、脾、肾经。补脾利水，养肝益肾，除湿消肿，去瘀生新。适用于肝炎腹水病人。

五、调摄护理

急性肝炎的早期，应住院或留家隔离治疗休息。在肝炎症状明显期，应让患者卧床休息，有黄疸的病例更应注意。卧床休息时间要持续到症状和黄疸明显消退，方可起床活动。保持心情愉快，少生闷气，勿忧郁，忌忿怒，保持外动内静是非常必要的。急性期或慢性活动期应适当卧床休息，急性期过后，量力而参加体育锻炼。卧床休息，不仅能减少机体体力和热量消耗，而且能减少活动后的肝糖原过多分解，蛋白质分解以及乳酸形成而增加肝脏的负担。另外，卧床休息可增加肝脏的血流量，有利于肝脏营养和氧气供给。但不能过分强调卧床休息，以免营养过度，活动太少而形成脂肪肝，不利于肝炎的痊愈。饮食有节，禁食辛辣，生冷，油腻之物，戒饮酒，节制房事。

六、按语

1. 近来免疫学诊断技术的开展，对本病的诊断进入亚临床阶段，本病的痊愈已不仅是临床症状和肝功能的改变，而是血中病毒的清除。目前，有人根据中医“邪之所凑，其气必虚”的观点，肝炎病毒长期存在于人体中，因于机体防防疫功能的低下，故选择有全身强壮作用的穴位，进行治疗观察，取得一定效果，有进一步深入研究的必要。

2. 针刺、灸治、气功、推拿疗法，对病毒性肝炎的治疗具有特殊的意义，即对本病症状的消除和机体免疫功能的调节作用，都是其他疗法不能替代的，故对本病的治疗确有广阔的前景。

3. 外用、饮食疗法治疗本病有较好的临床疗效，而方便又没有药物的副作用。

第9章　流行性脑脊髓膜炎

一、概述

流行性脑脊髓膜炎简称流脑，是由脑膜炎双球菌引起的化脓性脑膜炎。临床表现为突起高热、头痛、呕吐、皮肤黏膜瘀点及脑膜刺激症，脑脊液呈化脓性改变。本病经空气传播，冬春季节多见，可呈散发或大、小流行，好发于儿童和青少年。病后偶有失语、吞咽困难、瘫痪、精神障碍等后遗症。

本病属于中医的“冬温”“春温”“风温”“瘟疫”范畴。

二、病因病理

（一）西医的病因病理

1. 病因　流行性脑脊髓膜炎主要由脑膜炎双球菌引起，脑膜炎双球菌属奈瑟氏菌属，革兰氏染色阴性。肾形，多呈对排列，仅存在于人体。可自带菌者鼻咽部及患者皮肤瘀点、血液、脑脊液中检出。

2. 发病机理　脑膜炎双球菌自呼吸道侵入人体后，发病与否，取决于机体免疫功能与病原菌之间的抗争。绝大多数人感染病原后由于免疫力正常，可迅速消灭病原菌而不发病，少数人抵抗力低下，特别是缺乏特异性杀菌抗体，或入侵的病原菌数量多、毒力强时，脑膜炎球菌即由鼻咽部侵入血循环，发生败血症，引起全身中毒症状及脑脊髓膜化脓性炎症。

3. 病理　败血症期主要病变为血管内皮细胞坏死、炎症细胞浸润和血栓形成，皮肤、黏膜及浆膜发生瘀点、瘀斑或局灶性出血。暴发型败血症时皮肤及内脏血管损害更为严重而广泛，血管内还可见大量脑膜炎双球菌。脑膜炎期病变主要在大脑半球及颅底软脑膜，初期充血、少量浆液性渗出和局灶性小出血点，后期则可见大量纤维蛋白、中性粒细胞及革兰氏阴性双球菌。颅底部由于化脓性病变的直接侵袭及脓性粘连压迫，可引起颅神经损害。暴发性脑膜脑炎型病变则以脑实质为主，脑组织充血、水肿明显，颅压显著升高，以致发展为脑疝。

（二）中医的病因病机

1. 病因　本病的发生是由于人体正气内虚，里热内蕴，复感温热疫毒病邪而引起。

2. 病机　邪由口鼻而入，因病邪毒力极盛，故初起即可见卫气同病，而有恶寒高热、头痛、咽喉肿痛等表现。温热之邪，极易化火化毒，传变急速，可直入气分而见壮热烦渴，陷入营阴则身热夜甚，斑疹隐隐，逆传心包则见神昏肢厥等危象；内陷血分，损伤血络，血外溢肌肤则发斑，内迫则见出血。气营（血）两燔则表现为高热、谵妄、斑疹密布等，热盛引动肝风则惊厥抽搐，角弓反张，正气内虚而邪毒极盛则可见内闭外脱之危候，甚则阴阳离决而亡。小儿脏腑娇嫩，气血未充，易受邪侵而致病，故儿童发病率高，病至后期，可因余热之留，阴液受损而致正虚邪恋，气阴两虚之证。

三、临床诊断

（一）辨病

1. 临床表现

临床表现一般分为四期：

(1)上呼吸道感染期:多数病人无症状,约 20% ~30% 的患者有低热、咽痛、全身疼痛、鼻咽部黏膜充血及分泌物增多。鼻咽拭子培养可分离出脑膜炎球菌,一般情况下很难确诊。此期持续 1 ~2 天。

(2)败血症期:患者常突发寒战,高热,头痛,呕吐,乏力,关节疼痛,食欲减退,表情呆滞或烦躁不安,甚则惊厥等。小儿可有烦躁与嗜睡交替出现,尖叫、拒食、腹泻、易惊等。全身皮肤黏膜出现瘀点瘀斑为本期特征性表现,最早出现在眼结膜和口腔黏膜,大小约 1 ~10mm,严重者瘀点瘀斑可迅速扩大,其中央因血栓形成而发生皮肤大片坏死。多数于 1 ~2 日内发展至脑膜炎。

(3)脑膜炎期:败血症期的表现持续存在,但中枢神经系统症状加重。因颅内压增高而有剧烈头痛、颈痛、频繁呕吐,吐呈喷射状;血压可增高而脉搏缓慢;常有畏光,狂躁,惊厥,脑膜刺激征。若不及时治疗,1 ~2 日后则进入谵妄昏迷状态,可出现呼吸或循环衰竭。

(4)恢复期:体温渐降至正常,皮疹停止发展并大部分被吸收,神经系统体征亦逐渐消失,精神、食欲也随之恢复。此期约持续 1 ~3 周。

2. 辅助检查

(1)血象:血细胞总数和中性粒细胞明显升高,可高达$(20 \sim 40) \times 10^{12}/L$,中性达 80% ~90% 以上。

(2)脑脊液检查:是诊断本病的重要依据。脑脊液压力增高、混浊,白细胞达 $1 \times 10^{9}/L$ 以上,以中性为主,蛋白增高,葡萄糖和氯化物减少。

(3)细菌学检查:早期局部消毒后挑破瘀点上皮肤,血液涂片、革兰染色可找到脑膜炎双球菌,阳性率可达 80% 以上,诊断依据之一。血培养可有病原菌生长。但阳性率在 50% 以下,阴性不能排除流脑。

(4)免疫学检查:

①测定抗原:多种方法测定特异性抗原,阳性率达 90% 以上。

②测定抗体:特别是酶联法,方法简便,应用较多。

(二)鉴别诊断

1. 流行性乙型脑炎:多见于夏季,常有高热、昏迷、惊厥,一般皮肤无瘀点。脑脊液清亮,细胞数 $500 \times 10^{9}/L$ 以内。蛋白正常或稍增,糖及氯化物正常或稍高,细菌阴性。

2. 结核性脑膜炎缓起病,多有结核病史或接触史,有消瘦、盗汗、脑脊液呈毛玻璃样改变,细胞数在 $500 \times 10^{9}/L$ 以内,以单核为主,培养、涂片、或动物接种可找到结核杆菌。

3. 应与其他化脓性脑膜炎、病毒性脑炎、出血热、中毒性菌痢相鉴别。

(三)辨证

1. 卫分证　发热,微恶寒,头痛,鼻塞流涕,咽喉肿痛,苔薄白,脉浮数。

2. 气分证　发热,恶寒或寒战,无汗或有汗,全身疼痛,头痛项强,恶心呕吐,口微渴或见咳嗽、嗜睡,或烦躁不安,皮下斑疹隐隐。舌质略红或正常,苔白或微黄,脉浮数或弦数。

3. 气营(血)两燔证　壮热不安,头痛剧烈,其势如劈,呕吐频频,颈项强直,或神昏谵语,手足抽搐,全身斑疹,婴儿可见前囟隆起,大便秘结,或腹泻,尿黄而少。舌质红降,苔黄燥,脉弦数。

4. 热陷营血证　壮热不退,头痛如劈,躁扰不安,频频抽搐,甚则神昏谵语,角弓反张,唇燥口干,皮肤大片瘀斑。舌质红绛,苔黄燥或光滑无苔,脉弦数。

5. 内闭外脱证　起病暴急,高热或体温骤降,神昏谵语,甚至昏迷。皮下瘀斑迅速密布全身,融合成片,其色紫暗,身出冷汗,面色苍白,唇指发绀,皮肤花纹,四肢厥冷,气息微弱。舌质淡，苔灰黑而滑，脉微欲绝。

6. 气阴两虚证　热势已退，或低热，形体消瘦，神情倦怠，肌肉疼痛，口干易汗，纳食不香，大便秘结，小便短赤。舌质红绛少津，或干萎、脉细数。

（四）辨证要点

1. 根据恶寒、发热、壮热，辨别病邪的深浅。在表者清解透邪外出，正确的治疗，可及时痊愈，或可预防热毒之邪内陷使病情加重。

2. 辨别温热毒之邪的程度，根据其发热、壮热、口渴与否、大小便变化，来分清温热毒的强度。例如：壮热、口大渴欲饮、疹色红成片、小便短赤、大便秘结、口秽臭、脉弦数或洪大．则为温热毒之强盛。当以清热解毒凉血治之，预防邪毒内陷，惊厥闭脱之变证和病情凶险的发生。

3. 辨别正气的虚实，以分病势顺逆。邪热猖盛，热耗津伤，动血耗血而致正虚邪实、邪热内闷心神则神昏、抽搐、出血等。说明正气渐衰，邪气日盛，病情加重。反之，邪热逐消，津伤渐复，动血之征好转，神志转清，则正复邪退，病情好转。

四、临床治疗

（一）针刺疗法

1. 毫针疗法

毫针一

（1）初发期：主穴：大椎、风门、合谷、曲池。

（2）配穴：头痛，加印堂、太阳；恶心，加内关、足三里；咽痛，加少商点刺放血。

（3）操作：大椎直刺，风门斜刺，各穴得气后行提插捻转泻法，使局部有较强的针感，曲池以出现向上下传达的针感为好，合谷的针感应达指尖。诸穴合用，共奏疏散外邪的疗效。留针30分钟，每日1次或2次。适用于治疗流行性脑膜脊髓膜炎。

毫针二

（1）败血症期：主穴：太冲、劳宫、人中、涌泉、十二井。

（2）配穴：高热不退者，加委中、尺泽放血；瘀斑及皮肤黏膜出血者，加血海、太溪；神昏者，加素髎、丰隆以化痰开窍。

（3）操作：以上各穴均行提插捻转泻法，太冲、劳宫，适当深刺，人中向上斜刺，深约1寸，反复行针，加强刺激，留针20分钟，间歇行针，每日针1～2次，儿童留针不便者，可强刺激，不留针，以达清营凉血之效。涌泉、十二井、委中、尺泽，均用刺血法，后二穴亦可不拘穴位所在，而在肘、腘窝附近找大静脉泻出其血，如此均有较好的清泄热毒的作用。适用于治疗流行性脑膜脊髓膜炎。

毫针三

（1）脑膜炎期：主穴：人中、劳宫、行间、长强、筋缩、阴陵泉。

（2）配穴：高热动风，取百会、涌泉、尺泽、风池；闭证取印堂、丰隆、十二井；邪陷正脱者，加涌泉、关元、气海、足三里。

（3）操作：人中、劳宫，行提插捻转泻法，行间、长强也行泻法，刺激要强，每5分钟行针1次，以上穴位原则上用提插捻转泻法，留针30分钟，如患者抽搐较重，可强刺激不冒针。对于邪陷正脱的脱证，急在关元、气海、涌泉以艾条悬灸或神阙艾炷直接灸，以患者面色转红为度。适用于治疗流行性脑膜脊髓膜炎。

毫针四

(1)后遗症期:取穴:失明:睛明、光明;聋哑:听宫、翳风、合谷、哑门、廉泉、百会、外关;四肢不用:肩髃、曲池、外关、合谷、环跳、阳陵泉、足三里、绝骨;神志呆迟:四神聪、风府、神门、大陵、太冲、合谷;舌强:下关、颊车、廉泉、合谷、天突、人迎。

(2)操作:以上穴位根据其症状表现不同,任取一组穴位,行平补平泻,留针30~40分钟,20次为1疗程,疗程间休息1周。适用于治疗流行性脑膜脊髓膜炎。后遗症期的处理可参照乙型脑炎的方法。

2. 穴位注射疗法

穴位注射一

(1)穴位:阴陵泉。

(2)药物:维生素C注射液0.1g。

(3)方法:注入阴陵泉。有降低毛细血管通透性,增强机体抗感染功能。

穴位注射二

(1)穴位:双侧内关。

(2)药物:蒸馏水2ml。

(3)方法:分别注入双侧内关。有预防脑水肿,强心作用。

(二)外治疗

1. 用石菖蒲、陈艾叶、野菊花各5g,揉碎,加冰片2g,拌匀,制成香佩,佩戴胸前或挂在床架上。或用檀香、丁香、降香、沉香、细辛、桂皮各1.5g,石菖蒲、贯众、雄黄各2g,研粗末和匀,加樟脑1g,制成香袋,佩戴。有芳香开窍,辟浊解毒之功。可预防传染。

2. 用5~10ml醋,加等量水,文火慢蒸。每晚1次,每次45分钟。有预防作用。

(三)饮食疗法

1. 用甘蔗、荸荠各1 000g,洗净去皮,捣烂绞榨取汁,代茶饮。有清热除烦,生津利尿之功。适用于治疗流行性脑膜脊髓膜炎的热盛伤津者。

2. 石膏50g,麦冬30g,先水煎1小时,取汁,加粳米50g,急火烧沸,再加药汁煮成薄粥。功能清热生津。适用于治疗流行性脑膜脊髓膜炎的高热烦渴者。

3. 莲子带心20g,糯米30g。莲子先用文火煮半熟,加粳米煮成薄粥。有养心安神,健脾补中之功。适用于治疗流行性脑膜脊髓膜炎的热退后心烦失眠纳少者。

(四)预防

1. 本病流行期间做好宣传工作,儿童尽量避免到公共场所,外出应戴口罩。病人及带菌者居室可用食醋熏蒸消毒。

2. 做好疫情报告工作,发现病人,及时隔离治疗。

3. 与患者有接触者,一周内应注意观察身体情况,并服用下列方药预防:

(1)大青叶、金银花、板蓝根、野菊花、贯众各10~15g,水煎当茶饮,流行季节间断服2~3周。

(2)生大蒜,每次2~5瓣,每日2~3次,服一周。

(3)0.3%黄连素液滴鼻,每日1~2次;3%~5%盐水漱口,一日多次。

(4)苍术、艾叶、雄黄各10g,燃熏作室内空气消毒之用。

五、调摄与护理

在流脑流行季节，预防很重要，除应用流脑菌苗注射液外，要做好室内外卫生，保持室内空气新鲜，少去拥挤的公共场所，外出戴口罩，减少飞沫传播机会，一旦发现疑似病例，要早诊断、早隔离、早治疗患者。对患者要密切观察其神志、面色、血压、脉搏、瞳孔大小，皮肤瘀斑有无增多和扩大的变化，是观察的依据，做好皮肤及口腔护理，饮食上低脂清淡易消化食物为好。

六、按语

针刺疗法对流脑病人的普通型和轻型具有一定的疗效。对本病，针刺的优势有三方面：其一，降低颅内高压，临床上能够很快缓解头痛、呕吐、项强等症状；其二，退热抗感染，本病的败血症期和脑膜炎期，针刺清泄热毒，而达到很好的控制症状作用，这一效应实际上反映了针刺具有一定的抗感染作用。其三，镇静定搐，刺络放血就是熄风定痉的方法之一。

第10章 伤 寒

一、概述

伤寒又名肠伤寒，是由伤寒杆菌经消化道侵入机体引起的急性肠道传染病，常见于夏秋季。以持续性发热、相对缓脉、肝脾肿大、玫瑰疹与白细胞减少等临床表现为特征。夏秋季为本病的高发季节，冬春可见散发者，患者以青壮年居多，一次得病后可获持久的免疫力。肠出血、肠穿孔为其主要合并症。由于此病病程长，病情重能引起流行。目前全国仍有散发病例发生，部分地区仍有流行。

中医学中早有"伤寒"之病名，其含义是多种外感热病的总称，其中所谓湿温类病即包括在内。故属于中医温病学中"湿温"的范畴。

二、病因病理

(一)西医的病因病理

1. 病因　伤寒杆菌随污染的水或食物经口入胃，未被胃酸杀死的伤寒杆菌侵入小肠黏膜上皮细胞及黏膜下吞噬细胞内繁殖，并经淋巴管进入回肠下端的集合、孤立淋巴小结及肠系膜淋巴结继续繁殖，此期相当于临床的潜伏期。而后伤寒杆菌及内毒素经淋巴管进入血流，造成菌血症与毒血症，开始出现临床症状。病原体随血流散布至全身各脏器，如肝、脾、骨髓、淋巴结、皮肤等处，继续生长繁殖。另一部分又侵袭已致敏的淋巴组织，产生的迟发性变态反应，使肠黏膜坏死、脱落而形成溃疡；溃疡累及血管引起出血；侵入肌层及浆膜层引起穿孔；此期相当于临床极期与缓解期。以后由于体液免疫和细胞免疫功能的增强，血液与组织中的病原体逐渐被清除，病变愈合。少数患者由于免疫功能不足，血中细菌未被完全清除，或潜伏于组织内成为慢性细菌携带状态。

2. 病理　伤寒的特征病理变化为大单核细胞的侵润和高度增生，形成伤寒结节。从结节中央血管开始逐渐阻塞，导致该处坏死和溃疡形成。病变处血管损伤可引起肠道出血，其中以回肠末端的淋巴细胞组织病变最为显著。肠道病变一般限于黏膜及黏膜下层；偶可穿透肌层和浆膜层而导致穿孔，常见于病程第3周。肝脾肿大，肝脏有灶性坏死使肝细胞混浊肿胀，有伤寒结节，脾脏有网状内皮细胞增生。严重者心、肾有中毒变性。

(二)中医的病因病机

1. 病因

(1)湿热时邪：夏秋之际，气候炎热，雨湿较多，暑热湿气并重，时邪疫气亦盛，故易交蒸而为病。时邪多从口而入，具传染性，属疫症范围。也可因素蕴脾湿又复感外邪而发病。

(2)脾胃虚弱：夏秋湿热季节，人体脾胃功能低下，若饮食不节，则脾失健运，内湿停聚，时令之邪便易乘虚而入，内外合邪而致病。

2. 病机

(1)发病：起病多缓慢，发热常为首发症状。继而出现胸闷腹胀，口不渴，皮疹，身骨疼痛，舌苔白腻，脉濡缓。或烦闷不宁，身痛，斑疹，小便短赤，苔黄腻，脉滑数。

(2)病位：病变主要在脾胃，常随卫气营血传变，与肝、胆、膀胱密切相关，亦可损及心、肾。

(3)病性：早期为标实，后期为本虚或虚实夹杂。

(4)病势：本病的总趋势是由表及里，伤及脾胃，盘踞小肠，波及脏腑。

三、临床诊断

（一）辨病

1. 典型临床经过可分以下四个阶段：

(1)初期：相当于病程第1周。起病大多缓慢，体温逐渐升高，于1周内可高达39～40℃，伴有畏寒、骨痛、全身不适、纳差、腹胀、鼻衄等症状。

(2)极期：相当于病程第2周。伤寒典型症状相继出现，主要表现：发热高热持续不退，呈稽留热、弛张热或不规则热型。一般持续10～14日。食欲减退，舌苔厚腻，腹胀，多有便秘、少数则为腹泻，右下腹可有轻度压痛。肝脾肿大、质软、有压痛，可出现肝功能异常，重者出现黄疸，玫瑰疹多分布于胸腹部。表情淡漠、反应迟钝、呆滞等特殊中毒面容无欲貌，重者可有谵妄、昏迷或出现虚性脑膜炎。相对缓脉脉搏，少数患者可有重脉。

(3)缓解期：相当于病程第3～4周。病情开始好转，体温开始下降，各种症状逐渐减轻，食欲好转，但应注意肠出血或肠穿孔的发生。

(4)恢复期：相当于病程第4周末。体温恢复正常，出现饥饿感，大量出汗。一般在1个月左右完全恢复健康。

2. 辅助检查

(1)血象：常有白细胞总数减少，约为$3 \sim 4 \times 10^9/L$。分类计数见中性粒细胞减少伴核左移，淋巴细胞、单核细胞相对增多，嗜酸性粒细胞消失。

(2)细菌培养：取患者的血液、骨髓、粪便、尿、胆汁作培养，均可见伤寒杆菌生长，血培养在病程第1周阳性率最高。骨髓培养其阳性率比血培养高且较持久，故对已采用抗菌治疗的诊断不明的病例可采用。病程第2～3周后，可取便、尿作培养。

(3)肥达氏反应（血清凝集试验）：用已知伤寒杆菌“O”“H”及甲、乙型副伤寒杆菌“H”抗原检测患者血清中相应抗体。病程第1周末即可阳性，第3、4周阳性率最高。伤寒杆菌“O”抗原效价在1∶80以上，“H”抗原效价在1∶160以上，才有参考诊断价值。如抗体呈逐渐递增者，更有诊断意义。如肥达氏反应结果仅单一“H”效价增高及单一“O”抗原效价增高，对伤寒诊断无帮助，近年来肥达氏反应阳性率不高，对伤寒的诊断仅有参考价值。

（二）鉴别诊断

1. 病毒感染　上呼吸道或肠道感染均可持续发热、头痛、白细胞减少，但此类病人起病较急，多伴有上呼吸道症状，常无缓脉、脾大或玫瑰疹。伤寒的病原菌与血清学检查均为阴性，常在1～2周内不用抗菌治疗也可自愈。

2. 斑疹伤寒　起病急，寒战高热，脉快，结膜充血，皮疹鲜红色，于病5～6日出现，数多而分布广泛，白细胞多正常，外斐反应阳性，效价多数≥160，病程约2周。

3. 恶性疟　起病急，不规则高热，可伴寒战及出汗，病久则有贫血及脾肿大，质较硬。抗生素治疗无效，抗疟治疗有效，外周血或骨髓涂片可见疟原虫。

4. 恶性组织细胞病　不规则热型，进行性贫血，出血，肝脾及淋巴结肿大，消瘦。骨髓检查可发现恶性组织细胞，淋巴结活检有助于确诊。

（三）辨证

1. 湿热困表　发热，头痛，恶寒，身重，身热不扬，胸闷不饥，午后热甚，口不渴，面色淡黄，苔白腻，脉濡缓。临床特点为发病缓慢，体温逐渐上升。

2. 胃肠湿热　壮热口渴，胸脘痞满，心烦呕吐，小便短赤，大便秘结，舌苔黄腻，脉多滑数。临床特点为高热，午后加重。

3. 湿热酿痰、蒙蔽心窍　烦躁不安，神昏谵语，大便秘结或大便溏泻，苔黄垢腻，脉濡滑数。

4. 湿热化燥、津液耗伤　唇口干焦，大便干结，舌红苔黄燥起刺，脉大数或细数。临床特点为高热持续，口渴，烦躁不安。

5. 湿热化燥、营热动血　大便下血、身热烦躁，皮肤红斑，舌质红绛，脉多细数。临床特点为大便下血，色鲜红。

（四）辨证要点

辨发热的性质：本病为湿热之邪致病，有以湿为主、以热为主及湿热并重之分。以湿为主者，则湿重于热，起病缓慢，症见身热不扬，午后热增，表情呆滞或者淡漠，胸脘痞满，泛恶便溏，口渴不欲饮，苔白腻，脉濡缓；以热为主者，则热重于湿，起病较急，症见持续高热，神情烦躁，脘闷腹胀，大便干结，尿黄少，苔黄腻，脉滑数或弦数；湿热并重者，则持续发热，汗出不解，口渴不欲多饮，心烦脘痞，恶心呕逆，小便短赤，大便溏而不爽，或见黄疸，或神识昏蒙，舌红苔黄腻，脉滑数。

辨病邪深浅：如病邪入里，病至中期则湿郁化火，热邪化燥，燥火之邪充斥三焦，内燔气血，脏腑，外灼肌肤皮毛，出现高热神昏，体燥津伤等证候，舌质红，苔黄腻，脉象滑数。后期因燥热稽留过久，津液耗伤，气阴大亏，则应以扶正祛邪为主。若兼见衄血，吐血，便下鲜血，则为邪热深入血分之证；若出血不止，进而见身热骤退，面色苍白，汗出肢冷，喘促脉微，乃肠络损伤，气随血脱之危征。

四、临床治疗

（一）针刺疗法

1. 毫针疗法

毫针一

（1）取穴：孔最、合谷、阴陵泉。

（2）操作：一般用泻法，每日 1～2 次。适用于治疗伤寒湿遏卫气。

毫针二

（1）取穴：足三里、天枢、合谷、曲池、内关、中脘。

（2）配穴：高热者取大椎、曲池、合谷、少商，以疏风清热，少商点刺出血，余用泻法；神昏取人中，短暂捻转，十宣点刺出血，有开窍泄热之功；烦躁取神门、内关，可安神宁心。

（3）操作：用泻法，持续捻针，每日 1～2 次。适用于治疗伤寒气分湿热。

2. 穴位注射疗法

（1）穴位：足三里、大椎、期门。

（2）药物：氯霉素、1% 普鲁卡因。

（3）方法：依穴位注射操作常规，得气后回抽无血，将上药混匀在足三里穴内注射 1ml，大椎、期门每穴各注入 0.5ml，每日 1 次，5 次为 1 疗程。适用于治疗伤寒。

（二）灸治疗法

灸法　用艾条灸承山、太冲、太白或脊中对脐 1 穴，每次 3～5 壮。适用于治疗伤寒引起的便血不止气脱之危重患者。

（三）饮食疗法

1. 薏苡仁粥　薏苡仁 15g，砂仁 6g，粳米 100g，先将前 2 味加水适量，煎取其汁，去渣纳入粳米同煮，成粥状即可食用。功能健脾和胃，祛湿。适用于治疗伤寒的胃纳不佳、湿邪偏重者。

2. 车前子粥　新鲜车前子30～60g，葱白3根，粳米100g，将车前子洗净切碎，同葱白煮汁后去渣，放入粳米同煮成粥。功能清热利湿。适用于治疗伤寒的湿热内盛患者。

3. 扁豆荷叶粥　扁豆、山药各20g，赤小豆、薏苡仁各30g，鲜荷叶一张。荷叶切碎，加水与诸药慢火煮粥食。每日2次。有清热益气，健脾化湿之功。适用于治疗伤寒的湿热脾虚患者。

4. 参苓粥　党参、茯苓、生姜，水煎去渣留汁，入粳米煮粥，将熟时下鸡蛋1个及食盐少许，稍煮即可食用。此粥可健脾益气。适用于治疗伤寒的脾虚患者。

5. 山药大枣薏仁粥　先煮薏仁，将熟时入山药、大枣，煎煮后食用。此粥适用于治疗伤寒的湿盛胃纳欠佳患者。

6. 葛根粉100g，莲子30g，荷梗适量。将鲜荷梗切段煎汤取汁，莲子煮熟后加荷梗汤共煮，沸后加葛根粉煮糊，服食。有清热生津，行气宽中之功。用于恢复期。

7. 绿豆芽100g，椿根皮50g，金银花50g，红糖12g，加水1 000ml，浓煎至200ml，代茶饮。有清热解毒，涩肠止血之功。用于伤寒发热，烦躁，便血者。

五、调摄与护理

1. 病人急性发热期间应卧床休息，直至热退后7～10天方可起床，热退后2～3周，可作适当活动。

2. 注意口腔护理、保护皮肤清洁，时常更换体位，以防褥疮及感染。

3. 发热期以流质或半流质饮食为主，且要清淡可口，辅以少量新鲜水果或多食时令新鲜蔬菜；高热烦渴予流质，多饮水和果汁；热退后改用少渣或无渣饮食，选择既富营养又容易消化的品种为好。并适当控制进食量，忌食生冷、辛辣、肥甘厚味、辛辣香燥及多纤维、易胀气的食物；有呕吐或肠出血倾向者应暂禁饮食。

4. 恢复期，可根据自身情况适当段炼，如松静功、太极拳等，以使经络通畅，营卫气血调和，促进机体康复。

第11章　流行性乙型脑炎

一、概述

流行性乙型脑炎(简称乙脑),是由乙脑病毒所致的以脑实质炎症为主要病变的中枢神经系统急性传染病。有严格的季节性,流行于6~10月,集中于7、8、9三个月,十岁以下儿童最易感染。我国自推广接种乙脑疫苗及中西医结合治疗以来,近年本病的发病率和病死率均有明显下降。临床以突然起病、高热、头痛、呕吐、嗜睡,或昏迷、惊厥和出现颅内压增高及脑膜刺激征为特征。重型患者病后往往留有后遗症。乙脑除人患病外,家畜和家禽都可隐性感染,其中猪、马是主要的传染源,传播媒介主要是蚊子。

本病相当于中医温病中的"暑温"以及暑证中的"暑厥""暑痉"和"暑风"等证。

二、病因病理

(一)西医的病因病理

1. 病因　乙脑病毒属B组虫媒病毒,是一种RNA病毒。病毒经蚊叮咬侵入人体,进入血液循环,形成短期的病毒血症。大多数人无症状或出现轻微的全身症状而获得了免疫;仅在少数人病毒可通过血脑屏障,进入中枢神经系统而发生脑炎。许多学者认为10岁以下儿童患病最多,可能与血脑屏障功能薄弱有关,使病毒易于从血流进入。病变以脑实质炎症为主。

2. 病理　本病主要病变在中枢神经系统,广泛累及脑至脊髓,以间脑、中脑等处最为显著。肉眼观察软脑膜的大小血管高度扩张、充血,脑切面可见灰质与白质间血管高度充血、水肿,有时可见粟粒或米粒大小透明的坏死灶,单个散在或聚集成群,甚至融合成较大软化灶。由于脑实质炎症,一般均有颅内压增高症,严重者可形成脑疝,影响呼吸、循环中枢,如不积极抢救治疗,很快就可死亡。由于病变程度和分布各有不同,故在临床上神经症状表现极不一致。严重脑组织的破坏是产生后遗症的主要原因。

(二)中医的病因病机

根据本病的发病季节和临床特点,认为其主要原因是外感暑、湿、热疫疠之邪侵袭人体所致。由于受邪的浅深和个体抗病能力的差异,因而临床反映的病情有轻、重及险恶的区别。乃为人体正气虚弱,不耐暑、湿、热三气发泄,特别小儿肌肤疏泄,气血未充,脏腑未坚,不耐暑热的耗伤,一旦感受暑湿邪毒,较成人更易发病。外因则为感受暑邪疫毒。暑为阳邪,其性峻烈,极易化火,热盛生风,风盛生痰,痰盛生惊,故临床可见高热、抽风、痰鸣、昏迷等暑热偏胜证候;又湿为阴邪,其性粘腻。夏季雨水较多,暑气下迫,湿气上蒸,暑湿相合,内困中焦,蒙蔽清窍,可出现发热、头痛、身重、频频呕吐、嗜睡或昏迷等暑湿偏盛证候。起病急骤,发热头痛为首发症状,发病集中在7、8、9三个月内,高温、潮湿是本病传播的有利条件。暑热毒邪侵犯人体,暑性炎热,来势急,病势凶,卫气营血各个阶段的症状、界限多不清楚,往往互相交错。本病始终以暑热毒邪(或兼湿邪)为主导,而暑邪热盛,化火为毒,伤津耗液,遂成亡阴亡阳之势。病变多循卫气营血的顺传或逆传规律发展,一般可分为三个阶段,首先正不胜邪而发病,继而正邪相争而见正邪俱盛之实证,最后转化为邪盛正虚的本虚标实之证或阴虚之证。

在少数患者,病至后期暑热未尽而肝肾阴亏。由于暑热挟湿、化火化燥,因此在转化之中其卫分症状常不明显,甚至没有卫分之症状;而进入气分者,常有暑邪挟湿,故在气分阶段表现有偏湿或化燥的特点；入营者营阴受灼，心神受损，而邪陷心包；深入血分则耗血动血，导致亡阴亡阳。在少数患者，病至后期暑热未尽而肝肾阴亏，心营受灼而呈现筋脉失养、神志异常的后遗诸证。

恢复阶段，多数患者康复痊愈，但也可因病严重，邪毒久留，以致正虚邪恋，病势迁延难愈，往往遗留后遗症，如邪热伤及肝肾，留阻络道，则体拘挛强直；若昏迷日久，痰蒙清窍，神明失主，则失语、耳聋，反应迟纯；若气血两亏，筋脉失养，则肢体瘫痪；若痰浊内蒙心包或痰火内扰心肝，则心肝火旺，内风扰动，肌张力异常或抽搐。

三、临床诊断

（一）辨病

1. 临床表现分为五期：

（1）潜伏期：在潜伏期内病毒侵入血液内繁殖，大多数人感染后不出现症状，为隐性感染，但机体可获得免疫。病情一般为 7～14 天。

（2）初期：一般起病较急，体温急骤上升至 39～40℃，伴头痛、恶心和呕吐，部分病人有嗜睡或精神倦怠，并有颈项轻度强直，病程 1～3 天。幼儿在高热时常伴有惊厥与抽搐。

（3）极期：病后 2～3 天进入极期，病情发展迅速，体温持续上升，可达 40℃以上，初期症状逐渐加重，意识明显障碍，由嗜睡昏睡乃至昏迷，昏迷越深，持续时间越长，病情越严重。此外，可见全身抽搐、强直性痉挛或强直性瘫痪。严重病人有时可发生中枢性呼吸衰竭，表现为呼吸节律不规则、双吸气、叹息样呼吸、潮式呼吸、抽泣样呼吸甚至呼吸暂停。这主要由于脑实质尤其是延脑病变或脑水肿、脑疝所引起。因此在此期应密切观察病情变化，及时发现，正确处理极为重要。此期约经 5～7 天不等。

（4）恢复期：体温逐渐下降，精神及神经系统症状逐步好转。但可有低热，多汗，失语或语言障碍，吞咽困难，肢体麻痛，不能自主运动，痴呆等表现。偶见震颤，肢体挛缩，扭转痉挛及精神异常等。

（5）后遗症期：发病半年后仍留有精神、神经系统症状者，称为后遗症。约 5%～20% 患者留有后遗症，均见于高热、昏迷、抽搐等重症患者。后遗症以失语、瘫痪和精神失常为最常见。若坚持治疗，部分患者仍有恢复的希望。

2. 辅助检查

（1）血象：白细胞总数常在 $10 \sim 20 \times 10^9/L$，中性粒细胞在 80%～90% 以上。在流行后期的少数轻型患者中，血象可在正常范围内。

（2）脑脊液：无色透明，压力轻度增高，细胞数增加，多在 $0.05 \sim 0.5 \times 10^9/L$，个别可高达 $1 \times 10^9/L$ 以上；细胞分类在病初 2～5 天内以中性粒细胞为主，5～6 天后转为以单核细胞为主。一般 2 周左右恢复正常。糖及氯化物正常，蛋白质正常或轻度增高，但不超过 10g/L。病初 1～3 天内脑脊液检查在少数病例可呈阴性。

（3）血清学检查

①特异性 IgM 抗体测定：此抗体在感染后第 4 天即可出现，2～3 周内达高峰，3 周内阳性率达 70%～90%，可作早期诊断用，与血凝抑制试验同时测定，符合率可达 95%。

②特异性 IgG 抗体测定：恢复期滴度比急性期有 4 倍以上升高者有诊断价值。

③乙脑单克隆抗体被动血凝抑制试验（RPHI）：是目前诊断乙脑较为理想的方法，简便、快速，国内统计阳性率为 85%。

④特异性白细胞粘附抑制试验：亦可作为早期特异性诊断，阳性率 69.4% 左右。

⑤血气分析：对重症患者进行此项检测，可早期发现呼吸功能衰竭及酸碱代谢紊乱，给予相

应处理,对提高治愈率,减轻或防止后遗症有益。

(二)鉴别诊断

1. 中毒型痢疾　发病更急,一开始即有高热,抽搐发生较早,有些患者有脓血大便,如无大便,可用生理盐水灌肠后,留粪便标本镜检,可发现脓细胞。

2. 结核性脑膜炎　可发现肺部结核病灶,结核菌素试验阳性,脑脊液含糖量及氯化物降低,蛋白含量高,放置后可有薄膜形成,有时涂片抗酸染色,可检出结核菌。

3. 化脓性脑膜炎　患者身体其他部分可同时存在化脓病灶或出血点。脑脊液混浊或脓性,白细胞数多在 2×10^9/L 以上,有大量脓细胞,涂片或细菌培养检查可发现致病菌。

4. 流行性腮腺炎脑膜炎　多半有接触腮腺炎患者的病史,多发生于冬春季节,注意检查腮腺是否肿胀。临床上有先发生脑膜炎后出现腮腺肿大的,如腮腺肿胀不明显,可作血和尿淀粉酶测定。

(三)辨证

本病常见证候及临床表现分为四型:

1. 轻型(邪在卫分)　发热微恶寒,头身疼痛,项强,咳嗽微呕,轻度嗜睡,舌赤苔薄黄,脉浮数。

2. 重型(邪在气分)　高热不恶寒,头痛较剧,呕吐频繁,口渴、自汗,烦躁不安,嗜睡,舌赤苔黄或腻或燥,脉滑数。

3. 极重型(气营或气血两燔阶段)　高热不退,躁动不安,神昏谵语,四肢抽搐,颈项强直,甚则喉间痰声辘辘,呼吸不利,大便秘结,小便多短赤。舌质红绛,苔黄燥,脉洪数;或证见身热昼轻暮重,深度昏迷,手足拘急,反复惊厥,牙关紧闭,颈项强直,或面灰唇青,或衄血便血。舌质深绛,苔干黄或无苔,脉沉细而数;或证见病势突变,壮热神昏,频频抽搐。呼吸不整,面色苍白,大汗肢厥,脉细欲绝。

4. 恢复期

(1)气阴两虚:证见神疲气弱,轻微发热,纳食不香,自汗或盗汗,舌红少苔,脉细无力。

(2)痰蒙清窍:证见精神迟钝或痴呆,言语謇涩,耳聋,吞咽困难,或喉咙痰鸣,虚烦不眠,精神异常,舌红,苔黄腻,脉滑数。

(3)肝肾阴虚:证见肢体拘紧,震颤或瘫痪、潮热颧红,舌红少苔,脉弦细或细数。

(四)辨证要点

本病仅发生在夏令之时,起病急骤,来势凶,传变快,急如掣电。需分清热邪滞留在卫、在气、在营,或气营两燔,或热陷营血之证候。同时,患者体质的强弱,年岁的长幼,感受邪毒的深浅、当地气候潮湿或炎热等,均影响临床证候及兼症表现的不同。需仔细辨别,及早治疗,以使顺利进入恢复期,得以痊愈。

四、临床治疗

(一)针刺疗法

1. 毫针疗法

毫针一

(1)初期:主穴:风池、曲池、合谷。

(2)配穴:挟湿者,加足三里、阴陵泉、内关;偏热者,加大椎、外关、委中。

(3)操作:各主穴均宜用提插法紧提慢按,反复行针,加强针感,各穴一律行提插捻转泻法留针 20 分钟,每日 2 次。曲池、委中、大椎可针后放血。适用于治疗流行性乙型脑炎。

毫针二

(1)极期:主穴:大椎、曲池、曲泽、委中、十二井穴。

(2)配穴:神志昏迷加人中、百会;颈项强硬加风池;四肢抽搐加阳陵、曲池;口噤加颊车。

(3)操作:各穴均强刺激,适当深刺,反复行针,留针30分钟或1小时,根据病情每日针2~3次。人中穴向上斜刺,深入1寸左右,反复行针,加强刺激,颈项强直取风池穴应行平补平泻法;抽搐刺曲池、阳陵泉应行捻转泻法。委中处找静脉放血,泻出黑血,色变为度。适用于治疗流行性乙型脑炎各期。

毫针三

(1)恢复期及后遗症期:取穴:吞咽困难:天突、廉泉、合谷、人迎。面瘫:地仓、颊车、阳白、鱼腰、合谷。呕吐:内关、中脘、足三里。失语:哑门、廉泉、通里、合谷。震颤:手三里、间使、合谷、阳陵泉。尿潴留:中极、曲骨、阴陵泉、三阴交。肢体瘫痪:上肢取肩髃、曲池、外关、合谷;下肢取环跳、伏兔、足三里。失明:睛明、鱼腰、风池、合谷。

(2)操作:恢复期,以正虚为主者,手法操作应注意浅刺,行补法;若后期正虚不著,以上各穴,可酌用泻法。廉泉、通里用平补平泻法;面部取穴,要求针感向四周放散;震颤取穴施以平补平泻法,留针;尿潴留选穴应诱导手法为主,注意行针节律和强度,尤其应消除患者的紧张,温和操作,针后加灸,留针;肢体瘫痪所选穴一般均用平补平泻法,如拘挛疼痛者,可适当行捻转泻法,此外,瘫痪治疗要求得气感要强,能上下传导者疗效较为可靠,对于弛缓性瘫者,应采用补法为主,并可适当加灸,隔姜灸、艾条灸均可,每日1次,对于拘挛性瘫痪则应用针刺泻法,以缓解局部经筋拘急状况。适用于治疗流行性乙型脑炎各期。

毫针四

(1)主穴:百会、风府、风池、大陵、后溪、涌泉、气海。

(2)配穴:高热加曲池、大椎、委中;抽搐加水沟、身柱、合谷、太冲;昏迷加十宣、气海、印堂;呼吸衰竭加会阴;循环衰竭加素髎、内关;头痛加太阳、头维、列缺;呕吐加中脘、内关、足三里;尿潴留加关元、曲骨、三阴交;躁狂加大椎、神门;腹胀腹痛加天枢、足三里;吞咽困难加天突、人迎、金津、玉液、合谷。

(3)操作:常用穴均用重泻法,不同的症状,各症的具体治法亦有不同:

高热:委中以三棱针点刺出血,余穴用凉泻法,留针20分钟。昏迷:十宣、印堂均刺血,气海以艾卷雀啄灸,直至神志清醒。抽搐:用泻法,持续运针至搐止,并留针约2~4小时,以防复发。呼吸衰竭:宜深刺会阴、涌泉两穴,大幅度捻转提插,持续运针15~20分钟。循环衰竭:以艾卷重灸百会、气海两穴,至局部皮肤潮红起小泡,内关、素髎平补平泻,持续运针15~20分钟。头痛:太阳刺血,余穴泻法留针20~30分钟。呕吐:足三里、内关平补平泻,中脘泻法,留针15~30分钟。尿潴留:关元可透曲骨穴,使针感放射至龟头,反复施以泻法,亦可应用震颤法。三阴交平补平泻。需针至有尿感后出针。躁狂:大椎穴用深刺法,缓缓进针至1.5寸左右,患者突有触电感,立即退至无感觉区留针,切忌刺之过深和提捣,以免发生事故。神门用泻法。腹胀腹痛:用平补平泻法,留针20~30分钟。吞咽困难:天突、人迎,以毫针缓缓刺入,分层紧提慢按。反复提插至有强烈得气感后,即出针。金津、玉液以三棱针快速点刺出血,合谷用泻法,留针15分钟。

治疗间隔视病情而定,轻者每日2~3次,重者6小时1次。原则上是:在前次针刺后体温下降还未回升之际即施第2次治疗。适用于治疗流行性乙型脑炎各期。

2. 耳压疗法

(1)取穴:心、脑点、肾、枕、神门、皮质下、瘫痪部位相应的耳穴。

(2)方法：耳部常规消毒后，将附有王不留行籽的小方块胶布贴在所选穴位上，穴位可分组轮流交替使用，3~4天更换1次，嘱患者每天按压3~5次，每次至局部发热为度。适用于治疗流行性乙型脑炎。

3. 头针疗法

头针一

(1)取穴：顶颞前斜线、顶颞后斜线、顶旁1线。

(2)方法：适用28~30号长1~1.5寸毫针，针与头皮是30°夹角快速刺入头皮下，快速捻转2~3分钟，每次留针30分钟，留针期间反复捻转2~3次。适用于治疗流行性乙型脑炎后遗症。

头针二

(1)取穴：瘫痪选对侧运动区感觉区足运感区；失语取言语一区、言语二区、面运区；失聪用晕听区、肝胆区；失明针视区。

(2)方法：本法适用于乙脑的恢复期和后遗症期的治疗，可单纯针刺，以平补平泻法，得气后留针2~4小时，亦可加电刺激，或在对应刺激区注射药物。适用于治疗流行性乙型脑炎后遗症。

4. 穴位注射疗法

(1)取穴：哑门、肾俞；风池、足三里；大椎、内关；次髎、阳陵泉。

(2)药物：乙酰谷酰胺、胎盘组织液、大脑组织液、红当归注射液、盐酸呋喃硫胺、维生素B_1。

(3)方法：每次选用2穴，四组交替，用乙酰谷酰胺、胎盘组织液、大脑组织液、红当归注射液、盐酸呋喃硫胺、维生素B_1等，根据用药部位、症状选择注射药物，每穴注射0.5~2ml，隔日1次，10次为1疗程。适用于治疗流行性乙型脑炎。

（二）灸治疗法

(1)取穴：百会、大椎、关元、肾俞。

(2)操作：持艾条器，燃1寸长艾炷1段，对上述4穴，交替灸之，每穴1~2段，每日1次。适用于治疗流行性乙型脑炎。

（三）推拿疗法

1. 推拿适用于治疗恢复期：

(1)常用穴位与部位：秩边、环跳、中脘、肩髃、曲池、合谷、委中、承山、髀关、伏兔、足三里、解溪、足太阳经循行部、头部、上肢、下肢。

(2)主要手法：按法、滚法、捏法、揉法、搓法、擦法、拿法等。

(3)操作程序

①患者俯卧，先揉按天柱、大椎、心俞、脾俞、秩边、环跳各1分钟；再拿风池1分钟；后在背部足太阳经从上到下施以滚法5~10分钟。

②继上，先点按承扶、殷门、委中、承山等穴各1分钟，再在下肢从上到下用滚法或捏法5分钟；后在下肢足太阳经施以擦法，以透热为度。

③患者仰卧，先在中脘、天枢、气海等穴施以一指禅推法各1分钟，再在胸、腹部施以揉法5分钟。

④继上，先点按肩髃、曲池、合谷各1分钟；再从肩到手将上肢拿捏5分钟。

⑤继上，先从腹股沟到踝部施以滚法或拿法5分钟；再点拨或点揉髀关、伏兔、足三里、解溪等穴各1分钟；最后在下肢施以擦法，以透热为度。

(4)随症施治：神志不清者，加点揉百会、四神聪各1分钟，掐中冲1分钟，点揉或点按涌泉1

分钟，并用五指拿法从上星、头临泣抓梳至后发际3～5遍；失语者，加点揉哑门、风府、率角、天突各2分钟；肢体震颤者，加点揉印堂2分钟，拿合谷、太冲各1分钟；四肢瘫痪者，根据瘫痪肢体重点施治。并施以撵法。适用于治疗流行性乙型脑炎各期。

（四）刮痧疗法

刮痧一

1. 取穴：水沟、合谷、端正、老龙、威灵、曲池。

2. 治法：患者仰卧位，掐水沟、端正、老龙、威灵等，捣小天心，按揉曲池，拿合谷，拍打背部。适用于治疗流行性乙型脑炎。

刮痧二

1. 取穴：水沟、内关、神门、太冲、丰隆、三阴交、风池、肩井。

2. 治法：患者坐位或卧位，拿两侧上肢手三阴经，往返数次。患者俯卧位，以双手掌轻按揉背部夹脊穴或背俞穴，从上至下拿下肢足三阴经数次。患者坐位，拿风池及颈项，拿肩井，循臂肘而下，搓抖上肢。适用于治疗流行性乙型脑炎。

刮痧三

1. 取穴：百会、中脘、关元、肝俞、脾俞、肾俞、足三里、太溪。

2. 治法：患者仰卧位，按揉百会、中脘、气海、关元，摩腹，按揉足三里。患儿俯卧位，按揉背部膀胱经第一侧线，上下往返2次，重点在心俞、膈俞、肝俞、脾俞、胃俞、肾俞。擦背部督脉和膀胱经第一侧线，透热为度，捏脊3～5遍。适用于治疗流行性乙型脑炎。

（五）点穴疗法

先掐指甲根、趾甲根、指关节、趾关节5～10遍，再按翳风、颈后、听宫、风池、人迎，以重手法叩打胸椎两侧刺激线3～5遍，自上而下按压3～5遍；再叩打头部两侧，然后拍打脊背第一、第二侧线自颈部向骶部顺序2～3遍。可舒筋通络，促进肢体功能恢复。适用于治疗流行性乙型脑炎的恢复期。

（六）外治疗法

1. 苍术、檀香、山柰、雄黄、大黄、龙骨、甘根、贯众各3g，石菖蒲、郁金、桂皮、白芷各2g，细辛、丁香、吴茱萸各1g，共研细末，用绢袋装，经常佩戴。

2. 石菖蒲、艾叶、茵陈、白芷、苍术各等份，研末装袋，佩戴胸前。以上两种均匀用于预防乙脑等传染病。

（七）饮食疗法

1. 绿豆粥　清热解毒，除烦止渴，适于病后余热未清者。以绿豆30g，先煮至熟，再入白米15g，成粥加糖，不拘时服用。

2. 山药粥　补肾益胃。适于病后脾肾两虚者。以生山药30g煎为糊后，用酥油和蜜炒，令凝，用匙揉碎；另煮米30g成粥，放入山药搅匀，亦可加糖少许，晨起作早点食之。

3. 粳米粥　益胃生津，适于病后阴分不足者，以粳米50g，煮之作粥如常法，加糖即可。

4. 绿豆50g，金银花10g。绿豆洗净加水先煮30分钟，再加金银花煮10分钟，取汁代茶，频频饮服。有清热解毒，止渴除烦之功。

5. 芦根30g，鲜藕100g，洗净加水同煮，取汁代茶食藕。有清热除烦，凉血行瘀之功。

6. 绿豆50g，粳米100g。洗净后绿豆用水浸2小时，再水煮成半酥，加粳米煮成稀粥。可解毒除烦，健脾和胃。用于恢复期。

7. 黄芪30g，当归、枸杞子各10g，大枣15枚，瘦猪肉100g（切片），共炖汤，加盐调味，食肉喝汤。可滋阴补血，益气补中。用于手足拘挛或强直不用者。

五、护理与调摄

对乙脑病人进行内科一级护理或特别护理，严密观察病情变化，如精神及意识状态、体温、呼吸、舌苔、脉象以及血压的变化等，一旦发现异常，立刻分析原因，采取措施。口腔宜常用生理盐水、3%硼酸水等清洗。露痘高热者，可用酒精擦浴、头部冷敷；高热不退而呼吸困难者，宜用冰帽直接降低头部温度；有抽搐先兆者，可针刺人中、合谷等，或加用镇静药物；昏迷、抽搐者，呼吸道易被痰阻，应保持其呼吸道通畅，使其取侧卧位，勤翻身、拍背，及时吸痰，并注意预防褥疮的发生；对头痛项强、呕吐等患者，尽量减少不必要的搬动和头部的变动；对昏迷或有吞咽困难者，应给予鼻饲；对尿潴留者，针刺阴陵泉、三阴交或指压关元穴，还可热敷膀胱区。恢复期或后遗症期的患者，加强功能恢复是治疗的重要环节，应注意进行吞咽、语言、肢体功能的锻炼。

病房宜阴凉、通风、安静；装置纱门、纱窗，以防蚊虫。患者饮食，在急性期宜用流质饮食，后期可酌情改为半流质饮食或软食。

对有后遗症的和恢复期的患者亦应给予高热量、高蛋白饮食，食物要温热适口，味美而易于消化，但应忌食滋腻辛辣煎炸等不易消化之品。

六、按语

1. 对重型和极重型，需用中西医结合抢救，针灸只为辅助疗法；针刺、灸治、推拿、刮痧等疗法广泛应用于恢复期患者，这对减少和减轻后遗症的发生，有显著作用；早期配合针灸，对缩短昏迷时间，减轻临床症状，减少后遗产生有较好的效果。

2. 恢复期或后遗症期的患者，加强功能恢复是治疗的重要环节，应注意进行吞咽、语言、肢体功能的锻炼。

第12章　脊髓灰质炎

一、概述

脊髓灰质炎又称小儿麻痹症，是由脊髓灰质炎病毒引起的急性传染病，通过粪便和咽部分泌物传播。临床以发热、咽痛、咳嗽、出汗，或伴有腹痛腹泻，全身肌肉疼痛，继而出现肢体软弱无力，呈弛缓性麻痹，久则肌肉萎缩为特征。重者造成明显后遗症，部分病例可发生弛缓性瘫痪。伴有呼吸肌及吞咽肌麻痹者，可在急性期死亡。本病好发于儿童，多散发，四季均有发病，流行常在夏秋季。发病一周内，可通过飞沫传播。主要于夏秋季发病，以1～5岁小儿居多，隐性感染占大多数，潜伏期为5～14天。20世纪60年代以来，我国采用了自制的口服麻痹糖丸活疫苗，获得良好预防效果，发病率大大降低。

本病早期属于中医学“湿温”，后期属于“痿证”范畴。

二、病因病理

（一）西医的病因病理

1. 病因　脊髓灰质炎的病原体主要是脊髓灰质炎病毒，其次为柯萨奇病毒等；该病毒可分为Ⅰ、Ⅱ、Ⅲ型，以Ⅰ型致病率最高。最主要的传染源，是病毒存在于病人的鼻腔分泌物和粪便中，通过消化道传播，早期也可经飞沫传播，病毒侵入血后引起病毒血症，再侵入中枢神经系统而致病。是一种流行性传染病。临床多发于儿童，全年均可见有发病，以夏、秋季为多。

2. 发病机理　病毒经口进入人体后，主要在局部淋巴组织中增殖，在1～3日内即可在局部排出病毒，刺激机体产生特异性抗体，可及时阻止病毒增殖和清除病毒，形成隐性感染。少数患者局部增殖的病毒可经淋巴侵入血流，导致病毒血症。病毒随血流到达全身网状内皮系统，病毒增殖后再次进入血循环，如血中已有足够特异性中和抗体，则终止病毒血症，疾病停止发展，形成顿挫型感染。少部分由于感染病毒量大、毒力强或机体免疫力低下，产生特异性抗体不足，病毒则可通过血脑屏障，进一步侵犯中枢神经系统，形成无瘫痪型或瘫痪型感染，引起脑膜炎、脑炎或脊髓前角灰质炎，可出现各种类型的瘫痪症状。

3. 病理　病理变化广泛累及全部中枢神经系统，包括大脑皮质的运动区、中脑、延脑、小脑蚓部及脊髓灰质。脊髓受害最深，其次是延髓。在脊髓中以颈段和腰段的前角运动细胞受损最重，故临床多见四肢瘫痪。基本病变无特异性，神经细胞损害表现为尼氏小体和染色质溶解，此为可逆性。细胞病变进一步发展，则胞核浓缩，细胞坏死。炎症反应包括局灶性和血管周围的炎症细胞浸润，以淋巴细胞为主，脑脊液可出现炎症改变。

（二）中医的病因病机

本病为夏秋感受风邪湿热，由口鼻而入。初起病在肺胃，故可有发热、咽痛、身痛、倦怠等；或湿热蕴结中焦，脾失健运，胃失和降而见纳呆、食少、恶心、呕吐、脘腹胀满；湿邪困脾，脾气不运，则见肢体困倦、乏力；若邪窜阳明经络，损及宗筋，则出现肢体疼痛、痿废不用。若正气尚盛，治疗得法，则正胜邪却，恢复健康。若邪恋不去，继续侵犯经脉，阻碍气血运行，而致筋骨失养，肌肉不荣，而见肢体瘫痪。日久损及肝肾，筋枯脉痿，瘫痪不用，肌肉萎缩，肢体变形。疫疠之邪其性暴戾，若感邪较重，极易蕴毒化火伤阴，且传变迅速，易致毒热内攻，弥漫三焦，郁蒸肝胆，伤及营血，内陷心包，蒙蔽清窍，则发为急黄重症；或出现抽风昏迷呼吸停顿等证候。

三、临床诊断

（一）辨病

1. 临床症状

(1)潜伏期：一般为5~14天。

(2)前驱期：发热38~39℃，全身不适，乏力多汗，食欲不振，烦躁不安，有时嗜睡，感觉过敏。或有腹痛、恶心、呕吐、腹泻或便秘，或有咳嗽、咽痛、流涕等上呼吸道症状。持续1~4天后热退，症状全部消失，迅速恢复称顿挫型。

(3)瘫痪前期：可无前驱期，起病即出现瘫痪前期症状。前驱期热退后经静止1~6天，少数病人再发热，为双峰热型。伴全身疼痛，颈背肌肉或肌体肌肉痉挛，发热1~2天。四肢活动时出现细微震颤，即为瘫痪先兆。主要特征是发热、头痛、烦躁或嗜睡、全身肌肉疼痛等，颈背肌痛、强直，出现三脚架征。克氏征、布氏征可阳性，各腱反射正常或稍增，浅层反射先减弱后至消失。

(4)瘫痪期：瘫痪前期后3~4天，出现全身各部位肌肉或肌群不规则，不对称的弛缓性瘫痪。以脊髓型最多，即出现肢体瘫痪，可为单侧、单肢、或双侧上肢或双侧下肢，也可累及呼吸肌、颈肌、腹肌、腰背肌，或颅神经麻痹，重者致呼吸和吞咽麻痹。一般瘫痪出现后腹壁反射，腱反射减弱以至消失。瘫痪逐渐加重，至体温下降后停止发展，约5~10天。

(5)恢复期：瘫痪后1~2周，病肌开始恢复功能，一般远端手足功能首先恢复，渐及大肌群，肌腱反射随之出现。最初3~6个月内恢复较快，以后速度减慢。轻症1~3个月即可恢复很好，重症往往需要6~18个月或更久才能恢复。

(6)后遗症期：有些受损害的肌群，由于神经细胞损害严重，功能不易恢复，形成顽固性瘫痪，称为后遗症。肌肉发生萎缩，肢体畸形如脊柱弯曲，足马蹄内翻或外翻等，严重者不能站立或走路跛行。

2. 辅助检查

(1)血常规：白细胞总数和中性粒细胞百分比大多正常，少数患者可轻度增高。

(2)脑脊液检查：瘫痪前期细胞数常在$0.05 \sim 0.5 \times 10^9/L$之间，早期以中性粒细胞为多，后则转为以淋巴细胞为主。早期蛋白质正常，后期白细胞数下降时，蛋白质量常继续增高，此种蛋白质和细胞的分离现象有助于诊断，氯化物正常，糖正常或略增。

(3)病毒分离：早期从咽洗液、血液或脑脊液中分离病毒，病毒在粪便中从潜伏期至瘫痪期均可阳性。

(4)血清学检查：起病早期即可出现特异性抗体。常用快测方法为中和试验和补体结合试验。起病早期和恢复期双份血清中抗体效价量4倍以上增高有诊断意义。补体结合抗体常较早消失，中和抗体保持终生。

（二）鉴别诊断

1. 中毒性肝炎　临床表现有时与病毒性肝炎类似。但中毒性肝炎发病前多有服用或使用某种药物的病史，或有与毒物长期接触史。病原学检查阴性可资鉴别。

2. 自身免疫性肝炎　多数病例为女性，急性起病少见，多伴有其他系统的病变。实验室检验丙种球蛋白升高，免疫学及病原学检测有鉴别意义。

3. 巨细胞病毒感染（CMV）　本病可与急性黄疸型病毒性肝炎的临床表现类似，病毒分离、血清学检测CMV特异性抗体及病原学检查并结合流行病学资料可予鉴别。

（三）辨证

1. 邪犯肺胃　见于本病前驱期，发热，咳嗽，流鼻涕，咽痛，头痛，汗出，全身不适，腹痛腹泻，恶心呕吐，纳呆少食等。舌质红，舌苔薄白，脉濡数。

2. 邪窜经络　见于本病瘫痪前期，发热，高热，汗多，烦躁或嗜睡，拒绝抱抚，转侧不利，肢体疼痛。少数因邪窜心肝可出现神昏、谵语、颈项强硬，抽搐。舌质红，舌苔腻、脉濡细而数。

3. 气虚血瘀　见于本病瘫痪期，余热未尽，肢体呈弛缓性麻痹，或吞咽呛咳，呼吸肌麻痹。舌苔渐化，脉濡。

4. 肝肾俱亏　见于本病恢复期或后遗症期，瘫痪日久，面黄体弱，肌肉松软萎缩，肢体消瘦不温，甚至可发生各种畸形。舌质淡红，舌苔白，脉沉细。

（四）辨证要点

本病辨证在于分清虚实消长。依病程前后，辨证重点可分三期，病初起正盛邪实，呈现前驱期和瘫痪前期诸证候，酷似感冒等，治当祛邪为主；继由实转虚，虚中夹实，呈现瘫痪期诸证候，治当扶正祛邪，标本兼顾；日久邪祛正伤，肝肾脾皆虚，呈现恢复期和后遗症期诸证候，治当补虚为主。

四、临床治疗

（一）针刺疗法

1. 毫针疗法

毫针一

（1）主穴：外关、合谷、大椎、阴陵泉、足三里。

（2）配穴：咳甚加风门、列缺；恶心呕吐加内关、内庭；腹痛腹泻加气海、天柱。

（3）操作：应用浅刺疾出手法，各穴进针后行提插捻转手法，反复数次即可出针，避免强烈的刺激，每日1~2次。适用于治疗脊髓灰质炎的邪犯肺胃型。

毫针二

（1）取穴：上肢瘫痪取肩髃、曲池、手三里、外关、合谷、中渚。下肢瘫痪取环跳、伏兔、风市、阳陵泉、足三里、悬钟、丘墟。颈软无力，头向下垂取风池、百劳、大杼、肩中俞、后溪、昆仑。呼吸困难取膀胱俞、期门、大包、天突。尿潴留或尿失禁取水道、中极、关元、足三里、阴陵泉、委阳、委中。不能排便取天枢、气海、大肠俞、上巨虚、合谷。腹肌凸出取气海、梁门、天枢、大横、足三里。吞咽困难取天突、扶突、天鼎、合谷。呼吸不齐取肺俞、膻中、尺泽、内关、会阴。

（2）操作：各组处方，每次选3~5穴，轮流使用。对四肢瘫痪的治疗仍以浅刺疾出的方法，进针得气后便可出针。而对吞咽困难、呼吸障碍等病情严重者则应用捻转法，反复行针。适用于治疗脊髓灰质炎的经络瘀阻型。

毫针三

（1）主穴：阴陵泉、三阴交、合谷、曲池。

（2）配穴：热甚者加大椎，肢体疼痛者加外关；呕吐腹泻者加中脘、天枢；上肢瘫痪者加颈胸椎夹脊、肩髃、臂臑、手三里；下肢瘫痪者，加腰椎夹脊、环跳、伏兔、足三里。

（3）操作：随症取穴，穴位常规消毒后，针刺使得气，行捻转泻法，每10分钟行针1次，留针30分钟。适用于治疗脊髓灰质炎的湿热浸淫型。

毫针四

（1）主穴：肝俞、肾俞、太溪、三阴交、阳陵泉、悬钟。

(2)配穴：上肢瘫痪者加颈胸椎夹脊、肩髎、臂臑、手三里；下肢瘫痪者加腰椎夹脊。环跳、伏兔、足三里；足外翻者加商丘；足内翻者加昆仑、丘墟；足下垂者加下巨虚；垂腕者加外关、阳溪、阳池。

操作：随症取穴，穴位常规消毒后，行捻转补法，并以艾段置于针柄上行温针灸，留针20分钟。适用于治疗脊髓灰质炎的肝肾阴虚型。

毫针五

(1)取穴：下肢瘫痪取命门、腰阳关、腰1～5夹脊、患侧上髎、次髎、环跳、殷门、伏兔、足三里、阳陵泉、秩边、解溪、丘墟、行间；上肢瘫痪取大椎、肩髃、肩髎、肩贞、曲池、足三里、阳溪、合谷、颈5～7夹脊、外关、天井、阳池；面瘫取天柱、新设、天容、颈2～6夹脊(双)；腹肌瘫痪取中脘、梁门、天枢、气海、上巨墟。

(2)操作：出现瘫痪时应立即进行针刺治疗，有利控制瘫痪的发展，恢复较快。手法一般以浅刺多针，不留针或者少留针。如病程较长，可行深刺，强刺激并且留针。适用于治疗脊髓灰质炎的恢复期。

毫针六

(1)主穴：髀关、梁丘、足三里、内庭、身柱、腰阳关、太溪。

(2)配穴：取环跳、风市、阳陵泉、绝骨、三阴交、丘墟、太冲。上肢麻痹加手三里、合谷；吞咽困难加扶突、天突；腹肌麻痹加天枢、归来；语言低怯加廉泉、照海、内关。

(3)操作：随症选穴，施烧山火手法，得气后不留针。每日1次，30次为1疗程。适用于治疗脊髓灰质炎的恢复期。

2. 穴位注射疗法

穴位注射一

(1)取穴：上肢瘫痪取曲池、合谷、大杼；下肢瘫痪取肾俞、环跳、委中、足三里、风市、阳陵泉。垂肩配肩髃；垂腕配阳池；垂踝配解溪；足内翻配绝骨；足外翻配照海、三阴交；食欲不振配脾俞、胃俞。

(2)药物：小儿麻痹灵。

(3)方法：用小儿麻痹灵(加兰地1mg/安瓿，4支；硝酸士的宁2ml/安瓿，2支；当归针2ml/安瓿，3支；维生素$B_1$100mg/安瓿，3支；维生素B_{12}500mg/安瓿，2支；混合制成每支2ml装)2ml分注2～3个穴位，每周2次。适用于治疗脊髓灰质炎。

穴位注射二

(1)取穴：大椎、腰俞、肩髃、手三里、环跳、阳陵泉、承山、昆仑。

(2)维生素B_{12}注射液。

(3)操作：每次只取2个穴，上穴轮用。用维生素B_{12}注射液每穴注入0.5ml，环跳穴注入1ml。3天施治1次，5～7次为1疗程，疗程间隔5天。适用于治疗脊髓灰质炎。

穴位注射三

(1)取穴：①殷门、伏兔、足三里、环跳；②神经干周围的环跳、大肠俞、外阴廉、足三里。

(2)10%葡萄糖注射液、呋喃硫胺。

(3)方法：穴位常规消毒，按穴位注射法操作，①组穴位每穴注入10%葡萄糖注射液10～20ml；②组穴位每次选2～4穴，每次注入呋喃硫胺1ml，每日或隔日1次。适用于治疗脊髓灰质炎的后遗症期。

3. 电针疗法

电针一

(1)取穴:①血海、悬钟;②足三里、三阴交。

(2)方法:两组穴交替使用。进针得气后,施以电针治疗,频率60次/分钟,强度以病人能耐受为度。每日1次,20次为1疗程,疗程间隔7~10日。适用于治疗脊髓灰质炎的后遗症期。

电针二

(1)取穴:根据受害肌群的神经分布,选择有关穴位进行配对:环跳配秩边;后阳陵配足三里;外阴廉配廉下;委中配落地。

(2)方法:进针后刺中神经,然后通电,刺激强度和频率逐渐加大,使病人出现麻胀和热烫感。每次通电约半分钟,重复通电3~4次。适用于治疗脊髓灰质炎的后遗症期。

电针三

(1)取穴:上肢麻痹取缺盆、臂臑、曲池、外关、大陵、合谷;下肢麻痹取大肠俞、环跳、殷门、伏兔、风市、足三里、三阴交、阳陵泉;腰部麻痹取大肠俞、肾俞、委中。

(2)方法:用感应电流,隔日或3日1次,每次30分钟。适用于治疗脊髓灰质炎的恢复期。

4. 皮肤针疗法

皮肤针一

(1)取穴:脊柱两侧、肩胛区、臂部及患肢,重点刺激胸椎1~5及其两侧(上肢瘫痪);或腰、骶、尾椎及其两侧(下肢瘫痪)。

(2)方法:采用重刺法或强刺法。先叩刺脊柱两侧3行2遍,再重点刺激胸椎1~5或腰骶尾椎及其两侧5行5遍,然后对肩胛区、臂部及患肢做局部刺激。每日叩打1次,10次为1疗程。适用于治疗脊髓灰质炎的后遗症期。

皮肤针二

(1)取穴:上肢麻痹者取后颈、胸部、肩部及患肢;重点叩打胸椎1~4两侧、患肢以及曲池、外关、阳性物处、指尖。下肢麻痹者取腰骶部患肢,同时也可按足阳阴胃经、脾经,肝经的循行路线进行叩打;重点叩打腰椎4~5、骶部以及足三里、阳陵泉、解溪、环跳、阳性物处。腹肌麻痹者叩刺腹部。

(2)方法:采用轻、中度刺激,患肢每日叩打,健侧间日叩打1次。在麻痹症状基本恢复后,改为叩打脊柱两侧,重点刺胸椎5~12及腰部。轻刺患肢,以调整机体,加速痊愈。适用于治疗脊髓灰质炎的后遗症期。

皮肤针三

(1)取穴:下肢瘫痪取脊柱两侧、臂部、股前、后、内、外侧区、小腿内外后侧区、膝关节区、踝关节区、足背区,重点刺激腰骶尾椎及其两侧。

(2)方法:采用重刺法或强刺法。先叩刺脊柱两侧3行2遍,再重点刺激腰、骶、尾椎及其两侧5行5遍,然后对下肢各部区做局部刺激。每日叩打1次,10次为1疗程。适用于治疗脊髓灰质炎的后遗症期。

5. 三棱针刺疗法

(1)取穴:阳陵泉、足三里。脊柱侧弯加刺腰阳关;腹部膨隆加刺天枢;上肢瘫痪加刺合谷、四缝;肘关节屈曲加刺曲池;膝关节屈曲加刺膝阳关;足外翻加刺内踝尖;足内翻加刺外踝尖。

(2)操作:主穴用细三棱针点刺各出血10滴;配穴各出血3~5滴,也可在上述部位用毫针轻轻点刺,直刺皮肤极度充血及微有血迹为止。每周1~2次,10次为1疗程,疗程休息1~2周。

适用于治疗脊髓灰质炎的后遗症期。

6. 穴位埋线疗法

穴位埋线一

(1)取穴:上肢瘫痪取曲池、合谷、大杼;下肢瘫痪取肾俞、环跳、委中、足三里、风市、阳陵泉。

(2)方法:大多数浅表穴位,用三角针埋线法,羊肠线留在体内尽量长些;深在穴位用穿刺针埋线法,羊肠线一般用1~2cm。每次埋线用3~5穴,每月1次,一般2~6次。适用于治疗脊髓灰质炎的后遗症期。

穴位埋线二

(1)取穴:根据受害肌群和支配受害肌群的神经分布选择有关穴位,如腿部取环跳、秩边等;腰部取肾俞、大肠俞、腰阳关等;股部前取髀关、伏兔等;股后取承扶、殷门等;股外侧取风市、前进等;股内侧取血海、箕门等;胫骨前取鹤顶、足三里等;胫骨后取承山、合阳等;上肢取臂臑、手三里等。

(2)方法:在选定穴位上用普鲁卡因浸润麻醉,用刀尖刺开皮肤0.5~1.0cm,将血管钳深到穴位深处,经过浅筋膜达肌层敏感点,按摩数秒钟后,然后用0.5~1cm长的小粒羊肠线4~5根埋于肌层内,切口用细线缝合,盖上消毒纱布,5~7天拆线。适用于治疗脊髓灰质炎的后遗症期。

7. 穴位结扎疗法

(1)取穴:上肢麻痹取肩髃、手三里;下肢麻痹取环跳、梁丘、纠内翻。

(2)方法:常规消毒后。切开皮肤,用手术刀刀背在穴位深处轻轻按摩数次,停顿1分钟左右,用持针器夹住带羊肠线的缝皮三角针由切口处穿入,经穴位或肌层穿过,于穴位对侧1.5cm处穿出皮肤,再由原入口出针,结扎羊肠线,且结扎不可过紧,剪去残留在皮肤外的线头,将线结埋入切口深处,切口大者,可用消毒丝线缝合一针,最后局部消毒包扎,1周左右拆线。每次选用1个穴,上穴轮用,每3~4周施治1次,3~5次为1疗程。适用于治疗脊髓灰质炎的后遗症期。

8. 耳针疗法

(1)主穴:神门、皮质下、肾上腺、内分泌。

(2)配穴:取腿、踝、额、顶、枕。

(3)方法:以30号毫针捻转进针,中、强度刺激,留针10~15分钟。双耳同时施法,每次取3~5个穴,隔日1次,5次为1疗程。适用于治疗脊髓灰质炎的各期。

9. 芒针疗法

(1)取穴:主穴:大椎、极泉透肩贞、外臂臑(臂臑穴外上方5分,三角肌下端的外上方取穴)、曲池、手三里、合谷透鱼际。配穴:环跳、阳陵泉、三阴交、承山、昆仑。

(2)方法:针刺大椎时,针尖向椎间隙直刺,有麻感为止。针刺外臂臑,针尖斜向上,可向抬肩穴透刺。针刺环跳穴,针感下传至足,如通电为宜。一般可以不留针,采取中度刺激,每日1次,7~10次为1疗程,疗程间隔3~5天。适用于治疗脊髓灰质炎的各期。

10. 巨刺疗法

(1)取穴:环跳、臂中、髀关、伏兔、跟手(常用于跟腱挛缩);足内翻取照海、太溪;足外翻取申脉、昆仑。

(2)操作:根据不同病情。每次可选择1~2对穴位。针环跳时针尖向下透;针臂中时针尖向上下左右透,针髀关时针尖向下透;针伏兔时针尖向上下左右透;针跟平时由太溪或昆仑进针,针尖向上下左右透针,同时摇动踝关节,使足背屈;针太溪、照海时针尖向公孙、跟腱透刺同时摇动踝关节，使足外翻；针申脉、昆仑时针尖向金门、跟腱透刺，同时摇动踝关节，使足内翻。隔日1次，小腿以上的穴位可加用电针。适用于治疗脊髓灰质炎的各期。

（二）灸治疗法

灸治一

1. 取穴：面肌麻痹取地仓、颊车、合谷；吞咽困难取膈俞、中脘；腹肌麻痹取胃俞、三焦俞、京门、气海、带脉；上肢麻痹取大椎、肩髃、曲池、合谷、中渚；下肢麻痹取腰阳关、次髎、伏兔、环跳、足三里、髀关、昆仑等。

2. 操作：用艾绒装于针柄上燃烧，每次灸2~3壮，一般10天为1疗程，隔1~2日针治1次，休息7~10天，再针第2疗程。适用于麻痹后遗症、肌肉萎缩、久不改善的患儿。

灸治二

1. 取穴：上肢麻痹取大杼、肩中、肩髃、外关、合谷、中渚；下肢麻痹取环跳、风市、中渎、伏兔、阴陵泉、绝骨、三阴交。

2. 操作：每次取2~3穴，若患儿体质弱可配用脾俞、天柱、气海、足三里；若患儿颈项及腰部软弱无力可配用风池、天柱、肾俞、委中、绝骨。取艾卷点燃靠近穴位处皮肤施灸，每穴位每次施灸5分钟左右，使点燃的一端一起一落接近穴位，灸至皮肤潮红为度。每日1次，7~10次为1疗程。适用于麻痹后遗症、肌肉萎缩、久不改善的患儿。

（三）推拿疗法

推拿一

1. 穴位与部位：肺经、胃经、太阳、风池、合谷、手三里、伏兔、足三里。

2. 推法、拿法、摩法、揉法等。

3. 操作程序：前驱期、瘫痪前期可开天门，推坎宫、太阳、天柱骨，拿风池，推板门，清肺经、胃经、天河水、退下六腑。食欲不振者，加摩腹，揉中脘。恢复期、后遗症期可在瘫痪局部用揉法和拿法，按揉肾俞、肝俞、环跳、髀关、伏兔、足三里、承山、肩髃、臂臑、手三里、合谷等穴。有关节畸形者加摇法。适用于治疗脊髓灰质炎的各期。

推拿二

1. 穴位与部位：脊柱两侧的肌肉及其夹脊穴；下肢前后侧的肌肉和穴位；髋、膝、踝关节。

2. 主要手法：掌揉法、捏脊法、拍打法等。

3. 操作程序：患儿俯卧，施术者先用掌揉法，反复揉患儿脊柱两侧及其夹脊穴，再于此部位反复用捏脊法，再捏揉下肢后侧的肌肉和穴位；患儿俯卧后反复捏揉下肢前侧的肌肉和穴位，并反复活动髋、膝、踝关节；最后用拍打法反复拍打脊柱及其两侧，以及下肢的四面，拍打至皮肤发红为度。适用于治疗脊髓灰质炎的各期。

推拿三

1. 取穴：头面部取瞳子髎、颊车、地仓、印堂、风池、天柱；躯干部取大椎、天宗、肝俞、肾俞、膻中、中脘、关元等；上肢取肩髃、极泉、曲池、手三里、内关、合谷等；下肢取环跳、髀关、委中、承山、阳陵泉、足三里、解溪、昆仑。

2. 主要手法：揉法、按法、拿法、一指禅推法、摩法等。

3. 操作程序

（1）患儿仰卧于治疗床上，医者站其身旁，先用拇指指端揉双侧风池、天柱、大椎，每穴1分钟；再用按揉法在颈椎两侧做缓缓地按揉动作，往返3~5次；再用一手拇指和食、中指拿风池，约半分钟;施掌根揉法于患儿肩胛及背部上,约1~2分钟;拿肩井20次,约2分钟,以腰阳关、肾俞为重点;用拇指指端按揉双侧腰背部膀胱经第一侧线上的腧穴,自上而下,往返3遍,重点按揉心俞、肺俞、膈俞、肝俞、肾俞;用一指禅推法推命门、腰阳关,每穴2分钟;再直擦督脉及背部两侧膀胱经第1侧线,以温热为度。

(2)患儿仰卧于治疗床上,医者坐其身旁,先用中指指端按揉膻中、中脘,每穴1分钟;再用一指禅推法作用在气海、关元穴,每穴2分钟,随后摩腹5分钟;最后用拇指指端按揉双侧足三里,每侧1~2分钟。适用于治疗脊髓灰质炎的后遗症期。

(四)外治疗法

1. 用桑枝15g,川芎、当归、桑寄生、土牛膝各10g,煎汤,加黄酒一盅。每日用清洁纱布蘸药液在瘫痪部位擦2~3次,使筋脉流通。用于瘫痪期和恢复期。

2. 用鹅卵石烧红,淬醋产生蒸汽,熏蒸局部,能舒展肌腱,通经软坚,改善挛缩,纠正硬瘫的畸形。

五、调摄与护理

在前驱期、瘫痪前期,应卧床休息至热退后1周,保持安静,避免劳累和剧烈运动2周。给予充分营养和水分。早期注意饮食,既要营养充分,又要防止消化不良,注意患肢保暖。经常按摩,有助于气血流通。恢复期促进肢体活动能力,尽量不接受肌肉注射或手术。瘫痪期应注意避免患肢外伤受压,并置于功能位置。咽肌瘫痪时予以鼻饲,有呼吸肌瘫痪或呼吸中枢麻痹时,应密切观察呼吸情况,备好人工呼吸器、氧气和吸痰器等,及时清除咽喉部分泌物,保持气道通畅。行气管切开者按气管切开常规护理,用人工呼吸器时,应有专人守护。

六、按语

1. 脊髓灰质炎急性期针刺、灸治可作为一种辅助疗法配合使用;恢复期和后遗症期应以针灸推拿治疗为主;且对于年龄小、病程短、肢体萎缩、畸形不明显者疗效较好。

2. 临床取穴多以阳明经穴为主、麻痹局部腧穴为辅的原则。急性期配清热祛风之穴,恢复期和后遗症期配以补益肝肾强壮之穴。急性期多邪实,采用泻法,重刺激不留针;恢复期和后遗症期病情由实转虚,采用补法,轻刺激。

3. 在康复治疗的同时,要进行推拿、外用等疗法进行治疗,加强肢体功能锻炼,以提高疗效和加速患肢的恢复。

主要参考文献

1. 单兆伟等.内科多发病中西医综合治疗.北京:人民卫生出版社.2003年12月第1版
2. 孙国杰.针灸学.北京:人民卫生出版社.2000年10月第1版
3. 颜德馨等.中华养生大全.上海:上海科学技术出版社.2001年12月第1版
4. 藏郁文.中国针灸临床治疗学.青岛:青岛出版社.2003年10月第1版
5. 韩明向等.现代中医临床辨病治疗学.北京:人民卫生出版社.2001年4月第1版
6. 王吉匀等.中华独特疗法大成.石家庄:河北科学技术出版社.1997年8月第1版
7. 张仁.实用急症针灸学.北京:人民卫生出版社.2005年3月第2版
8. 邱模炎等.中国医学非药物疗法.北京:中国中医药出版社.2003年6月第2版
9. 夏治平等.实用临床针灸推拿学.上海:复旦大学出版社.2003年8月第1版
10. 查炜.实用穴位疗法全书.南京:江苏科学技术出版社.2004年4月第1版
11. 胡佩珍等.中西医结合内科治疗学.北京:化学工业出版社.1996年3月第1版
12. 黄培新等.神经科专病中医临床诊治.北京:人民卫生出版社.2005年2月第2版
13. 陈贵廷等.实用中西医结合诊断治疗学.北京:中国医药科技出版社.1998年3月第5次印刷
14. 张之文等.现代中医感染性疾病学.北京:人民卫生出版社.2004年5月第1版
15. 王永炎等.临床中医内科学.北京:北京出版社.1997年1月第2次印刷
16. 陈镜合等.中西医结合急症诊治.北京:人民卫生出版社.2003年10月第1版
17. 苏诚炼等.现代中医心病学.北京:北京科学技术出版社.2000年5月第2次印刷
18. 黄春林.心血管科专病中医临床诊治.北京:人民卫生出版社.2005年2月第2版
19. 叶任高.中西医结合肾脏病学.北京:人民卫生出版社.2003年6月第1版
20. 熊曼琪等.内分泌科专病与风湿病中医临床诊治.北京:人民卫生出版社.2000年9月第1版
21. 熊曼琪等.内分泌科专病与风湿病中医临床诊治.北京:人民卫生出版社.2005年2月第2版
22. 李乾构等.实用中医消化病学.北京:人民卫生出版社.2001年3月第1版
23. 罗云坚等.消化科专病中医临床诊治.北京:人民卫生出版社.2005年2月第2版
24. 冯维斌等.呼吸专科病中医临床诊治.北京:人民卫生出版社.2000年9月第1版
25. 冯维斌等.呼吸专科病中医临床诊治.北京:人民卫生出版社.2005年2月第2版
26. 任开明等.肾脏病中西医结合治疗学.北京:科学技术文献出版社.2004年6月第1版
27. 戴京璋.实用中医肾病学.北京:人民卫生出版社.2002年10月第1版
28. 杨霓芝等.泌尿科专病中医临床诊治.北京:人民卫生出版社.2005年2月第2版
29. 王彬尧等.心脏病治疗学.北京:中国医药科技出版社.2000年5月第1版
30. 焦树德等.实用中医心病学.北京:人民卫生出版社.2001年11月第1版
31. 陈淑长.实用中医周围血管病学.北京:人民卫生出版社.2005年7月第1版
32. 尚德俊等.中西医结合周围血管疾病学.北京:人民卫生出版社.2004年1月第1版
33. 陈灏珠.实用内科学.北京:人民卫生出版社.1999年10月第10版
34. 朱江等.现代常用针灸法的临床应用.北京:中国中医药出版社.2005年3月第1版
35. 邵宣等.实用颈腰背痛学.北京:人民军医出版社.1998年11月第6次印刷
36. 孔炳耀等.中西医结合神经病治疗学.北京:人民卫生出版社.2005年10月第1版
37. 王学礼等.世界传统医学养生保健学.北京:科学出版社.1998年6月第1版
38. 王新华.中医基础理论.北京:人民卫生出版社.2002年8月第1版
39. 王永炎等.中医内科学.北京:人民卫生出版社.2002年6月第1版
40. 危北海等.中西医结合消化病学.北京:人民卫生出版社.2003年5月第1版
41. 伦新等.现代针灸临床集验.北京:人民卫生出版社.2003年11月第1版
42. 李镁.临床穴位注射治疗法.北京:军事医学科学出版社.2003年5月第1版

43. 王玉来. 中西医临床神经病学. 北京:中国中医药出版社. 1998 年 1 月第 1 版
44. 祝德军等. 中西医结合胆病学. 北京:人民卫生出版社. 2005 年 11 月出版
45. 刘平. 现代中医肝脏病学. 北京:人民卫生出版社. 2002 年 2 月第 1 版
46. 于桂兰. 中国特色自我医疗全书. 北京:华龄出版社. 2000 年 12 月第 1 版
47. 卓大宏. 中国康复医学. 北京:华夏出版社. 2004 年 1 月第 2 版第 2 次印刷
48. 李义凯等. 中国脊柱推拿手法全书. 北京:军事医学科学出版社. 2005 年 5 月第 1 版
49. 陈小峰. 中西医结合变态反应病学. 北京:人民卫生出版社. 2003 年 7 月第 1 版
50. 李恩. 中国中西医结合临床全书. 北京:中医古籍出版社. 1999 年 9 月第 1 版
51. 伊智雄. 实用中医脊柱病学. 北京:人民卫生出版社. 2002 年 12 月第 1 版
52. 王长虹等. 临床心理治疗学. 北京:人民军医出版社. 2001 年 4 月第 1 版
53. 程爵棠. 耳针疗法治百病. 北京:人民军医出版社. 2005 年 1 月第 1 版
54. 吴绪平等. 内科疾病针灸推拿治疗学. 北京:中国医药科技出版社. 2003 年 6 月第 1 版
55. 柯源等. 中国内科秘方全书. 北京:科学技术文献出版社. 2003 年 1 月第 1 版
56. 赵玉玲. 按摩穴位治百病. 北京:中国建材工业出版社. 2004 年 5 月第 2 版
57. 丘石. 中药泡脚祛百病. 北京:金城出版社. 2005 年 4 月第 1 版
58. 温木生. 电针疗法治百病. 北京:人民军医出版社. 2005 年 1 月第 1 版
59. 温木生. 穴位注射疗法治百病. 北京:人民军医出版社. 2004 年 6 月第 1 版
60. 丘石. 足疗按摩祛百病. 北京:金城出版社. 2005 年 4 月第 1 版
61. 程爵棠等. 刮痧疗法治百病. 北京:人民军医出版社. 2005 年 6 月第 2 版
62. 蒋建栋. 粥疗偏方. 北京:中国时代经济出版社. 2005 年 5 月第 1 版
63. 蒋建栋. 汤疗偏方. 北京:中国时代经济出版社. 2005 年 5 月第 1 版
64. 蒋建栋. 果疗偏方. 北京:中国时代经济出版社出版社. 2005 年 5 月第 1 版
65. 王颖等. 24 节气与食疗. 北京:中国物资出版社. 2005 年 6 月第 1 版
66. 蒋建栋. 酒疗偏方. 北京:中国时代经济出版社. 2005 年 5 月第 1 版
67. 蒋建栋. 蔬疗偏方. 北京:中国时代经济出版社. 2005 年 5 月第 1 版
68. 丘石. 推油指压祛百病. 北京:金城出版社. 2005 年 4 月第 1 版
69. 瞿岳云等. 中国传统药食补益大全. 长沙:湖南科学技术出版社. 2004 年 7 月第 2 版
70. 刘建国等. 北京:中国肾病秘方全书. 北京:科学技术文献出版社. 2003 年 6 月第 1 版第 2 次印刷
71. 傅杰. 偏方大全. 北京:北京科学技术出版社. 2004 年 1 月第 3 版第 18 次印刷
72. 涂雪松. 神经内科学. 北京:军事医学科学出版社. 1999 年 2 月第 1 版
73. 张俊庭. 中国中医药最新研创大全. 北京:中医古籍出版社. 1996 年 12 月第 1 版
74. 王敬等. 中国刮痧健康大全. 北京:北京科学技术出版社. 2003 年 2 月第 5 次印刷
75. 任全等. 药浴. 北京:中国建材工业出版社. 2005 年 5 月第 1 版
76. 黄孝宽. 运动与养生. 北京:人民军医出版社. 2005 年 3 月第 1 版
77. 高维滨. 神经病针灸新疗法. 北京:人民卫生出版社. 2002 年 12 月第 1 版
78. 李东海. 食物疗法全书. 沈阳:沈阳出版社. 2005 年 4 月第 2 次印刷
79. 项平. 实用验方大全. 南京:江苏科学技术出版社. 2004 年 1 月第 1 版
80. 彭勃等. 临症针灸处方. 北京:军事医学科学出版社. 2005 年 7 月第 1 版
81. 吴艳华等. 单方偏方精选. 广州:广东科技出版社. 2003 年 7 月第 1 版第 6 次印刷
82. 石学敏. 针灸治疗学. 北京:人民卫生出版社. 2002 年 11 月第 1 版第 2 次印刷
83. 张学梓等. 中医养生学. 北京:中国医药科技出版社. 2002 年 4 月第 1 版
84. 张登本. 中医神经精神病学. 北京:中国医药科技出版社. 2000 年 6 月第 1 版
85. 章逢润等. 针灸辨证治疗学. 北京:中国医药科技出版社. 2000 年 6 月第 1 版
86. 吕光荣. 中医内科证治学. 北京:人民卫生出版社. 2001 年 1 月第 1 版
87. 邵铭熙. 实用推拿学. 北京:人民军医出版社. 1998 年 12 月第 1 版
88. 吴绪平等. 现代针灸治疗大成. 北京:中国医药科技出版社. 2006 年 4 月第 1 版